老年髋部转子间骨折

（第二版）

GERIATRIC INTERTROCHANTERIC HIP FRACTURES

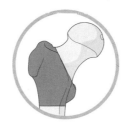

张世民　主编

科学出版社

北京

内 容 简 介

老年髋部骨折是当今骨科医生面临的最严重公共卫生问题之一。本书选取了老年髋部骨折中的转子间骨折这一专题进行编写。第二版共11章，较第一版增加了约三分之一的新内容。书中首先阐述了衰老与老年髋部骨折、老年髋部骨折的术前评估与优化、麻醉选择与疼痛管理、治疗原则等，然后介绍了股骨转子间骨折手术治疗（尤其髓内钉）的基本理论和基本技术、围手术期康复与效果评估、手术并发症及预防、特殊类型骨折及内固定术后失败后翻修等，最后以28个小专题的形式介绍了老年髋部转子间骨折的最新研究进展。

本书是一部研究型专著，兼具学术性、前沿性、理论性和实用性。本书资料丰富，图文并茂，简明易懂，可供骨科医生阅读，也可供骨科相关专业的研究者参考使用。

图书在版编目（CIP）数据

老年髋部转子间骨折 / 张世民主编 . —2 版 . —北京：科学出版社，2023.2
ISBN 978-7-03-073572-0

Ⅰ.①老… Ⅱ.①张… Ⅲ.①老年人 – 髋骨折 – 诊疗
Ⅳ.① R683.3

中国版本图书馆 CIP 数据核字（2022）第 194857 号

责任编辑：闵 捷 / 责任校对：谭宏宇
责任印制：黄晓鸣 / 封面设计：殷 靓

科 学 出 版 社 出版
北京东黄城根北街 16 号
邮政编码：100717
http://www.sciencep.com

苏州市越洋印刷有限公司印刷
科学出版社发行 各地新华书店经销

*

2019 年 1 月第 一 版 开本：787 × 1092 1/16
2023 年 2 月第 二 版 印张：39 3/4
2023 年 2 月第三次印刷 字数：968 000
定价：290.00 元
（如有印装质量问题，我社负责调换）

《老年髋部转子间骨折》
（第二版）
编委会

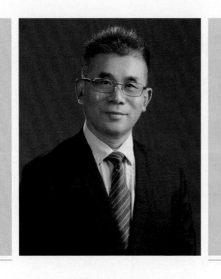

张世民

男，1965 年 1 月生。医学博士，博士后。主任医师，教授，博士研究生导师。同济大学附属杨浦医院（杨浦区中心医院）骨科主任，上海市医学重点专科（骨科 A 类）学科带头人。任中华医学会显微外科学分会常委，中国医师协会显微外科医师分会常委，中国康复医学会修复重建外科专业委员会副主委、老年髋部骨折学组组长，中国解剖学会临床解剖学分会副主委。

擅长创伤骨科、显微外科与修复重建外科，对四肢远端蒂皮瓣、胫骨平台骨折、老年髋部骨折等有深入研究和丰富经验。以第一（通讯）作者发表医学论文 400 余篇，SCI 收录 40 篇。主编学术专著 10 部。以第一完成人获省部级科技进步二等奖 2 项，以项目负责人主持国家自然科学基金 5 项，获得国家专利 12 项、临床转化 2 项。培养博士、硕士研究生和留学生 30 余人。带领团队在老年髋部骨折方面发表学术论文 100 余篇，在国内首先介绍了尖顶距、外侧壁等概念，首先提出了股骨转子间骨折前内侧皮质正性支撑复位的理论，提出了新的骨折复位质量标准和术后稳定性评分，进行器械改进提高了髓内钉与中国人股骨的匹配性，通过增加髓内钉充盈度减少术后摆动而提高稳定性。2006 年获"第九届中国青年科技奖"，2016 年获"第十一届中国健康传播大使"，2021 年获"上海医务工匠"。

第二版前言

根据第七次全国人口普查结果，2020年我国60岁及以上人口为2.64亿，占18.70%，其中65岁及以上人口为1.9亿，占13.50%，我国已接近中度老龄化程度。由跌倒和骨质疏松引起的老年人脆性骨折，已经成为我国医疗卫生工作的重点之一，其中尤以老年髋部骨折（股骨颈骨折、转子间骨折和转子下骨折）的危害最大。

老年髋部骨折是当前创伤骨科的热点和难点之一。对老年髋部骨折目前均主张早期手术治疗（亚急诊手术），涉及医疗模式的改变（多学科协作共管）、骨科治疗技术的进步（内固定设计、微创手术）和术后强化康复训练（早期下地）。作者团队专注老年股骨转子间骨折的治疗与研究近20年，在国内外发表了近百篇学术论文，获得8项相关专利和国家自然科学基金资助。针对老年股骨转子间骨折这一专题，作者团队从基础理论与临床实践两方面，结合自身经验，于2019年出版了《老年髋部转子间骨折》第一版，获得了国内专家同道和临床医生的广泛好评，对促进我国老年髋部骨折的治疗和研究起到了一定的推动作用。

老年股骨转子间骨折受到全球骨科医生的关注，其治疗方法层出不穷，日新月异，是创伤骨科领域中内固定器械和手术技术改进最快、最丰富的部位之一。有感于这些新知识、新技术的发展，作者团队进行了第二版修订，补充了约三分之一的新内容，如增加了全新的"股骨转子间骨折内固定术后失败翻修"一章，对作者提出的前内侧皮质支撑复位及其研究进展进行了详细的归纳总结与分析讨论，其他尚包括新的骨折类型、新的内固定并发症及其防治方法、二次骨折的预防与治疗等，最后列出了股骨转子间骨折的28个新进展相关专题，进行专门的分析讨论和论述。《老年髋部转子间骨折》（第二版）共11章，希望本书能继续成为国内最系统、最全面的股骨转子间骨折专著，成为临床医师开展老年髋部骨折手术和研究的理论书和工具书，以造福广大患者。

虽然本书作者努力紧跟世界最新进展，但限于水平和能力，对新知识、新理论和新技术的掌握必定存在片面性；加之本书是作者在从事繁忙临床工作的同时利用业余时间整理编写，书中若有遗漏、不足之处，恳请广大读者予以批评指正。

张世民

2022年6月30日

第一版前言

随着"银发浪潮"的到来，由跌倒和骨质疏松症引起的老年脆性骨折，逐渐成为我国医疗卫生工作的重点。老年脆性骨折不仅影响患者本人、家庭、子女，而且影响社区甚至整个社会。由于老龄人口众多，老年脆性骨折同时也是一个巨大的公共卫生和社会经济问题，其中以老年髋部骨折（股骨颈骨折、转子间骨折和转子下骨折）的影响最大。老年髋部骨折对身体衰弱的老年人生命力和独立生活能力是一个严重打击，有很高的致死率和致残率。因此，老年髋部骨折又被称为"人生最后一次骨折"，老年髋部骨折患者被称为"医院里身体最差的患者"。

目前，国际上对老年髋部骨折均主张早期手术治疗，涉及医疗模式的改变（多学科协作、亚急诊手术）和骨科治疗技术的提高（内固定设计、手术方法）。笔者团队专注老年髋部转子间骨折的治疗与研究十余年，在国内外发表了60余篇论文。本书针对老年髋部转子间骨折这一专题，结合笔者自身经验，从基础理论到临床实践进行详细、翔实的总结与介绍，期望对国内同道开展这方面的工作有所帮助。

本书第一章介绍了衰老与老年髋部转子间骨折，包括增龄与衰老、老年骨质疏松、老年骨骼肌衰减症、老年人跌倒、老年髋部骨折的流行病学与卫生经济学；第二章介绍了老年髋部转子间骨折的术前评估与优化，包括老年髋部骨折急诊、术前评估与优化、风险评分量表、手术时机与延误原因、老年髋部骨折的抗凝与预防静脉血栓症，以及失血性贫血与输血管理；第三章介绍了老年髋部转子间骨折麻醉选择与疼痛管理，尤其对局部神经阻滞麻醉进行了详细描述；第四章介绍了老年髋部转子间骨折的治疗原则，包括治疗目标、临床治疗流程、多学科协作诊疗、快优康复理论，以及老年髋部转子间骨折患者的护理及内科并发症防治等；第五章、第六章介绍了老年髋部转子间骨折手术治疗的基本理论和基本技术；第七章介绍了老年髋部转子间骨折术后康复与效果评估，包括围术期功能康复和术后影像学测量与功能评定方法；第八章介绍了老年髋部转子间骨折手术治疗的并发症，包括术中并发症及其预防、骨折愈合过程中的并发症及预防、骨折愈合后持续存在的并发症等；第九章介绍了股骨转子间特殊骨折，包括股骨转子间隐匿性骨折、孤立的大转子骨折和小转子骨折、股骨颈基底部骨折、同侧股骨颈合并转子间骨折、全转子区骨折、股骨转子下骨折、同侧股骨干合并股骨颈骨折、股骨转子间骨转移瘤伴病理性骨折，以及长期服用二膦酸盐类药物导致的股骨非典型骨折；第十章介绍了老年髋部转子间骨折研究进展，共22个小专题，对临床进一步开展老年髋部转子间骨折的研究很有帮助。

老年髋部转子间骨折受到了全球骨科医生的关注，其治疗方法的进步日新月异，是创伤骨科领域内固定器械和手术技术改进最快的病种之一。虽然笔者努力紧跟世界最新进展，但限于水平和能力，对新知识、新理论和新技术的掌握必定存在片面性；加之本书是作者在临床工作的同时利用业余时间整理编写，书中若有遗漏、不足之处，恳请广大读者予以批评指正。

张世民

2018年7月1日

目　录

第五章　老年髋部骨折手术治疗的基本理论

125

第六章　老年髋部骨折手术治疗的基本技术

197

第七章　围手术期康复与效果评估

247

英汉名词对照表

615

后　记

619

CATALOG

CHAPTER IV PRINCIPLES OF CLINICAL MANAGEMENT

091

CHAPTER V PRINCIPLES OF SURGERY

125

CHAPTER VI OPERATIVE TECHNIQUES

197

CHAPTER VII POSTOPERATIVE REHABILITATION AND OUTCOME ASSESSMENT

247

CHAPTER XI　RESEARCH PROGRESS ON GERIATRIC HIP FRACTURES

401

第一章
衰老与老年髋部骨折

第一节 增龄与衰老

1. 增龄与衰老的生物学基础
2. 老年衰弱
3. 人口老化与老年社会

生命的过程，就是生长、发育、成熟，向疾病、衰老、死亡转化的过程。增龄（ageing）与衰老（senescence）是生命过程中的自然改变。增龄与衰老本身不是疾病。

一、增龄与衰老的生物学基础

衰老（senescence）是生物体随着年龄的增长（ageing）而发生的组织结构、生理功能和心理行为的退行性变化，在细胞水平和个体水平分别表现为细胞衰老和个体衰老，导致器官重量减轻、细胞萎缩丢失、细胞色素（如脂褐素）沉着、间质增生硬化、功能代谢降低、适应能力减弱。所有的生命体从生命一开始就会逐渐衰老，不可逆地随着时间的推移而进展；其原因不是由于外伤、事故等外因的作用，而是受制于基因代谢等内在因素，导致患病率和死亡率随年龄而增加。

衰老具有普遍性、内因性、进行性、有害性等特点。衰老的机制是人类长期探索的课题，提出的学说约有20种，包括体细胞突变学说、自由基学说、生物分子自然交联学说、免疫学说、端粒学说、神经内分泌学说等。

（一）衰老是遗传基因的程序化表达

遗传基因的程序化表达（programmed expression of genetic genes）学说认为，生物的衰老是由遗传基因决定的，即生物的生长、发育、成熟和衰老都是细胞基因库中既定基因，按事先安排好的程序依次表达完成的，最终的衰老死亡是遗传信息表达耗竭的结果。控制细胞分裂次数的机制，与细胞内染色体末端的端粒结构有关。端粒（telomere）是真核生物染色体末端由许多简单重复序列和相关蛋白组成的复合结构，具有维持染色体结构完整性和解决去末端复制的作用。端粒酶是一种反转录酶，能以自身RNA为模板合成端粒重复序列，再加到新合成DNA链的末端。每当细胞分裂一次，染色体的端粒就会逐次变短一些，直到细胞不再分裂，导致衰老和死亡。可见，端粒学说认为端粒的长度决定了细胞的寿命。端粒学说2009年获得了诺贝尔生理学或医学奖。

（二）衰老是细胞代谢损伤的长期积累

细胞代谢损伤的长期积累（long-term accumulation of cell metabolic damage）学说认为，机体由于自由基（free radical）等有害物质的损害，可诱导正常脂质过氧化反应（lipid peroxidation），使线粒体等细胞器膜流动性、通透性和完整性受损，DNA断裂突变，其修复和复制过程因此发生错误，$p53$、$p16$、$p27$等抑癌基因过度激活。随着错误的积累，生成异常蛋白质，原有蛋白多肽和酶的功能丧失，细胞分裂停止。机体中的蛋白质核酸等大分子，还可以通过共价键自然交联结合，形成难以酶解的巨大分子，堆积在细胞内，干扰细胞的正常功能。由于理化因素诱发或自发的体细胞突变，可破坏细胞的基因和染色体，累积到一定程度会导致细胞衰老。细胞免疫功能低下和神经内分泌系统引起的组织代谢率下降，也参与细胞组织的衰老与寿命调节。

可见，当机体细胞的衰老能按照遗传规定的速度依序进行，便可达到应有的自然寿限（自然衰老）；如果有害因素妨碍了细胞的代谢功能，则衰老的进程加快（早衰）。

二、老年衰弱

衰弱亦称衰弱综合征（frailty syndrome），是一种与增龄有关的、容易遭受环境因素损害的老年综合征，其特征是生理储备的减少，健康缺陷的累积，使机体维持自稳状态的能力减退。衰弱概念涉及生理、心理和社会领域，包括了营养状态、身体活动、移动、能量、力量、认知情绪和社会联系与支持等。衰弱的老年人相对健康老年人更容易出现失能、住院时间延长、医疗负担加大、合并症增加及死亡等。

随着增龄，老年人各器官储备功能不断下降，某些并不严重的应激或损害，即可影响某器官的功能，导致显著的、不成比例的健康状况改变，如生活从自理到依赖他人，从能动到不能动，从姿态稳定到倾向于跌倒，或者从头脑清楚到精神错乱。衰弱在运动系统的表现最为明显，有5个特征：行走速度下降、无力、躯体活动降低、疲劳感、不明原因的体重下降。

病理生理研究显示，慢性炎症、激素改变、免疫激活、凝血活化和代谢改变等病理生理过程，在衰弱综合征的发病中发挥作用。

（1）慢性炎症与衰弱：慢性炎症直接或者间接地通过其他生理系统，如肌肉骨骼免疫和血液系统，导致衰弱综合征。白介素-6（interleukin-6，IL-6）、C反应蛋白（C reactive protein，CRP）、肿瘤坏死因子（tumor necrosis factor，TNF）和白细胞作为炎症的标志物，相比同龄的正常对照者，在衰弱个体中明显增加。IL-6可以直接导致衰弱或者引起其主要的症状（肌肉量减少等）。

（2）激素改变与免疫激活：激素的改变和免疫激活是导致衰弱的重要理论之一。低水平的激素合成与多系统衰老和造成的衰弱紧密相关。有合成激素缺陷者，相比正常对照者，更可能成为衰弱个体，并且合成激素缺陷是衰弱的强力预测指标。胰岛素样生长因子（insulin-like growth factor，IGF）和性激素随着年龄的增加而下降，低水平睾酮与衰弱相关。免疫激活可能通过潜在加速慢性炎症而导致衰弱。

（3）凝血活化与衰弱：凝血标志物如D-二聚体（D-dimer）、凝血因子Ⅷ、纤维蛋白原和纤维蛋白溶解信号，是衰弱发展的重要生理学机制。

（4）代谢改变与衰弱：胰岛素抵抗（insulin resistance，IR）与衰弱的许多临床标志物相关，如骨骼肌无力、身体失能和认知损害。

衰弱综合征在老年人中比较普遍，25% ～ 50%的85岁以上老年患者存在衰弱。

三、人口老化与老年社会

人口问题越来越引起国际社会和各国政府的高度重视，人口与经济、社会、资源、环境和可持续发展密切相关。

（一）世界人口

世界人口（world population）是指世界（地球）上在某一时刻的人口总和。由于出生率和死亡率等因素的不确定性，精确地统计和测算全球（或一个国家）人口数量是困难的。据联合国人口基金会（United Nations Population Fund，UNFPA）报告，世界人口在2011年10月31日达到70亿，2016年达到74亿，2025年将达到80亿，2050年将超过90亿。联合国人口基金会的统计模型显示，从1987年开始，大约每12年世界人口就增长10亿。

2022年全球人口总数为80亿，世界上有13个国家的人口超过1亿。中国与印度仍然是世界上人口最多的国家，均超过10亿。据我国2021年第七次全国人口普查数据，全国人口达到14亿，占世界总人口的18%。

世界人口的发展变化有四大趋势，一是人口排名将重新洗牌；二是世界人口增速下降，这在经济发达国家尤其明显；三是非洲成为人口增长最快的大洲；四是老龄人口迅速增长。

（二）老年人口与老年社会

如何定义老年，国际社会有不同的标准，一是以≥60岁，这在亚洲东方国家使用较多；二是以≥65岁，在欧美西方国家使用较多。1982年，世界卫生组织（World Health Organization，WHO）将老年的年龄标准划定如下：①老年前期，45 ～ 59岁；②老年期，欧美发达国家≥65岁，亚太地区≥60岁；③中龄老人，70 ～ 79岁；④高龄老人，80 ～ 89岁；⑤长寿老人，≥90岁。

人口老龄化是指人口生育率降低和人均寿命延长导致的总人口中因年轻人口数量减少、年长人口数量增加而导致的老年人口比例相应增长的动态。具有两个含义：一是指老年人口相对增多（比如战争），在总人口中所占比例不断上升的过程；二是指社会人口结构呈现老年状态，进入老龄化社会。国际上通常看法是，当一个国家、地区≥60岁的老年人口占人口总数的10%及以上，或≥65岁老年人口占人口总数的7%及以上，则为老龄化国家或地区。

我国人口约占世界人口的1/5。我国的老龄化增速快于世界。据联合国预测，1990 ～ 2020年，世界老龄人口平均年增速度为2.5%，同期我国老龄人口的递增速度为3.3%，世界老龄人口占总人口的比重从1995年的6.6%上升至2020年的9.3%，同期我国由6.1%上升至11.5%，无论增长速度还是老龄人口所占比重都超过了世界老龄化的速度和老龄人口所占比重。2020年我国65岁以上老龄人口达1.67亿人，约占全世界老龄人口6.98亿人的24%，全世界四个老年人中就有一个是中国老年人。

WHO报告，中国人均寿命达76.1岁。上海市的人均预期寿命已超过了82岁。老龄化浪潮已经席卷中国。在2000年，我国已进入老龄社会，≥60岁的老年人口达1.34亿，占总人口的10.2%，并正以每年3%的速度急剧增长；其中65岁以上者1.1亿，占总人口的8.5%；80岁以上的高龄人口更是以每年4.5%左右的速度递增。2005年，我国老年人口1.43亿，已是世界上老年人口最多的国家。根据我国2010年的第六次全国人口普查数据，2010年全国60岁及以上老年人口已达1.77亿，占总人口的比重达13.26%。2015年我国老年人口达到2.21亿，占总人口的16%。2017年底老年人口达到了2.4亿。全世界老年人口超过1亿的国家只有中国。

根据2021年第七次全国人口普查数据，至2020年底我国60岁及以上人口2.64亿人，占全国人口的18.7%；其中65岁及以上人口突破1.9亿，占全国人口的13.5%。再过5年，我国老年人口将超过3亿人，从轻度老龄化进入到中度老龄化阶段。预计我国将在2027年进入深度老龄化社会，也就是65岁以上老人比例高于15%。2030年，我国60岁以上老人比例将接近四分之一，65岁以上老人比例将达到16.2%，此时我国65岁以上人口占比将超过日本，成为全球人口老龄化程度最高的国家。2040年，我国60岁以上老人比例将达到30%，几乎每三人中即有一个老年人，65岁以上老人比例将达到22%，进入超级老龄化社会。2050年，我国60岁以上老人数量将达到4.34亿，比例达到31%，65岁以上老人比例会达到25%。自2040年开始，我国老龄化速度会有所减缓。但是2040年之后我国老年人比例却仍然居高不下，长期徘徊在30%左右。

（三）老龄化的影响

老年人是社会的重要组成部分，因此，使得老年人生活稳定健康是社会的责任和义务。人口老龄化受到各国政府的广泛关注，影响深远。人口老龄化带来了诸多社会问题，如医疗保障、老年人居住和生活养老等。我国作为发展中国家，"未富先老"，老龄化所带来的矛盾尤为突出：一是导致劳动力不足，影响经济发展和劳动生产率的提高；二是导致老年抚养比提高，加重现有劳动人口的经济、精神等负担；三是引起家庭规模和家庭结构的变化，致使家庭养老危机加大；四是使社会医疗卫生保障费用大幅增加，加重了财政经济负担。

总之，我国是一个人口大国，也是一个老年人数居世界首位的"老年人口大国"。快速到来的"银发潮"将对我国的经济社会发展，以及医疗卫生保健等方面，造成重大影响。

（张世民）

第二节 老年骨质疏松症

一、定义和分类

骨质疏松症（osteoporosis，OP）是最常见的骨骼疾病，是一种以骨量低、骨组织微结构损坏，导致骨脆性增加、易发生骨折为特征的全身性骨病。2001年，美国国家卫生研究院（National Institutes of Health，NIH）将其定义为以骨强度下降和骨折风险增加为特征的骨骼疾病，提示骨量降低是骨质疏松性骨折的主要危险因素，但还存在其他危险因素。骨质疏松症可发生于任何年龄，但多见于绝经后女性和老年男性。

骨质疏松症分为原发性和继发性两大类。原发性骨质疏松症包括妇女绝经后骨质疏松症（Ⅰ型）、老年骨质疏松症（Ⅱ型）和特发性骨质疏松症（包括青少年型）。绝经后骨质疏松症一般发生在女性绝经后5～10年内；老年骨质疏松症一般指70岁以后发生的骨质疏松；特发性骨质疏松症主要发生在青少年，病因尚未明确。继发性骨质疏松症指由任何影响骨代谢的疾病和/或药物及其他明确病因导致的骨质疏松。

二、流行病学

骨质疏松症是一种与增龄相关的骨骼疾病。瑞典采用髋部骨密度测定法统计发现，在70～79岁的女性，1/3有骨质疏松。随着人口老龄化日趋严重，骨质疏松症已成为我国面临的重要公共健康问题。骨质疏松性骨折（或称脆性骨折）指受到轻微创伤或日常活动中即发生的骨折，是骨质疏松症的严重后果。骨质疏松性骨折的常见部位是椎体、髋部、前臂远端、肱骨近端和骨盆等，其中最常见的是椎体骨折，影响最严重的是髋部骨折。

国内的影像学流行病学调查显示，50岁以上女性椎体骨折患病率约为15%，50岁以后椎体骨折的患病率随增龄而渐增，80岁以上女性椎体骨折患病率可高达36.6%。研究表明，2002～2006年，髋部骨折的发生率分别为男性129/10万和女性229/10万，未来几十年中国人髋部骨折发生率仍将处于增长期。据估计，2015年我国主要骨质疏松性骨折（腕部、椎体和髋部）约为269万例次，2035年约为483万例次，到2050年约达599万例次。年龄50岁以上的女性，在剩余的生命中发生骨质疏松性骨折的危险性（40%）高于乳腺癌、子宫内膜癌和卵巢癌的总和。同年龄男性发生骨质疏松性骨折的危险性（13%）高于前列腺癌。

骨质疏松性骨折的危害巨大，是老年患者致残和致死的主要原因之一。发生髋部骨折后1年之内，20%患者会死于各种并发症，约50%患者致残，生活质量明显下降。而且，骨质疏松症及骨折的医疗和护理，需要投入大量的人力、物力和财力，造成沉重的家庭和社会负担。据2015年预测，我国2015年、2035年和2050年用于主要骨质疏松性骨折（腕部、椎体和髋部）的医疗费用将分别高达720亿元、1 320亿元和1 630亿元。

三、骨质疏松症发病机制

骨骼需有足够的刚度和韧性维持骨强度，以承载外力，避免骨折。为此，要求骨骼具备完整的层级结构，包括Ⅰ型胶原的三股螺旋结构、非胶原蛋白及沉积于其中的羟基磷灰石。骨骼的完整性由不断重复、时空偶联的骨吸收和骨形成过程维持，此过程称为"骨重建"。骨重建由成骨细胞、破骨细胞和骨细胞等组成的骨骼基本多细胞单位（basic multicellular unit，BMU）实施。成年前骨骼不断构建、塑形和重建，骨形成和骨吸收的正平衡使骨量增加并达到骨峰值；成年期骨重建平衡，维持骨量；此后随年龄增加，骨形成与骨吸收呈负平衡，骨重建失衡造成骨丢失。

适当的力学刺激和负重有利于维持骨重建，修复骨骼微损伤，避免微损伤累积和骨折。分布于哈弗斯管周围的骨细胞（占骨骼细胞的90%～95%）可感受骨骼的微损伤和力学刺激，并直接与邻近骨细胞，或通过内分泌、自分泌和旁分泌的方式与其他骨细胞联系。力学刺激变化或微损伤贯通板层骨或微管系统，通过影响骨细胞的信号转导，诱导破骨细胞前体的迁移和分化。破骨细胞占骨骼细胞的1%～2%，由单核巨噬细胞前体分化形成，主司骨吸收。破骨细胞生成的关键调节步骤包括成骨细胞产生的核因子-κB受体激活蛋白配体（receptor activator of NF-κB ligand，RANKL）与破骨细胞前体细胞上的NF-κB受体激活蛋白（receptor activator of NF-κB，RANK）结合，从而激活NF-κB，促进破骨细胞分化。破骨细胞的增生和生存有赖于成骨细胞源性的巨噬细胞集落刺激因子（macrophage colony stimulating factor，M-CSF）与破骨细胞的受体c-fms相结合。成骨细胞分泌的护骨素（osteoprotegerin，OPG），也作为可溶性RANKL的受体，与RANK竞争性结合RANKL，从而抑制破骨细胞的生成。RANKL与OPG的比值决定了骨吸收的程度，该比值受甲状旁腺素（parathyroid hormone，PTH）、1, 25双羟维生素D［1, 25-dihydroxyvitamin D，$1, 25(OH)_2D$］、前列腺素（prostaglandin，PG）和细胞因子等的影响。骨吸收后，成骨细胞的前体细胞能感知转化生长因子-β1（transforming growth factor-β1，TGF-β1）的梯度变化而被募集。成骨细胞由间充质干细胞分化而成，主司骨形成，并可随骨基质的矿化而成为包埋于骨组织中的骨细胞或停留在骨表面的骨衬细胞。成骨细胞分泌富含蛋白质的骨基质，包括Ⅰ型胶原和一些非胶原的蛋白质（如骨钙素）等；再经过数周至数月，羟基磷灰石沉积于骨基质上完成矿化。

绝经后骨质疏松症主要是由于绝经后雌激素水平降低，雌激素对破骨细胞的抑制作用减弱，破骨细胞的数量增加、凋亡减少、寿命延长，导致其骨吸收功能增强。尽管成骨细胞介导的骨形成亦有增加，但不足以代偿过度骨吸收，骨重建活跃和失衡致使小梁骨变细或断裂，皮质骨孔隙度增加，导致骨强度下降。雌激素减少降低骨骼对力学刺激的敏感性，使骨骼呈现类似于失用性骨丢失的病理变化。

老年性骨质疏松症一方面由于增龄造成骨重建失衡，骨吸收与骨形成比值升高，导致进行性骨丢失；另一方面，增龄和雌激素缺乏使免疫系统持续低度活化，处于促炎性反应状态。炎性反应递质TNF-α、IL-1、IL-6、IL-7、IL-17及前列腺素E_2（PGE_2）均诱导M-CSF和RANKL的表达，刺激破骨细胞，并抑制成骨细胞，造成骨量减少。雌激素和雄激素在体内均具有对抗氧化应激的作用，老年人性激素结合球蛋白持续增加，使睾酮和雌二醇的生物利用度下降，体内的活性氧类（reactive oxidative species，ROS）堆积，促使间充质干细胞、成骨细胞和骨细胞凋亡，使骨形成减少。老年人常见维生素D缺乏及慢性负钙平衡，导致继发性甲状旁腺功能亢进。年龄相关的肾上腺源性雄激素生成减少、生长激素－胰岛素样生长因子轴功能下降、肌少症和体力活动减少造成骨骼负荷减少，也会使骨吸收增加。此外，随增龄和生活方式相关疾病引起的氧化应激及糖基化增加，使骨基质中的胶原分子发生非酶促交联，也会导致骨强度降低。

骨质疏松症及其骨折的发生是遗传因素和非遗传因素交互作用的结果。遗传因素主要影响骨骼大小、骨量、结构、微结构和内部特性。峰值骨量的60%～80%由遗传因素决定，多种基因的遗传变异被证实与骨量调节相关。非遗传因素主要包括环境因素、生活方式、疾病、药物、跌倒相关因素等。骨质疏松症是由多种基因－环境因素等微小作用积累的共同结果。

四、骨质疏松症危险因素及风险预测工具

（一）骨质疏松症危险因素

骨质疏松症是一种受多重危险因素影响的复杂疾病，危险因素包括遗传因素和环境因素等多方面。骨折是骨质疏松症的严重后果，也有多种骨骼外的危险因素与骨折相关。因此，临床上需注意识别骨质疏松症及其并发症骨折的危险因素，筛查高危人群，尽早诊断和防治骨质疏松症，减少骨折的发生。

骨质疏松症的危险因素分为不可控因素与可控因素。

不可控因素主要有：种族（患骨质疏松症的风险：白种人高于黄种人，而黄种人高于黑种人）、老龄化、女性绝经和脆性骨折家族史。

可控因素包括以下三个方面：①不健康生活方式，包括体力活动少、吸烟、过量饮酒、过多饮用含咖啡因的饮料、营养失衡、蛋白质摄入过多或不足、钙和/或维生素D缺乏、高钠饮食、体重过轻等；②影响骨代谢的疾病，包括性腺功能减退症等多种内分泌系统疾病、风湿免疫性疾病、胃肠道疾病、血液系统疾病、神经肌肉疾病、慢性肾脏及心肺疾病等；③影响骨代谢的药物，包括糖皮质激素、抗癫痫药、芳香化酶抑制剂、促性腺激素释放激素类似物、抗病毒药、噻唑烷二酮类药物、质子泵抑制剂和过量甲状腺激素等。

（二）骨质疏松症风险评估工具

骨质疏松症是受多因素影响的复杂疾病，对个体进行骨质疏松症风险评估，能为疾病早期防治提供有益帮助。临床上评估骨质疏松风险的方法较多，国际骨质疏松基金会（International Osteoporosis Foundation，IOF）骨质疏松风险一分钟测试题和亚洲人骨质疏松自我筛查工具（osteoporosis self-assessment tool for Asians，OSTA），均可作为疾病风险的初筛工具。

1. IOF骨质疏松风险一分钟测试题   是根据患者简单病史，从中选择与骨质疏松相关的问题，由患者判断是与否，从而初步筛选出可能具有骨质疏松风险的患者。该测试题简单快速，易于操作，但仅用于初步筛查疾病风险，不能用于骨质疏松症的诊断（表1-1）。

表1-1　IOF骨质疏松风险一分钟测试题

	编号	问　题		
不可控因素	1	父母曾被诊断有骨质疏松或曾在轻摔后骨折？	是 □	否 □
	2	父母中一人有驼背？	是 □	否 □
	3	实际年龄超过40岁？	是 □	否 □
	4	是否成年后因为轻摔后发生骨折？	是 □	否 □
	5	是否经常摔倒（去年超过一次），或因为身体较虚弱而担心摔倒？	是 □	否 □
	6	40岁后的身高是否减少超过3 cm以上？	是 □	否 □
	7	是否体重过轻？（BMI小于19 kg/m²）	是 □	否 □
	8	是否曾服用类固醇激素（如可的松，泼尼松）连续超过3个月？（可的松通常用于治疗哮喘、类风湿关节炎和某些炎性疾病）	是 □	否 □
	9	是否患有类风湿关节炎？	是 □	否 □
	10	是否被诊断有甲状腺功能亢进或是甲状旁腺功能亢进、1型糖尿病、克罗恩病或乳糜泻等胃肠疾病或营养不良？	是 □	否 □
	11	女士回答：是否在45岁或以前就停经？	是 □	否 □
	12	女士回答：除了怀孕、绝经或子宫切除外，是否曾停经超过12个月？	是 □	否 □
	13	女士回答：是否在50岁前切除卵巢又没有服用雌/孕激素补充剂？	是 □	否 □
	14	男性回答：是否出现过阳痿、性欲减退或其他雄激素过低的相关症状？	是 □	否 □
生活方式（可控因素）	15	是否经常大量饮酒（每天饮用超过2 U的乙醇，相当于啤酒500 g、葡萄酒150 g或烈性酒50 g）？	是 □	否 □
	16	目前习惯吸烟，或曾经吸烟？	是 □	否 □
	17	每天运动量少于30 min？（包括做家务、走路和跑步等）	是 □	否 □
	18	是否不能食用乳制品，有没有服用钙片？	是 □	否 □
	19	每天从事户外活动时间是否少于10 min，又没有服用维生素D？	是 □	否 □
结果判断		上述问题，只要其中有一题回答结果为"是"，即为阳性，提示存在骨质疏松症的风险，并建议进行骨密度检查或FRAX®风险评估		

2. OSTA   OSTA基于亚洲8个国家和地区绝经后妇女的研究，收集多项骨质疏松危险因素，并进行骨密度测定，从中筛选出11项与骨密度显著相关的危险因素，再经多变量回归模型分析，得出能较好体现灵敏度和特异度的两项简易筛查指标，即年龄和体质量。计算方法是：OSTA指数＝［体重（kg）－年龄（岁）］×0.2。

OSTA主要是根据年龄和体质量筛查骨质疏松症的风险，但需要指出，OSTA所选用的指标过少，其特异度不高，需结合其他危险因素进行判断，并且仅适用于绝经后妇女。

（三）骨折的风险预测工具

1. 骨折风险预测工具   WHO推荐的骨折风险预测工具（fracture risk assessment tool，FRAX），根据患者的临床危险因素及股骨颈骨密度建立模型，用于评估患者未来10年髋部骨折及主要骨质疏松性骨折（椎体、前臂、髋部或肩部）的概率。针对中国人群的FRAX可通过登录以下网址获得：http://www.sheffield.ac.uk/FRAX/tool.aspx?country=2。

FRAX的计算参数主要包括部分临床危险因素和股骨颈骨密度。临床上已诊断骨质疏松症（骨密度T值≤ -2.5）或已发生脆性骨折者，不必再用FRAX评估骨折风险，应及时开始治疗。需要FRAX评估风险者：具有一个或多个骨质疏松性骨折临床危险因素，未发生骨折且骨量减少者（骨密度T值为 -1.0 ～ -2.5），可通过FRAX计算患者未来10年发生主要骨质疏松性骨折及髋部骨折的概率。对于FRAX评估阈值为骨折高风险者，建议进行骨密度测量，并考虑给予治疗。

FRAX也有缺陷：没有考虑跌倒这一独立因素，判断是否需要治疗的阈值也存在争论，危险因素中没有考虑糖皮质激素使用的剂量及疗程、其他疾病因素等。

2. 跌倒及其危险因素　　跌倒是骨质疏松性骨折的独立危险因素，跌倒的危险因素包括环境因素和自身因素等，应重视对下列跌倒相关危险因素的评估及干预。

环境因素：光线昏暗、路面湿滑、地面障碍物、地毯松动、卫生间未安装扶手等。

自身因素：年龄老化、肌少症、视觉异常、感觉迟钝、神经肌肉疾病、缺乏运动、平衡能力差、步态异常、既往跌倒史、维生素D不足、营养不良、心脏疾病、直立性低血压、抑郁症、精神和认知疾病、药物（如安眠药、抗癫痫药及治疗精神疾病药物）等。

五、骨质疏松症临床表现

骨质疏松症初期通常没有明显的临床表现，因而被称为"寂静的疾病"或"静悄悄的流行病"。但随着病情进展，骨量不断丢失，骨微结构破坏，患者会出现骨痛，脊柱变形，甚至发生骨质疏松性骨折等后果。部分患者可没有临床症状，仅在发生骨质疏松性骨折等严重并发症后才被诊断为骨质疏松症。

1. 疼痛　　骨质疏松症患者可出现腰背疼痛或全身骨痛。疼痛通常在翻身时、起坐时及长时间行走后出现，夜间或负重活动时疼痛加重，并可能伴有肌肉痉挛，甚至活动受限。

2. 脊柱变形　　严重骨质疏松症患者，因椎体压缩性骨折，可出现身高变矮或驼背等脊柱畸形。多发性胸椎压缩性骨折可导致胸廓畸形，甚至影响心肺功能；严重的腰椎压缩性骨折可能会导致腹部脏器功能异常，引起便秘、腹痛、腹胀、食欲减低等不适。

3. 骨折　　骨质疏松性骨折属于脆性骨折，通常指在日常生活中受到轻微外力时发生的骨折。骨折发生的常见部位为椎体（胸、腰椎），髋部（股骨近端），前臂远端和肱骨近端；其他部位如肋骨、跖骨、腓骨、骨盆等部位亦可发生骨折。骨质疏松性骨折发生后，再骨折的风险显著增加。

4. 对心理状态及生活质量的影响　　骨质疏松症及其相关骨折对患者心理状态的危害常被忽略，主要的心理异常包括恐惧、焦虑、抑郁、自信心丧失等。老年患者自主生活能力下降，以及骨折后缺少与外界接触和交流，均会给患者造成巨大的心理负担。应重视和关注骨质疏松症患者的心理异常，并给予必要的治疗。

六、骨质疏松症诊断及鉴别诊断

骨质疏松症的诊断基于全面的病史采集、体格检查、骨密度测定、影像学检查及必要的生化测定。临床上诊断原发性骨质疏松症应包括两方面：确定是否为骨质疏松症和排除继发性骨质疏松症。

(一) 常用骨密度测量方法

骨密度是指单位体积 (体积密度) 或者是单位面积 (面积密度) 所含的骨量。骨密度测量方法较多,不同方法在骨质疏松症的诊断、疗效监测及骨折危险性评估中的作用有所不同建议进行骨密度测量应符合以下条件,见表1-2。目前临床和科研常用的骨密度测量方法有双能X线吸收法 (dual energy X-ray absorptiometry,DXA)、定量计算机断层成像 (quantitative computed tomography,QCT)、外周QCT (peripheral quantitative computed tomography,P-QCT) 和定量超声 (quantitative ultrasound,QUS) 等。目前公认的骨质疏松症诊断标准是基于DXA测量的结果。

表1-2　建议进行骨密度测量的条件

符合以下任何一条,建议行骨密度测量
• 女性65岁以上和男性70岁以上者
• 女性65岁以下和男性70岁以下,有一个或多个骨质疏松危险因素者
• 有脆性骨折史的成年人
• 各种原因引起的性激素水平低下的成年人
• X线影像已有骨质疏松改变者
• 接受骨质疏松治疗、进行疗效监测者
• 患有影响骨代谢疾病或使用影响骨代谢药物史者
• IOF骨质疏松风险—分钟测试题回答结果阳性者
• OSTA结果≤−1者

1. DXA　是临床和科研最常用的骨密度测量方法,可用于骨质疏松症的诊断、骨折风险性预测和药物疗效评估,也是流行病学研究常用的骨骼评估方法。主要测量部位是中轴骨,包括腰椎和股骨近端,如腰椎和股骨近端测量受限,可选择非优势侧桡骨远端1/3 (33%)。DXA正位腰椎测量感兴趣区包括椎体及其后方的附件结构,故其测量结果受腰椎的退行性改变 (如椎体和椎小关节的骨质增生硬化等) 和腹主动脉钙化影响。DXA股骨近端测量感兴趣区分别为股骨颈、大转子、全髋和Wards三角区的骨密度,其中用于骨质疏松症诊断感兴趣区是股骨颈和全髋。另外,不同DXA机器的测量结果如未行横向质控,不能相互比较。新型DXA测量仪所采集的胸腰椎椎体侧位影像,可用于椎体形态评估及椎体骨折判定 (vertebral fracture assessment,VFA)。

2. QCT　是在CT设备上,应用已知密度的模体 (phantom) 和相应的测量分析软件测量骨密度的方法。该方法可分别测量松质骨和皮质骨的体积密度,可较早地反映骨质疏松症早期松质骨的丢失状况。QCT通常测量的是腰椎和/或股骨近端的松质骨骨密度。QCT腰椎测量结果预测绝经后妇女椎体骨折风险的能力类似于DXA腰椎测量的评估。QCT测量也可用于骨质疏松药物疗效观察。

3. P-QCT　测量部位多为桡骨远端和胫骨。该部位测量结果主要反映的是皮质骨骨密度,可用于评估绝经后妇女髋部骨折的风险。因目前无诊断标准,尚不能用于骨质疏松的诊断及临床药物疗效判断。另外,高分辨P-QCT除测量骨密度外,还可显示骨微结构及计算骨力学性能参数。

4. QUS　测量的主要是感兴趣区 (包括软组织、骨组织、骨髓组织) 结构对声波的反射和吸收所造成超声信号的衰减结果,通常测量部位为跟骨。QUS测量结果不仅与骨密度有不同程度的相关，还可提供有关骨应力、结构等方面的信息。目前主要用于骨质疏松风险人群的筛查和骨质疏松性骨折的风险评估，但还不能用于骨质疏松症的诊断和药物疗效判断。目前国内外尚无统一的QUS筛查判定标准，可参考QUS设备厂家提供的信息，如结果怀疑骨质疏松，应进一步行DXA测量。

（二）骨转换标志物

骨转换标志物（bone turnover markers，BTMs）是骨组织本身的代谢（分解与合成）产物，简称骨标志物。BTMs分为骨形成标志物和骨吸收标志物（表1-3），前者反映成骨细胞活性及骨形成状态，后者代表破骨细胞活性及骨吸收水平。在正常人不同年龄段及不同疾病状态时，血液循环或尿液中的BTMs水平会发生不同程度的变化，代表了全身骨骼代谢的动态状况。这些标志物的测定有助于鉴别原发性和继发性骨质疏松症，判断骨转换类型，预测骨丢失速率，评估骨折风险，了解病情进展，选择干预措施，监测药物疗效及依从性等。原发性骨质疏松症患者的BTMs水平往往正常或轻度升高。如果BTMs水平明显升高，需排除高转换型继发性骨质疏松症或其他疾病的可能性，如原发性甲状旁腺功能亢进症、畸形性骨炎及某些恶性肿瘤骨转移等。

在以上诸多标志物中，推荐空腹血清 I 型前胶原N-端肽（procollagen type 1 N-peptide，P1NP）和空腹血清 I 型胶原C-末端肽交联（serum C-terminal telopeptide of type 1 collagen，S-CTX）分别作为反映骨形成和骨吸收敏感性较高的标志物。

表1-3　骨形成标志物和骨吸收标志物

骨形成标志物	骨吸收标志物
血清碱性磷酸酶 (alkaline phosphatase，ALP)	空腹2 h尿钙/肌酐比值 (ratio of urinary calcium to creatinine，UCa/Cr)
血清骨钙素 (osteocalcin，OC)	血清抗酒石酸酸性磷酸酶 (tartrate resistant acid phosphatase，TRACP)
血清骨特异性碱性磷酸酶 (bone alkaline phosphatase，BALP)	血清 I 型胶原C-末端肽交联 (serum C-terminal lelopeptide of type 1 collagen，S-CTX)
血清 I 型前胶原C-端肽 (procollagen type 1 C-peptide，P1CP)	尿吡啶啉 (urinary pyridinoline，Pyr)
血清 I 型前胶原N-端肽 (procollagen type 1 N-peptide，P1NP)	尿脱氧吡啶啉 (urinary deoxypyridinoline，D-Pyr)
	尿 I 型胶原C-末端肽交联 (urinary C-terminal telopeptide of type 1 collagen，U-CTX)
	尿 I 型胶原N-末端肽交联 (urinary N-terminal telopeptide of type 1 collagen，U-NTX)

（三）骨质疏松症诊断

骨质疏松症的诊断主要基于DXA骨密度测量结果和/或脆性骨折。

1. 基于骨密度测定的诊断　　DXA测量的骨密度是目前通用的骨质疏松症诊断指标。对于绝经后女性、50岁及以上男性，建议参照WHO推荐的诊断标准，基于DXA测量结果：骨密度值低于同性别、同种族健康成人的骨峰值1个标准差及以内属正常；降低1～2.5个标准差为骨量低下（或低骨量）；降低等于或超过2.5个标准差为骨质疏松；骨密度降低程度符合骨质疏松诊断标准，同时伴有一处或多处脆性骨折为严重骨质疏松（表1-4）。骨密度通常用T值（T-score）表示，T值＝（实测值－同种族同性别正常青年人峰值骨密度）/同种族同性别正常青年人峰值骨密度的标准差。基于DXA测量的中轴骨（第1～4腰椎、股骨颈或全髋）骨密度或桡骨远端1/3骨密度对骨质疏松症的诊断标准是T值≤－2.5。

表1-4　DXA测量T值与骨密度的关系

分　类	T值
正常	T值≥－1.0
低骨量	－2.5<T值<－1.0
骨质疏松	T值≤－2.5
严重骨质疏松	T值≤－2.5＋脆性骨折

2. 基于脆性骨折的诊断　　脆性骨折是指受到轻微创伤或日常活动中即发生的骨折。如髋部或椎体发生脆性骨折，不依赖于骨密度测定，临床上即可诊断骨质疏松症。而在肱骨近端、骨盆或前臂远端发生的脆性骨折，即使骨密度测定显示低骨量（－2.5<T值<－1.0），也可诊断骨质疏松症（表1-5）。

表1-5　骨质疏松症的诊断标准

符合以下三条之一者
• 髋部或椎体脆性骨折
• DXA测量的中轴骨骨密度或桡骨远端1/3骨密度的T值≤－2.5
• 骨密度测量符合低骨量（－2.5<T值<－1.0）＋肱骨近端、骨盆或前臂远端脆性骨折

七、骨质疏松症鉴别诊断及实验室检查

骨质疏松症可由多种病因导致。在诊断原发性骨质疏松症之前，一定要重视和排除其他影响骨代谢的疾病，以免发生漏诊或误诊。需详细了解患者病史，评价可能导致骨质疏松症的各种病因、危险因素及药物，特别强调部分导致继发性骨质疏松症的疾病可能缺少特异的症状和体征，有赖于进一步辅助检查。需要鉴别的病因主要包括影响骨代谢的内分泌疾病（甲状旁腺疾病、性腺疾病、肾上腺疾病和甲状腺疾病等），类风湿关节炎等免疫性疾病，影响钙和维生素D吸收和代谢的消化系统和肾脏疾病、神经肌肉疾病、多发性骨髓瘤等恶性疾病，多种先天和获得性骨代谢异常疾病，长期服用糖皮质激素或其他影响骨代谢药物等。

1. 基本检查项目　　对已诊断和临床怀疑骨质疏松症的患者至少应做以下几项基本检查，有助于诊断和鉴别诊断。

（1）基本实验室检查：血常规，尿常规，肝、肾功能，血钙、磷和碱性磷酸酶水平，血清蛋白电泳，尿钙、钠、肌酐和BTMs等。

原发性骨质疏松症患者通常血钙、磷和碱性磷酸酶值在正常范围，当有骨折时血碱性磷酸酶水平可有轻度升高。如以上检查发现异常，需要进一步检查，或转至相关专科做进一步鉴别诊断。

（2）骨骼X线影像：虽可根据常规X线影像骨结构稀疏评估骨质疏松，但X线影像显示骨质疏松时其骨质已丢失达30%以上。胸腰椎侧位X线影像可作为骨质疏松椎体压缩性骨折及其严重程度判定的首选方法。另外，X线影像所示的骨质密度受投照条件和阅片者

主观等因素的影响，不易量化评估，故 X 线影像不用于骨质疏松症的早期诊断。但根据临床症状和体征选择性进行相关部位的骨骼 X 线影像检查，可反映骨骼的病理变化，为骨质疏松症的诊断和鉴别诊断提供依据。

2. 扩展检查项目　　为进一步鉴别诊断的需要，可酌情选择性进行以下检查，如红细胞沉降率（以下简称血沉）、C 反应蛋白、性腺激素、血清泌乳素、25 羟维生素 D ［25-hydroxy-vitamin D，25-(OH)D］、甲状旁腺激素、甲状腺功能、尿游离皮质醇或小剂量地塞米松抑制试验、血气分析、尿本周蛋白、血尿轻链，甚至放射性核素骨扫描、骨髓穿刺或骨活检等检查。

八、抗骨质疏松症的基本措施

骨骼强壮是维持人体健康的关键，骨质疏松症的防治应贯穿于生命全过程，骨质疏松性骨折会增加致残率或致死率，因此骨质疏松症的预防与治疗同等重要。骨质疏松症的主要防治目标包括改善骨骼生长发育，促进成年期达到理想的峰值骨量；维持骨量和骨质量，预防增龄性骨丢失；避免跌倒和骨折。骨质疏松症初级预防：指尚无骨质疏松但具有骨质疏松症危险因素者，应防止或延缓其发展为骨质疏松症并避免发生第一次骨折；骨质疏松症二级预防和治疗：指已有骨质疏松症或已经发生过脆性骨折，防治目的是避免发生骨折或再次骨折。

骨质疏松症的防治措施主要包括三方面：基本措施、药物干预和康复技术。

基本措施包括调整生活方式和骨健康基本补充剂。

（一）调整生活方式

（1）加强营养，均衡膳食：建议摄入富含钙、低盐和适量蛋白质的均衡膳食，推荐每日蛋白质摄入量为 0.8 ～ 1.0 g/kg，并每天摄入牛奶 300 mL 或相当量的奶制品。

（2）充足日照：建议上午 11：00 到下午 3：00，尽可能多地暴露皮肤于阳光下晒 15 ～ 30 min（取决于日照时间、纬度、季节等因素），每周 2 次，以促进体内维生素 D 的合成，尽量不涂抹防晒霜，以免影响日照效果。但需注意避免强烈阳光照射，以防灼伤皮肤。

（3）规律运动：建议进行有助于骨健康的体育锻炼和康复治疗。运动可改善机体敏捷性、力量、姿势及平衡等，减少跌倒风险。运动还有助于增加骨密度。适合骨质疏松症患者的运动包括负重运动及抗阻运动，推荐规律的负重及肌肉力量练习，以减少跌倒和骨折风险。肌肉力量练习包括重量训练，其他抗阻运动及行走、慢跑、太极拳、瑜伽、舞蹈和乒乓球等。运动应循序渐进、持之以恒。骨质疏松症患者开始新的运动训练前应咨询临床医生，进行相关评估。

（4）戒烟。

（5）限酒。

（6）避免过量饮用咖啡。

（7）避免过量饮用碳酸饮料。

（8）尽量避免或少用影响骨代谢的药物。

(二) 骨健康基本补充剂

(1) 钙剂：充足的钙摄入对获得理想骨峰值、减缓骨丢失、改善骨矿化和维护骨骼健康有益。成人每日钙推荐摄入量为800 mg（元素钙），50岁及以上人群每日钙推荐摄入量为1 000 ~ 1 200 mg。尽可能通过饮食摄入充足的钙，饮食中钙摄入不足时，可给予钙剂补充。营养调查显示，我国居民每日膳食约摄入元素钙400 mg，故尚需补充元素钙500 ~ 600 mg/d。钙剂选择需考虑其钙元素含量、安全性和有效性。在不同种类钙剂中，碳酸钙含钙量高，吸收率高，易溶于胃酸，常见不良反应为上腹不适和便秘等。枸橼酸钙含钙量较低，但水溶性较好，胃肠道不良反应小，并且枸橼酸有可能减少肾结石的发生，适用于胃酸缺乏和有肾结石风险的患者。高钙血症和高钙尿症时应避免使用钙剂。补充钙剂需适量，超大剂量补充钙剂可能增加肾结石和心血管疾病的风险。在骨质疏松症的防治中，钙剂应与其他药物联合使用，目前尚无充分证据表明单纯补钙可以替代其他抗骨质疏松药物治疗。

(2) 维生素D：充足的维生素D可增加肠钙吸收、促进骨骼矿化、保持肌力、改善平衡能力和降低跌倒风险。维生素D不足可导致继发性甲状旁腺功能亢进，增加骨吸收，从而引起或加重骨质疏松症。同时补充钙剂和维生素D可降低骨质疏松性骨折风险。维生素D不足还会影响其他抗骨质疏松药物的疗效。在我国，维生素D不足状况普遍存在，调查报告显示：55岁以上女性血清25-(OH)D平均浓度为18 μg/L，61.0%绝经后女性存在维生素D缺乏。推荐成人维生素D摄入量为400 U（10 μg）/d；65岁及以上老年人因缺乏日照以及摄入和吸收障碍常有维生素D缺乏，推荐摄入量为600 U（15 μg）/d；可耐受最高摄入量为2 000 U（50 μg）/d；维生素D用于骨质疏松症防治时，剂量可为800 ~ 1 200 U/d。对于日光暴露不足和老年人等维生素D缺乏的高危人群，建议酌情检测血清25-(OH)D水平，以了解患者维生素D的营养状态，指导维生素D的补充。有研究建议老年人血清25-(OH)D水平应达到或高于75 nmol/L（30 μg/L），以降低跌倒和骨折风险。临床应用维生素D制剂时应注意个体差异和安全性，定期监测血钙和尿钙浓度。不推荐使用活性维生素D纠正维生素D缺乏，不建议1年单次较大剂量普通维生素D的补充。

九、抗骨质疏松症的药物治疗

(一) 药物治疗的指征

有效的抗骨质疏松药可以增加骨密度，改善骨质量，显著降低骨折的发生风险。抗骨质疏松药治疗的适应证见表1-6。主要包括三大类：经骨密度检查确诊为骨质疏松症的患者、已经发生过椎体和髋部等部位脆性骨折者、骨量减少但具有高骨折风险的患者。

表1-6 抗骨质疏松药治疗的适应证

- 发生椎体脆性骨折（临床或无症状）或髋部脆性骨折者
- DXA骨密度（腰椎、股骨颈、全髋部或桡骨远端1/3）T值≤-2.5，不论是否有过骨折
- 骨量低下者（骨密度：-2.5<T值<-1.0），具备以下情况之一：①发生过某些部位的脆性骨折（肱骨上段、前臂远端或骨盆）；②FRAX®工具计算出未来10年髋部骨折概率≥3%或任何主要骨质疏松性骨折发生概率≥20%

（二）抗骨质疏松药的分类

抗骨质疏松药按作用机制可分为骨吸收抑制剂、骨形成促进剂、其他机制类药物及传统中药（表1-7）。

表1-7 抗骨质疏松药的主要分类

骨吸收抑制剂	骨形成促进剂	其他机制类药物	传统中药
双膦酸盐 降钙素 雌激素 选择性雌激素受体调节剂 RANKL抑制剂（地诺单抗）	甲状旁腺激素类似物	活性维生素D及其类似物 维生素K类 锶盐	骨碎补总黄酮制剂 淫羊藿苷类制剂 人工虎骨粉制剂

通常首选使用具有较广抗骨折谱的药物（如阿仑膦酸钠、唑来膦酸、利塞膦酸钠和迪诺塞麦等）。对低、中度骨折风险者（如年轻的绝经后妇女，骨密度水平较低但无骨折史）首选口服药物治疗。对口服不能耐受、禁忌、依从性欠佳及高骨折风险者（如多发椎体骨折或髋部骨折的老年患者、骨密度极低的患者）可考虑使用注射制剂（如唑来膦酸、特立帕肽或迪诺塞麦等）。

如仅椎体骨折高风险而髋部和非椎体骨折风险不高的患者，可考虑选用雌激素或选择性雌激素受体调节剂。新发骨折伴疼痛的患者可考虑短期使用降钙素。地诺单抗（denosumab）是一种RANKL抑制剂，为单克隆抗体，国外已经广泛使用。中药具有改善临床症候等作用，但能减少骨质疏松性骨折发生的证据尚不足。

（1）双膦酸盐（bisphosphonates）：是焦磷酸盐的稳定类似物，其特征为含有P—C—P基团，是目前临床上应用最为广泛的抗骨质疏松症药物。双膦酸盐与骨骼羟磷灰石的亲和力高，能够特异性结合到骨重建活跃的骨表面，抑制破骨细胞功能，从而抑制骨吸收。不同双膦酸盐抑制骨吸收的效力差别很大，因此临床上不同双膦酸盐药物使用剂量及用法也有所差异。目前用于防治骨质疏松症的双膦酸盐主要包括阿仑膦酸钠、唑来膦酸、利塞膦酸钠、伊班膦酸钠、依替膦酸二钠和氯膦酸二钠。

双膦酸盐类药物总体安全性较好，但以下几点值得关注：①胃肠道不良反应；②一过性"流感样"症状；③肾脏毒性；④下颌骨坏死（osteonecrosis of the jaw，ONJ）；⑤非典型股骨骨折（atypical femur fracture，AFF）。

（2）降钙素（calcitonin）：是一种钙调节激素，能抑制破骨细胞的生物活性、减少破骨细胞数量，减少骨量丢失并增加骨量。降钙素类药物的另一突出特点是能明显缓解骨痛，对骨质疏松症及其骨折引起的骨痛有效。目前应用于临床的降钙素类制剂有两种：鳗鱼降钙素类似物和鲑降钙素。

降钙素总体安全性良好，少数患者使用后出现面部潮红、恶心等不良反应，偶有过敏现象，可按照药品说明书的要求，确定是否做过敏试验。降钙素类药物应用疗程要视病情及患者的其他条件而定。

长期使用（6个月或更长时间）鲑降钙素口服或鼻喷剂型，可能与恶性肿瘤风险轻微增加相关；鉴于鼻喷剂型鲑降钙素具有潜在增加肿瘤风险的可能，鲑降钙素连续使用时间一般不超过3个月。

（3）绝经激素治疗（menopausal hormone therapy，MHT）：MHT类药物能抑制骨转换，减少骨丢失。临床研究已证明，MHT包括雌激素补充疗法（estrogen therapy，ET）和雌、孕激素补充疗法（estrogen plus progestogen therapy，EPT），能减少骨丢失，降低骨质疏松性椎体、非椎体及髋部骨折的风险，是防治绝经后骨质疏松症的有效措施。

绝经妇女正确使用MHT，总体是安全的，以下几点为人们特别关注的问题：子宫内膜癌、乳腺癌、心血管疾病、血栓形成、体重增加。

（4）选择性雌激素受体调节剂（selected estrogen receptor modulators，SERMs）：不是雌激素，而是与雌激素受体结合后，在不同靶组织导致受体空间构象发生不同改变，从而在不同组织发挥类似或拮抗雌激素的不同生物效应。SERMs制剂雷洛昔芬在骨骼与雌激素受体结合，发挥类雌激素的作用，抑制骨吸收，增加骨密度，降低椎体骨折发生的风险；而在乳腺和子宫则发挥拮抗雌激素的作用，因而不刺激乳腺和子宫，有研究表明其能够降低雌激素受体阳性浸润性乳腺癌的发生率。

雷洛昔芬总体安全性良好。国外研究报告，该药有轻度增加静脉栓塞的危险性，国内尚未见类似报道。故有静脉栓塞病史及有血栓倾向者，如长期卧床和久坐者禁用。对心血管疾病高风险的绝经后女性的研究显示，雷洛昔芬并不增加冠状动脉疾病和卒中风险。雷洛昔芬不适用于男性骨质疏松症患者。

（5）RANKL抑制剂：地诺单抗是一种RANKL抑制剂，为特异性RANKL的完全人源化单克隆抗体，能够抑制RANKL与其受体RANK的结合，减少破骨细胞形成、功能和存活，从而降低骨吸收、增加骨量、改善皮质骨或松质骨的强度。已被美国FDA批准治疗有较高骨折风险的绝经后骨质疏松症。

（6）甲状旁腺激素类似物（parathyroid hormone analogue，PTHa）：是当前促骨形成的代表性药物，国内已上市的特立帕肽是重组人甲状旁腺素氨基端1-34活性片段（recombinant human parathyroid hormone 1-34，rh PTH1-34）。间断使用小剂量PTHa能刺激成骨细胞活性，促进骨形成，增加骨密度，改善骨质量，降低椎体和非椎体骨折的发生风险。

患者对rh PTH1-34的总体耐受性良好。临床常见的不良反应为恶心、肢体疼痛、头痛和眩晕。在动物实验中，大剂量、长时间使用特立帕肽增加大鼠骨肉瘤的发生率。但该药在美国上市后7年骨肉瘤监测研究中，未发现特立帕肽和人骨肉瘤存在因果关系。特立帕肽治疗时间不宜超过24个月，停药后应序贯使用抗骨吸收药物治疗，以维持或增加骨密度，持续降低骨折风险。

（7）活性维生素D及其类似物：治疗骨质疏松症的活性维生素D及其类似物（vitamin D analogue）有1α羟维生素D_3（α-骨化醇）和1, 25-$(OH)_2D_3$（骨化三醇）和艾迪骨化醇。因不需要肾脏1α羟化酶羟化就有活性，故得名为活性维生素D及其类似物。活性维生素D及其类似物更适用于老年人、肾功能减退及1α羟化酶缺乏或减少的患者，具有提高骨密度、减少跌倒、降低骨折风险的作用。

治疗骨质疏松症时，应用常规剂量的活性维生素D总体是安全的。长期使用时，应在医师指导下使用，不宜同时补充较大剂量的钙剂，并建议定期监测患者血钙和尿钙水平。在治疗骨质疏松症时，可与其他抗骨质疏松药物联合应用。

（8）维生素K类：四烯甲萘醌（menatetrenone）是维生素K_2的一种同型物，是γ-羧化酶的辅酶，在 γ-羧基谷氨酸的形成过程中起着重要作用。γ-羧基谷氨酸是骨钙素发挥正常生理功能所必需的，具有提高骨量的作用。

（9）锶盐：锶（strontium）是人体必需的微量元素之一，参与人体多种生理功能和生化效应。锶的化学结构与钙和镁相似，在正常人体软组织、血液、骨骼和牙齿中存在少量的锶。雷奈酸锶是合成锶盐，体外实验和临床研究均证实雷奈酸锶可同时作用于成骨细胞和破骨细胞，具有抑制骨吸收和促进骨形成的双重作用，可降低椎体和非椎体骨折的发生风险。

（三）抗骨质疏松药的临床使用问题

1. 疗程　　抗骨质疏松药治疗的成功标志是骨密度保持稳定或增加，而且没有新发骨折或骨折进展的证据。对于正在使用抑制骨吸收药物的绝经后女性患者，治疗成功的目标是骨转换指标值维持在或低于绝经前水平。患者在治疗期间如发生再次骨折或显著的骨量丢失，则需考虑换药或评估继发性骨质疏松的病因；如果治疗期间发生一次骨折，并不能表明药物治疗失败，但提示该患者骨折风险高。

除双膦酸盐类药物外，其他抗骨质疏松药一旦停止应用，疗效就会快速下降，双膦酸盐类药停用后，其抗骨质疏松性骨折的作用可能会保持数年。另外，由于双膦酸盐类药治疗超过 5 年的获益证据有限，而且使用超过 5 年，可能会增加罕见不良反应（如下颌骨坏死或非典型股骨骨折）的风险，建议双膦酸盐治疗 3 ~ 5 年后需考虑药物假期。目前建议口服双膦酸盐治疗 5 年，静脉双膦酸盐治疗 3 年，应对骨折风险进行评估，如为低风险，可考虑实施药物假期停用双膦酸盐；如骨折风险仍高，可以继续使用双膦酸盐或换用其他抗骨质疏松药（如特立帕肽或雷洛昔芬）。特立帕肽疗程不应超过 2 年。

抗骨质疏松药疗程应个体化，所有治疗应至少坚持 1 年，在最初 3 ~ 5 年治疗期后，应该全面评估患者发生骨质疏松性骨折的风险，包括骨折史、新出现的慢性疾病或用药情况、身高变化、骨密度变化、骨转换生化指标水平等。如患者治疗期间身高仍下降，则须进行胸腰椎 X 线检查。

2. 骨折后应用抗骨质疏松药物　　骨质疏松性骨折后应重视积极给予抗骨质疏松药物治疗，包括骨吸收抑制剂或骨形成促进剂等。为了保证骨折的愈合，在骨折愈合期（如 3 个月内），不建议使用双膦酸类药物。骨质疏松性骨折后，更应合理使用治疗骨质疏松症的药物，以降低再发骨折的风险。

3. 药物联合和序贯治疗　　骨质疏松症如同其他慢性疾病一样，不仅要长期、个体化治疗，也需药物联合或序贯治疗。甲状旁腺素类似物等骨形成促进剂获准使用后，药物的序贯或联合治疗更为普遍。目前已有的骨质疏松联合治疗方案，大多以骨密度变化为终点，其抗骨折疗效，尚有待进一步研究。总体来说，联合使用骨质疏松症治疗药物，应评价潜在的不良反应和治疗获益，此外，还应充分考虑药物经济学的影响。联合治疗方案包括同时联合方案及序贯联合方案。根据药物作用机制和特点，对联合用药暂做以下建议。

（1）同时联合方案：钙剂及维生素 D 作为基础治疗药物，可以与骨吸收抑制剂或骨形成促进剂联合使用。

不建议联合应用相同作用机制的药物。个别情况为防止快速骨丢失，可考虑两种骨吸收抑制剂短期联合使用，如绝经后妇女短期使用小剂量雌/孕激素替代与雷洛昔芬，降钙素与双膦酸盐短期联合使用。

联合使用PTHa等骨形成促进剂和骨吸收抑制剂，可增加骨密度，改善骨转换水平，但缺少对骨折疗效的证据，考虑到治疗的成本和获益，通常不推荐。仅用于骨吸收抑制剂治疗失败，或多次骨折需积极给予强有效治疗时。

(2) 序贯联合方案：尚无明确证据指出禁忌各种抗骨质疏松药序贯应用。特别是如下情况要考虑药物序贯治疗：①某些骨吸收抑制剂治疗失效、疗程过长或存在不良反应时；②骨形成促进剂（PTHa）的推荐疗程仅为18～24个月，此类药物停药后应序贯治疗。推荐在使用PTHa等骨形成促进剂后序贯使用骨吸收抑制剂，以维持骨形成促进剂所取得的疗效。

4. 中医中药治疗　　根据中医药"肾主骨""脾主肌肉"及"气血不通则痛"的理论，治疗骨质疏松症以补肾益精、健脾益气、活血祛瘀为基本治法。中药治疗骨质疏松症多以改善症状为主，经临床证明有效的中成药可按病情选用。可能改善本病证候的且药物有效成分较明确的中成药主要包括骨碎补总黄酮、淫羊藿苷和人工虎骨粉。

中药古方青娥丸、六味地黄丸、左归丸、右归丸及具有改善骨质疏松症候的中成药，临床上均可根据中医辨证施治的原则运用。中药可以与钙剂和维生素D联用。

需注意，服用含有补骨成分的中药制剂，可能导致肝损伤。

十、抗骨质疏松症的康复治疗技术

1. 运动疗法　　运动疗法简单实用，不仅可增强肌力与肌耐力，改善平衡、协调性与步行能力，还可改善骨密度、维持骨结构，降低跌倒与脆性骨折风险等，发挥综合防治作用。运动疗法需遵循个体化、循序渐进、长期坚持的原则。治疗性运动包括有氧运动（如慢跑、游泳）、抗阻运动（如负重练习）、冲击性运动（如体操、跳绳）、振动运动（如全身振动训练）等。我国传统健身方法太极拳等可增加髋部及腰椎骨密度，增强肌肉力量，改善韧带、肌肉及肌腱的柔韧性，提高本体感觉，加强平衡能力，降低跌倒风险。运动锻炼要注意少做躯干屈曲、旋转动作。骨质疏松性骨折早期应在保证骨折断端稳定性的前提下，加强骨折邻近关节被动运动（如关节屈伸等）及骨折周围肌肉的等长收缩训练等，以预防肺部感染、关节挛缩、肌肉萎缩及失用性骨质疏松；后期应以主动运动、渐进性抗阻运动及平衡协调与核心肌力训练为主。

2. 物理治疗　　脉冲电磁场、体外冲击波、全身振动、紫外线等物理因子治疗可增加骨量；超短波、微波、经皮神经电刺激、中频脉冲等治疗可减轻疼痛；对骨质疏松骨折或者骨折延迟愈合可选择低强度脉冲超声波、体外冲击波等治疗以促进骨折愈合。神经肌肉电刺激、针灸等治疗可增强肌力、促进神经修复，改善肢体功能。联合治疗方式与治疗剂量需依据患者病情与自身耐受程度选择。

3. 作业疗法　　作业疗法以针对骨质疏松症患者的康复宣教为主，包括指导患者正确的姿势，改变不良生活习惯，提高安全性。作业疗法还可分散患者注意力，减少对疼痛的关注，缓解由骨质疏松症引起的焦虑、抑郁等不利情绪。

4. 康复工程　　行动不便者可选用拐杖、助行架等辅助器具，以提高行动能力，减少跌倒发生。此外，可进行适当的环境改造如将楼梯改为坡道，浴室增加扶手等，以增加安全性。骨质疏松性骨折患者可佩戴矫形器，以缓解疼痛、矫正姿势、预防再次骨折等。

骨质疏松症是一种慢性疾病，涉及骨骼、肌肉等多种组织、器官，需要综合防治。骨质疏松症的治疗是一个长期的过程，在常规药物、手术等治疗的同时，积极、规范、综合的康复治疗除可改善骨强度、降低骨折发生外，还可促进患者生活、工作能力的恢复。

（张立智　张世民）

第三节　老年肌少症

1. 定义与流行病学　　　　3. 诊断
2. 病因　　　　　　　　　4. 防治

肌少症（sarcopenia）最早由美国塔夫茨大学Rosenberg于1989年提出，他认为是老年人中出现的骨骼肌衰老现象，中文将其定义为"肌少症"，也称"肌肉衰减症"。

肌少症是以肌量（muscle mass）减少、肌力（muscle strength）下降和肌功能（muscle performance）减退为特征的综合征，是一种进行性的全身广泛性的骨骼肌纤维体积、数量和质量减少，骨骼肌力量下降、功能减退的综合征，多伴有结缔组织和脂肪组织增多，患者主要表现为肌力衰退、肌肉松弛、活动力下降、皮褶增多、体重及去脂体重降低、爆发力及握力明显下降，甚至导致平衡障碍、难以站立、下床困难、频繁跌倒、骨质疏松等，老年肌少症的发病原因和临床表现见图1-1。

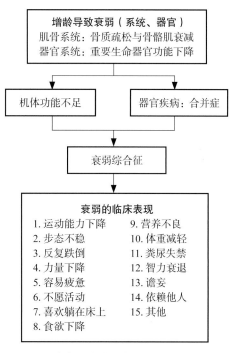

图1-1　老年肌少症的发病原因和临床表现

增龄导致的老人衰弱是发生肌少症和骨质疏松症的主要因素，这两种疾病又互为影响，但肌少症处于核心位置（图1-2）。肌少症的发生率约是衰弱的2倍。90%骨质疏松症患者发生的脆性骨折由跌倒引起，而肌少症是跌倒的独立危险因素，也是生命后期失能的重要预测指标。因此，肌少症在老年人群中日益受到关注。

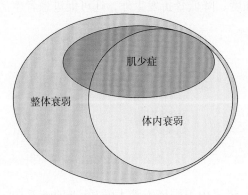

图1-2 肌少症与老人衰弱的关系

一、定义与流行病学

肌少症一词源于希腊语的"sarx"（sarco，肌肉）和"penia"（流失），2010年，国际肌少症工作组将其定义为一类进行性的、广泛性的骨骼肌量和肌力减少，故其诊断包括了肌量减少、肌力下降和肌功能减退三个要素。正常人从30岁开始肌量每年丢失1%～2%，到80岁时，30%的肌量已流失。

肌少症是指与年龄相关的肌肉质量减少，同时存在肌力和/或躯体功能下降。目前全球约有5 000万人罹患肌少症，预计至2050年肌少症患者数将高达5亿。肌少症导致跌倒、残疾、生活质量差和死亡风险增加等不良结局，增加医护负担。

根据人种和诊断方法的不同，肌少症的发病率为10%～25%，但在80～89岁的老年人中发病率可达50%。在老年人中，肌肉功能减退与功能失调、跌倒、失能、死亡等风险的增加有密切关系。

依据采用的诊断标准（欧洲标准、亚洲标准）和采样的人群不同（性别、年龄、种族），文献报道老年髋部骨折患者的肌少症患病率差别较大，为17%～74%。香港Ho等（2016）研究了239例平均年龄82岁的老年髋部骨折患者，测量手握力男性平均为（20.6±7.3）kg，女性平均为（13.6±4.5）kg，肢体骨骼肌量平均相对指数（the mean relative appendicular skeletal muscle mass index）男性为（5.72±0.83）kg/m^2，女性为（4.87±0.83）kg/m^2，同时测得髋部骨矿密度男性为（0.696±0.13）g/cm^2，女性为（0.622±0.12）g/cm^2，按照亚洲标准，肌少症的患病率男性为73.6%，女性为67.7%；按照欧洲标准，男性患病率为20.8%，女性为12.4%。韩国Yoo等（2016）对比研究了359例髋部骨折老年人和1 614例无骨折的老年人，发现髋部骨折组的肌少症患病率在男性为68.2%，女性为44.3%，而无骨折组其患病率在男性为16.1%，女性为7.1%，两组相差有非常显著的统计学意义（$P<0.001$）。

二、病因

肌少症与年龄、营养、运动、疾病（如炎症反应、恶性肿瘤及内分泌疾病）等因素有关。老龄化是肌少症的重要发病原因，而且肌少症对老年患者的生活质量有较大负性影响。

1. 营养缺乏　　一是蛋白质摄入不足，蛋白质约占肌肉重量的20%，蛋白质的代谢平衡决定了肌肉量的多少，故蛋白质的摄入减少对肌少症有直接影响；二是维生素D缺乏，体内的维生素D来源于饮食及紫外线对皮肤的作用，骨骼肌是它的靶目标，维生素D调节肌细胞增殖和分化，也调节肌肉的收缩功能。65岁的老年人血清基线维生素D水平低，与其活动能力降低、握力和腿部力量下降、平衡能力降低等密切相关。补充维生素D 400～800 U/d可有效改善老年人的四肢肌力、起立步行速度和肌肉力量。

2. 运动不足　　缺乏体力活动的老年人更易发生骨骼肌量减少、肌力下降，发展成为肌少症的风险也随之增加。按照运动方式的不同，可简单地分为耐力性运动（即有氧运动）和力量性运动，后者就是抗阻训练，它以增加肌肉体积及力量为主，相比有氧运动会对肌少症的预防和治疗起到更加积极的作用。对于老年人而言，减少跌倒及骨折发生是维持健康的基本保证，而骨骼肌力量特别是腿部肌肉力量的维持最为关键。抗阻训练可增加老年人股四头肌肌力及爆发力，有效预防老年人跌倒及发生骨折。

3. 疾病　　很多疾病（如肿瘤、炎症、糖尿病、甲状腺功能亢进症等）均可导致肌肉病变，引起肌肉的萎缩及功能的减退。

4. 激素　　人体内数种激素均对肌量、肌力、肌功能有作用。生长激素、雌激素、雄激素等体内相关激素降低或缺乏促成了肌少症的发病。

5. 年龄　　与年龄相关的肌肉量的减少有很多原因，制动可能是其中一项重要的因素，而肌量减少亦会导致活动量减少，两者相互影响更加重了病情进展。随着年龄的增长肌肉的合成能力降低，称之为"代谢抵抗"。

6. 骨关节炎　　髋或膝骨关节炎患者在肌少症中的发病率，是正常老年人的2.6倍，因此下肢骨关节炎是肌少症的危险因素。

三、诊断

肌少症的诊断主要依据对骨骼肌质量、肌力和肌功能的检测，肌少症的简易诊断流程如图1-3所示。

骨骼肌质量的测定方法主要有CT、MRI、超声、DEXA、生物电阻抗法（bioelectric impedance analysis，BIA）、生物化学标记物等。CT准确度高，空间分辨率高，可提供高质量图像，但不能显示肌肉层次情况。MRI图像精度高，可显示肌肉萎缩程度，但成本高且仪器不便移动。超声有经济、简便、高效、可重复等优点，但其对体成分的检测价值有限。DEXA精确度高，辐射量小及易操作，但是反映骨强度时有局限性。BIA经济，易操作，可重复，仪器便于移动，但其准确度较低。CT、MRI、DEXA测量准确且可局部测量，但测试过程复杂、费用高，不适于大样本的测试。BIA与CT、MRI和DEXA相比具有经济、无创、操作简便、可重复性好等特点。Heymsfield等（1982）制定了人类肌肉质量评估量表（参数包括性别、身高、臂部中点周径、三头肌部皮肤皱褶厚度），结果通过

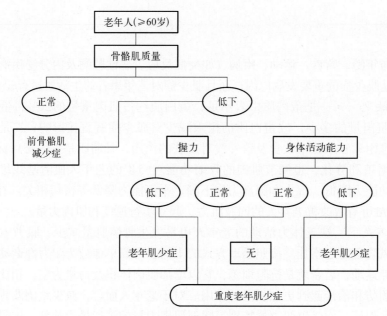

图1-3 肌少症的简易诊断流程图

查表即可得到，也有很好的判断效力，与现代仪器的效果一致。

骨骼肌肌力及肌功能的测定主要是步速、握力和下肢肌力的测定。步速和握力的测定方便、易于操作且价格便宜，但其不能完全反应全身整体肌肉功能情况且要排除某些关节疾病的干扰。与步速和握力相比，下肢肌力的测定比较准确，能量化，能更好地反映下肢肌力的真实情况，但其不能准确地反映全身的肌力情况。因此握力和下肢肌力相结合的方法是评估骨骼肌肌力及肌功能较好的方法。

首选测定步速，当步速 ≤ 0.8 m/s 时，测定骨骼肌质量，如肌量下降，可诊断为肌少症；当步速 > 0.8 m/s 时，测试握力（男性指标为 30 kg，女性为 20 kg），如握力下降则进一步测定骨骼肌质量，若骨骼肌质量下降则诊断为肌少症。

四、防治

根据肌少症的发病因素，其防治主要包括营养、运动、激素替代疗法等，营养疗法主要指维生素 D 的补充。激素替代的疗效及不良反应目前尚存在较大争议，尚未达成共识，比如有研究表明，雄激素治疗可以增加机体肌肉质量和握力，4 周雄激素替代治疗，肌肉力量可增加 25%。运动疗法方面，抗阻训练对神经-肌肉系统、肌纤维蛋白积累等有作用，从而达到治疗肌少症的效果。

2015 年中国专家组针对我国老年人提出建议：①运动方式上，以抗阻运动为基础，如坐位抬腿、静力靠墙蹲、举哑铃、拉弹力带等，能有效改善肌肉力量和身体功能；同时补充必需氨基酸或优质蛋白效果更好。②运动量上，每天进行累计 40 ~ 60 min 的中高强度运动（如快走、慢跑），其中抗阻运动 20 ~ 30 min，每周 ≥ 3 d。③减少静坐和躺卧，增加日常身体活动量。

（张世民 王宏保 张立智）

第四节　老年人跌倒

1987年，丹麦Kellogg国际老年人跌倒预防工作组将跌倒定义为，应是"身体意外地从高处触及地面、地板或低处的平面，但不是由于下列原因引起：遭受暴力冲撞、意识丧失、脑卒中或癫痫导致的突然瘫痪"。还有宽泛的定义，将头昏和晕厥包含在内。前一定义注重发现损害感觉运动功能和平衡控制能力的因素，后一宽泛的定义还包括了心血管方面的因素，如直立性低血压和短暂缺血发作。

跌倒的定义里有三个要素，一是行为学上属于意外、突然的发生；二是力学上必须从高处向低处运动；三是解剖学上着地部位应是正常足底以外的部分。

一般而言，跌倒是与站立（足底着地负重）而相对的，患者在站立的过程中发生意外的其他部位着地，即为跌倒。但患者在坐位（臀部受力负重）亦可发生跌倒。

虽然跌倒是意外事件，但Grimley-Evans（1992）统计发现，跌倒并不符合统计学的Poisson分布，这说明跌倒是受原因影响的，跌倒的发生并非是随机事件。

一、老年人跌倒的发生率

对老年人跌倒的研究，有回顾性和前瞻性两种方法。早期的研究方法是让患者回顾过去1年内跌倒的次数，但因时间长而常有遗忘，数据不准。

对居住在社区的老年人，1977年Exton-Smith回顾性调查了963例年龄65岁以上老年人的跌倒发生率（指至少1次跌倒），女性从65～69岁的30%增加到85岁以上的50%；男性从65～69岁的13%增加到85岁以上的30%。以后的许多回顾性研究结论均与此相似。前瞻性研究发现，老年人跌倒的发生率要高于回顾性研究。在新西兰，Compbell（1981）前瞻性观察年龄70岁以上的761人（男296人，女465人）1年期的跌倒情况，总的发生率为35%，其中女性为40%，男性为28%。在美国，Tinetti（1988）前瞻性观察336例年龄大于75岁的老年人，1年期的跌倒发生率为32%。前瞻性研究还发现，再次和多次跌倒的发生率为11%～21%，平均15%。而3次和以上跌倒的发生率为8%。

对居住在护理院和老人院的老年人，Luukinen（1994）的回顾性研究认为其跌倒发生率是社区老年人的3倍。Fernie（1982）对205例护理院老年人进行了12个月的前瞻性观察，跌倒发生率在男性为30%，女性为42%。Lipsitz（1991）调查了901例养老院的老年人，6个月内发生2次及以上跌倒的发生率为40%。Yip（1994）观察了126例老年人，1年中发生1次以上跌倒的占56%。Jiang等（2015）系统综述了40个有关中国大陆老年人（大于60岁）跌倒损伤的研究，共涉及128 691位老年人，结果发现总体的跌倒发生率为每千人56例（54.95‰），男性为45.94‰，女性为78.89‰，60～69岁为25.95‰，70～79岁为33.03‰，大于80岁为62.74‰。

总之，年龄大于65岁、居住在社区的老年人，约30%每年至少发生1次跌倒；而居住在护理院、老人院者，50%～60%每年至少1次跌倒。女性的跌倒发生率高于男性。已有跌倒史的老年人，再次跌倒的危险性将显著增加。因此，对老年人进行跌倒评估非常重要。

二、老年人跌倒的损害与后果

在社区老年人的跌倒中，10%～15%会导致骨折、脱位或严重的软组织损伤，其中5%～6%发生骨折；而在老年护理院中，跌倒导致严重损伤的发生率为15%～20%。跌倒引起的骨折发生率为3%～12%，同样以女性多见。统计发现，跌倒引起髋部骨折的机会小于1%。在有跌倒倾向的老人中，髋部骨折的发生率为7%；而在经常跌倒的老人中，髋部骨折的发生率为14%。

James等（2018）总结美国1 121例跌倒住院的老年人，发现高龄、住重症监护病房（intensive care unit，ICU）天数长、合并症多、有医疗保险、跌倒造成任何部位的骨折、行走能力差等，均是预测老年人不能返回自己家中的危险因素。

在美国，跌倒所造成的医疗花费，在所有损伤中居于第二位（第一位为车祸）。由跌倒引起的损伤，占老年人医疗花费的6%。据美国统计，意外损伤是老年人（≥65岁）的第5位死亡原因，排在心血管疾病、癌症、脑卒中和肺部疾病之后，而跌倒占到意外损伤的2/3。由跌倒引起的死亡，3/4发生在占美国人口13%的65岁以上老年人中。与意外损伤相关的死亡中，跌倒在65岁以上老年人中占23%，在85岁以上老年人中占34%。

三、老年人跌倒的内在危险因素

身体姿势的内在稳定性有赖于感觉器官、中枢神经、骨骼肌肉系统功能的协调一致，扰乱这一功能系统的任一因素，包括疾病、慢性积累性劳损及老年性退变，均能破坏机体的内在稳定性，而成为引发跌倒的内在危险因素，跌倒的危险因素与评估见表1-8。

1. 感觉系统　　视觉（包括视力、视野）、听觉、触觉、前庭及本体感觉等功能的损害和减退，均减少传入中枢神经系统的信息，影响大脑的准确分析、判断。知觉是一种涉及空间定向能力的视觉功能，与人的姿势稳定特别相关。前庭功能的退行性降低可引起站立时摇摆不稳及头晕。本体感觉功能的减退可由周围神经病变、脊髓后索疾病及脊柱疾患，如颈椎僵硬等引起。下肢本体感觉障碍的老年人在黑暗环境或不平的路面上行走时稳定能力更差，易于跌倒。

2. 中枢神经系统　　中枢神经系统接受感觉器官传入的信息，经综合加工后对骨骼肌发出适当的反应指令。由于中枢系统的联系错综复杂，因此任何中枢神经系统的疾病均可能影响人体的稳定能力，常见的有帕金森病、常压脑积水及脑卒中等。其他的中枢神经退变往往通过影响智力（痴呆）、肌力、肌张力、感觉、反应能力及反应时间、平衡力、步态及协同运动能力而增加跌倒的机会。另外，某些急性感染性疾病期间，如肺炎、尿路感染，人体的稳定能力常暂时受损，直立活动时容易跌倒。

表1-8 跌倒的危险因素与评估

影响因素	评估内容	预防措施
医学生理因素	1. 肌肉骨骼系统功能损害，如颈椎病、腰椎管狭窄、强直性脊柱炎、脊柱畸形、类风湿关节炎、足部畸形、骨关节炎（髋、膝骨关节炎） 2. 中枢神经系统受损，如脑卒中后遗症、帕金森病、多发性硬化 3. 老年智力下降，如痴呆 4. 血压波动，如直立性低血压、脑供血不足 5. 髋部力量降低、平衡能力下降，如肌少症 6. 泌尿系统疾病和膀胱功能障碍，如急迫性尿失禁 7. 视觉（视力、视野）、听觉受损 8. 药物副作用，如镇静药 9. 营养不良，如低蛋白血症 10. 维生素D缺乏 11. 骨质疏松 12. 心律不齐 13. 肿瘤骨转移	在相应的医疗科室检查治疗
个人生活因素	1. 高龄，反应能力下降 2. 鞋不合脚，过紧、过松 3. 饮水不足（脱水） 4. 饮酒过多 5. 吸烟 6. 过多饮用咖啡 7. 不健康饮食 8. 活动、运动不够	培养健康生活习惯
环境因素	1. 地面湿滑，厨房油污水渍 2. 照明不足 3. 室内通道有阻碍物 4. 地毯卷边、不平 5. 地板打蜡光滑 6. 鞋底太滑 7. 攀爬高处取物（爬梯子、站凳子） 8. 楼梯两边缺少扶手 9. 浴室缺少防滑装置，如缺少把手、扶手 10. 卫生间马桶座太低（加高垫） 11. 寒冷天气，穿着过多，动作笨拙	根据老年人特点，改造、改善居住环境
家庭宠物因素	1. 宠物狗惊吓 2. 宠物绳绊倒	科学遛狗：①训练狗走在人的侧方而不是前方；②小型狗带铃铛便于定位；③大型狗防止用力牵拉

3. 肌肉骨骼系统 骨骼、关节、韧带及肌肉的结构和功能损害均能降低人体的稳定能力，髋、膝、踝的退行性关节炎可导致步态和肌力失常，关节稳定性降低。胸腰段脊椎的劳损、退变使脊柱对下肢的重新调整代偿能力下降。股四头肌是下肢直立稳定的关键因素。Lipsitz等（1994）发现日本人日常生活中经常有蹲、跪动作，股四头肌肌力较欧美老年人强，跌倒的发生率低，跌倒所致的损伤也轻。足部疾病如骨刺、滑囊炎和趾甲畸形等可能提供错误的下肢本体感觉信息，导致下肢肌力、肌张力的平衡失调，诱发跌倒。

4. 直立性低血压 直立性低血压又称姿势性或体位性低血压，是指从卧位或坐位站起后 1 min 内舒张压下降 10% 以上，它导致大脑的暂时性供血不足，引起短暂的头昏、头晕、视物不清等，患者极易站立不稳而跌倒。文献报道，老年人直立性低血压的患病率为 4%～33%。其他尚有排尿性低血压、饭后低血压及劳累性低血压。

四、老年人跌倒的外在危险因素

1. 药物因素　任何影响人体平衡的药物均易引起跌倒，如氨基苷、呋塞米、阿司匹林及奎尼丁等能干扰前庭功能。镇静、催眠、抗焦虑、抗精神病药、利尿降压药、抗心律失常药、铁剂等作用于中枢神经系统，影响人体的稳定能力，如认知力损害、直立性低血压、疲劳、脱水或电解质紊乱等。老年人对药物的耐受性和敏感性与成年人不同，更容易发生不良反应。

2. 社会心理因素　独居、独处是跌倒的社会因素，平衡信心和跌倒时的情绪也是影响跌倒的重要心理因素，害怕跌倒的心理可限制老年人的活动，降低活动能力并导致功能缺陷，跌倒的危险性随之升高。个性好强不服老、比较固执的老年人。因久病不愈，怕麻烦别人，遭人嫌弃，有时又过高估计自己的能力不愿让人帮助而发生意外跌倒。沮丧和焦虑心理可削减老年人的注意力，不易发现危险情况，从而增加跌倒的机会。

3. 环境因素　超过 50% 以上的跌倒发生于老年人熟悉的家中，并且多为平地跌倒。周围环境较差和个体对环境的适应能力下降，可引起老年人跌倒次数增加，如地面不平、潮湿、台阶倾斜、梯级过高、过道有障碍物，照明不足是公共场所跌倒的常见原因。室内场所的危险因素有过强、过暗的灯光，光滑的地面，松脱的地毯，不适宜的家具及卫生设施，沙发过于凹陷或过于松软，卧室家具摆放不当，鞋子、衣裤过长或过大。环境中防护设施不足，如坐便器、浴池边、楼梯无扶手，高危者床边未装护栏，床铺过高等均增加了老年人跌倒的可能性。

近来随着饲养宠物的增多，与宠物狗有关的老年人跌倒也在增加，如遭受宠物狗惊吓而跌倒、宠物狗绳的缠绕而绊倒、大型宠物狗的用力牵拉而摔倒等。

4. 身体活动因素　一般认为身体活动量对跌倒的作用有双重性，一方面活动量的增加能改善老年人的肌力、协同性、柔软性和精神面貌；另一方面活动量的增加也增加了发生跌倒的机会。实际上，大多数的跌倒是发生在日常活动中，如穿衣、上下楼梯、做饭、洗澡、散步等。只有少部分跌倒是发生在有危险的活动中，如爬梯子、搬重物或参加竞技活动。

2006 年，Rubenstein 总结分析了国外 12 篇有关老年人跌倒原因的临床资料，经统计分析发现，与环境因素有关的意外平均占 31%，步态或平衡力疾病（衰弱）占 17%，头昏或眩晕占 13%，天气骤冷占 9%，意识模糊占 5%，直立性低血压占 3%，视力障碍占 2%，其他包括骨关节炎、急性疾病、药物、疼痛等占 20% 左右。2006 年，Rubenstein 等对 16 篇临床对照研究的结果进行了系统回顾分析，计算了各种单一因素对跌倒危险性，其中衰弱的相对危险性（relative risk，对前瞻性研究而言）和拟然比（odds ratio，对回顾性研究而言）分别为 4.9 和 8，平衡障碍分别为 3.2 和 5，步态异常分别为 3 和 5，视力障碍分别为 2.8 和 9，活动受限分别为 2.5 和 8，警觉力障碍分别为 2.4 和 5。可见，老年人的衰弱和平衡步态受损是其容易发生跌倒的主要原因。

五、老年髋部骨折跌倒的情景分析

分析老年人跌倒的情景因素，包括跌倒发生的季节、时间、地点、动作（如起床，从坐位站起）等，有助于针对性的改善外部环境，从而减少跌倒的发生。

1. 跌倒好发的季节天气特征　　Jacobsen等（1991）通过对美国6万多例老年人髋部骨折的分析，发现无论对男女两性和年龄大小，髋部骨折的发生率有明显的季节相关性，即在冬季发生率更高。同样的结论在英国、瑞士、澳大利亚和意大利等国家也有报道。这可能是因为冬季的冰雪水滑路面使老年人容易跌倒。Jacobsen等（1995）发现，在年龄相对较轻的老年人（74岁以下），冬季确实是髋部骨折的危险因素，但对75岁以上的老年人，这一天气因素并不明显，因为这类老年人在冬季户外活动明显减少，跌倒主要发生于室内。1998年，Aharonoff等统计分析了年龄在65岁以上的髋部骨折老年人832例（女性占78.6%），平均年龄79.7岁，一年四季的髋部骨折发生率基本相似，在25%左右。

2. 一日中的高发时段　　许多研究报道，老年髋部骨折在一日24小时的白天时间发生率更高。1984年，Zetterberg等分析了瑞典5 000例老年髋部骨折，结果发现骨折发生的高峰时段为12～13点，另一高峰时段为19点。这可能与老年人在餐前和餐后活动增加有关。1998年，Aharonoff等研究也表明，大多数髋部骨折（38.5%）是发生在下午（12～18点），显著高于上午、前半夜和后半夜（$P<0.001$）。

3. 跌倒的好发场所　　老年人户外活动减少，许多研究均报道其髋部骨折主要发生于室内。因此，对老年人而言，家庭室内安全就是骨骼安全（home safety is bone safety）。Aharonoff等（1998）研究发现，发生在室内的髋部骨折显著高于室外（$P<0.001$），其中发生于自己家里的占52.2%，发生于其他室内的占35.5%，而发生于室外的仅占12.4%。患者年纪越大、与他人生活在一起、行走能力越差、合并的内科疾病越多，则越容易在室内发生髋部骨折。

4. 活动形式与跌倒发生概率的关系　　髋部骨折的老年人多是发生在室内的平地行走或站立的活动当中，这在Aharonoff等（1998）的报道中占75.2%，显著高于在楼梯上滑倒、坐在床上或椅子上跌倒、被撞倒等因素的总和（$P<0.001$）。

六、老年人跌倒危险因素的评估与预防

不少学术组织提供系统的老年人跌倒评估表格。主要包括以下几个方面：①用药方面，包括抗高血压药、精神用药、镇静药物等，不必要的药物应该予以停止或减量；②平衡与步态分析；③心血管疾病，一过性头昏、昏厥是跌倒的重要因素之一，仔细评估心律失常、动脉狭窄、低血压，以及是否有低血糖等；④神经系统疾病，包括帕金森病；⑤视力；⑥智力，是否有老年痴呆；⑦居家环境，扶手、灯光亮度、地毯、宠物；⑧鞋子是否合适。

实际工作中，需根据每个老年人的具体情况，抓住主要因素，进行有针对性的预防与看护。

七、三分钟站起行走试验

检测平衡行走能力的三分钟站起行走试验（timed up and go test，TUG），检测最基本的行动能力，包括站起、行走、转身、坐下等动作。该检测方法简单，无须复杂设备，由

Podsiadlo在1991年改良而来，是十分实用且比较精确的检测手段，在评估平衡能力、行动能力、独立生活能力、跌倒风险甚至死亡率方面，均有广泛应用。

方法：用一把带扶手的椅子，靠墙放稳。在椅子前方3.05 m处画一标记，为转身折返处。先让老年人在椅子上坐直，后背靠着椅背。然后下口令，老年人从椅上站起（可以用椅子扶手帮助），按照自己平时的步速与习惯，向前走3 m后，转身180°，走回到椅子前，再转身坐下，靠向椅背。记录整个过程所用的时间，以花费时间的长短来评估老年人的行动能力高低。

注意：①测试过程中需要独立完成，不能有他人搀扶，但可以借助自己日常使用的辅助工具（助行器、拐杖等）；②正常老年人所用时间与年龄有关，越老所需时间越长；③检测开始前，可以让患者试验几次，熟悉后再正式计时。

结果：一般认为用时<12 s为正常；>14 s为有高度的跌倒风险。

八、老年髋部骨折的跌倒特征

Cummings和Nevitt（1989）发现，无论是与年龄相关的骨质疏松还是与年龄相关的跌倒增加，均不能充分解释髋部骨折发生率的异常升高。他们提出假说，认为四个因素与是否发生髋部骨折有关：①跌倒的着力部位必须位于髋关节周围，即侧方跌倒（fall sideways），这更多见于虚弱多病的老年人；而健康的老年人多发生前向跌倒（fall forward），更容易发生桡骨远端骨折、肱骨近端骨折等上肢骨折；②保护机制失效，如未能用手抓住扶手、未能伸出手臂减缓跌倒力量等；③局部软组织吸收的能量不足以避免骨折的发生；④骨骼的强度不足以抵抗剩余的能量。这一假说为临床如何预防跌倒引起的髋部骨折指明了方向。跌倒所致的髋部骨折机制如图1-4所示。

还有一种跌倒机制是下肢的外旋，导致前方关节囊和髂股韧带张力增加，此时股骨头固定于髋臼窝内，股骨颈遭受外旋暴力，容易发生股骨颈头下型骨折或股骨颈基底部骨折，以后方的皮质粉碎或后内侧骨折分离为特征。

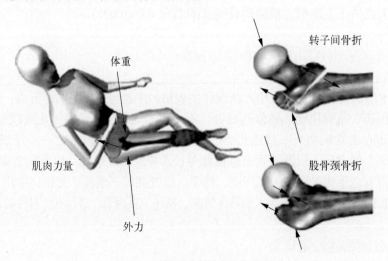

图1-4 跌倒所致的髋部骨折机制

转子间骨折和股骨颈骨折所显示的过伸和外翻畸形，由外力的作用部位和肌肉牵拉引起

（尤春芳 张海霞 张世民）

第五节　老年髋部骨折的流行病学

老年人的脆性骨折（fragility fracture）或骨质疏松性骨折（osteoporotic fracture），以胸腰椎压缩骨折、髋部骨折、桡骨远端骨折、肱骨近端骨折为代表。50岁年龄的女性，发生椎体压缩骨折的概率为40%。椎体骨折的发生率较股骨骨折高10倍。

据WHO估计，全球的老年脆性骨折，每3秒发生1例，每分钟20例，每天2万例，每年有900万例。而且预计在2050年左右，中国的老年脆性骨折患者数目，将占到全世界的一半。

1992年，IOF估计，在人的一生中，髋部骨折约影响18%的女性，6%的男性。有数学模型估计，如果一个人能活到90岁，则1/3的女性和1/6的男性，将至少发生一次髋部骨折。

一、老年髋部骨折的发生率

Gullberg等（1997）估计，全球在2025年将发生260万髋部骨折，至2050年将达到450万。美国2000年发生髋部骨折34万例，其中90%以上年龄超过65岁，约75%发生于女性。美国70岁以上老年人髋部骨折的患病率是4.5%。Brown等（2012）预计美国的老年髋部骨折人数在2050年将达到45万（下限）至100万（上限）之间。

英国Winner等（1989）通过对牛津郡的研究，推算出年龄超过50岁的白人，在其以后的生命中，17%的女性和6%的男性将发生髋部骨折。日本Hagino等（2009）通过对日本鸟取县的研究，经数学模型的推导计算，认为一个年龄50岁的男性，在其以后的一生中将有5.6%的概率发生髋部骨折，女性的概率更高，为20%。Cooper等（1992）估算，全世界的髋部骨折发生人数将从1990年的166万，增加到2050年的630万，那时约一半以上的髋部骨折将发生于亚洲国家，其原因一是亚洲人口约占全世界的75%，二是亚洲发展中国家的快速老龄化。统计发现，在1990年，26%的髋部骨折发生在亚洲，至2025年将达到37%，2050年可能达到45%或以上。

流行病学调查表明，髋部骨折发生率在世界的不同地域差别可达10倍以上。亚洲国家的老年髋部骨折发生率较欧美国家为低。东南亚国家的髋部骨折发生率约为美国的一半。如每1万人口中，美国为16例，北欧为4.8例，南欧为16.9例，日本为4例，新加坡为2.4例，韩国为3.4例；我国香港为10例，台湾为2.4例。Veronese等（2018）新近的统计发现，丹麦的髋部骨折发生率最高，每1万人口达到43.9人，挪威为42人，法国21.2人，而南美的厄瓜多尔仅5.5人。我国大陆没有明确的统计数据（IOF对我国的估计为每1万人5例），但我国人口有14亿，占世界总数的1/5，基数大。

在白种人中，髋部骨折的女男比例为3∶1。Cooper（1992）发现，无论对男性还是女性而言，年龄都是髋部骨折发生的重要相关因素。以35岁以下的白人妇女和85岁以上的白人妇女相比，前者的髋部骨折年发生率是每10万人2例，而后者是每10万人3 032例。

髋部骨折的发生率在年龄到达75岁后陡然上升。日本的统计资料显示，每10万人口男性每年的髋部骨折发生率，60岁年龄段为51.2例，70岁年龄段为173例，80岁年龄段为574，大于90岁为1 289例；女性60岁年龄段为90.7例，70岁年龄段为408例，80岁年龄段为1 478例，大于90岁为2 818例。这些数据反映了随着年龄的增长，老年人髋部骨折发生率也快速增长。2007年日本共发生15万例老年髋部骨折。

IOF估计，我国的老年髋部骨折发生率大约为每年每10万人口50例（50例/10万人口）。2013年髋部骨折的发生数量约为70万例，预计到2050年将增加6倍，达到400多万例；而同期欧美国家的髋部骨折发生数量仅增加2倍，即美国60万例，欧洲120万例。但不同数据来源的预测结果相差很大。根据北京积水潭医院Gong等（2021）联合国内多家卫生机构的统计，2013 ～ 2016年在30 600万住院患者中，有238 230例老年髋部骨折患者，占全部住院人数比例的0.78%。我国大陆超过65岁的老年人中，每10万人口的髋部骨折发生例数为278例（男女之比为1∶1.95），其中女性的发生例数为355例，男性为195例，我国已经不再是低发生率国家。作者按7个地域分别给出了老年髋部骨折发生的数据，海拔高、人口稀少、经济欠发达、城市化率低的西部地区，老年髋部骨折的发生率远较海拔低、人口密集、经济发达、城市化率高的东部地区为高。我国超过65岁的老年人口在2050年预计将达到3.65亿，按此比例估计，届时老年髋部骨折的发生人数约为130万。

二、老年髋部骨折的死亡率

在骨质疏松性骨折导致的死亡中，髋部骨折占重要地位，因此髋部骨折导致的死亡率也最受重视。Miller（1978）通过对360例患者一年的随访观察，最早报道了老年髋部骨折的预后研究，27%的患者在一年内死亡，仍活着的患者仅51%能恢复到骨折前的行走状态。该研究同时指出，高龄、老年智障、男性，是死亡和行走能力差的三个重要预测因素。Cummings（1985）统计认为，发生髋部骨折使患者的预期生存率下降达20%，并且以男性和高龄者的死亡率为最高。Myers等（1991）对年龄≥65岁的髋部骨折患者研究发现，年龄、性别（男性）、合并症数目均是住院死亡率的危险因素。年龄每增加一岁，住院死亡率就增加4%，而且男性更容易发生（60%）。具有三个及以上内科合并症者，住院死亡率是无合并症者的3.5倍；具有两个内科合并症者，死亡率是无合并症者的2.3倍；具有一个内科合并症者，死亡率是无合并症者的1.5倍。

虽然各家报道的数据不一，但总体而言，老年髋部骨折患者的30天内死亡率约为10%（住院死亡率2% ～ 11.7%），半年内死亡率约为20%，一年内的死亡率约为30%。影响住院死亡率的主要因素包括：高龄、营养状况差（低白蛋白、贫血）、伴有心血管疾病、出现并发症等。虽然多学科协作诊疗（multi-disciplinary treatment，MDT）和加速康复外科（enhanced recovery after surgery，ERAS）的开展，使早期死亡率有所下降，但老年髋部骨折的整体预后并无明显的改观。

在度过了手术初期的危险之后，老年髋部骨折患者仍有超出正常配对人群的死亡率。文献报道的骨折后一年死亡率为14% ～ 36%，累积死亡率从骨折后3个月的6%到8年的75.6%，其中以骨折后4 ～ 6个月的死亡率最高。Kenzora（1984）报道，在无内科合并症的患者，一年死亡率为11%，而在有4个或以上合并症者，一年死亡率为25%。

Zuckerman等（1995）报道髋部骨折老年人第一年的死亡率为12.6%，第二年死亡率为16.9%。年龄超过90岁者第一年死亡率最高，达25%。死亡率最低的人群是骨折前居住在社区内、智力正常的老年人。多因素统计分析发现，年龄超过85岁、男性、伴有2个或以上的内科合并症、美国麻醉医师协会（American Society of Anesthesiologists，ASA）等级3或4、转子间骨折、手术延误2天以上，是骨折后一年内死亡的危险因素。

Carnevale等（2017）分析了其意大利东南部城市一个社区全部居民，自2000年至2014年共15年三种急性疾病资料（排除肿瘤疾病），共1 109例患者，其中髋部骨折434例，脑卒中526例，急性心梗183例。髋部骨折患者入院时的平均年龄为（82.9±8.4）岁，脑卒中为（76.8±11.0）岁，急性心梗为（68.5±3.1）岁。经年龄标化计算，髋部骨折的住院死亡率为3.7%（男性为6.1%，女性为3.1%），脑卒中为17.7%，急性心梗行血管再通者为7.5%，不行血管再通者为16.9%。

三、老年髋部骨折的功能转归

目前，老年髋部骨折患者的平均骨折年龄在80岁以上，属于高龄老人。经过现代医学的积极治疗，1/3～1/2的老年髋部骨折患者能够恢复到其骨折前的功能独立状态；另有约1/3的患者将较骨折前明显退步，包括部分患者将完全依靠他人的照顾而生活。老年髋部骨折也会造成永久的残疾，不能走的比例从骨折前的20%上升到骨折后的50%。

老年髋部骨折患者的功能转归，主要与其基础身体状况，包括内科合并症、骨折前的功能独立能力（如行走能力）、智力状况、是否发生治疗并发症等有关。Veronese等（2018）总结文献资料发现，老年髋部骨折的当前治疗效果并不能令人满意：患者如果度过了急性住院期，32%～84%存在持久的失能；骨折一年之后，40%的患者仍不能独立自己行走；60%在至少一项基本性日常生活活动中（吃、穿、洗、卫）感到困难，不能自己完成；80%在工具性日常生活活动中感到困难（如开车、杂货店购物）。发生髋部骨折的老年人，更容易出现心理问题，最常见的为抑郁、与社会隔离。

四、老年髋部骨折的解剖部位分布

通常所说的老年髋部骨折，也称股骨近端骨折，包括股骨头、股骨颈、转子间、转子下骨折等。但低能量的老年髋部骨折，股骨头骨折罕见。老年髋部骨折多是跌倒时髋部直接着地，大转子遭受撞击而发生。Cummings等（1994）发现，髋关节轴向长度（从大转子外侧沿股骨颈轴线至骨盆内侧壁的距离）和颈干角（neck-shaft angle）是预测跌倒时是否发生髋部骨折的两个危险因素（图1-5）。髋关节轴向长度大和颈干角小（髋内翻趋势），均表示股骨的下肢轴线离躯干轴线更远，意味着跌倒时有更长的力臂和更大的力量作用于髋部，因此更容易发生骨折。

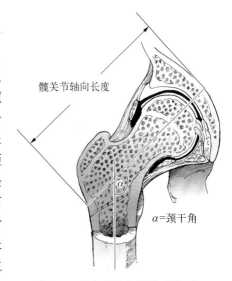

髋关节轴向长度

α＝颈干角

图1-5　髋关节轴向长度、颈干角

　　张英泽院士团队（2018）研究了198例（男44，女154）老年髋部骨折患者的骨盆平面，其中股骨颈骨折101例，转子间骨折97例，测量股骨近端的骨骼解剖学参数，比较两者之间的差异。结果发现，股骨颈骨折与转子间骨折两组病例，在4个解剖参数的均数上（表1-9），经t检验，存在极显著的统计学差异（$P<0.001$）。而在男女性别上，有5个解剖学参数有极显著的统计学差别（$P<0.001$），分别是股骨头直径、股骨颈直径、股骨干直径、髋关节轴向长度、股骨颈轴向长度。颈干角越大（意味着髋外翻趋势），发生股骨颈骨折的可能性越大（OR=0.70，$P<0.001$），髋臼边缘中心角越大（OR=1.15，$P<0.001$）、股骨颈轴向长度越长，发生转子间骨折的可能性越大（OR=1.17，$P<0.001$），而股骨颈直径越大，则发生转子间骨折的可能性越小，有一定的保护作用（OR=0.74，$P<0.001$）。

表1-9　发生老年股骨颈骨折与转子间骨折的解剖学参数差异

项目	总计（n=198）	股骨颈骨折（n=101）	转子间骨折（n=97）
颈干角（°）	134.85±5.17	137.63±4.56	132.07±4.17
髋臼边缘中心角（°）	40.37±7.45	37.62±6.77	43.11±7.09
股骨颈直径（mm）	34.65±3.58	35.21±3.25	34.09±3.82
股骨颈轴向长度（mm）	101.44±8.41	99.30±7.91	103.58±8.39

　　许多学术组织的统计资料均表明，在平均年龄为80岁以上的老年髋部骨折中，股骨颈骨折约占40%，转子间骨折占50%，转子下骨折占10%（图1-6～图1-8）。而且，越是老年，转子间骨折的占比也越高。

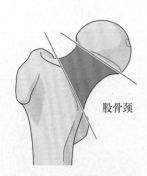

图1-6　股骨颈骨折

骨折中心发生在股骨头关节软骨面至转子间线的范围内

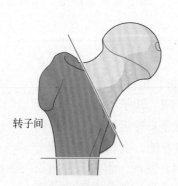

图1-7　转子间骨折

骨折中心发生在股骨转子间线至小转子下缘水平之间。在小转子下缘水平，股骨干髓腔结构真正开始

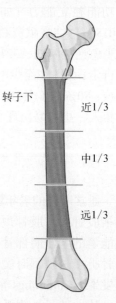

图1-8　转子下骨折

骨折中心发生在小转子下缘以远5 cm范围内或股骨干近侧1/3段。或骨折中心发生在小转子下缘至股骨峡部之间。青壮年股骨峡部约位于近侧40%处，老年人向远侧移动，约位于近侧45%处

（张世民）

第六节　老年髋部骨折的社会卫生经济学

1. 骨折的经济负担
2. 老年髋部骨折的花费
3. 发展中国家的特殊困难

　　髋部骨折对身体衰弱的老年人的生命力是一严重打击，有很高的致残率和致死率。由于人口众多，老年髋部骨折同时也是一巨大的公共卫生和社会经济问题，不仅影响骨折的个人，还影响其配偶、子女、家庭、社区及整个社会。另外，即便患者经过治疗度过了危险期，髋部骨折导致的老年人"长寿不健康"问题，也急需整个社会的关注。

一、骨折的经济负担

　　全球疾病、伤害和风险因素负担研究（the Global Burden of Diseases, Injuries and Risk Factors Study, GBD）是针对上百种疾病、损伤和危险因素的全球性协作研究，着力于从年龄、性别和地域上，比较疾病、损伤和危险因素导致的健康损害程度。

　　从1994年GBD就开始发布其研究报告，包括高收入国家的髋部骨折数据。GBD-2019报告包含了WHO组织的所有成员，包括高收入和中低收入国家。

　　2021年，温州医科大学附属第二医院骨科的吴爱悯教授，代表"GBD-2019骨折协作组织"，使用网络公开发布的2019年资料（GBD-2019），在 *The Lancet Healthy Longevity*，总结了全球与WHO组织成员的骨折负担，包括发生率、患病率、失能生活年数（years lived with disability, YLDs），并与1990年的资料进行了对比。

　　2019年，全球的新发骨折例数约为17 800万（95% UI 162～196），比1990年增加了33.4%（30.1～37.0），其中男性新发10 200万（93.4～111），女性新发7 640万（68.7～85.3）（表1-10）。

　　经年龄标化，2019年的新发例数为每10万人口2 296.2例（2 091.1～2 529.5），较1990年下降9.6%（8.1～11.1），其中男性每10万人口新发2 619.8例（2 406.1～2 865.7），高于女性的1 943.6例（1 739.7～2 176.2）（表1-11）。但在64岁以上的年龄段，女性的骨折发生率则高于男性。

表1-10　GBD-2019骨折统计资料

项目	新发例数（95% UI）		患病例数（95% UI）		失能生命年数（95% UI）	
	2019年	较1990年改变的百分比（%）	2019年	较1990年改变的百分比（%）	2019年	较1990年改变的百分比（%）
全球	178 236 070（162 360 493～196 278 296）	33.4（30.1～37.0）	454 653 917（427 883 713～484 415 343）	70.1（67.5～72.5）	25 843 004（17 829 430～35 827 330）	65.3（62.4～68.0）
中国	21 272 704（18 994 803～23 683 515）	69.6（57.5～81.8）	67 849 629（63 202 008～72 505 607）	139.3（131.3～147.8）	3 788 940（2 553 189～5 390 512）	121.0（113.1～129.8）

表 1-11　经年龄标化的 GBD-2019 骨折统计资料

项目	新发例数（95% UI）		患病例数（95% UI）		失能生命年数（95% UI）	
	2019年 （每10万人口）	较1990年改变 的百分比（%）	2019年 （每10万人口）	较1990年改变 的百分比（%）	2019年 （每10万人口）	较1990年改变 的百分比（%）
全球	2 296.2 （2 091.1～ 2 529.5）	-9.6 （-11.1～-8.1）	5 614.3 （5 286.1～ 5 977.5）	-6.7 （-7.6～-5.7）	319.0 （220.1～ 442.5）	-8.4 （-9.5～-7.2）
中国	1 372.6 （1 228～ 1 537.8）	26.5 （22.1～31.1）	3 653.5 （3 408.6～ 3 895.6）	26.5 （23.9～29.5）	204.1 （137.6～ 290.9）	18.5 （15.1～22.0）

2019年，骨折导致的全球失能生命年数为25 800万（95% UI 17.8万～35.8万），较1990年增加了65.3%（62.4%～68.0%）。经年龄标化后的失能生命年数为每10万人口319.0人（220.1～442.5），较1990年降低了8.4%（7.2%～9.5%）。其中男性的指标均高于女性。

按12个骨折区域划分，骨盆骨折（短期0.278 8，长期0.182 3）和髋部骨折（短期0.257 5，长期0.155 1）对生活失能的影响权重最大。作为比较，上肢尺桡骨骨折的影响，短期权重为0.028 1，长期权重为0.043 5。

二、老年髋部骨折的花费

计算老年髋部骨折的总体花费，由于计算方法的差异，数据相差较大。一般将其分为两大类：①直接花费，是指与疾病的医疗护理直接相关的花费，包括住院医疗花费（约占34%），出院医疗花费（约占9%），监护和家庭护理花费（约占17%）。②间接花费，如对配偶、子女、家庭等的影响（劳动能力）。Praemer等（1992）估算，1992年美国髋部骨折的总体花费是87亿美元，其中直接花费70亿美元，间接花费15亿美元。直接花费约占总体花费的60%。1994年英国髋部骨折的直接花费是7.5亿英镑。Friedman等（2014）统计发现，老年髋部骨折虽然只占老年人所有骨折的14%，但其花费却占全部骨折治疗的72%。

Williamson等（2017）分析了1990～2015年发表的113篇英文文献，经数据综合与Meta分析，发现每例老年髋部骨折的住院治疗费用平均为10 075美元，骨折后12个月内的健康与护理花费平均为43 669美元。减少患者的住院花费，主要有两个途径，一是缩短住院时间，二是减少并发症的发生。MDT和早期手术是当前提高治疗效果、减少住院花费的主要措施，也是医疗单位持续改进的主要目标和指标。

Piscitelli等（2007）分析了意大利2002年的国家住院数据库，收集年龄≥65岁的老年髋部骨折和急性心肌梗死患者，计算其医疗花费。结果显示，2002年意大利共有80 804例老年髋部骨折，总共花费10.75亿欧元，72 575例急性心梗患者，总共花费10.60亿欧元。每例老年髋部骨折的平均住院花费为4 876欧元，1个月内的康复花费为5 367欧元；急性心梗平均住院花费为3 720欧元，1个月内的康复花费为4 215欧元。Piscitelli等（2012）进一步研究了2005年意大利国家老年髋部骨折与脑卒中（包括出血和缺血）、急性心梗的资料，发现老年髋部骨折的住院花费与脑卒中相当（6.4亿欧元），康复花费与急性心梗相当（5.3亿欧元）。

　　我国老年髋部骨折患者，住院治疗的直接医药花费为6万～7万元，其中内植物器械约占一半的费用。随着国家集中采购的实施，医疗器械的价格有大幅度下降，骨科耗材价格降比约在90%。

三、发展中国家的特殊困难

　　老年髋部骨折的治疗，直接受到国家经济能力和发展水平的影响。世界银行将世界上的国家按国民收入的高低，划分为三等：低收入国家、中收入国家、高收入国家，将中收入继续划分为中低收入、中上收入两个亚类。前两类统称为中低收入国家。我国在2021年被划分在中上收入国家类别。

　　Elsevier等（2021）总结认为，中低收入国家老年髋部骨折的治疗，由于受到人口基数、经济能力、教育培训、社会文化、生活习俗等因素的影响，将面临更大的困难，涉及以下几个方面。

　　（1）流行病学方面：老年人口基数巨大，老龄化进程加速。据WHO估计，到2050年，全世界老年髋部骨折每年的发生例数是450万例，其中80%将发生在中低收入国家。老年髋部骨折社会负担巨大，骨折造成的老年人失能和死亡率高。经济负担沉重，无论是骨折造成的直接负担还是后续康复及相关的间接负担，对个人和社会均影响巨大。

　　（2）危险因素方面：有不可改变的因素（如年龄、性别），也有可改变的因素（如骨质脆弱程度、衰弱营养程度、跌倒风险等）。

　　（3）骨折发生后的处理能力方面：由于资源的限制，在下列方面可能做得不够，如骨科老年科协作共管、术前预防抗生素使用、抗凝、贫血、麻醉、镇痛等方面的规范化实施。

　　（4）手术治疗方面：医疗救治的三级耽误（一级耽误：跌倒后患者想去就医；二级耽误：患者达到医院得到诊断；三级耽误：患者入院至开始手术）、选择非手术治疗（相信自愈能力、担心费用）、内固定接骨术与可获得的器械、关节置换。

　　（5）术后综合处理能力方面：包括并发症（感染、谵妄、死亡、血栓栓塞事件、后续继发骨折）、骨折联盟服务、康复进程等。

　　（6）干预能力方面：包括医护人员的教育培训、适合当地具体条件的骨折研究等。

　　总之，老年髋部骨折的医疗和护理花费，对世界各国而言，都是沉重的卫生和社会经济负担，这对尚未富裕而已步入老龄化的中低收入亚洲国家影响更为严重。因此，探讨如何有效地预防老年髋部骨折的发生，骨折发生之后如何进行恰当合适的治疗（并非高昂的最佳治疗），是十分迫切而重大的医学课题和社会任务。

（芮云峰　张世民）

参考文献

1. 刘娟，丁清清，周白瑜，等，2021. 中国老年人肌少症诊疗专家共识（2021）. 中华老年医学杂志，40（8）：943-952.

2. 芮云峰，鲁攀攀，李荣娟，等，2019. 老年股骨转子间骨折患者术后死亡危险因素分析. 中国修复重建外科杂志，33（12）：1538-1542.

3. 中华医学会骨质疏松和骨矿盐疾病分会，2017. 原发性骨质疏松症诊疗指南（2017）. 中国全科医学，

・036・ 第一章 衰老与老年髋部骨折 ──────────────────────────────

20(32): 3963-3982.

4. Buchler L, Keel M J B, 2019. Fractures of the hip. Switzerland: Springer.

5. Carnevale V, Fontana A, Scillitani A, et al., 2017. Incidence and all-cause mortality for hip fracture in comparison to stroke, and myocardial infarction: a fifteen years population-based longitudinal study. Endocrine, 58(2): 320-331.

6. Cauley J A, 2021.The global burden of fractures. Lancet Healthy Longev, 2: e535.

7. Cruz-jentoft A J, Sayer A A, 2019. Sarcopenia. Lancet, 393(10191): 2636-2646.

8. Elsevier H, Kiani S, Miclau T, 2021. Geriatric hip fracture care in low and middle-income countries//Geriatric hip fractures: a practical approach. Switzerland: Springer.

9. Gong X F, Li x p, Zhang L X, et al., 2021. Current status and distribution of hip fractures among older adults in China. Osteoporos Int, 32(9): 1785-1793.

10. GBD-2019 Fracture Collaborators, 2021. Global, regional, and national burden of bone fractures in 204 countries and territories, 1990-2019: a systematic analysis from the Global Burden of Disease Study 2019. Lancet Healthy Longev, 2(9): e580-e592.

11. Hagino H, Furukawa K, Fujiwara S, et al., 2009. Recent trends in the incidence and lifetime risk of hip fracture in Tottori, Japan. Osteoporos Int, 20(4): 543-548.

12. Hagino H, Osaki m, Okuda R, et al., 2020.Recent trends in the incidence of hip fracture in Tottori Prefecture, Japan: changes over 32 years. Arch Osteoporos, 15(1): 152.

13. Hu Z S, Liu X L, Zhang Y Z, 2018. Comparison of proximal femoral geometry and risk factors between femoral neck fractures and femoral intertrochanteric fractures in an elderly chinese population. Chin Med J (Engl), 131(21): 2524-2530.

14. Jiang J, Long J, Ling W, et al., 2015. Incidence of fall-related injury among old people in Chinese mainland. Arch Gerontol Geriatr, 61(2): 131-139.

15. Koval K J, Zukermann J D, 2020. Hip fractures: a practical guide to management. New York: Springer-Verlag.

16. Papadimitriou N, Tsilidis K K, Orfanos P, et al., 2017. Burden of hip fracture using disability-adjusted life-years: a pooled analysis of prospective cohorts in the CHANCES consortium. Lancet Public Health, 2(5): e239-e246.

17. Reid I R, Billington E O, 2022. Drug therapy for osteoporosis in older adults. Lancet, 399(10329): 1080-1092.

18. Tsuda T, 2017. Epidemiology of fragility fractures and fall prevention in the elderly: a systematic review of the literature. Curr Orthop Pract, 28(6): 580-585.

19. Veronese N, Maggi S, 2018. Epidemiology and social costs of hip fracture. Injury, 49(8): 1458-1460.

第二章
老年髋部骨折的术前评估与优化

第一节　老年髋部骨折急诊

1. 症状与体征
2. 急诊影像学检查

3. 股骨转子间骨折导致的血管损伤

　　随着我国深度老龄化社会的到来，转子间骨折的发病率呈逐年上升趋势，目前每年大约100万人患转子间骨折，其中女性约占80%。统计发现，转子间骨折的患者年龄，一般较股骨颈骨折患者高出5～10岁，这也意味着患者的全身状况更差，死亡率较股骨颈骨折患者也更高。股骨颈骨折和股骨转子间骨折的对比见表2-1。欧美国家的统计发现，股骨颈骨折约占40%，转子间骨折占50%，转子下骨折占10%。日本的资料显示，转子间骨折的发生率为股骨颈骨折的1.3～1.7倍。

表2-1　股骨颈骨折和股骨转子间骨折的对比

	股骨颈骨折	转子间骨折
年龄	相对年轻的老人	高龄老人，平均年长5～10岁
关节囊	囊内骨折	囊外骨折
疼痛	相对较轻	较剧烈
压痛	腹股沟韧带中点外下方	大转子部
瘀斑	少见瘀斑	常见瘀斑
局部肿胀	常无明显肿胀	髋股部肿胀明显
畸形	中度外旋，45°～60°	明显外旋，约90°
治疗方面	力学及生物学因素	力学因素
并发症	骨不连、股骨头缺血坏死	髋内翻畸形

一、症状与体征

　　对年龄≥60岁的老年人，如果诉说跌倒后髋部疼痛，不能行走，应高度怀疑髋部骨折，包括股骨颈骨折、转子间骨折和转子下骨折。疼痛局限于大腿近侧，在被动活动或试图主动屈髋或旋转时疼痛加重。应详细询问病史，确定患者的损伤机制（跌倒）、合并症和日常用药情况。独居的老年人可能由于延误就诊而伴发脱水、谵妄和营养耗竭，这类患者需评估其血流动力学稳定性、生命体征和尿量情况。

　　体检可发现下肢短缩及外旋畸形，外旋可达90°。转子区压痛、肿胀，在大转子后外侧可出现局部血肿或皮肤青紫、瘀血斑。对明显的骨折患者，医生无须活动患者下肢诱发疼痛，也无须进行局部叩击检查。

如果患者下肢无畸形且影像学检查没有发现骨折，则进行下肢的轴向叩击痛检查，对隐匿性骨折有较好的预测性。1932年，Lippmann描述的听诊器试验，对判断股骨近端骨折或骨盆骨折的敏感性很高。方法：将听诊器放在耻骨联合处，叩击双下肢的髌骨，比较两侧的声音经股骨和骨盆传导至耻骨联合的差异，声调降低或音量降低均提示该侧骨骼的不连续，可判断为骨折。

应注意询问有无其他部位受伤、疼痛，包括脊柱和其他肢体。常见的伴发损伤均是老年骨质疏松骨折的常见部位，如桡骨远端、肱骨近端、踝关节、腰椎等，以及跌倒造成的轻微头部损伤、胸部损伤（肋骨骨折等）。快速检查其他三个肢体各关节的活动幅度，避免漏诊。尤其对侧髋部，需仔细检查，因为如果伴有对侧髋关节的骨折，将影响患者手术体位的摆放。

老年人跌倒也可能是内科疾病发作引起的，比如晕厥，需注意其心血管疾病和神经性疾病状态。原发性肿瘤和继发的转移性肿瘤导致的股骨近段骨折（更常见的是转子下骨折），亦需注意鉴别。

二、急诊影像学检查

股骨转子间的解剖范围，是指股骨颈关节囊外至股骨小转子的下缘。推荐急诊拍摄3张X线片，用于诊断和术前设计：骨盆正位、患髋正位、股骨近段侧位（图2-1～图2-4）。

1. X线检查

（1）骨盆正位片：骨盆正位片，以耻骨联合为中心，便于两侧对比观察，可帮助发现轻微、细小的骨骼改变。健侧用于了解股骨近端的正常解剖结构如颈干角、髓腔形状、骨质疏松程度。

（2）患侧股骨近端（或股骨全长）正侧位片：患侧股骨近端正位片，最好能在轻柔的牵引内旋位拍摄（内旋15°），以获得远侧股骨干的真正正位片，方便与健侧进行对比。正位片可以观察到骨折线的走向、部位、有无内侧骨折块、骨折的粉碎程度等。不少骨折分类法是以正位片为依据的，牵引下拍片对判断骨折类型、移位特点很有帮助。患侧股骨近端侧位片，用于观察骨折的前后移位，后方粉碎骨折块、后侧移位、头颈骨块尖端翘起、骨折端成角的程度。标准的侧位片能帮助测算股骨前弓的大小，为选择内固定（如髓内钉）提供依据。对延伸至转子下的骨折，拍摄包含膝关节的股骨远段正侧位片，对选择长

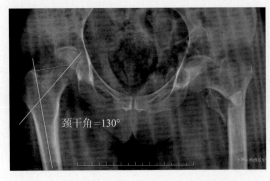

图2-1 骨盆平片，显示健侧颈干角较大

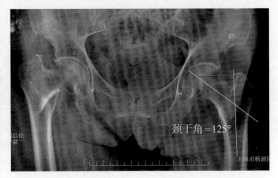

图2-2 骨盆平片，显示健侧颈干角较小

型髓内钉很有帮助。

（3）其他部位X线片：拟手术治疗的患者，同时在急诊拍摄正位胸片，避免住院后再搬动患者至放射科。对有瘀斑、肿胀和疼痛的其他部位亦应摄片。

2. CT检查　CT扫描和后期三维重建（3D-CT），能立体、多角度地观看骨折端情况，对发现多平面骨折线和复杂骨折类型的众多骨折块很有帮助（图2-5）。对详细了解骨折块数目、移位程度、相互间病理关系，对提高骨折分型的准确性和一致性，对内固定方法的选择，均有指导价值。

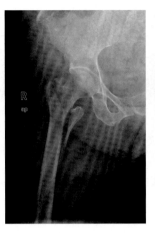
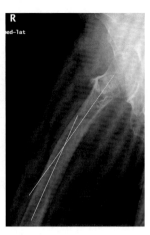

图2-3　髋关节正位　　　　图2-4　股骨近段侧位片，显示股骨前弓

CT及3D-CT对观察髓内钉的入钉点是否受累、粉碎程度很有帮助。CT数据的数字影像学处理与测量，为深入研究骨折特征提供了新的技术方法。

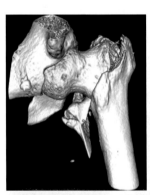
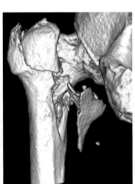
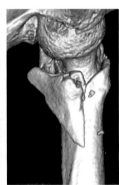
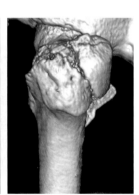
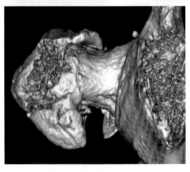

图2-5　股骨转子间骨折（A2.3型）的3D-CT

从多角度观察（前面、后面、内侧、外侧、上面），该例转子间骨折为四部分骨折，外侧壁完整

3. MRI检查　如果普通X线片没有发现明显的异常，但根据患者的临床症状体征（髋关节活动时腹股沟疼痛或轴向叩击痛）高度怀疑骨折，则MRI摄片可能发现隐匿的骨折，尤其冠状面影像更有价值（T_1和T_2）。在老年人跌倒后髋部疼痛的患者中，约6%为隐匿性转子间骨折。MRI在明显移位的骨折中没有价值。MRI发现隐匿性损伤的敏感性和特异性均高于CT和核素扫描，能够快速做出诊断（图2-6）。但MRI往往难以做急诊检查。

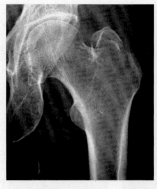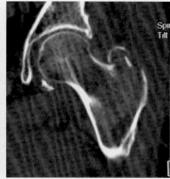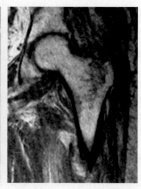

图2-6 X线片、CT与MRI

X线片（左）与CT（中）均显示为孤立的大转子骨折，MRI（右）显示为转子间隐匿性骨折，累及范围超过髓腔中线

4. 术前透视检查　　在手术室，患者卧于骨科牵引床上之后，用C臂机进行透视检查，尤其在手法复位之后的透视影像，能为手术医生提供更准确的骨折信息。有时髋关节侧位片、股骨侧位片也仅在此时才能用透视机观察到。这有可能会需要医生临时改变内固定方案，如由于股骨前弓太大，而将拟采用的髓内钉更改为髓外侧板系统。

依据X线的大数据统计显示，转子间两部分骨折、三部分骨折（后外侧大转子或后内侧小转子）、四部分骨折约各占1/3的发生率。年龄越大，发生粉碎性骨折的比例越高。

三、股骨转子间骨折导致的血管损伤

股骨转子间骨折导致的血管损伤并不常见。如果小转子骨折块的下端尖齿较长，由于其屈曲前移，骨折尖齿有可能刺破内侧的血管，常是股深动脉的旋股内侧动脉发出的细小分支，但也有刺破股动脉（股浅动脉）的报道。此时患者大腿肿胀严重，血红蛋白下降明显。进行血管造影可以明确诊断，并可对破裂的血管进行栓塞治疗（图2-7）。

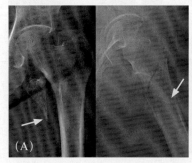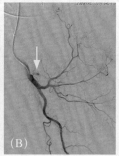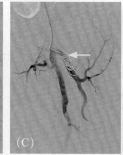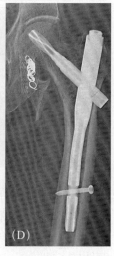

图2-7 女，79岁。股骨转子间骨折，患者入院后大腿根部逐渐肿胀、疼痛，张力增加，患者血压下降

A. 骨折X线片，小转子骨块尖齿细长，侧位显示向前翘起（箭头）；B. 血管造影发现股深动脉的一个分支破裂出血，造影剂外溢（箭头）；C. 血管栓塞治疗后，造影剂不再外溢；D. 栓塞之后进行内固定

（张世民　胡孙君　杜守超）

第二节　术前评估与优化

1. 早期评估与处理
2. 合理术前检查
3. 需要内科调整的疾病
4. 心脏功能的快速评估
5. AAOS-2014老年髋部骨折临床指南
6. AAOS-2021版老年髋部骨折临床实践指南

由于老年患者衰老、衰弱、共病（同时患2种以上慢性病，multiple chronic conditions，MCC）等多方面因素，老年人手术发生不良事件的风险显著增加。如何降低围手术期风险、减少并发症、维护术后功能状态，成为临床重点关注的问题。由于老年患者常存在较多的合并症，内科情况的评估和调整，麻醉及手术时机的确定，需要骨科、麻醉科和内科等多个科室的参与。传统的会诊模式治疗效率较低，手术前等待时间长。对老年髋部骨折患者，需要改变诊治流程，组成跨学科团队，包括骨科、老年医学科、麻醉科、内科、物理医学康复科、营养科、药剂科等，早期参与综合评估、内科调整、及早安排手术治疗，进行个体化、连续性的管理。

一、早期评估与处理

在急诊室进行初步评估后，尽快收入院。评估项目包括：生命体征、营养状况、水电解质平衡、疼痛程度、精神和意识状况、大小便情况、合并其他疾病情况、伤前活动能力和功能状况、患者生活环境和家庭社会状况、发生压疮的风险等。最好由骨科医生和老年内科医生共同进行评估，评估内容见表2-2～表2-4。

早期处理的基本措施包括：保暖、补充血容量、调整电解质紊乱等。患者多伴有重度疼痛，应立即进行疼痛评估，并尽早开始镇痛治疗，推荐进行区域阻滞麻醉镇痛。对于老年髋部骨折，术前不需要常规进行牵引，包括皮牵引和骨牵引。

表2-2　ASA术前危险度评分

ASA术前危险度评分		ASA术前危险度评分	
1	健康	4	有严重系统性疾病，经常面临生命危险
2	有轻度系统性疾病	5	不论手术与否，生命难以维持24 h的濒死患者
3	有严重系统性疾病，日常活动受限		

表2-3 日常生活独立能力评定标准

项目	得分	日常生活独立能力评定标准	计分
吃饭		完全不能，全靠别人帮助	0
穿衣		能完成部分，但需别人具体帮助与指导才能完成，需直接的身体接触帮助	1
洗漱		在别人从旁指导下可以完成，部分活动尚需使用辅助器具后才能独立完成，需看护	2
上卫生间		无需别人帮助和指导，但动作的速度、意欲、持久力和安全方面，存在明显困难	3
		能正常独立完成	4

表2-4 老年人常见的18种内科合并症统计

老年人常见内科合并症统计，以0～2个，≥3个区分		老年人常见内科合并症统计，以0～2个，≥3个区分	
1	糖尿病	10	肝脏疾病
2	慢性心力衰竭	11	慢性阻塞性肺疾病
3	心律不齐	12	癌症
4	缺血性心脏病，冠心病	13	低血红蛋白（数值）
5	高血压	14	营养不良，低白蛋白（数值）
6	脑卒中后遗症	15	免疫力低下，低淋巴细胞数（数值）
7	帕金森病	16	合并其他损伤
8	智力障碍（老年痴呆）	17	烟、酒嗜好
9	肾功能不全	18	抑郁症

二、合理术前检查

详细的术前检查及器官功能评估与快速手术是一对矛盾。术前详细的化验与仪器检查，必定延误手术时间；而延误手术，必定增加术后并发症与死亡率。为此，国外不少学术组织建立了简单快捷的术前评估方法。通过对重要危险因素的分层分析，筛选出适合（不适合）快速手术的患者。

除了手术的常规检查（血尿常规、生化功能、凝血功能、传染病筛查、胸部X线片、心电图）外，还应根据患者的内科疾病情况，适当增加其他的辅助检查。何种情况下需要进行这些检查，这些检查是否有助于降低患者围手术期的风险，都还存在争议。美国Bernstein等（2016）总结了250例平均年龄81岁的老年髋部骨折患者，一组仅做术前常规检查（183例，占73%），另一组再做其他的详细检查（67例，占27%），结果发现，常规检查组从入院至手术的时间间隔为37小时，而详细检查组为73小时。在常规检查组，37例（20%）延误超过48小时，而在详细检查组42例（63%）延误超过48小时。而且，在67例进行详细检查的患者中，仅有2例需要根据检查结果提供相应的治疗。作者认为，在术前常规之外增加详细检查，耽误了入院至手术的时间，延长了住院时间，而且很少能影响患者的治疗方案。

对于稳定的慢性病，并不需要额外干预，术前仅需将其"优化"至患者的"最佳状态"，而非"彻底纠正"，而且也很难做到彻底纠正。如稳定的冠状动脉粥样硬化性心脏病、慢性代偿性心力衰竭、控制良好的房颤、慢性肾功能不全等，通过病史、症状、简单检查即可了解疾病情况，无须进行过多检查和干预。对于特殊的术前检查，只有当该检查结果有助于鉴别诊断或可能会对围手术期治疗策略产生影响时，才做考虑。进行过多没有必要的辅助检查，反而会拖延术前评估时间，延误手术时机。例如，在进行术前心脏评估时，英国国立临床规范研究所（National Institute of Clinical Excellence，NICE）指南的建议是，不把心脏超声作为所有老年髋部骨折患者的常规术前检查，而只有那些临床怀疑有围手术期心脏风险的患者，才有必要进行心脏方面的进一步检查、评估；如果患者需要进行心脏超声或其他额外检查，应该有相应机制保证检查的及时进行，不能因为这些检查而延迟髋部骨折手术。

对危险度不大的患者，快速进入手术流程；而对危险度大的患者，则进行进一步的内科检查、调整，有针对性地进行术前风险告知或改变治疗方法（如放弃手术、简单的经皮外固定等）。

如果术前血红蛋白低于9～10 g/dL，应有备血，术后需维持患者血红蛋白在8 g/dL以上。

三、需要内科调整的疾病

危及老年人生命的疾病或疾病失代偿，必须进行调整，将其优化至稳定的可接受状态再进行手术，如循环容量不足、电解质紊乱、心力衰竭、糖尿病、贫血、低氧血症等，需要尽快进行调整和治疗（表2-5）。但不应为了不切实际的目标而延迟手术。对一些持久存在的老年人慢性疾病，不必等待调整，而且也很难调整至正常范围。如果患者合并肺部感染，在存在髋部疼痛、患者卧床不能活动的情况下肺部感染很难治疗，因此不建议为了治疗肺部感染而推迟手术。

对抗凝治疗的患者，需特别关注。这些患者进行术前准备和决定手术时机时，需要考虑所用药物的类别和原因，兼顾这些药物带来的围手术期出血风险和停用这些药物带来的栓塞风险。对于华法林，需要停药并监测国际标准化比值恢复到正常，必要时可以应用维生素K拮抗，术中出血量多可通过输注血浆拮抗；对于停用华法林后血栓风险较高的患者，需要抗凝桥接治疗。对于抗栓药物阿司匹林和氯吡格雷，目前有一定的证据支持可以不用推迟老年髋部骨折的手术时机。如果停药后心血管系统血栓的风险低，可以停用阿司匹林和氯吡格雷；如果停药后血栓的风险高，尤其是对近期放置了冠状动脉内支架的患者，应该与心内科医生协商评估停药后支架内血栓的发生风险，对高危患者不能停药；术中出血量多可通过输注血小板拮抗。

表2-5 术前需要进行调整的内科疾病

类 型	危 急 值
1	活动性的高风险心脏疾病，如急性冠脉综合征、严重的心脏瓣膜病、心力衰竭失代偿期
2	严重的呼吸衰竭、低氧血症
3	明显的低血压、脱水、血容量不足
4	活动性感染（肺部以外）
5	明显的凝血功能异常
6	明显的代谢性异常，血糖，电解质

四、心脏功能的快速评估

2007年，美国心脏病学会（American College of Cardiology，ACC）与美国心脏协会（American Heart Association，AHA）共同发布了对非心脏手术患者的术前心脏评估指南，2009年又进行了补充修订。该指南有5个决策步骤组成，包括：①是否急诊手术；②该类手术的风险程度；③当前是否有活动性心脏病（active cardiac condition）；④患者的日常生活功能状态（functional capacity）；⑤相关的心血管危险因素病史（associated cardiovascular risk factors）。

老年髋部骨折手术是属于半急诊的手术（semi-urgent surgery），围手术期心脏意外和死亡的风险程度为中等（5%）。所以，Siu等（2010）将老年髋部骨折的术前心脏评估简

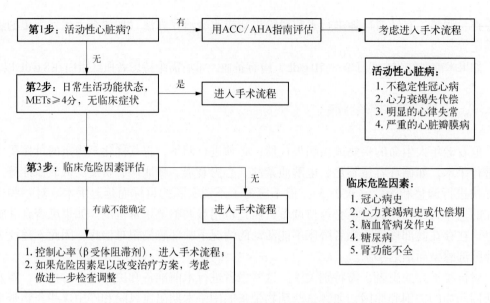

图2-8 老年髋部骨折患者心脏功能的快速评估流程图

化为三个步骤，流程如图2-8所示。

第一步评估：ACC与AHA定义的活动性心脏病包括以下四大类（表2-6）。①不稳定性冠心病；②心力衰竭；③明显的心律失常；④严重的心脏瓣膜病。根据该指南，不稳定性冠心病是指患者曾有心梗病史、有过冠状动脉介入治疗、冠状动脉旁路移植、冠状动脉造影中记录有管腔阻塞。对稳定的冠心病患者，如果日常生活功能状态指数≥4分，则认为是适合髋部骨折手术的；尽管对择期手术而言，这类患者应等待至最近的心梗发作至少6个月以后。

表2-6 当前的活动性心脏病，需进行调整优化才能手术

不稳定性冠心病	1. 不稳定性心绞痛 2. 急性冠脉综合征和（或）心梗 3. 近期的心梗（>7天但<1个月）
心力衰竭	1. 心力衰竭失代偿 2. 美国纽约心脏病协会（NYHA）心功能分级4级 3. 恶化或新发的心力衰竭
明显的心律失常	1. 有症状的心动过缓 2. 有症状的窦性心动过缓和（或）病态窦房结综合征 3. 严重的房室传导阻滞（莫氏2度与3度阻滞） 4. 室上性心动过速伴未控制的心室率（休息下>100次/分） 5. 有症状的心室率不齐 6. 新发现的室性心动过速
严重的心脏瓣膜病	1. 严重的主动脉狭窄 2. 有症状的二尖瓣狭窄

第二步评估：表2-7总结了各种常见的日常生活活动项目，用于估计患者完成该活动所需的代谢能量消耗（metabolic equivalents，METs），代表了其日常生活的活动能力。如果一个患者在日常生活能量消耗方面的METs评分≥4分，而且没有临床症状，则术前

表2-7　日常生活代谢能量消耗评估

如果所有回答均为"是"，得4分；否则<4分	1. 你能自己独立生活吗？（如吃饭、穿衣、上厕所） 2. 你能在屋里行走吗？ 3. 你能在平地上走1～2个街区吗？（50～80 m/min） 4. 你能干点室内的轻活吗？（如打扫卫生或洗盘子）
5～9分	1. 你能爬一层楼梯，或走上坡路吗？ 2. 你能快走吗？（以300 m/min速度） 3. 你能跑一小段距离吗？ 4. 你能干较重的家务活吗？（如擦地板、搬动重家具） 5. 你能参加中等强度的娱乐活动吗？（如高尔夫球、保龄球、跳舞等）
>10分	你能参加体育活动吗？（如游泳、网球、足球或滑雪等）

无须任何主动的心脏干预，而且试图降低围手术期的心脏风险也是不大可能的。Siu等（2010）综述大量的临床研究表明，该日常生活活动能力评分与围手术期及长期的心脏意外发生率密切相关。

第三步评估：如果患者的日常生活活动能力差（METs<4分），有临床症状或功能状态评估不清，则需通过是否具有下列五个临床危险因素，予以进一步评估。①有冠心病史；②有心力衰竭病史或心力衰竭代偿期；③有脑血管病发作史；④糖尿病；⑤肾功能不全。无上述危险因素者可进入手术流程。有1个或以上危险因素者，在控制好心室率的情况下（使用β受体阻滞剂），可以进入手术流程；如果危险因素多且严重，则需进一步检查调整，或改变治疗方案。

五、AAOS-2014老年髋部骨折临床指南

2014年美国骨科医师学会（American Academy of Orthopaedic Surgeons，AAOS）发布老年髋部骨折临床指南，此后，*The Journal of Bone And Joint Surgery*（*JBJS*）、*Journal of the American Academy Orthopaedic Surgeons*（*JAAOS*）、*Journal of Orthopaedic Trauma*（*JOT*）相继发布或解读，这里对其25条建议整理如下。

1. 术前建议
（1）X线片上的可疑骨折，推荐复查MRI，而不是CT或骨扫描。
（2）推荐术前尽早（在急诊室时）进行区域镇痛，可降低术后谵妄及心肌缺血事件风险。
（3）不推荐术前牵引。
（4）推荐入院48小时内手术，死亡率、并发症发生率、疼痛程度等均更低。
（5）阿司匹林和/或氯吡格雷不必停药，也不必延迟手术。

2. 术中建议
（1）全麻与腰麻死亡率、住院时长等结果类似，但腰麻术中出血相对较少。
（2）稳定型股骨颈骨折推荐内固定。
（3）不稳定型股骨颈骨折强烈推荐关节置换。
（4）单极头和双极头半髋置换结果类似。
（5）活动量较大、功能要求较高的不稳定型股骨颈骨折强烈推荐全髋置换。
（6）关节置换推荐骨水泥柄。
（7）后入路关节置换脱位率更高。

(8) 稳定型股骨转子间骨折选用动力髋螺钉 (dynamic hip screw, DHS) 和股骨近端髓内钉均可。

(9) 转子下或反斜形股骨转子间骨折强烈推荐股骨近端髓内钉。

(10) 不稳定型股骨转子间骨折推荐选用股骨近端髓内钉。

3. 术后建议

(1) 推荐常规进行静脉血栓栓塞 (venous thromboembolism, VTE) 预防。

(2) 术后无症状的患者，强烈推荐血红蛋白不高于 8 g/dL 时才需要输血。

(3) 专人监管与理疗应贯穿整个康复过程，包括家庭康复、改进功能训练、预防摔倒等。

(4) 强烈推荐出院后进行强化理疗康复，以改善功能。

(5) 术后注意营养补充，改善营养状况可减少死亡率。

(6) 轻中度老年痴呆患者，强烈推荐实施多学科综合的诊疗计划。

(7) 强烈推荐术后多模式镇痛。

(8) 髋部骨折术后推荐补充维生素D和钙剂。

(9) 推荐术前查血清白蛋白及肌酐，以评估风险。

(10) 对髋部骨折患者，推荐常规评估和治疗骨质疏松。

六、AAOS-2021版老年髋部骨折临床实践指南

在美国，平均每年新发32.5万例老年髋部骨折，患者平均年龄77岁，其中2/3是女性。髋部骨折增加了老年人的短期和长期全因死亡率，其中第一年的死亡率是正常老年人的3倍。患者平均住院5.3天，平均花费17 764美元，在2018年总数达到58亿美元。

为了及时更新指南内容，2021年AAOS的老年髋部骨折专家工作小组，按照循证医学的方法和路径，收集回顾了8 600多篇文献摘要、1 800多篇全文，最终213篇研究符合纳入标准。2021年12月发布的新指南包括16条推荐 (其中11条为强力推荐，5条为中等推荐) 和3条选择意见 (与内固定和术后负重有关) (表2-8)。

2021版有6条重要的更新，总结如下。

(1) 手术时机：将2014版的入院后48小时内，更新为入院后24 ～ 48小时内。尽管有大样本的研究显示在入院后24小时内手术效果更好，但考虑到各医疗机构的资源差异，工作小组认为24 ～ 48小时内更为合适可行。工作小组也指出，对老年髋部骨折而言，在一个特定的医疗机构和外科医生团队面前，在安全的前提下尽早手术是最理想的。

(2) 手术入路：2014版指南中认为，股骨颈骨折经后入路进行关节置换，更容易发生人工关节脱位 (中等证据)。但后续的资料并未证实这一点，而且也没有证实前入路、后入路、侧方入路哪一个更优越。

(3) 骨水泥股骨柄：在2014版指南中，骨水泥股骨柄属于中等推荐，但在2021版则属于强力推荐。

(4) 全髋关节置换与半髋关节置换：在2014版指南中，对筛选恰当的移位型股骨颈骨折患者进行全髋关节置换效果较好属于中等推荐，在2021年新增资料的证据等级则为强。全髋关节置换的代价是增加了并发症的发生风险。经过综合考虑，工作小组决定下调其推荐等级为中等。

表2-8 AAOS-2021版老年髋部骨折临床实践指南

序号	内容	说明	推荐力度
1	术前牵引	髋部骨折患者不应常规使用术前牵引	强 ☆☆☆☆
2	手术时机	入院后24～48小时内进行髋部骨折手术,可能与更好的结果相关	中等(升级)☆☆☆
3	静脉血栓栓塞预防	髋部骨折患者应使用静脉血栓栓塞预防措施	强(升级)☆☆☆☆
4	麻醉	腰麻或全身麻醉,都适合髋部骨折患者	强 ☆☆☆☆
5	不稳定的股骨颈骨折:关节置换术与内固定	对于不稳定(移位型)股骨颈骨折的老年患者,建议进行关节置换术而非内固定	强 ☆☆☆☆
6	单极/双极人工股骨头置换	对于不稳定(移位型)股骨颈骨折的老年患者,单极或双极半关节置换术效益相当	中等 ☆☆☆
7	全髋关节置换术与半髋关节置换术	在恰当选择的不稳定型股骨颈骨折的患者中,全髋关节置换术可能在功能上,有超过半髋关节置换术的好处,但有增加并发症的风险	中等(降级)☆☆☆
8	骨水泥股骨柄	对于因股骨颈骨折而接受关节置换术的患者,推荐使用骨水泥股骨柄	强 ☆☆☆☆
9	手术入路	在股骨颈骨折进行髋关节置换术的患者中,没有证据显示哪一种入路更好	中等 ☆☆☆
10	头髓钉器械:稳定型转子间骨折	对于稳定型股骨转子间骨折患者,推荐使用DHS或头髓钉器械	强 ☆☆☆☆
11	头髓钉器械:转子下/反斜骨折	在转子下或转子间反斜骨折中,推荐使用头髓钉器械	强 ☆☆☆☆
12	头髓钉器械:不稳定型转子间骨折	对于不稳定型股骨转子间骨折,推荐使用头髓钉进行治疗	强 ☆☆☆☆
13	输血指征	对于髋部骨折术后无症状的患者,建议输血阈值不高于8 g/dL	中等 ☆☆☆
14	多模式镇痛	推荐多模式镇痛(包括术前神经阻滞),治疗髋部骨折后的疼痛	强 ☆☆☆☆
15	氨甲环酸	应给予氨甲环酸以减少髋部骨折患者的失血和输血	强 ☆☆☆☆
16	多学科协作共管	推荐采用多学科协作共管的模式,以减少并发症并改善预后	强 ☆☆☆☆
17	稳定的股骨颈骨折	对稳定型股骨颈骨折(无移位),可以考虑半髋、内固定或非手术治疗	选择力度:有限(降级)☆☆
18	头髓钉器械:顺向转子间骨折	对于顺向股骨转子间骨折,可以考虑使用短型或长型头髓钉	选择力度:有限 ☆☆
19	术后负重	在髋部骨折手术治疗后,可考虑耐受下的早期完全负重	选择力度:有限 ☆☆

(5)抗凝:在2014版指南中,静脉血栓栓塞预防为中等证据,在2021年虽然其证据等级仍为中等,但工作小组经过讨论决定提升其推荐等级为强力推荐。

(6)多学科协作共管:在2014版指南中,对轻至中度的老年痴呆患者强力推荐施行多学科协作共管。随后的资料显示,对所有的老年髋部骨折患者,进行多学科协作共管均能降低并发症,提高治疗效果。因此,工作小组在2021版中强力推荐开展多学科协作共管的医疗模式。

2021版指南包括3个可选项,列为可选项可能是由于这方面的证据质量低或不同的证据相互矛盾。①对于稳定的无移位的股骨颈骨折,半髋置换、内固定或保守治疗,均可考虑。②对于顺向股骨转子间骨折,短型或长型头髓钉均可考虑。③术后可耐受下的早期下地完全负重，也可以考虑。

总之，老年髋部骨折患者的手术治疗，目标不应只是治疗骨折，而应从整个人体全面考虑，包括其功能状态、预期寿命，做出让患者获益最大的决策。通过分工明确的多学科合作，进行综合术前评估及围手术期管理，最大程度降低手术风险，减少可能的并发症，促进老年患者康复。通过多学科协作，达到提高医疗质量和效率、避免不必要的检查、缩短住院时间、获得最佳花费－效益比的最终目标。

（张世民　张立智　王宏保）

第三节　预测术后早期死亡及并发症的风险评分系统

1. 术后死亡的风险预测因素
2. 预测术后死亡风险的评分模型
3. Charlson 合并症指数（CCI）
4. Elixhauser 合并症评分（ECM）
5. Nottingham 髋部骨折评分（NHFS）
6. Almelo 髋部骨折评分（AHFS）
7. Sernbo 评分
8. Edmondon 评分
9. 老年衰弱评分
10. 短期死亡率的计算机估算模型
11. 改良 Sernbo 评分
12. 几种评分量表的比较

老年髋部骨折（股骨颈、转子间）是当今医学界面临的最严重公共卫生问题之一。老年人整体机能衰退，器官合并症多，髋部骨折对生命力衰弱的老年人是一巨大打击，临床治疗中有五大难点：并发症多、致死率高、致残率高、器械失败率高、经济负担沉重。目前国际医学界已达成共识，即老年髋部骨折属于亚急性手术疾病，需要多学科协作的快速评估，及早手术（48小时内，骨折固定或关节置换），以缩短患者卧床时间，减少危及生命的并发症发生。

麻醉和外科手术对患者的机体储备也是一次打击，因此，如何判别患者能否耐受手术，手术风险如何，及早手术还是进一步详细检查和内科调整，是摆在医生面前、需要快速回答的问题。为此，国外不少学者建立了针对老年髋部骨折患者的术前风险评估系统，对每一位患者进行评分计算，预测术后死亡和并发症风险，尤其对术后早期死亡率的预测，有极大的实际意义。对"术后早期死亡率"的时间概念，曾经定义为1个月，但不同的月份天数有所不同，致使这一定义不够准确。目前的"术后早期死亡率"，时间节点统一定为"术后30天"。文献中也曾采用过"住院死亡率"这一指标，但患者的住院时间有长有短，可比性差，目前已很少使用"住院死亡率"作为评价指标。

术前风险评分以科学的数据说话，为患者及家属提供预后判断，帮助医生进行治疗方法选择和针对性的围手术期处理，对增加医疗安全和提高医疗质量，有重要的临床价值。

一、术后死亡的风险预测因素

影响老年髋部骨折患者治疗结局的预测因素很多，可分为术前、术中和术后三大类。

（1）术前因素：主要包括年龄，性别，吸烟，大量饮酒，过度肥胖（体重指数），骨折前生活环境（独居、与家人住在一起、住养老院），整体健康状况（ASA分级），内科疾病情况（合并症数目），营养状态（血红蛋白、白蛋白），免疫功能（淋巴细胞数），骨折类型（股骨颈骨折、转子间骨折、移位情况、是否稳定），伴随损伤，以前髋部骨折史，智力情况（阿尔茨海默病），步行能力，独立生活能力，基本日常生活活动（basic activity of daily life，BADL）和工具日常生活活动（instrumental activity of daily life，IADL）等。

（2）术中因素：包括骨折至手术的间隔时间、麻醉方式、手术时间长短、手术类型、术中失血，是否输血，术中是否低体温等。

（3）术后因素：主要是有无并发症，包括谵妄、肺部感染、泌尿系感染、心力衰竭、心梗、肾衰竭、应激性溃疡、脑血管意外、深静脉血栓（deep vein thrombosis，DVT）、压疮、下地站立时间、负重时间等。

通过髋部骨折的普通急诊X线片所提供的影像信息来判断患者手术的危险性和预测死亡率是一种简单实用的方法。比如，髂股部血管的钙化程度就能间接地反映患者全身和重要器官的血液循环状况。土耳其Bayram等（2021）研究了304例、平均年龄79.3岁的老年髋部骨折患者，经至少1年随访，对骨盆和髋部平片的多种影像参数经多因素分析发现，患侧股动脉钙化的老年髋部骨折患者，其死亡率是无钙化者的1.4倍。患侧股动脉钙化是预判死亡率最主要的独立风险因素（图2-9）。

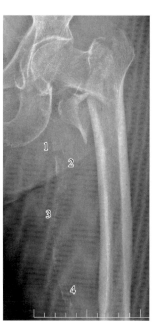

图2-9　女，90岁。股骨转子间骨折的患侧股动脉钙化，该例为混合型血管钙化

1、3.斑块样内膜钙化；2、4.均匀的平行铁轨样内膜钙化

Hu等（2012）进行文献综述和Meta分析，纳入75个研究共64 316例患者，术后整体死亡率在1个月内为13.3%，6个月内为15.8%，1年内为24.5%，2年内为34.5%。统计发现了12个具有强力证据的术后死亡预测因素：高龄（≥80岁）、男性、骨折前需要照顾或住护理院、行走能力差、日常生活活动能力差、ASA等级高、精神状态差、多个内科合并症、老年痴呆、糖尿病、心脏病、癌症。Smith等（2014）的Meta分析纳入53个研究共544 733例患者，发现了导致术后1年内死亡率增加的9个术前危险因素：心电图异常、智力障碍、>85岁、骨折前活动能力差、男性、住护理院、股骨颈囊内骨折、ASA等级高、Charlson合并症指数高。

营养不良是一个重要的单因素预测指标。营养不良是指摄入的营养不能够满足其正常需求的不平衡状态。常用指标是血清白蛋白水平，以<3.5 g/dL为标准。美国肠内肠外营养学会调查统计发现（Müeller，2011），在美国老年人口中，营养不良的比例为30%～50%。营养不良的危险因素包括：老年、慢性疾病、衰弱、热量摄入低。

老年髋部骨折患者在入院时营养不良者比例不低。Chung等（2018）总结了美国国家数据库中的12 373例老年髋部骨折患者，按血清白蛋白指标，将患者的营养状态分为4组：营养正常（白蛋白≥3.5 g/dL）6 506例（52.6%）；轻度营养不良（白蛋白3.1～3.49 g/dL）3 205例（25.9%）；中度营养不良（白蛋白2.4～3.09 g/dL）2 265例（18.3%）；严重营养不良（白蛋白<2.4 g/dL）397例（3.2%）。营养不良者比例近47.4%。作者发现，4组间患者平均年龄均在80岁，没有统计学差别。但身体合并症数目在4组间有显著差别，低蛋白血症越严重，合并症数量越多。低蛋白血症与下列6种术后情况有明显关系：①严重并发症（急性心梗、心搏骤停、败血症、败血症休克、脑卒中、肺栓塞、急性肾衰竭、昏迷>24小时、再次气管插管、超过48小时的长时间气管插管，共10项）；②轻微并发症（深静脉血栓、肺炎、泌尿道感染、伤口并发症，共4项）；③入院后30天死亡率；④30天再手术率；⑤30天再入院率；⑥总住院时间。随着营养不良程度的增加，并发症发生率和死亡率也显著增加，住院时间明显延长。统计发现，严重营养不良组的并发症和死亡率是轻度营养不良组的2倍（表2-9）。

表2-9　营养不良对老年髋部骨折并发症发生率的影响

	营养正常	轻度营养不良	中度营养不良	严重营养不良
血清白蛋白指标（g/dL）	≥3.5	3.1～3.49	2.4～3.09	<2.4
病例数	6 506例（52.6%）	3 205例（25.9%）	2 265例（18.3%）	397例（3.2%）
严重并发症	317（4.9%）	206（6.4%）	182（8.2%）	58（14.6%）
轻微并发症	350（5.4%）	198（6.2%）	189（8.3%）	59（14.9%）
入院30天死亡率	280（4.3%）	211（6.6%）	232（10.2%）	69（17.4%）
30天再手术率	154（2.5%）	94（2.9%）	88（3.9%）	24（6.0%）
30天再入院率	276（4.2%）	168（5.2%）	143（6.3%）	32（8.1%）
平均住院天数（天）	6.5	7.7	8.6	11.4

二、预测术后死亡风险的评分模型

临床资料统计和回归分析发现，各种危险因素对治疗结局的预测效力并不一致，但综合多个预后因素在一起的评分量表，其预测的准确性显著高于单一因素。预测老年髋部骨折术后死亡风险的评分模型有两类（表2-10），一是将原来用于外科的模型移植至骨科，如O-POSSUM、E-PASS、CCI、FI、ECM；二是针对老年髋部骨折而单独建立，如NHFS、Sernbo、Edmonton。

三、Charlson合并症指数（CCI）

美国Charlson等于1987年首先介绍，收集患者19种慢性合并症情况，按不同的赋值等级计算其加权指数，目的是用于预测患者术后1年的全因死亡率（表2-11）。Charlson等发现，术后1年死亡率在0分者为12%，1～2分者为26%，3～4分者为52%，≥5分者为85%。Charlson等（1994）根据患者年龄对项目的权重进行了修订。Quan等（2011）将其精简为12个项目并重新赋予权重。但仍以最初的量表使用最多。Kirkland等（2011）首先将其用于老年髋部骨折，总结485例患者资料，76%患有至少1个合并症，56%患有≥2个合并症，结果术后30天内死亡40例（8%），统计分析发现年龄>90岁和CCI≥6分，是术后30天内死亡的强力预测因素。Menzies等（2012）统计1 077例、平均年龄85岁的老年髋部骨折患者，女性76.9%，平均合并症数目为3.06个，最常见的为老年痴呆

表2-10　几个常用的预测术后死亡风险评分量表

评分模型	名　称	创立者、年份、用途	参　数	特　点
O-POSSUM	骨科死亡和并发症的生理学与手术严重度评分（orthopaedic physiologic and operative severity score for the enumeration of mortality and morbidity）	Copeland，1991，外科评估	18个参数，其中12个生理参数，6个手术参数	按不同等级分别计算生理参数和手术参数分值，再按不同的系数带入公式计算，最后得出死亡风险。复杂
E-PASS	生理能力和手术应激评分（estimation of physiologic ability and surgical stress）	Haga，1999，外科分	9个参数，其中6个生理参数，3个手术参数	按不同等级分别计算2类参数分值，再按不同系数带入公式计算。复杂
CCI	Charlson合并症指数（Charlson comorbidity index）	Charlson，1987，外科评分　Kirkland，2011，老年髋部骨折	19种合并症	各项目不同等级赋值，直接相加
ECM	Elixhauser合并症评分（Elixhauser comorbidity measure）	Elixhauser，1998，所有外科手术患者	30种合并症	各项目均1分，直接相加
NHFS	Nottingham髋部骨折评分（Nottingham hip fracture score）	Maxwell，2008，老年髋部骨折	7个临床参数	各项目不同等级赋值，直接相加
Sernbo	Sernbo评分（Sernbo score）	Sernbo，2002，选择手术方式　Dawe，2013，老年髋部骨折	4个临床参数	各项目不同等级赋值，直接相加
Edmonton	Edmonton评分（Edmonton score）	Jiang，2005，老年髋部骨折	13个参数	各项目不同等级赋值，直接相加
FI	衰弱指数（frailty index）	Krishnan，2014，老年髋部骨折	51个参数	计算缺失项目的百分比
mFI	改良衰弱指数（modified frailty index）	Patel，2014，老年髋部骨折	18个参数	各项目分值直接相加
AHFS	Almelo髋部骨折评分（Almelo hip fracture score）	Nijmeijer，2016，老年髋部骨折	9个参数	各项目不同等级赋值，直接相加

表2-11　Charlson合并症指数（CCI）

赋值	项　目	总　分
1（10项）	心肌梗死，充血性心衰，周围血管病，脑血管病，老年痴呆，慢性肺疾病，结缔组织疾病，消化性溃疡病，轻度肝病，糖尿病	直接相加得出CCI，≥3为高风险
2（6项）	偏瘫，肾脏疾病（中重度），糖尿病伴终末器官损害，如何肿瘤，白血病，淋巴瘤	
3	肝病（中重度）	
6	转移性实质性肿瘤，艾滋病	

（44%），结果CCI<2分者30%发生术后并发症（最常见为谵妄），≥2分者50%发生并发症。Tason等（2015）分析澳大利亚新南威尔士州2001～2010年47 698例老年髋部骨折患者，女性73%，结果术后30天内死亡率为8.3%，1年死亡率为26.3%，CCI对预测术后并发症和死亡率极有价值，但统计也发现CCI中的4种合并症，即结缔组织疾病、消化性溃疡、糖尿病慢性并发症和偏瘫，与术后短期死亡率无相关性。Neuhaus等（2013）利用美国国家医院出院调查（National Hospital Dischange Survey，NHDS）系统，统计600多

万老年髋部骨折患者的资料，比较了CCI指标的预测效力，发现CCI指标对术后30天死亡率的预测力最好，但对术后并发症的预测力并不强。而且，CCI对后期纳入的病例资料（2000～2007年）较前期资料（1990～1999年）的预测力有所下降。

四、Elixhauser合并症评分（ECM）

1998年由美国Elixhauser等介绍，按照ICD-9编码系统，共纳入了30个合并症指标，每个指标1分。其初衷是建立一个综合性的合并症评分系统，用于住院患者的数据管理，评价合并症对住院时间、住院花费和住院死亡的影响。将合并症记录为0个，1个，2个，3个及以上。结果发现，随着患者年龄的增加，合并症数目也逐渐增加，合并症数目的增加与住院时间延长、住院花费增加、住院死亡率升高均有直接关系。其中住院死亡率在0个合并症组为1.6%，1个合并症组为3.7%，2个合并症组为6.2%，3个及以上合并症组为11.7%。作者特别强调了心理问题与抑郁等精神指标的重要性。

Menendez等（2014）认为，含有30个指标的ECM，可能更适合于预测骨科手术后的住院死亡风险。Ondeck等（2018）统计了美国2013年国家数据库中关于老年髋部骨折的登记资料，共有49 738例患者，平均年龄82岁。评价指标包括所有的不良事件发生率（死亡及轻重不良事件）、死亡率、严重不良事件（急性肾衰、心搏骤停、静脉血栓等）、轻微不良事件（插管、肺炎、手术部位感染、泌尿道感染等）及住院时间。结果发现，相对于CCI和mFI，ECM对所有的不良事件均具有更好的预测和区分能力。作者统计发现，年龄、性别、肥胖均是基线资料中对术后并发症的单独预测因素，以年龄的影响最为明显，但其预测力及准确性，仍不及综合的ECM（表2-12）。

表2-12 Elixhauser合并症评分（ECM）

1	充血性心脏病	16	合并症
2	心律不齐	17	艾滋病
3	心脏瓣膜病	18	淋巴瘤
4	肺循环疾病	19	转移性癌
5	周围血管疾病	20	实质性肿瘤，无转移
6	高血压	21	风湿性关节炎/胶原性血管疾病
7	瘫痪	22	凝血性疾病
8	其他神经系统疾病	23	肥胖
9	慢性肺部疾病	24	体重降低
10	糖尿病，无并发症	25	体液电解质紊乱
11	糖尿病，有并发症	26	失血性贫血
12	甲状腺功能低下	27	缺乏性贫血
13	肾脏疾病	28	饮酒过度
14	肝脏疾病	29	心理疾病
15	消化道溃疡，排除出血	30	抑郁症

五、Nottingham髋部骨折评分（NHFS）

英国Maxwell等在2008年针对老年髋部骨折而提出，通过对4 967个病例资料的回归分析，术后30天死亡率为10%，术后1年死亡率为30%，发现了7个预测术后30天死亡的关键因素（表2-13）。该量表简单，预测效力高，得到了良好的后续使用。Wiles等（2011）报告8 343例，术后30天死亡率为8.3%，1年死亡率为29.3%；评分≤4分者为低风险组，≥5分者为高风险组。低风险组在30天和1年存活率（分别为96.5%和84.1%），均显著高于高风险组（分别为86.3%和54.5%）。Rushton等（2015）总结了1 079例，平均年龄83岁，男性26%，术后30天死亡率为7.3%。NHFS有极好的预测力，≥6分是高风险组的剪切点。Moppett等（2012）认为，采用该风险评分指导临床治疗方法的选择，患者的短期死亡率下降了1%～2%。

表2-13 Nottingham髋部骨折评分（NHFS）

项 目	说 明	赋 值	风 险	
年龄	66～85岁	3	总分	30天死亡率（%）
	≥86	4	3	4%
性别	男	1	4	6%
	女	0	5	10%
入院时血红蛋白（Hb）	≤10 g/dL	1	6	15%
	>10 g/dL	0	7	23%
入院时智力（简明智力量表 MMTS，满分10）	≤6	1	8	33%
	>6	0	9	45%
住护理院	是	1	10	57%
	否	0		
合并症数目	0～1	0		
	≥2	1		
带恶性肿瘤	是	1		
	否	0		

合并症数目是指通过病史询问，记录患有下列五类慢性疾病的数目，包括：①心血管疾病（以前的心肌梗死、心绞痛、心房颤动、心瓣膜病、高血压）；②脑血管疾病（有过脑卒中或缺血性疾病发作）；③呼吸系统疾病（除外急性感染）；④肾脏疾病；⑤糖尿病。

六、Almelo髋部骨折评分（AHFS）

荷兰Nijmeijer等在2016年，通过对阿尔梅勒市5年间手术治疗的850例老年髋部骨折患者进行研究，对英国的NHFS提出了改良（表2-14）。该组髋部骨折病例的术后早期死亡（指术后30天内）有64例，占7.5%，作者通过统计术前的9个指标，对术后早期死亡提出了风险预判，经与NHFS进行比较，准确性大为提高。

七、Sernbo评分

瑞典Rogmark等在2002年首先介绍，共4个临床指标（表2-15），用于帮助70岁以上的老年股骨颈骨折患者选择手术方法（全髋或半髋）。Dawe等（2013）将其用于预测老年

表2-14 Almelo髋部骨折评分（AHFS）

项目	说明	赋值	风险
年龄	≥86岁 70～85岁	4 3	
性别	男性 女性	1 0	
入院血红蛋白	≤10 g/dL >10	1 0	
智力减退（痴呆、记忆力问题、谵妄）	有 无	1 0	各指标得分直接相加，得出总分： ≤9分，低风险 10～12分，中等风险 >13分，高风险 9分，30天内死亡率4.5% 12分，30天内死亡率12.9% 13分，30天内死亡率17.9%
住养老院	是 否	1 0	
合并症数目	≥2个 <2	1 0	
恶性肿瘤	有 无	1 0	
Parker运动评分	≤5分 >5分	2 0	
ASA评分	1～2 3 4	0 3 7	

表2-15 Sernbo评分

项目		赋值	总分
年龄	<80岁 ≥80岁	5 2	
社会状态	能独立生活（无须他人照顾） 需要照顾（住家照顾、养老院）	5 2	≥15分风险低，手术后30天内死亡率<1%
行走能力	行走无须帮助，或一根手杖 行走需两根手杖、框架、或坐轮椅、卧床	5 2	<15分风险高，手术后30天内死亡率8%
精神状态	正常 老年痴呆	5 2	

髋部骨折术后死亡风险，他们前瞻性收集259例老年股骨颈囊内骨折的22个参数，平均年龄85岁，结果发现Sernbo评分能极好地预测手术风险，评分高组（≥15分）风险低，术后30天内死亡率<1%，1年存活率为90%；而评分低组（<15分）风险高，术后30天内死亡率为8%；1年存活率为65%。

八、Edmonton评分

Jiang等（2005）总结加拿大埃德蒙顿3 981例老年髋部骨折资料，平均年龄82岁，71%为女性，24%具有≥4个合并症，整体住院死亡率6.3%，其中男性10.2%，女性4.7%；1年死亡率30.8%，其中男性37.5%，女性28.2%。作者经多因素回归分析，发现高龄、男性、住护理院及10种合并症与高死亡率相关，≥22分死亡风险显著增加（表2-16）。

表2-16　Edmonton评分

项目（13个）	风险赋值	说　明
年龄　60～69	0	分值直接相加，得出总分
70～79	6	住院死亡风险：
80～89	7	0～7分，0.6%
≥90	13	8～13分，1.7%
男性	6	14～21分，6.2%
骨折前住护理院	4	≥22分，15.5%
慢性阻塞性肺病	4	
肺炎	14	
缺血性心脏病	5	1年死亡风险：
心肌梗死病史	13	0～7分，12.1%
心律不齐	5	8～13分，22.9%
充血性心力衰竭	7	14～21分，36.5%
恶性肿瘤	13	≥22分，52%
营养不良	20	
电解质紊乱	5	
肾功能衰竭	19	

九、老年衰弱评分

　　年老体衰是老年人的共同特征，但个体差异很大。衰弱是涉及多个系统器官的综合征，是整体生理储备力的下降，表现为容易受到损害和对应激的反应力降低，但不一定有器官的疾病。在美国，超过50%的外科手术施行于≥65岁的老年人，因此，研究老年人衰弱程度对外科手术的影响极有意义。常用的衰弱评分模型有两类，一是美国霍普金斯大学Fried等（2001）提出的衰弱表型（frailty phenotype），包括五个方面：萎缩、虚弱、疲惫、缓慢、活动量低（表2-17）。Makary等（2010）将霍普金斯衰弱评分用于评估老年人择期手术后死亡和并发症的风险，以≥2分为高风险，其预测力高于ASA分级。该评分的缺点是需计量测试的项目多，测定行走速度对下肢骨折的老年人无法实施等。二是加拿大Rockwood等（2007）提出的衰弱指数（frailty index，FI），统计包括疾病、体力、认知、心理、大小便控制、行走能力、日常生活独立能力等30～70个项目，其优点是各项目分数直接相加，无须复杂计算。

　　英国Krishnan等（2014）采用51个指标评估老年髋部骨折患者的术前衰弱状况（表2-18），共178例，平均年龄81岁，女性占73.5%。按不能完成的缺失项目分值与总分值（最高55分）的比例计算衰弱指数，其中轻度衰弱组（FI≤0.25，即25%不能完成）平均住院时间为21.6天，均能回到原住处；中度衰弱组（0.25<FI≤0.4）平均住院时间为36.3天，严重衰弱组（FI>0.4）平均住院时间为67.8天。术后30天内，轻度衰弱组无死亡，中度衰弱组死亡率为3.4%，严重衰弱组为17.2%。

　　美国Patel等（2014）采用18个指标的改良衰弱指数（modified frailty index，mFI），预测老年股骨颈骨折的死亡率（表2-19），共纳入481例患者，平均年龄81.2岁，经过回归统计，以衰弱指数3.5为剪切点，指数<3.5者术后1年死亡率为9.96%，指数>3.5者术后1年死亡率为35.5%。

表2-17 霍普金斯衰弱评分

项目	说 明	评 分
萎缩	过去1年间无意识的体重减轻，≥10磅*	
虚弱	用握力计测试优势手，连测3次，取平均值，再根据表格的性别和体重指数（BMI）选择。<table><tr><td colspan=2>男 性</td><td colspan=2>女 性</td></tr><tr><td>BMI（kg/m²）</td><td>握力（kg）</td><td>BMI（kg/m²）</td><td>握力（kg）</td></tr><tr><td>≤24</td><td>≤29</td><td>≤23</td><td>≤17</td></tr><tr><td>24.1～26</td><td>≤30</td><td>23.1～26</td><td>≤17.3</td></tr><tr><td>26.1～28</td><td>≤31</td><td>26.1～29</td><td>≤18</td></tr><tr><td>≥28</td><td>≤32</td><td>≥29</td><td>≤21</td></tr></table>	各项目的计分方法： 有—1分 无—0分 总分： 0～1无衰弱 2～3中等衰弱 4～5严重衰弱
疲惫	询问过去1周时间内对"我感觉做任何事都很累"和"我不想做事"的频度的回答。回答为2、3即属疲惫。 0—没有或很少（<1天） 1—有一点（1～2天） 2—中等量（3～4天） 3—大多数时间	
活动量低	询问在过去的2周内休闲时间的体力活动量，包括频次和持续时间，转化成能量消耗，低于下列标准为活动量低：男性<383千卡/周，女性<270千卡/周	
缓慢	测试行走15英尺**所需的时间，连测3次取平均值。根据性别和身高选择。<table><tr><td colspan=2>男 性</td><td colspan=2>女 性</td></tr><tr><td>身高（cm）</td><td>用时（s）</td><td>身高（cm）</td><td>用时（s）</td></tr><tr><td>≤173</td><td>≥7</td><td>≤159</td><td>≥7</td></tr><tr><td>>173</td><td>≥6</td><td>>159</td><td>≥6</td></tr></table>	

表2-18 Krishnan综合衰弱评分

项 目	分值（最多55分）
活跃力	低=1
自己对健康程度的评估	优=0，良=0.25，可=0.5，差或不知道=1
认知力	痴呆=1，轻度认知损害=0.5，谵妄=1，焦虑=1，幻觉/错觉=1
简明智力测评量表AMTS	≤6分=1，>6分=0
精神状态	忧虑=1，近期有亲人去世=1，抑郁=1，疲惫=1
睡眠	差或睡不着=1，白天昏昏欲睡=1
说话能力	受损=1
听力	受损=1
视力，可戴眼镜矫正	受损=1
偏瘫	臂力弱=1，腿力弱=1
握力，非偏瘫侧	弱=1
近侧大肌肉力量	弱=1

---

* 1磅=0.453592 kg。

** 1英尺=3.048×10⁻¹ m。

（续表）

项　目	分值（最多55分）	
体重	低体重=1，肥胖=1，轻度超体重=0	
体重改变	体重降低=1，显著增加=1	
食欲	差=1，可=0.5，正常=0	
大小便控制	大便失禁=1，小便失禁或带导尿管=1	
疾病史，每项=1分 （共14项）	1）高血压 2）哮喘，慢性阻塞性肺病 3）脑卒中，脑缺血 4）心绞痛，心肌梗死 5）心力衰竭 6）糖尿病 7）活动性癌症	8）饮酒过量 9）压疮 10）髋部骨折 11）骨关节炎，骨质疏松 12）帕金森病 13）增加第一个其他疾病 14）增加第二个其他疾病
一天所服用的药片数量	0～4片=0，5～9片=1，10～14片=2，15～19片=3，20～24片=4，>25片=5	
移动能力	不能=1，需帮助=0.5	
行走能力	不能=1，需帮助=0.5	
行动缓慢	是=1	
坐位平衡力	受损=1	
过去6个月内跌倒次数	≥3次=1	
自己吃饭	不能=1，需帮助=0.5	
自己清洗	不能=1，需帮助=0.5	
自己穿衣	不能=1，需帮助=0.5	
自己服药	不能=1，需帮助=0.5	
自己管理资金	不能=1，需帮助=0.5	
计算缺失项目分值之和与总分值（55分）的百分比。 衰弱等级：FI≤0.25轻度衰弱，0.25<FI≤0.4中度衰弱，FI>0.4重度衰弱		

表2-19　Patel 改良衰弱指数（mFI）

项目（18个指标）		总　分
脑血管疾病	心理疾病	
心脏疾病	昏厥史	
呼吸系统疾病	癫痫病史	
肾脏疾病	抑郁	最高20分
糖尿病	恶性肿瘤病史	各项目："无"计0分，"有"计1
甲状腺疾病	小便失禁	分。行走功能计0、1、2分
认知力受损	压疮	
帕金森病	行走功能：无须辅助，计0分	≥3分为高风险
心梗病史	用手杖或框架辅助，计1分	
反复跌倒史	轮椅或卧床，计2分	

十、短期死亡率的计算机估算模型

　　临床许多学科都有针对某一特定疾病死亡率和并发症的计算机估算模型。Pugley 等（2014）针对老年髋部骨折这一人群，利用美国国家外科手术质量改进计划（National

Surgical Quality Improvement Program，NSQIP）数据库，获取2005～2010年4 331例患者的各种资料，其中住院死亡率5.9%，总体并发症率30.0%，严重并发症率13.6%，轻微并发症率22.0%。作者经过复杂的统计学多因素回归计算，得出了一个术后短期死亡率的经验公式，其影响因素包括：年龄、性别、生活独立性、ASA分级、是否有癌症共5个指标，赋予不同的权重。在计算机输入所需的参数后，软件系统能自动算出术后30天的预测死亡率；继续输入所需的其他参数，则能自动算出该患者总体并发症、严重并发症和轻微并发症的风险比例。

十一、改良Sernbo评分系统

我们认为，术前风险评分系统需适合我国的实际情况，在实际工作中，只有那些纳入术前指标、项目较少、结构简单、使用方便、无须复杂计算的快速评分量表，才能得到医务工作者的认可，获得广泛的临床使用。NHFS和Sernbo评分均是针对老年髋部骨折而提出的风险评分量表，尤其Sernbo评分仅4个项目，实用性很强。但这4个项目考察的均是患者骨折前的状态，没有骨折后手术前的指标。我们将术前血红蛋白水平加入该评分系统（表2-20），因为术前血红蛋白水平可以反映患者骨折前的营养状态，营养越差则其基线水平越低；可以反映骨折导致的出血，骨折越粉碎骨折出血量越大；可以反映术前的等待时间，等待时间越长则术前失血量越多。我们以手术前血红蛋白水平90 g/L为界，能更好地反映患者术前的状况，临床应用取得了良好的预测效果。

表2-20 改良Sernbo老年髋部骨折评分

项 目		赋 值	总 分
年龄	＜80岁	5	
	≥80岁	2	
社会状态	能独立生活（无需他人照顾）	5	
	需要照顾（住家照顾、养老院）	2	
行走能力	行走无需帮助，或一根手杖	5	≥20分风险低
	行走需两根手杖、框架，或坐轮椅、卧床	2	＜20分风险高
精神状态	正常	5	
	老年痴呆	2	
术前血红蛋白	＞90 g/L	5	
	≤90 g/L	2	

十二、几种评分量表的比较

老年髋部骨折不仅影响患者本人，还影响家庭。患者的亲属往往想知道，手术的预后如何？生活能不能恢复自理？死亡的风险多大？有许多风险因素是不可改变的，如男性、高龄、身体条件差、伴有老年痴呆等；有些是可以改变提高的，如手术时机、手术技术等。采用综合的风险评分方法进行医患沟通，更加客观、准确。有不少学者研究了不同的评分方法的预测效力，总体来看，CCI和ECM是比较优秀的评分量表。

Ondeck等（2018）通过美国国家住院数据库，纳入了49 738例平均年龄82岁的老年髋部骨折患者，比较CCI、ECM、mFI对手术负性事件的预测能力，发现ECM最好。

Varady等（2021）通过1 456例老年髋部骨折患者，比较了三种风险量表：ASA分级、CCI、ECI，经多因素分析，计算其曲线下面积（AUC），发现CCI和ECI在预测术后1年死亡率方面，准确性较ASA分级更为准确，也更适合ICD-10时代（国际疾病编码）。

2021年，张英泽、侯志勇团队回顾性分析了2 241例年龄≥65岁、采用股骨近端防旋髓内钉（proximal femoral nail antirotation，PFNA）治疗的髋部骨折患者，收集其基线资料（年龄、体重指数、手术延误、麻醉方法、入院时血红蛋白、ASA分级），比较患者的三种术前评分方法：CCI、改良Elixhauser合并症评分（mECM）、mFI-5，通过多因素回归分析发现：①mECM在预测重要并发症方面（心、肺）最优；②CCI在预测轻微并发症方面（神经系统、血液系统）最优。最后得出结论，采用mECM预测手术风险的准确性最高。

老年髋部骨折是亚急性疾病，特别强调早期手术治疗（要求48小时内，英国指南为36小时，大多数欧美发达国家能在24小时内完成手术），以减少患者的卧床时间，降低死亡率和重要并发症的发生。但老年人机体衰弱，合并症多，治疗过程涉及多个学科，手术风险高。进行详细的术前检查与内科调整，与尽快手术是一对矛盾。因此，建立术前风险评分系统，筛选出适合早期手术的低风险患者和需要进一步检查调整的高风险患者，以数据说话，有针对性地进行医患沟通和围手术期准备，对提高医疗安全和医疗质量很有实际意义。

（张世民　胡孙君　王宏保）

第四节　手术时机与延误原因

1. 手术时机的概念
2. 早期手术
3. 延误手术时机的原因

随着全世界老年人口的增加，老年衰弱患者的骨折治疗面临着越来越严峻的挑战，在全球范围内引起了极大的关注。老年髋部骨折患者通常伴有多种内科合并症，使其临床处理更加复杂。髋部和其他骨折，均导致患者疼痛、出血和不能活动，并通过激活炎症、高凝、分解代谢和应激反应等系统，改变患者的生理状态，从而加重患者的内科并发症，增加死亡率。老年髋部骨折通常使患者的生活质量永久性降低，而且其1年内的死亡率在30%左右。

临床上一个突出的问题就是：在确诊了髋部骨折并收入院之后，何时进行手术治疗，即手术时机问题，是立即手术，还是进行内科优化之后再手术？延迟手术的后果包括：患者卧床制动的时间更长，使患者的保护性免疫能力下降更为明显，更容易出现手术并发症，而且术前等待也增加了与卧床相关的并发症。相反，延迟手术也为患者提供了进行优化内科合并症的机会，有可能降低围手术期并发症。

值得注意的是，对那些身体条件良好、本身就能耐受而适合手术（declared fit for surgery）的相对年轻的老年髋部骨折患者，延迟手术并不增加死亡率。如Moran等（2005）发现，这类患者手术延迟至4天，其术后死亡率并无升高。即年轻的身体良好的患者，延迟手术并不增加并发症和死亡率。

一、手术时机的概念

许多因素可能会影响老年患者骨折的治疗效果，如高龄、男性、合并症多、认知障碍和手术时机等。在过去的十几年里，越来越多的临床研究（病例对照研究、队列研究和随机化对照试验）和学会指南（如骨科、创伤和老年病科），提倡在患者入院后72小时、48小时、36小时、24小时、12小时甚至6小时内尽早手术。

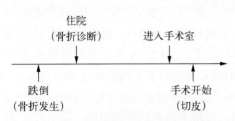

图2-10 老年骨折患者手术前的四个时间节点

老年髋部骨折手术时机（timing of surgery）对治疗效果的影响，一直是临床研究的重点内容。目前普遍认为，早期手术能够减少并发症的发生，降低死亡率，提高治疗效果和改善患者预后。但手术时机的概念，在实际使用上，并不明确（图2-10）。目前国外文献报告的手术时机，是指从患者入院（hospital admission）到送入手术室（entering operation theater）的时间间隔；并不是从跌倒受伤（fall injury）至外科手术开始切皮（starting operation by skin incision）的时间间隔。

从本质上讲，从摔伤跌倒至手术切皮开始这段时间，更直接地反映了创伤对患者生理的影响，可以通过围手术期及术后并发症和死亡率来评估；而从入院到进入手术室的这段时间，更直接地反映了医疗机构的服务效率和持续改进水平，可以通过住院时间和医疗费用来衡量。虽然这两个时间有相关性，但不一定成比例。有时患者在入院前可能会被延误，而且从受伤到确诊的时间可能很长。例如，He等（2020）对我国970例髋部骨折患者的研究显示，受伤后第0天（当天）、第1天和第2天，患者到达医院并完成住院的累积比例分别为25.4%、54.7%和66.3%，有12.6%的患者在受伤后1周才去医院就诊。另外，患者在进入手术室后也可能会延迟，如先进行脊髓麻醉，不成功后再转为全身麻醉。Desai等（2018）统计了美国16 695名患者，其中58%（$n=9\,629$）接受了全身麻醉，40%（$n=6\,597$）接受了区域阻滞麻醉（腰麻），另2.8%（$n=469$）的患者从区域阻滞麻醉（不成功）再转为全身麻醉。这也延误了外科医生正式开始手术的时间。

我们认为，从摔伤（骨折发生）到手术开始（外科切皮）这段时间间隔（time interval from fall injury to surgical skin incision），更能准确地反映创伤对患者生理状态的影响。建议今后在老年衰弱患者的骨折创伤中，研究其并发症和死亡率时，采用该时间间隔的概念，实际上可能更为合理。

河北医科大学第三医院的张英泽、侯志勇团队（2021）研究了老年髋部骨折手术时机的"周末效应"，即由于周末、节假日休息，医院不常规开展手术而造成的手术时机延误。作者回顾性总结了周末入院患者的术后不良效果及全因死亡率之间的关系，结果发现与平常工作日之间没有任何显著性差别。这也说明了，入院至手术的时间间隔，并不如受伤至手术的时间间隔更能反映骨折对老年人的机体影响。

二、早期手术

经过多年的实践与研究，目前世界医学界已经达成共识，即老年髋部骨折属于亚急性疾病，需要尽早手术治疗，以减少卧床时间，降低危及生命的并发症。骨折早期固定之后，疼痛减轻，患者能及早活动，在床上坐起，有利于预防卧床并发症、坠积性肺炎、深静脉血栓形成、肺栓塞等。

2020年，英国骨科协会（British Orthopaedic Association，BOA）下属的创伤委员会，联合英国老年协会（British Geriatrics Society，BGS）、国家髋部骨折数据库（National Hip Fracture Database，NHFD）、脆性骨折网络联盟（Fragility Fracture Network，FFN）等，共同发布了《对老年或衰弱患者骨科损伤处理的标准化建议》，共17条，其中第14条是关于手术时机的：参照现有的髋部骨折治疗规范，老年衰弱患者骨科损伤的手术，应在入院后36小时内完成，手术应能达到完全负重以完成日常生活的活动。术后第一天，应在物理治疗师的陪同下，按照英国骨科协会创伤标准委员会（British Orthopaedic Association's Standards for Tranma，BOAST）规定的康复目标进行功能锻炼。显而易见，新的BOAST指南（2020）将早期手术从老年髋部骨折患者，扩展到更为广泛的其他骨折或损伤的年老体弱患者。

对老年髋部骨折进行早期手术，能得到更好的效果。Hoenig等（1997）报告早期手术（指入院2天内）能降低住院时间，增加返回社区生活的概率。但Orosz等（2004）对纽约的前瞻性研究发现，早期手术（24小时内）并不能改善患者在6个月内的死亡率或功能。Khan等（2009）进行了大样本的系统综述，纳入52个研究共291 413患者，发现早期手术似乎不能降低患者死亡率，但对住院时间、压疮等具有明显改善。

但对"早期"的定义，并不一致，范围从入院6小时到48小时内，均属早期。目前认为，延迟超过36～48小时，死亡风险会显著增加。不同国家的治疗指南在定义"早期手术"的时间节点上也不相同，英国的指南为36小时，美国和加拿大为48小时。2020年，BOAST将"入院后36小时内完成手术"的要求，从老年髋部骨折扩展到所有年老体弱患者的其他骨折或损伤（older frail patients with orthopaedic injuries）。

Knobe等（2013）调查表明，德国98%的医院能做到对老年髋部骨折患者在24小时内进行手术，这显著降低了术后并发症和死亡率。丹麦Nyholm等（2015）曾利用其国家数据库研究了不同时间节点对老年髋部骨折术后30天死亡率的影响，发现以24小时为节点，24小时内与24小时后手术，两组患者的死亡率有显著差别；同样是这组患者数据，以36小时为节点，36小时内与36小时后的两组则没有统计学差别；再以48小时为节点计算，前后两组又有显著的统计学差别。

Maheshwari等（2018）改进了研究方法，将时间作为连续变量进行观测，回顾性分析了720例年龄大于65岁的老年髋部骨折患者，以入院至手术的时间（小时）与1年内死亡率作为考察指标，结果发现，入院至手术的平均时间间隔为30小时，1年内有159例（22%）死亡。细化分析发现，在入院后18小时内手术者，1年内死亡率为13%，在18～24小时手术者，1年内死亡率为16%，在24～36小时手术者，1年内死亡率为16%，在36～48小时手术者，1年内死亡率为23%，在48～60小时手术者，1年内死亡率为24%，超过60小时手术者，1年内死亡率为38%。经统计学分析计算发现每延误10小时，患者1年内的死亡率增加5%，二者具有典型的线性关系。因此，作者建议，要将老年髋部骨折看成类似于脑卒中和心肌梗死一样的急诊疾病，需要立即手术治疗。

三、延误手术时机的原因

从创伤病理生理学考虑，老年髋部骨折的手术时机应该是指患者跌倒骨折至进行手术的

表2-21 老年髋部骨折延误手术时机的常见原因

老人自身方面	不小心跌了一跤，有点痛，躺躺就好了 相信骨折的自愈能力 儿女工作忙，不给他们添麻烦，不用告诉他们了 都这么大年纪了，不用治了
家属方面	老人这么大年纪，经得起手术？还要遭受手术的痛苦？ 费用太高了，承担不起 子女多，意见不统一，缺乏担当人 担心人财两空
医生认识方面	与一般的骨折治疗没有什么两样，按照常规骨折手术安排
术前检查方面	与其他手术一样，按常规进行，术前检查，需要排队 全面检查，为了安全，一项也不能少
会诊科室方面	与其他老年人需要内科会诊没有什么两样 按传统模式，等待会诊、调整、用药 用药之后，再检查、再会诊
医疗资源方面	医生调配方面：骨科医生，麻醉医生、手术护士 手术室太忙，手术间不够用
行政管理方面	传统模式符合国情，完全检查清楚了才更安全，无须改变 医患关系紧张，需要详细检查，才能准确地讲清风险 反复交流沟通，最好全体家属签字、公证，追求绝对安全，减少纠纷
周末效应	周末、节假日，医疗机构正常休息，仅留急诊值班，不开展常规手术

时间间隔，包括受伤到急诊的时间和住院到手术的时间，延误手术时机的常见原因见表2-21。目前的文献资料均是指"住院至手术的时间间隔"，因为这部分时间的长短是医疗服务机构能够改善的，即提高认识、改善流程、加快运转，达到缩短住院时间，减少医疗花费的目的。

院前耽误的原因主要有两方面：①与老年人自己、家属或看护人员的重视程度有关，老年人跌倒后有疼痛未及时就医；②未建立健全的医疗卫生转诊制度，社区卫生院和一级医院等不具备手术条件的机构，未及时将确诊的老年髋部骨折患者转诊到有手术能力的上级医疗单位。

住院后耽误的原因主要有三方面：①患者及家属在手术治疗还是保守治疗上，顾虑重重，反复商量，犹豫不决；②术前按照常规检查，缺乏急诊检查快速通道；③老年患者的内科疾病，需要反复地会诊、用药、调整，再检查、再会诊。这在我国目前医患矛盾严峻、相互信任度不高的情况下，更为突出。

要达到老年髋部骨折尽早手术的目标，需要多方面提高认识，通力合作，创造新的医疗模式。包括医务工作者提高认识，患者及家属理解，医院管理部门的协调，相关科室的密切协作，制定相应的快速诊疗流程和路径，并且定期回顾总结以改进。

组建老年髋部骨折治疗相关科室的多学科协作治疗组，建立老年髋部骨折病房或老年髋部骨折治疗中心，有助于提高老年髋部骨折的治疗效果和效率，达到"安全与效率"并重的目标。在老年髋部骨折的治疗过程中，应常规有老年科医生的参与。很多研究表明，骨科和老年科密切协作、共同管理患者的模式（共管模式），优于传统的骨科病房收治会诊模式（骨科＋会诊模式）。老年髋部骨折手术应尽量安排在常规工作时间，而不是夜间急诊，其原因是能够及时得到有经验医生的支持与帮助。

（张世民　胡孙君　杜守超　张立智）

第五节　抗凝与静脉血栓栓塞症的预防

静脉血栓栓塞（VTE）包括深静脉血栓（DVT）形成和肺动脉血栓栓塞（pulmonary thromboembolism，PTE），肺栓塞可以直接导致患者死亡；DVT是肺栓塞栓子的主要来源，髋部骨折是导致栓子形成的重要原因，所以，预防髋部骨折患者DVT的发生是预防肺栓塞的重要一环。

Virchow等1856年首次提出了静脉血栓形成的三要素，即静脉壁损伤、高凝状态及静脉血流变慢。该理论被后人不断完善，但核心内容仍无明显改变。髋部创伤的患者往往具备了所有的三个因素：外伤或医源性静脉血管壁损伤；创伤应激下的高凝状态；创伤制动，肌肉张力及主、被动活动能力差，血管弹性差等又致其静脉血液淤滞。因此，集静脉血栓栓塞危险因素于一身的老年髋部骨折，自然而然成为静脉血栓好发的重灾区。骨折患者由于肢体长时间处于被动体位、麻醉反应、切口疼痛、下肢活动受限出现肌肉张力降低，静脉回流减慢，加上失水，血液浓缩，而手术又可导致凝血因子释放增加，从而容易形成血栓，可并发下肢静脉栓塞及血栓性静脉炎。血凝系统紊乱同样还可能加重脑梗和心梗的风险。因此，美国骨科医师学会（AAOS）和美国胸科医师学会（American College of Chest Physicians，ACCP）及其他的全球各种学会，发布了大量的有关骨科静脉血栓栓塞的共识和指南。然而，由于可用的数据资料并不完善，这些指南遭受各种各样的批评和非议，也并不奇怪。

美国创伤骨科医师Nigel Rossiter组织成立了一个世界性组织：国际共识会议（International Consensus Meeting，ICM），由全球的48个国家、135个学会、近600位专家组成。他们列出了有关骨科抗凝的近200个项目（问题），按系统综述格式（systematic review format），经过2年的文献收集、讨论、投票（Delphi法），形成了"ICM-VTE推荐"——来自国际共识会议有关静脉血栓栓塞症的推荐（Recommendations from the ICM-VTE），分为总论和9个骨科亚专业内容，于2022年3月在*JBJS*（Am）增刊，作为临床实践指南发表，共328页，总论内容占据一半（159页）。其中的创伤骨科部分共29页，解答了17个问题，列出了375篇参考文献。每个问题均按照：提出问题、简要答案、推荐力度、投票结果、详细解答、参考文献等6个部分撰写，相当于对每个问题都做了个最新的系统回顾。这是目前最系统详细的骨科静脉血栓栓塞指南。

一、术前抗凝药物的管理

血栓栓塞性疾病的长期抗凝治疗一直是临床中的重要问题。很多老年患者会因为不同的原因（心脏支架、房颤等）服用抗凝、抗栓药物，这些患者进行术前准备和决定手术时机时，需要考虑所用药物的类别和原因，兼顾这些药物带来的围手术期出血风险和停用这些药物带来的栓塞风险。

1. 华法林　　华法林作为最古老的口服抗凝药物，是长期抗凝治疗患者的最常用药物，包括静脉血栓栓塞性疾病的一级和二级预防、心房颤动（房颤）血栓栓塞的预防、瓣膜病、人工瓣膜置换术和心腔内血栓形成等。华法林最佳的抗凝强度为INR 2.0～3.0，此时出血和血栓栓塞的危险均最低。

长期服用华法林的患者发生髋部骨折需要手术，此时，患者继续或中断抗凝治疗都有危险，应综合评估患者的血栓和出血危险。完全停止抗凝治疗将使血栓形成的风险增加。正在接受华法林治疗的患者在外科手术前需暂时停药，并应用肝素进行桥接。桥接治疗是指在停用华法林期间短期应用普通肝素或低分子肝素替代的抗凝治疗方法。

（1）若非急诊手术，多数患者一般术前5天开始停用华法林，根据血栓栓塞的危险程度可采取以下几种方法：①血栓栓塞风险较低的患者，可不采用桥接，停药后术前INR可恢复到接近正常范围（INR<1.5）。②中度血栓栓塞风险的患者，术前应用低剂量普通肝素5 000 U皮下注射或预防剂量的低分子肝素皮下注射，术后再开始低剂量普通肝素（或低分子肝素）与华法林重叠。③具有高度血栓栓塞风险的患者，当INR下降时（术前2天），开始全剂量普通肝素或低分子肝素治疗。术前持续静脉内应用普通肝素，至术前6小时停药，或皮下注射普通肝素或低分子肝素，术前24小时停用。

（2）若患者需要及早手术但INR>1.5，可予患者口服小剂量（1～2 mg）维生素K，使INR尽快恢复正常。

术后，根据手术出血的情况，在术后12～24小时重新开始肝素抗凝治疗，出血风险高的手术，可延迟到术后48～72小时再重新开始抗凝治疗，并重新开始华法林治疗。

2. 阿司匹林和氯吡格雷　　目前有一定的证据支持服用阿司匹林者，可以不用推迟老年髋部骨折的手术时机。①如果停药后心血管系统血栓的风险低，可以停用阿司匹林和氯吡格雷；②如果停药后血栓的风险高，尤其是对近期放置了冠状动脉内支架的患者，应该与心内科医生协商停药后支架内血栓的风险，对高危患者不能停药；③术中出血量多可通过输注血小板拮抗。

二、静脉血栓栓塞症的筛查与预防

1. 静脉血栓形成的危险因素与筛查　　静脉血栓栓塞症是指血液在静脉内不正常地凝结，使血管完全或不完全阻塞，属静脉回流障碍性疾病。下肢深静脉血栓形成，栓子脱落即容易发生肺动脉血栓栓塞症。

静脉血栓的形成机制，Vilchow总结为三个因素：静脉壁损伤、静脉血流缓慢郁滞、血液高凝状态。

采用Caprini危险因素评估表（表2-22，表2-23），骨科大手术均在5分以上，是静脉血栓的极高危因素之一。其他常见危险因素：老龄、创伤、既往静脉血栓栓塞症病史、肥胖、瘫痪、制动、术中应用止血带、全身麻醉、恶性肿瘤、中心静脉插管、慢性静脉瓣功能不全等。危险因素越多，发生静脉血栓栓塞症的风险就越大。当骨科大手术伴有其他危险因素时，危险性更大。

老年髋部骨折是静脉血栓的高危人群，应该进行预防。预防措施包括基本预防、物理预防和药物预防。①基本预防：包括尽早手术、缩短手术时间、减少手术创伤、围手术期适

表2-22 Caprini血栓危险因素评估表

A1每个危险因素1分	A2仅针对女性（每项1分）	B每个危险因素2分	C每个危险因素3分	D每个危险因素5分
□ 年龄40～59岁 □ 计划小手术 □ 近期大手术 □ 肥胖（BMI>30 kg/m²） □ 卧床的内科患者 □ 炎症性肠病史 □ 下肢水肿 □ 静脉曲张 □ 严重的肺部疾病，含肺炎（1个月内） □ 肺功能异常（慢性阻塞性肺疾病） □ 急性心肌梗死（1个月内） □ 充血性心力衰竭（1个月内） □ 败血症（1个月内） □ 输血（1个月内） □ 下肢石膏或支具固定 □ 中心静脉置管 □ 其他高危因素	□ 口服避孕药或激素替代治疗 □ 妊娠期或产后（1个月内） □ 原因不明的死胎史，复发性自然流产（≥3次），由于毒血症或发育受限原因早产	□ 年龄60～74岁 □ 大手术（<60分钟） □ 腹腔镜手术（>60分钟） □ 关节镜手术（>60分钟） □ 既往恶性肿瘤 □ 肥胖（BMI>40 kg/m²）	□ 年龄≥75岁 □ 大手术持续2～3小时 □ 肥胖（BMI>50 kg/m²） □ 浅静脉、深静脉血栓或肺栓塞病史 □ 血栓家族史 □ 现患恶性肿瘤或化疗 □ 肝素引起的血小板减少 □ 未列出的先天或后天血栓形成 □ 抗心磷脂抗体阳性 □ 凝血酶原20210A阳性 □ 凝血因子V leiden阳性 □ 狼疮抗凝物阳性 □ 血清同型半胱氨酸酶升高	□ 脑卒中（1个月内） □ 急性脊髓损伤（瘫痪）（1个月内） □ 选择性下肢关节置换术 □ 髋关节、骨盆或下肢骨折 □ 多发性创伤（1个月内） □ 大手术（超过3小时）

表2-23 VET的预防方案（Caprini评分）

危险因素总分	DVT发生风险	风险等级	预防措施
0～1分	<10%	低危	尽早活动，物理预防
2分	10%～20%	中危	药物预防+物理预防
3～4分	20%～40%	高危	药物预防+物理预防
≥5分	40%～80%（其中死亡率为1%～5%）	极高危	药物预防+物理预防

度补液及尽早开始康复锻炼等。②物理预防：包括足底静脉泵、间歇充气加压装置及梯度压力弹力袜等。③药物预防：最主要的措施，包括普通肝素、低分子肝素、磺达肝素、华法林、阿司匹林等，其中低分子肝素是首选，用药时间为10～14天，可以延长至术后35天。

2. 基本预防措施　　手术操作尽量轻柔、精细，避免静脉内膜损伤，规范使用止血带，术后抬高患肢，防止深静脉回流障碍，常规进行静脉血栓知识宣教，鼓励患者勤翻身，早期功能锻炼（图2-11，图2-12），下床活动，做深呼吸及咳嗽动作，术中和术后适度补液，多饮水，避免脱水，建议患者改善生活方式，如戒烟、戒酒、控制血糖、控制血脂等。

3. 物理预防措施　　足底静脉泵、间歇充气加压装置及梯度压力弹力袜等，利用机械原理促使下肢静脉血流加速，减少血液滞留，降低术后下肢深静脉血栓形成的发生率，

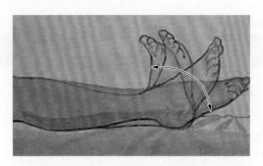

图2-11　足踝主动屈伸，促进静脉回流

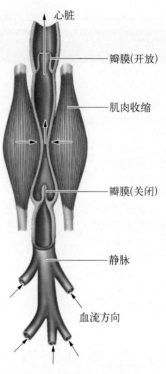

图2-12　小腿肌肉泵作用

推荐与药物预防联合应用，单独使用物理预防仅适用于合并凝血异常疾病有高危出血风险的患者。出血风险降低后，仍建议与药物预防联合应用。对患侧肢体无法或不宜采用物理预防措施的患者，可在对侧肢体实施预防。应用前宜常规筛查禁忌，下列情况禁用物理预防措施：充血性心力衰竭、肺水肿或下肢严重水肿、下肢深静脉血栓栓塞、血栓性静脉炎或肺栓塞；间歇充气加压装置和梯度压力弹力袜不适用于下肢局部情况异常如皮炎、坏疽、近期接受皮肤移植手术，下肢血管严重动脉硬化或其他缺血性血管病，下肢严重畸形等。

4. 药物预防措施　对有出血风险的患者应权衡预防下肢深静脉血栓形成与增加出血风险的利弊。

（1）低分子肝素：低分子肝素的特点是可根据体重调整剂量，皮下注射，使用方便，严重出血并发症较少，较安全，一般无须常规血液学监测。

（2）Xa因子抑制剂：治疗窗宽，剂量固定，无须常规血液监测，可用于肝素诱发血小板减少症。①间接Xa因子抑制剂，如磺达肝癸钠，皮下注射，较依诺肝素能更好地降低骨科大手术后下肢深静脉血栓形成的发生率，安全性与依诺肝素相似。②直接Xa因子抑制剂，如利伐沙班，应用方便，口服1次/天，与药物及食物相互作用少。与低分子量肝素相比，能显著减少静脉血栓发生，并且不增加出血风险。

三、老年髋部骨折药物预防血栓的具体方法

（1）伤后12小时内开始手术者：①术后12～24小时（硬膜外腔导管拔除后2～4小时），皮下给予常规剂量低分子肝素；②术后4～6小时给予常规剂量的一半，次日恢复至常规剂量。磺达肝癸钠2.5 mg，术后6～24小时皮下注射；③术前或术后当晚开始应用维生素K拮抗剂（华法林），监测用药剂量，维持INR为2.0～2.5，勿超过3.0。

（2）延迟手术：自入院之日开始综合预防。①术前12小时停用低分子肝素。②磺达肝癸钠半衰期长，不建议术前使用。若术前已用药物抗凝，手术应尽量避免硬膜外麻醉。术后预防用药同伤后12小时内开始手术者。③利伐沙班，口服安全可靠，与药物及食物相互作用少，应用方便；术后6～10小时后（对于延迟拔除硬膜外腔导管的患者，应在拔管

6 ～ 10小时后）应用。④对有高出血风险的髋部周围骨折患者，推荐单独采取足底静脉泵或间歇充气加压装置进行物理预防，当高出血风险下降时再采用与药物联合预防。

（3）预防用药时限：髋部骨折围手术期，深静脉血栓形成的高发期是术后24小时内，所以预防应尽早进行。但术后越早进行药物预防，发生出血的风险也越高。因此，确定深静脉血栓形成的药物预防开始时间应当慎重权衡风险与收益。建议术后抗凝治疗维持时间为10 ～ 14天，最好维持至35天。

术前、术后注意观察患者生命体征、患肢疼痛及肿胀程度、肢端感觉、末梢循环、皮肤色泽和温度的变化；肢体活动情况、足背、胫后动脉搏动情况。如果患肢出现肿胀、疼痛，立即做下肢多普勒检查，如确诊深静脉血栓形成，应患肢制动，禁忌热敷、按摩及活动，并给予溶栓药物治疗；如患者出现突发性呼吸困难、胸痛、咯血、心绞痛及晕厥等急性肺栓塞的症状，应立即给予氧气吸入、止痛、控制心力衰竭和抗凝、溶栓等治疗。

四、D-二聚体在血栓筛查中的作用

D-二聚体是纤维蛋白单体经活化因子ⅩⅢ交联后，再经纤溶酶水解所产生的一种特异性降解产物，是一个特异性的纤溶过程标记物。D-二聚体来源于纤溶酶溶解的交联纤维蛋白凝块。纤溶蛋白降解产物中，D-二聚体交联碎片可反映血栓形成后的溶栓活性。因此理论上，D-二聚体的定量检测可定量反映药物的溶栓效果，可用于诊断、筛选新形成的血栓（图2-13）。

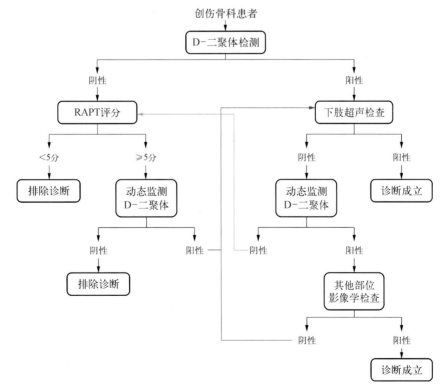

图2-13　D-二聚体用于诊断、筛选新形成的血栓

RAPT：静脉血栓形成危险度

D-二聚体是诊断活动性纤溶的指标，对血栓形成性疾病如弥漫性血管内凝血（disseminated intravascular coagulation，DIC）、深静脉血栓形成、脑血管疾病、肺栓塞、肝脏疾病、恶性肿瘤、外科手术后应激、急性心梗等疾病均有诊断价值。

正常情况下，D-二聚体水平随年龄增加而升高，因此，如测定值在年龄×10之内（如80岁时测定值为800），均属正常。

老年髋部骨折患者均是下肢静脉血栓的极高危人群，均需常规急诊抽血检查血浆D-二聚体水平，并进行动态的复检观察，配合下肢超声检查，可对下肢静脉血栓做出明确诊断。

（张立智　杜守超）

第六节　失血性贫血与输血管理

1. 计算循环血量的Gross方程
2. 正常健康老年人的血红蛋白与血球压积
3. 老年股骨转子间骨折导致的骨折失血量
4. 头髓钉手术导致的失血
5. 老年髋部骨折失血的原因
6. 减少失血的方法
7. 老年髋部骨折输血的界限
8. 快速改善贫血的方法

在我国海平面地区，成年男性Hb<120 g/L，成年女性Hb<110 g/L，孕妇Hb<100 g/L，即为贫血。

老年人容易合并贫血，按正常人指标，Spahn（2010）报道在髋、膝置换的老年人，术前贫血发生率可高达40%～80%。髋部的骨折失血，使患者更容易出现贫血的症状。

贫血的危害不可轻视，贫血易导致重要器官的供血、供氧不足和患者抵抗力下降，降低患者对手术的耐受性，因此患者术后容易并发感染和心脑血管疾病，严重者导致死亡。Carson等（1996）认为贫血不仅导致并发症增多，更影响患者术后功能锻炼及康复。Dunne等（2002）报道围术期贫血是术后感染、死亡的独立危险因素。贫血已成为决定老年人转子间骨折预后的重要因素。同样，蛋白的丢失（低白蛋白血症）也是影响预后的重要因素之一。

一、计算循环血量的Gross方程

1983年，Gross首次提出了使用围手术期平均红细胞压积（hematocrit，Hct）计算循环血量的Gross方程（表2-24）。原理是：失血导致人体循环血量下降，但组织液可同时转移进入血管内，补充代偿丧失的有效循环血量。围手术期的补液实际上是一种外源性的血液稀释过程，以保证有效循环总量的稳定。因此，只要不是短期内大量输液（<2 000 mL），红细胞总量的减少程度基本上决定了Hb、Hct的降低程度，术前后Hb、Hct的变化值也反映了手术创伤的大小。

根据Gross方程，使用围手术期平均Hct计算红细胞容量和围手术期失血量。也可使用Hb的变化进行计算，但不如使用Hct准确。如果患者输入了库存血，1 U的浓缩红细胞

表2-24 计算循环血量的Gross方程

公式（1）	总血红细胞丢失量（total red blood cell volume loss）＝术前血容量（patient blood volume，PBV）×（术前Hct－术后Hct）
公式（2）	PBV可以通过Nadler等方法计算：PBV=k1×h³+k2×W+k3 其中：h为身高，单位为m；W为体重，单位为kg。k为常数，男性k1=0.366 9，k2=0.032 19，k3=0.604 1；女性k1=0.356 1，k2=0.033 08，k3=0.183 3
公式（3）	理论失血总量＝$\dfrac{总血红细胞丢失量}{术前Hct}$
公式（4）	围手术期实际失血量＝隐性失血量＋显性失血量＝根据手术前后Hct变化计算的理论失血总量＋输血量
显性失血	通过计算术中及术后引流量以及术中纱布增加的净重来计算

等于200 mL的标准红细胞容量，Hct会较没有输血者为高，其实际失血量等于通过Hct变化计算的理论值加上额外的输血量。

二、正常健康老年人的血红蛋白与血球压积

笔者收集健康生活能够自理的老年人体检资料，纳入标准如下：①年龄70岁以上；②生活能够自理；③无血液系统疾病史；④3个月内无输血史、无重大手术、外伤史；⑤高血压、糖尿病等慢性疾病控制在稳定水平；⑥Hb、Hct等临床资料数据完整。符合条件的老年人共856名，其中男性484例，女性372例，平均年龄77.6岁。经计算，老年人的平均Hb为138.8 g/L，男性144.5 g/L，女性131.4 g/L；平均Hct为41.8，男性43.2，女性40.0（表2-25）。

表2-25 正常健康老年人的Hb与Hct

	男	女	合　计
Hb（g/L）（Mean±SD）	144.5±13.3	131.4±11.4	138.8±14.1
Hct（Mean±SD）	43.2±3.7	40.0±3.1	41.8±3.8

三、老年股骨转子间骨折导致的骨折失血量

Smith等（2011）通过68例股骨近端囊内骨折和50例囊外骨折，研究了髋部骨折导致的失血。结果发现，在囊外骨折，Hb平均下降20.2 g/L，在囊内骨折平均下降14.9 g/L。囊外骨折的骨折失血多于囊内骨折。

笔者统计了42名股骨转子间骨折患者，男性9例，女性33例，平均年龄83.9岁。其中AO/OTA-31A1型骨折17例，A2型骨折25例。测量其骨折后第二天清晨空腹血常规，与正常健康老年人的指标进行比较，估计骨折导致的失血量。经Gross方程计算，在A1型骨折组中，骨折失血量平均为613.7 mL，在A2型骨折组中，骨折失血量平均为990.1 mL（表2-26）。

骨折失血与其粉碎程度有关，也与骨折至手术的时间间隔有关，延误时间越长，骨折失血越多。因此，尽早手术是降低骨折失血的重要措施。

表2-26　股骨转子间骨折的骨折失血量

	A1型骨折	A2型骨折	合　并
例数（例）	17	25	42
年龄（岁）	83.4±5.8	84.3±6.2	83.9±6.0
骨折后Hct（术前）	33.6±2.9	29.7±5.4	31.3±4.9
骨折致Hct下降	6.8±3.4	11.2±3.6	9.4±3.9
骨折失血量计算（mL）	613.7±60.6	990.1±71.2	837.7±76.5

四、头髓钉手术导致的失血

笔者对同一批患者，计算了插入头髓钉操作导致的手术失血。按照Gross方程计算的手术失血量在600 mL。扣除术中可见的纱布显性失血量（一块纱布约30 mL），头髓钉导致的隐性失血量为500 mL左右。在A1型骨折组中，手术失血量平均为621.3 mL，隐性失血占82.2%；在A2型骨折组中，手术失血量平均为647.5 mL，隐性失血占81.6%（表2-27）。

表2-27　插入头髓钉导致的失血量

	A1型骨折	A2型骨折	合　并
例数（例）	17	25	42
手术时间（min）	36.3±4.6	41.6±4.2	39.4±5.1
术中显性失血（mL）	110.6±10.7	118.8±11.5	115.5±11.8
术后第一天Hct	28.4±3.2	26.3±4.6	27.3±4.3
术后第三天Hct	28.8±3.8	27.8±4.2	28.3±4.1
手术致Hct下降（术后第三天）	5.0±2.3	3.5±2.7	4.1±2.5
手术失血量计算（mL）	621.3±62.7	647.5±56.5	636.9±59.1
髓内钉手术隐性失血量（mL）	510.7±41.6	528.7±36.9	521.4±40.2

五、老年髋部骨折失血的原因

隐性失血的原因主要有两方面：①进入组织间隙，成为不参与有效循环的第三间隙液体。Erskine等（1981）认为隐性失血的主要原因，是围手术期血液大量进入组织间隙，不参与体循环，造成Hb水平下降，患者伤后、术后股部的明显肿胀瘀血也说明了这一现象。MacManus等（1987）使用放射性同位素标记红细胞，发现术后大量标记的红细胞进入组织间室，造成Hb水平下降，可能与骨髓脂肪、骨碎屑等造成毛细血管床的异常开放有关。②红细胞损伤性溶血，如扩髓操作等。Pattison等（1973）认为是发生了红细胞溶血，导致术后隐性失血。

老年股骨转子间骨折失血的原因应从术前、术中、术后三个方面来考虑：①股骨转子间骨折引起骨折断端的出血及渗入组织间隙的出血。骨折后骨折断端常发生不同程度的渗血，股骨转子间血供丰富，骨折块多，骨折面较大，并且属于关节囊外骨折，出血不受关节囊的束缚。尤其是不稳定型骨折（unstable fracture）（A2），被认为是复杂、严重的骨折类型，其软组织损伤较严重，与稳定型骨折（stable fracture）（A1）相比，此类骨折组织间隙中红细胞的渗入更多，隐性失血显著提高。②手术的搬运、摆体位、复位操作等移动骨折端，软组织损伤，髓腔开放和扩髓，插钉，术中止血不彻底等都能造成损伤出血。③术后切口渗血及周围组织的生理及病理改变，导致红细胞的丢失。④术后为防止深静脉血栓应用抗凝药物，增加术后出血。⑤手术导致应激性溃疡，造成消化道出血。

六、减少失血的方法

影响老年髋部骨折失血量的危险因素包括：年龄、骨折类型、麻醉方式、内固定方式等。高龄（>60岁）、不稳定型骨折、全麻、髓内钉固定均是增加隐性失血的危险因素。

减少失血、降低输血的方法包括：①及早手术是减少失血、降低输血的关键方法。②髓内钉手术的隐性失血是髓外钉板固定的3倍。对稳定的A1型骨折，髓外钉板固定是合理的优良选择。③使用抗血小板聚集药物对失血影响不大（阿司匹林、氯吡格雷），控制INR<2即可。④使用氨甲环酸，无论是全身静脉应用，还是伤口局部应用，均有一定的效果。⑤术前补液，优化患者情况，取得满意的血容量，如术前2小时饮用透明的液体（清水、果汁）。对第一台手术的患者，清晨6点，鼓励饮水300 mL对老年人维持充足的血容量很有帮助。

在头髓钉手术缝合伤口前，于近端的插钉切口使用注射器局部浸润应用1 g氨甲环酸，不放置引流。对比观察未使用氨甲环酸两组隐性失血的差别，结果发现，头髓钉手术的失血量，局部使用氨甲环酸组为636.9 mL，比未使用氨甲环酸组的849.9 mL，减少失血约200 mL。局部使用氨甲环酸将减少老年股骨转子间骨折PFNA手术失血量的20%左右，主要为隐性失血（表2-28）。

表2-28　局部使用氨甲环酸降低头髓钉的隐性失血

	局部使用氨甲环酸	未使用氨甲环酸
例数（例）	42	69
年龄（岁）	83.9±6.0	78.4±7.2
术前Hct	31.3±4.9	32.1±4.6
手术时间（min）	39.4±5.1	41.6±6.8
术中显性失血（mL）	115.5±11.8	156.9±15.2
术后第一天Hct	27.3±4.3	25.9±5.6
术后第三天Hct	28.3±4.1	26.8±5.9
手术致Hct下降（术后第三天）	4.1±2.5	5.3±3.1
手术失血量计算（mL）	636.9±59.1	849.9±64.5
髓内钉手术隐性失血量（mL）	521.4±40.2	693.0±57.6

Drakos等（2016）对200例股骨转子间骨折进行髓内钉固定手术，实验组在筋膜下骨折端局部应用3g氨甲环酸，对照组不使用氨甲环酸，每组各100例，进行随机对照研究。结果发现，使用氨甲环酸组的100个患者中有22个需要输血，共输血27个单位；而不用氨甲环酸的100例患者中有29个需要输血，共输血48个单位。实验组的输血需求减少了43%（$P<0.01$），两组患者的远期并发症及死亡率无明显差异。因此，氨甲环酸在筋膜下骨折端局部应用是安全有效的，能够显著减少失血量和输血量，从而节约医疗成本。

Witmer等（2022）对490名老年髋部骨折患者进行了回顾性对比研究，其中252名在闭合深筋膜后，使用注射器将2 g的氨甲环酸与50 mL生理盐水混合，将其注入深筋膜下和真皮层，确保不漏出伤口。结果发现，接受氨甲环酸治疗的患者与未接受氨甲环酸治疗的患者输血率有显著的统计学差异（33% vs. 43%，$P=0.034$）；而静脉血栓栓塞的发生率（0.4% vs. 0.8%，$P=0.526$）、感染率（0.4% vs. 0.4%，$P=0.965$）均无显著差异。回归分析显示，氨甲环酸的使用减少了31%的术后输血需求（OR=0.688，$P=0.045$）。可以看出，局部注射氨甲环酸可显著减少术后输血的需要，且患者发生并发症的风险并没有增加。

术后采用骨盆带、腹带对两侧臀部进行捆绑，通过压迫软组织，也能达到止血、减少术后失血的效果。但患者可能有压迫不适的感觉。

七、老年髋部骨折输血的界限

临床输血需严格掌握标准：①Hb>100 g/L，不需要输血；②Hb<70 g/L，可输入浓缩红细胞；③Hb为70～100 g/L，根据患者的具体情况决定。

Parker（2013）对200例60岁以上，Hb为80～95 g/dL的髋部骨折手术患者，进行随机对照研究。经过1年的随访观察，发现输血组与非输血组在死亡率、住院时间、功能恢复、并发症发生率上差异均无明显统计学意义。这项研究证实，对于老年髋部骨折贫血患者，将输血指征从以前的90 g/L收紧到80 g/L是安全的。这符合了全球血源紧张短缺的现实，也被许多国际组织收录入指南之中，如AAOS（2015）老年髋部骨折指南。

八、快速改善贫血的方法

Guralnik等（2004）研究发现，老年贫血患者有1/3是由营养不良导致的。补充铁剂及叶酸对这类患者是简单有效的办法。

对于非营养不良性贫血患者，给予促红细胞生成素也是有效的替代办法，值得注意的是，在给予促红细胞生成素的同时必须补充铁剂和叶酸，但促红细胞生成素需要5～7天才能看到化验效果。然而，目前并没有足够证据表明补充铁剂、叶酸或促红细胞生成素对老年股骨转子间骨折贫血患者有效。

异体输血仍是治疗老年股骨转子间骨折失血最合适的方法。创伤失血导致的贫血可输注浓缩红细胞，每袋含200 mL全血中的全部红细胞总量为110～120 mL，Hct 70%～80%。也可术中收集患者伤口出血，经过机器装置的洗涤处理后，再回输给患者体内。需注意勿将消毒药液与自体血混合。

将氨甲环酸在骨折端局部应用（伤口局部或注入髓腔），或者扩髓前静脉应用（1 g氨甲环酸加入至250 mL生理盐水中静脉滴注），是减少股骨转子间骨折出血的经济有效的方法。

（张世民　胡孙君　杜守超）

参考文献

1. 陈文韬，王宝军，白晓冬，等，2019. 绿色通道髓内钉治疗老年股骨转子间骨折对围术期失血的影响. 中国修复重建外科杂志，33（10）：1265-1269.

2. 张世民，王宏宝，张少衡，2014. 老年髋部骨折患者术前心脏功能的快速评估. 上海医学，37（1）：83-85.

3. 张世民，袁锋，俞光荣，2005. 老年髋部骨折的临床治疗流程. 中国矫形外科杂志，13（18）：1365-1368.

4. 张世民，赵向东，王宏宝，2015. 老年髋部骨折患者术后早期死亡的风险预测评分系统. 中国矫形外科杂志，23（20）：1869-1875.

5. 中华医学会骨科学分会，2016. 中国骨科大手术静脉血栓栓塞症预防指南. 中华骨科杂志，36（2）：65-71.

6. 中华医学会麻醉学分会老年人麻醉学组，中华医学会麻醉学分会骨科麻醉学组，2017. 中国老年髋部骨折患者麻醉及围术期管理指导意见. 中华医学杂志，97（12）：897-905.

7. American Academy of Orthopaedic Surgeons (AAOS), 2014. Management of hip fractures in the elderly[2022-3-1]. http://www.aaos.org/research/guidelines/HipFxGuideline_rev.pdf.

8. British Orthopaedic Association Trauma Committee, 2020. British Orthopaedic Association's Standards for Trauma (BOAST): Care of the older or frail patient with orthopaedic injuries. Injury, 51(7): 1419-1421.

9. Guo J, Di J, Gao X, et al., 2022. Discriminative ability for adverse outcomes after hip fracture surgery: a comparison of three commonly used comorbidity-based indices. Gerontology, 68(1): 62-74.

10. Hip Attack Investigators, 2020. Accelerated surgery versus standard care in hip fracture (HIP ATTACK): an international, randomised, controlled trial. Lancet, 395(10225): 698-708.

11. Karres J, Heesakkers N A, Ultee J M, et al., 2015. Predicting 30-day mortality following hip fracture surgery: Evaluation of six risk prediction models. Injury, 46(2): 371-377.

12. Kojima K, Graves M, Taha W, et al., 2018. AO international consensus panel for metrics on a closed reduction and fixation of a 31A2 pertrochanteric fracture. Injury, 49(12): 2227-2233.

13. Kojima K E, Graves M, Taha W, et al., 2022. Discrimination, reliability, sensitivity, and specificity of metric-based assessment of an unstable pertrochanteric 31A2 intramedullary nailing procedure performed by experienced and novice surgeons. Injury, 53(8): 2832-2838.

14. Li B, Yu S Y, Chang S M, 2020. Timing of surgery in older frail patients with orthopedic injuries: two different timing methods. Injury, 51(11): 2728-2729.

15. Lizaur-Utrilla A, Lopez-Prats F A, 2020. Hip attack for hip fractures: is ultra-early surgery necessary. Lancet, 395(10225): 661-662.

16. Moppett I K, Parker M, Griffiths R, et al., 2012. Nottingham hip fracture score: longitudinal and multi-assessment. Brit J Anaesth, 109(4): 546-550.

17. Neuhaus V, King J, Hageman M G, et al., 2013. Charlson comorbidity indices and in-hospital deaths in patients with hip fractures. Clin Orthop Relat Res, 471(5): 1712-1719.

18. O'Connor M I, Switzer J, 2022. AAOS clinical practice guideline summary: management of hip fractures in older adults. J Am Acad Orthop Surg, 2022, 30(20): e1291-e1296.

19. The ICM-VTE Trauma Delegates, 2022. Recommendations from the ICM-VTE: Trauma. J Bone Joint Surg-Am, 104(Suppl 1): 280-308.

20. Varady N H, Gillinov S M, Yeung C M, et al., 2021.The charlson and elixhauser scores outperform the american society of anesthesiologists score in assessing 1-year mortality risk after hip fracture surgery. Clin Orthop Relat Res, 479 (9): 1980-1981.

21. Witmer D, Solomito M J, Kumar M, et al., 2022. Efficacy and safety of locally injected tranexamic acid in hip fracture patients: a retrospective review. J Orthop Trauma, 36(3): 147-151.

22. Zhang Y W, Lu P P, Li Y J, et al., 2021. Prevalence, characteristics, and associated risk factors of the elderly with hip fractures: a cross-sectional analysis of NHANES 2005-2010. Clin Interv Aging, 16: 177-185.

第三章
老年髋部转子间骨折手术的麻醉选择与围手术期疼痛管理

随着认识的提高和技术的进步，对老年髋部骨折目前多采取手术治疗的方法。老年髋部骨折患者往往被称为"医院里身体条件最差的患者"，如何配合手术的实施使患者安全顺利地度过手术关，在无痛的前提下进行康复锻炼、恢复功能，麻醉医生担负着重要的工作和责任。

第一节　麻醉选择

1. 椎管内麻醉
2. 全身麻醉
3. 脊髓麻醉与全身麻醉的临床对比
4. 局部神经阻滞麻醉
5. 联合麻醉

老年人的麻醉有其特殊性。为开展髋部转子间骨折手术，对老年人实施麻醉，需要考虑以下几个方面。

1. **椎管内麻醉**　老年患者韧带钙化骨质增生，疼痛影响体位摆放，导致椎管内麻醉操作困难，加之不少老年人由于各种内科疾病而进行抗凝治疗，并且为预防深静脉血栓而在手术前后进行抗凝治疗，由于担心椎管内血肿而使其应用受到一定限制。

2. **全身麻醉**　操作方便，是目前多数麻醉医生愿意采用的方法，但全身麻醉药物的神经毒性引发的术后认知功能障碍及相关的并发症也越来越引起大家重视，尤其老年患者术前常合并肺部感染，采用气管插管的全身麻醉可能加重原有肺部疾患，导致拔管困难、住院时间延长等。

3. **外周神经阻滞麻醉**　对老年患者具有独特的优势，既可控制由手术或病痛导致的不良应激反应，阻断疼痛的中枢或外周敏化，又具有全身系统功能影响最少、患者易于接受、缩短住院时间、节省医疗费用和加速患者术后康复的优点。但是，髋部（股骨转子间骨折）的神经支配较复杂，逐一的神经阻滞操作较困难，难以在临床普及实施。

4. **联合麻醉**　几种麻醉方法联合应用、取长补短的方法，正逐渐应用于临床，如全身麻醉联合神经阻滞、脊髓麻醉联合神经阻滞、神经阻滞联合静脉镇静药物监护麻醉（monitored anesthesia care，MAC）等，联合麻醉的方法不仅可减少术中麻醉药用量，降低术后并发症和死亡率，还可实施术后连续神经阻滞镇痛。

总之，每一种麻醉方法都存在其利弊，作为麻醉医生，应把握好适应证，在保证患者安全和满足手术需要的基础上，选择对其生理功能干扰最小、安全性最有保障的麻醉方法。

麻醉选择的原则：①取决于手术方式，如手术范围、大小及时间长短；②患者术前合并症情况；③麻醉医师对麻醉方法的熟练程度。无论哪种方法，都应在保证患者安全的基础上，满足手术需要，做到充分镇静、完美镇痛、良好肌松、合理控制应激。

一、椎管内麻醉

椎管内麻醉包括硬膜外麻醉和脊髓麻醉。为预防深静脉血栓，对老年转子间骨折患者常规进行抗凝治疗。出于对硬膜外血肿的担心，很多医院目前已减少硬膜外麻醉方法的使用，目前应用较多的是脊髓麻醉。

脊髓麻醉亦称蛛网膜下腔阻滞麻醉，是指将局麻药注入蛛网膜下腔，使脊神经根和脊髓表面不同程度阻滞的麻醉方法，简称脊麻。脊麻至今近百年的历史，大量的临床实践表明，只要选择得当的病例，合理的用药，准确的穿刺方法，脊麻不失为一种简单易行、行之有效的麻醉方法，尤其适用于下肢手术的患者，脊麻目前仍是国内外医院在下肢手术应用的主要麻醉方法。

对老年股骨转子间骨折患者应用脊麻需注意以下几点：①国内患者操作一般取侧卧位，需屈髋屈膝，但股骨转子间骨折患者因骨折部位疼痛，体位很难放置。对于特别疼痛的患者，在摆放体位前联合髂筋膜阻滞或前路腰丛阻滞，可很大程度上消除患者疼痛。②麻醉平面的调节，麻醉平面控制在T_{10}以下，既可维持稳定的血流动力学又可满足手术需要。由于股骨转子间骨折患者多为老年人，老年人椎管容积相对狭小，局麻药在蛛网膜下腔内扩散广，加之脊髓及神经系统的退行性改变，小剂量局麻药即可获得满意的阻滞效果，如采用布比卡因脊麻，建议适当减量，可根据身高予布比卡因 7.5 ~ 10 mg，以免麻醉平面过高而出现血压骤降。③择期手术术前禁食时间长，加之患者术前可能合并高血压，术前存在血容量不足的情况，而老年人血管弹性较差致代偿机制不全和交感神经兴奋性降低，脊麻后易出现血压骤降，甚至心搏骤停。应在患者入室后先静脉给予适量胶体液扩容。④老年人椎管内动脉硬化，局麻药中慎用肾上腺素，以防影响脊髓血供。⑤由于单次脊麻镇痛时间有限，采用脊麻的患者术后镇痛可采用其他方式（连续外周神经阻滞镇痛、静脉镇痛等复合非甾体抗炎药的多模式镇痛方式）。⑥术中加强监护，密切监测血流动力学改变。⑦身体状况较差、心功能不全、严重腰背痛病史、严重糖尿病有末梢神经损伤症状、有腰椎手术病史的患者，不宜选用脊麻。

二、全身麻醉

全身麻醉是指麻醉药经呼吸道吸入、静脉注射、肌肉注射或直肠灌注等方式进入患者体内，使中枢神经系统产生可逆性的抑制，临床表现为神志消失、全身痛觉消失及一定的肌肉松弛。中枢神经系统受抑制的程度与血液内的麻醉药物浓度有关，随着麻醉药物浓度的减小，患者的神志及各种反射也逐渐恢复。由于麻醉机在各个医院的普及和麻醉医生对全身麻醉方法的熟练掌握，目前对老年股骨转子间骨折患者采用全身麻醉方法的医院逐渐增加。

对老年股骨转子间骨折患者应用全身麻醉需注意以下几点。

（1）由于老年患者术前易合并多种基础疾病，加之各脏器功能减退，肝、肾功能代谢能力下降，药物代谢及药效发生变化，多数药物消除半衰期延长，全身麻醉用药应酌情减量，减慢给药速度，先从小剂量开始，逐渐加大用量，密切观察患者给药后反应，加强监测。①丙泊酚是目前临床上应用广泛的静脉麻醉药，老年人中枢神经系统对其敏感性随年龄增加而增加，并且其可直接抑制心肌及扩张外周血管而使血压下降，老年人麻醉诱导要减量且给药要缓慢，推荐剂量减少30%～50%，为1.5～1.75 mg/kg；②依托咪酯静脉麻醉时最显著的特点是循环功能抑制较轻，并可扩张冠状动脉血管，适用于冠心病等心功能较差的患者，但由于中央室的药物浓度减少，而大脑对依托咪酯的敏感性并未增加，故推荐老年人诱导剂量减少20%，为0.15～0.3 mg/kg；③罗库溴铵是目前临床上起效最快的非去极化肌松药，其临床剂量对循环无明显影响，麻醉诱导迅速平稳，较适用于老年人，罗库溴铵负荷剂量0.6 mg/kg，静脉维持可间断推注0.1～0.2 mg/kg或以8～15 μg/（kg·min）输注；④顺式阿曲库铵在体内代谢不依赖肝、肾功能，对于肝、肾功能不良的患者可用顺式阿曲库铵0.15 mg/kg代替罗库溴铵；⑤镇痛药舒芬太尼对循环影响较芬太尼更小，适用于心血管疾病的老年患者。老年患者吸入麻醉药的MAC几乎随着年龄的增长呈直线下降趋势，在40岁以后，每增长10岁，MAC降低4%。又因老年人通气血流比例失调增大、功能余气量增加、肺交换面积减少，使麻醉加深较慢，药物时效显著延长，术后苏醒过程延长，偶有苏醒期烦躁不安。

（2）老年人禁食时间长，血管弹性较差，术前多合并高血压、贫血等慢性疾病，全身麻醉后易引起血压波动，除根据药代学特点酌情减少全身麻醉药物外，入室后应酌情予胶体液，合理应用血管活性药物，术中及时输血，高龄合并心血管疾病患者，输血指征可适当放宽，对于术前合并脑梗死患者，尽量保持麻醉后患者血压在患者的基础水平，避免围手术期再次发生脑梗死。

（3）老年人多合并低蛋白血症，肌松药代谢减慢，肌松药易残留，拔管前应常规进行肌松药拮抗，四个成串刺激（train of four，TOF）达到90%拔管才是安全的，同时咽喉反射不敏感，尤其是合并帕金森病患者，易导致反流误吸。

（4）预防性止吐及多模式镇痛的应用，合理应用药物，早期拔管，减少药物并发症和不良反应。

（5）全身麻醉状态下患者体温调节功能降低，老年人基础代谢率降低，低体温可使麻醉药作用时间延长，出血时间延长，使血液黏稠度增加，影响组织灌注，故术中应注意保温。

（6）近期研究发现，老年手术患者预后与麻醉方式密切相关，全身麻醉可能增加术后发生认知功能障碍、肺栓塞、心力衰竭等并发症的风险，另外，部分老年患者术前合并肺部感染、通气功能障碍、换气功能障碍等，全身麻醉气管插管增加因术后肺部并发症导致不能脱离呼吸机、拔除气管导管的风险，故有肺部感染或通气换气功能中重度减退患者，尽量避免全身麻醉，可考虑其他的麻醉方式。

三、脊髓麻醉与全身麻醉在老年髋部骨折的临床对比

脊髓麻醉与全身麻醉仍是大多数医院对老年髋部骨折患者的主要麻醉方法。两种麻醉方法的实施具有明显不同的优缺点（表3-1）。

表 3-1　脊髓麻醉与全身麻醉的优缺点

	脊髓麻醉（部位麻醉）	全身麻醉
优点	1. 属周围神经阻滞，患者清醒 2. 无须气管内插管通气 3. 无须使用肌松药 4. 减弱对手术的应激反应 5. 减轻高凝状态，降低静脉血栓发生率 6. 对生理功能干扰小（循环、胃肠），恢复较快 7. 可同期实施术后镇痛	1. 能满足各类手术需求 2. 麻醉安全性和患者舒适度高 3. 插管操作，耗时短 4. 进行抗凝的患者或凝血功能异常患者 5. 万能方法，其他麻醉方法失败后的挽救措施
缺点	1. 老年人脊柱退变、骨质增生或曾经手术腰椎穿刺可能不成功，有一定的失败率，需再改换为全身麻醉 2. 穿刺操作，耗时长 3. 潜在并发症的风险，如术后头痛、暂时性精神症状、神经损伤 4. 硬膜外和蛛网膜下腔血肿	1. 气道操作，可能有困难 2. 插管并发症，可能引起支气管痉挛、喉头水肿、肺不张、肺部感染 3. 应激反应大 4. 生理干扰大 5. 在具有慢性阻塞性肺病的老年人，发生呼吸系统并发症风险极大 6. 精神状态和脑功能变化
费用	价格低，便宜	价格高，昂贵

国内外不少学者比较了两种不同麻醉方法对老年髋部骨折患者的短期影响（如术后并发症、死亡率）。White 等（2014）分析了 59 191 例患者的麻醉方式与短期死亡率数据，30 130 例接受全身麻醉，22 999 例接受脊髓麻醉，结果发现，两组的 5 天累积死亡率（均为 2.8%，$P=0.991$）和 30 天死亡率（全身麻醉组 7.0%，脊髓麻醉组 7.5%，$P=0.053$）差异均无明显统计学意义。Fields 等（2015）利用美国 NSQIP 数据库，分析了 6 133 例髋部骨折手术患者，其中 4 318 例（70.4%）全身麻醉，1 815 例（29.6%）脊髓麻醉。单因素分析发现，脊髓麻醉组在输血率、深静脉血栓、泌尿道感染、全因并发症等方面均较全身麻醉组显著为低。经多因素回归分析（去除混杂因素），全身麻醉组的 30 天并发症发生率高于脊髓麻醉组（$P=0.000\ 2$）。Desai 等（2018）回顾性分析了 16 695 例年龄大于 65 岁的老年髋部骨折患者，57.7%（$n=9\ 629$）接受了全身麻醉，39.5%（$n=6\ 597$）接受了脊髓麻醉，2.8%（$n=469$）由脊髓麻醉不成功而转换为全身麻醉。结果发现，全身麻醉组（包括转换为全身麻醉组）的住院死亡率和全因再入院率均较脊髓麻醉组为高（$P<0.001$），但两组在其他并发症方面并无差别。笔者认为，如果可能，临床应尽量选择脊髓麻醉。

四、局部神经阻滞麻醉

（一）局部神经阻滞麻醉的优势

我国最新的老年人麻醉专家共识认为，出于对老年患者脆弱脑功能的保护，推荐在能够满足外科麻醉水平的条件下，优选使用神经阻滞技术，包括椎管内麻醉，外周神经阻滞麻醉等方式；对于术前服用抗凝药物的患者，如果没有时间进行抗凝药物的桥接治疗，可以优选外周神经阻滞技术实施麻醉。

外科术后快速康复是目前国内外均推荐的理念，而神经阻滞麻醉是快速康复外科的重要组成部分。神经阻滞麻醉仅阻滞单侧或部分肢体，对全身影响小，同时可阻断疼痛向中枢的传导，术后镇痛效果好，减少全身应激反应，尤其可减轻麻醉对危重老年患者心肺功能的影响，有利于术后早期下床活动和功能锻炼，可明显加速患者康复进程，最大程度减少术后并发症。近年来，随着超声可视化引导技术的普及，超声引导下神经阻滞麻醉因其麻醉效果确切、安全、舒适、便捷等优点，成为国内外医院麻醉科推荐应用的方法。并且术后连续神经阻滞镇痛可达到满意的镇痛效果，镇痛效果好，对安静及运动痛均有效。无恶心、呕吐、便秘、呼吸抑制、嗜睡等不良反应。可采用运动感觉分离的低浓度局麻药镇痛，仅阻滞感觉神经，不影响运动功能，利于术后患肢功能锻炼；可减少疼痛的中枢及外周敏化，抑制急性疼痛向慢性疼痛转化。

（二）髋关节的神经支配

完善的神经阻滞需熟练掌握手术部位的神经分布，老年股骨转子间骨折多采用髓外、髓内固定术或人工股骨头置换术，手术切口多位于大腿外侧，路径涉及皮肤、肌肉、骨骼及髋关节附近，切口仅皮肤就要涉及肋下神经外侧皮支、腰丛的股外侧皮神经、髂腹下神经外侧皮支、臀上神经皮支等，髋关节囊前部由股神经及闭孔神经关节支支配，髋关节囊后方由股方肌肌支的关节分支、臀上神经、坐骨神经关节支支配（图3-1），股骨上端及转子受股外侧肌肌支、股中间肌肌支、闭孔神经及坐骨神经支配。腰丛由L_1至L_3脊神经的前支及T_{12}、L_4脊神经的部分前支组成，其发出股神经、股外侧皮神经、闭孔神经、髂腹下神经、髂腹股沟神经及生殖股神经等，而骶丛由L_4脊神经的前支的一部分、L_5脊神经前支及全部的骶神经和尾神经组成，其在梨状肌附近发出坐骨神经、股后皮神经、臀上神经、臀下神经及阴部神经等，故股骨转子间骨折手术涉及的神经主要由腰丛及骶丛组成。

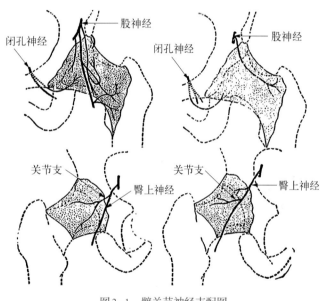

图3-1 髋关节神经支配图

（三）神经阻滞麻醉在老年股骨转子间骨折手术中的应用

完善的神经阻滞技术需要熟练的解剖学知识，由以上分析可知，股骨转子间骨折手术神经阻滞麻醉常采用腰丛+坐骨神经阻滞，这种神经阻滞麻醉仅阻滞需手术的单侧肢体感觉和运动神经，无须气管插管，对全身影响小，特别适用于合并心肺疾病的老年股骨转子间骨折患者，减少慢性阻塞性肺疾病、术后肺部感染、深静脉血栓等并发症，可加速患者康复，提高危重患者生存率。当因手术入路不同及神经解剖的变异，导致部分患者腰丛联合坐骨神经阻滞不能达到完善的麻醉要求时，可复合少量的丙泊酚静脉输注。

腰丛有后路腰丛、前路腰丛及腰大肌间隙入路等阻滞途径，后路腰丛阻滞时，由于此处神经较集中，阻滞效果较好，但后路腰丛阻滞操作患者需取侧卧位，穿刺点在髂嵴连线的脊柱旁，位置相对较深，超声显影效果欠佳，穿刺时易误伤血管及肾脏，对凝血功能也有一定的要求；同时阻滞时需一次注射大剂量局麻药，存在蛛网膜下腔和硬膜外间隙扩散或血管内注射的风险，易导致严重并发症；而侧卧位的摆放也大大增加了患者的痛苦。

笔者推荐采用前路腰丛阻滞替代后路腰丛阻滞。技术方法如下：前路腰丛阻滞即在患者腹股沟部位股神经外侧突破阔筋膜及髂筋膜后（图3-2），向上注入局麻药，使足量的局麻药向上方的腰大肌扩散而阻滞在此处较靠近的股神经、股外侧皮神经及闭孔神经，尽管对此有争议，有学者认为腰丛神经在此处较分散，但笔者长期的临床实践发现，这种前路腰丛镇痛效果是确切的。由于穿刺点位置表浅，超声下可清晰显影，对凝血要求也不高，穿刺难度低，平卧体位即可进行穿刺，无须改变体位，可极大减轻股骨转子间骨折患者的痛苦。当阻滞起效后再翻身侧卧完成骶丛神经阻滞，较后路腰丛阻滞具有明显优势，当然最好再复合股外侧皮神经阻滞，可减少部分患者划皮时的疼痛。

髂筋膜间隙阻滞也是转子间骨折临床可应用的麻醉和镇痛方法（图3-3），这种阻滞方法进针点比前路腰丛更靠近外侧。髂筋膜间隙为一潜在间隙，其前方以髂筋膜为界，后方以髂腰肌为界，髂筋膜下覆盖有股神经、股外侧皮神经、闭孔神经及生殖股神经，Dalens等认为，注射在髂筋膜下的局麻药在髂筋膜间隙内扩散，可同时阻断股神经、股外侧皮神经和闭孔神经。尽管有学者研究认为，这样只能阻滞股神经、股外侧皮神经及闭孔神经前支，但笔者前期研究结果显示，它的镇痛效果与前路腰丛阻滞相似，但对股外侧皮神经阻滞效果更好。国外急诊室常将髂筋膜间隙阻滞作为老年股骨颈骨折患者的急诊镇痛方式。

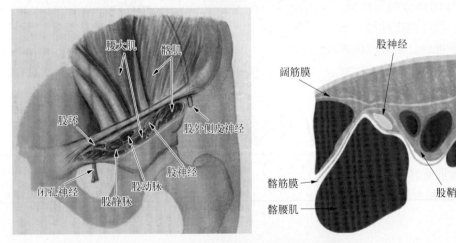

图3-2　前路腰丛阻滞示意图

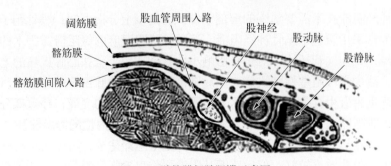

图3-3　髂筋膜间隙阻滞示意图

（四）神经阻滞麻醉相关风险及控制措施

神经阻滞麻醉尽管有许多优势，尤其适用于心肺功能较差又无法行脊髓麻醉的老年转子间骨折患者，但是任何事物都具有两面性，神经阻滞麻醉也存在以下风险。

（1）神经损伤：多因操作不熟悉或暴力操作造成，可能导致术后局部皮肤感觉缺失、麻木，严重者可导致肌力减低、肢体瘫痪等。风险控制措施：为减少神经损伤的发生，术前需了解患者有无潜在的微血管病变（吸烟、高血压及糖尿病等）、化疗药导致的神经病变（顺铂、奥沙利铂等）和中枢神经系统病变（多发性硬化、肌萎缩侧索硬化和小儿麻痹症等），尤其是已存在亚临床损伤的患者，是神经阻滞后神经损伤的高危人群。同时强调神经阻滞操作必须在患者清醒或浅镇静下进行，以减少穿刺损伤，当然操作者必须具备熟练的解剖知识及一定的超声基础且接受过专业培训；术后加强随访，及时发现并处理。一般感觉异常等感觉神经损伤症状，2周左右可恢复，持续6～12个月的神经损伤（运动功能丧失或严重神经病理性疼痛）非常罕见。

（2）局麻药中毒：多因局麻药误入血管或局麻药过量造成，轻症者表现为耳鸣、头痛、出汗、烦躁不安、心率增快等症状，严重者表现为肌肉抽搐呈全身强直，阵挛性惊厥，频繁发作者有明显发绀及呼吸困难甚至心跳、呼吸骤停。风险控制措施：穿刺注药时应注意回抽无血，以防局麻药误入血管，同时局麻药应用应小于每种药物极量（单次罗哌卡因给药剂量应小于200 mg，利多卡因小于400 mg），老年患者更应酌情减量，手术室需常备抢救用药脂肪乳剂。

（3）麻醉效果不佳：多因神经超声下显影不清晰或术者操作不熟练造成，局麻药未能准确注射在目标神经周围并包裹神经。个别患者可因神经走行或分布变异导致麻醉效果不佳。

五、联合麻醉

联合麻醉是指在麻醉过程中，同时或先后采用两种或两种以上的麻醉技术。联合麻醉在提高麻醉质量、保证患者安全方面发挥重要作用。老年股骨转子间骨折部位神经支配包括腰丛、骶丛及肋下神经，目前较常用的联合麻醉方法包括：脊髓麻醉＋神经阻滞麻醉、全身麻醉＋神经阻滞麻醉、神经阻滞麻醉＋MAC等。

（一）联合麻醉的优点

（1）因个体差异，神经分布变异较大，神经阻滞联合全身麻醉或脊髓麻醉可达到更完善的麻醉效果，术后可连续神经阻滞镇痛，患者围术期安全性更高。

（2）可极大减少全身麻醉药物应用，尤其是肌松药，患者术后恢复快，相关并发症减少。

（3）手术麻醉操作常导致患者焦虑紧张，交感神经兴奋氧耗增加，静脉复合镇静药，如右美托咪定等，可消除患者对手术和麻醉的恐惧心理，更加平稳安全地度过手术期，这种方法也是目前国际上推荐采用的MAC。

（二）联合麻醉在老年股骨转子间骨折手术中的应用

方案一：上海市第六人民医院推荐的联合麻醉方法，腰丛＋骶丛＋T_{12}～L_1椎旁阻滞＋丙泊酚靶控输注，术中保留自主呼吸。方法具体如下：术前30分钟行超声引导下腰骶丛、T_{12}～L_1椎旁阻滞（0.375%罗哌卡因：50 mL），术前5分钟给予丙泊酚靶控输注（1.5 μg/mL），根据镇静深度、呼吸频率、血压、心率，调节靶控输注速度。要点：维持镇静深度在Ramsay评分5，维持呼吸频率12～18次/分，扩髓之前增加目标浓度0.2 μg/mL。此方法可降低患者的应激水平，较少的干扰患者循环、呼吸生理，良好的术后镇痛可使患者早期下床活动。

方案二：笔者团队采用的联合麻醉方法，具体如下。

（1）前路腰丛＋脊髓麻醉：前路腰丛位置表浅，平卧体位进行阻滞，可减轻患者痛苦，当阻滞起效后再翻身侧卧完成脊髓麻醉。这种方法麻醉效果确切，前路腰丛阻滞时可留置导管行术后连续神经阻滞镇痛。这种麻醉方式适用于术前有肺部感染、肺功能储备差、难以耐受全身麻醉的老年转子间骨折患者。

（2）前路腰丛＋喉罩全身麻醉：适用于无严重肺部疾病及有腰椎疾病或腰椎手术史不适宜脊麻的患者。与单纯全身麻醉相比，前路腰丛阻滞复合全身麻醉应用于老年转子间骨折手术患者可减少全身麻醉药物应用，患者恢复快，这种麻醉方法是否会降低老年患者术后认知功能障碍的发生，是笔者正在做的研究。这种麻醉方式的优势之一是术后也可采用连续神经阻滞的镇痛方式。

（3）前路腰丛＋骶丛阻滞＋MAC：是笔者研究小组目前最常采用的麻醉方式。适用于术前合并症多、心肺情况较差、难以耐受全身麻醉，以及既往有腰椎手术史、腰椎间盘突出的无法施行脊麻的老年危重股骨转子间骨折患者。此类患者均辅以监测麻醉方法，镇静药物常选用静脉泵注右美托咪定，操作前静脉泵给予负荷剂量1 μg/kg，持续10分钟，老年患者一定要酌情减量，以后以0.3～0.7 μg/（kg·h）维持。这种麻醉方式术后采用以连续前路腰丛为主的多模式镇痛方法，神经阻滞前可超前镇痛予非甾体抗炎药帕瑞昔布及小剂量地塞米松预防性止吐治疗，术毕可再予5-羟色胺受体阻滞剂雷莫司琼预防性止吐。这种麻醉方法患者无须留置导尿，术后2小时后即可进食，术后可采用连续前路腰丛神经阻滞镇痛，效果好，并发症少，患者术后下床早，恢复快，满意度高，其不失为危重老年转子间骨折的适宜麻醉方法。

（余 斌）

第二节 围手术期疼痛管理

1. 老年患者无痛病房的建设　　　3. 超声引导下的镇痛技术
2. 多模式镇痛和四阶梯镇痛原则

无痛病房的目标是以患者为中心，在患者就诊住院手术期间，合理评估疼痛，制订有效治疗方案，将疼痛最小化，减少各种并发症，使患者更舒适地度过围手术期。从伦理和人道的角度上，得到疼痛的缓解是患者的基本人身权利，也是社会物质文化水平和生活质量提高的必然结果。2010年，中华医学会麻醉学分会疼痛治疗专业委员会提出了借鉴国际无疼痛病房管理经验，中国也要建立无痛病房。

2017年，《中国老年髋部骨折患者麻醉及围术期管理指导意见》建议，由于髋部骨折老年患者多伴有重度疼痛，入院后应立即进行疼痛评估，建议尽早（入院30分钟内）开始镇痛治疗。不提倡术前牵引，建议尽早手术。超声引导下髂筋膜间隙阻滞镇痛操作简单有效，容易掌握，应在急诊室内早期开展。充分的术前镇痛，不仅可防止痛觉过敏的发生，也可减缓术后镇痛的程度。

由于股骨转子间骨折手术类型及切口大小的不同而引起的疼痛程度也不同，但不论采用了何种手术类型，都需尽早进行疼痛治疗。术后镇痛首选神经阻滞技术，效果较好的方法包括髂筋膜间隙阻滞、股神经阻滞、腰丛阻滞及上述技术的联合。目前认为闭孔神经联合股外侧皮神经阻滞是术后镇痛最有效的阻滞方案。次选硬膜外镇痛，可明显缓解髋部手术后静息和运动痛评分，但术后活动能力并无明显改善。外周神经阻滞镇痛效果接近硬膜外镇痛。手术切口局部浸润，在髋部手术后的镇痛效果不佳。

一、老年患者无痛病房的建设

无痛病房的建设要本着"一切以患者为中心，一切为了解除患者的疼痛"的服务理念，医护人员共同努力，应用全程无痛、预防性镇痛、安全镇痛等新理念，采用多模式、多阶段、多途径的四阶梯镇痛原则，使者安全、舒适地度过围手术期和康复期。

对于股骨转子间骨折的老年患者，无痛病房的建设更为重要，股骨转子间骨折老年患者术前常并存多种合并症，如镇痛不良会加重患者胃肠功能紊乱、心动过速、焦虑、内分泌失调、失眠等，患者也会因疼痛而不敢进行功能锻炼则更容易出现深静脉血栓、肺栓塞、感染、术后关节僵硬等并发症，同时术后急性疼痛控制不良也可转化为慢性疼痛，严重影响手术的预期和术后康复。

1. **疼痛知识培训** 建立无痛病房首先要对全体护士进行疼痛护理的相关知识培训。护士是患者疼痛状态的主要评估者之一，是其他专业人员的协作者，是疼痛患者及家属的教育者和指导者，也是镇痛措施的具体实施者之一。通过外出学习培训及邀请专家授课，使病房护士系统掌握疼痛护理知识，包括疼痛的病理生理、疼痛评估与干预、药物作用与不良反应、人文关怀及疼痛控制理论、围手术期镇痛新概念、患者和家属的教育与咨询等相关知识。运用情景模拟演练、角色扮演、护理业务查房、病例讨论、实践指导等多种形式提高临床实践能力。同时建立无痛病房相关宣传展板，在每个病房门后张贴疼痛患者教育手册，床尾一览卡标有无痛病房标识卡。

2. **疼痛筛查及评估** 疼痛程度可通过数字评分量表和面部表情疼痛分级量表对老年患者进行评估，数字等级评价量表（numeric rating scale，NRS）用0～10代表不同程度的疼痛，分为无（0）、轻度（1～3）、中度（4～6）、重度（7～10）四个等级。对于交流困难或无语言交流能力的老年患者，使用面部表情疼痛分级量表。患者入院后即填写疼痛评估记录单，记录项目包括日期、疼痛时间、部位、强度、频率、影响睡眠情况、镇痛措施和效果、护士签名，每8小时评估1次。对于患者术后疼痛，可使用术后镇痛泵并由麻醉科医生主导的术后急性疼痛管理小组和病房护士每6小时评估1次。如果评分≥5分，则需要实施进一步的镇痛措施及效果评价，并对由于镇痛药物引起的各种不良反应进行处理。当术后2天镇痛泵去除之后，可在科室主任的指导下，由经治医生根据患者情况，再次设定个体化的疼痛治疗方案，经过审核后予以执行。

3. 疼痛干预　　疼痛干预措施包括一般性措施、非药物性干预措施及药物镇痛。

（1）一般性措施：包括保持病房合适的温度与湿度，保持空气流通、光线适宜，保持患者舒适的卧位，体位轻柔操作，固定引流管等。

（2）非药物性干预措施：包括物理治疗（冷敷、热敷、针灸、按摩、经皮电刺激疗法）、心理干预、放松疗法、分散注意力（音乐疗法）和自我行为疗法。

（3）药物镇痛：包括按阶梯给药、口服给药、按时给药、个体化给药、WHO四阶梯给药法止痛。为了减轻患者疼痛，提高患者的生活质量，以无痛为目标，进行无痛检查和无痛操作（无痛静脉注射、无痛导尿、无痛中心静脉穿刺）。

股骨转子间骨折老年患者的围手术期镇痛方案，建议在实施手术麻醉的医师及急性疼痛管理小组指导下实施。具体方案需参考手术类型和预期术后疼痛强度及麻醉医师对各种麻醉方法的熟练程度，综合考虑各种治疗的利益风险后进行方案制订。疼痛治疗要及早开始，个体化镇痛、多模式镇痛，镇痛方式可选择区域阻滞、硬膜外或静脉镇痛等来减轻患者术后疼痛。为患者制订个体化的镇痛方案，尽量将疼痛控制在微痛甚至无痛的范围内，同时降低镇痛所带来的恶心呕吐等一系列不良反应，使患者安全舒适地度过围手术期和功能康复期。

无痛病房的创建体现了新时代医务工作者更高的技术境界和对患者强烈的人道主义关怀，是一种全新的无痛管理理念和服务模式，无痛诊疗体系时时刻刻让患者体会到无痛关怀，提高患者生活质量、满意度和舒适度。

二、多模式镇痛和四阶梯镇痛原则

（一）多模式镇痛

多模式镇痛（multimodal analgesia）指联合应用作用机制不同的镇痛药物或不同镇痛方法实施镇痛。由于其作用机制不同而互补，镇痛作用可相加或协同；同时每种药物的剂量减小，副作用相应降低，从而达到最大的效应与副作用比。

1. 多模式镇痛的理论基础　　联合应用不同作用机制的镇痛药物或/和多种镇痛方法，作用于疼痛病理生理机制的不同时相和不同靶位，主要为外周损伤处、传导疼痛的周围神经、脊髓背根、脑及疼痛的下行调控系统，以求达到完美镇痛并尽可能减少单一药物和单一方法的不足与副作用。

2. 镇痛药物的联合应用

（1）阿片类药物（包括激动剂或激动-拮抗剂）或曲马多与对乙酰氨基酚联合：对乙酰氨基酚的每日量为1.5～2.0 g时，阿片类药物可减少20%～40%。

（2）对乙酰氨基酚与非甾体抗炎药联合：两者各使用常规剂量的1/2，可发挥镇痛协同作用。

（3）阿片类药物或曲马多与非甾体抗炎药联合：常规剂量的非甾体抗炎药使阿片类药

物用量减少20% ～ 50%，使术后恶心呕吐、镇静发生率降低20% ～ 40%。术前开始使用在脑脊液中浓度较高的COX-2抑制剂（如帕瑞昔布），具有抗炎、抑制中枢和外周敏化的作用，并可能降低术后急性疼痛转变成慢性疼痛的发生率。

（4）阿片类药物与局麻药联合：用于患者自控硬膜外腔给药镇痛（patient controlled epidural analgesia，PCEA），阿片受体激动－拮抗剂布托啡诺亦可单独或与非甾体抗炎药、对乙酰氨基酚、曲马多等合用于患者自控静脉持续镇痛，与局麻药合用于PCEA。

（5）氯胺酮、可乐定等与阿片类药物联合：也可使用三种作用机制不同的药物实施多靶点镇痛。

对于股骨转子间骨折的老年患者，由于非甾体抗炎药在老年患者中不良反应增加，包括消化道出血和肾脏毒性，建议谨慎使用。对乙酰氨基酚相对安全，建议作为预防性镇痛和多模式镇痛的选择。建议谨慎应用阿片类药物；如果使用，应加强术后呼吸功能监测以防止呼吸抑制导致严重并发症。

3. 镇痛方法的联合应用 　主要指局麻药（切口浸润、区域阻滞或神经干阻滞）与全身性镇痛药（非甾体抗炎药、曲马多或阿片类药物）的联合应用。对于股骨转子间骨折的老年患者，建议采用以区域阻滞技术为主的多模式镇痛。

4. 根据不同类型手术后预期的疼痛程度推荐实施的多模式镇痛方案 　股骨转子间骨折的老年患者，根据骨折是否移位及老年患者自身情况手术类型可采用髓外、髓内固定术或人工股骨头置换术，由于手术切口、方式不同及个人对疼痛的敏感性不同，术后疼痛程度亦不同。但无论哪种手术方式，如有条件均建议采用以患者自控镇痛为主的多模式镇痛技术。可根据麻醉医师对麻醉方法的熟练掌握程度，优选患者自控连续神经阻滞镇痛技术，其次也可选患者自控连续硬膜外镇痛技术（可能应用抗凝药物，注意置管和拔管时间），最后还可选用患者自控连续静脉镇痛技术（对活动痛效果略差，不良反应多）。

（二）四阶梯镇痛原则及股骨转子间骨折老年患者术后镇痛药使用特点

四阶梯镇痛基本原则为：按阶梯给药，无创给药，按时给药，用药个体化，注意具体细节。

1. 按阶梯给药 　第一阶梯为非阿片类药物，如塞来昔布、美洛昔康、尼美舒利等；第二阶梯为弱阿片类药物，如可待因、盐酸曲马多缓释片等，适用于第一阶梯镇痛药效果不理想的患者；第三阶梯为强阿片类药物，如盐酸哌替啶、吗啡、芬太尼等，适用于重度疼痛的内脏痉挛痛，大中型手术后疼痛；第四阶梯为介入治疗、神经阻滞疗法和植入式输注系统等。

2. 股骨转子间骨折老年患者术后镇痛用药特点 　包括以下几个方面。

（1）随着增龄，人体各脏器老化、功能减退，影响老年患者药物代谢和药效的因素包括心输出量下降，肌肉比例降低，脂肪比例增加，脑血流和脑组织容积减低，肝、肾功能减退，如合并血浆白蛋白减低，更导致游离药物浓度增加，峰浓度易升高，药效增强，对血浆蛋白结合力高的非甾体抗炎药和舒芬太尼更为明显。故这些药物剂量在老年患者原则上应减少25% ～ 50%，用药间隔应适当延长。

（2）股骨转子间骨折老年患者常合并高血压、冠心病、糖尿病、慢性阻塞性肺疾病，更易导致心血管不良事件和呼吸抑制。

（3）老年患者可能同时服用多种药物，更易发生药物相互作用而改变药效，使药物的反应难于准确预测。

（4）应尽量避免使用有活性代谢产物的药物。芬太尼、舒芬太尼、羟考酮和氢可酮几乎不产生活性代谢产物，可安全用于中等以下肝功能损害的老年患者；曲马多和阿片受体激动－拮抗药布托啡诺、地佐辛等呼吸抑制作用轻微，但应注意过度镇静可能导致呼吸道不通畅；吗啡疗效确切，其代谢产物虽有活性，但作用易于预测，短时间使用不产生镇痛耐受，仍可安全应用于老年患者。

（5）老年镇痛必须有更精确的个体化镇痛方案和更严密的监测，静脉注射时应采用缓慢的速度推注，注药后应有严密监测，应注意在达到理想镇痛效果的同时，尽可能减少副作用。老年患者使用阿片类药物更易于发生呼吸抑制。

（6）老年是非甾体抗炎药的危险因素，即使短期使用也易导致心肌缺血、高血压难于控制、肾功能损害和出血等不良反应，使用时需慎重权衡治疗作用和不良反应，应酌情减少剂量。

笔者团队对股骨转子间骨折老年患者进行围术期的麻醉镇痛方案，参考手术类型和预期术后疼痛强度，采用个体化镇痛、多模式镇痛，综合考虑各种治疗的利益风险进行方案的制订。对于无严重心血管疾病及肝、肾功能不全患者，术前可服用选择性COX-2抑制剂塞来昔布200 mg，每日2次，2～3天，手术前帕瑞昔布40 mg静脉推注，根据患者具体情况采用连续前路腰丛阻滞联合脊髓麻醉、喉罩全身麻醉、骶丛阻滞麻醉，无须阻滞创口皮支神经，划皮前辅以小剂量丙泊酚，术中联合右美托咪定静脉泵注镇静，手术结束前30分钟肌肉注射κ受体激动剂地佐辛5 mg，使用5-羟色胺受体阻滞剂雷莫司琼和小剂量地塞米松预防性止吐。术后选择使用连续前路腰丛阻滞的患者自控连续神经阻滞镇痛技术为主、选择性COX-2抑制剂帕瑞昔布间断静注为辅的多模式镇痛技术。经临床数百例患者验证，镇痛效果良好，不良反应少，患者满意度高。

三、超声引导下的镇痛技术

传统的镇痛技术是以阿片类药物镇痛为主，恶心、呕吐、嗜睡、便秘、尿潴留及呼吸抑制发生率高，同时阿片类药物仅对静止痛有效，对运动痛效果较差。近几年，随着超声可视化神经定位技术的发展，超声引导的连续神经阻滞技术在骨科患者术后应用越来越广。这种镇痛技术采用局麻药物镇痛，减少了围手术期阿片类药物的用量及患者恶心呕吐等不良反应的发生，与静脉及硬膜外镇痛相比，镇痛效果更好而不良反应少，增加了患者的舒适度，同时低浓度的局麻药仅阻滞感觉神经，不影响患者早期的康复训练，可促进患者术后功能恢复，减少术后慢性疼痛综合征的发生率。

对于股骨转子间骨折老年患者术前及术后镇痛可实施的超声引导下的神经阻滞技术包括髂筋膜阻滞、股神经阻滞、前路腰丛阻滞及后路腰丛阻滞技术等。

1. 髂筋膜阻滞　患者平卧位，高频线阵超声探头长轴垂直置于腹股沟韧带中点与外三分之一的连接处，深度约2.7 cm，采用短轴平面外技术扫查确定"领结"结构，包括缝匠肌、腹内斜肌、阔筋膜、髂筋膜和髂肌（图3-4）。在髂筋膜与髂肌之间注射0.5%罗哌卡因20 mL或1%利多卡因+0.25%罗哌卡因20 mL。

2. 股神经阻滞　　患者平卧位，高频线阵超声探头置于腹股沟韧带中点附近，深度约2.7 cm，超声下可见搏动的股动脉，股神经在股动脉的外侧，为直径1 ～ 2 cm的三角形高亮度显影，可采用短轴平面内技术，由外向内进针，在股神经鞘内上下各注入10 mL局麻药物（图3-5）。

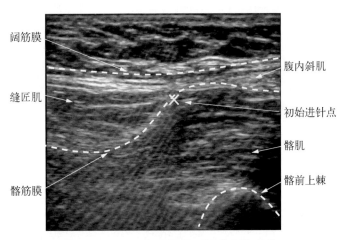

图3-4　超声图示髂筋膜阻滞"领结"结构

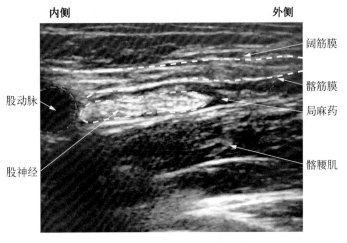

图3-5　超声图示股神经阻滞示意图

3. 前路腰丛阻滞（即3合1阻滞）　　患者平卧位，高频线阵超声探头置于腹股沟韧带中点附近，深度约2.7 cm，超声下可见搏动的股动脉，股神经在股动脉的外侧，成高亮度显影，可采用短轴平面外技术，与皮肤约呈45°角，针尖朝向头侧，在股神经外侧进针并注入20 ～ 25 mL局麻药，可见股神经被药液包裹（图3-6）。

4. 后路腰丛阻滞　　入路较多，此处介绍经典的三叉戟入路。患者侧卧，低频凸阵探头与距脊柱后正中线3 ～ 4 cm处平行放置于L_2 ～ L_4横突断面，可见横突形成的三片声影，腰丛位于两横突间肌下1.5 ～ 2 cm，采用平面外技术注入以上配方局麻药物20 mL即可（图3-7）。

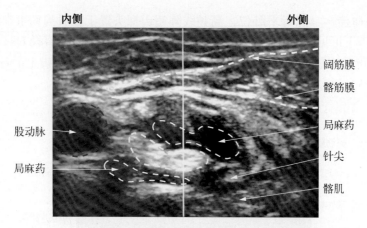

图3-6 超声前路腰丛阻滞示意图

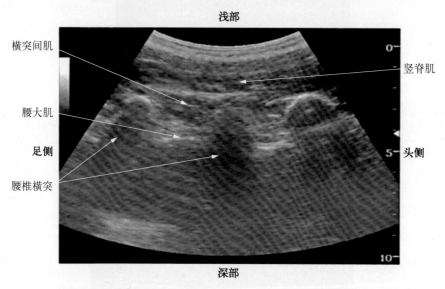

图3-7 超声图示后路腰丛阻滞示意图（三叉戟入路）

（余 斌）

参考文献

1. 中华医学会麻醉学分会老年人麻醉学组，2017. 中国老年髋部骨折患者麻醉及围术期管理指导意见. 中华医学杂志，97（12）：897-905.
2. Desai V, Chan P H, Prentice H A, et al., 2018. Is anesthesia technique associated with a higher risk of mortality or complications within 90 days of surgery for geriatric patients with hip fractures?. Clin Orthop Relat Res, 476(6): 1178-1188.
3. Fields A C, Dieterich J D, Buterbaugh K, et al., 2015. Short-term complications in hip fracture surgery using spinal versus general anaesthesia. Injury, 46(4): 719-723.
4. Garip L, Balocco A L, Van Boxstael S, 2021. From emergency department to operating room: interventional analgesia techniques for hip fractures. Curr Opin Anaesthesiol, 34(5): 641-647.
5. Makkar J K, Singh N P, Bhatia N, et al., 2021. Fascia iliaca block for hip fractures in the emergency department: meta-analysis with trial sequential analysis. Am J Emerg Med, 50: 654-660.

6. Neuman M D, Rosenbaum P R, Ludwig J M, et al., 2014. Anesthesia technique, mortality, and length of stay after hip fracture surgery. JAMA, 311(24): 2508−2517.

7. Qiu C, Chan P H, Zohman G L, et al., 2018. Impact of anesthesia on hospital mortality and morbidities in geriatric patients following emergency hip fracture surgery. J Orthop Trauma, 32(3): 116−123.

8. Van Waesberghe J, Stevanovic A, Rossaint R, et al., 2017. General vs. neuraxial anaesthesia in hip fracture patients: a systematic review and meta-analysis. BMC Anesthesiol, 17(1): 87.

9. Yu B, He M, Cai G Y, et al., 2016. Ultrasound-guided continuous femoral nerve block vs continuous fascia iliaca compartment block for hip replacement in the elderly a randomized controlled clinical trial. Medicine, 95(42): e5056.

10. Yu B, Hu X, Zou T, et al., 2015. Effects of postoperative continuous femoral nerve block analgesia with braun continuous peripheral nerve block catheter set versus novel needle-over-cannula after total knee arthroplasty. Med Sci Monit, 21: 1843−1849.

11. Yu B, Zou T, He M, et al., 2015. Special needle over cannula for postoperative analgesia in geriatric lower extremity joint arthroplasty. Int J Clin Exp Med, 8(3): 3907−3911.

第四章
老年髋部骨折的治疗原则

随着老龄化社会的到来，股骨转子间骨折在近10～20年来一直是创伤骨科的临床和研究热点。但遗憾的是，过去的几十年，医学界对老年股骨转子间骨折的治疗并未取得明显的改观，患者的死亡率没有明显的下降，功能恢复也无明显的提高。分析原因，可能与以下几个认识误区有关。

（1）接受骨折的短缩和内翻，只要能够愈合就好，畸形愈合被认为是理所当然"正常的"，而这类畸形愈合在身体的其他部位是不能接受的。

（2）骨折复位并不影响滑动固定系统，旋转也没有关系，骨折最终将通过滑动塌陷而相互坐实获得稳定。

（3）特别强调股骨头内拉力螺钉的位置（如尖顶距），认为其重要性超过骨折的复位质量。

（4）只要骨折能够愈合，内植物不断裂失败，就是治疗成功，而对骨折的解剖复位、恢复良好的功能很少追求。

（5）骨科医生仅是固定骨折，忽视对整个肌骨系统的治疗。

（6）老年髋部骨折患者，是"医院里身体条件最差的患者"，本身就是治疗上"最困难的患者"，医生、患者、家属均处于"两难境地"。

（7）老年髋部骨折患者的"快速通道""绿色通道""多学科协作""共管"，在我国的现有医疗体制下，很难实现。

（8）老年髋部骨折的治疗花费巨大，治疗后的康复训练、恢复功能，更是花费巨大。

（9）老年人骨质疏松，全身情况差，对治疗效果不能要求过高，不痛、不出现内外科并发症，就是成功了。

（10）其他因素，如文化认知、经济能力、子女照顾、养老服务等。

当前治疗老年髋部骨折的医疗模式正在发生改变，包括强调多学科协作，追求最佳的功能恢复、预防再次骨折等，相信在不远的将来，老年髋部骨折的治疗效果将有较大的改观。

第一节　老年髋部骨折的治疗目标

老年髋部骨折被称为"人生最后一次骨折"（the last fracture in life），意为：患者经历此次骨折后（很可能死亡），就不会有再次骨折（的机会）了。同样，老年髋部骨折患者往往被称为"医院中最差的患者"（the poorest patient in our hospital，指身体状况）。这些通俗的说法，形象地体现了老年髋部骨折治疗上的困难。患者不仅有严重的骨质疏松，使骨折的牢靠固定非常困难；而且有多种机体合并症，身体储备力低，更易出现各种并发症甚至死亡。

因此，临床上对于老年髋部骨折患者，必须按照其骨折前的身体状况和功能状态，对总体的身体条件进行分类，对每一类患者制定合理的切实可行的预期治疗目标（表4-1）。

表4-1 根据身体状况制定骨折治疗目标

	分 类	骨折前身体状况	骨折治疗目标
1	老年痴呆，卧床患者	不能配合治疗，无活动需求	无痛，方便搬动与护理
2	衰弱，伴有多种内科合并症	仅能室内活动，容易出现器官并发症	恢复功能，但很难
3	相对较好的高龄老人	可以室外活动，身体相对尚好	恢复到骨折前的功能状态
4	相对年轻的活跃老人	外出购物访友，身体相对很好	术后第一天即恢复独立的生活自理能力

（张世民）

第二节 老年髋部骨折的临床治疗流程

1. 急诊
2. 术前检查评估与准备
3. 手术治疗方法的选择原则
4. 手术当日
5. 术后第1天

6. 术后第2天及以后
7. 术后物理治疗
8. 术后职业治疗
9. 出院回家
10. 根据术前能力制定合理的康复目标

对老年髋部骨折，尽早手术以减轻疼痛，允许患者早期下床活动，避免卧床的相关并发症，已成为公认的最佳治疗方法。老年髋部骨折的手术方法已相当成熟，治疗成功率很高。但由于老年患者常存在较多的合并症，内科情况的评估和调整，麻醉及手术时机的确定，需要骨科、麻醉科和老年内科等多个科室的参与。传统的会诊模式治疗效率较低，手术前等待时间长。

国际上有很多的研究和指南认为，老年髋部骨折属于亚急性手术疾病，建议在48小时内完成老年髋部骨折手术。目前欧美发达国家大多能在24小时内完成手术。因为尽早手术不仅可以减轻患者痛苦，缩短住院时间，减少医疗花费，还可能降低患者的死亡率。因此，对老年髋部骨折患者，需要改变传统的急诊流程，多个学科早期参与评估、调整，及早安排手术治疗。近年来，许多国家和学术组织均发布了针对老年髋部骨折的诊治指南和专家共识。

一、急诊

对年龄≥60岁（65岁）的老年人如怀疑髋部骨折，应详细询问病史，确定患者的损伤机制（跌倒）、合并症和用药情况。独居的老年人可能由于延误就诊而伴发脱水、谵妄和营养耗竭，这类患者需评估其血流动力学稳定性、生命体征和尿量情况。

急诊拍摄3张X线片：骨盆正位、患髋正位、股骨近段侧位。如果X线片确诊为髋部骨折，则麻醉科进行局部神经阻滞，如超声引导下的髂筋膜阻滞，减轻骨折疼痛。拟手术治疗的患者，开通绿色通道，快速进行检查，如在急诊即拍摄正位胸片，进行骨折的CT扫描检查，免得住院后再搬动患者至放射科。对有瘀斑、肿胀和疼痛的其他部位亦应摄片。

如果X线片对髋部骨折线显示不清，则在轴向牵引下内旋髋关节，拍摄正位片。如果普通X线片没有发现明显的异常，但患者的临床症状体征（髋关节活动时腹股沟疼痛或轴向叩击痛）高度怀疑骨折，则MRI摄片可发现隐匿的骨折。

CT扫描及电脑处理后（3D），能发现多平面的骨折线，对复杂骨折的深入认识和手术计划的制订，很有帮助。

二、术前检查评估与准备

患者入院后，急诊抽血进行常规化验检查，加快报告流程。对有心肺疾病、机体功能衰弱或老年痴呆症患者，常规进行动脉血气分析，作为评估的基线。

在患肢下垫枕以使髋关节略屈曲。不用骨牵引或皮肤牵引，因为：①牵引使髋关节相对伸展，降低了髋关节腔的容量，使关节腔内压力增加，将加重患肢的疼痛（对关节囊内的股骨颈骨折而言）；②牵引也使下肢固定在一个体位，长久不活动容易发生皮肤压疮。使用注射或口服麻醉性镇痛药。鼓励患者用手拉住床头吊架帮助移动身体。使用简易肺量计（spirometer），鼓励练习深呼吸和咳嗽，锻炼肺活量。静脉补液进行体液置换，并插导尿管监测排出尿量。鼓励患者进行足踝活动，通过肌肉收缩促进静脉血液流动。在双下肢应用间歇空气脉动靴（pneumatic impulse boots），促进静脉回流。进行下肢血管的超声检查，排除深静脉血栓形成。

老年人重要器官和系统的合并症较多。详细了解患者的全身情况，尤其重要脏器系统的合并症和用药情况，进行合理的调整，对减少手术风险和并发症有重要意义。心肺疾病是影响老年人能否耐受手术、长时间卧床或参加康复训练的主要指标。术前应针对患者的合并症，进行包括内科医生在内的多学科会诊。同时召开"圆桌会议"，与患者家属交流沟通，了解其功能需要、社会联系、经济来源和出院后的居住问题等，及早启动社会服务系统。

如果拟行手术治疗，在患者的全身情况稳定之后，应尽早手术，争取在48小时甚至24小时内完成。延迟手术的正当理由，仅仅是为了进一步治疗、调整患者的危及生命的内科合并症。麻醉科医生尽早介入患者的病情评估，及时与骨科和老年病科医生沟通，尽早制订麻醉方案。

经多学科协商后，如果选择了非手术治疗（图4-1），如受伤前即不能行走的患者伴有全身情况差、手术风险极大等，则在止痛的前提下鼓励患者及早起床活动，维持心肺功能，预防并发症。如果患者度过了急性期，则可坐轮椅移动、活动。保守治疗老年髋部骨折有极高的致死率。韩国Yoon等（2013）总结28例保守治疗的老年髋部骨折患者，其中10例为全身情况太差不能耐受手术，18例为经济困难不能承担费用，结果3个月后保守治疗组死亡率达54%，而同期配对的56例手术治疗的患者死亡率仅为9%。

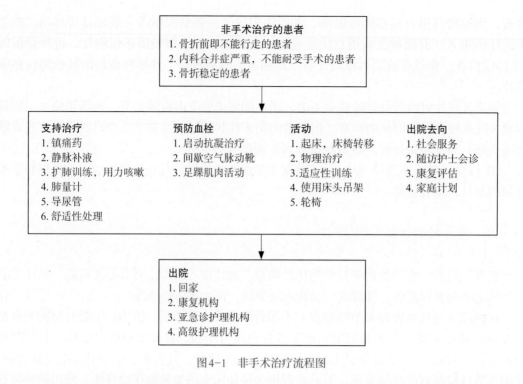

图4-1 非手术治疗流程图

三、手术治疗方法的选择原则

根据患者年龄、全身状况（合并症）、预期寿命、骨折粉碎程度、骨质疏松情况（骨骼质量）和功能活动需求，并参考其经济能力，选择不同的治疗方法。

对股骨转子部骨折，包括转子间骨折和转子下骨折，常规应用骨科牵引床和透视进行骨折复位内固定术，根据骨折粉碎程度、稳定性和医生经验，选择髓内或髓外固定，目前螺旋刀片型髓内钉最为常用。

对移位的老年股骨颈骨折，进行双极人工股骨头假体置换（生物型或用骨水泥）或全髋置换（髋臼不良）；对无移位或外展嵌插的稳定股骨颈骨折，行空心钉或DHS内固定术。

四、手术当日

术前日午夜后禁食。手术当日清晨，用水服下常用的基本药物，在麻醉前2小时可饮用清水300 mL，补充血容量。在术前12小时停止应用抗凝药物。手术开始前30分钟应用预防性抗生素，多为第一代、第二代头孢类，推荐使用头孢呋辛。

最常选用脊髓麻醉。全身麻醉仅在下列情况下采用：①需同时进行上、下肢骨折的手术；②有严重的主动脉狭窄或凝血功能异常，为脊髓麻醉的禁忌证；③老年痴呆或不合作的患者；④脊柱曾经手术，估计难以成功者。

骨折内固定均于平卧位在骨科牵引床上进行。假体置换则根据手术进路摆放患者体位。

手术结束时，与对侧肢体对比患肢的长度和旋转情况。观察下肢脉搏和趾甲毛细血管充盈情况。在手术室拍摄术后X线片。在麻醉恢复室，检测血常规和电解质。做心电图检查并与术前比较。对有心肺病史和术后心电图上有新变化的患者，进行血清心肌酶检查，以排除心肌梗死（图4-2）。

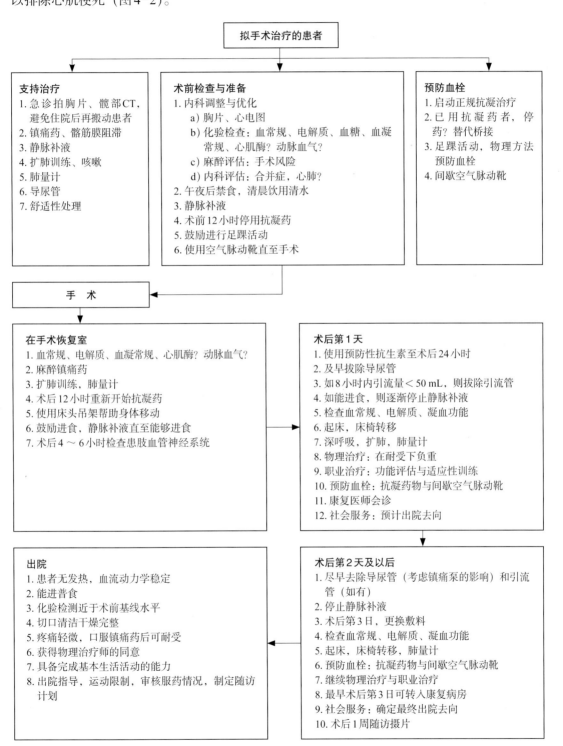

图4-2 手术治疗流程图

检查下肢的血管、神经功能。在双下肢使用空气脉动靴促进静脉回流。鼓励患者进行深呼吸，并用肺量计监测鼓励患者逐步加大肺活量。使用静脉麻醉镇痛剂并调节剂量至患者无痛水平。如果患者能合作，亦可使用自控镇痛泵。

五、术后第1天

在术后第1天的早晨，如果前8小时的伤口引流量小于50 mL，则拔除伤口引流管。按压患者的小腿肚，如有疼痛或肿胀则进行超声检查，排除深静脉血栓形成。

鼓励患者进行足踝部活动，促进血液循环，防止静脉血淤滞和肢体肿胀。

拔除导尿管，鼓励患者自行排尿。如果8小时后患者仍排尿困难，则再次插入导尿管；如此时尿量大于300 mL，则导尿管予以保留。

多数患者在术后第1天均能进普食。

抗生素使用24小时。连续3天每日检查血常规和代谢指标。对血红蛋白低于8.0 g/dL且有症状的患者，应输注红细胞悬液。而对术前有合并症或极度衰老的患者，输血的指征应放宽。对口服抗凝药（华法林）的患者，需每日监测凝血指标。

六、术后第2天及以后

每日扪摸小腿肚以排除深静脉血栓。如引流管仍在，应予拔除。一旦引流管和导尿管均被拔除，预防性抗生素应用也已结束，则患者不再需要输液。

术后第2天，大多数患者均可改为口服麻醉性镇痛药。如果患者排便困难，给予粪便软化剂和润滑剂。

如果手术未放置引流管，伤口敷料也没有弄脏，则在术后第3天更换敷料。

七、术后物理治疗

物理治疗应在术后第1天即开始。深呼吸练习和应用肺量计有助于预防肺部并发症。

指导患者在床上活动，讲清限制关节活动的幅度。进行髋部骨折内固定的患者，需注意勿使髋关节活动；而进行假体置换的患者，需注意在6周内勿使髋关节屈曲超过90°。对经后路进行假体置换的患者，同样需注意6周内勿使髋关节内收和内旋。小腿下垫一枕头可保持患肢于外展位。

充分利用床头吊架的作用，帮助患者自我移动和重新获得功能独立。

鼓励患者下地站立并行走，锻炼肌肉力量。早期起床活动对患者的整体健康面貌非常重要，能降低肺部并发症、深静脉血栓和压疮的危险，促进患者精神状态的恢复。起床活动同样提高患者的自信，鼓励其进入正常的康复轨道。患者在指导和帮助下首先进行床椅转移，使用辅助器具（步行器）进行行走训练。如果患者不能忍受床椅转移，则先帮助其坐于床边，双腿下垂。因为患者具有自我调节患肢负重的能力，所以在其能耐受的情况下，允许患肢承担部分体重，而不论对髋部骨折采取了何种治疗方法。

除了移动和行走以外，耐力和力量的训练也从术后第1天开始。遵循主动辅助→主动

→抗阻力的次序进行。股四头肌肌力对患者独立转移身体、髋外展肌肌力对患者独立行走，均有重要作用。在仰卧位，练习包括足跟移动、股四头肌收缩、直腿抬高和屈髋、伸髋和外展。在坐位，练习膝伸直和屈髋活动。在站立位，练习直腿抬高、屈髋、外展和下蹲至90°。对平衡功能受损的患者，站立位练习时必须提供必要的接触保护措施。

物理治疗的目标是：术后第1天在中等辅助下行走15步，第2天在少量辅助下行走20步，第3天达到40步。术后第3天或第4天，患者应能练习上楼梯。行走训练应兼顾患者的心理、体质和社会状况，根据其耐受能力，循序渐进地施行。辅助器具也逐渐从步行器简化为拐杖、手杖。

八、术后职业治疗

职业治疗师可帮助患者重新获得运动和适应性技巧，如日常生活活动的穿衣、下厨、用厕和洗澡。了解患者住房的设施情况，提出具体改造建议（如防滑、去除地毯以防绊倒、升高座椅、抬高坐便器等），帮助患者练习以提高其新的适应能力。

使用适应性器具和辅助装置帮助患者转移、行走和进行日常生活活动。标准的步行器对站立非常好，但较笨重，老年人使用不易。使用带滑轮的滚动步行器向前走很方便，但需要良好的器具人体配合和平衡控制能力。腋杖或肘杖轻便，可单侧或双侧使用帮助支撑身体。单足手杖或末端分叉的四足手杖，仅能帮助身体平衡，对降低关节的负重功效很小。

九、出院回家

在术后第3天，即可与患者及家属共同商量出院去向。进行患者和家属教育，发放康复指导手册，提出需要的辅助器具。出院回家应具备下列条件：①无发热，血流动力学状态稳定，能进普食；②化验检测近于术前基线水平；③切口清洁干燥；④仅有轻微疼痛，或口服镇痛药后可耐受；⑤具备完成基本生活活动的能力，能使用适应性器具，在家参加训练；⑥完成了物理和职业治疗，即具备了基本的运动能力和功能独立性。

十、根据术前能力制定合理的康复目标

目前髋部骨折的手术治疗技术已经很成熟，可靠性很高。患者治疗效果的好坏，主要取决于其整体的身体状况，应根据患者骨折前的身体能力，制订合适、可行的目标。将患者的骨折前状况分为4种类型：①对相对年轻、活跃、身体相对好的老年人，如能自己外出购物、探亲访友，治疗目标是在术后第1天即恢复独立的生活能力；②对身体相对较好的高龄老年人，如可以独自进行室外活动，治疗目标是恢复骨折前的独立状态；③对年老衰弱伴有多种内科合并症者，如仅能在室内活动，容易出现器官并发症者，治疗目标是恢复功能，但必须告知患者及家属，实现目标很难；④对有老年痴呆及长期卧床的患者，由于不能配合治疗，也无活动需求，治疗目标仅是无痛，方便搬动与护理，防止并发症。

（张世民　胡孙君　张立智　杜守超）

第三节 多学科协作诊疗老年髋部骨折

1. 多学科合作的必要性　　　　　　　2. 多学科合作的模式

　　我国已进入老龄化社会，且老龄化程度日益严重。随着老年人口增多，老年髋部骨折患者日益增多，髋部骨折对老年患者的生活质量甚至生命有严重影响。老年髋部骨折已逐渐成为我国卫生部门和创伤骨科医师面临的重要挑战。

一、多学科合作的必要性

　　老年髋部骨折的患者，30%具有多种内科合并症。也就是说，骨折仅仅是老年人身体的众多问题之一，而且，可能也并非是最严重的问题。

　　老年人身体储备力下降。通常一个很小的损伤，就会给整个机体造成极大的影响。另外，老年人往往服用多种药物，围手术期药物的影响也不容小视。因此，现在的骨科医生，在处理其擅长的骨创伤的同时，必须关注患者的全身情况和内科合并症的处理。而老年内科医生非常擅长处理老年人的机体合并症，能为创伤骨折的治疗创造一个优化的身体条件。因此，骨科与老年内科医生二者的结合，形成多学科合作的共同诊疗模式（ortho-geriatric multi-disciplinary co-management approach），结合成团队，各自发挥自身的专业特长，是处理老年髋部骨折患者的有效方法，临床实践已经证明，能够取得良好的效果。

二、多学科合作的模式

　　骨科与老年内科的合作共管处理老年髋部骨折患者，在1950年代的英国即已提出。目前，多学科合作团队（multi-disciplinary team，MDT）是处理复杂老年疾病的医疗模式，但其间的融合程度和主次可有不同。Pioli等（2008）将其分成四种模式（表4-2）。

　　目前在临床上，采用模式2的最多，效果也不错；但实践也证明，模式4融合共管的模式最为有效。

表4-2　老年髋部骨折的多学科合作模式

	骨科与老年科的融合模式	说　明
模式1	骨科病房，老年科医生会诊	最简单初步的融合模式。髋部骨折患者住在骨科，老年科医生在骨科医生的请求下予以会诊。实际上，这种方式算不上是现代概念的多学科协作诊疗
模式2	骨科病房，老年科医生每天会诊	融合较多且比较容易实现的一种模式。老年科医生每天定时到骨科病房会诊，骨科无须再发会诊单
模式3	老年科病房，骨科医生会诊	对现有医疗模式冲击最大的一种模式，更关注老年人的内科问题，而将骨折看成是患者的全身问题之一。骨科医生在老年科医生的邀请下会诊，决定是否有条件进行手术治疗
模式4	骨科病房，骨科与老年科医生共管	最有效的融合模式。老年科医生融合在骨科医生的团队里，共同协商处理患者的所有医疗问题。团队里还包括老年科护士、社会工作者、康复治疗师、物理治疗师、心理医生等

在模式2中，老年内科医生的每日会诊，也有几种安排形式：一是内科医生每天更换（比如当天的值班医生），轮流会诊，一人负责一天；二是内科会诊医生每周更换，一人负责一周；三是固定的老年内科医生会诊，一人长期负责。临床实践发现，频繁更换会诊医生，往往意味着频繁地更改内科治疗方案，不利于老年人全身情况的快速优化，往往推迟了手术时间，对降低并发症并无明显优势。推荐老年内科医生一人负责会诊的时间长一些，至少一周才更换。

多学科协作诊治老年髋部骨折，建立老年髋部骨折治疗中心，从文献资料的统计分析看，已经取得了良好的效果。这些指标包括：①患者住院时间明显缩短；②入院至手术的等待时间明显缩短；③内科并发症的发生率显著下降，医疗花费减少；④日常生活活动能力评分有所提高；⑤住院死亡率、入院后30天死亡率、90天死亡率和1年死亡率均显著降低。

（张世民）

第四节　快优康复理论在老年髋部骨折的应用

1. 患者教育
2. 营养支持
3. 麻醉管理
4. 手术日饮食及液体管理
5. 微创操作理念
6. 术中体温控制
7. 围术期血液管理
8. 预防感染
9. 预防静脉血栓栓塞
10. 优化镇痛方案
11. 睡眠管理
12. 优化引流管应用
13. 伤口管理
14. 优化导尿管应用
15. 预防术后恶心呕吐
16. 功能锻炼
17. 出院后管理
18. 随访管理

1997年，丹麦外科医生Kehlet最早提出快通道外科（fast track surgery，FTS）的理念。2005年欧洲在FTS的基础上，提出了加速康复外科（ERAS）的概念。ERAS并非一项新技术，而是对现有技术和流程的优化整合（图4-3），即采用有循证医学证据证明有效的围术期处理措施，降低手术创伤的应激反应，减少并发症，提高手术安全性和患者满意度，从而达到加速康复的目的，目标是促进术后康复，降低并发症发生，缩短住院时间，提高患者满意度，提高医疗资源利用率。

ERAS推广困难，改变传统理念势在必行。在欧洲的一个调查中发现，在欧洲国家仅有约1/3的医院在应用ERAS的理念，其中阻碍ERAS广泛开展的主要阻碍是传统习惯和理念，如术前长时间禁食、术后长期卧床、放置鼻胃管、引流管等。目前，术后患者一般都会采取"去枕平卧6小时"的护理方式，其实这是一个以讹传讹的做法。在腰麻术后为了防止脑脊液外漏导致头痛才采取的预防措施，对全身麻醉或硬膜外麻醉，这一"去枕平卧6小时"的方式早应废除，很可惜，这一现象在我们现在的骨科病房中仍普遍可见，它增加了术后患者伤口疼痛、不易咳痰、下肢静脉血栓形成的风险。在骨科早期的ERAS研究中发现，ERAS强调术后早期下床活动，单这一措施就减少了因下肢静脉血栓导致的肺栓

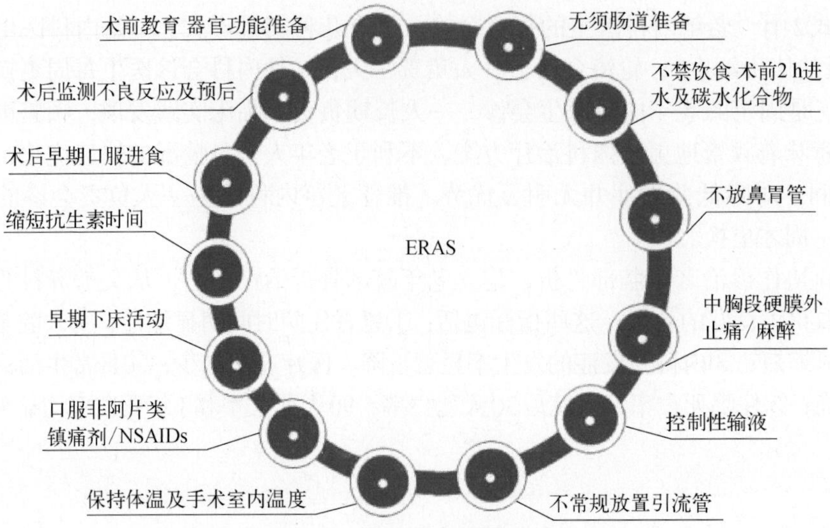

图4-3 快优康复理念的内涵

塞死亡的风险约30%。由此可见，传统护理措施对术后患者康复已形成了严重阻碍。

高龄老年髋部骨折患者，面临更为困难的局面，康复难度更大。①内科合并症多，高血压病、心律失常、冠心病、糖尿病、脑梗死、阿尔茨海默病、帕金森病、慢性阻塞性肺疾病等；②潜在器官功能减退，心功能下降、肾功能不全、呼吸功能下降、神志意识淡漠、服用多种药物等；③代偿能力下降，血压波动大、血糖应激性升高、手术后指标异常、创伤性精神障碍；④康复能力下降，骨质疏松症，肌肉萎缩，中枢神经系统退化，认知能力下降，逻辑、配合能力下降。可以说，随着年龄增长，高龄髋部骨折患者的康复困难重重。

ERAS在老年髋部骨折中的应用，重点在于提高手术操作技术和优化围术期管理，包括减少创伤和出血、优化疼痛与睡眠管理、预防感染、预防静脉血栓栓塞症，以及优化输液管、引流管、导尿管等的管理，以降低手术风险、提高手术安全性和患者满意度。其实，ERAS就是外科领域的一种多学科合作，强调外科、麻醉、康复、内科、护理等多学科的协作与集成，将以前的分兵把守、各自为战，整合为集团作战及系统作战，达到效益及战力的倍增及放大。具体项目包括以下18条。

一、患者教育

患者教育可以缩短住院时间，降低手术并发症，同时缓解患者的术前焦虑和抑郁症状，增强信心，并提高患者满意度。

推荐：①向患者及其家属介绍手术方案和加速康复措施，达到良好沟通，取得患者及家属的积极合作；②强调主动功能锻炼的重要性，增强肌力和增加关节活动度；③鼓励吹气球、咳嗽或行走锻炼，提升心肺功能。

二、营养支持

低蛋白血症易导致切口延迟愈合，增加感染风险。白蛋白水平低是延长术后住院时间的一个独立危险因素。围术期给予高蛋白饮食，提高白蛋白水平，可明显降低手术风险、减少并发症。

推荐：①纠正低蛋白血症，鼓励患者进食高蛋白食物（鸡蛋、肉类），必要时输注白蛋白，以纠正低蛋白血症；②食欲欠佳者可使用胃肠动力药及助消化药。

三、麻醉管理

研究发现，麻醉方法的不同（脊髓麻醉、全身麻醉）不是影响患者术后早期运动和并发症发生率的决定因素，选择适宜的麻醉方式是达到患者术后快速康复的重要组成部分。目前临床常用的麻醉方法有椎管内麻醉、神经丛（干）阻滞和全身麻醉等，单一或联合应用均安全有效，两种或两种以上麻醉方法联合应用可增加患者的舒适性，减少术中或术后的并发症，并可克服单一麻醉方法给术后康复锻炼带来的不便。如全身麻醉（喉罩或气管插管）联合局部浸润麻醉或椎管内麻醉（较低局麻药浓度）使患者术中更为舒适，增加术后的镇痛效果，减少麻醉性镇痛药的用量和并发症，并且对术后运动功能影响小，根据不同的术式进行个体化的选择。

四、手术日饮食及液体管理

术前2小时可饮用含糖的清亮液体，而不影响术后血糖及胰岛素敏感性，不增加麻醉风险。全身麻醉清醒后开始进饮和进食可以减少术后低钾血症的发生，加快肠道功能恢复，减少便秘，促进康复。既往手术过程中，对于液体平衡的把握都趋向于正平衡，以补充术前生理需要量。而ERAS患者由于术前已进行充分的液体、能量摄入，所以围术期液体管理以出入零平衡为目标。限制性输液（1 000 ～ 1 500 mL）可以避免大量液体进入组织间隙引起水肿、心功能不全及由于液体过少所引起的器官灌注不足。

推荐：①麻醉前6小时禁食蛋白质类流质（牛奶、肉汤）；麻醉前4小时禁食碳水化合物（稀饭、馒头），麻醉前2小时禁饮清亮液体，可在术前2小时给予少量透明液体（如400 mL麦芽糊精果糖饮品）补充能量，有助于减少患者术前饥饿感，降低术中胰岛素抵抗，促进术后快速康复；②采用全身麻醉者，清醒后即可先饮水再进食；③采用细针腰麻或硬膜外麻醉者，返回病房后可进饮和进食；④尽量控制输液。

五、微创操作理念

微创手术操作的组织损伤小、出血少、疼痛轻、康复快。微创操作理念贯穿手术全程，熟悉血管走向、从组织间隙入路、提高手术操作的精确性及缩短手术时间均可减少术中出血。具体使用何种微创切口、小切口或传统切口应根据实际情况而定，不应盲目过分追求形式上的小切口，而应坚持微创操作理念。

推荐：①微创不仅是小切口，应将微创操作理念贯穿于手术全过程，即使是常规手术入路也应做到微创操作；②根据术者习惯和熟练程度，以及患者具体情况选择合适的手术入路，坚持微创化操作技术，以缩短手术时间和减少术中出血。

六、术中体温控制

目前手术室温度一般较低，患者髋部手术时，腹部及下肢裸露，容易受凉。术中保暖，可避免患者发生寒战，避免低体温回温时损伤凝血机制及白细胞功能，同时还可以降低术后切口感染率，也可降低患者术后感冒的发生率。推荐：术中可监测患者体温，使其保持一个稳定的温度，最好在36℃。控制室内的温、湿度，营造舒适的手术环境，最适宜室温25℃。开启加热毯，注意覆盖，减少不必要的暴露。补液时加温输注的液体。

七、围术期血液管理

1. 术前贫血处理　　髋部骨折的类型不同，引起的失血量也不同。股骨颈囊内骨折失血量在200 mL以下，股骨转子间骨折的类型不同，失血量从简单型的500 mL左右到复杂粉碎骨折的1 200 mL左右。即转子间骨折失血比股骨颈骨折多，粉碎骨折失血比简单型骨折多；在时间方面，延误手术则术前失血更多；在手术方面，髓内钉手术失血比侧板系统多。贫血状态手术容易发生并发症，进而影响患者预后。若贫血患者有慢性出血性疾病，应先治疗原发性疾病，同时治疗贫血。最直接的手段是输血，快速提升血红蛋白，能够早期手术。大细胞性贫血，补充叶酸及维生素B_{12}可以明显改善贫血症状。铁剂和促红细胞生成素是纠正术前缺铁性贫血和减少术后异体输血安全有效的治疗手段。

推荐：①有慢性出血性原发性疾病者应治疗原发性疾病。②均衡营养饮食：a.增加蛋白质摄入；b.进食富含铁、叶酸、维生素B_{12}、维生素C、维生素A的食物；c.避免食用妨碍铁吸收的食物。③药物治疗：a.巨细胞性贫血，叶酸，每次5～10 mg，每日3次；维生素B_{12}，每次0.5 mg，肌内注射，每周3次。b.缺铁性贫血，住院后立即开始皮下注射促红细胞生成素1万U/d，连用7～10天，同时配合口服铁剂治疗。

2. 术中血液管理　　术中控制出血有利于改善预后，从而加快患者的术后康复进程。术中控制出血主要包括控制性降压、微创化手术操作技术、血液回输、药物控制出血等。术中维持平均动脉压（mean arterial pressure，MAP）在60～70 mmHg可明显减少术野出血，而不影响患者认知功能及脑氧代谢平衡，不造成重要器官的缺血缺氧损害。微创化操作技术、缩短手术时间无疑会减少术中出血。若手术时间长、术中出血量多，可采用术中血液回输，以降低异体输血率及术后贫血发生率。

氨甲环酸是一种抗纤溶药，其与纤溶酶原的赖氨酸结合位点具有高亲和性，封闭该位点可使纤溶酶原失去与纤维蛋白结合的能力，导致纤溶活性降低而发挥止血作用。氨甲环酸在髋部骨折围术期静脉滴注联合局部应用，比单纯静脉滴注或局部应用能更有效减少出血及降低输血率。

推荐：①控制性降压，术中MAP降至基础血压的70%（60～70 mmHg），或收缩压控制在90～100 mmHg可以显著减少术中出血。②微创化操作，将微创理念贯穿于手术全过程，以缩短手术时间、减少术中出血。③术中自体血液回输，预计术中出血量达全身血容量的10%或者400 mL以上，或失血可能导致输血者，建议术中自体血液回输。④应用抗纤溶药物减少出血，切开皮肤前5～10分钟氨甲环酸15～20 mg/kg静脉滴注完毕，关闭切口时氨甲环酸1～2 g切口局部应用。

3. 术后贫血处理 　髋部骨折的髓内钉手术，术后隐性失血多，易导致术后贫血。术后贫血状态得不到纠正会严重影响患者预后。术后采用冰敷、加压包扎等多种形式可减少术后出血。临床应用促红细胞生成素联合铁剂均可有效降低患者术后贫血发生率和输血率。

推荐：①减少出血，术后冰敷、加压包扎。②药物及输血治疗，针对术前诊断为缺铁性贫血或术后急性失血性贫血者：a.铁剂治疗，Hb<95 g/L者可先选择铁剂静脉滴注，Hb≥95 g/L者可口服铁剂；b.促红细胞生成素治疗，Hb<95 g/L者促红细胞生成素1万U/d，皮下注射，术后第1日开始连用5～7天；c.输血，全球性血源紧张，应严格掌握指征，目前对于Hb<80 g/L，才考虑输血。

八、预防感染

老年髋部骨折的切口感染并不多见，更多见的是呼吸道感染和泌尿道感染。切口感染的危险因素包括肥胖（BMI>35）、糖尿病、高血压、激素治疗、类风湿关节炎及切口周围细菌定植。术前查看患肢远端是否存在感染灶，如丹毒、足癣、皮肤皲裂等，予以积极治疗。

推荐：①排除体内潜在感染灶及皮肤黏膜压疮、破损；②术前1天肥皂水清洗皮肤及消毒髋部，术前无须常规用剃刀备皮，避免毛囊损伤；③在百级层流手术室进行手术；④控制手术参观人数，避免人员走动；⑤严格消毒与铺巾，目前强调消毒2～3次，待术野消毒区干燥后再铺巾；⑥缩短手术时间，减少手术创伤；⑦手术过程中反复冲洗术野；⑧按《抗菌药物临床应用指导原则》和常见手术预防用抗菌药物表选择抗菌药物，切皮前30分钟预防性使用抗生素。

九、预防静脉血栓栓塞

髋部骨折等大手术，术后血液高凝状态、血液淤滞及血管内膜损伤是术后静脉血栓栓塞发生的高危风险。静脉血栓栓塞是髋部骨折术后严重并发症，影响关节功能恢复，甚至威胁生命。目前，部分患者应用氨甲环酸之后，及时、有效地序贯应用抗凝血药，使抗纤溶和抗凝血达到平衡，在不增加静脉血栓栓塞形成的基础上最大限度地减少出血和降低输血比例。为了达到应用氨甲环酸后序贯应用抗凝血药的平衡，术后6小时以后，可根据患者引流量的变化来应用抗凝血药。

推荐：第一种方案，不使用氨甲环酸的静脉血栓栓塞预防措施：①术前12小时内不使用低分子肝素，术后12～24小时（硬膜外腔导管拔除后4～6小时）皮下给予常规剂量低分子肝素；②术后6～10小时（硬膜外腔导管拔除后6～10小时）开始使用利伐沙班10 mg/d，口服，每日1次；③术前或术后当晚开始应用维生素K拮抗剂（华法林），监测用药剂量，维持INR为2.0～2.5，切勿超过3.0。

第二种方案，应用氨甲环酸后的静脉血栓栓塞预防措施：术后6小时观察患者引流量的变化，引流管无明显出血或引流管血清已分离、伤口出血趋于停止时开始应用抗凝血药，大部分患者术后6～12小时出血趋于停止，应在术后6～12小时应用抗凝血药；若个别患者术后12小时以后仍有明显出血可酌情延后应用抗凝血药。

十、优化镇痛方案

1. 术前镇痛　　患者教育对于术后疼痛控制尤为重要。髋部骨折患者常伴有焦虑、紧张情绪，需要重视对患者的术前教育，与患者充分沟通，同时配合物理治疗及自我行为疗法，以达到理想的疼痛控制。

推荐：①非药物治疗，a.疼痛宣教，介绍手术方法、可能发生的疼痛和疼痛评估方法及处理措施，消除患者对疼痛的恐惧；b.行为疗法，分散注意力、放松疗法及自我行为疗法。②药物治疗：术前骨折疼痛者应给予镇痛治疗，选择不影响血小板功能的药物，如对乙酰氨基酚、塞来昔布等；对失眠或焦虑患者选择镇静催眠或抗焦虑药物，如苯二氮草类药物（地西泮或氯硝西泮）或非苯二氮草类药物（唑吡坦或扎来普隆）等。③髂筋膜阻滞麻醉，推荐在超声引导下进行。

2. 术中镇痛方案　　术中镇痛的目的在于预防术后疼痛，提高患者的术后舒适度，增加康复信心，加速康复进程。外周神经阻滞通过在神经鞘膜内注入局麻药，从而阻断疼痛信号传导，达到神经分布区域内的镇痛效果。髋部骨折患者可选择股神经阻滞、隐神经阻滞，隐神经阻滞的髋关节功能恢复速度及疼痛控制优于股神经阻滞。切口周围注射镇痛可以明显降低术后疼痛，并且更易于实施。

推荐：术中预防性镇痛根据创伤程度和医院情况选择不同的麻醉镇痛方式。①椎管内镇痛；②股神经或收肌管隐神经阻滞；③术中切口周围注射镇痛，可选择下列方案：a. 80 mL+盐水罗哌卡因200 mg，关节囊及皮下细针多点注射；b. 罗哌卡因200 mg加芬太尼、肾上腺素等药物注射（"鸡尾酒"镇痛）。④选择性COX-2抑制剂静脉或肌肉注射。根据创伤程度和患者对疼痛的耐受性，可选择多种模式。

3. 术后镇痛　　术后镇痛被认为是加速患者术后康复最重要的环节之一。良好的术后镇痛能够减少患者机体的应激反应，促进肠功能的恢复，有利于患者早期活动；术后镇痛还可降低髋部骨折患者术后谵妄的发生，降低术后认知功能障碍的风险。多模式镇痛一直是ERAS所倡导的术后镇痛方案，包括硬膜外镇痛、神经阻滞镇痛、手术切口的局部浸润镇痛及非甾体抗炎药的运用。术后采用冰敷、抬高患肢、早期下地活动等措施可以减轻术后关节肿胀，促进功能康复。术后选择起效快的非甾体抗炎药可以明显缓解患者疼痛。患者自控式镇痛泵（patient controlled analgesia，PCA）联合塞来昔布缓解术后疼痛，加快早期关节功能恢复，缩短住院时间。镇静催眠药和抗焦虑药可改善睡眠、缓解焦虑，提高镇痛药的效果。

推荐：住院期间预防性镇痛。①冰敷、抬高患肢以减轻关节肿胀和炎性反应，早期下地活动以减轻患者心理负担；②使用非甾体抗炎药，包括口服药物（塞来昔布、双氯芬酸钠、洛索洛芬钠等）或注射用药（帕瑞昔布、氟比洛芬酯等）；③根据情况选择PCA镇痛；④疼痛严重时应调整镇痛药物或加用弱阿片类药物，包括曲马多、羟考酮；⑤镇静催眠药物，如氯硝西泮、地西泮、唑吡坦等。在术中和术后预防性镇痛措施下，术后定时评估患者静息痛和运动痛的程度，及时给予镇痛药控制疼痛，以达到耐受程度。出院后镇痛：口服药物为主，主要选择包括非甾体抗炎药，或联合镇静催眠药，或联合弱阿片类药物。

十一、睡眠管理

失眠是围术期患者最主要的睡眠障碍，根据WHO制定的国际疾病分类（international classification of diseases，ICD）-10标准，按照失眠形成原因的不同分为境遇性失眠、慢性失眠、抑郁障碍性失眠、焦虑障碍性失眠、重性精神障碍性失眠等。对于不同的失眠类型，根据围术期患者失眠用药原则进行治疗。失眠症状的改善可以明显缓解术后疼痛，促进早期下地活动及功能锻炼，提高患者舒适度及满意度，加速康复。对于存在老年痴呆的股骨转子间骨折患者，术后症状容易加重，出现昼夜颠倒，晚上不睡觉，可请神经内科协助药物控制。

推荐：①环境因素导致的单纯性失眠者，推荐使用镇静催眠药，如苯二氮䓬类药物（氯硝西泮或阿普唑仑）或非苯二氮䓬类药物（唑吡坦或扎来普隆）。②习惯性失眠或伴明显焦虑情绪者，推荐使用选择性羟色胺再摄取抑制剂类药物（帕罗西汀、舍曲林、艾司西酞普兰）及苯二氮䓬类药物（地西泮、氯硝地泮、阿普唑仑）。③既往有其他精神疾病病史者，推荐按原专科方案用药或请专科会诊或转诊。

十二、优化引流管应用

髋部骨折患者术后（如髋关节假体置换）安置引流管可以减轻关节周围的肿胀及淤斑，缓解疼痛。但安置引流管会加重患者的心理负担，造成患者行动不便以及增加意外脱落的风险，不利于患者的早期功能锻炼，降低患者的舒适度及满意度。不安置引流或于手术当天拔除引流管明显有利于术后的加速康复。目前股骨转子间骨折患者，大多数采取闭合微创操作，术后基本不用放置引流管。

推荐：①不安置引流管指征：采用微创操作技术及关节囊内操作，无严重畸形矫正；出血少。②安置引流管指征：严重关节畸形矫正者；创面渗血明显。③拔除引流管指征：出血趋于停止（引流管无明显出血或引流管血清分离）时尽早拔除引流管，可于手术当日或第2天拔除。

十三、伤口管理

伤口渗液、出血影响伤口愈合，易致术后伤口感染。肥胖患者在关闭切口前行皮下脂肪颗粒清创有利于伤口愈合和减少渗液。应用氨甲环酸可以减少伤口内出血，减少伤口周围瘀斑，抑制炎症反应，促进伤口愈合。

推荐：①清除皮下脂肪颗粒，使切口边缘呈渗血良好的纤维间隔，以利于伤口愈合；②使用氨甲环酸减少伤口内出血，同时抑制炎症反应；③术后早期伤口渗出，及时换药，避免伤口皮缘浸渍。

十四、优化导尿管应用

留置尿管可以缓解术后尿潴留等并发症，促进膀胱功能恢复。但术后留置尿管明显增加尿路感染的发生率、不利于早期功能锻炼、降低患者满意度、延长住院时间，因此不推荐常规安置尿管。若手术时间长、术中出血量多、术后发生尿潴留的风险高，应安置尿管预防尿潴留，但不应超过24小时。

推荐：①安置尿管指征，手术时间>1.5小时，手术失血超过5%或>300 mL。②不安置尿管指征，手术时间短，术中出血少。对于存在前列腺增生的老年男性患者，若放置尿管，术后尽早膀胱锻炼，避免长时间开放尿管而使膀胱长时间处于松弛，避免术后尿潴留。

十五、预防术后恶心呕吐

全身麻醉患者术后恶心呕吐（postoperative nausea and vomiting，PONV）的发生率为20% ～ 30%，高危患者发生率为70% ～ 80%，PONV降低患者术后的舒适度和满意度，影响早期功能锻炼，减慢康复进程。预防体位（垫高枕头、脚抬高）可以减少PONV的发生。术中使用地塞米松、术后使用莫沙必利能有效降低PONV的发生率，并且不增加消化道并发症及其他并发症。

推荐：①术后保持头高40°～ 50°、脚高30°的预防体位；②术前2 ～ 3小时口服莫沙必利5 mg，以及术后每次5 mg，每日3次；③术中静脉注射地塞米松10 mg，术后4 ～ 6小时及次日清晨8点再次给予地塞米松10 mg或联合昂丹司琼。

十六、功能锻炼

术后积极功能锻炼可以增加肌肉力量，减轻术后疼痛，缩短术后恢复时间，减少住院时间及费用。积极功能锻炼有利于髋关节功能的早期恢复，减少并发症。良好的疼痛控制有利于早期功能锻炼，增强肌肉力量和增加关节活动度。

推荐：①患者教育与功能锻炼，增加肌肉力量；②手术当天即可床上及下床功能锻炼；③在良好的疼痛控制措施下，进行积极主动功能康复，尽早达到术前制定目标。

十七、出院后管理

髋部骨折患者出院后继续进行有效的镇痛、静脉血栓栓塞预防、功能锻炼可促进加速康复。患者术后可以选择到康复医院、社区医院或回家进行康复锻炼。患者术后回家进行康复锻炼对关节功能的恢复尤为重要，并且减少医疗费用。出院后的深静脉血栓形成发生率与住院期间相当，出院后继续应用抗凝血药对预防出院后深静脉血栓形成尤为重要。

推荐：根据患者情况选择到康复医院、社区医院或回家进行功能康复。①出院后继续应用抗凝血药预防静脉血栓栓塞；②出院后有疼痛者应继续口服镇痛药，睡眠障碍者服用镇静催眠药；③继续功能锻炼。

十八、随访管理

术后定期随访便于评价患者功能恢复程度，督促患者积极进行功能康复，及时发现并处理并发症。出院后的随访显得很重要，ERAS方案一般要求出院后7天内需要有人电话随访；并且为患者留有医护人员的随访电话，以便患者有不适可以随时咨询及通过快速通道获得住院治疗，这些都要求我们改变我们现有的诊疗模式。

推荐：①术后2～3周随访，检查切口，拆线，评价关节功能状况，治疗疼痛、睡眠障碍及预防静脉血栓栓塞等。②定期随访，指导康复，进行效果评价。

（张世民　杜守超）

第五节　老年髋部骨折患者的护理及内科并发症防治

1. 肺部感染
2. 泌尿系统感染
3. 尿潴留
4. 便秘
5. 消化功能障碍
6. 应激性溃疡
7. 压力性损伤
8. 皮肤湿疹与糜烂

9. 谵妄
10. 心理异常
11. 心脑血管并发症
12. 电解质紊乱
13. 贫血
14. 低蛋白血症
15. 下肢深静脉血栓
16. 呛咳与窒息

老年髋部骨折患者术后发生内科并发症并不少见。Lawrence等（2002）进行了多中心的回顾性队列研究，共8 930个年龄≥60岁的髋部骨折病例，有1 737例（19%）出现术后内科并发症。心脏并发症（8%）和肺部并发症（4%）是最常见的，其他包括消化道出血（2%）、心肺联合并发症（1%）、静脉血栓形成（1%）、脑血管并发症（短暂性脑缺血发作或脑卒中，1%）。死亡率在严重并发症中基本相似，如发生心脏并发症的30天死亡率为22%，1年死亡率为36%；发生肺部并发症的30天死亡率为17%，1年死亡率为44%。死亡率最高的为出现多个并发症，其30天死亡率为29%～38%，1年死亡率为43%～62%。

一、肺部感染

老年髋部骨折患者发生肺部感染的主要原因有：①老年人呼吸系统逐渐出现组织结构和生理功能的衰退，主要为胸廓变僵硬、有效肺泡减少、肺弹性降低、小支气管扩张、肺活量下降。老年人呼吸道黏膜分泌黏液减少而黏度增加，呼吸道内的纤毛数量减少及纤毛摆动能力减弱，因此呼吸道清除痰液的能力减退。②老年人脑细胞功能减退或障碍，对缺氧或高碳酸血症的敏感性减弱，对外界刺激反应差，神经传导减慢，呼吸肌萎缩，造成咳嗽反射减弱、咳嗽无力、痰液不易咳出，易形成痰栓阻塞小气道。痰液阻塞与肺部感染是互为因果、相互促进的关系，促进痰液的排出是预防和缓解肺部感染的重要措施。③患者伤前或术前本身已并存慢性支气管炎、肺气肿或肺心病等慢性呼吸道疾病，伤后及术后活动减少导致呼吸道分泌物的排出或咳出困难。④全身麻醉的气管内插管可使上呼吸道的病菌带到肺部。⑤术前术后卧床时间较长，呼吸道分泌物不易排出，容易产生坠积性肺炎，甚至造成患者术后因呼吸道感染难以控制或痰栓堵塞气管而窒息死亡。

预防呼吸系统感染是高龄患者能否进行手术及改善预后的关键。肺炎往往是高龄患者致命的并发症。手术前对患者进行针对性宣教和肺功能锻炼指导，可有效预防卧床后肺部并发症的发生。鼓励督促患者进行深吸气和咳嗽训练，增加肺活量，是简单易行且最有效的预防肺部感染的方法。

①维持适宜的空气环境：病房温度、湿度适宜，对张口呼吸者用 2～3 层湿纱布盖于口鼻部以湿润空气，吸氧患者做好氧气的湿化；患者擦洗身体注意保暖。病房定时通风消毒，劝导患者及同病室人员戒烟。②肺功能训练器的使用：做一次正常的呼吸后，把吸气嘴紧含嘴里，把球吸起，吸上一个球为 600 mL，2 个球为 900 mL，3 个球为 1 200 mL，让球停留在管腔顶端 2～3 秒，然后取出吸气嘴，缩唇把气徐徐吹出，如此反复 5 次，每小时 20 次。③深呼吸的健康行为指导：训练患者做深呼吸增加肺活量，用鼻腔深吸气，使上腹部鼓起，之后屏气 1～2 秒，然后半闭口唇，将气缓慢呼出，同时在心里默默数数，数到 7 后做 1 个 "扑" 声，尽可能将气呼出。吸气与呼气时间比为 1∶2，每天 3 次，每次 10～15 分钟。术后可借助床上吊环做引体向上动作来增加肺活量，双手拉吊环每天 3 次，每次 5～10 个。④促进排痰：围术期指导患者正确咳痰的方法，取半坐卧位，鼓励患者自行咳痰，也可刺激气管引发咳嗽，以食指或拇指在吸气结束时适度用力按压胸骨上窝的气管，边按压边横向滑动，诱使气管做出咳嗽动作，可反复进行多次，直到咳出痰液。对低效咳痰者，每 2～4 小时翻身拍背帮助患者排痰。患者痰液黏稠，不易咳出者，雾化吸入以稀释痰液，每天 2～4 次；有条件者可使用振动排痰机促进排痰。⑤加强口腔护理：口咽部细菌的吸入是产生细菌性肺炎的主要途径。使用生理盐水或呋喃西林液清洁口腔，把口腔内的细菌浓度降低到最低程度，以防止细菌进入肺内。⑥预防坠积性肺炎：病情允许，鼓励患者早期下床活动，加强可活动肢体的运动。荷兰 Geerds 等（2022）在老年髋部骨折患者采用 "肺炎预防措施"，包括使用激励性肺量计、每 2 小时 1 次的咳嗽/深呼吸、口腔清理（每天刷牙或假牙 2 次）、康复措施宣教、及早下床、床头抬高 30°等（ICOUGH: incentive spirometry, coughing and deep breathing, oral care, understanding, getting out of bed and head-of-bed elevation）。结果试验组的术后肺炎发生率（10.6%）较对照组（17.3%）下降了 6.7%（$P=0.033$）。

肺部感染的治疗：高龄患者由于体温调节中枢功能降低，对体温判断应慎重。注意观察体温变化，分析是吸收热还是感染性炎症反应。出现肺部感染后，除上述处理措施外，根据痰、血标本细菌学结果，合理使用抗生素；如出现呼吸功能衰竭，可机械辅助通气，请呼吸科会诊指导治疗。在经验用药时，参考医院 ICU 及呼吸科肺部感染患者的病原菌，目前大多以革兰氏阴性菌为主，并且呈多重耐药；革兰氏阳性菌以金黄色葡萄球菌为主。另外，老年患者肺部真菌感染的发生并不少见，发生原因可能与抗生素使用不当有关。表现在联合用药及序贯使用两种以上的广谱抗生素、抗生素剂量大、使用时间长、用药指征不明确等，应注意预防。

二、泌尿系统感染

老年髋部骨折患者需要长时间卧床休息，由于活动受限、抵抗力低下等因素极易出现泌尿道感染。泌尿道感染是老年髋部骨折女性患者最常见的并发症之一。

泌尿系统感染的原因：①生理因素，老年患者因肾血管硬化，肾血流量减少，而致肾功能减退、前列腺肥大等而发生尿潴留，使膀胱残余尿量增多易发生泌尿系统感染。②心理因素，髋部骨折疼痛，再加上手术影响及对预后的担心，使患者产生紧张、恐惧、焦虑等一系列心理变化。③习惯改变，正常多采用坐姿排尿，髋部骨折患者因不能下床活动而被迫改变以往形成的排尿习惯及姿势，加之不适应床上使用便盆，致使尿液不易排出。④女性患者，术后卧床大便后，擦屁股从后向前擦，容易污染尿道或导尿管，不少尿路感染患者细菌培养为大肠杆菌。⑤留置导尿管易损伤尿道黏膜，引起上行性感染，研究表明，尿管留置的时间长短与泌尿系统感染呈正相关。

预防措施包括：①术前训练床上排便，术前即对患者进行床上排尿、排便的健康知识教育，使患者 2 天内能掌握排尿、排便方面的知识，3 天内习惯床上排便。②保护隐私，患者排便排尿时要求探视人员暂时回避，用屏风或床单遮挡患者排便，再开窗或开启换气扇使空气流通，必要时应用芳香剂除臭，以消除患者担忧心理。③保持会阴部清洁，对女性患者，大便后要正确擦屁股（由前向后）。④多饮水，避免因害怕疼痛而少小便，鼓励每日多饮水，达 1 500 mL 以上，以保证尿量，达到自行冲洗膀胱的目的，注意观察尿液的性质。⑤对必须插导尿管者，严格无菌操作，做好尿管护理，每日消毒，保持引流通畅，避免尿液反流，注意观察尿液性质，必要时给予膀胱冲洗，1∶5 000 呋喃西林膀胱冲洗，每天 1 次。建议术后及时拔除导尿管。

治疗：怀疑尿路感染，尿常规及中段尿细菌培养，根据尿细菌培养选择敏感药物治疗。若存在尿频、尿痛等症状，应嘱患者尽量不要憋尿。向患者说明大量饮水自行冲洗膀胱的重要性，如果没有特殊的限制，每天应喝水 2 000 mL 左右。留置导尿时，可更换尿管及膀胱冲洗。能自行排尿的患者应尽早拔除尿管。

三、尿潴留

尿潴留是老年髋部骨折患者常见的并发症之一，不仅可以导致尿路感染、膀胱麻痹、体内代谢产物积聚，也影响患者情绪，从而增加患者痛苦。

常见原因：①心理因素，创伤及手术疼痛，患者产生焦虑和恐惧等心理反应，是造成排尿困难的原因之一。②体位改变，患者不能用力排尿或不习惯床上排尿等，排尿习惯的突然改变是造成排尿困难的另一原因。③药物，手术使用麻醉药物所致脊髓初级排尿中枢活动障碍；另外，镇痛泵是临床上使用的一种新的镇痛技术，其含有芬太尼类药物，具有抑制膀胱括约肌的收缩作用，术后留置镇痛泵的患者易发生尿潴留，据报道发生率高达 52.5%。④留置尿管，没有进行间歇式放尿而是放任尿液自然流出，造成膀胱失去储尿功能，排尿反射中断，使膀胱成了排尿的管道，逐渐适应了有尿即流的状态，拔管后不能及时建立主动排尿意识。老年男性患者大多存在前列腺增生、尿道狭窄，在拔除尿管后更容易出现排尿困难。

预防：①排尿指导，鼓励并指导患者在床上使用便器，尽量取斜坡卧位排尿，减少尿潴留。术后 6 ~ 8 小时未解小便者须及时检查。②术后镇痛，轻度疼痛通过谈话及听音乐等转移患者的注意力，对于中重度疼痛的患者，给予镇痛治疗。根据患者的病情、体质状态及对疼痛的主观感觉，选择口服、肛栓、肌内注射等方式镇痛，观察患者疼痛的控制情况。③留置导尿护理，术后保持尿管通畅防止扭曲、堵塞、脱落，及早训练膀胱功能，术后第2天开始定时夹闭尿管，每3～4小时一次，有尿意时再开放尿路，反复数次，以训练膀胱的充盈与排空，防止膀胱长期处于流空状态。患者无泌尿系统疾病，训练24小时后可拔除导尿管，鼓励指导患者自行排尿。④使用镇痛泵，疼痛控制良好应及时关闭镇痛泵，防止产生镇痛药依赖及长期镇痛治疗对尿潴留的不利影响。留置导尿期间膀胱训练，一般导尿管放置3～4天，可在镇痛泵去除后第2天拔除导尿管。⑤拔管后护理，拔除尿管后，应注意观察膀胱的充盈状态，当膀胱充盈达到400～500 mL时，由于排尿反射未恢复正常，患者多无尿意，应在患者清醒状态下，协助患者尝试自行排尿。按照由简到繁的顺序逐步进行，如听长流水声音、温水冲洗会阴部、腹部热敷及膀胱按摩等。若出现明显腹胀及排尿不畅时，在除外存在前列腺2度及以上肥大等梗阻性疾病时，可遵医嘱注射新斯的明，以增加膀胱逼尿肌收缩力，松弛尿道括约肌，促进恢复正常排尿。

发生尿潴留，常需急诊处理。要注意与无尿鉴别，患者没有排尿不等于就是尿潴留，可通过膀胱区叩诊或超声检查，如果膀胱内没有尿液，可能因为肾功能受损造成，需尽快恢复肾脏的功能。急性尿潴留首先要解除梗阻，经耻骨上膀胱区热敷或按摩等仍不能使患者排尿，导尿或耻骨上膀胱造瘘引流尿液解除病痛，然后做进一步检查明确病因。急性尿潴留放置导尿管或膀胱穿刺造瘘引流尿液时，应间歇缓慢放出尿液，每次500～800 mL，避免快速排空膀胱，膀胱内压骤然降低而引起膀胱内大量出血。然后再分析尿潴留的原因，病因治疗。

四、便秘

老年人机体功能日益退化，代谢水平逐渐下降，而髋部骨折后卧床时间长，活动明显减少，肠蠕动减弱，又不习惯在床上排便，致粪便干结引起便秘。同时食物发酵所产生的气体使肠道膨胀，很易发生腹胀，严重的便秘常伴有头痛、腹胀、厌食，并因排便时过度屏气使老年人颅内压和肠内压升高。

髋部骨折患者出现便秘，大多为功能性便秘，护理工作的过程中，不要过于依赖排便药物解决问题，术前要训练床上排便，解除老人思想顾虑及心理负担。同时，调整饮食结构，增加纤维素和水分的摄入，推荐每日摄入膳食纤维25～35 g，每日至少饮水1.5～2.0 L，适当摄取粗糙、多渣的杂粮及油脂类食物。建立良好的排便习惯：结肠活动在晨醒和餐后时最为活跃，建议患者在晨起或餐后2小时内尝试排便，排便时集中注意力，减少外界因素的干扰，只有建立良好的排便习惯，才能真正完全解决便秘问题。指导患者腹部按摩，以肚脐为中心按顺时针方向由里往外做环形按摩，每天3次，每次10分钟；或做腹式呼吸、热敷等，促进肠蠕动，消除便秘。必要时应用大便软化剂、温和泻药或低压灌肠。

五、消化功能障碍

正常的胃肠道消化功能包括促进营养物质和液体的消化吸收、调控肠道菌群及其产物的吸收、内分泌和免疫功能。消化功能障碍是继发于创伤、休克、手术和其他全身性病变的一种胃肠道急性病理改变，以胃肠道黏膜损害及运动和屏障功能障碍为主要特点。老年患者本身消化功能衰退，髋部骨折创伤及手术本身及其麻醉等因素均会对患者的消化功能产生抑制作用，因而患者在手术后往往会出现消化功能障碍。临床主要表现为患者术后食欲差或进食后呕吐、精神萎靡，并可形成恶性循环，痛苦感较为明显，严重影响患者生活质量及生命，传统的治疗以常规护理及对症处理为主，忽略了营养支持治疗的重要性，疗效不甚理想。

能量支持能有效打破食欲差与精神萎靡的恶性循环，可给予患者能量合剂或脂肪乳剂，第2天便精神好转，进食明显增加。髋部骨折及手术所导致营养不足，加之食物营养摄入量有限，经口服或鼻饲进行营养补充，可以充分利用有效的肠道功能，防止肠黏膜萎缩，维持肠黏膜细胞的正常结构，还可维持肠道固有菌群的正常生长，促进胃肠蠕动，增加内脏血容量，降低并发症发生。

六、应激性溃疡

老年人的胃黏膜屏障作用减弱，在外伤、手术及严重心理障碍等应激状态下诱发应激性溃疡，临床以急性胃黏膜糜烂、溃疡和出血为特征，主要表现为呕血与黑便，较为严重患者甚至会出现出血性休克。发病机制复杂，为多种应激因素作用的结果，病死率高，因老年患者的胃底、胃壁血管弹性差，压力高，出血量多、时间久、治疗困难，因此对老年患者伤后及术后应积极预防。

有效预防应激性溃疡发生，对消化道出血进行有效控制，对病情的治疗及预后都有益处。①心理护理：髋部骨折患者由于疼痛、活动障碍，容易产生紧张、焦躁、恐惧等负面情绪，加上患者担心骨折导致身体残疾，继而产生悲观绝望的情绪，不愿意配合治疗。医护要了解患者的心理疑虑，及时排除患者的顾虑，帮助患者树立战胜疾病的信心，促使患者积极配合治疗。②针对创伤和手术的应激，早期常规应用质子泵抑制剂如奥美拉唑、泮托拉唑等，可起到良好的预防作用，不仅能抑制胃酸的分泌，还能增加胃黏膜血流量，对胃液总量和胃蛋白酶的分泌也有一定的抑制作用。③H_2受体阻滞剂在临床上是很多医院预防应激性溃疡首选药物，常用的有西咪替丁和雷尼替丁。④观察是否有应激性溃疡先兆，如出现意识障碍逐渐加深、眼球浮动或震颤、喉痒、恶心、呃逆、肠鸣音增强、腹胀、体温持续升高、心率加快、外周血象白细胞升高等提示随时有发生应激性溃疡的可能。

出现应激性溃疡的一般防治及护理如下。

（1）基础护理：①加强心理护理，应绝对卧床休息，保持室内安静，给予患者精神安慰，消除精神紧张，避免导致反射性血管扩张而加重出血，必要时遵医嘱给予镇静剂。②头偏向一侧，保持呼吸道通畅，避免呕吐时造成误吸，甚至窒息，及时吸痰，必要时吸氧。③双下肢抬高 10～15°，以增加回心血量。④注意口腔及皮肤护理。

（2）及早胃肠减压：吸出胃内容物，正确记录胃液的色泽及量，并保留标本做检验，密切观察胃液及呕吐物性质和量、大便颜色和量，注意观察有无出血，准确判断记录出血量。

(3) 病情观察与监测：①密切观察神志、瞳孔、生命体征，尤其是血压、脉搏、心率变化，有无面色苍白、冷汗、烦躁不安等失血性休克的表现。②注意观察血红蛋白浓度、红细胞计数，若血红蛋白呈进行性下降，应做好输血准备。

(4) 出血护理：①出血量评估，大便隐血试验阳性提示每日出血量>5 mL，出现柏油样便提示出血量50 mL以上；胃内积血量>250 mL时可引起呕血；一次出血量不超过400 mL，一般不引起全身症状；短时间出血量超过1 000 mL，临床即出现急性周围循环衰竭的表现。②药物止血：新鲜出血给予生理盐水加去甲肾上腺素1 mg注入胃内，给予奥美拉唑20 mg，每天2次，并给予凝血酶1 000 U，每天4～6次，口服或胃管内注入连用3～5天。静脉给予H_2受体阻滞剂或质子泵抑制剂。③胃内降温止血，通过胃管以10～14℃的冷盐水反复冲洗胃腔。④补充血容量，应迅速建立2条静脉通道，及时补充新鲜血液。

(5) 营养支持：出血期，给予肠外营养。在出血停止24小时以后可进流质饮食，以米汤、豆浆为宜，可以缓冲胃酸，保护胃黏膜，应避免禁食时间过长引起胃饥饿性收缩导致再出血。待病情好转后逐步由半流质改为软食。

七、压力性损伤

2016年4月，美国国家压疮咨询委员会 (National Pressure Ulcer Advisory Panel，NPUAP) 对压疮的定义及分期进行了重新界定，将压疮更名为压力性损伤，指出其是发生在皮肤和 (或) 潜在皮下软组织的局限性损伤，通常发生在骨隆突处或皮肤与医疗设备接触处。该压力性损伤可表现为局部组织受损但表皮完整或开放性溃疡，并可能伴有疼痛。老年髋部骨折患者长期卧床及翻身困难，位于体表骨隆突的皮肤组织，甚至肌肉，因持续受压、局部缺氧、血管栓塞、组织坏死腐脱而形成损伤。压力性损伤一旦出现，需要长期护理，给患者带来莫大的痛苦。

1期：局部组织表皮完整，局部呈现出的红斑，指压时红斑不会消失 (即非苍白发红)。感觉、温度和硬度变化可能会先于视觉的变化。颜色变化不包括紫色或褐红色变色，若出现这些颜色变化则表明可能存在深部组织损伤。

2期：部分真皮层缺损，伤口床有活力，基底面呈粉红色或红色，潮湿，可能呈现完整或破裂的血清性水疱，但不暴露脂肪层和更深的组织，不存在肉芽组织、腐肉和焦痂。骶尾骨、足跟等处受剪切力的影响通常会导致2期压力性损伤。该期注意与潮湿相关性皮肤损伤如尿失禁性皮炎、擦伤性皮炎、医用胶黏剂相关的皮肤损伤或创伤性伤口 (皮肤撕裂、烧伤、擦伤) 鉴别。

3期：皮肤全层缺损，溃疡面可呈现皮下脂肪组织和肉芽组织伤口边缘卷边 (上皮内卷) 现象；可能存在腐肉和 (或) 焦痂；深度按解剖位置而异，皮下脂肪较多的部位可能呈现较深的创面，在无皮下脂肪组织的部位 (枕部和踝部) 则呈现为表浅的创面；潜行和窦道也可能存在；但不暴露筋膜、肌肉、肌腱、韧带、软骨和骨。

4期：全层皮肤和组织的损失，溃疡面暴露筋膜、肌肉、肌腱、韧带、软骨或骨溃疡。深度按解剖位置而异，伤口床可见腐肉或焦痂，上皮内卷，潜行，窦道经常可见。

不明确分期：全层组织被掩盖和组织缺损。全层皮肤和组织缺损，其表面的腐肉或焦痂掩盖了组织损伤的程度，一旦腐肉和坏死组织去除后，将会呈现3期或4期压力性损伤。

在缺血性肢体或足跟存在不明确分期的压力性损伤，当焦痂干燥、附着（贴壁）、完整、无红斑或波动感时不应将其去除。

深部组织压力性损伤：皮肤局部出现持久性非苍白性发红、褐红色或紫色，或表皮分离后出现暗红色伤口床或充血性水疱，颜色发生改变前往往会有疼痛和温度变化。在骨隆突处强烈的压力和（或）持续的压力和剪切力会致使该损伤的出现。伤口可能会迅速发展，呈现真正的组织损伤，经过处理后或可能无组织损伤。如果出现坏死组织、皮下组织、肉芽组织、筋膜、肌肉或其他潜在结构，表明全层组织损伤（不明确分期、3期或4期压力性损伤）（图4-4）。

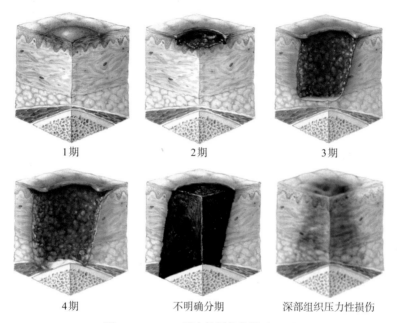

図4-4　NPUAP压力性损伤分期（2016）

压力性损伤延伸：2016年指南将黏膜压力性损伤和设备相关压力性损伤纳入了压力性损伤的范畴。①黏膜压力性损伤：是医疗设备使用在黏膜局部所造成的损伤。由于这些组织损伤的解剖结构无法进行分期，所以将其统称为黏膜压力性损伤。②设备相关压力性损伤：是医疗设备在使用过程中为达到治疗效果在局部组织所造成的损伤。

老年髋部骨科患者都需绝对卧床，活动障碍及自理能力缺陷，因此医护人员应高度重视压力性损伤的预防。预防的关键在于消除其发生的原因，在护理上要做到：勤宣教、勤观察、勤翻身、勤按摩、勤擦洗、勤更换、勤整理。

1. 普及健康教育　　教育患者认识到压力性损伤病理特点，树立坚定的意志去做与防压有关的动作。在实施护理措施的过程中，鼓励家属参与，教会家属一些简单而有效的预防压力性损伤的技巧，以减少压力性损伤的发生，利于提高患者生活质量。

2. 加强皮肤检查　　①护理巡视过程中检查：护士在巡视病房过程中，每1～2小时协助患者翻身一次，同时仔细查看骶尾部、髋部、内外踝等皮肤薄弱部位，并给予气垫床、减压贴等，防止局部长时间受压。如有压红，嘱患者家属不要揉，以免加重局部瘀血，解除局部压力，并进行书面交班。一般轻度压红在解除压力后会自行消失。②交接班检查：护士在交接班过程中，严格做到床头交班，要进行翻身查看易受压的皮肤薄弱部位，发现潜在问题，及时给予处理。

3. 间歇性解除局部压力　尽量避免身体局部皮肤长期受压，翻身是减轻局部压力有效方法之一，鼓励和协助卧床患者经常更换体位，一般每2～3小时翻身1次，最长不超过4小时，必要时每小时翻身1次。另外，应用辅助设施，高危人群都使用气垫床。气垫床的体压分散原理使得骨隆部位皮肤受压减少，避免肢体局部血运不良，同时波浪产生了间隙，加上持续喷气，使空气自然流通，让皮肤24小时呼吸新鲜空气。

4. 皮肤清洁　保持床铺清洁干燥、平整柔软、无渣屑。及时更换有污点的床单，定期帮助患者更换被压衣服，用温水擦洗清洁皮肤，并在皮肤表面涂上爽身粉或滑石粉，以便翻身减少摩擦力。对尿失禁患者如男性用阴茎套接管引流；尿潴留、留置尿管的患者应做预防泌尿系统的感染工作；对女患者尿失禁尿管引流，同样应勤洗勤换，注意皮肤清洁干燥。对大便失禁的患者，在擦洗时不宜用力过大，如反复刺激，导致皮肤发红；褶皱干燥及脱水时，为避免摩擦和起到起润滑作用，可擦洗后在肛门涂上凡士林。

5. 加强营养支持　压力性损伤的发生虽然是局部病灶，但与全身营养有密切关系。骨折患者因为丧失活动能力而长期卧床，胃肠蠕动差，消化能力弱，极易造成营养不良。导致体重下降，体质消瘦，营养缺乏，使骨突出处皮下组织垫消失，受压部位极易发生红斑瘀血。正常饮食患者鼓励其多食高蛋白、高能量、高维生素食物，如牛奶、鸡蛋、瘦肉、新鲜水果、蔬菜等。必要时静脉补充白蛋白、复方氨基酸、新鲜血浆等，提高机体的抵抗力，有利于创面愈合。

压力性损伤的伤口处理：①伤口清洗，包括冲洗、擦洗、淋浴等。有效的伤口清洗能够减少细菌数量，去除伤口中的异物及影响愈合的障碍物，而不是消毒伤口。指南建议：应该用生理盐水或饮用水定期清洗伤口；可用含有表面活性剂或抗菌剂的清洗液清洗有坏死组织、感染、可疑感染和细菌定植的创面。②清创，包括手术清创、保守性锐器清创、机械清创、自溶清创、酶学清创和生物清创。清创方式的选择取决于患者的病情（包括疼痛、血液循环情况和出血风险），坏死组织的类型、性质和部位。当出现蜂窝组织炎、捻发音、波动感或败血症时应及时手术清创。③伤口敷料的选择，随着湿性愈合理论的不断推广，新型敷料应运而生，以保护伤口免受污染和外伤，吸收渗出液，填充坏死腔缺损，减轻水肿及提供最佳的愈合环境。临床常用敷料包括薄膜敷料、水胶体敷料、水凝胶敷料、藻酸盐敷料、硅胶敷料、泡沫敷料、含银敷料、含碘敷料、纱布敷料等。敷料的选择须基于伤口床情况、伤口周围皮肤情况来选择。

压力性损伤的辅助疗法：目前没有充足的证据支持在压力性损伤治疗过程中使用高压氧疗法、局部氧疗、生物敷料治疗、激光疗法、红外线治疗。改善局部组织供氧：用鹅颈灯40 W灯泡距离压力性损伤15～20 cm照射15～20分钟，此法可用于治疗2期压力性损伤。电刺激疗法可以提高2～4期压力性损伤患者的康复率，促进创面愈合。对于顽固的2～4期压力性损伤可使用脉冲电磁治疗。3～4期压力性损伤可考虑将负压伤口治疗作为一种辅助疗法。中药换药：可用拔毒生肌散、月白珍珠散（适用于不生肌者）、桂敛疡散（具有温肌还阳、祛腐生肌之效）等。将上述散剂撒布于疮面，外用黄连膏和Ⅱ号纱条外敷，每天换药1～2次，10天为1个疗程。临床实验证明，中药具有清热解毒、活血化瘀、祛腐生肌之功，适用于治疗3期压力性损伤患者。

八、皮肤湿疹与糜烂

老年髋部骨折患者长时间卧床，老年人皮肤组织萎缩、多皱褶、弹性差，皮肤防御功能减弱，骨折后易出现皮肤疾患，老年女性肛周皮肤隐蔽潮湿，卧床排尿时易被尿液污染，容易出现皮肤湿疹与糜烂。若患者存在小便漏尿或大小便失禁，更容易发生会阴部湿疹。急性湿疹起病较急，皮疹常发生于会阴部、胸背部、手足、四肢屈侧等部位。往往表现为红斑、丘疹、水疱、肿胀、渗出、结痂等皮疹。患者自感奇痒，并阵发性加剧，常常搔抓不止，有的甚至烦躁不安，痛苦不堪，影响睡眠。当急性湿疹炎症减轻之后或急性期未及时适当处理，拖延时间较久，则转变为亚急性及慢性湿疹。皮疹以丘疹、结痂、鳞屑、浸润、肥厚、苔藓样变为常见。

预防：①与患者及家属交流和心理沟通，让患者了解湿疹的病因和预防方法，正确对待疾病，并主动配合治疗，树立战胜疾病的信心。②去除致病因素，避免诱发及加重因素。护理上忌用便盆接尿，以免尿液倒流污染肛周，禁用一次性纸尿裤。排尿时取平卧位或半卧位，双腿分开，以女式弧形口尿壶轻轻抵住会阴部，待排尿完毕用温水软毛巾或湿巾拭净、擦干。勤剪指甲，避免搔抓。忌用热水、肥皂水清洗，保持患处清洁、干燥。保持病室干燥通风，温度适宜，室内不宜放置致敏植物。衣被采用纯棉布料，衣着宽松柔软，根据四时寒热温凉气候变化随时增减衣被，穿盖不宜过多，以免出汗刺激局部皮肤。③加强饮食护理，告诉患者应注意多食清淡、富含营养的食物，如蔬菜、瓜果类，忌食鱼、虾、蟹、牛奶等动物蛋白食物；对辛辣、浓茶、酒类等刺激性食物亦应限制其食入。④为患者创造一个良好的住院环境，保证充足的睡眠。医生可给予镇静及抗组胺的止痒药来缓解症状。

皮疹局部护理：急性湿疹的外用药一般以粉剂、洗剂及水溶液常用。皮疹以红斑、丘疹为主者，可选用粉剂或洗剂，粉剂可用棉球或粉扑撒于皮疹处，洗剂可用毛笔蘸药外涂，涂药前应充分摇匀。皮疹以水疱、糜烂、渗出为主者，应选用水溶液湿敷，其方法有冷湿敷和热湿敷，开放式和封闭式，其中以开放式的冷湿敷常用。具体方法为：将湿敷垫（6～8层纱布）浸于药液中2～3分钟，取出挤干以不滴水为度，按皮疹的大小敷于患处且轻轻压紧，使湿敷垫与皮疹紧密接触，每15分钟换1次湿敷垫，每天3～5次（每做1次至少换3次湿敷垫）。慢性湿疹以痂皮、鳞屑为主者，可用油剂或糊剂等；浸润肥厚、苔藓样变者，可选用渗透性强的软膏、酊剂；避免久用高效皮质类固醇制剂。

九、谵妄

谵妄是注意力和认知功能的急性可逆性障碍，常见于身体衰退的老年人。Smith等（2013）对1 077例老年髋部骨折者研究发现，谵妄是术后最常见的并发症之一，发生率达44%。Rudolph等（2011）对以往的研究文献进行综合分析后，发现老年髋部骨折术后谵妄的发生率为35%～65%。谵妄可由多种原因引起，表现为精神状态突然改变或情绪波动，注意力不集中，思维紊乱和意识状态改变，伴或不伴有躁动状态，还可以出现整个白天觉醒状态波动，睡眠清醒周期失衡或昼夜睡眠周期颠倒。临床上，谵妄也可以分为高反应型（躁动型）、低反应型（安静型）、混合型（症状呈间歇性，波动性），其中以混合型最常见。躁动是意识障碍的一种表现，可表现为烦躁不安、没有方向感、难于交流、不服从指令等，躁动型谵妄在临床上易被发现，而安静型谵妄可表现为困惑与茫然状态，难与镇静状态相鉴别，易被漏诊。

对于老年髋部骨折手术患者，谵妄的发生与术前、术中及术后的易患因素和诱发因素有关（表4-3）。①术前存在的因素，高龄是多数研究所认定的术后谵妄的独立致病因素；术前的认知功能损害及合并痴呆是术后谵妄的最重要的一种危险因素。Lee等（2011）研究726例老年髋部骨折患者，发现如果术前存在痴呆，术后发生谵妄概率很高；在没有痴呆的患者中，高龄、男性、肥胖、更多的合并疾病、手术时间超过2小时等是独立危险因素；而在痴呆的患者中，从急诊到手术室时间延长是谵妄的独立危险因素；痴呆是谵妄病程延长（≥4周）的主要危险因素。Nie等（2012）对123例中国老年髋部骨折患者进行研究，发现疼痛、术前认知障碍是主要危险因素。②术中的危险因素：在系统性回顾的Meta分析中，谵妄的发生在全身和局部麻醉2种方式中并没有明显的统计学差异。全身麻醉可能提高了术后发生认知功能障碍风险，但并没有增加谵妄的发生率。Siebe等（2019）对114例老年髋部骨折患者，进行双盲随机对照试验，发现相对于深麻醉，术中浅麻醉能减少50%的谵妄发生率。③老年髋部骨折术后疼痛和低氧都是谵妄发生的主要危险因素，术后不予镇痛或镇痛不全均能诱发谵妄，常用镇痛药哌替啶更易引起谵妄的发生。谵妄常发生于术后2～5天，术后镇痛方式（如静脉或硬膜外镇痛）与谵妄的发生没有明显的关系。术后镇痛过度、离床活动延迟、术后尿潴留、排尿障碍及其引起的进一步疼痛可使谵妄的发生风险提高。术后患者疼痛不敢用力呼吸，常发生低氧血症，术后贫血或输液过量也可进一步加重低氧，低血氧可降低乙酰胆碱的水平，也能促进老年人谵妄的发生。

表4-3 老年髋部骨折术后谵妄的易患因素和促发因素

项目	易患因素和促发因素
一般易患因素	高龄、男性、骨折前的活动状态差或生活不能自理等
生活因素	吸烟、酗酒、睡眠失调等
水电解质、代谢紊乱	脱水，Na^+、K^+电解质或葡萄糖代谢紊乱等
低氧血症	贫血、血氧饱和度低、术中失血等
营养状态	贫血、营养不良、低蛋白血症和BMI异常等
疼痛	术前用药不能控制的疼痛
精神疾病	心理障碍、认知障碍或感觉障碍或存在其他精神病理的症状，如谵妄、痴呆和痴呆的程度，焦虑，抑郁，急性脑卒中等
使用精神药物	苯二氮䓬类药物、麻醉性镇痛药、抗胆碱能作用的药物
躯体疾病	患者术前触觉减退、听力障碍，感染，糖尿病，动脉粥样硬化，颅内血管病变，充血性心力衰竭，肝功能衰竭，肾功能衰竭，外周血管病变，心房纤颤等
环境因素	进入ICU、生理限制、使用导尿管等
医源性因素	输液量过多、急诊入院手术或术前等待时间过长、医源性并发症等
手术	手术时间长、失血、低血压、休克等
麻醉	麻醉深度、周围神经阻滞的方式、镇静的方式等

谵妄是一种多因素的异质性疾病，应从多方面预防，积极纠正谵妄发生的危险因素。①注意高危人群（如高龄、存在认知缺陷/痴呆或其他严重内科合并症），进行风险评估；②手术前应最大程度改善患者的全身情况，包括治疗贫血、低蛋白血症、代谢异常、低

氧、脱水、电解质紊乱、心力衰竭和感染等，加强营养及个体化护理；③手术中应维持充足的氧气供应，减少出血，及时补充血容量，维持正常血压和水、电解质平衡，注意控制麻醉的深度，可联合髂筋膜阻滞，尽量少用或不用中枢性抗胆碱能药物；④手术后应积极有效地给予镇痛，避免应用哌替啶，保证患者有充足的睡眠，早期活动，及早处理各种外科并发症。

确诊谵妄的发生，治疗上除了前面讨论的支持性和预防性措施外，首先要尽可能找到原发病因，去除病因。当前的研究已经证实，谵妄是在患者有一定的致病因素存在的基础上由某个或数个诱发因素引起。医护应关注最可能的和根本的病因，及时对症处理。非药物方法是谵妄治疗的一线措施，包括密切观察病情变化，注意呼吸道通畅，足够的营养，纠正水电解质紊乱，纠正贫血和低蛋白血症，避免误吸，鼓励早期活动，保证充足睡眠和精神支持等。使用束带约束肢体活动可避免患者自伤或伤及他人，预防拔出导管等装置，但应用不当也可成为不利的刺激或损伤。当非药物疗法效果不佳或者谵妄引起的活动干扰了重要治疗措施，可进行药物治疗。目的是镇静、方便护理，控制精神症状、改善睡眠。首选短期应用氟哌啶醇或奥氮平，氟哌啶醇小剂量起始0.25～2 mg，根据症状严重程度逐渐加量，必要时每2～4小时一次。

十、心理异常

老年髋部骨折患者常产生恐惧、抑郁、焦虑、拒绝治疗等负面心理活动，这会导致其对功能锻炼的参与度下降，影响患者身体恢复。心理干预能提高手术质量、改善患者预后。

老年髋部骨折患者的心理特点：①焦虑，老年人在出现髋部骨折后，出于对家人照顾和经济因素等考虑，同时担心自己日常生活会受到限制，害怕自己难以康复，就会产生一种焦虑感，自觉苦恼和不安全。老年髋部骨折由于骨质疏松、骨密度降低等，导致内固定可靠性降低，愈合缓慢，使得患者对康复产生急躁和焦虑。表现为情绪波动较大，遇事容易激动，有时会与其家属、医护人员发生冲突，甚至拒绝治疗和康复训练。②抑郁，老年患者对经济及家庭支持等方面的顾虑会较多，容易产生悲观抑郁情绪，再加上老年患者对陌生的住院环境的适应能力较差，多数为护工护理，缺少家人陪伴，这也会加重患者的悲观抑郁情绪，表现为少言寡语、行动迟缓、厌烦感，甚至有的患者求生欲望低下，拒绝进食，最终导致消化功能障碍。有研究表明，抑郁是最常见的与免疫异常和免疫疾病有联系的一种心理状态，导致抗体生成下降，影响人体免疫功能。③恐惧，老年人由于髋部骨折的疼痛、行动不便，加上对手术效果和手术疼痛的害怕，都容易造成患者的恐惧心理。很多老年患者认为自己面临着长期卧床、残疾或死亡的威胁，这都会导致老年髋部骨折患者产生恐惧心理，具体表现在害怕疼痛、害怕治疗、害怕与亲人分离等。由于存在恐惧心理的患者自我效能偏低，这也影响着患者的治疗和康复。

老年髋部骨折患者心理护理干预方法。①环境护理：医院环境应该舒适整洁、空气清新、阳光充足，在老年患者入院后，医护人员应耐心接待，让患者感受到亲切感，使其能迅速适应医院环境。②示范法：成功康复患者的现身说法对同类患者有激励作用，能帮助他们树立战胜疾病的信心，提高患者自我坚持锻炼的主观能动性。③健康教育：对患者进行健康教育，能使患者对疾病有一个正确的认知，帮助患者树立战胜疾病的信心。健康教育的内容不仅包括疾病相关知识的宣教，还要包括髋部骨折愈合的过程与转归，同时在讲解时，应该考虑到患者受教育程度的差异，不同受教育程度的患者接受能力不同，在健康教育时，语言尽量通俗易懂。④心理支持与指导：与患者做心理沟通，通过心理干预能使患者依从性加强，改善患者焦虑、抑郁等不良情绪，能使患者获得较好的治疗和预后。在心理干预方面，针对老年髋部骨折心理特征的情志护理，可采用支持、解释、疏导、避免刺激等方法。研究表明，遗忘法、宣泄法、转移法能够达到调节与控制老年髋部骨折患者抑郁和焦虑情绪的目的。⑤家属陪伴和指导：家庭支持对老年髋部骨折患者的康复至关重要，家属贴心的关爱，能够打消患者的顾虑，积极应对疾病，通过鼓励患者家属参与到患者锻炼过程中来，尽最大可能为患者提供物质支持和心理支持，让患者在一个被周围人支持的环境中进行功能锻炼，能提高患者对功能锻炼的依从性，让患者感受到回归感与被重视感。

十一、心脑血管并发症

心血管并发症相对老年髋部骨折患者来说，是危及生命的并发症之一。老年心血管疾病主要包括高血压病、心律失常、心肌梗死、心绞痛及心力衰竭等。老年人在骨折后往往有心脑血管疾病的发生，有的甚至因骨折后并发的心脑血管疾病的恶化而导致死亡。老年髋部骨折术后发生剧烈的疼痛，引起交感神经兴奋，肾素－血管紧张素－醛固酮系统活性上升，严重时造成脑出血。另外因长期卧床，血液流动缓慢，脑缺血、缺氧加重，引起支配心脏的中枢神经、自主神经功能障碍，引起心脏传导和自律性改变。又因老年人心脏功能衰退，大多合并心功能不全和心律失常，补液时容易出现心力衰竭。

防治：术前积极评估心脏疾病，术中保持生命体征平稳。术后持续心电监护1～2天，观察尿量，及时补充血容量，控制输液量及输液速度，避免加重心脏负担。预防肺水肿，术后保持水、电解质平衡。疼痛剧烈者应给予镇痛药止痛，尽量避免情绪波动，以免诱发或加重心脏病。护理人员白天巡视病房，经常与患者交流沟通，防止患者处于过于安静、浅睡眠状态，使氧饱和度、氧分压降低，从而并发心脑血管疾病。此外，为老年患者提供舒适的环境，也是预防心脑血管并发症的重要护理措施。老年患者容易出现失眠，表现为难入睡或是入睡后易醒、醒后不能继续入睡。失眠原因还包括心血管疾病本身的特点，心血管病易反复发作，夜间迷走神经兴奋、冠状动脉收缩，导致心肌缺血、低氧，患者往往因胸闷、憋气而惊醒，导致睡眠不稳。由于夜间平卧后，膈肌上抬，使患者产生阵发性呼吸困难，影响睡眠。当出现明显心脑血管并发症时，请专科会诊协助治疗。

十二、电解质紊乱

老年髋部手术患者由于机体重要脏器功能的衰退，对内环境的自我调控能力通常较差，而对外界环境变化又较为敏感，受围术期禁食、长时间卧床休息等因素的影响，电解质成分丢失严重。发生电解质紊乱的主要原因：①创伤性刺激可激发垂体后叶释放抗利尿激素，持续性抗利尿作用，促进体内水的慢性潴留，细胞外液量增加可抑制钠在肾小管内的再吸收，使尿钠排出量增加，导致稀释性低钠血症。②围术期禁食，术后食欲缺乏、进食不足导致钾离子的摄入不足，引起低钾血症。③医源性，为了维持循环血量而大量补充血容量，钾盐没有及时补充导致低钾血症。④麻醉，镇静剂或疼痛都可影响呼吸，通气不足引起高碳酸血症导致酸中毒。⑤手术中出血多，组织缺血缺氧使得丙酮酸和乳酸的大量产生导致酸中毒，钾、钠等阳离子随酸性物质排出体外致电解质紊乱。

乳酸钠林格注射液是临床液体治疗常使用的种类，其以乳酸根作为缓冲物质，输注后可能造成机体内乳酸浓度的增加。而钠钾镁钙葡萄糖注射液以醋酸钠作为缓冲物质，在体内和外周组织可代谢为碳酸氢根，具有较强的缓冲能力，最后转化为二氧化碳和水。与乳酸钠林格注射液相比较，钠钾钙镁葡萄糖注射液能有效地降低患者肝脏代谢的负担，电解质配比也与机体细胞外液水平最为接近，并且其含有镁离子，能有效地稳定细胞膜。因此，输注钠钾钙镁葡萄糖注射液是预防老年髋部骨折患者围术期电解质紊乱的有效方式。

十三、贫血

老年髋部骨折围术期贫血是最常见的问题之一。髋部骨折患者在创伤打击下会引起全身性应激反应，将增加心脑及其他组织、器官的血氧需求，而骨折后不同程度的出血及补液造成的血液稀释，会造成机体对血氧的供需矛盾。围术期贫血会增加患者并发症发生率及死亡率。Lawrence 等（2003）回顾分析了 5 793 例老年髋部骨折病例，发现术后血红蛋白（Hb）高低与出院时患者行走距离呈正相关，提示更高的术后 Hb 常有更好的功能恢复。Foss 等（2008）也发现术后贫血影响患者下地行走能力。总之，对于老年髋部骨折，围术期贫血是预后不良的危险因素，不管是术前贫血还是术后贫血，均提示更差的临床结局。

老年髋部骨折的失血，主要包括骨折失血和手术时出血。Kumar 等（2011）和 Smith 等（2011）发现髋部骨折患者入院至手术前这段时间即有明显的 Hb 降低，最多可达 23.3 g/L。失血分为显性失血和隐性失血。随着闭合复位微创内固定的理念，目前髓内固定术中可见的显性失血已降至 50 ~ 500 mL。Foss 等（2006）发现在髋部骨折中通过 Hb 改变计算得到的总失血量要远远超出我们肉眼可见的失血，其隐性失血比显性失血最多可高出 6 倍。按照不同手术方式统计：使用空心钉简单固定显性失血为 50 mL，隐性失血为 547 mL；DHS 固定或关节置换的显性失血为 200 mL，隐性失血为 987 ~ 1 253 mL；髓内钉固定的显性失血为 500 mL，隐性失血则为 1 473 mL。MacManus 等（1987）利用放射性同位素锝 99 标记红细胞，发现术后有大量红细胞进入组织间隙并造成 Hb 明显降低，分析原因可能是骨髓内脂肪及骨碎屑等导致毛细血管床异常开放。

对于贫血的治疗，最直接有效的办法就是输血。随着血资源的紧张，Hb 到底多少时应该给予输血目前争议颇多。在危重患者的输血需求（transffusion requirement in critical care，TRICC）（1999）研究中，有 838 例重症监护患者随机分为两种输血指征组，一组当患者 Hb 降至 70 g/L 以下时才输入红细胞使 Hb 保持在 70 ~ 90 g/L，另一组则放宽输血指征保持 Hb 在 100 ~ 120 g/L，最终两组 30 天死亡率差异无统计学意义，说明以

70～90 g/L为输血目标是安全可行的。术中将患者出血回收过滤后，自体血回输，这是安全和经济的办法。有报道称，65岁以上老年贫血患者有1/3是由营养不良所引起，因此，补充铁剂及叶酸对这类患者是简单有效的办法。在术前补充铁剂和叶酸可有效减少骨科择期手术患者术后贫血发生率并降低输血量。对于非营养不良性贫血患者，给予促红细胞生成素也是有效的替代办法，在给予促红细胞生成素的同时必须补充铁剂和叶酸。

十四、低蛋白血症

髋部骨折通常伴有很高的致残率和病死率。营养状况不良是导致髋部骨折术后不良预后的重要因素，白蛋白是评价营养状况的重要指标之一。老年髋部骨折患者低蛋白血症的原因：①老年患者的身体各个器官功能逐渐衰退，食欲下降，营养摄入不足，常常合并营养不良。②髋部骨折及手术出血，丢失大量白蛋白。③围手术期因创伤及手术应激，患者分解代谢增强，发生低蛋白血症，是因为老年患者消耗白蛋白的速度较快，而自身合成血清白蛋白的速度比较慢。

白蛋白在肝脏中合成，是血清中含量最丰富的蛋白质，占血清总蛋白的50%以上。白蛋白在体内发挥着维持胶体渗透压，运输氨基酸类化合物，转运脂肪酸等作用，它还在术后患者伤口愈合及恢复中发挥重要生理作用。白蛋白减少会延长住院时间，影响伤口愈合，增加伤口感染、肺炎及脓毒血症等发生的风险，还会降低人体抵抗力，增加术后并发症的发生率。Patterson等（1992）前瞻性研究老年患者营养状况与预后关系，指出入院时白蛋白减少的患者更容易出现术后并发症，更难以恢复受伤前的活动量，并且住院日延长，1年死亡率增加。Kieffer等（2013）在研究血清白蛋白与髋部骨折患者术后1年生存率关系时发现，血清白蛋白低于35 g/L的患者术后1年死亡率显著高于白蛋白正常患者，白蛋白是影响髋部骨折患者住院时间、院内死亡和恢复术前活动的预后因素。

临床一般采取输注人血白蛋白、乳清蛋白全营养剂等方式为老年患者提供营养支持。这些方式虽然能够在一定程度上缓解和改善患者的低蛋白血症，但它的费用较高，一般条件的家庭难以承受。增加饮食中总热量和蛋白质摄入，有利于提高血浆白蛋白和总蛋白浓度。早期合理的营养支持可及时补充热量和蛋白质，可减少负氮平衡，维护细胞正常代谢，减少并发症，缩短病程。个体化营养支持治疗是在医生、营养师和护士的共同参与下，为患者评定营养状况而制定的个体的营养方案。个体化营养支持将患者的病情、营养状况和护理需求融为一体，能够有效促进患者伤口的愈合，缩短患者术后的康复周期，促使患者尽快下床活动。

十五、下肢深静脉血栓

静脉血栓栓塞症（VTE）是指血液在静脉内不正常的凝结，使得血管完全或不完全阻塞，是一系列疾病的总称。静脉血栓栓塞症按部位主要涵盖两种疾病：一是深静脉血栓（DVT），另一种是肺动脉血栓栓塞症（pulmonary embolism，PE）。据统计，约2/3 VTE患者表现为DVT，1/3表现为PE。DVT病因主要包括静脉内膜损伤因素、静脉血流淤滞和高凝状态，老年髋部骨折患者高龄、卧床和制动，创伤引起血管壁损伤，合并心肺功能减退导致静脉血流缓慢、淤滞，血管内皮完整性的破坏，凝血及抗凝系统的失衡，容易形成DVT。可发生于全身各组织或器官静脉中，多见于下肢深静脉，常发生于骨科大手术后，但一般多无明显临床症状。

DVT血栓发生脱落可造成致命性肺栓塞，造成患者猝死，因此，针对高龄髋部骨折患者术后下肢深静脉血栓的预防护理，需要我们在临床工作中更加重视。①药物预防：《中国骨科大手术静脉血栓栓塞症的预防指南（2009）》指出抗凝疗程在10～14天，最新的美国胸科医师协会循证临床指南（2016）建议抗凝治疗可达到35天。针对髋部骨折手术后DVT的预防，低分子肝素、口服抗凝药物利伐沙班均已应用于临床，低分子肝素钙最为常用，要密切观察患者有无出血情况，复查凝血功能。②思想上要重视：积极向患者及家属告知老年患者易形成DVT的原因及后果，引起患者重视，以主动配合治疗。③基础护理：如病情允许可进食低脂、低胆固醇、高纤维易消化食物，同时戒烟、戒酒，多饮水，降低血液黏稠度，保持大便通畅，避免因腹压增高而影响下肢静脉回流。④对长期静脉输液者，避免在下肢静脉输液，尤其避免在同一静脉反复进行穿刺，输注具有刺激性的药物时，避免药液渗出血管外，同时减少扎止血带的时间，减轻对局部和远端血管的损伤，穿刺部位如果出现炎症反应，应立即重新建立静脉通道。⑤患肢护理：抬高患肢或抬高床尾20°～30°，以利于静脉回流，减轻患肢肿胀。注意不要在腘窝或小腿下单独垫枕，以免压迫小腿深静脉，影响回流。密切观察肢体肿胀、皮温、色泽、水肿、有无浅静脉怒张及足背动脉搏动情况，当双侧下肢周径相差＞1 cm时即高度怀疑下肢深静脉血栓的形成，需进行下肢血管多普勒等检测。如果发现肢端末梢皮肤色泽呈暗红色或紫红色、皮肤苍白、皮温较低、肢体麻木不适等异常情况应及时查明原因并给予相应的处理。⑥踝泵运动：在卧床期间，术前及麻醉清醒后即可指导患者进行踝泵运动锻炼，即踝关节最大的跖屈、背伸和环转运动，并辅以下肢肌肉按摩，加速下肢静脉回流。⑦康复锻炼：制订个体化的锻炼计划，在病情允许下早期下床活动，尽量减少卧床时间。⑧机械预防：医用弹力袜的使用，以外部的力量抵消各种原因所致的静脉压力增高，防止血液经交通支逆入浅静脉，促进静脉回流。间歇充气加压装置，用充气加压泵周期性加压设备对肢体产生周期性压力，可显著提高静脉血流速度和流量，该方法具有成本较低、操作简单、易学有效、随时可展开治疗等优点，是目前用来防止DVT发生的主要方法之一。⑨患者突发呼吸困难、胸闷、咳嗽、心悸、咯血，应立即给予高浓度氧气吸入，报告医师，警惕肺栓塞发生。

十六、呛咳与窒息

食物残渣或液体（甚至自己的唾液）误入气管，引起呼吸呛咳甚至堵塞气道，称为窒息。老年人由于食管和咽在生理和形态上的退行性改变，如蠕动减弱、食管狭窄等，咽部感觉减退、吞咽反射降低、咳嗽反射减弱等均是造成误吸的重要危险因素。加上老年人多有基础疾病，尤其中枢神经系统损害（脑萎缩、帕金森病、脑卒中后遗症等），更易导致吞咽障碍和误吸、呛咳甚至窒息。年龄越大发生误吸的概率就越大，90岁以上老人发生误吸的概率高达44.2%。气道完全阻塞造成不能呼吸只要1分钟，心跳就会停止，窒息是最重要的死亡原因之一，发现窒息，必须分秒必争地抢救。

直接导致误吸的原因有：①体位，髋部骨折患者因为疼痛、伤口等原因，进食时通常不愿意摇高床头或坐位。由于平卧不利于食物运送，所以食物易堵塞在咽喉部或卡在食管的狭窄处，甚至误入气管导致通气障碍、窒息。②相关疾病及药物因素，临床上将合并有脑血管病变、老年性痴呆、帕金森病、慢性阻塞性肺疾病、生活不能自理、建立人工气道及鼻饲的患者列为误吸发生的高危人群。老年髋部骨折患者多合并有一种或多种以上相关疾病，并且服用多种药物。一些药物的使用可导致误吸发生，如茶碱类药物、钙拮抗剂、多巴胺、苯胺唑啉等，尤其要注意在使用茶碱类药物后，呼吸道平滑肌松弛，气道黏膜对异物清除能力减低，咳嗽反射下降，当食物或痰液被吸入气管时不能及时清除。再者，骨折患者麻醉术后易引起呕吐导致误吸。全身麻醉后呕吐的发生率高于椎管内麻醉，绝大多数是麻醉性镇痛药（呕吐因子）的残余作用所致，咽喉部的刺激也是引起呕吐的另一主要原因，这些都是加大误吸的因素。③心理精神状态，老年髋部骨折的患者术后易并发精神障碍，表现为多语、幻觉、定向力障碍躁动或情感淡漠失眠或嗜睡、不辨白天黑夜、语无伦次，其特点是白天症状缓解，夜间加重。若患者精神状态不佳，家属给予喂食，患者不能将食物顺利通过咽部，误吸的概率会增加。因此，患者精神不佳，在讲话或喘息时不宜进食，否则易导致误吸后死亡。④家属或陪护因素，家属或陪护人员照护老年患者不懂得如何选择食物、喂食时机、喂食操作等，同时对防误吸的知识了解程度相当低，导致喂食护理不当引起误吸甚至窒息，严重威胁患者生命。

评估患者，标准吞咽功能评估（standardized swallowing assessment，SSA）：①意识，精神状态是否良好，对言语刺激有无反应；②体位，能直坐位维持头部舒适位置；③咳嗽能力，能否自主咳嗽；④口角是否有流涎；⑤舌的活动度及范围；⑥有无呼吸困难；⑦有无构音障碍、声音嘶哑及湿性发音。如上述7项指标中出现1项异常，进一步行洼田饮水试验，该试验是常用的吞咽评价方法，即患者端坐，喝下30 mL温开水，观察所需时间和呛咳情况。1级（优）能顺利地1次将水咽下；2级（良）分2次以上，能不呛咳地咽下；3级（中）能1次咽下，但有呛咳；4级（可）分2次以上咽下，但有呛咳；5级（差）频繁呛咳，不能全部咽下。该操作简单易行，分级清楚，操作性强，5个级别对应5分，分级越高，吞咽障碍越严重。

预防误吸至关重要，护理措施如下。

1. 加强对陪护进行误吸知识培训　①患者进食时应抬高患者床头，喂食速度缓慢，每次喂食量要少，喂食时观察患者面色、吞咽情况等，发生呛咳、误吸窒息时的紧急处理措施。②进食时保持环境安静，避免与患者说话、谈笑，应细嚼慢咽。③进食后及时清除口腔残余食物，勿刺激咽喉部。④要求家属自带的食物应以软、烂、细为主。⑤对需要进食半流质、流质等特殊饮食的患者向其家属交代不能擅自喂吃食物。

2. 合适体位　①进食时合理的体位可以减少胃内容物的反流及误吸。进食时床头摇高40°或坐位，坐位时坐直稍向前倾，颈部轻度屈曲，使食物容易进入食管。进食后取半卧或坐位30～60分钟，避免立即做口腔护理、翻身、叩背、吸痰等操作，以免刺激引起恶心导致食物反流和误吸。②对于存在睡眠呼吸暂停综合征患者，术后尽量避免去枕平卧，以免舌后坠阻塞气道，可采取侧卧位。

3. 食物的选择　避免坚硬、大块和黏性强的食物。对于易发生呛咳和吞咽困难者，食物应以半流质为宜，如粥、菜泥等。汤和水类食物容易引起呛咳、误吸，同时注意食物温热适宜、色香美味，以增进食欲，引起吞咽反射。

4. 进食、喂食的方法 患者能自行进食尽量让患者自己进食。喂食时匙入口后坚定地在舌前1/3向下后压，并倾出食物，然后迅速撤出，立即闭合其唇和下颌，使头轻屈，以利吞咽。面部偏瘫老人，食勺从健侧放入，尽量送到舌根部，以利于咽下运动。口服药较多时应分次吞服，药片较大时宜切开分次吞服，有外包装的药片应去除外包装后服用。

5. 功能训练 ①咽部冷刺激及空吞咽：用冰冻的棉棒蘸少许水，轻轻刺激软腭舌根、咽后壁，然后嘱咐患者做空吞动作，每天2次，有呕吐感时终止刺激。②咳嗽训练：深吸气—憋气—咳出，建立排出气管异物的防御反射，防止误吸。③每天清洁口腔，用食指按摩齿龈，同时进行吸吮的感觉，重复进行。同时在床旁放置吸痰器，以防患者误吸时及时抢救。

误吸的急救处理：食物误吸是老年人发生窒息的重要原因，误吸发生时，现场急救应以争分夺秒地抢救患者生命为原则。发生误吸时应立即检查口内是否有异物，口内有异物时用纱布或手帕包绕手指将异物取出，不能取出时应给予侧卧，叩背，协助患者尽快咯出异物，保持呼吸道通畅；如有义齿应及时取出，防止损伤口腔，亦可握拳放于患者的剑突下向膈肌方向猛力冲击上腹部，造成气管内强气流，使阻塞气道的异物咯出。护士在抢救的同时应立即通知其他医生或护士帮忙，以便在最短的时间内备齐抢救用物和药物，并协助判断病情和正确处理。备用吸痰器、气管插管、纤维支气管镜，必要时在紧急支气管镜下取出异物并尽快配合实施各种抢救措施，以挽救患者的生命。

（刘 辉 张海霞 杜守超 张立智）

参考文献

1. 陈亚萍，佟冰渡，宋杰，等，2020. 老年髋部骨折综合管理与二次骨折预防的专家共识. 中华创伤骨科杂志，22（6）：461-469.
2. 李宁，李新萍，杨明辉，等，2021. 老年髋部骨折的骨质疏松症诊疗专家共识. 中华骨与关节外科杂志，14（8）：657-663.
3. 芮云峰，邱晓东，邹继红，等，2019. 多学科协作诊疗模式在老年髋部骨折的临床应用. 中国修复重建外科杂志，33（10）：1276-1282.
4. 吴新宝，杨明辉，2017. 老年髋部骨折诊疗专家共识（2017）. 中华创伤骨科杂志，19（11）：921-927.
5. 张立智，张世民，2014. 老年髋部骨折术后谵妄的研究进展. 中国矫形外科杂志，22（4）：324-328.
6. 张世民，王宏宝，张少衡，2014. 老年髋部骨折患者术前心脏功能的快速评估. 上海医学，37（1）：83-85.
7. 张世民，袁锋，俞光荣，2005. 老年髋部骨折的临床治疗流程. 中国矫形外科杂志，13（18）：1365-1368.
8. 张世民，赵向东，王宏宝，2015. 老年髋部骨折患者术后早期死亡的风险预测评分系统. 中国矫形外科杂志，23（20）：1869-1875.
9. 张世民，1995. 压疮研究新进展. 国外医学：护理学分册，14（5）：193-195.
10. 中国医师协会麻醉学医师分会，2015. 促进术后康复的麻醉管理专家共识. 中华麻醉学杂志，35（2）：141-148.
11. 中华医学会外科学分会，中华医学会麻醉学分会，2018. 加速康复外科中国专家共识及路径管理指南（2018版）. 中国实用外科杂志，38（1）：1-20.
12. Baumgaertner M R, Oetgen M E, 2008. Intertrochanteric Hip Fractures. Skeletal Trauma. 4th ed. W. B. Saunders Company.

13. Bhandari M, Swiontkowski M, 2017. Management of acute hip fracture. N Engl J Med, 377(21): 2053−2062.

14. Court-Brown C M, Heckman J D, McQueen M M, et al., 2016. Rockwood and Greens fractures in adults. 8th ed. Lippincott Williams & Wilkins.

15. Egol K A, Leucht P, 2018. Proximal femur fractures: an evidence-based approach to evaluation and management. Springer.

16. Koval K J, Cantu R V, 2006. Intertrochanteric fractures//Bucholz R W, Heckman J D, Court-Brown C M. Rockwood & Green's Fractures in Adults. 6th ed. Lippincott Williams & Wilkins.

17. Russell T A, 2016. Intertrochanteric fractures of the hip//Court-Brown C M, Heckman J D, McQueen M M, et al. Rockwood and Greens fractures in adults. 8th ed. Lippincott Williams & Wilkins: 2075−2129.

18. Waddell J P. Fractures of the proximal femur: improving outcomes. Elsevier Saunders, 2011.

第五章
老年髋部骨折手术治疗的基本理论

开展股骨近端骨折的治疗与研究，必须详细了解股骨近段的解剖结构与特点，尤其增龄与老化对骨骼结构的影响。股骨转子间在解剖上属于股骨颈与股骨干的干骺端交汇转换区，近侧起自髋关节囊外的股骨颈基底，远侧至小转子下缘股骨干髓腔起始处。股骨转子间骨折破坏了局部薄弱的皮质骨，以及松质骨的压力骨小梁与张力骨小梁的交汇区，可以形成众多复杂的骨折块及其组合，包括头颈骨块、股骨干骨块、小转子股骨距骨块、大转子骨块、外侧壁、前壁、内侧壁、后侧转子间嵴、延伸至转子下区等。

一、骨性解剖

1. **股骨头**　呈半球形或2/3球形，平均直径45 mm，范围为40～55 mm。股骨头的几何学中心被髋关节垂直轴、水平轴和前后轴所交汇。头中央稍下有股骨头凹，供股骨头圆韧带附着。股骨头除头凹外皆覆盖透明软骨，头中央部承载最大负荷，软骨厚，周边承担重力小，软骨较薄。股骨头关节面与髋臼软骨密切对合，并与髋臼窝软组织相贴。髋臼一直包罩股骨头赤道线以外，但头的前上面显露于髋臼唇外方。这是由于髋臼轴指向前外下，股骨颈轴指向前内下所致。仅在髋屈曲90°或外展、外旋时，头软骨才能完全与髋臼软骨相贴。髋臼与股骨头两关节面的精确对合，对关节黏附起重要作用。如果切除周围肌肉，两关节面仍被负压吸附在一起。

2. **股骨颈**　为股骨头下的较细部，横断面呈椭圆形，上下径大于前后径。股骨颈各段横断面的形状近似椭圆形者占80%，近似圆形者占20%。股骨颈的头颈交界处上下径平均32 mm，平均面积628 mm^2；股骨颈中段最细，其上下径平均26 mm，平均面积678 mm^2；股骨颈与干骺端交界处最粗，其上下径平均36 mm，平均面积713 mm^2。股骨头－颈轴线长度平均90 mm，范围为70～110 mm。股骨颈与股骨干形成约128°的角，称颈干角，也称内倾角，这一角度有利于下肢活动幅度与范围的扩大。股骨颈上下缘呈圆形，上缘近乎水平，微凹向上，向外移行于大转子；前上缘靠近股骨头处有时出现股骨颈窝，男性出现率为63%，女性出现率为43%。股骨颈下缘向后下外方斜行，在小转子附近与股骨干相续。股骨颈前面平坦，与干骺端相接处有一粗糙线，为股骨转子间线（intertrochanteric line）；后面平滑而凹陷，与干骺端结合处有一向后方突起的圆嵴，为股骨转子间嵴。

3. 大转子　　位于股骨颈与干骺端相接处外上部的方形隆起，供臀中肌等附着。大转子上缘肥厚，后部向上内明显高耸出股骨颈的后面，其内侧有一浅窝，为梨状窝，有梨状肌腱附着。上缘内侧面前有闭孔内肌及孖肌腱抵止，后有一粗糙深窝即转子窝，为闭孔外肌腱附着处。大转子前缘宽阔，有一粗涩压迹，供臀小肌附着；外侧面宽广粗糙，被一由后上斜向前下的斜嵴分成两部分，前上部较大，为臀中肌附着，其前上方骨面借臀中肌转子囊与臀中肌腱相隔，后方区域为臀大肌纤维覆盖，有臀大肌转子囊介于其间。

4. 小转子　　为股骨颈的后下缘与股骨干的连接处突向后内方的锥形隆起。小转子呈椭圆的山包样隆起于颈-干转弯处的后内侧，小转子尖平均高出皮质13 mm，其上下高度和前后宽度均在35 mm。小转子尖及其前面粗糙，为腰大肌附着点，底及其宽广的内侧面及前面为髂肌附着，后面平滑，被大收肌覆盖，有时有一滑囊居于其间。

5. 转子间线　　为一隆起的前方粗涩骨嵴，起自外侧大转子前缘上部，向内下达于小转子下缘。转子间线为前关节囊附着处；髂股韧带上束和下束分别止于转子间线的外侧部和内侧部；股外侧肌的最上方纤维起自转子间线的上端，股内侧肌的最上方纤维起自转子间线的下端。

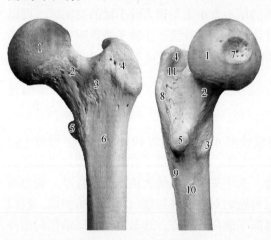

图5-1　股骨近端各部分

1. 股骨头；2. 股骨颈；3. 转子间线；4. 大转子；5. 小转子；6. 股骨干；7. 股骨头凹；8. 转子间嵴；9. 耻骨肌线；10. 粗线；11. 转子窝

6. 转子间嵴　　位于股骨颈与干骺端接合处后方的隆起骨嵴，起自大转子后上角，向下终于小转子，转子间嵴的中部有一结节，为股方肌的止点，结节的上部、下部和股方肌本身，皆为臀大肌所遮盖（图5-1）。

7. 股骨距　　位于股骨颈、干连接部位的内后方，是位于小转子深部髓腔内的纵行致密骨板，是股骨头负荷向下传递的关键结构，称为"真正的股骨颈"。股骨距下极与小转子下方的股骨干后内侧骨皮质融合，沿小转子前外侧垂直向上，上极与股骨颈的后侧皮质融合。股骨距实际上是股骨干后内侧皮质向松质内的延伸，向外放射达臀肌粗隆。经小转子切开股骨并移除股骨颈的松质后，即可见到髓腔内的股骨距（图5-2，图

5-3）。它像突入松质的孤立骨板，如以股骨距板状面轴线与股骨髁轴线的交角表示股骨距的走向，此角可称距髁角。成人距髁角平均为29.1°，它与前倾角显著相关。

在发育过程中，股骨近侧干骺端由于压应力及张应力的配布及多块肌肉的附着，导致大、小转子牵引骨骺的产生，使其原始的管状结构发生变化，外侧皮质变薄，内侧骨板紧密堆积、分层，从而形成股骨距。股骨距的存在加强了干骺部承受应力的能力，缩短了股骨颈这一"悬梁"的力臂，与压力和张力骨小梁形成完整的合理的负重系统。从顶面观，

股骨距与髋外旋肌的作用方向基本一致，也与髂腰肌和臀大肌的合力方向大体一致，具有对抗上述肌肉加于股骨上段的压缩力的作用。

从临床上看，股骨距的存在与股骨颈和转子间骨折的移位、嵌插、分型和治疗有很大关系。骨折时，股骨距如果依然完整或保持正常对位，则认为是稳定型骨折；股骨距如断裂、分离或大块的小转子撕脱，则为不稳定型骨折。对骨折上段做金属钉内固定时，如能使钉贴近股骨距而获得支撑，可提高内固定效果；做人工股骨头置换术时，如能注意保全股骨距，有利于防止假体下陷和松动。

髋关节正位X线片上不能显示解剖学股骨距（anatomic calcar），当股骨外旋30°以上时，股骨距方能在片上较清晰地显示出来。股骨距的疏松过程较周围组织出现慢且程度轻，老年人股骨颈骨折发生率高可能由于股骨上段骨质疏松的进程不平衡，在较致密的股骨距与其周围极为疏松的骨小梁系统间出现薄弱部位所致。

简单地说，股骨距是位于股骨近端髓腔内的致密纵向骨板。股骨距实际上是股骨干后内侧皮质向股骨头松质内的延伸（图5-4）。股骨距位于压力骨小梁和张力骨小梁系统的下方，对两个系统均有支撑作用（图5-5）。股骨距的存在弥补了转子部由于小转子向后内侧突起所造成的应力传导缺陷，形成了完整的管状皮质骨负重结构。对正常的股骨近端而言，后内侧的"小转子股骨距"是最重要的压力负荷传导结构，是股骨转子间力学稳定的最重要部分。

临床上常将小转子与股骨距等同看待，认为小转子骨折就是股骨距损坏，严谨地看

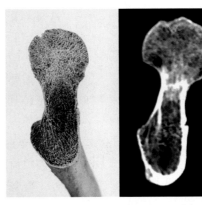

图5-2　股骨距实物图与CT影像

左图为顺股骨颈轴线（135°）切面显示的股骨矩（实物图），右图为同角度的CT断面图像

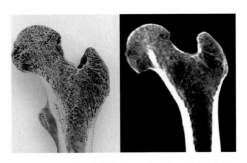

图5-3　股骨距实物图与CT影像（冠状切面）

左图为冠状切面显示的股骨矩（实物图），右图为同角度的CT断面图像

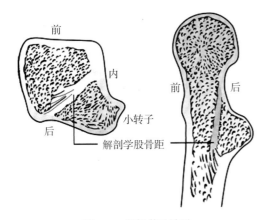

图5-4　解剖学股骨距

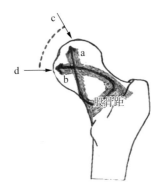

图5-5　股骨距对压力骨小梁和张力骨小梁均有支持作用

a. 压力组骨小梁；b. 张力组骨小梁；c. 站立伸髋位受力；d. 下蹲屈髋位受力

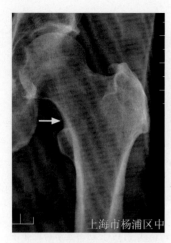

图5-6 临床医生的股骨距, 特指位于股骨颈内下方的致密厚实皮质

这是不正确的。笔者的三维CT影像学研究发现, 在A2型的不稳定股骨转子间骨折中, 87%的小转子骨块包含有股骨距, 而小块的小转子撕脱骨折并不累及深部的股骨距结构。

需要注意的是, 在临床医生的骨科文献中, 股骨距特指在正位片上, 与股骨干连接部位的股骨颈内下方增厚的致密骨皮质。即骨科股骨距 (orthopaedic calcar) 的临床概念是指 (图5-6): 位于股骨颈内下方的厚实致密骨皮质, 是能够承担压力负荷的负重区域。

8. 股骨颈前倾角 股骨颈轴线斜向前上内方, 它与额状面形成的锐角, 叫倾斜角 (declination angle)。换言之, 前倾角就是股骨颈轴线与股骨两髁间连线所成的角度, 即股骨颈轴线对膝关节横轴的向前扭转。股骨颈轴线在股骨髁横轴之前为前倾 (anteversion), 前倾角为10°~ 30° (图5-7)。儿童前倾角较大, 平均为24.4°。出生后, 随着年龄增长前倾角不断减小, 大约每增长1岁, 减小1°, 到15岁左右接近成人, 为10°~ 15°。

9. 股骨颈干角 (内倾角) 股骨颈与股骨干之间形成的角度称为颈干角 (neck-shaft angle), 亦称内倾角 (introversion angle of femur), 正常范围为110°~ 140°, 平均约为128°。儿童颈干角较大, 为150°~ 160°, 随年龄增长而逐渐减小 (图5-8)。颈干角的存在可增加下肢的运动范围, 并使躯干的力量传达到较宽的股骨颈基底部, 此系由于人类采取直立行走姿势的结果。通过股骨头关节面基部的线与股骨干轴线的延长线所形成的角 (A), 叫Alsberg角, 正常为41.5°。颈干角小于正常限度者 (110°), 为髋内翻 (coxa vara); 大于正常限度者 (140°), 为髋外翻 (coxa valga)。治疗股骨颈或转子间骨折时, 必须注意保持正常或略外翻的颈干角, 否则会遗留髋内翻畸形, 影响髋的运动功能。

10. 股骨颈扭转角 股骨颈绕其自身长轴旋转形成股骨颈扭转角, 股骨颈扭转角是股骨颈椭圆截面最长径与股骨冠状面的夹角, 显示出股骨颈截面投影在股骨转子区外侧壁相对于股骨上段长轴呈向前旋转的椭圆。正常扭转角在20°左右。

11. 股骨近端的骨小梁分布 股骨宛如起重机或路灯架

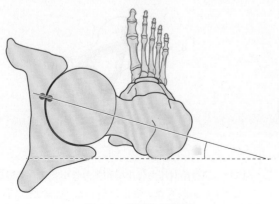

图5-7 前倾角示意图

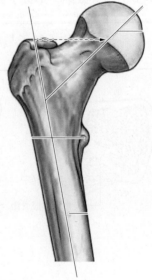

图5-8 颈干角示意图

（图5-9），身体重力通过骶髂关节、髋臼、股骨头、股骨颈传递到下肢。髋骨与股骨上端随着负重和行走，骨松质出现交叉系梁。股骨颈如同杠杆臂，为防止作用于股骨颈的剪力和弯曲应力引起骨折，股骨上端的松质小梁采取特定形式的配布，具有机械力学的意义。

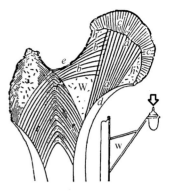

图5-9　股骨近端的交叉系梁，类似偏心负荷的路灯架（Ward，1838）

使骨产生变形的外力通常有三种，即压力（compression force）、张力（tension force）和剪力（shear force，又称平切力、错位力）。压力使骨内诸分子彼此靠近，张力使之分离，剪力则使它们滑开即发生错位。股骨承担着身体负荷，由于股骨颈形成约130°颈干角，因此，所传递的压力具有相当的张力和剪力成分。生活中的人体，骨除接受体重作用外，还接受外界撞击力和内部肌肉作用力。肌肉作用力比身体重力要大得多。髋关节在走跑跳时所受的肌力实为身体重力许多倍。肌肉和韧带的牵拉作用，对骨也是一种保护机制。当长骨受到重压时，不仅发生压力和张力，还发生使骨弯曲的屈力（bending force），它是一更危险的因素，而附于股骨上端的肌肉和髂胫束则能抵抗此屈力（图5 10）。

骨的构造适于抵抗它所承受的力量，并符合用最少材料取得最大力量的原则。股骨上端的松质骨板，排列成与力线一致的两种小梁系统，即压力系统（compression system）和张力系统（tension system）。

（1）压力系统：即内侧较为垂直的小梁系统，它适应于压力作用，或称支持束（supporting bundle）。此组小梁起自股骨干内侧皮质和股骨颈下面皮质，可分主群与副群。主群（上群）小梁坚固而厚，垂直向上放散，终于股骨颈上面和股骨头上面的皮质。副群（下群）小梁纤细而薄，排列较为疏松，向外上弓形放散达大转子及附近的股骨颈皮质，又称转子束（trochanteric bundle）。

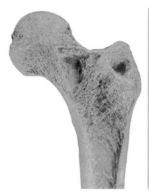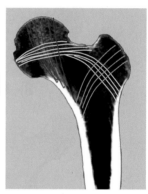

图5-10　股骨近端骨小梁实物图与CT影像

左图为冠状切面显示的骨小梁实物图。右图为CT扫描的冠状面图像：起自股骨干内侧皮质和股骨颈下面皮质，终于股骨颈上面和股骨头上面的皮质的为支持束（压力系统，主群），向外上弓形放散达大转子以及附近的颈区皮质，又称转子束（压力系统，副群）；起自股骨干外侧皮质，终于股骨头下面和颈下面皮质的为弓状束（张力系统，主群）。

（2）张力系统：即外侧的弓形小梁系统，适应于张应力，或称弓状束（arcuate bundle）。此组小梁起自股骨干外侧皮质，亦分主群和副群。主群呈弯向上内的弓形曲线，与压力系统直角相交，终于股骨头下面和颈下面皮质。副群为不太重要的成分，居大转子内并与大转子表面相平行。

压力系统和张力系统的小梁形成两组交叉，一组在股骨颈和头部，压力系统的上群小梁与张力系统的弓状束相交。在交叉点，骨板致密坚固，这一小梁系统同时受到股骨颈下面较厚皮质和股骨距的坚强支持。另一组发生于大转子和转子间线的平面，由压力系统的下群小梁（转子束）与张力系统的弓状束交叉形成，骨板亦较致密，唯内侧柱的重力负荷系统可因老年性骨质疏松变成薄弱。上述两组交叉之间，在股骨颈前后壁即大转子、小转子和转子间嵴中间的形成一缺乏骨小梁的薄弱地带，称Ward三角，是股骨颈骨折的好发部位。

Singh等（1970）根据股骨近端X线片的骨小梁改变，将骨质疏松的严重程度分为6个等级（表5-1，图5-11）。骨小梁的吸收消失对应着不同等级的骨质疏松程度，Ⅳ级即有明显的临床意义。

表5-1　骨质疏松程度的Singh指数（1970）

Singh指数	描　述
Ⅵ	正常
Ⅴ	有次要抗压力骨小梁减少，骨小梁不连续
Ⅳ	次要抗压力骨小梁消失，主要抗张力骨小梁减少（有临床意义）
Ⅲ	主要抗张力骨小梁不连续
Ⅱ	主要抗张力骨小梁消失，主要抗压力骨小梁减少
Ⅰ	只有少量的主要抗压力骨小梁

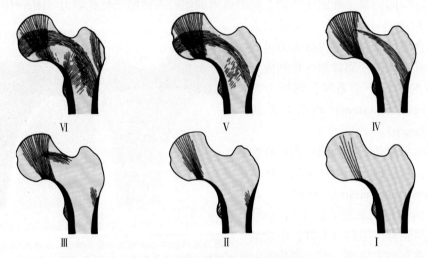

图5-11　骨质疏松程度的Singh指数

12. 股骨髓腔形态　　股骨近端髓腔形态因人而异。以正位片小转子中点为基准，测量其近侧2 cm（a）和远侧10 cm（b）两个平面的髓腔内径，二者之比（a/b）即为髓腔开口指数（canal flare index）（图5-12）。Dorr等（1993）按髓腔开口指数将其形态分为三类（图5-13）。

A型：香槟杯型，干骺端髓腔狭小，外层骨皮质厚，峡部位置高且极其狭窄，髓腔开口指数>4.5，多见于年轻人。

B型：普通型，干骺端髓腔宽大，皮质相对较薄，峡部呈锥形且宽大，髓腔开口指数介于3.0～4.5，多见于老年人。

C型：烟囱型，干骺端髓腔宽大，皮质薄，骨干髓腔呈直筒状，不形成明显的髓腔峡部结构，或存在内翻，骨量丢失多，髓腔开口指数<3.0，是临床治疗中最容易出问题的老年人股骨类型，需选用粗的髓内钉或长钉。

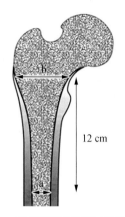

图5-12 股骨近段髓腔开口指数的测量

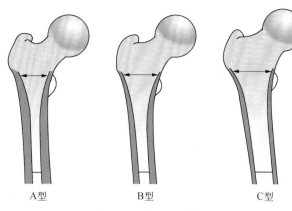

图5-13 各类型髓腔示意图

股骨干髓腔的直径，也会随着年龄的增加而增大，这一现象在女性更为明显。Milligan等（2013）研究了1 685例患者的股骨干髓腔与年龄的关系，男性736例（平均年龄67.1岁，范围34～92），平均髓腔直径为13.3 mm（8.0～23.0）；女性949例（平均年龄70.2岁，范围29～92），平均髓腔直径为12.7 mm（6.0～26.0）。在男性，髓腔直径与年龄无明显的相关性，但在女性则有明显的相关性。女性从40岁至80岁，髓腔直径平均增加了3.2 mm（每年增加0.08 mm），而男性仅增加了0.6 mm。

13. 股骨前弓　　股骨上段略向前弯曲形成的结构称之为股骨前弓（图5-14）。在股骨侧位X线片上画出经股骨髁的轴线，然后画出股骨上1/3骨干轴线，这两条轴线所形成的夹角称为前弓角。正常成人股骨前弓角为（10.6±1.8)°。股骨前弓角受性别、年龄、种族、身高等因素影响，女性、老年、亚洲人、身材矮小均是股骨前弓角增大的危险因素。股骨近段前弓

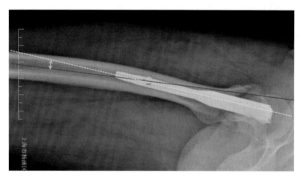

图5-14 股骨前弓及前弓角

角的存在是手术时需考虑的因素之一。临床中在股骨近端骨折需行髓内固定和人工髋关节置换时，当股骨前弓角度较大，并且髓内股骨假体或髓内固定物较粗、较长时，会出现插入困难或发生股骨上段骨折及手术后大腿疼痛等现象。

14. 股骨峡部　　即股骨髓腔最狭窄处。从股骨全长看，青壮年的股骨峡部约从近侧的40%开始，长度约2 cm，占股骨全长的5%；随着年龄的增长，股骨峡部也逐渐远移，老年人股骨峡部约从股骨长度的45%开始，其峡部长度也更短一些。

15. 股骨老化的形态学改变　　随着年龄的增长，股骨近端的部分形态也会随之改变。这些改变主要体现在四个方面：髓腔、皮质、骨小梁、颈干角。①股骨髓腔随着年龄增长而有所扩大，并且女性比男性更明显，推测可能为绝经后骨质吸收引起。如老年女性股骨干前后宽度比中年女性大，股骨干直径有随年龄增大而扩大的倾向。②骨皮质厚度因髓腔内破骨细胞活跃而随之变薄（图5-15）。③股骨头内骨小梁的数量也相对减少，反映股骨头内骨小梁分布的Singh指数，是判断骨质疏松的影像学方法之一。随着增龄老化，

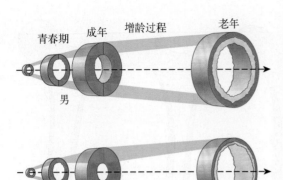

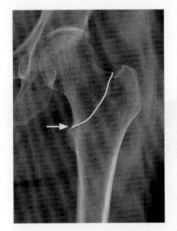

图5-15 增龄导致的股骨改变，髓腔扩大，皮质变薄

图5-16 正位X线片的小转子上缘（箭头）是囊内股骨颈与囊外转子间的影像学分界标志

股骨颈的骨密度在女性下降58%，在男性下降39%；同样，转子间区的骨密度在女性下降53%，在男性下降35%；即下降比例在女性均超过1/2，在男性均超过1/3。④正常成人颈干角为110°～140°，儿童颈干角较大，为150°～160°，随着年龄增长，股骨近端负重增加，股骨颈干角也随之变小。

二、股骨近端的影像学解剖

1. 股骨颈与转子间的影像学分界 股骨颈与股骨转子间是两个直接相连的解剖结构。精确区分股骨颈与转子间的解剖范围，是准确分辨这两类骨折的基础。2016年，Russell在《成人骨折》（第8版）中，将转子间骨折的范围定义为：从颈基部关节囊外，延伸至股骨干近侧髓腔起始的小转子区域，即从股骨颈基底部关节囊外至小转子下缘之间。在AO/OTA-2018版分类中，股骨转子间骨折是指任何骨折中心位于转子间线以远至小转子下缘平面之间的骨折。可见，前方的转子间线是股骨颈与转子间两个解剖学范围的分界标志（图5-1）。转子间线是一条宽约10 mm、从外上斜向内下的粗涩骨嵴［称转子间带（intertrochanteric belt）可能更为合适］，是前方髋关节囊的附着点，是囊内股骨颈与囊外转子间的分界线。

在正位X线片上，股骨颈与转子间以小转子的上缘影像（upper border of lesser trochanter）为界（图5-16），如果头颈骨块的下方尖齿未超过小转子的上缘影像，则归于股骨颈骨折；超过则归于转子间骨折。

2. 股骨转子间的影像学结构 用钢丝标记出股骨近端相应的5个解剖标志轮廓：大转子、小转子、前方转子间线（前关节囊及髂股韧带附着）、前外侧结节（髂股韧带外上束附着点），以及前内侧角皮质切线。

在正常股骨颈标准侧位上，由于大转子、前方转子间线及前外侧结节的遮挡，前内侧角切线并不能完全清晰显示，通过C臂机内旋30°，消除大转子、转子间线及前外侧结节的遮挡，可清晰显示前内侧角切线（图5-17）。股骨近端前内侧30°斜位透视，能获得前内侧皮质（anteromedial cortex）的切线位影像，为术中判断前内侧皮质对位情况，提供了新的可靠方法。

3. 股骨近段髓腔的影像学解剖 股骨转子间骨折髓内钉治疗的广泛开展，需要对股骨髓腔的形态进行更精细的了解（图5-18，表5-2）。Laine等（2000）采用50个芬兰老年股骨标本（男36，女14，平均年龄70岁）进行CT扫描，测量股骨近段自小转子中点上20 mm（T+20，即股骨假体柄截骨平面）至股骨峡部的内皮质之间的髓腔直径。

图注（图5-15内）：青春期　成年　增龄过程　老年　男　女　骨外膜骨形成　骨内膜骨吸收

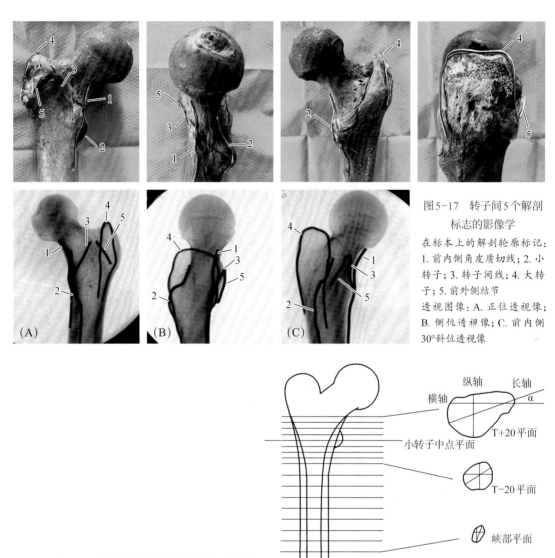

图5-17　转子间5个解剖
标志的影像学

在标本上的解剖轮廓标记：
1. 前内侧角皮质切线；2. 小
转子；3. 转子间线；4. 大转
子；5. 前外侧结节

透视图像：A. 正位透视像；
B. 侧位透视像；C. 前内侧
30°斜位透视像

图5-18　股骨近段髓腔直径的测量示意图

表5-2　股骨髓腔的CT测量

股骨平面	Laine等（2000）CT测量		杜心如等（2006）X线片测量	
	横轴，冠状面内径平均值（mm）	纵轴，矢状面内径平均值（mm）	横轴，冠状面内径平均值（mm）	纵轴，矢状面内径平均值（mm）
T+20	45.42	31.39	40.2±4.5	20.2±4.7
T+10	35.49	28.55		
T0小转子中点平面	28.73	25.58	23.4±3.6	16.4±6.4
T-10	25.05	23.85		
T-20	20.41	20.71	16.8±2.8	17.4±3.2
T-30	17.74	18.27		
T-40	15.73	16.77		
T-60	13.43	15.92		
T-110峡部	11.06	14.09	10.0±2.6	13.4±2.7
T-150	12.65	14.82		

杜心如等（2006）采用成人股骨标本160根，拍摄X光片之后，测量各平面的髓腔内径参数。发现中国人的髓腔直径普遍较欧美人为小，股骨峡部位置较欧美人种更靠近侧（约10 mm）。

股骨髓腔，无论内外侧的冠状面还是前后方向的矢状面，都是由近向远逐渐减少的。股骨峡部多在小转子中点平面远侧110 mm（范围60～140，SD=15 mm）处，78%的峡部在小转子中点远侧100～120 mm。

髓腔开放指数（canal flare index，CFI）是指截骨平面（T+20）与峡部内外侧髓腔宽度的比值。按照Noble（1988）的髓腔分类法，正常型（$3.0 \leqslant CFI \leqslant 4.7$）占68%，狭小的香槟杯型（CFI>4.7）占26%，宽大的烟囱型（CFI<3.0）占6%。同样，也可以测量前后方向的髓腔开放指数，即矢状面的髓腔开放指数。

在小转子中点平面（T0），髓腔的内外径大于前后径，在T-20处两者基本相等，至T-30处前后径超过内外径，直至峡部仍是前后径大于内外径。在T-20平面以上，无论髓腔的内外径还是前后径，均超过20 mm。

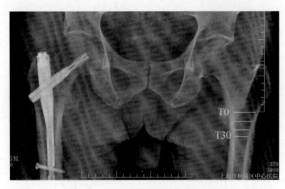

图5-19 股骨近段髓腔的漏斗区

股骨近端髓腔的喇叭口形态，延伸至小转子中点平面下约3 cm。注意对侧头髓钉在该漏斗部的充盈程度

股骨髓腔扩大比例（femoral canal enlargement rate）是指每隔10 mm长度的髓腔内径的变化比率（如T-10与T-20之比）。从峡部往上至小转子中点平面下40 mm处，髓腔扩大比率均小于2 mm（20%）。但从小转子中点平面下30 mm往上，每间隔10 mm的髓腔扩大比率均超过2 mm。内外侧冠状面的髓腔扩大比率，从T-40的15%，T-30的20%，增大到T-20的25%，再到T-10的45%。可见从T-30往上其髓腔直径变化明显，属于近段的喇叭口部位，或称漏斗状部位（图5-19）。

三、软组织解剖

1. 髋关节囊　为圆筒状结构，厚而坚韧。纤维层在近端起自髋臼缘、髋臼横韧带和髋臼唇外面。在远端，前面附着于转子间线，后面附着于股骨颈中、外1/3交界处。因此，股骨颈前面全被包裹于关节囊内，后面内侧2/3包于关节囊内。如股骨颈骨折线经过颈的后外侧，即形成囊内外的混合骨折，而股骨颈基底部骨折应看成是囊外骨折，或高位转子间骨折。

2. 髋关节周围韧带及其附丽　关节囊被以下韧带增强（图5-20）：①髂股韧带，又称Bigelow Y形韧带，位于关节前面，呈"人"字形，尖起自髂前下棘下方，向外下呈扇形放散，止于转子间线全长。此韧带内外侧部较厚，外侧部又名上束，斜行大转子间线上部，是全身最强韧带之一，厚8～10 mm，可承受250 kg的牵张力。上方被股直肌腱纤维增强，下方被臀小肌深面腱纤维增强。内侧部又名下束，几乎呈垂直方向止于转子间线下部，下束可承受100 kg的张力。髂股韧带可限制大腿过伸，防止躯干后倾，与臀大肌共同

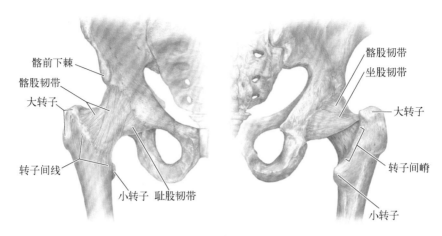

图5-20　髋关节周围韧带

作用，维持身体于直立姿势。还可限制大腿外展和旋外。整复髋关节脱位时，可以此韧带作为支点。②耻股韧带，呈三角形，居囊的下壁。内端起自髂耻隆起，耻骨上支和闭孔嵴，有耻骨肌纤维与之交织；纤维斜向下外，止于转子窝前方及髂股韧带下束内侧，可限制大腿外展和外旋。③坐股韧带，位于关节后面，起自髋臼后下部，向外上行，经股骨颈后面，一部分纤维交织入轮匝带，一部分纤维附着于转子窝的前方、髂股韧带的深面。此韧带可限制大腿内收和内旋。④轮匝带，由环形纤维构成，环绕股骨颈中部，其外侧部纤维肥厚，略突入关节腔，此韧带有部分纤维与坐股韧带愈合。

3. 股骨近端肌肉及其附丽点解剖　　Bartoska等（2013）解剖了50个股骨近端标本，描述了肌肉韧带在股骨近端的止点解剖，并试图解析转子间骨折与肌肉韧带附着点的关系（图5-21）。①髋关节囊，由髂股韧带的两束加强，止于整个转子间线，同时，股内侧肌、股外侧肌、股中间肌起自转子间线的远侧。②股方肌，分两部分止于转子间嵴，圆束止于股方肌结节，纵束跨过圆束，止于其远侧。在50%的标本中，圆束占据转子间嵴全长的1/3，在20%的标本中，圆束占据转子间嵴长度的1/4～2/5。③闭孔外肌，是直接止于转子窝的唯一肌肉。闭孔内肌和上孖肌、下孖肌的肌腱，止于转子窝的上方，位于大转子背面的前内侧。④梨状肌的止点，73%位于大转子尖的前外侧和前内侧，23%与闭孔内肌，上、下孖肌的肌腱融合，另有3%存在一肌腱分束止于大转子尖。⑤髂腰肌，分两部分止于小转子，圆形部分是腰大肌的肌腱，止于小转子尖，纵行部

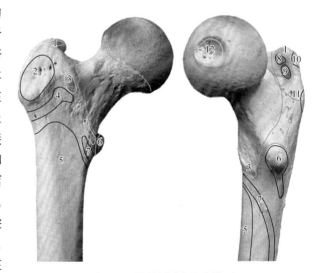

图5-21　股骨近端各肌肉附丽

1. 梨状肌；2. 臀小肌；3. 髂股韧带；4. 股外侧肌；5. 股中间肌；6. 髂腰肌；7. 股骨头凹；8. 闭孔内肌；9. 闭孔外肌；10. 臀中肌；11. 股方肌；12. 股骨头韧带

分是髂肌的肌腱，从内侧包绕腰大肌的附着点，继续向小转子基底的远侧、耻骨肌止点的内侧延伸。耻骨肌的止点在小转子基底的更远侧和外侧。髂肌肌腱向远侧的延伸长度的差异，可能与小转子骨块的远侧尖端的长度有关。另外，髂肌止点的位置也能解释股骨干向前移位的原因（无论有无小转子骨块分离）。

4. 股骨近端的裸区　　股骨近端存在几个没有肌肉和韧带覆盖的裸区。

（1）在前面，在髋关节囊附着点远侧与转子间线之间。

（2）在内侧，在髂腰肌、股内侧肌和关节囊之间的三角形。

（3）在外侧，在股外侧肌止点近侧的无名结节表面。

（4）在转子间嵴的部位，在股方肌圆形束止点的远侧，有一裸区，裸露的范围在30%的标本达到转子间嵴全长的2/5，在20%的标本达到1/5。

（5）在背面，髂肌止点与耻骨肌止点之间有一三角形裸区。

（6）在股骨颈的背面，在关节囊、小转子和转子间嵴之间，有一三角形裸区。

四、血管神经解剖

1. 髋关节周围血管解剖　　髋关节周围主要有六组血管供应股骨头、颈的血运，即旋股外侧动脉、旋股内侧动脉、闭孔动脉、臀上动脉、臀下动脉、股深动脉的第一穿动脉。上述动脉及髂腰动脉、旋髂深动脉、旋髂浅动脉等还供应髋关节周围的肌肉和软组织。

（1）旋股外侧动脉：多发自股深动脉，少数发自股动脉，向外行于髂腰肌浅面、缝匠肌和股直肌深面，在髂腰肌外缘分为升支、横支和降支。升支和降支滋养髋和大腿肌肉，横支经髂腰肌和股直肌中间走向股中间肌深部，与旋股内侧动脉深支和第一穿动脉在髋关节后方形成十字吻合。旋股外侧动脉分支大致供应髋关节的3个区域，即沿转子间线的股骨颈根部、髋关节囊前壁及股骨颈的囊内部。

（2）旋股内侧动脉：多发自股深动脉，少数发自股动脉，向内行于股血管后方，在髂腰肌和耻骨肌前方分为深支、升支和横支。升支和横支滋养临近肌肉，深支经髂腰肌和耻骨肌之间转入深部，再经短收肌和闭孔外肌之间发出髋臼支，继之上行于股方肌深面至转子窝，与旋股外侧动脉、臀下动脉和第一穿动脉形成十字吻合。深支经小转子近侧时分出3～4支穿过关节囊附着于股骨颈的基底部，即为支持带动脉的后下支。此动脉进入股骨颈后上行，为后方的脏层滑膜所掩，在关节边缘供应股骨头。另有2～3支在靠近大转子处进入股骨颈，为支持带动脉的后上支。

（3）闭孔动脉：起自髂内动脉前干，沿盆侧壁前行，经闭膜管出闭孔，发出前后两支。前支在闭孔膜与闭孔外肌之间沿闭孔前缘下降，营养闭孔外肌、耻骨肌和股薄肌等；后支沿闭孔后缘下降，在髋臼切迹处发出髋臼支，经髋臼切迹分布于脂肪及滑膜，并发出股骨头圆韧带动脉，经股骨头圆韧带动脉滋养股骨头凹附近区域。闭孔动脉前支和后支吻合形成动脉环，并与旋股内侧动脉吻合。

（4）臀上动脉：为髂内动脉后干的终支，经梨状肌上孔出现于臀部，分为浅深两支。浅支至臀大肌深面，分支营养该肌，并与臀下动脉相吻合。深支位于臀中肌深面，分上、下两支。上支沿臀小肌上缘前进，至髂前上棘与旋髂深动脉和旋股外侧动脉升支吻合，并发出数支至髋臼上部，终于近侧关节囊。下支在臀中肌、小肌之间外行，滋养该两肌，并发出小支穿臀小肌至髋关节。到转子窝及大转子的分支还与臀下动脉和旋股内侧、外侧动脉深支吻合。

（5）臀下动脉：起自髂内动脉前干，经过梨状肌下孔至臀部，除发出多分支至臀大肌外，尚向后发出两个主支至髋关节深部结构，其中一支供应髋臼缘的下部、后部及邻近的关节囊。本干继续外行，发出许多小支分布于梨状肌、闭孔内肌、孖肌及臀中肌等直达大转子后上方。

（6）第一穿动脉：是股深动脉发出的相当大的分支，穿过大收肌上部，发出分支供应臀大肌和大收肌，有一大的分支在臀大肌附着点以下沿股骨干上升，在股方肌下缘分支，一支至小转子后下面，另一支至大转子后下面，并与旋股内、外侧动脉等吻合。

2. 股骨头血供　　股骨头的血运主要由干骺端动脉、支持带动脉、股骨滋养动脉和股骨头韧带动脉供给（图5-22）。

（1）股骨头圆韧带动脉：起自闭孔动脉或旋股内侧动脉，少数同时起自两者或他们的吻合支。经髋臼横韧带下方沿股骨头圆韧带至股骨头。股骨头圆韧带皆存在此动脉，但其口径有差异。70%～80%此动脉口径平均为0.3 mm，仅仅滋养股骨头凹这一小部分区域。余20%～30%动脉小、硬化或不显著，仅滋养韧带组织，不进入骨松质。随年龄增长，血管硬化和堵塞概率大。

（2）支持带动脉：又称关节囊动脉，实际上供应关节囊的动脉不进入股骨，而支持带动脉滋养股骨，但不经过关节囊。它们穿过关节囊纤维层附着部的小孔，沿着股骨颈上升，走在滑膜反折皱襞的深面，接近骺板处才进入股骨颈。然后弯行45°到股骨头中心，与股骨滋养动脉吻合。

支持带动脉由环绕股骨颈基底部的动脉环发出，主要有三组即后上组、后下组和前组：①后上支持带动脉，在股骨颈上极后面，主要由旋股内侧动脉发出，沿股骨颈上缘走形，于关节软骨边缘进入股骨颈。从侧面看，此动脉位于11点至2点之间，口径为0.3～1.5 mm，平均0.8 mm，可发出1～5支，约呈45°角走向股骨头中心，供应股骨头

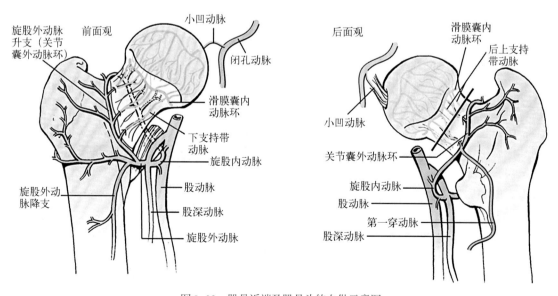

图5-22　股骨近端及股骨头的血供示意图

上 2/3 区的血运。②后下支持带动脉，在股骨颈下极后面，由旋股内侧动脉发出，沿股骨颈下缘上行。从侧面看，位于 5 点至 7 点之间，口径为 0.2～0.6 mm，平均 0.4 mm，可发出 1～2 支，供应股骨头下 1/3 的血运。③前支持带动脉，为参与动脉环的旋股外侧动脉的分支，小而不恒定，口径为 0.1～0.3 mm。

（3）干骺端动脉：亦由动脉环发出，有 10 多支。一些分支向下外至大、小转子，另一些分支穿过关节囊的小孔，行于滑膜反折皱襞之下，距关节软骨边缘一定距离进入股骨颈，朝骺线行进，此即下干骺动脉。越过骺线后，即与支持带动脉等吻合。

（4）股骨滋养动脉：由股骨干中部进入，有 1～2 升支沿髓腔上行，与支持带动脉颈支吻合。12 岁以下，滋养动脉从未穿过骺板进入股骨头，成人可经骺线进入股骨头，但对头、颈和大转子的血供不占重要位置。

3. 髋关节周围神经

（1）股神经的关节支和股直肌支主要分布于髂股韧带下部、耻股韧带及关节囊后上部。

（2）闭孔神经关节支起自闭孔神经本干、前支或后支，分布于耻股韧带和关节囊内下部，并与旋股内侧动脉关节支经髋臼切迹一道进入髋关节。

（3）坐骨神经股方肌支分布于髋关节囊后部。

（4）臀上神经关节支分布于关节囊上部和外部。

上述关节支一般较细，有时随血管一同进入，分布区域较少重叠。髋关节损伤或疾患有时引起膝关节和小腿疼痛，这是因为支配髋关节的神经也支配膝关节和小腿，尤其是闭孔神经和股神经中的隐神经。

五、股骨转子间骨折与解剖的关系

1. 骨折线与软组织附丽点的关系　　裸区是软组织附着界限之间的暴露部分，是抵抗外力的软弱部位。裸区的存在可能与骨折块的发生部位和扩展方向有关。

（1）在前面，髋关节囊附着于转子间线，但在转子间线远侧，没有任何软组织附着，因此前方骨折线就沿着关节囊附着点的远侧扩展。而且，前方皮质较厚，骨折时很少粉碎，是转子间骨折复位中获得皮质对位、接触支撑的解剖学基础。

（2）在后面，仅有髋关节囊和股方肌附着，剩余的广大区域缺乏软组织保护，这也是后方骨折线和粉碎程度变化多端的原因之一。转子间嵴骨折从后方整体分离，或粉碎成数块，使后方形成特有的骨缺损。

（3）在外侧面，仅有股外侧肌附着，其近侧的无名结节直至臀中肌止点处仅有骨膜，无其他软组织附着，这使得大转子容易从其基底部（股外侧肌止点上缘）骨折分离。

（4）髂腰肌由髂肌和腰大肌组成，多呈二止点型附着在小转子上。腰大肌腱的附着点更靠近侧和后方，髂肌腱的附着点更靠远侧和前方，中间有一狭小的裸区，这是小转子二分型骨折的基础。

2. 骨折块移位与软组织附丽点的关系　　股骨近端发生骨折后，各骨折块会因受力方向和附着软组织的牵拉束缚而出现特征性的移位。

（1）在髋关节前方，由于存在强大的髂股韧带，头颈骨块往往被阻止向前方移位，即头颈骨块向前错位很少见。侧位影像的错位往往是由于骨干下沉或头颈骨块旋转造成的。

（2）髂腰肌腱止于小转子，当小转子发生骨折后，由于髂腰肌的牵拉作用，小转子骨块会从后方向前上方移动。另外，约70%的腰大肌和髂肌在小转子的止点是相互分开的，这是小转子骨折时出现上下二分型的解剖学基础。

（3）股方肌止于股骨转子间嵴的中部结节，当转子间嵴出现骨折后，由于股方肌的牵拉而向内侧移动，致使后方髓腔完全裸露。

（4）臀中肌、臀小肌、梨状肌、闭孔内肌止于大转子后内侧，当大转子骨折后，会随着这些肌肉的牵拉作用，向内上方移位。

当大转子、小转子及转子间嵴形成一个较大的香蕉形联合骨块时，由于多块肌肉的牵拉而出现力量相对平衡，骨块移位反而较小。

3. 股骨头内植物位置与骨小梁分布的关系　　股骨近端内植物的位置（即尖顶距）是决定股骨近端骨折内固定成败的重要因素，若术中植入的髋螺钉或螺旋刀片（helical blade）的位置不当，术后容易出现内植物切出或穿透股骨头导致内固定失败。在骨折复位及内植物选择恰当的情况下，选择骨小梁密集的部位可以给股骨头内植物提供最佳的把持力。同时，给了内植物在可能发生切割的路线上，预留具有致密骨小梁的骨质让其滑行，可以最大限度阻止内植物在股骨头的切割。

从CT的冠状面扫描可以看出，股骨头内骨小梁最为密集的部位为股骨头中央及中下1/3之间，此处不仅骨小梁密集，而且距离股骨头最高点仍有一段距离。因此，将髋螺钉或螺旋刀片的钉尖置于此处，骨小梁最密集，对内植物的切割抵抗能力最强（图5-23）。

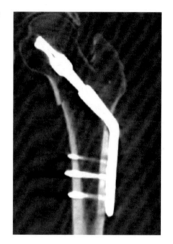

图5-23　股骨近端骨折术后CT冠状面图像，螺旋刀片尖位于骨小梁最密集处

（张　凯　熊文峰　张世民）

第二节　髋部骨折的生物力学

1. 正常髋关节的生物力学
2. 骨折复位的生物力学
3. 内固定器械的生物力学

髋关节通过下肢支撑身体，是一个高度限制性的球窝关节。正常髋关节的活动范围（range of motion，ROM）为：前方屈曲120°～150°，后方伸展10°～15°，外旋0～90°（屈曲位），内旋0～70°（屈曲位）。髋关节在日常生活活动时需要的最小活动角度为：屈曲120°，外展20°，外旋20°。

一、正常髋关节的生物力学

身体的重力中心位于髋关节上方，而且有持续的肌肉收缩力作用于髋关节，来维持骨盆的平衡。单纯的站立，并非人类的休息体位。为了减少能量消耗，人体会将体重从一侧下肢转向另一侧下肢，并且处于过伸位，使髋关节锁定于髂股韧带。

　　髋关节的力学分析涉及冠状面、矢状面、水平面，以冠状面（前后影像）最为简单和实用。髋关节的负荷受力主要来自于维持单腿站立时的髋部肌肉收缩力量，尤其是髋外展肌以股骨为起点、骨盆为止点的收缩力量，目的是对抗体重导致的骨盆倾斜倾向。

　　在双足站立时，两侧髋关节将承担体重的4/6（不含双下肢），重力的中心点在T_{10}椎体水平，经生物力学几何计算，每个髋关节受力约为1/3体重，受力方向与水平面呈90°（图5-24）。

　　而在步行过程的单足站立相时，单侧髋关节将承担体重的5/6（不含本侧下肢），重力中心偏向对侧在L_3椎体水平，经几何力学计算，单侧髋关节受力是体重的3倍，受力方向与水平面呈69°（图5-25）。

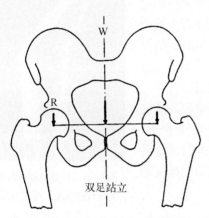

图5-24　双足站立时的髋关节力学分析

每侧髋关节受力为体重的1/3

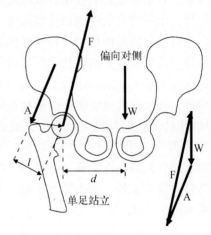

图5-25　单足站立时的髋关节力学分析

重力与力臂之积（W·d）＝外展肌力与力臂之积（A·l），髋关节受力（F）为重力和外展肌力之合力（W+A）

　　Pauwels等早年所做的几何力学计算显示：双足站立时每个髋关节受力约为0.5倍体重，单足站立时髋关节受力为2.5倍体重，单足站立但对侧使用手杖，髋关节受力等于1倍体重，跑步时（包含了动能传递）受力为5倍体重，仰卧直腿抬高时受力为1.5倍体重。慢走时，髋关节受力为3倍体重；快走时，髋关节受力为4倍体重，跑步时，髋关节受力为7～8倍体重。在对侧使用手杖时，因为手杖的力臂很长，可减少负重髋关节受力的20%。Neumann研究发现，长手杖最大可减少42%的对侧髋关节受力，从3.4倍体重下降到2.2倍体重。

二、骨折复位的生物力学

　　股骨近端最突出的解剖特征，是股骨颈与股骨干之间形成的颈干角或称内倾角，因此股骨近端具有先天的内翻倾向。正是人类的进化和直立行走，促使股骨近端形成了颈干角，目的是增加下肢的运动范围，并将躯干的负荷传递到较宽的股骨颈基底部。

人体在单足站立时，体重以与地面呈69°角的方向作用于髋关节。该力可以颈干角为基准，分解为两个分力（图5-26），一是顺沿股骨颈轴线的轴向压缩分力（AO），另一是垂直股骨颈轴线的横向剪切分力（BO）。压缩分力使头颈骨块沿股骨颈轴线方向滑动，促进骨折的嵌紧坐实，一是有利于骨骼承担负荷（减少内固定负荷），二是有利于愈合。而剪切分力使头颈骨块向下滑动移位，减少骨折端的接触面积，不利于骨折的愈合。

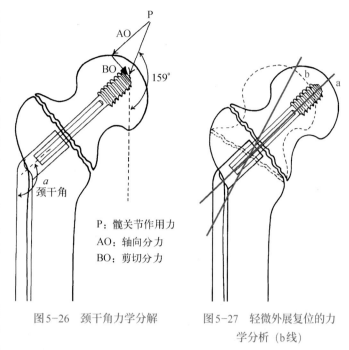

图5-26 颈干角力学分解 　　图5-27 轻微外展复位的力学分析（b线）

颈干角对髋关节负荷力量的传导有很大影响。关于成人颈干角各家报道并不一致，解剖学描述平均为127°，临床测量一般在（130±7）°，小于120°为髋内翻，大于140°为髋外翻。将股骨转子间骨折复位在轻度的外展位，使其颈干角略微增大（135°～140°），有利于增加压缩分力（垂直于骨折线）而减少剪切分力（平行于骨折线），促使头颈骨块的滑动嵌紧，有利于保护内固定器械（图5-27）。采用几何力学的方法进行计算，公式

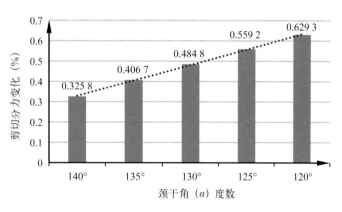

图5-28 颈干角对剪切力影响的几何学计算

$N=F\cdot\cos(\alpha-69°)$，其中N为剪切分力，F为体重，α为颈干角，可以发现，颈干角每增加5°，骨折端的剪切分力就减少约8%，同时压缩分力也增加8%（图5-28）。

偏心距（offset）对髋关节负荷力量的传导也有很大的影响。临床上有两个偏心距的概念：股骨偏心距指股骨头中心到股骨干中心纵轴的垂直距离，外展肌偏心距指股骨头中心到大转子外缘的垂直距离，两者生物力学意义是一致的。重力与外展肌张力之间的相互作用，使髋关节作为负重的力学支点，维持着体重和外展肌之间的平衡，在步态周期中维持骨盆的水平。对股骨近端骨折而言，将头颈骨块复位在轻度外展位（135°～140°），将有利于减少髋关节的偏心力矩，在同样的体重下，能降低骨折端承受的力学负载，有利于骨折端的稳定。采用几何力学的方法进行计算，公式$P=L\cdot\cos(\alpha-90°)$，其中P为偏心距，L为头颈轴线长度，α为颈干角。可以发现，颈干角每增加5°，髋关节的偏心力矩就减少约6%（图5-29）。但如果偏心距过小，则需要外展肌更充分有力的收缩，才能弥补

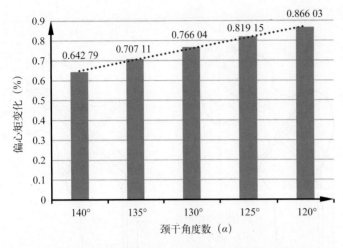

图5-29 颈干角对髋关节偏心距影响的几何学计算

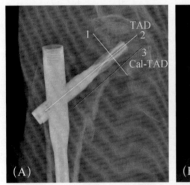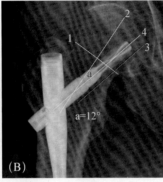

图5-30 螺旋刀片位置与颈干角的关系

1. 股骨头与股骨颈交界点连线；2. 头颈中轴线；3. 股骨距轴线；4. 螺旋刀片轴线

A. 无外展复位，螺旋刀片轴线与头颈轴线一致；B. 轻度外展复位，螺旋刀片轴线位于头颈轴线下方

力臂上的不足；此时髋部容易疲劳、跛行，长距离行走往往需要辅助工具如手杖等。

在临床上，内固定术后的颈干角总是会丢失2°～3°，因此在术中复位时，获得比健侧肢体至少多出5°的轻度外翻复位（slight valgus reduction）是非常重要的。由于器械的颈干角是固定的，在髓内钉多数是130°（InterTAN是125°），因此在正位，如果将螺旋刀片：①沿头颈轴线打入在股骨头正中（股骨头凹），颈干角就与器械的颈干角一致；②沿股骨颈下方皮质（股骨距）打在股骨头的正中或股骨头的中下部，就表明头颈骨块处于轻度外翻复位状态（图5-30）。假设螺旋刀片从主钉斜孔至股骨头内长度为60 mm，通过三角几何的方法计算，颈干角每相差5°（sin45°－sin40°），钉尖在股骨头内的垂直移动距离为3.54 mm；颈干角每相差10°（sin50°－sin40°），对应的长度为7.38 mm。粗略地看，螺旋刀片钉尖在股骨头内位于中轴线下4 mm，大约对应着头颈骨块外展5°，螺旋刀片钉尖在股骨头内位于中轴线下8 mm，大约对应着外展10°。在正常颈干角的患者中，能够外展的角度大约也就是10°，再增大角度，螺旋刀片就与股骨颈下方皮质撞击，容易出现撞击效应。

在外翻复位时，股骨颈骨折端的下方尖齿与股骨干骨折端的内侧皮质，有两种对位方式是可以接受的：一是内侧皮质平滑的中性对位（neutral with valgus），即对位中性、对线外展；二是内侧皮质的阳性对位（positive with valgus），即对位阳性、对线外展，股骨颈下方皮质位于股骨干皮质的内侧并与之重叠几个毫米，不能让其进入股骨干髓腔内（皮质阴性复位）。如果伴有后内侧小转子骨块的骨折移位，这种阳性或中性的外翻复位就更加重要了。由于获得了良好的外翻（5°～10°），就可以保证股骨颈尖齿永远不会再滑回远端的股骨干髓腔内，此时，即便在内侧存有空隙［股距间隙（calcar gap）］，适当的外翻复位也能够对内侧空隙做出很好的代偿。至于内侧皮质的阳性与中性对位，哪种更好更可靠，目前的资料尚难定论。

Mao等（2019）提出在正侧位测量复位后头颈骨块轴线与螺旋刀片轴线的夹角（axis-blade angle，ABA），如果ABA大于-10°（即避免偏上、偏前），则能有效减少内固定术后发生力学并发症的概率（图5-31）。在器械颈干角固定的前提下（多数为130°，InterTan为125°），这个指标也强调了头颈骨块的外展复位，才能获得正性的颈轴角数据。

轻度外展复位的优良效果也得到了临床实践的证实。Parker总结了663例采用DHS治疗的股骨转子间骨折，术后有28例（4.3%）发生拉力螺钉从股骨头切出。进一步分析发现，骨折粉碎、拉力螺钉位置偏上、颈干角复位不理想等均是拉力螺钉切出的危险因素。有50例属于头颈骨块内翻复位（指股骨头骨小梁与股骨干内侧皮质夹角在160°以内，或颈干角在130°以内）其中14例（28%）发生了拉力螺钉切出。临床获得外展复位、使头颈骨块轻度仰起的优点包括：①能将拉力螺钉打在股骨头的正中或中下，把持力更好；②能使内下方的股骨距皮质（calcar cortex）相互砥着，分担体重负荷；③能抵消骨折导致的肢体短缩，恢复正常步态。

颈干角在每个个体的真实大小有所不同，并且老年人颈干角有逐渐减少的趋势，因此，对一个具体的股骨转子间骨折，在骨折复位的实际操作中，要求至少达到原有颈干角大小（参考对侧髋关节或器械颈干角），最好能略有增大（10°之内）。一般认为颈干角减少10°（更严格者是5°）即是骨折复位不足（内翻畸形）。骨折在内翻位固定是导致内固定治疗失败最显著的危险预测因素，其影响力超过内侧皮质的复位质量（图5-32）。

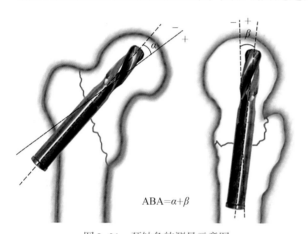

ABA=α+β

图5-31　颈轴角的测量示意图

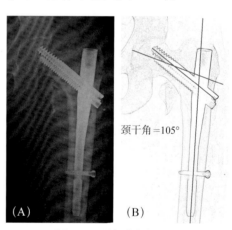

颈干角=105°

(A)　　　(B)

图5-32　骨折内翻位复位
A. 颈干角复位不足，InterTAN器械颈干角125°；
B. 测量颈干角仅105°，头颈轴线向拉力螺钉下方倾斜，致使打入的拉力螺钉位于股骨头上1/3的骨小梁稀疏区，把持力不足

三、内固定器械的生物力学

股骨转子间骨折的内植物设计，均需经过生物力学疲劳载荷实验的检验，并且产品出厂均有严格的质控。按照老年患者日常生活所需的行走步数（每天1 000步），并考虑骨折完全愈合需要3个月的时间，按累计10万步计算，股骨转子间骨折的内植物强度，必须满足单腿站立（3倍体重负荷）、往返加载10万次的生物力学考验，并且不出现内植物的疲劳断裂。

因此，这些内植物安装在人体之后，均能满足患者术后早期下地站立的需要，其强度

在理论上是经得起3个月的时间考验而不会失败的。这也是内植物断裂很少出现在3个月内的主要原因。术后早期的内固定失败主要是拉力螺钉从股骨头切出，而由于尖顶距概念的出现和广泛采纳，拉力螺钉切出的并发症大幅度下降。由此，内植物的疲劳断裂问题就凸现出来，逐渐成为临床失败的常见形式。

如果骨折长久不愈合，则出现内固定失败是必然的，只不过是出现哪种失败类型，往往还需要考虑患者的骨量、骨折复位质量和头颈螺钉的安放位置等。

内固定器械的生物力学研究，涉及临床工作中遇到的各种问题和各个方面，如骨质疏松程度及其增强方法、不同的骨折类型、骨折复位质量、器械的设计参数（如器械颈干角、构型、表面处理）、不同内植物的比较、股骨头内植物安放的位置、下地负重的时机、康复锻炼的进程等。

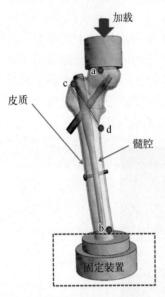

图5-33　骨折模型内固定后力
学加载实验示意图
a、b、c、d为实验标本的4个位移
捕捉位点

骨折模型内固定后的力学加载实验（图5-33），分为往返加载的疲劳实验和极限加载的破坏实验。疲劳实验常用人体的体重（1个体重，500～700 N）、每秒1次共加载10 000次（约为4～6周的日常生活行走步数，此时骨折应该获得了基本的稳定和愈合）。如果模拟单腿负重，则加载负荷为2～3倍体重。

（一）静态与动态内固定器械

用于治疗股骨转子间骨折的内植物，无论设计如何，基本上均由两部分组成：一是头颈骨块固定物，固定在股骨头内；二是骨干固定物，固定在股骨干上（可以为髓外、髓内）。两者以一定的角度将头颈骨块与股骨干连接在一起。这个角度即是器械的颈干角，即固定角度的内植物（fixed-angle implants）。

1944年，Neufeld和Capener设计的固定角度的刃钢板（fixed-angle blade plate）装置，刃片打入股骨头，再用螺钉将钢板固定在股骨干上，刃片与钢板是一体化的，头颈骨块不能滑动，属于固定角度的静态内植物（fixed-angle static implants）。

1956年，Richards公司设计的DHS，打入股骨头内的粗大拉力螺钉，通过其杆部插入侧板的套筒（barrel）中，而套筒与侧板是固定成一体的，如此，拉力螺钉就能沿着套筒的

方向，向外下方进行滑动，此为固定角度的动态内植物（fixed-angle dynamic implants）。历史上曾有120°～150°的颈干角器械，目前多为135°。

20世纪70年代后，刃钢板系统逐渐被滑动螺钉系统所取代，以Richards钉为代表的滑动髋螺钉（sliding hip screw，SHS），或称为DHS，几乎被认为是治疗股骨转子间骨折的经典方法。Chinoy等进行了一项Meta分析，对刃钢板和SHS进行比较，发现静态的刃钢板在穿出股骨头、内固定断裂、骨不连、再次手术等各项风险均显著高于动态的滑动螺钉，再次证实了SHS在治疗股骨转子间骨折方面的显著优势。

股骨近端刃钢板、股骨近端锁定板［如解剖锁定板、倒置微创内固定系统（less invasive stabilization system，LISS）］等静态固定器械，由于不具有术后的滑动嵌压功能，骨折间隙持续存在，愈合时间较长，因此均有较高的内固定失败发生率（或者从股骨头切出，或

者从骨干上拔出，或者器械断裂）。

股骨近端的髓内钉系统，特称为头髓钉也属于固定角度的动态内植物，固定头颈骨块的拉力螺钉或螺旋刀片，可以在髓内钉斜孔中滑动。

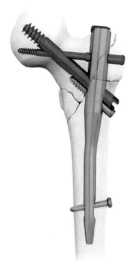

新近出现的三角交叉静态型髓内钉（static nail）（图5-34），提出了创新性的内固定理念，因为不存在术中加压和术后滑动，基本消除了术后退钉和股骨颈短缩，用于股骨转子间骨折的治疗，有如下特点：①经皮微创插入，其几个部件之间（主钉斜孔、拉力螺钉斜孔、远侧交锁螺钉孔）并非严丝合缝，也有一定的容错空间，否则就不可能在体外导向器下准确地闭合打入安装；②髓内钉负荷轴线内移，比髓外钢板具有更高的抵抗力，因此其失败风险应该较锁定型的静态侧板系统为低；③转子间骨折属于干骺端骨折，愈合较易较快；④特别强调，使用的前提是复位质量好的转子间骨折；⑤因为没有术中的主动加压和术后的被动滑动，主要骨块的间隙可能较大且难以消除，治疗效果取决于髓内钉的疲劳强度与干骺端骨

图5-34　三角交叉静态型头髓钉

折愈合速度之间的"赛跑"；⑥在载荷压力均由股骨头内植物承担的情况下，在骨质疏松者也容易发生切出。在综合考虑患者体重、骨质疏松程度、晚期下地负重的情况下（这在我国非常普遍），也能取得较好的效果。当然，该新式内固定器械尚需经过大量病例（500例甚至1 000例以上）的前瞻性随机对照研究，才能获得可靠的证据，得出确切的结论。

（二）髓外与髓内固定器械

股骨转子间骨折经过复位（对位、对线）、采用器械把持固定之后，髋关节的负荷传导分布于内植物和骨骼之间。如果骨折复位质量优秀（轻微外展、皮质支撑），头颈骨块经过滑动，与股骨干皮质相互嵌紧坐实，则能承担更多的负荷力量。Kaufer等（1980）的生物力学研究发现，良好的骨折复位能承担30%的负荷力量，此时内固定器械所分担的力量就相应地减少，内植物就不容易疲劳断裂，或者内植物器械就不容易从骨骼中移位（股骨头内螺钉切出、股骨干螺钉拔出等）。

对侧板系统而言，器械的颈干角与套筒长度，均能影响滑动的启动。颈干角大，则滑动的阻力小，启动容易；侧板套筒长，则滑动的导向性好，启动容易。滑动阻力的大小与侧板套筒的长度成反比。Loch等（1998）的生物力学研究发现，短的斜向套筒比长的斜向套筒需要更大的力量才能启动拉力螺钉的滑动功能。髓内钉斜孔较短，拉力螺钉在髓内钉斜孔中的滑动阻力是在侧板套筒中的3倍，即采用髓内钉固定的头颈骨块滑动的启动更不容易（图5-35）。

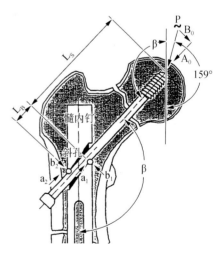

图5-35　拉力螺钉的滑动启动实验

P为加载负荷，与地面垂线呈159°，β为器械颈干角，b_1和b_2为反作用力，a_1和a_2为静态摩擦力，A_0为负荷的轴线分力（垂直分力），B_0为负荷的垂直分力（剪切分力），L_S为拉力螺钉在斜孔近侧的长度，L_B为髓内钉的斜孔长度

采用髓内钉治疗股骨转子间骨折，由于其居于髓腔中心，负荷力臂短，能阻挡头颈骨块的过度滑动，起到金属外侧壁的作用，具有更好的生物力学优势（图5-36）。

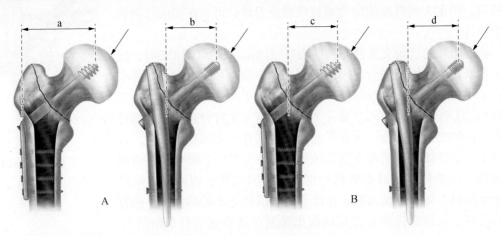

图5-36 髓内固定与髓外固定的生物力学对比

A. 由于髓内钉更靠近负荷中心，其负荷力臂小于侧方钢板（b<a），因此髓内钉所承受的弯曲力量小于侧方钢板；B. 对同一个骨折患者，无论髓内还是髓外固定，股骨头至骨折线的距离是相等的（c=d），在骨折复位不佳失去皮质支撑的情况下，拉力螺钉所承受的力量是一样的，都有发生切出失败的可能性

（张世民）

第三节　股骨转子间骨折的分类

1. 骨折分类的临床意义　　　　3. 转子间骨折的分类系统
2. 转子间骨折的稳定性

　　分类（classification）是人们认识自然规律的基本逻辑方法之一。认识事物总是从区分事物开始的。要区分事物，首先就要进行比较（comparison），有比较才有鉴别。而要系统地总结和掌握已经识别的各种事物，就要进一步通过比较进行分类。因此，比较是分类的前提，分类是比较的结果。

　　进行比较，必须要有一个共同的尺度或标准。在相同的标准下进行比较，可识别事物之间的差异点和共同点，即找出"异中之同或同中之异"。然后，根据共同点将事物归合为较大的类，根据差异点将事物划分为较小的组，从而将事物区分为具有一定从属关系的不同等级的系统。分类是一致性下的多样性，即在类的框架下，呈现出个体化的特征。

一、骨折分类的临床意义

　　国际内固定研究学会（Association for the Study of Internal Fixation，AO/ASIF）创始人Müller曾说：任何骨折分类方法，只有在能反映损伤程度、指导治疗方法和预测治疗效果的情况下，才有实际意义。一个优秀的骨折分类系统，应具有六个方面的功能（表5-3）。

表5-3 骨折分类的功用

序号	功 能
1	对骨折进行准确命名
2	描述骨折特征，并由简到繁或由轻到重划分等级，以利于比较和交流。用一个好的骨折分类系统描述骨折，即使听者没有看到骨折的X线片，也能在大脑中呈现出骨折的"视觉影像"，增加骨科医生之间相互交流的"共同语言"
3	使大量繁杂的各种骨折资料条理化、系统化，方便资料登记，建立的资料存取系统，提供一种便利的检索手段，从而为分门别类地深入研究创造条件
4	引导治疗或干预方法的选择。骨折分类是一个诊断性分类，是基于指导治疗的目的（尤其是哪些类型需要手术治疗）而提出来的。因此，比单纯的描述性分类具有更高的效力和完整性
5	帮助预测可能发生的问题和治疗效果。一个骨折分类方法如果能帮助预测治疗效果，将有巨大的价值，因为它能使临床医生在骨折治疗开始时即告诉患者可预期的效果如何。同样，如果一个骨折分类方法能帮助医生预测可能发生的并发症，将有巨大的警醒作用。骨折分类的这一预测特征，对帮助开展前瞻性的临床研究有重要意义，比较某一特殊骨折类型的治疗方法。尤其是评价新疗法的效果
6	成为教育和训练的工具。许多骨折分类法是依据骨折的损伤机制或骨折的解剖特征进行划分的，学习这些骨折分类方法，将有助于对骨折的理解

二、转子间骨折的稳定性

在对老年股骨转子间骨折普遍推荐进行手术治疗的今天，一个实用的转子间骨折分类系统，其最重要的方面，就是能区别出骨折类型的稳定和不稳定。对这一问题的回答，将指导具体治疗方法的选择，包括骨折的复位技术、内固定器械、术后康复处理及预后效果等。

Baumgaertner等认为，所谓股骨转子间稳定型骨折，就是骨折在复位和使用现代内固定器械把持之后，能够有承担生理负荷（即负重）的能力；或者说，稳定型骨折是指后内侧皮质仅有一处骨折，并且在复位和固定之后，能够承担生理性压力负荷而不再移位。不稳定型骨折的特征包括后内侧大的骨折块，多个骨折块，反转子骨折，颈基部骨折，大转子移位的骨折，外侧壁骨折，以及内固定前复位失败的骨折。尽管经过复位和固定，骨折依然会由于轴向负荷而产生塌陷移位。

承受压力的内侧弓（medial arch）是否完整或是否能够通过复位而重建，对股骨转子间骨折内固定后的稳定性有重要影响。早在1949年，Evans在其分类系统中就认识到内侧皮质相互砥着的重要性。如果股骨距受累，转子间骨折至少在冠状面上是不稳定的。小转子骨折对骨折复位后稳定性的影响及其程度大小，仍有争论。有学者认为，小转子骨折分离基本不影响骨折复位后的内侧稳定性（medial stability），因为从结构上看，小转子仅是股骨距后方的一个大块松质骨突起，基本不承担负重功能。

三、转子间骨折的分类系统

股骨转子间骨折，是指发生于关节囊外股骨颈基底至小转子下缘股骨髓腔开始这一范围的骨折。股骨转子间区域属于股骨近侧干骺端，是松质骨与皮质骨交汇的部位，骨骼结构和生物力学功能复杂，有众多肌肉附着，获得稳定的手术内固定比较困难。1822年，英国伦敦的Astley Cooper描述了第一个髋部骨折的分类（在放射线发现之前），他将髋部骨折分为关节囊内和关节囊外两种类型。囊内型的主要并发症是不愈合和股骨头缺血坏死，囊外型的主要并发症是髋内翻的畸形愈合。

1949年，英国Evans报道了其对股骨转子间骨折复位治疗后的稳定性分类，对临床治疗具有指导意义。同样在1949年，美国Boyd和Griffin提出了对股骨近端骨折（包括转子间和转子下）分类。目前文献报道的股骨转子间骨折分类系统有10多个，分类的依据多是考虑了骨折的累及范围及其对不同内固定方式的影响，各有其特色之处。目前临床上常用的分类方法有两种，即AO/OTA分类和改良Evans分类。

1. 改良Evans分类　　1949年，Evans通过对101例股骨转子间骨折患者保守治疗（闭合复位骨牵引）和22例固定角度的刃钢板手术治疗的分析，按骨折的稳定性（骨折线的方向）和不稳定骨折经手法操作后获得稳定复位的可能性，将转子间骨折分为二大类五个亚组。Evans认为，稳定复位的关键是恢复后内侧皮质的连续性（相互砥着），内侧皮质结构破坏（cortical destruction，即粉碎）和不能复位的相互重叠（unreduced cortical overlap），都是骨折不稳定的征象（表5-4，图5-37）。

表5-4　股骨转子间骨折的Evans分类（1949）

分类	描　　　　述
第一类	骨折线顺转子间走向 Ⅰ型：两块型骨折，无移位，稳定 Ⅱ型：两块型骨折，有移位，复位后稳定 Ⅲ型：三块型骨折，大转子骨折，失去外侧支撑，复位后内侧皮质相互砥着，稳定型 Ⅳ型：三块型骨折，小转子骨折，失去内侧支撑，复位后内侧皮质不能砥着，不稳定型 Ⅴ型：粉碎型骨折，四块或以上，大、小转子均骨折，复位后内侧皮质不能砥着，不稳定型
第二类	骨折线反转子间走向 R型：反斜骨折，内在不稳定

转子间反斜骨折（reverse oblique fracture）最早由Evans从普通的转子间骨折中予以鉴别（图5-38），具有内在的不稳定性。反向斜行的骨折线（即反转子间线）从内侧近端向外侧远端走行，导致远侧骨折段因为内收肌的牵拉而有内移的倾向。其实，许多转子下骨折的分型中也包含了这一类型。

2. Evans-Jensen分类　　1975年，丹麦Jensen和Michaelsen对Evans分类进行了改良，他们认为随着大、小转子骨折块数目的增加，手术内固定后骨折的稳定性也相应地降低，首次提出了外侧的大转子骨折对稳定性也具有重要的影响。1980年，Jensen等报告了用现代内固定技术（DHS、近端髓内钉等）治疗的234例患者，以初始获得的骨折复位和以后的丢失作为评价指标，对比了5种不同的骨折分类系统的有效性和可靠性，发现这一改良的Evans-Jensen分类法较其他方法更加有效（表5-5，图5-39）。

3. Boyd-Griffin分类　　1949年，美国Boyd和Griffin在报告股骨近端骨折（从股骨颈关节囊外至小转子下方5 cm的范围，包含了转子间和转子下）时提出了这一分类，首次注意到了转子间的矢状面和冠状面骨折线（表5-6，图5-40）。

4. Kyle分类　　1979年，美国Kyle在Evans分类的基础上，将股骨转子间骨折按照累及的范围和移位程度，分为四型（表5-7，图5-41）。

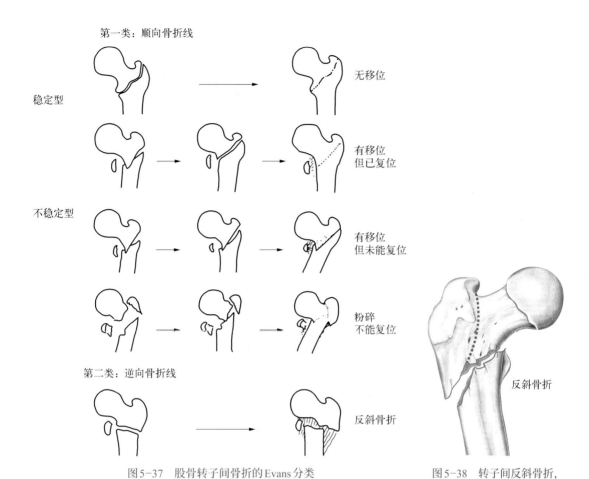

图5-37　股骨转子间骨折的Evans分类

图5-38　转子间反斜骨折，具有内在的不稳定性

表5-5　股骨转子间骨折的Evans-Jensen分类（1975）

分型	描　述	特　征
Ⅰ	简单的两部分骨折 ⅠA：无移位 ⅠB：有移位	Ⅰ型是稳定型骨折，因为在94%的病例中，骨折可被闭合复位至解剖位置（良好的Garden指数和骨折间隙在任何平面均<4 mm），仅有9%的病例在复查时发现移位
Ⅱ	三部分骨折 ⅡA：包含大转子分离的三部分骨折 ⅡB：包含小转子分离的三部分骨折	ⅡA型骨折仅有33%的病例能达到解剖复位，而且全部病例的55%将在以后发生复位丢失。主要问题是侧位片难以达到解剖复位 ⅡB型骨折仅有21%能达到解剖复位，且全部病例的61%将在以后发生复位丢失。主要问题是内侧皮质难以解剖复位和重新恢复支撑
Ⅲ	四部分骨折，累及大、小转子	仅8%的病例可获得复位，而全部病例的78%将在以后发生复位丢失和移位

表5-6　股骨近端骨折的Boyd-Griffin分类（1949）

分型	描　述
Ⅰ	转子间简单骨折，骨折线顺转子间走行，易于复位和维持
Ⅱ	转子间粉碎骨折，主要骨折线仍顺转子间走行，骨皮质有多处碎裂，并且存在冠状面骨折线，复位更难
Ⅲ	转子下骨折，至少一条骨折线经过小转子或小转子下缘
Ⅳ	转子部和股骨干近段骨折，股骨干骨折可以是斜形、螺旋形或蝶形，此骨折需要在两个平面进行固定

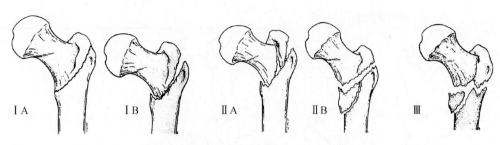

图5-39 股骨转子间骨折的Evans-Jensen分类

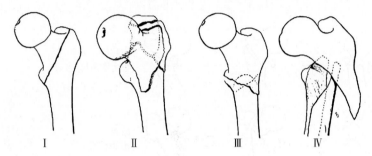

图5-40 股骨近端骨折的Boyd-Griffin分类

表5-7 股骨转子间骨折的Kyle分类（1979）

分型	描 述
Ⅰ	两部分骨折，无移位，稳定
Ⅱ	三部分骨折，有移位的内翻畸形伴小转子骨折，但后内侧皮质完整，复位后稳定
Ⅲ	四部分骨折，有后内侧粉碎区和大转子移位的骨折，不稳定
Ⅳ	同Ⅲ，但骨折扩展到转子下，更不稳定

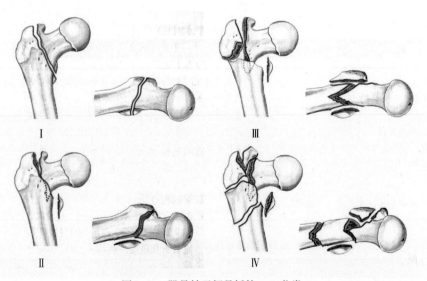

图5-41 股骨转子间骨折的Kyle分类

5. Ramandier分类　　1956年，法国Ramandier根据骨折线的特征提出股骨转子间骨折分类，在法语国家使用广泛（表5-8）。

表5-8　股骨转子间骨折的Ramandier分类（1956）

分型	描　　　述
1	颈基部骨折（高位转子间骨折），骨折端嵌插，容易出现髋内翻和内旋
2	简单的顺向转子间骨折，小转子通常骨折移位，大转子仅边缘骨折
3	复杂的顺向转子间骨折，大、小转子骨折，粉碎，移位明显
4	顺向转子间骨折伴外翻嵌插，骨折线从大转子延伸至小转子下
5	低位转子间骨折，横向骨折线
6	转子区骨折延伸至股骨干，螺旋骨折线
7	转子下骨折，骨折线水平走向

6. Ottolenghi 分类　　1964年，法国Ottolenghi依据骨折线与大转子窝的关系，将骨折分为两种类型：Ⅰ型，骨折线位于大转子窝内侧；Ⅱ型，骨折线位于大转子窝外侧（图5-42）。Ⅱ型骨折的骨折线较通常更偏外侧，所有的外旋肌小肌肉止点均在近侧的头颈骨块上，致使其外旋，骨折端在后方形成开口。因此，复位时必须外旋远侧的股骨干。

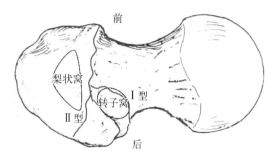

图5-42　股骨转子间骨折的Ottolenghi分类（1964）

7. Ender 分类　　1970年，奥地利Ender创用弹性髓内钉治疗股骨转子间骨折，同时提出了分类方法（表5-9）。

表5-9　股骨转子间骨折的Ender分类（1970）

骨折形态	具 体 分 型
转子间骨折，外展外旋	1型：简单骨折，前侧张口 2型：伴有后侧骨块 3型：骨折向外和近侧移位，软组织损伤严重
转子间骨折，内收内旋	4型：头颈骨块有锐利尖齿，插入远侧股骨干中 5型：头颈骨块有圆钝尖齿，插入远侧股骨干中
转子间横向骨折	6型：经大转子下方顺向骨折线
转子下骨折	7型：反斜骨折 8型：螺旋骨折

8. Briot 分类　　1980年，法国Briot提出分类，试图从生物力学的角度，特别考虑了转子区的后壁（posterior wall）对转子间骨折稳定性的影响。Briot将股骨粗线外侧唇（臀大肌止点）、转子间嵴和小转子等结构称为转子区后板（posterior plate）。后板骨折将影响矢状面稳定性和外旋稳定性，骨折容易在外旋位畸形愈合（表5-10，图5-43）。

9. AO/OTA 分类　　瑞士AO学会创始人Müller在1981年提出将股骨转子间骨折分为三个类型：①A1型，骨折线顺转子间线走行的简单、两块型骨折（头颈骨块、骨干骨块）；②A2型，骨折线顺转子间线走行的粉碎、多块型骨折（至少存在后内侧小转子骨块）；③A3型，骨折线逆转子间线走行的反斜、横向型骨折。1994年，Müller等出版了专著《长骨骨折的综合分类》，将转子间骨折（31A）分为3个亚型，每个亚型又分为3个亚

表5-10 转子间骨折的Briot分类（1980）

骨折形态	具体分型
顺向转子间骨折	1. 简单型 2. 后壁破裂型 3. 延伸至股骨干型（小转子下）
横向转子间骨折	骨折线在转子间横向走行
转子区股骨干骨折	1. Evans反斜骨折 2. 斜顶型骨折（Basque roof type） 3. Boyd尖塔型骨折（steeple type） 4. 继续伴有转子间骨折线 5. 继续伴有大转子粉碎骨折线

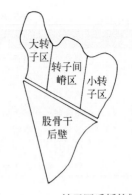

图5-43 Briot转子区后板的概念

组，共9个类别。该分类系统采用示意图和简单文字说明的方式呈现给读者。之后，起源于欧洲的AO学会与美国的OTA学会在学术上相互融合，双方在1996年联合发布了AO/OTA-1996版骨折与脱位分类，作为 *Journal of Orthopaedic Trauma* 的增刊出版，并约定以后每隔10年左右，吸收骨折研究的最新成果，共同对其进行修订。双方在2007年进行了第二版修订，内容基本没有改变（表5-11，图5-44）。2018年的第三版修订稿，对转子间骨折的分类进行了完全的更新（表5-12，图5-45）。

表5-11 AO/OTA分类（1994，1996，2007）

31A1	顺转子间线简单骨折，仅两个骨折块	
	A1.1	骨折线沿转子间线
	A1.2	骨折线经过大转子；①无移位，②有移位
	A1.3	骨折线达小转子以下；①内侧骨折线达小转子下极，②内侧骨折线超过小转子下极
31A2	顺转子间线粉碎骨折，总有连带小转子的后内侧骨块和邻近的内侧皮质	
	A2.1	只有一个中间骨块
	A2.2	有多个中间骨块
	A2.3	向小转子下延伸超过1 cm
31A3	逆转子间线骨折	
	A3.1	简单反斜骨折
	A3.2	简单横向骨折
	A3.3	粉碎骨折；①累及大转子，②累及股骨颈

表5-12 AO/OTA分类（2018版）

31A1	顺转子间线简单骨折	
	A1.1	孤立的单个转子骨折；①大转子，②小转子
	A1.2	两部分骨折
	A1.3	外侧壁完整（>20.5 mm）的骨折
31A2	顺转子间线粉碎骨折，外侧壁受累（厚度≤20.5 mm）	
	—	—
	A2.2	只有一个中间骨块
	A2.3	有两个或以上中间骨块
31A3	逆转子间线骨折（反斜）	
	A3.1	简单反斜骨折
	A3.2	简单横向骨折
	A3.3	楔形或粉碎

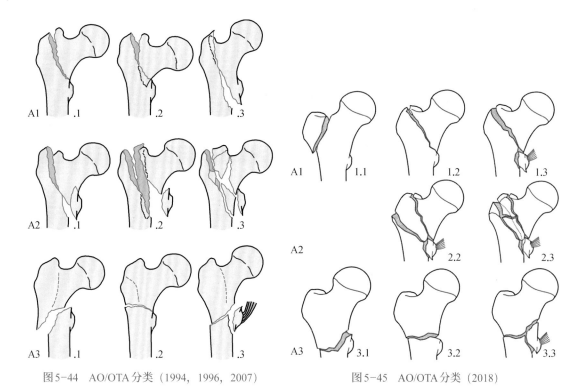

图5-44 AO/OTA 分类 (1994, 1996, 2007)　　　　图5-45 AO/OTA 分类 (2018)

　　10. Gotfried分类　　2004年，以色列Gotfried提出股骨近端外侧壁的概念，依据外侧壁是否完整，参考AO/OTA分类，对转子间骨折提出新的分类方法：Ⅰ外侧壁完整型，Ⅱ外侧壁危险型，Ⅲ原发性外侧壁骨折型（图5-46）。由此也提出了全转子区骨折或泛转子区骨折（pantrochanteric fracture）的概念（图5-47）。

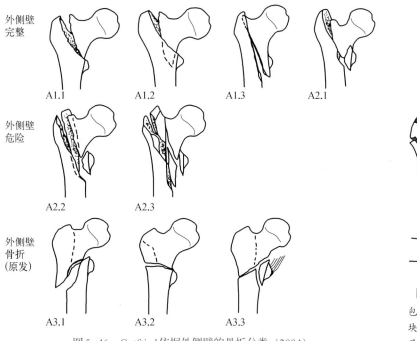

图5-46 Gotfried依据外侧壁的骨折分类 (2004)

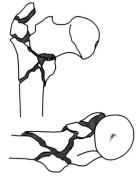

图5-47 全转子区骨折
包含5个部分：股骨头颈骨块、股骨干、大转子、小转子（后内侧骨块）、外侧壁

11. Kijima 分类法　　2014年，Kijima等提出骨折线区域分类法（area classification）。用三条线将股骨近端分成四个区域，第一条线为股骨颈上下中点的连线，第二条线为股骨颈基底（股骨颈与转子区交界），第三条线为大转子下缘与小转子下缘的连线。骨折分为单纯的一个区域内骨折和联合的多个区域间骨折（表5-13，图5-48）。

表5-13　Kijima 对股骨近端骨折的区域分类（2014）

骨折形态	具体分型
单区域骨折	1区：股骨颈骨折 2区：颈基部骨折 3区：顺向转子间骨折 4区：转子下骨折
跨区域骨折	1～2区：垂直型股骨颈骨折，Pauwels 3型 3～4区：反斜骨折

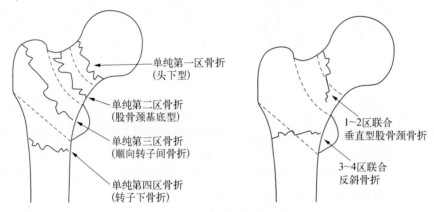

图5-48　Kijima骨折线区域分类法

12. Futamura 分类　　2016年，Futamura等根据外侧骨折线（lateral fracture line，LFL）与髂股韧带止点的关系，将转子间骨折（A3型）分为三类，并总结了各自的移位特征。髋关节前面的髂股韧带起于髂前下棘下方，分两束呈"人"字形向下走行，长而坚韧，外侧纤维束附着于股骨转子间线，内侧纤维束附着于小转子前上方（表5-14，图5-49）。

表5-14　Futamura 对A3型转子间骨折的分类（2016）

分型	主要骨折线	描　　述
Ⅰ型	外侧壁型	外侧骨折线延伸至髂股韧带外侧纤维束的止点。顺向转子间骨折加上外侧壁骨折
Ⅱ型	横型	横形的外侧骨折线延伸至髂股韧带内侧纤维束止点区域。近侧的头颈骨块受臀中肌牵拉影响而明显内翻或后屈，远侧骨干由于受髂股韧带内侧束的影响而内移
Ⅲ型	反斜型	外侧骨折线延伸至髂股韧带的外侧纤维束和内侧纤维束之间。远侧骨折段的显著内移和上移
每一类型均可复合4个亚组		1.骨折线经过转子间线 2.后内侧骨块（包括小转子） 3.后外侧骨块（大转子后方骨块） 4.后侧香蕉状大骨块（包括后侧的大转子和小转子）

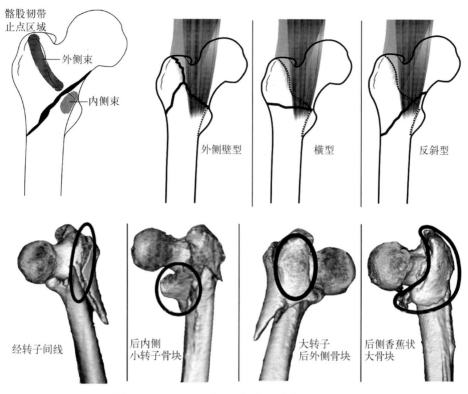

图5-49　Futamura对A3型骨折的分类及4个亚组

13. 唐佩福分类法（2019）　中国人民解放军总医院骨科唐佩福教授团队，对504例经手术内固定治疗的股骨转子间骨折，进行了骨折线形态学的三维描绘，按骨折粉碎程度递进，提出了新的骨折分类法（表5-15，图5-50）。

表5-15　唐佩福转子间骨折的三维立体分类法（2019）

分型	描　　　　述	比例
1型	骨折线简单，外侧壁完整，有大转子骨折	21.4%
2型	骨折线简单，外侧壁完整，伴小转子骨折	16.9%
3型	外侧壁完整，后侧冠状面骨折（转子间嵴＋远侧小转子＋近侧大转子骨折）	29.2%
4型	外侧壁部分骨折，大块的后侧冠状面骨折（转子间嵴＋大块的远侧小转子＋大块的大转子骨折），残留的内侧壁支撑较小	22.4%
5型	外侧壁完全横断骨折，伴小转子骨折	10.1%

14. 股骨转子间骨折的综合分类　同济大学附属杨浦医院张世民根据下列指标，将股骨转子区骨折分为5大类：①骨折线走向（顺、逆）；②简单、粉碎；③小转子，冠状面外侧壁（部分外侧壁，前、后）；④外侧壁前壁横断（完全外侧壁，上、下）；⑤前内下角压力负荷传导区；⑥病理性（表5-16）。

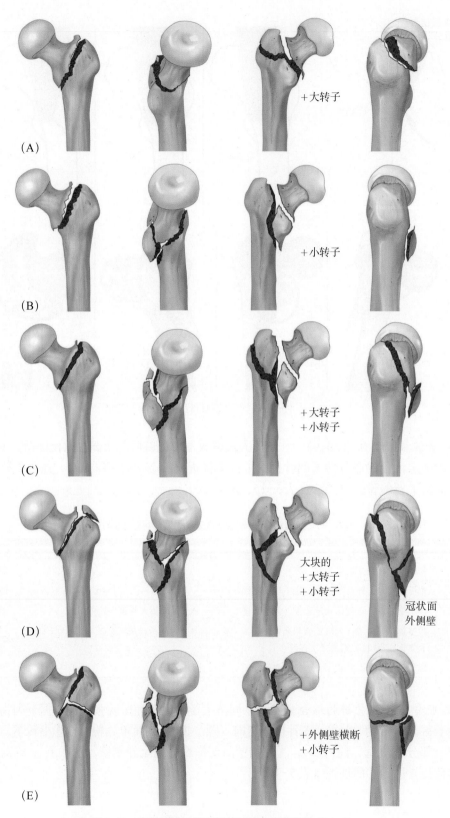

(A)

+大转子

(B)

+小转子

(C)

+大转子
+小转子

(D)

大块的
+大转子
+小转子

冠状面
外侧壁

(E)

+外侧壁横断
+小转子

图5-50 唐佩福转子间骨折的三维立体分类法（2019）

表5-16 张世民股骨转子间骨折的综合分类（2022）

分型	描 述
A1	简单骨折
A1.1	孤立的转子骨折：大转子骨折，小转子骨折
A1.2	不完全骨折、无移位骨折：隐匿型骨折（亚型），无移位骨折
A1.3	两部分移位骨折：小转子在下方，小转子在上方，小转子上下二分
A1.4	两部分移位＋后侧冠状面骨折：大转子后部，＋转子间嵴
A2	伴小转子骨折，外侧壁冠状面骨折（分为前后）
A2.1	=1个孤立的小转子骨块
A2.2	=1个后侧冠状面香蕉样骨块
A2.3	≥2个后侧冠状面骨块（多种组合类型）
A2.4	大型后侧冠状面骨块，致使头颈内植物在外侧壁的入口通道（圆孔）破裂，不论该骨块是否粉碎
A3	伴外侧壁横断（分为上下，前壁贯通骨折）
A3.1	反斜骨折；外侧壁骨折线与入钉点关系（上、在、下）
A3.2	横形骨折；外侧壁与入钉点
A3.3	粉碎骨折；伴小转子分离，外侧壁与入钉点关系
A3.4	全转子区骨折；5部分（前内下角骨折线简单）
A4	在后内侧小转子分离的基础上，伴前内下角粉碎骨折（压力负荷传导缺失）
A4.1	伴转子间前下壁粉碎（囊外）
A4.2	伴股骨颈内下皮质粉碎（临床股骨距，囊内）
A4.3	前内下角粉碎（囊内＋囊外）
A4.4	股骨颈＋转子间（节段性股骨颈）
A5	病理性骨折
A5.1	药物或全身性代谢疾病引起（如甲状旁腺、肾性骨病、低磷血症性骨软化症）
A5.2	局部骨良性病变引起（如骨囊肿、骨髓瘤）
A5.3	局部骨恶性肿瘤引起
A5.4	恶性肿瘤转移引起（如肺癌、乳腺癌）

（张世民）

第四节 转子间骨折的稳定性

1. 稳定性的定义
2. 稳定型骨折与不稳定型骨折
3. 稳定性复位与不稳定性复位
4. 术中加压与术后滑动
5. 术后稳定性的影像学评分

股骨近端属于干骺端转换区，其解剖特点是：①近侧的股骨颈较细窄，全部是坚硬的皮质骨，远侧的转子部粗大，皮质骨薄弱而松质骨丰富，即骨折的两端粗细不对等、软硬不对等；②由于颈干角、前倾角和扭转角的存在，导致重力偏心传导，具有天然的内翻倾向；③髋股部肌肉强大，静息状态下的收缩力量也十分可观。因此，股骨近端骨折具有先天性的不稳定性，包括轴向不稳定、旋转不稳定、横向不稳定等。

临床老年股骨转子间骨折治疗的困难在于：一是粉碎的不稳定型骨折多；二是骨质疏

松对内植物的把持力差；三是对早期下地负重的需求。因此，股骨转子间骨折的治疗原则，是通过良好的骨折复位和可靠的内固定，重建骨折稳定性，以尽早恢复肢体承担生理负荷的能力（下地负重）。

在整个诊疗过程中，"稳定性"的理念应贯穿始终。①术前判断骨折的稳定性类型，以决定采取何种内固定方法；②术中将骨折充足地稳定性复位、合理放置内固定物并主动加压，以实现术后的即刻稳定；③术后允许骨折块沿内固定轴向被动滑动，进一步嵌压坐实，以实现骨折的二次稳定；④通过术后"骨－内植物"的整体稳定性评分，评估患者早期下地负重的可行性。

只有在上述各个环节中，严格遵循稳定性原则，才可能使患者达到早期离床、下地负重的目的，从而获得满意的临床疗效。

一、稳定性的定义

股骨转子间骨折的稳定性（stability），是指骨折在复位和使用现代内固定器械（指滑动加压系统）把持之后，具有承担生理负荷（即负重）而不再移位的能力或倾向。

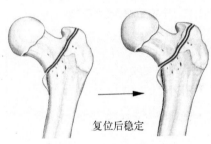
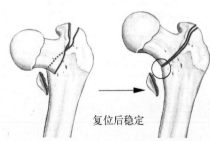
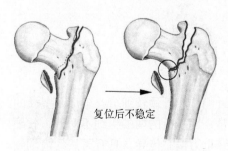

承受压力的内侧弓皮质（medial arch）是否完整或是否能够通过骨折复位而获得重建，对股骨转子间骨折内固定后的稳定性有重要影响。早在1949年，Evans在其分类系统中就认识到，内侧皮质相互对合砥着（medial cortical in apposition）的重要性（图5-51）。

内侧皮质（更确切地说是前内侧皮质）相互接触砥着，具有承受负荷的能力，能够与内植物一起，分担经股骨头传导的负载。前内侧皮质的接触砥着，保护了内固定器械，两者共同维护了骨折经内固定之后的稳定性。

老年髋部转子间骨折的治疗目标，是尽快使患者恢复到骨折前的活动能力。骨折经过复位和内固定之后，疼痛减轻，允许患肢非负重行走、部分负重行走或术后第一天就完全负重行走。然而，老年患者常由于缺乏足够的肌力或身体协调性，在其使用拐杖或步行器时，自己不足以保护已经骨折的髋关节免受过度的应力和负荷，致使早期的内固定并发症和失败率很高。

老年髋部骨折术后需要早期下床活动和老年患者自身保护调节能力差的这一特殊的矛盾现象，给治疗老年股骨转子间骨折的外科医生提出了更高的要求，即手术需将骨折固定得足够稳定，从而允许患者在术后第一天，就使用骨折的髋关节完全负重。

图5-51 骨折复位后稳定性判断

骨折复位后，内侧皮质相互对位砥住，为稳定性复位；内侧皮质没有相互砥住，为不稳定性复位

1980年，Kaufer提出，转子间骨折经内固定之后，整体稳定性由下列五个因素决定：①骨骼质量（骨质疏松程度）；②骨折类型（稳定型、不稳定型）；③骨折复位质量；④内固定选择（髓内、髓外）；⑤内固定安放位置（在股骨头内位置，尖顶距）（表5-16）。其中临床医生能够控制的仅是后面的三个因素。

表5-16　影响内固定后骨折与内植物稳定性的五个因素

Kaufer的五个决定因素	描　述	临床应用指标
骨骼质量	• 骨的机械特性包括强度、弹性、密度，反映了骨质疏松的程度 • 影响因素：年龄、性别、种族、整体健康状况、肌肉力量、活动能力等 • 骨的强度，在每个人的每处骨骼均不相同，在同一骨骼的不同部位也不相同 • 测量指标：骨密度、骨皮质厚度、股骨头骨小梁的Singh指数 • 股骨头内增强方法：骨水泥、自体骨、同种异体骨、人工骨替代材料	Singh指数3/4是骨量的分界线
骨折类型	• 简单骨折与粉碎骨折，骨折线的顺行与逆行 • 5个解剖部分：头颈、股骨干、大转子、小转子、外侧壁 • 骨块数量、大小、形状、部位、移位程度、后倾、后内侧皮质、延伸至转子下、术中医源性骨折	AO/OTA分类
骨折复位质量	• 稳定复位，不稳定复位；充足复位，复位不够；满意复位，不满意复位 • 颈干角，标准或略外展 • 前内侧皮质的解剖型稳定复位、非解剖型稳定复位（阳性） • 复位质量的影像学判断方法（透视、拍片、CT）与时机（术后即刻、离开手术室、随访中）	Garden对线、前内侧皮质对位
内固定选择	• 髓外侧板系统，髓内钉系统（头髓钉） • 动态滑动加压型，静态锁定型 • 拉力螺钉，螺旋刀片，其他（如股骨头内展开膨胀型） • 股骨头内单枚粗钉、多枚细钉、双钉咬合 • 器械的颈干角：120°～150°，侧板系统常用135°，头髓钉系统常用130° • 辅助固定技术：捆扎，辅助钢板 • 非金属髓内钉：碳纤维增强的PEEK材料，弹性模量与骨骼更接近 • 头髓钉的充盈度，在髓腔内摆动	固定角度的动态器械
内固定安放位置	• 内固定器械应打入股骨头内骨小梁最密集的部位，包括位置与深度 • 指标包括：Cleveland九宫格、Parker比例、尖顶距、股距尖顶距 • 在内固定的迁移方向上，预留距离（偏下打入）	尖顶距/股距尖顶距

临床提高骨折－内植物整体稳定性（stability of fracture-implant assembly）的途径，可从以下四个方面追求：①从内固定器械入手，改进内固定的设计（大小、构型、材料、表面处理等），提高内固定与骨的结合强度；②将内固定器械安装在最合适的位置，即股骨头内骨小梁最密集的部位，提高其把持力；③从改善股骨头内局部骨密度入手，采用增强技术（如骨水泥、硫酸钙、碳酸钙、植骨填充等）；④从骨折复位入手，医生通过有意识地改变骨折块的位置（方位、间隙等），以改善骨折端对体重负荷的力学抵抗。在不稳定型股骨转子间骨折，如何将这些技术方法，即内固定器械、打入部位、增强技术与骨块位置（骨折复位质量）结合起来，获得最大的稳定性，是获得临床治疗成功的关键。

二、稳定型骨折与不稳定型骨折

对老年股骨转子间骨折，采取任何治疗方法的前提条件，是判断该骨折是否具有内在稳定性，即区别出骨折类型的稳定和不稳定。

　　小转子骨折对骨折复位后稳定性的影响及其程度的大小，仍有争论。有学者认为，小转子骨折分离基本不影响骨折复位后的内侧稳定性（medial stability），因为从结构上看，小转子仅是股骨距后方的一个大块的松质骨突起，基本不承担负重功能。但骨折的3D-CT影像学研究发现，2018版A2型的小转子骨块，大多（87%）累及髓腔内的解剖学股骨距；而解剖学股骨距受损，则骨折属于不稳定类型。小片的小转子撕脱骨折，不影响转子间骨折的稳定性。

　　大转子属于松质骨结构，主要为外展肌群提供附着点，不参与负重功能。因此，大转子骨折移位并不影响转子间骨折内侧负重弓的重建与内固定后的稳定性。即临床上常见的大转子后部和转子间嵴的骨折（后侧冠状面骨折），并不影响骨折稳定性的判断。大转子骨折移位，主要是影响外展肌力的着力点及其力臂。

　　稳定型骨折是指后内侧皮质仅有一处骨折，并且在复位和固定之后，能够承担生理性压力负荷而不再移位。稳定型骨折均属简单的两部分骨折，包括2007版AO/OTA分类A1型骨折的3个亚型。

　　不稳定型骨折的特征包括：①后内侧小转子骨折（2018版的A1.3，即2007版的A2.1）；②外侧壁骨折；③反斜、横向骨折；④延伸至转子下区的骨折。后内侧小转子大的移位骨折块、转子间多个骨折块（粉碎）、原发的外侧壁骨折、大转子的移位骨折、前壁皮质粉碎、转子间反斜骨折、转子间横向骨折、颈基部骨折（高位转子间骨折）、延伸至转子下的骨折，以及内固定前复位失败的骨折，均属不稳定骨折类型。如果股骨距受累，则骨折至少在冠状面上是不稳定的。AO/OTA分类的A2.1、A2.2、A2.3及A3型骨折，均属不稳定型骨折（图5-52）。这些骨折类型，可能由于太过粉碎或者由于破坏了负重力线，尽管经过复位和固定，骨折依然会由于轴向负荷的作用而产生塌陷移位，前内侧皮质可能会失去接触，失去分担负荷的能力，致使内固定承受全部力量，整体结构的稳定性下降，容易出现力学失败。

　　股骨近端外侧壁或称股骨近端外侧皮质，对骨折的稳定性也有一定影响，但外侧壁的影响远远小于内侧壁或前壁。临床不应把外侧壁是否完整与骨折的稳定性等同起来。2013年，Knobe等对239名德国创伤骨科医生的调查发现，84%的医生认为"内侧支撑缺失（absence of medial support，等同于小转子骨折）"是不稳定型骨折的主要指标，而将"外侧壁骨折（broken lateral wall）"和"大转子分离移位（detached greater trochanter）"作为不

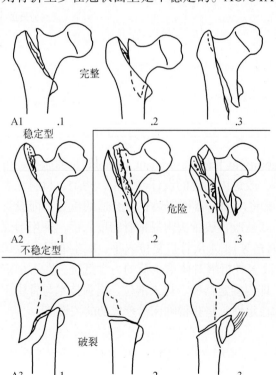

图5-52　外侧壁分类与骨折稳定性的关系

稳定型骨折指标的仅占4%和5%。

三、稳定性复位与不稳定性复位

回顾股骨转子间骨折的治疗历史可以发现，由于股骨近端解剖结构的特殊性，获得完全的解剖学复位（exact anatomic reduction）和坚强的内固定（比如像其他部位的骨干骨折），实际上十分困难，也难以实现。因此，股骨近端骨折的现代内固定治疗，多是采用固定角度的滑动型内固定器械，术后接受头颈骨块沿着内固定器械轴向的有限滑动（limited sliding），称为望远镜效应（telescoping），即通过有限的股骨颈短缩，使骨折块间相互接触、嵌紧、坐实，促进骨折端的稳定和愈合。因此，从严格的意义上讲，股骨转子间骨折的治疗，是接受骨折的功能复位（functional reduction），而不去追求真正的解剖复位。临床上，最不能接受的是骨折端的横向不稳定，因为横向不稳定往往预示着骨折端的剪切，后果就是骨折的不愈合、拉力螺钉切出、内固定断裂、手术治疗的失败。因此，重建稳定性，防止骨折愈合过程中的再次移位，尤其横向移位和旋转移位，对转子间骨折治疗的成功至关重要。

稳定性复位（stable reduction），也称为满意复位（satisfied reduction）、可接受复位（acceptable reduction）、充足复位（adequate reduction）。传统的稳定性复位理念，是指在近侧的头颈骨块与远侧的股骨干之间，获得了充分的内侧和后侧皮质接触，能够对抗骨折的内翻和后移力量。稳定复位对内固定后股骨近端可承担的负荷有巨大提高。Kaufer等（1974）的生物力学研究发现，稳定复位能显著提高内固定后的整体强度，比仅靠内植物固定的不稳定复位组超出30%以上，其负荷由内植物和骨皮质共同承担，即稳定复位的骨皮质接触，能分担内植物所承担的负荷。注意：稳定性复位是一个反映力学状态的功能性词汇，不等于解剖复位，两者不能画等号。

不稳定性复位（unstable reduction），也称为不满意复位（un-satisfied reduction）、不可接受复位（un-acceptable reduction）、复位不足（in-adequate reduction），是指在转子间骨折的两个主要骨折块间（近侧的头颈骨块和远侧的股骨干骨块）没有获得充足的骨块间接触，没有提高股骨近端复位后的完整性，内固定后股骨近端可承担的力量，完全依赖于骨与内植物之间的把持力，即不稳定性复位没有压力侧骨皮质接触，不能分担内植物所承担的负荷。

对稳定型股骨转子间骨折而言，解剖复位无疑是最好的选择；但对不稳定型骨折而言，学者们却有不同的意见。临床上，一方面，在闭合手法操作复位之后，小转子和大转子往往不会自动回位，仍处于分离的状态；另一方面，如果为了解剖复位小转子、大转子而进行手术切开，往往得不偿失，不仅手术时间长、出血多，干扰了骨折愈合的生物学环境，而且也很难对这些骨块进行"坚强的固定"。因此，绝对的解剖复位在不稳定型股骨转子间骨折上很少实现。

尽管力学研究显示，内侧小转子骨块复位在稳定性重建中具有枢纽作用，但复位固定小转子骨块在目前并不现实，实际上临床对后内侧小转子骨块很少予以固定。在此情况下，张世民等（2014）将前内侧皮质升级为最重要的负重结构，并据此提出了前内侧皮质对位的正性、中性和负性的概念（图5-53）。①正性对位：即头颈骨块内侧皮质居于股

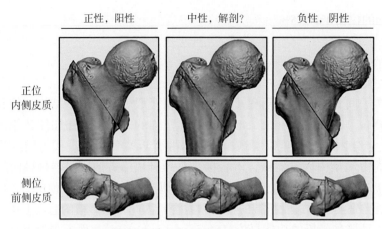

图5-53 转子间骨折的稳定性复位（前内侧皮质对位正性或中性）

骨干内侧皮质的内上方（髓腔外，皮质外嵌，端侧对位）1个皮质厚度之内（4～5 mm），头颈骨块滑动后，有获得股骨干内侧皮质支撑的倾向。②负性对位：头颈骨块内侧皮质位于股骨干内侧皮质外上方，头颈骨块有滑入髓腔内的风险（皮质内嵌），骨折失败风险明显升高。③中性对位：头颈骨块内侧皮质与股骨干内侧皮质平滑，滑动后能获得皮质间整齐的接触（端－端对位）。理论上，正、侧位都应做到正性或中性支撑，实际上由于髋关节前方坚韧的髂股韧带束缚，侧位上一般不会出现正性对位，但切不可接受负性对位。临床一般接受正性对位或中性对位（非负性），两者均被视为稳定性复位。

术毕描述股骨转子间骨折的复位质量（quality of fracture reduction），很少采用优秀、完美或解剖等这类词汇（excellent，perfect，anatomic），因为在实际上闭合手法操作中，对三部分及以上的骨折类型，也是做不到像解剖结构一样的优秀。股骨转子间骨折的复位质量，多分为三个等级：好（good）、可接受（acceptable）、差（poor）。注意：此时，手术已经结束了，内固定也已经安放了，复位质量差，也得接受。

四、术中加压与术后滑动

目前的转子间骨折治疗，绝大多数均是通过闭合手法操作，获得骨折复位后（充足的满意的稳定性复位），再打入内固定器械，一般均不显露骨折端。为了减少内固定物所承受的折弯压力，就需要让人体自身的皮质骨分担负荷（load-sharing），即采取措施促使骨折端能相互接触砥住，在小转子骨块分离移位的情况下，尤其要强调前内侧皮质的直接接触、支撑砥住。

骨块间的密切接触（加压）是骨折复位后稳定和加速愈合的前提。头颈骨块与股骨干的密切接触，可通过头颈骨块的向外滑动（telescoping，沿着内植物提供的轴向）来获得。滑动可通过两个途径来实现：①术中利用器械进行骨块间的主动收紧（compression），加压坐实，属一次性的静态加压，获得的稳定为初始稳定（primary stability），能够承担负荷。如果该皮质接触足够紧密牢靠，不再变化，就不需要术后的再次滑动了，初始稳定就是最终的稳定（final stability）。②如果术后仍残留间隙，或者由于术后的骨质吸收而出现新的间隙，则需要头颈骨块沿着拉力螺钉的方向，向外下方持续地被动滑动、退缩塌陷

（continuous sliding and impaction），达到头颈骨块与股骨干皮质的接触砥住，获得二次稳定（secondary stability），仍然能够承担负荷，逐渐达到最终的稳定。

然而，有众多的影响因素，使术中看起来的"解剖复位""没有间隙"等"稳定的、可靠的"骨折复位征象，实际上并不可靠。例如，①粉碎骨折，没有复位小转子骨块，就谈不上整体的解剖复位；②术中闭合复位，并未显露骨折端，仅靠荧光透视判断复位质量，很难辨别出"皮质台阶""残留间隙"等指标的大小，即便是区分前内侧皮质的"阳性、中性、负性"，也存在模糊区域；③在粉碎的骨折，会出现复位质量的变化（包括对位、对线、旋转等）；④在骨质疏松的股骨头内，内植物的把持力并非绝对牢靠；⑤术后，骨折的愈合过程必定伴随着骨折的吸收过程，在有些人中骨折间隙会逐渐增大。因此，保留器械的二次滑动加压功能，用于弥补骨折复位的不足，通过滑动缩小间隙，及早达到皮质的接触稳定、坐实砥住，起到分担负荷（力学作用）和促进愈合（生物学作用）的作用，能显著减少骨折愈合并发症和内固定器械失败的发生。

理想的状态是，术中在放松牵引后，医生根据骨折的需要，在牵引床上尽量收紧、缩小骨折断端的间隙。如此，则几乎在所有的病例中，骨折块就不需要再利用头颈螺钉的滑动机制而进行二次嵌压，即术中获得的初始稳定即为骨折的最终稳定。只有在少部分出现骨吸收的病例中，才需要依靠头颈螺钉的滑动机制而使骨块间相互嵌住，获得二次稳定。因此，保留术后的二次滑动能力，对股骨转子间骨折的治疗，仍是十分重要。适当的、可控的滑动，有利于粉碎的骨折沿拉力螺钉（或螺旋刀片）的轴向（大多数侧板系统135°，髓内钉系统为130°）相互坐实，头颈骨块与股骨干前内侧皮质相互接触、砥着（解剖或正性），达到前内侧皮质的支撑复位（图5-54），获得骨折的"二次稳定"，对抗轴向压力和旋转扭力。

如果头颈骨块沿内植物轴向的滑动启动之后，没有获得内侧皮质的相互接触，则头颈骨块将继续向外，直至受到髓内钉主杆或股骨外侧壁（侧板系统内固定）的阻挡。超过10 mm或股骨干直径1/3的过度滑动（excessive sliding），将导致不可控的向外退缩或股骨

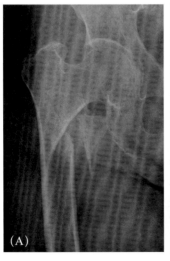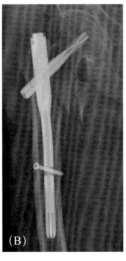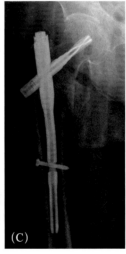

图5-54 滑动后二次稳定
A. 术前；B. 术后即刻；C. 术后1个月

干相对内移，骨折发生外移塌陷（fracture collapse），意味着骨折有效复位的丢失（loss of reduction）。由于颈干角与股骨颈长度减少，远侧的股骨干相对内移，造成肢体缩短和髋关节外展力矩缩短、骨盆平衡力丧失。此时如果能早期发现，患者卧床休息、肢体制动、避免负重，骨折有可能最终愈合，但将显著延长其康复周期；如果未能发现而继续负重活动，将导致拉力螺钉从股骨头内切出、髓内钉薄弱部位的断裂（斜孔），或是侧板固定系统的钢板断裂或螺钉从股骨干上的拔出而导致治疗失败，需要再次进行翻修手术。头髓钉系统属中心固定，虽然对负重应力的抵抗较偏心固定的侧板系统为强，但如果骨折不能愈合，也终将导致器械的疲劳断裂（implant failure）。

当然，滑动也有其缺点：①头颈骨块没有沿着器械的轴向滑动，可能导致骨折复位的丢失，这主要是由滑动中的倾斜、旋转或摆动等引起的。前/内侧皮质的正性对位，对术后滑动导致的复位丢失，具有较好的抵抗作用。②滑动导致拉力螺钉的尾部后退，退出过多则刺激外侧局部软组织（阔筋膜张肌），引起不适症状。但相比起骨折愈合失败的严重并发症（需再次手术处理，如股骨头切出、髓内钉断裂）等，拉力螺钉尾部刺激（如<10 mm）仅属轻微并发症，很少需要手术处理，或者即便手术处理也比较简单。

历史上曾经出现的股骨近端刃钢板、股骨近端解剖锁定板等静态固定器械（static implants），由于不具备术后的滑动嵌压功能，骨折间隙持续存在，愈合时间较长，因此均有较高的内固定失败发生率。新近出现的静态锁定髓内钉，其负荷轴线内移，可能比钢板具有更高的抵抗力，再加上转子间骨折属于干骺端，愈合较易、较快，失败的风险应该较锁定型的静态侧板系统（如解剖锁定板、倒置LISS）为低。

总之，骨折的充足满意复位、骨块的收紧加压和滑动砥住是取得股骨转子间骨折内固定治疗成功的关键和精髓。

五、术后稳定性的影像学评分

1980年，Kaufer提出，转子间骨折经内固定之后，整体稳定性由下列5个因素决定：①骨折类型（稳定型、不稳定型）；②骨骼质量（骨质疏松程度）；③骨折复位质量；④内固定选择（髓内、髓外）；⑤内固定安放位置（在股骨头内位置，尖顶距）。其中骨折的复位质量（quality of fracture reduction）是影响内固定治疗效果的最重要前提因素（pre-conditioning factor）。对股骨转子间骨折而言，骨折复位质量的优劣，往往决定了后续的内固定质量（内固定位置），甚至最终的治疗结果。骨折复位不够（in-adequate reduction），将有可能导致一系列的后续并发症，从打入股骨头内的拉力螺钉位置不正确，到内固定系统的力学稳定性失败。

针对转子间骨折的头髓钉内固定，韩国Lee等（2013）提出了一个术后骨折稳定性的评分表，共3类7个指标（表5-17）。他们发现，术后即刻影像如果评分在6及分以上，骨折的稳定性复位基本可以获得维持，直至愈合。

头颈骨块经内固定器械连接之后，股骨头承载的身体负重力量，通过骨与骨的直接接触和骨与器械的间接接触，主要经5个着力点传导至股骨干（图5-55）：①股骨头内的拉力螺钉或螺旋刀片（在股骨头内位置）；②前内下角的皮质接触砥住（阳性、中性或负性）；③外上角的头颈骨块与外侧壁接触（A2型的后侧冠状面外侧壁、A3型的内外皮质贯通损

表5-17 转子间骨折髓内钉术后稳定性的影像学判断（Lee，2013）

参　　　数		记　分
解剖复位（4分）	后内侧皮质有接触	2
	成角≤5°	1
	没有过牵（至少一个皮质没有轴向间隙）	1
内固定技术（3分）	尖顶距≤5 mm	1
	入钉点，在大转子尖或其内侧	1
	拉力螺钉尖在（正中或偏下，在Cleveland九宫格5、6、8、9区）	1
骨折类型（1分）	稳定型骨折（Kyle分类 Ⅰ型、Ⅱ型）	1
总分：8分。如果术后即刻影像评分超过5分，则骨折内固定后是稳定的		

伤）；④远侧交锁螺钉（静态、动态）；⑤髓腔内壁与髓内钉的摩擦力（充盈度）。远侧的交锁螺钉往往仅起抗旋转稳定的作用，直接承担负重力量较少。对A2型骨折，前三条最主要，对A3型骨折，后两条也发挥重要作用。

我们认为，不论原始骨折是稳定型或不稳定型，骨折的复位质量是第一位重要的（包括对线和对位），第二位是内固定的安放位置（尖顶距或股距尖顶距），内固定的选择（髓内或髓外）和术后外侧壁的状况（是否骨折）也有影响。因此，我们提出一个新的术后稳定性判断标准（表5-18），共8分，包括复位质量（4分）、手术技术（2分）、内固定选择（髓内钉，1分），术后外侧壁完整（1分）。术后达到6分及以上者，稳定性均属优良。该术后稳定性评分，不再考虑骨折的类型和骨质疏松程度，因为这些均是医生无法改变的因素。

其实，只要在颈干角良好的情况下，获得了前内侧皮质支撑复位而相互砥住，并用内固定器械将其维持住，则骨折就获得了术后稳定性，就有承担体重、传递负荷的能力。

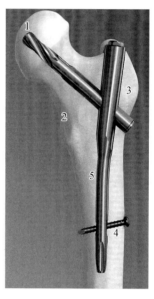

图5-55 头髓钉内固定术后的5个负荷传导点

表5-18 股骨转子间骨折内固定术后稳定性的影像学评分（张世民，2015）

参　数	说　　　明			记　分
复位质量	Garden 对线	正位	颈干角正常或略外展（≤10°）	1
		侧位	180°，成角<20°	1
	前内侧皮质对合	正位	内侧皮质：正性或中性支撑	1
		侧位	前侧皮质：平齐	1
内固定技术	拉力螺钉（螺旋刀片）位置	正位	尖顶距或股距尖顶距符合要求	1
		侧位	正中，或略偏后Parker比例40%～50%	1
术后外侧壁	外侧壁完整			1
内固定选择	采用头髓钉		中轴固定，金属外侧壁	1
评定标准：优8分；良7～6分；差≤5分				

（张世民）

第五节　股骨转子间骨折内固定器械的发展历史

股骨转子间骨折的治疗，已经历了200多年的发展历程。Whitman（1938）形象地记述了髋部骨折的早期治疗与发展过程。19世纪，英国的Pott和Cooper主张将大腿抬高、支撑在屈曲位，鼓励患者从卧床休息早期转移至轮椅活动，目标是在保证生命的前提下获得一定的移动能力。英国利物浦的Thomas则建议进行制动和长时间卧床，使骨折获得愈合。1878年，德国的Langebeck等在发现X线之前（1895年），曾尝试过内固定治疗，但材料的相容性问题和手术的盲目性使早期的手术治疗归于失败。1902年，Whitman重新评估了保守治疗对转子间骨折的作用，认为医生应主动参与其治疗之中，提出在全身麻醉下，"牵引、外展、内旋"的骨折复位技术，以更好地恢复骨折端解剖，然后进行髋人字石膏固定。

髋部骨折的现代外科治疗，始于1925年Smith-Petersen发明的三刃钉（triflange nail），至今已有近百年的发展历史。股骨转子间骨折的外科治疗效果，主要取决于对其局部生物力学的认识和骨折端稳定性的恢复。要恢复骨折端的稳定，必须依赖患者的骨骼质量、骨折类型、复位质量及内固定的选择。只有依靠内固定装置提供坚强的断端稳定，才能允许患者进行早期活动，促进肢体功能恢复，减少并发症，降低死亡率。

在历史上，钉板结构、髓内钉系统和外展截骨术等，都曾经用来治疗过股骨转子间骨折。但由于早期阶段的各种内固定系统在设计和材料上都存在一定的缺陷，许多患者在接受内固定手术后，仍需要通过外固定制动或者减少活动来避免内固定失效，因此内固定手术的优势并未得到充分体现。随着科技的进步，现代材料和内固定器械的发展对提高股骨转子间骨折的疗效起到了决定性的作用，影像技术的发展对微创化的治疗方式具有重要的推动作用。

历史是重要事件的文献记录。了解各种内固定器械的发展过程及其优势和局限性，博古通今，更加有助于提高我们对股骨转子间骨折固定原则的认识和掌握。

一、髓外内固定器械的发展历史

髋部骨折的现代内固定治疗，始于1925年Smith-Petersen发明了三刃钉用于股骨颈骨折的治疗（图5-56）。1931年，Smith-Petersen在 *Archives of Surgery* 发表了长达55页的临床研究报告。该三刃钉为实心型，采用切开复位、骨折端嵌紧、直视下打入的方法，20例中有15例（75%）获得了骨折愈合。三刃钉（三翼钉）具有滑动后退功能，但能够良好地控制骨折端的旋转不稳定，为头颈骨块提供一定的支撑力，初始用于治疗股骨颈骨折，以后也用于治疗股骨转子间骨折。1932年，瑞典的Johansson与美国的Wescott同时将三刃钉改进为中空型，术中采用放射影像技术，在预先打入导针的指引下，将三刃钉打入，无需再切开关节囊。这种术中影像监控下的"盲法"置钉技术，逐渐发展为骨折的微创手术。

Johansson是将三刃钉改进为中空型的第一人。1934年，King及Henderson分别独自报道了术中的临时克氏针引导技术，将中空的三刃钉套在先前打入的克氏针上，再打入股骨头，方便了手术操作。由于在股骨近端的进钉部位距离骨折端较近，容易失败，1942年，Brittain对入钉点进行了改良，从低位处将三刃钉打入，即后来的高角度固定方式。20世纪30年代，Henry、Lippmann、Henderson等医生报道了采用拉力螺钉型的器械代替三刃钉。

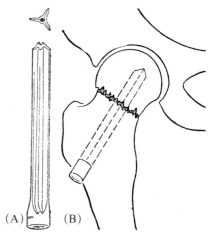

图5-56　用于治疗股骨颈骨折的三刃钉
A.三刃钉示意图；B.手术内固定示意图

　　1937年出现的Mclaughin钉（图5-57）采用螺栓将侧方钢板与三刃钉连接起来，但该连接并不稳定，患肢不能承受重力、易发生钉板松动、髋内翻畸形和不愈合等并发症。钉板连接系统的出现（即为头颈内植入物增加侧方钢板），打开了股骨转子间骨折手术治疗的大门。Jewett等设计了一种固定角度（fixed angle plate，130°～150°）的三刃钉钢板系统（三刃钉与侧方钢板焊接在一起）（图5-58），并在1941年报道了其在转子间骨折中的应用。Jewett钉板系统操作较为简单，能为骨折断端提供稳定的固定，但不能使断端之间的接触面产生加压。如果患者早期下床，骨折部位出现压缩后，则可能导致三刃钉切割穿出股骨头，或者钢板螺钉断裂，尤其在不稳定型的骨折中，这种并发症非常常见。Jewett也是最早倡导对后内侧小转子骨块进行切开复位的人，并用单独的螺钉对其进行固定，以增加骨折端的稳定性，防止发生髋内翻。Blount（1943）和Moore（1944）不约而同地创造了刃钢板系统（blade plate）。为减少三刃钉对股骨头的切割，1944年美国的Neufeld和英国的Capener设计了固定角度的刃板装置（图5-59），股骨头内刃板与侧方钢板为一整体结构，有较好的力学强度和抗旋转能力，但是早期活动后仍易发生髋内翻。为了解决Neufeld钢板的股骨干内移问题，Boyd和Griffin（1949）报道了大转子支撑钢板的应用。Salama（1965）报道了改良的Mclighin钉板系统，在三刃钉的下方增加了一枚斜行的支撑钉结构，与侧板构成三角形结构，期望能增强抗内翻的力量。

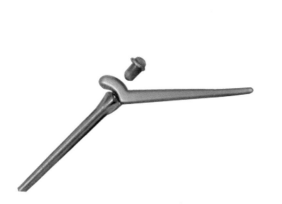

图5-57　Mclaughin钉

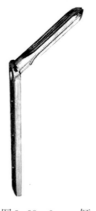

图5-58　Jewett钉

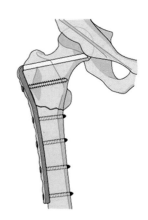

图5-59　固定角度的刃钢板

　　股骨转子间骨折早期手术的目的是减少卧床并发症和避免使用髋人字石膏。1949年，英国Evans发表了转子间骨折治疗历史上的一篇经典文献，采用Capener-Neufeld刃板装置进行内固定治疗，取得了4项重要进展：①术后疼痛大为减轻，患者舒适度增加；②改善了早期活动能力；③住院时间大为缩短；④显著降低了全身并发症，手术治疗的死亡率（18.3%）较非手术治疗（33.7%）大为降低。

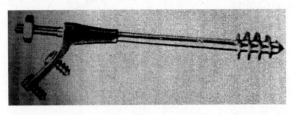

图5-60　Danis钉

　　转子间骨折内固定器械应用的经验告诉我们，只有实现骨折端的加压固定，才能使骨折端获得稳定，因此具有骨折端加压作用的滑动型钉板系统开始问世。Danis（1934）首先设计了一种可加压的动力固定装置（图5-60），但并没有在临床中应用。Godoy-Moreira（1938）发明了通过钻孔并插入中空套管的滑动加压方式，用于治疗股骨颈骨折，并认为滑动加压能够防止骨折端的旋转和内翻。1951年，德国的Pohl与Kuntscher合作，发明了侧方钢板与滑动套筒的一体性装置（side plate barrel），并在德国申请了专利，该装置由2孔的侧方钢板和135°角的螺钉套筒构成，并提出了滑动螺钉的概念。1952年，美国的Schumpelick和Jantzen开始将该装置应用于临床，并在1955年报告了他们的经验，发现其抗旋转能力较差。Pugh（1955）设计了类似的滑动套筒器械，用三刃钉代替拉力螺钉。Charnley（1957）等设计了比较复杂的120°角的动力滑动螺钉。Massie和Pugh（1955，1958）报道了滑动钉板系统，拉力螺钉在套筒中能够像望远镜筒一样伸缩，使骨折端产生加压，提高骨对骨的接触，利于骨折愈合，同时减少了内植物所承受的应力，减少断裂的风险，对不稳定的骨折效果优于角钢板。

　　Pohl的发明启发了美国Richards公司，他们与西雅图的Clawson医生合作，于1956年推出了商品化的DHS装置（图5-61），有如下特点：①粗大的中空拉力螺钉为钝头、粗螺纹；②在拉力螺钉的滑动杆部切割出凹陷滑槽，与侧板套筒凸出的滑槽相匹配，增加了抗旋转能力，增强稳定性；③滑动套筒的角度为130°～150°，即经典的Richards钉（理查钉）。临床上以135°的侧板套筒配合4孔钢板的形式最为常用，容易将拉力螺钉置入股骨头内的理想位置，并且在转子下区域产生的应力较小。Calwson等在1964年首先报道Richards钉用于治疗股骨转子间骨折的优良效果，Richards钉逐渐得到了临床医生的广泛认可。与Clawson同一医院的Mullholland等在1972年进行了随访报道，发现患者的死亡率有明显下降，但术后的功能恢复效果与术前的身体状态有密切关系。打入股骨头的其他内植物设计也逐渐被钝头的大螺纹直径的拉力螺钉所取代，这一改变理论上减少了螺钉从股骨头切出的发生率，拉力螺钉与侧方钢板将头颈骨块与股骨干固定连接为一体，具有静力及动力的

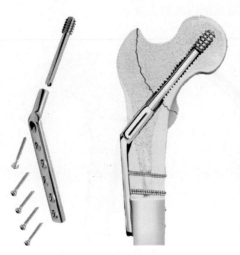

图5-61　动力髋螺钉（DHS）

双重滑动加压作用，临床应用中取得了显著的效果。

对于拉力螺钉和套筒角度选择的问题一直存在争议。Foster（1958）用Mclighin钉进行生物力学研究时发现，150°颈干角的钢板比135°的能够承载更大的载荷。Kyle等（1980）总结了622例转子间骨折的治疗经验，认为不同颈干角会使拉力螺钉与套筒之间的接触面积和摩擦力发生变化，影响拉力螺钉的滑动阻力。而Yoshi mine等（1993）通过临床影像资料回顾分析，认为135°～150°颈干角具有同等的滑动效应。目前临床上仍以135°的侧板套筒最为常用，因为在该角度最容易将拉力螺钉置入股骨头内的理想位置。

20世纪80年代以后，在经典的滑动髋螺钉（SHS）基础上也出现了许多改进类型，如可改变颈干角的滑动髋螺钉、Talon加压髋螺钉、Kenwright膨胀加压钉、DHS螺旋刀片、Medoff双平面加压钢板、经皮加压钢板（percutaneous compression plate，PCCP）、大转子固定钢板等。尽管这些改良方式均有理论上的支持，但在实际应用中并未获得比传统DHS更好的临床效果，部分产品在临床中并未得到推广。

可改变颈干角的DHS（图5-62）可根据患者的颈干角大小来调节侧方钢板与滑动套筒的角度，也可以固定后通过调整可变角度实现骨折端的加压或外翻复位，这种可改变颈干角的设计最早由Bousquet（1972）发明报道，可以更方便术中将导针和螺钉打入股骨头颈内的合适位置，达到理想的尖顶距值（tip-apex distance），并且保证钢板能够与骨面贴合，但仍无法控制头颈骨块围绕拉力螺钉的旋转。Wright（1982）等报道了一款膨胀加压钉——Kenwright膨胀加压钉，头颈方向的拉力螺钉为柱状结构，外面增加了可膨胀设计的套筒，螺钉拧紧向外滑出的过程中将挤压膨胀套筒呈伞状打开，使周围骨质被压实，可增加螺钉在股骨头内的把持力，能够让患者早期负重。Talon加压髋螺钉在头颈骨块拉力螺钉的螺纹基底部，增加了可张开的4个倒钩设计（图5-63）。Bramlet（2003，2004）等对其进行了生物力学测试，这

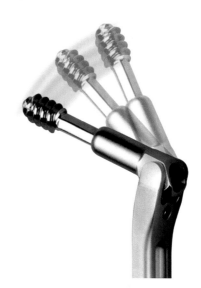

图5-62　可改变颈干角的DHS

种内固定增强了拉力螺钉从股骨头内拔出的阻力，同时也提高了抗旋转稳定性，并报道了54例患者的临床应用，取得非常满意的效果，允许术后早期负重，减少拉力螺钉的过度滑动，没有发生肢体短缩和股骨头切出。与Talon钉相似的还有瑞典人Olsson（2000）报道的股骨头内双钩（twin hook）系统（图5-64），它结合了髓内钉的概念，而没有使用拉力螺钉，其倒钩装置设计在靠近股骨头的钉尖部位，使用双钩系统对技术要求较高，螺钉需要打在股骨头的中心位置，否则倒钩可能进入关节内。Sommers（2004）对不同形状的螺纹和螺旋刀片在股骨头内的稳定性进行了对照研究（图5-65），认为植入物的设计能够影响固定的强度和抗切出能力。因此螺旋刀片的固定方式在老年骨质疏松的患者中有很大优势，并逐渐得到了广泛的使用。Roerdink等（2009）改良设计了一种动力锁定钢板（dynamic locking blade plate，DLBP），头钉的近端呈船桨状，两面带有自锁钉，这种形状的头钉体积小于双钩系统和传统的拉力螺钉，能提供强于两者的旋转稳定性，并且头端自锁钉在股骨头内展开后不易进入关节内。

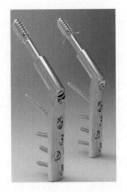
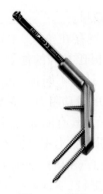
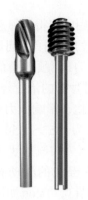
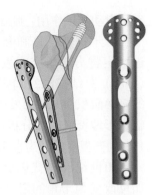

图5-63　Talon 加压髋螺钉　　图5-64　双钩　　图5-65　螺旋　　图5-66　转子支撑钢板
　　　　　　　　　　　　　　　　　　　　　　　　刀片和拉力螺钉　　　　　（Babst，1998）

　　SHS在允许滑动加压的同时，也要限制拉力螺钉在套筒钢板内的过度滑动，过度滑动将导致肢体短缩、远端股骨干内移，增加失败率。由此出现的大转子固定钢板和外侧支撑钢板（图5-66），是一种可附加的模块化组件。大转子稳定钢板，放在SHS侧方钢板的上方，在不稳定型骨折中，可以防止拉力螺钉向外侧过度滑动而导致畸形。外侧支撑钢板在钢板的近侧部分有数个钉孔，可以用螺钉固定大转子骨块，或者向股骨头内打入一枚防旋螺钉。Babst（1998）、Madsen（1998）等研究发现，附加的大转子钢板能够减少股骨头颈骨块向下向外的移位，减少拉力螺钉的二次滑动。因此加用外侧支撑钢板是有效的辅助方法，尤其对缺少外侧皮质支撑的不稳定型转子周围骨折，并且不影响骨折的愈合。

　　Medoff（1995）报道的双轴动力加压钢板（图5-67），不仅可以对髋关节进行加压，而且可以对股骨干进行轴向控制加压，这对于严重不稳定的转子间骨折和转子下骨折非常有效。这种装置在标准的SHS基础上，增加了平行股骨干长轴的滑动加压装置。Waston等（1998）用这种Medoff装置治疗不稳定型转子间骨折的失败率远低于SHS（3% vs. 14%），但不可避免地会导致手术时间延长，失血量增加。Olsson等（2001）报道，用Medoff钢板固定不稳定型骨折，与SHS相比，会导致股骨短缩明显增加，但是SHS会导致更多的股骨干远段内移，并且所有的失败病例都发生在传统的SHS组。由于能够提供股骨干的轴向加压作用，从理论上来说Medoff钢板也适用于反斜型的转子下骨折。

　　经皮加压钢板是以色列骨科医生Gotfried于2000年设计报道的，从微创理念出发，在DHS的基础上进行了改进。有两个较小直径的拉力螺钉套筒组件（直径分别为9.3 mm和7.0 mm），固定股骨头颈骨块，可以用微创的技术插入（图5-68）。从理论上说，两枚拉力螺钉比单枚大直径螺钉具有更佳的抗旋转稳定性。此外，小直径螺钉有利于对骨折远端外侧壁的保护，降低医源性外侧壁骨折的风险，钢板起到类似转子外侧支撑钢板的作用，防止骨折进一步塌陷移位，预防螺钉切割等并发症。Peyser（2007）等进行了一项随机对照的前瞻性研究，认为经皮加压钢板在手术时间、失血量等方面都要优于SHS。在抗旋转稳定性方面与经皮加压钢板相似的还有InterTAN加压髋螺钉（图5-69）（由一个127°和135°的钢板集成两枚螺钉组成，两枚螺钉交互锁定）。DHS螺旋刀片（图5-70）也具有自身抗旋转能力。Fang（2015）等报道，螺旋刀片和传统拉力螺钉的DHS相比，可能会减少内固定在头颈骨块内移位的风险，但并不能降低内固定切出的发生率。目前这两种较新

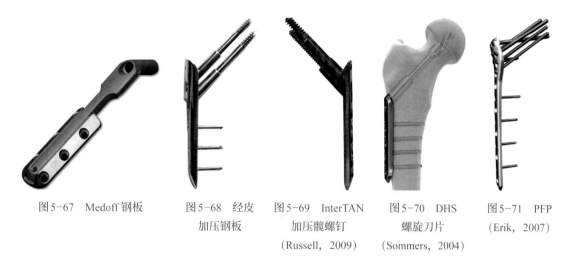

图5-67　Medoff 钢板　　　图5-68　经皮　　图5-69　InterTAN　　图5-70　DHS　　图5-71　PFP

　　　　　　　　　　　　　加压钢板　　　加压髋螺钉　　　螺旋刀片　　　(Erik，2007)

　　　　　　　　　　　　　　　　　　(Russell，2009)　(Sommers，2004)

的内固定缺少大样本的随机对照研究。

　　股骨近端锁定钢板是近年来出现的髓外固定装置，其中Smith-Nephew公司的股骨近端钢板（proximal femoral plate，PFP）具有代表性（图5-71）。其在近端可有六枚螺钉固定头颈骨块（早期产品仅三枚螺钉），一枚对准股骨距，可自由选择锁定螺钉或非锁定螺钉（螺钉直径可选择4.5 mm、5.7 mm、6.5 mm）。锁定螺钉增加了角稳定性，加强外侧壁结构，增强了抗旋转和抗内翻的能力；拉力螺钉能够实现骨折端加压，对粉碎骨折有聚拢作用，增强稳定性，并能协助复位。该固定系统也可以进行微创操作，减少对软组织和血供的破坏。但欧美学者报道的失败率很高，Wirtz等（2013）报道采用股骨近端锁定加压板治疗17例股骨转子间骨折，7例失败（41.2%）需要二次翻修。Streubel等（2013）报道29例，11例失败（37%）。Johnson等（2014）报道29例，12例失败（41.4%）。国内学者Zha等（2011）报道转子间骨折用PFP治疗，骨愈合率达95%。周方（2012）等报道用股骨远端的LISS钢板倒置治疗A2型股骨转子间骨折，具有很高的愈合率，内固定失败率很低，但所有患者在骨愈合前均未负重活动。可见对于严重粉碎的转子间骨折，PFP也是一种较好的选择方式，但需较长的非负重时间（表5-19）。

表5-19　常用的股骨近端钉板系统分类简表

类　型	实　例	发明或首先报道者（时间）
嵌入型	Jewett 钉板 角钢板 DHS 螺旋刀片	Jewett（1941） Taylor 和 Neufeld（1944） Sommers（2004）
动力加压型	DHS 动力髁螺钉 Talon 钉板 Medoff 钉板	Pohl 和 Kuntscher（1951） Schaztzker（1989） Bramlet（2003） Medoff（1995）
双螺钉动力加压	经皮加压钢板（percutaneous compression plate） InterTAN CHS	Gotfried（2002） Russell（2009）
混合锁定	大转子支撑板（trochanteric support plate） 股骨近端钢板（proximal femoral plate） 反 LISS 钢板	Babst（1998） Erik（2007） 周方（2006）

二、髓内固定器械的发展历史

德国Küntscher于1939年设计了横断面为"V"形（V-shaped）的股骨髓内钉，随后将其改进成纵向开槽的三叶草形（cloverleaf-shaped），并提出了在远近端进行交锁的理念。Küntscher被誉为现代髓内钉之父。以后，相继出现了Zickel钉（1967）、Williams钉（1985）等。

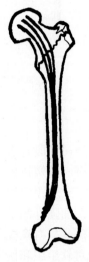

英国Rush兄弟于1937年提出预弯的弹性髓内钉之后，奥地利的Ender于1970年设计了一种弧形可弯曲的髓内钉治疗股骨转子间骨折（图5-72）。将多根Ender钉从远侧的股骨内髁上开口处向上插入髓腔，呈扇形分开进入股骨头，应力分布均匀，合乎三点固定原理，骨折处无额外应力。因系非坚强内固定，允许一定程度的、可控的压缩活动，有利于骨痂形成。1980年，陈中伟将Ender钉带回国内，经上海医疗器械厂仿制后，上海长征医院徐印坎、韩平良等首先进行了试用，并在1985年报告了良好的临床效果。目前，弹性髓内钉在股骨转子间骨折的治疗中已经淘汰，但仍用于儿童骨折的治疗。

图5-72 Ender钉内固定示意图

髓内钉治疗股骨转子间骨折的优点包括：属于中心性固定，头颈螺钉的力臂短，负荷的传递更符合生理要求；髓内钉居于中央，能阻挡、限制拉力螺钉的过度滑动；髓内钉主杆起到金属外侧壁的作用，不要求外侧皮质完整，因此，髓内钉在不稳定型转子间骨折的治疗中更具优势。进入21世纪，髓内钉在转子间骨折的使用率逐渐超过了侧板系统，目前已经居于主流地位。

用于治疗股骨转子间骨折的髓内钉，由三个基本的组成部件：①插入股骨近段髓腔的主钉；②打入股骨头的内植物（一个粗大的拉力螺钉或螺旋刀片；两个独立螺钉或交互咬合在一起）；③远侧的交锁螺钉（横栓）。这类髓内钉也被称为头髓钉（cephalomedullary nail）。Russell根据打入头颈骨块的内植物特征，将目前常用的头髓钉分为四类：打入型（PFNA、TFN、GN等）、动力加压型（Gamma、IMHS）、双螺钉加压型（PFN、Targon、TAN等）、一体化线性加压型（InterTAN）。

髓内钉主钉进钉点的位置一直是临床关注的热点（图5-73）。早在20世纪40年代，Küntscher介绍他的"V"形髓内钉时，建议髓内钉要在大转子插钉。虽然"V"形髓内钉的主钉是直钉，但是主钉中空和有狭槽开口设计（"U"形），使得主钉具有一定的可弯曲性，能够适应股骨前弓和由大转子进钉产生的近端向外偏曲。随着内锁定技术的发展，需要强度更大的主钉。由于主钉强度变大，从大转子插入的直钉无法与股骨髓腔匹配，从而引起了许多并发症，包括医源性骨折、偏心性内翻畸形、骨折部位粉碎等。要避免这些并发症，主钉必须要与股骨髓腔相匹配。要保持大转子顶点进钉，主钉需要有多平面的弧度，如Zickel钉，但是在取出内固定过程中，

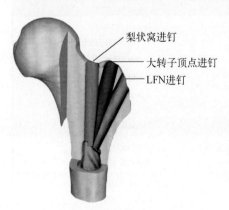

梨状窝进钉
大转子顶点进钉
LFN进钉

图5-73 不同类型髓内钉的进钉点

却因主钉存在多平面弧度而容易发生再骨折。为减少并发症，股骨髓内钉被改良为单平面的曲度设计，进钉点改为梨状窝。但是临床应用中发现梨状窝进钉存在进钉困难、进钉点周围疼痛、软组织损伤、髋部外展无力，甚至股骨头坏死、股骨颈骨折等严重并发症。与梨状窝进钉相比，大转子进钉有更多的优势，对植入物的包容性也很好，体表容易触摸定位，更容易进行插钉操作，对局部软组织的损伤也较经梨状窝入钉小，并且不破坏股骨头的血供。因此，目前临床使用的股骨近段髓内钉，仍以大转子进钉为主，主钉近段都增加了外偏角设计。Su（2001）等通过研究认为大转子与梨状窝进钉点在生物力学上并无显著差异。2010年，Haidukewych提出了进钉点应在大转子最高点稍偏内侧（正位片），此观点也得到许多骨科医生的认可。由于大转子顶点在臀中肌止点的内侧，扩髓插钉过程中难以避免对臀中肌、梨状肌及其止点造成一定的损伤。Ehmke（2006）等设计了新型的股骨螺旋髓内钉（helical femoral nail，LFN），其进钉点为大转子最高点外侧12 mm（正位片）和大转子前后缘的中线（侧位片），他们认为此范围对梨状肌肌腱损伤最小。Linke等（2008）认为转子偏外的进钉点需要正位和侧位两个平面的影像来帮助确认。Rether等（2013）进行了一项多中心的研究，近90%的医生认为LFN的进钉点容易辨别，并且插钉更方便。

　　在股骨转子间骨折髓内固定系统中，最具代表性的要数起源于欧洲的Gamma钉系列。第一代Gamma钉（Howmedica，Rutherford，NJ）在1988年（Boriani等）研制成功，开始进入市场，由主钉、滑动加压髋螺钉和远端交锁螺钉三部分组成，结合了拉力螺钉和髓内钉的优点。第一代的Gamma钉作为头髓钉的初探者，必然存在不足之处。研究者们对其进行了一系列改进，现在应用于临床的为第三代Gamma钉（Gamma-3）（2003，Stryker）（图5-74），其主钉近段直径从第一代的17 mm降为15.5 mm，外偏角由10°减为4°，减少了外侧壁破裂和转子部疼痛等术后并发症；颈干角有120°、125°和130°三种规格，远端最小直径由12 mm变为11 mm；头部拉力螺钉直径由12 mm降为10.5 mm，为自攻型，增加固定稳定性，减少头钉切出和远端钉体周围骨折的发生，同时具有独特的防旋螺钉设计（图5-75）；远端交锁螺钉由两枚直径6.28 mm的螺钉变为一枚直径5 mm的螺钉，并可自由选择动力或静力交锁。至2007年，Gamma钉的临床使用量已超过了100万例。为了改善拉力螺钉对股骨头的抗旋把持力，最近又增加了U形插片设计（图5-76）。

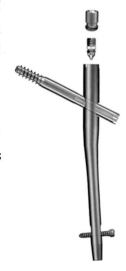

图5-74　Gamma-3

　　髋部髓内加压螺钉（intramedullary hip screw，IMHS）发布于1995年，其外形与Gamma钉相似。主钉近段直径为17.5 mm和4°的外偏角，颈干角有130°和135°两种规格，远端最小直径为10 mm；头部同样采用单枚拉力螺钉设计，其直径为12.7 mm，但该拉力螺钉需要与套筒一起使用，套筒可以通过髓内钉主钉，并与主钉通过防旋螺钉锁定，使套筒固定，拉力螺钉可以在套筒内滑动，但无法旋转。远端交锁螺

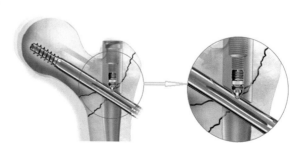

图5-75　Gamma-3的防旋螺钉设计

钉直径为4.5 mm（图5-77）。

Russell和Taylor（1984）设计了重建钉（reconstruction nails），该钉不再采用纵向开槽设计，最初用于治疗复杂的转子下骨折和病理性骨折，在1991年报道被用于治疗股骨转子间骨折。以重建钉为例的近端双钉结构，在理论上能够更好地控制股骨头颈骨块，加强了抗旋转作用。大转子入点顺向髓内钉（trochanteric antegrade nail，TAN）是被改进后从大转子进钉的重建钉（图5-78）。主钉近端直径较细为13 mm，近端有5°的外偏角。颈干角仅有135°一种规格，主钉远端的最小直径为10 mm；头部采用两枚相同直径（6.4 mm）且平行的拉力螺钉固定股骨头，加强对股骨头的把持力和抗旋转作用；远端交锁螺钉直径为5 mm。由于主钉直径较细更容易插入髓腔内，并能减少近端转子部位的骨量丢失和臀中肌止点的损伤范围。

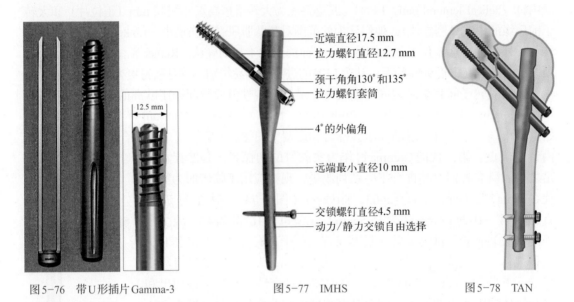

图5-76 带U形插片Gamma-3　　　　图5-77 IMHS　　　　图5-78 TAN

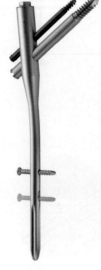

由AO/ASIF（1998）组织设计的股骨近端髓内钉（promixal femoral nail，PFN）也是近端平行双钉结构（图5-79）。主钉近端直径为17 mm，外偏角为6°，颈干角角有125°、130°、135°三种规格，主钉远端的最小直径为10 mm；头部两枚钉的直径和作用并不相同，上钉为防旋钉，直径为6.5 mm，下钉为拉力钉，直径为11 mm。在主钉中下1/3处，有圆孔和长圆孔各一，为远端的交锁螺钉孔，允许自由选择静力或动力交锁，远端交锁螺钉直径为4.9 mm。主钉远段特有的凹槽设计，既方便主钉手动插入，又能降低钉远尖部的应力集中，防止远端发生骨折。

究竟近端应该选择大直径单枚拉力螺钉还是小直径双螺钉的问题上，临床中仍然存在争议。Kubiak（2004）等通过生物力学研究对比了TAN和IMHS，发现两者在静态和循环加载负荷方面并无显著区别，但是TAN能够承担更大的失败载荷。TAN或PFN等近端双钉结构虽然增强了近端头颈骨块抗旋转的能力，但是防旋螺钉与拉力螺钉之间的相互作用被抵消，拉力螺钉或防旋钉的退出会产生"Z"字效应，可出现

图5-79 PFN

退钉和切割，甚至防旋钉穿入髋关节内。此外，PFN在结构上具有关键的缺点，上钉承担了较大的内翻应力，而下钉却不能分担，容易造成上钉断裂，故PFN在美国临床中已被停用。

Targon PF与PFN的结构非常相似，但其主钉为钛合金的实心钉（图5-80）。主钉近段直径为16.5 mm，内外两侧略扁平，套筒钉通过处加厚0.5 mm，标准钉外偏角为7°（短钉为4°），颈干角也有三种不同规格，主钉远端的最小直径为10 mm，钉尖为圆锥形。近端头部也为两枚直径不同的螺钉，上钉为直径5 mm无螺纹的防旋钉；其下钉与IMHS结构相似，拉力螺钉直径为10.4 mm，套筒直径为11.5 mm，尾端有螺纹，可与主钉锁定。加长的套筒结构，缩短了拉力螺钉尖与套筒之间的距离，使得Targon PF具有更好的滑动性能，并且拉力螺钉不会向外滑出到转子区域的软组织内。远端交锁螺钉直径为4.5 mm，有静力和动力两种模式。在新一代的Targon PFT中，将传统的拉力螺钉改良为平头圆柱形、低切迹且边缘圆钝的螺纹，降低了拉力螺钉表面承受的应力和负荷，在疏松的骨质中有更好的把持力，降低了螺钉穿出和切割的并发症（图5-81）。临床中也取得了比较理想的治疗效果和较低的并发症发生率。缺点是实心的主钉和拉力螺钉在插入时的操作会比较困难，需要医生有更多、更熟练的相关操作经验，并且需要较长的手术时间且增加射线暴露。

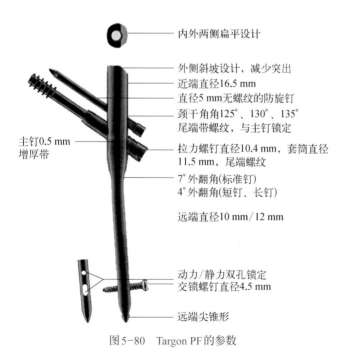

图5-80　Targon PF的参数

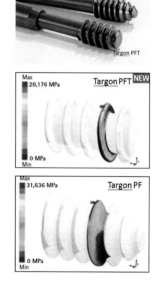

图5-81　Targon PF新型拉力螺钉与传统拉力螺钉比较及表面应力分布对比图

LFN是近年新出现的内固定物，近端也为双钉结构，其入钉点与常用的股骨近端髓内钉不同，在大转子顶点的外侧约12 mm，主钉在矢状面和冠状面上都有弧度，主钉钉体呈螺旋状，右侧为顺时针螺旋，左侧为逆时针螺旋（图5-82）。目前主要还处于研究阶段，临床应用的文献报道很少。

Dujardin（2001）介绍了一种静态髓内钉的研究（图5-83），其主钉近端直径13 mm，外翻角为6°，远段直径12 mm；头部也采用双钉结构，为两枚7.0 mm的空心钉，两钉非平行，在正位片上交叉成角30°，在侧位片上前后成角15°；远端为两枚直径5 mm的交锁螺钉。由于头钉的交叉结构，使其失去了滑动加压的作用。由于该内固定仅进行了初步的研究，也无法评价其优缺点、生物力学性能及临床效果。

转子固定钉（trochanteric fixation nail，TFN）也是新型的头髓钉（图5-84），外形与Gamma钉相近。主钉近段直径为17 mm，有6°的外偏角，颈干角与PFN一样的三种不同规格，远段最小直径为10 mm；其主要的改进点为近端的拉力螺钉被新型的螺旋刀片所取代，螺旋刀片的直径为11 mm；短钉远端只有一个交锁螺钉孔，可以选择静力或动力交锁，远段交锁螺钉直径为4.9 mm。在生物力学性能上与传统拉力螺钉相比，螺旋刀片能减少周围的骨质丢失，并能最大限度地填压股骨头内的松质骨，使植入物在股骨头内的把持力和锚合力增强，达到抗旋转稳定性的作用（图5-85）。螺旋刀片具有宽大的表面积，能增加与松质骨的接触面积，减小螺钉对骨的压强，降低螺钉切出和髓内翻的发生率，因此尤其适用于老年骨质疏松的股骨转子间骨折患者。近段6°的外偏角更方便从大转子插钉。在TFN中，螺旋刀片的锁定方式与Gamma钉略有相似，在主钉近端尾部有内芯锁定螺钉，拧紧即可（图5-86）。

股骨近端防旋髓内钉（proximal femoral nail antirotation，PFNA）是AO/ASIF针对PFN的缺点进行改进后推出的新一代产品（图5-87），其主钉结构仍然沿袭了PFN的优点，各参数基本相同（Simmermacher，2008）。主要的改进之处是通过主钉向股骨头内锤

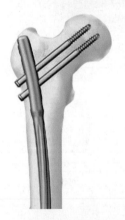

图5-82　LFN

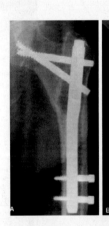

图5-83　静态交叉髓内钉

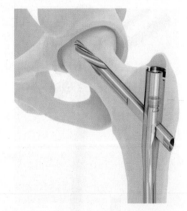

图5-84　TFN头钉近端尾部示意

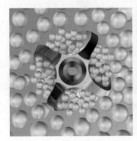

图5-85　螺旋刀片能够使骨质压缩，具有旋转稳定；
拉力螺钉不能压缩骨质，无旋转稳定性

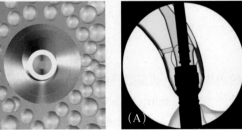

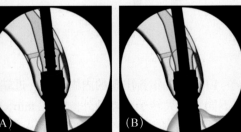

图5-86　通过内芯锁定螺钉

A.螺旋刀片未被锁定；B.螺旋刀片被锁定

击打入的螺旋刀片，具有特殊的结构设计，能达到抗旋转及支撑稳定的双重作用。改良后的螺旋刀片尾部呈纺锤形，可以防止其旋转；螺旋刀片的头部与尾部连接处有特殊设计的锁定结构，打入前需解锁螺旋刀片，使其头部可以自由转动，打入后需锁定螺旋刀片，使其成为一整体，同时起到加压、支撑和抗旋转的作用（图5-88）。Strauss等（2008）通过实验发现螺旋刀片比单枚拉力螺钉具有更高的稳定性和抗拔出力。PFNA的不足主要有两点：一是取出内固定时股骨头内骨质丢失较多，发生再骨折的风险相对较高；二是PFNA为非扩髓装置，在插钉过程中若因髓腔窄而暴力插钉，容易发生骨折移位而需再次复位，增加了手术时间。为适应亚洲人身材，改进的PFNA-Ⅱ，与第一代PFNA相比，主钉直径减少到16.5 mm，近端外侧采用了削平设计，外翻角也由原来的6°减少到5°，减少主钉对外侧壁的压力，尽可能减少医源性的外侧壁损伤。因PFNA操作简便，效果理想，临床中的应用也越来越多。严重的并发症是向内穿出股骨头，因此在操作中要注意头钉尖不要太靠近关节面。

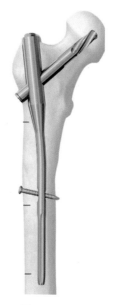

图5-87　PFNA

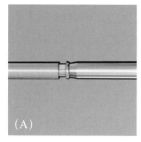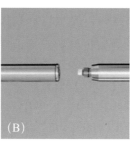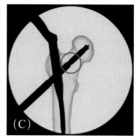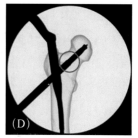

(A)　(B)　(C)　(D)

图5-88　螺旋刀片的松开与锁定

A. 螺旋刀片解锁时；B. 螺旋刀片锁定后；C. 螺旋刀片锁定前；D. 螺旋刀片锁定后

为了提高头颈骨块内植物的抗旋转能力，爱尔兰都柏林的骨科器械公司，设计了一种可膨胀的十字架螺栓结构（称为X-Bolt），打入股骨头之后，在其尾部通过顺时针/逆时针拧开/拧紧螺丝，可使其头部的十字架小叶片张开/收拢。张开的十字架具有良好的防旋转作用。该可膨胀十字架内植物，可安装在侧板系统上或安装在头髓钉系统上（图5-89）。Griffith等（2021）在1 128例老年股骨转子间骨折患者，随机对照研究了X-Bolt与普通DHS的治疗效果，经至少4个月随访，采用欧洲五维五等法（EQ-5D-5L）评价生存质量方面，发现两者并无明显的差别。

股骨近端注水膨胀髓内钉（expandible instramedullary nailng system）以以色列Disc-O-Tech公司研制的Fixion PF为代表（图5-90）。在将主钉与头钉置入适当位置之后，通过注水加压将主钉与头钉膨胀起来，以达到固定骨折的目的。优点在于通过注水加压使膨胀的髓内钉与患者的髓腔相服帖，增加了髓内钉与骨质的接触面积，固定的稳定性高；注水加压过程中可压缩周围骨质，提高植入物周围骨质密度，增加把持力；头钉具有三根辐条状结构，提高抗扭转能力，并可以置入防旋钉；远端无须交锁螺钉固定，简化了手术操作过程。但其费用较为昂贵。Steinberg（2005）等在尸体标本上进行了生物力学测试，证明该

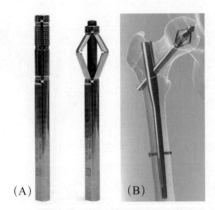

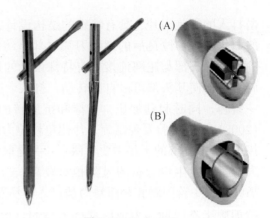

图5-89 X-Bolt（Griffin et al, 2021）
A.股骨头内的可膨胀螺栓（X-Bolt，膨胀前，膨胀后）；B.用于头髓钉

图5-90 Fixion PF
A.膨胀前；B.膨胀后

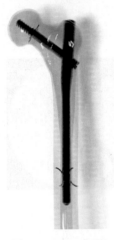

图5-91 Talon远端固定钉

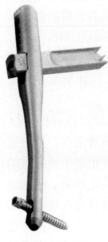

图5-92 GN

系统是安全有效的。Folman（2006）等报道了早期的临床效果，认为该固定系统可以降低或消除主钉远段继发性骨折的风险。

Talon远端固定钉（Talon distal fix nail/lag screw）提供了一种新的股骨远段固定方式（图5-91）。主钉远端展开的爪形结构固定在髓腔内，无须皮质骨交锁螺钉固定远端，其头钉在前文中已做过介绍。Bramlet（2013）和Zehir（2015）等报道其切出的发生率要低于PFNA，手术所需时间要短于InterTAN。

Friedl（1994）等总结了他们多年应用Gamma钉的经验，提出了髓内钉的发展方向。并在1996年报道了新设计的gliding nail（GN）。其主钉近端的直径有19 mm（标准钉）和17.5 mm（短钉），远端直径分别为12 mm和11 mm两种型号，适合不同体型的患者。主钉近端有6°的外偏角，颈干角有125°和135°两种规格。头钉为"双T"或"工"字形的刀片结构，具有很好的抗旋转稳定性，无须额外的防旋钉。这种特殊结构具有线性滑动的机制，能保证头钉在主钉内顺畅滑动，并能防止疲劳断裂。"双T"结构增加了头钉的表面积，能提供双平面的支撑，减少头钉固定失败的风险（图5-92）。Fritz（1999）等进行一项前瞻性的随机对照研究，发现GN的头钉切出率较低。Sperling（2002）等也认为GN是安全的，并发症发生率低。

Ruecker（2009）报道的股骨近端联合交锁髓内钉（InterTAN nail），对传统的股骨近端髓内钉进行了较大的改进设计（图5-93）。主钉近端横断面为梯形设计，类似股骨的假体柄，增强主钉在髓腔内的稳定性，其左右径16.25 mm、前后径15.25 mm；主钉近段外偏角为4°，需从大转子顶点内侧缘进钉，主钉远端直径有10 mm、11.5 mm、13 mm三种规格；远端锁钉孔距离远钉尖40 mm和60 mm，并且末端分叉，增加弹性，降低该部位的应力集中；其最大特点是头颈部的两枚不同直径的螺钉相互交锁联合，具有线性加压作用，增强稳定性和

抗旋转性，能避免双钉结构的"Z"字效应，
拉力螺钉直径11 mm，加压螺钉直径7 mm，
两钉联合交锁后上下径为15.25 mm。通过螺
钉的加压可使干部向股骨内侧皮质移动，减
轻外侧壁的压力。但是InterTAN的两枚交锁
螺钉结构会导致股骨头颈部骨量丢失较多，
近端双钉结构对手术操作技术要求较高，特
别入钉点需要更准确的选择，因此手术时间
和出血量都会增加。近年来，InterTAN治疗
股骨转子间骨折的文献报道越来越多，取得
了满意的临床疗效。

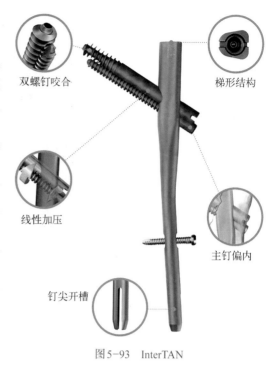

双螺钉咬合　　　梯形结构
线性加压　　　主钉偏内
钉尖开槽

图5-93　InterTAN

　　目前绝大部分公司的产品中，股骨近端
髓内钉都有短钉和长钉两种规格，短钉的侧
面观均为直钉设计，只有长钉才加入股骨前
弓弧度。在临床中发现亚洲老年女性患者
身材比较矮小，股骨干前弓的弧度较大，造
成术中插钉困难，也有许多患者术后X线
片发现主钉远端钉尖与股骨干前侧的内皮
质相抵触，造成内皮质损伤而产生局部疼
痛，甚至导致再骨折发生。为解决这一问题，
Zimmer公司研发设计了一款带有前弓弧度
（$r=1\,275$ mm）的Gamma短钉ZNN（Zimmer
natural nail），能够更加理想地贴合股骨近端
的髓腔形态（图5-94）。

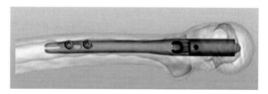

图5-94　带前弓弧度的短钉（ZNN）

　　国内张世民等通过研究PFNA-Ⅱ与股骨髓腔撞击及其钉尾突出问题，改进短型头髓
钉的设计，称为股骨转子间骨折髓内钉（femoral inter-trochanteric nail，FITN，又称贝思
钉）（图5-95）。①钉尖增加前弓弧度（$r=1\,100$ mm）；②减少钉尾高度8 mm；③钉尖十字
开槽，增加对亚洲人股骨前弓和外弓的适应性。经1 000余例的临床试用，提高了髓内钉
与股骨近段髓腔的匹配性。这种针对亚洲人股骨特点的改进设计，在理论上能够减少患者
术后大腿前外侧疼痛（钉尖刺激）和髋股部疼痛（钉尾刺激）的发生率。

　　张英泽、张殿英等设计了一种静态的股骨近端髓内钉系统（图5-96），生物力学测试
证明其强度更高，但其效果还缺少大样本长期随访的临床资料总结。

　　目前，所有的治疗股骨转子间骨折的髓内和髓外内固定系统，都有类似的固定原理，
即通过拉力钉的术中即刻加压滑动或术后二期动力滑动，对骨折端进行加压稳定，促进骨
折愈合（表5-20）。骨折复位后的稳定性、内固定器械的选择和骨质疏松的程度，三个因
素共同决定能否成功治疗转子间骨折。即使内固定器械选择合适且螺钉植入在最佳位置，
骨折端的任何不稳定及骨质疏松都会导致内固定失败。目前尚没有一种内固定是万能的，
需要根据骨折类型选择合适的内固定，也需要不断的新技术和新器械发展来改变这种状
况，因此用于治疗股骨转子间骨折的内固定装置还将有漫长的发展道路。

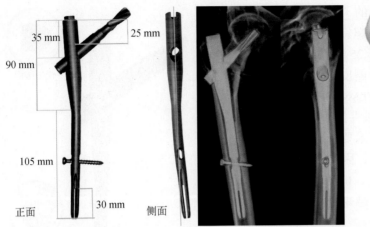

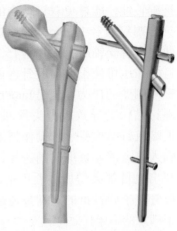

图5-95 贝思钉，提高了钉尖、钉尾与股骨的匹配性　　　图5-96 股骨近端三角内固定系统

表5-20 常用的股骨近端髓内钉分类简表

类 型	实 例	发明或首先报道者（时间）
嵌入型	PFNA PFNA-Ⅱ	AO/ASIF（2003） Simmermacher（2008）
动力加压型	Gamma钉 Gamma-1 Gamma-3	Boriani （1988） （2003）
双螺钉加压型	重建钉 TAN	Russell（1984） Su（2001）
一体化线性加压	InterTAN	Ruecker（2009）

三、髓内钉的发展方向

　　现代髓内钉经过了近百年的发展，目前已经成为治疗骨折的成熟技术（图5-97）。经过数十年的努力，骨科医生在采用髓内钉治疗骨折方面积累了丰富的经验，也吸取了很多教训。新的瞄准定位系统使手术过程变得更加简单和快速可靠。

　　21世纪髓内钉的发展，主要表现在3个方面：①为了减少交锁螺钉的使用，试图设计体内可膨胀的髓内钉，通过膨胀增加与骨内壁的摩擦力而提高内固定的稳定性；②为了增

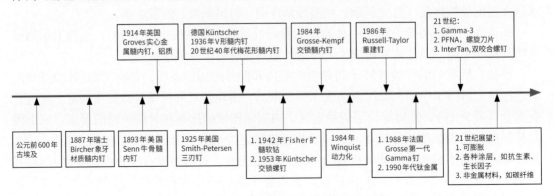

图5-97 转子间骨折髓内钉的发展历史与方向

加抗菌性能或促进骨折生长，为髓内钉增加各种活性涂层，如抗生素、杀菌材料（银离子）、生长因子、羟基磷灰石等；③为了与骨质疏松性骨骼的弹性模量相适应，采用非金属材料，如碳纤维。

钛金属和不锈钢金属因为具有非常高的弹性模量，遮挡了骨骼愈合所需的刺激性应力。因此，目前学术界正在探索新型材料，如镁合金、形状记忆合金、可吸收材料和非金属材料（如碳纤维）等。镁合金具有类似于皮质骨的弹性模量，并且在体内是可降解的。将抗骨质疏松药物唑来膦酸盐涂层于镁合金上，有可能对骨质疏松性骨折提供更好的治疗。

（王　欣　张世民）

第六节　手术治疗的内固定选择

1. 影响内固定选择的因素
2. 对内植物选择的建议
3. 器械选择的循证医学资料

股骨转子间骨折的手术治疗方法包括：侧板内固定系统（固定角度的滑动型侧板系统、锁定型侧板系统）、头髓钉内固定系统、人工关节置换、外固定架固定。其中内固定系统是治疗的主流。

由于髓内钉系统的力学优势，近10多年来，髓内钉的应用十分广泛（图5-98，表5-21）。从目前临床内固定的实际销售使用来看，髓内钉系统（占80%～90%）远远超过了侧方钉板系统；而且，在髓内钉系统中，螺旋刀片与双咬合螺钉的使用量（占80%）远远超过了单枚拉力螺钉。

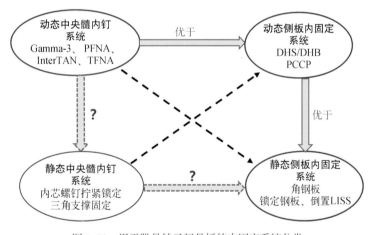

图5-98　用于股骨转子间骨折的内固定系统分类

一、影响内固定选择的因素

股骨转子间骨折的术前内固定选择，通常是指髓内钉系统与髓外侧板系统之间的选择，第一位需要考虑的因素就是骨折分型（稳定型、不稳定型）。英国NICE指南建议对所有的A1型和A2型骨折均采用髓外固定（推荐DHS或再增加大转子稳定板）。AO学会和AAOS的指南，建议对A1型的3个亚组和A2.1亚组进行髓外固定，对A2.2和A2.3进行髓内固定，对A3型进行髓内固定（长钉）。

临床选择内固定时，建议按照以下顺序，逐步进行分析（表5-22）：①AO/OTA分型，

表5-21 侧板内固定系统与髓内钉系统的对比

	滑动型侧板系统 DHS	头髓钉内固定系统 Gamma-3，PFNA-Ⅱ，TFNA，InterTAN
生物力学	皮质外侧偏心固定，力臂长，力学稳定性弱	髓腔轴心固定，力臂短，力学稳定性强
滑动性能	连接于侧板套筒的拉力螺钉滑动阻力小，启动容易	连接于髓内钉斜孔的拉力螺钉滑动阻力大，是套筒的3倍，启动较难
对头颈骨块的阻挡	髓腔内无内植物占位，无阻挡能力，容易出现过度滑动	居于髓腔，能阻挡头颈骨块的过度滑动
切口暴露	大	小
失血量	肉眼可见的显性失血多	隐性失血多，总失血量是侧板系统的3倍
适应证	外侧壁完整的稳定型骨折（A1）	外侧壁危险的不稳定型骨折（A2），转子下骨折（A3）
术中外侧壁骨折	更容易发生	髓内钉与外侧壁撞击
内植物刺激	骨折愈合后，内植物刺激少见	内植物刺激多见，钉尾、钉尖
二次骨折	少见	经交锁螺钉部位的二次骨折，是侧板系统的3倍
辅助器械	外侧稳定板，大转子稳定板	捆扎，辅助侧板
价格	便宜，约为头髓钉的1/3	昂贵

表5-22 术前选择内固定物需考虑的因素

1	骨折分型	AO/OTA分型	• A1型：两部分骨折，外侧壁完整 • A2型：伴小转子骨折移位，外侧壁危险 • A3型：内外侧壁均骨折，高位转子下，骨折线反斜、横行
2	损伤能量	高能量损伤 低年能量损伤	• 骨折局部严重粉碎 • 骨折向上下延伸，扩展指股骨颈、转子下
3	干骺端形态	Dorr髓腔分型 (1983)	• A型：香槟杯型，干骺端髓腔狭小，皮质厚，峡部位置高，使用髓内钉需要扩髓磨除许多骨质，建议选用细的髓内钉或准备钢板，多见于年轻人 • B型：普通型，干骺端髓腔宽大，皮质相对较薄，峡部呈锥形且宽大，多见于老年人 • C型：烟囱型，干骺端髓腔宽大，皮质薄，骨干髓腔呈直筒状或存在内翻，峡部消失，骨量丢失多，是临床治疗中最容易出问题的老年人股骨类型
4	患者年龄	生理年龄 社会年龄	• 相对活跃的年轻老人，<65岁 • 能去室外活动的健康老人，65～80岁 • 高龄老人，>80岁
5	骨折前功能状态	行走能力	• 室外独立行走，日常生活无须照顾 • 室内行走，日常生活需部分照顾 • 不能行走，日常生活需要照顾
6	骨质疏松程度	Singh指数	• 正常 • 轻度骨质疏松 • 严重骨质疏松
7	外侧壁	高度 前侧皮质长度 冠状面骨折线	• 外侧壁完整 • 外侧壁部分受累 • 外侧壁骨折移位
8	股骨干解剖学形态	前弓弧度 外侧弓弧度 颈干角 髓腔	• 前弓弧度、外侧弓弧度 • 颈干角 • 小儿麻痹后遗症 • 股骨干先前存在畸形，如曾骨折过 • 骨干髓腔直径，宽大髓腔

（续表）

9	骨折复位质量	对线 对位	• Garden 对线指数 • 前内侧皮质对位
10	预计手术失血量	隐性失血	髓内钉手术的失血量（包括显性和隐性）是侧板手术的3倍
11	同侧股骨干二次骨折可能性		髓内钉比侧板高3倍
12	内植物费用		髓内钉价格昂贵
13	资源条件	设备、器材、技术	• 所能获得的设备、器材 • 医生的学习曲线、熟悉、熟练程度

A1型、A2型、A3；②股骨近侧干骺端形态，Dorr髓腔分型A型、B型、C型（1983），骨干髓腔直径；③骨质疏松程度，评估是否能获得足够的骨–内植物稳定；④外侧壁是否骨折（常需要CT检查才能准确判断）；⑤患者的骨折前功能状态，行走能力。

必须强调的是，选择任何内植物，并不能代替手术医生的技术缺陷，如术中骨折的复位质量和内植物在股骨头内的安放位置，对治疗效果有至关重要的影响，而这在术前是无法预计的。

二、对内植物选择的建议

现代医学模式包括了环境、社会、心理、生物等各个方面，因此，临床实际工作中的治疗方法选择需要考虑的因素更多，包括医院的资源设备、手术医生的技术能力、相关科室的合作能力、患者的意愿、家庭的经济条件等（表5-23）。

表5-23 临床内植物选择建议

1	骨折分型	• 对稳定型的两部分骨折（A1.1～A1.3）和外侧壁完整的三部分骨折（A2.1），建议选择DHS系统，优点是：强度足够、价格便宜、生理干扰（隐性失血）少 • 对不稳定型的顺向转子间骨折（A2.2和A2.3），属于外侧壁危险型，建议选择短型头髓钉 • 对原发外侧壁骨折的A3型，建议选择全长型头髓钉
2	损伤能量	• 对高能量损伤导致的骨折局部严重粉碎者，如五部分的全转子区骨折，可以选择头髓钉（可辅助其他内固定）或锁定侧板系统 • 对高能量损伤导致的骨折向上下延伸扩展至转子下者，建议选择长型头髓钉
3	干骺端形态	• 对髓腔狭小者，选择头髓钉需要扩髓，或侧板系统 • 对髓腔宽大者，建议选择长型头髓钉，防止短钉的摆动效应 • 对髓腔严重弯曲者，建议选择髓外侧板系统
4	骨质疏松程度	• 严重骨质疏松的粉碎性骨折，原先即伴有髋关节骨关节炎者，可以选择人工关节置换
5	外侧壁状况	• 外侧壁完整者，选择侧板系统 • 外侧壁部分受累者，选择短型头髓钉 • 原发性外侧壁骨折移位者，选择全长型头髓钉
6	股骨干解剖学形态	• 短的直型头髓钉，或带前弓弧度的短型头髓钉 • 股骨干有畸形者（发育畸形、骨折后畸形、小儿麻痹后遗症），选择侧板系统
7	骨折复位质量	• 髓内钉能部分弥补复位质量的不足 • 髓内钉能弥补外侧壁的骨折，其轴杆起到金属外侧壁的作用 • 髓内钉居于髓腔中心，其轴杆能阻挡头颈骨块的过度后退
8	预计手术失血量	• 髓内钉的失血量（主要是隐性失血）是侧板系统的3倍，这在血液短缺、来源紧张的情况下，更为重要

（续表）

9	股骨干二次骨折	• 髓内钉二次骨折的风险比侧板高3倍，对相对年轻的老年人应多考虑使用侧板系统
10	内植物费用	• 髓内钉价格昂贵，比侧板系统（普通DHS）高3倍
11	骨折前功能状态	• 对严重衰弱、内科合并症多、手术风险大、骨折前不能下地者，可选择简单快速的外固定架，对麻醉要求低
12	资源、条件	• 根据单位、个人所能获得的资源条件，量力而行
13	髋关节状态	• 髋关节原来是否有疾病、畸形，比如股骨头缺血坏死、骨关节炎 • 病变的髋关节是否有症状，疾病分期分级等
14	患者意愿	• 内固定，关节置换？ • 价格，报销比例？

虽然髓内钉系统的力学优势明显，临床使用广泛，但在某些无法使用髓内钉的情况下（如股骨畸形，包括发育性、小儿麻痹后遗症、先前骨折的畸形愈合等），侧板内固定系统往往成为唯一的选择（图5-99）。

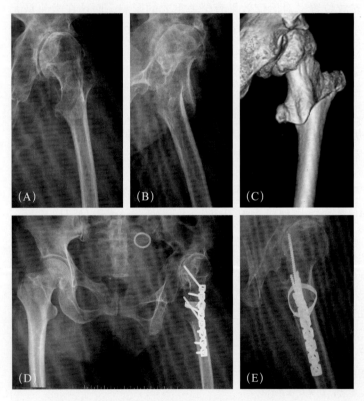

图5-99 女，56岁，小儿麻痹症患者，左侧股骨转子间骨折。因骨骼细小且畸形严重，颈干角近乎180°，仅能采用髓外侧板系统内固定。该例采用折弯的重建钢板与3.5 mm螺钉内固定，配合捆绑带加强
A、B. 术前正侧位片；C. 术前3D-CT；D. 术后骨盆平片；E. 术后侧位片

患者意愿也是医生选择手术方案必须尊重的因素。对伴有股骨头缺血坏死但无症状或症状轻微的患者，手术内固定也能取得良好的效果。有时因为手术内固定起到了髓芯减压的作用，股骨头的血供状况也有所改善，患者功能还超过了骨折前状态（图5-100）。

三、器械选择的循证医学资料

英国髋部骨折大师Martyn J Parker在Cochrane数据库网站建立了关于髋部骨折的多个

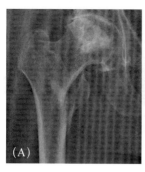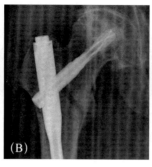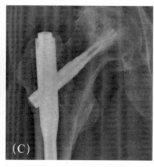

图 5-100 男，73岁，股骨转子间A2.2型骨折

A.骨折伴有股骨头缺血坏死，但患者症状轻微；B.选用内固定治疗；C.术后2年，股骨头坏死区有改善，患者髋关节功能也较骨折前有提高

对比研究数据库，收集文献数据，更新累积资料，不定期撰写系统回顾和Meta分析。

2022年1月，Parker团队发布了有关器械选择的第7次更新报告，共纳入了76篇文献（66个RCT，10个半RCT），10 979例患者（10 988个转子间骨折），结果显示，髓内钉和髓外钉板系统（以DHS为代表）在患者死亡率（术后4个月和12个月）、计划外重返手术室、功能恢复和日常活动能力方面，均无差别；而头髓钉在浅表感染发生率、骨不连发生率较低，但在术中内植物相关骨折（RR=2.94）、术后二次骨折（RR=3.62）方面发生率均较高。头髓钉的器械相关性骨折，每67人中有1人（1.5%），并且与其长短、骨折类型、髓内钉的新旧款式，均无关系。总体而言，在治疗髋部囊外骨折方面，头髓钉与钉板系统具有非常相似的效果（死亡率、翻修、活动能力）；头髓钉发生感染和骨不连的危险性较低，但与器械相关的骨折发生率增加，并且新式器械的改进并未降低其相关骨折的发生率。

英国Lewis等于2022年2月在Cochrane数据库网站发布了对转子间骨折治疗效果的最新系统回顾和网状Meta分析（network Meta-analysis，NMA）。作者收集不同时间节点的3种评价指标：死亡率（4个月、12个月、24个月）、健康相关生活质量（HRQoL，4个月、12个月、24个月）、非计划内重返手术室（随访至研究结束）。共收集了184篇文献（160个RCT，24个半RCT）的26 073个患者（26 086个骨折），年龄跨度60～93岁，69%为女性。作者将文献中的治疗方法分为9种：固定角度的侧板（动态、静态）、头髓钉（长型、短型）、髁头钉（condylocephalic nail）、外固定架、半髋置换、全髋置换、非手术保守治疗。

其中的73篇文献（11 126个患者）对比了至少上述2种治疗方法，符合纳入网状Meta分析的要求。将DHS作为分析对比的基准。总体而言，采用DHS治疗的患者，有20.2%在手术后12个月死亡；而采用短型头髓钉者，每1 000例的死亡者较DHS组减少7例，各种治疗方法之间的死亡率没有差别。采用DHS治疗的患者，有4.3%经历了非计划内重返手术室，而采用固定角度的静态侧板者，每1 000例中重返手术室者较DHS组平均多出58例（RR=2.48）。因资料太少，无法比较各种治疗方法的健康相关生活质量。作者总结认为：①采用静态内固定器械（如锁定钢板）将导致更多的计划外重返手术室；②短型头髓钉与动态侧板系统是最常用的两种内固定器械，在稳定型和不稳定型的髋部囊外骨折中，两者的治疗效果可能没有差别；③目前的资料太少，对关节置换和外固定架的治疗效果，尚难做出确定性的评价。

对股骨转子间骨折的内固定器械选择，Parker在2020年出版的《成人骨折》（第9版）

中，进行了总结：①器械选择更应该依据临床研究，而不是理论的或生物力学的研究结果；②因为当前的内固定器械之间差别很小，任何评估功能效果的研究需要大约500例患者；③同样，评估骨折愈合方面并发症和失败（如切出、断裂）的研究需要超过1 000个患者；④当前迫切需要高质量的前瞻性大样本RCT研究。

我国是人口大国，也是老年人口大国，我国的老年髋部骨折发生数量，居于世界第一位。我国的骨科医生拥有大量的髋部骨折病例资源，应该而且能够在这方面做出贡献，提供可靠的具有中国特色的器械选择证据。

（张世民）

第七节　股骨转子间骨折的病理解剖

1. 转子间骨折的三级骨折线　　　　4. 后内侧小转子骨块
2. 前后方骨折线的解剖　　　　　　5. 后外侧大转子骨块
3. 前方骨折线与关节囊的解剖关系　6. 转子间骨折的骨块移位

股骨转子间（AO/OTA-31A）在解剖上属于股骨颈与股骨干的干骺端交汇转换区，近侧起自髋关节囊外的股骨颈基底，远侧至小转子下缘股骨干髓腔起始处。转子间骨折破坏了局部压力骨小梁与张力骨小梁的交汇区，导致薄弱的皮质骨与松质骨及其附着肌肉的分离移位。转子间骨折可以形成众多的骨折块，包括头颈骨块、股骨干骨块、小转子股骨距骨块、大转子骨块、外侧壁、前壁、内侧壁、后侧转子间嵴、延伸至转子下等。其中头颈骨块与股骨干是主要骨块，骨折复位内固定主要实施于该两骨折块，其他均为游离骨块。转子间骨折的移位尚受到股骨近端特殊结构，如颈干角、前倾角、扭转角、肌肉韧带关节囊附着等因素的影响。

在骨折复位固定之后，这些骨块将承受多平面的力量，但最主要的是头颈骨块与股骨干之间的重力传导。因此，股骨转子间骨折要获得满意的复位和稳定的内固定并不容易。

一、转子间骨折的三级骨折线

在几乎所有的转子间骨折发生机制中，前方为张力侧，后方为压力侧。前方皮质由于张力，沿着转子间线发生斜形骨折，骨折线简单，很少粉碎。后方由于遭受压力，常常粉碎，在后侧（或后内侧、后外侧）形成第三骨块。然而，即便是在严重的四部分骨折中，远侧股骨干剩余的前侧和（或）内侧皮质，尽管仅是很小的一部分（仅需内侧、前侧各1 cm），但对通过骨折复位技术而支撑头颈骨块，仍属足够。

股骨转子间骨折的骨折线，可分为三个等级（图5-101）。

一级骨折线，即原发骨折线（primary fracture line），在矢状面上，从外上方的大转子沿前方转子间线斜行走向内下方的小转子，形成转子间骨折的两个主要骨折块：头颈骨块与股骨干。该骨折线多沿髋关节前方关节囊的外侧走行，如此在远侧的股骨干上残留的前侧皮质长度则相对较短（如A2型）；也可沿关节囊的内侧走行，如此在远侧的股骨干上残留的皮质则相对较长（如A1型）。一级骨折线的下缘有两种出口，可以在小转子上缘（A1.1、A1.2）或在小转子下缘（头颈骨块连带小转子，A1.3）。

二级骨折线，亦称继发骨折线（secondary fracture line），在冠状面上，从前上方的大转子顶点斜行走向后下方的小转子，形成后侧冠状面的第三游离骨块，即包含小转子的后内侧骨块（即A2型骨折）。

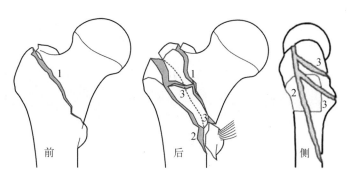

图5-101 31A2.3型股骨转子间骨折的三级骨折线
1. 一级骨折线；2. 二级骨折线；3. 三级骨折线

三级骨折线（tertiary fracture line），使后侧的冠状面骨块更加粉碎，即在后侧形成第二个、第三个、第四个骨折线出口，使后侧的大转子、转子间嵴、小转子、后内侧皮质等4个部分形成不同组合的进一步分离。从小转子开始，骨折线可以向近侧延伸，包含转子间嵴、大转子后缘；或向远侧转子下延伸，包含股骨干后内侧皮质，或向两侧延伸，形成一个巨大的后侧冠状面香蕉形骨块（banana-like fragment）。

股骨转子间骨折的前方皮质粉碎者很少见，尤其前内下角的皮质，绝大多数情况下均是简单的骨折线，是骨折复位皮质砥住的解剖基础。

二、前后方骨折线的解剖

我们在3D-CT影像上模拟骨折复位，再沿130°颈干角轴线，测量一级骨折线至外侧壁入钉点之间的距离（残留的环周皮质长度）（图5-102）。结果发现，A1型骨折残留的前侧皮质长度为（36.95±7.36）mm，后侧皮质长度为（27.32±7.78）mm，前后皮质断面夹角16.2°；A2型骨折残留的前侧皮质长度为（32.30±6.10）mm，后侧皮质长度为（9.21±6.57）mm，前后皮质断面夹角40.2°。后侧皮质宽度变异度最大（CV为75.5%），前侧皮质宽度变异度较小（CV为20.0%）。在A2型骨折中，有31%残留后壁皮质长度为0，这主要是转子间后侧冠状面骨折的影响。可见，在股骨转子间骨折中前侧皮质残留长度

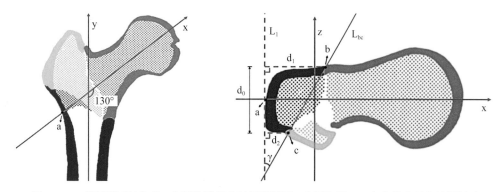

图5-102 骨折模拟复位后，左图为股骨中轴冠状断面，右图为沿130°方向的头颈中轴斜断面
d_1为前侧皮质长度，d_2为后侧皮质长度，γ为前后皮质断面夹角

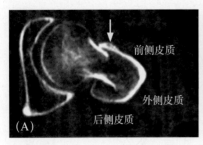 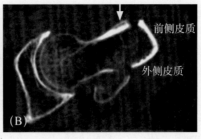

图 5-103 130°斜断面上股骨干近侧断面的环周皮质

A. 男，84岁。A1型骨折，前方骨折线在关节囊附着点之内（箭头），注意头颈骨块后陷；B. 女，83岁。A2型骨折，前方骨折线在关节囊附着点之外（箭头）

基本稳定，其骨折线均是沿转子间线的解剖部位发生，前侧皮质残留长度的均数在A1型、A2型之间相差不超过 5 mm，变异度小（图5-103）。

三、前方骨折线与关节囊的解剖关系

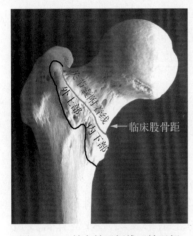

图 5-104 前方转子间线（转子间带）是关节囊髂股韧带附着点，也是股骨颈与转子间的解剖学分区界限

传统的教科书将股骨转子间骨折定义为髋关节囊外骨折（extra-capsular trochanteric fracture）。然而，这个定义并不严谨。在2018版AO/OTA分类中，股骨转子间骨折是指任何"骨折中心"位于转子间线以远至小转子下缘平面之间的骨折。转子间线位于髋关节前方，为一隆起的粗糙骨嵴，起自外侧大转子前缘上部，向内下达于小转子下缘，为髋关节前方关节囊和髂股韧带提供附着止点（图5-104）。转子间线并非一条"线"，而是一条"带"。Telleria等（2014）在8具欧美人标本上测量转子间线宽度，其外上部为（11+3）mm（6～16），内下部为（20±6）mm（12～29）。Takami等（2020）在12具亚洲标本上测量，其外上部宽度为（9.7+1.1）mm（8.2～12.0），内下部宽度为（9.0±1.1）mm（7.8～11.4）。我们的测量发现，转子间线是一条宽约10 mm从外上的大转子斜向内下的小转子，称为转子间带可能更为合适。

我们对95例顺向转子间骨折（A1型和A2型）患者的CT影像资料导入Mimics17.0软件，模拟骨折复位后，观察前方骨折线与转子间线骨性隆脊的解剖关系，将其分为三组（图5-105）：骨折线位于骨性隆脊范围内者（10 mm宽度）52例（55%，跨关节囊）（图5-106），位于骨性隆脊远侧边界以外者24例（25%，关节囊外），位于骨性隆脊近侧边界以内者19例（20%，关节囊内）。

可见，笼统地将股骨转子间骨折称为囊外骨折，并不准确。准确的表达应是：股骨转子间骨折为发生在髋关节后方关节囊外的骨折。

四、后内侧小转子骨块

小转子位于股骨近端的后内侧，是转子间的枢纽结构。在正常情况下，后内侧的小转子股骨距是最重要的压力负荷传导结构，是股骨转子间力学稳定的最重要部分。在骨折的

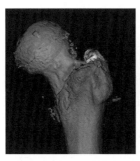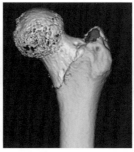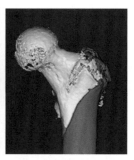

图5-105 前方骨折线的
囊内型、跨囊型、囊外型

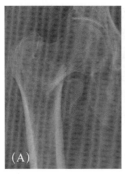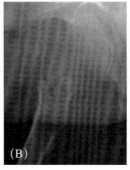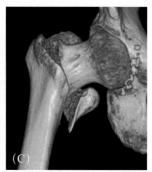

图5-106 女，88岁。
A2.2型骨折

3D-CT示前方骨折线跨转子
间线。头髓钉固定之后，经
螺旋刀片切口用手指扣摸，
前方关节囊完整无破裂，骨
折为囊内型

(A) (B) (C)

情况下，后内侧小转子骨块可以看成是近端头颈骨块与远端股骨干，在转子区压力侧的拐角交汇处形成的蝶形骨块。小转子骨块分离移位所形成的后内侧第三骨块，是二级骨折线标志，是不稳定型转子间骨折的最突出特征，其发生率约占临床病例的60%。

我们在58例不稳定型转子间骨折（A2型）采用3D-CT的方法，在骨折模拟复位之后，测量了小转子骨块的形态学参数。在横径上，于转子中点横断面测量，小转子骨块的宽度超过股骨皮质周径的1/3（即损伤比例或缺损比例），向内侧皮质延伸超过其宽度的50%，向后侧皮质延伸超过其宽度的80%。在纵径上，小转子骨折块的长度为5～8 cm（平均6.5 cm），延伸到小转子下缘平面以远平均超过1 cm，并且骨折尖端形成尖锐的角度（约60°）。在深层，约90%的小转子骨块包含了其内部的解剖学股骨距，说明绝大多数的小转子骨块在转子间骨折中均足够大，可以看成是不稳定型骨折的标志。

五、后外侧大转子骨块

大转子位于转子间区的后外侧，往往与后侧的冠状面骨折和外侧壁皮质相关联（图5-107）。后外侧的大转子骨块有多种呈现形式：①仅包括大转子后部；②大转子后部＋转子间嵴；③进一步向下延伸包括小转子；④进一步向前外延伸累及冠状面外侧壁。这几个后侧冠状面的结构，可以形成一个整块的骨折（香蕉样骨块），也可以是各种不同组合形式的粉碎骨块。通常认为，大转子骨块如果不累及下方的小转子，或不累及小转子平面的外侧壁皮质（头颈骨块内植物的打入通道），则对转子间骨折的稳定性并无生物力学影响。

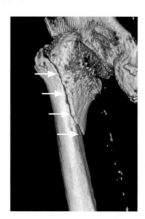

图5-107 一个整块的后
壁冠状面香蕉样骨块

六、转子间骨折的骨块移位

股骨转子间骨折常表现出特有的移位特征。远侧的股骨干向近侧上移、外旋，近侧的头颈骨块内翻且常常向后嵌入粉碎的转子间区，致使头颈骨块沉陷在远侧的股骨干髓腔之中，即头颈骨块的前侧皮质后倾、陷落、重叠在股骨干前侧皮质的后方。这往往是由附着在股骨干上的强大的内收肌造成的。

髋关节囊和髂股韧带附着于前方的转子间线。髂股韧带呈"人"字形，分为外侧的上束和内侧的下束，并与关节囊相互融合难以分开，分别止于转子间线的外上部和内下部。解剖学研究发现前方关节囊内下部附着点宽度，在亚洲人为（9.0±1.1）mm（7.8～11.4 mm）。从前方骨折线发生部位来看，A1型头颈骨块多属囊内型（沿股骨颈基底）或跨囊型（沿转子间线），而A2型头颈骨块多属囊外型，其骨折线较A1型更靠远侧。在囊内型骨折，由于头颈骨块受前方关节囊的束缚，容易发生后陷。手术时，必须将后陷的头颈骨块"挖"出来，纠正重叠和后移，才能达到前内侧皮质的复位砥住，获得满意的充足稳定复位。

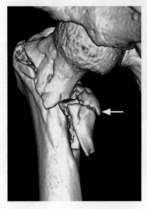

图5-108 小转子从中间断裂，形成上下二分型骨折

在关节囊破裂之后，骨折块的移位往往受到肌肉肌腱牵拉的影响。大转子与转子间嵴有臀中肌、臀小肌和股方肌附着，容易向后向上移位；小转子有髂腰肌附着，容易向前向内移位；而且腰大肌和髂肌在小转子上的附着点，多数是分开的，两者之间有一间隙（软组织附着的裸区），因此小转子从中间断裂形成上下二分型骨折，临床并不少见（图5-108）；梨状肌和外旋小肌肉附着在转子区后方的突出骨嵴上，牵拉后方的冠状面骨块外旋分离。

第八节　股骨转子间骨折的相关名词

1. 骨折名词　　　　　　　　　　2. 内固定器械方面

一、骨折名词

1. 股骨转子间骨折（广义、狭义）(intertrochanteric fracture)　　广义的股骨转子间骨折，是指从股骨颈基底部至小转子下缘平面以上的骨折，占成人全身骨折的3.4%。患者的平均年龄略高于股骨颈骨折。狭义的股骨转子间骨折，在AO系统中属于A3型骨折。

2. 髋部转子区骨折 (trochanteric hip fracture, fractures of trochanteric region)　　这是一个更宽广的概念，指发生在股骨转子区的骨折，包括孤立的大转子、小转子骨折（不属于转子间骨折）。

3. 顺向股骨转子间骨折 (pertrochanteric fracture)　　指骨折线顺转子间线走向，即骨折线由外上方的大转子向内下的小转子走行。属于Evans分类的第一类，相当于AO/

OTA分型的A1和A2型。

4. 股骨转子间反斜骨折（reverse oblique intertrochanteric fracture）　相对于转子间线的方向而言，骨折线呈反向斜形走行，即从股骨近端内侧向远端外侧走行，远侧骨折端因为内收肌的牵拉而有内移的倾向，具有内在的不稳定性，相当于AO/OTA分型的A3.1型。

5. 经转子间骨折（transtrochanteric fracture）　横向转子间骨折，骨折线经过大小转子之间，即AO/OTA分型的A3.2型。

6. 转子周围骨折（paratrochanteric，peritrochanteric fracture）　股骨转子周围骨折是指发生在股骨颈关节囊外部分至股骨小转子下方5 cm区域内的骨折，是一个比较模糊的区域概念。

7. 股骨颈－转子间骨折，股骨颈基底部骨折（cervico-trochanteric fracture，basicervial fracture）　特指发生于股骨颈基底部的骨折，即紧贴股骨转子间线近侧发生的骨折，属于前方关节囊内的骨折类型，但治疗上应将其看成是转子间骨折，亦称高位转子间骨折。

8. 转子下骨折［subtrochanteric（infratrochanteric）fracture］　指从股骨小转子下缘至其远侧5 cm范围的骨折，或小转子下至股骨峡部的骨折。此区域内侧皮质承受较大的压力，外侧皮质承受张力，同时也是转子间骨松质向股骨干骨皮质的过渡移行区。

9. 延伸至转子下的转子间骨折（intertrochanteric fracture with subtrochanteric extension）股骨转子间骨折向小转子下延伸，至其远侧5 cm范围内的骨折。

10. 全转子区骨折，泛转子间骨折（pantrochanteric fracture）　特指转子区5个部分均相互分离的骨折：股骨头颈部、股骨干、大转子、小转子（后内侧骨块）、外侧壁。

11. 小转子后内侧骨块（posteromedial fragment with lesser trochanter）　指包含小转子在内的后内侧骨折块。

12. 外侧壁（lateral wall，lateral trochanteric wall），转子外侧壁（lateral femoral wall），股骨外侧壁（lateral femoral cortex），股骨外侧皮质（lateral proximal femoral cortex）　股骨近端外侧壁是一个外科概念，指股骨外侧肌嵴以远的股骨近端外侧皮质，是向头颈骨块打入内固定物的部位，亦称股骨外侧皮质。

13. 外侧壁厚度（lateral wall thickness）　在急诊正位X线片上，于大转子无名结节以远3 cm，沿头颈骨块135°角方向，测量从股骨干外侧至骨折线前侧皮质与后侧皮质距离的平均值，称为外侧壁厚度，以此作为评估外侧壁是否有效（competent）的指标，用于判断DHS内固定围术期外侧壁破裂的风险。当该厚度<20.5 mm时为无效失能型（incompetent），术中术后外侧壁容易破裂骨折，手术失败的风险显著增加。AO/OTA采纳该指标，用于其2018版骨折分类。

14. 内侧皮质（medial cortex）　即转子区内侧皮质，包括上方的头颈骨块和下方的股骨干内侧皮质，是维持骨折复位稳定性、承受体重压力负荷的关键部位。内侧皮质实际上包含后内侧皮质（小转子区域）和前内侧皮质。

15. 前内侧皮质（anteromedial cortex）　即转子区前内侧皮质，转子间区前侧皮质较厚，密度较高，强度较大，骨折时也很少粉碎，是获得骨折稳定复位的关键。

16. 尖顶距（tip-apex distance，TAD）　是判断内植物在股骨头内位置优劣的一个重要指标。即术后即刻正侧位X线上拉力螺钉尖（tip）至股骨头－颈中轴线与股骨头关节面交点（顶点apex）的距离经校正放大率后，两数之和。尖顶距的简化计算方法：正位X

线片螺钉尖端距离股骨头弧顶的距离＋侧位片螺钉尖端距离股骨头弧顶的距离。该概念由 Baumgaertner 等（1995）提出，并且认为尖顶距＜25 mm 时螺钉切出的风险最小。目前，骨科界一致认为尖顶距可以有效评估预测转子间骨折近端螺钉是否会切出股骨头。

17. 股距尖顶距（calcar tip-apex distance，Cal-TAD）　指通过股骨距、与头颈内侧皮质相切、平行头颈轴线的直线与股骨头圆周相交于一点，此点与内植物钉尖之间的线段长度，即为正位股距尖顶距。

18. 稳定型骨折（stable fracture）　对转子间骨折而言，稳定型骨折基本上就是指简单的两块型骨折（头颈骨块、股骨干），中间没有粉碎骨块（尤其没有后内侧小转子骨块），约占发生率的30%。这类骨折在复位和固定后，能够承担生理压力负荷而不再移位，如AO分类的A1型。

19. 不稳定型骨折（unstable fracture）　指含有后内侧大的骨折块或多个骨折块或反转子间骨折，尽管经过复位和固定，骨折依然会由于轴向负荷而产生塌陷，如AO分类的A2型和A3型。

20. 隐匿型骨折（occult fracture）　指普通X线片不能发现但确实存在的骨折，需要超声、CT、磁共振等其他技术进一步检查才能确诊。

21. 粉碎性骨折（comminuted fracture）　指骨质碎裂成三块以上，常为头颈骨块与股骨干之外，增加小转子骨块或大转子骨块或外侧壁骨块。

22. 稳定性复位（stable reduction）　指转子间骨折在复位和固定后，骨折端有接触砥住，具有承担生理性压力负荷而不再移位的能力。稳定型骨折不一定能获得稳定性复位，而不稳定型骨折通过良好的复位技术，也能获得骨折的稳定性复位。稳定性复位也称为满意复位（satisfied reduction）、充足复位（adequate reduction）。

23. 金属外侧壁（metal lateral wall）　能够代替、弥补自身骨性外侧壁功能的金属内植物，如大转子稳定板、头髓钉的主杆等。

24. 正性皮质支撑（positive cortical support）　在股骨转子间骨折，是指头颈骨块的内侧（或前侧）皮质遮盖在下方股骨干内侧（或前侧）皮质之上（上盖下或上包下），属于皮质外嵌或髓外对位（端侧对位）的类型，如此，股骨干内侧（前侧）皮质对头颈骨块内侧（前侧）皮质有支撑作用，头颈骨块经有限的滑动之后，其内侧皮质与股骨干内侧皮质相互接触，股骨干内侧皮质能限制头颈骨块沿拉力螺钉轴线向外侧的过度退缩。

25. 负性皮质对位（negative cortical apposition）　是指头颈骨块的内侧皮质位于下方股骨干内侧皮质的外上方（下包上），股骨干内侧皮质对头颈骨块内侧皮质失去支撑作用，不能阻挡头颈骨块向外侧的退缩滑动，头颈骨块将一直退缩至遇到髓内钉主杆的阻挡；而如果是侧板固定系统，头颈骨块将一直向外退缩至遇到股骨外侧壁皮质的阻挡。内侧皮质负性对位实际上是头颈骨块失去了股骨干的皮质支撑，属骨折的不稳定复位。

26. 楔形撑开效应（wedge-open effect）　在大转子顶点插入头髓钉的过程中，于头颈骨块与股骨干之间产生楔形旋转分离，可能导致头颈骨块内翻和股骨干外移。楔形效应指头颈骨块内翻旋转，颈干角减少；撑开效应指股骨干外移，偏距加大。

27. 摆动效应（pendulum-like movement）　股骨转子间骨折在短型头髓钉内固定术后，头颈骨块在髓内钉的带动下，以远侧交锁螺钉为枢纽轴点，通过近段髓内钉带动头颈骨块一起发生前后方向（矢状面）和内外方向（冠状面）的摆动。这种钟摆样运动属于髓内钉在股骨髓腔内的不稳，往往引起骨折复位程度的改变，导致头颈骨块过度滑动、内翻畸形甚至出现内固定失败等并发症。头髓钉的摆动效应亦称雨刮效应（windshield wiper effect）、往返微动效应（toggle movement）。

二、内固定器械方面

1. 拉力螺钉（lag screw） 经过滑动孔或滑动套筒，通过拧入螺钉，在骨折块之间产生即刻加压。

2. 螺旋刀片（helical blade） 是新式的头颈骨块内植物设计。螺旋刀片通过敲击的方式置入，挤压松质骨，提高锚合力，适用于骨质疏松的老年患者，具有内在的防旋转功能。

3. 侧方钉板系统（side-plate hip screw） 通过股骨近端外侧皮质固定头颈骨块的内植物系列。

4. 滑动型侧方钉板（sliding side-plate hip screw） 通过股骨近端外侧皮质固定头颈骨块且允许头颈骨块在术后实现二次滑动的内植物系列。

5. 锁定型侧方钉板（locking side-plate hip screw） 通过股骨近端外侧皮质固定头颈骨块、螺钉与侧板锁定，不允许头颈骨块在术后实现二次滑动的内植物系列。

6. 动力髋螺钉（dynamic hip screw，DHS） 即加压滑动鹅头钉、滑动髋螺钉、Richards钉，由三部分组成：①套筒钢板及固定螺丝，135°的侧板套筒最为常用。②股骨头内拉力螺钉，杆部六角形，插入套筒内，可滑动，但不能旋转。头部有粗大螺纹，尾部有螺纹洞，可旋入加压螺丝钉。③加压螺丝钉（尾钉），旋入加压螺钉尾部，旋紧时拉动螺纹钉后滑，可使骨端加压固定。

7. 经皮加压钢板（percutaneous compression plate，PCCP） 头颈内两颗螺钉，防旋稳定性好，滑动位移更好，能够微创植入。PCCP装置的钢板末端锋利，能够穿透股外侧肌直到外侧骨皮质并能够沿股骨干滑动。两个带套筒的股骨颈螺钉在手术操作的过程中可以对骨折块进行加压。

8. 动力髁螺钉（dynamic condylar screw，DCS） 滑动套筒与钢板呈95°，适用于股骨远端髁部骨折，也用于股骨近端的反转子间骨折。

9. 头髓钉系统（cephalomedullary nail） 指一端打入股骨头、另一端插入股骨髓腔的内植物。

10. γ-钉（Gamma nail） 是最早的头髓钉内植物，有三个部件：髓内钉主杆、拉力螺钉、交锁螺钉。通过髓内钉和拉力螺钉的结合，使股骨上段和股骨颈牢靠地固定成一体，通过远端交锁螺钉，可防止旋转和短缩移位。

11. 股骨近端髓内钉（proximal femoral nail，PFN） 通过其近段的两个孔向股骨颈插入两枚螺钉，低位一枚直径11 mm承载钉，打在股骨头下1/2并深达软骨下，高位的一枚直径6.5 mm抗旋螺钉，可以防止头颈骨折块的旋转。主钉的远侧交锁螺孔以远尚有58 mm的过渡部分，减少髓内钉与骨干交界处的应力集中。

12. 股骨近端防旋髓内钉（proximal femoral nail antirotation，PFNA） 用一枚粗大的螺旋刀片（直径10.5 mm）替代PFN的两枚螺钉固定头颈骨块，以一个部件同时起到固定加压和防旋的作用。螺旋刀片直接敲击进入股骨头，对周围的骨质产生挤压，特别适合骨质疏松性股骨转子间骨折的固定。

13. 联合加压防旋交锁髓内钉系统 (intertrochanteric antegrade nailing system, InterTAN) 是新型直接线性加压头髓钉的一种。打入股骨头的两枚螺钉相互咬合在一起，上方的粗大螺钉为固定钉，下方的咬合螺钉为加压钉，双咬合螺钉交锁螺纹能减少术后负重产生的"Z"字效应，为患者早期负重提供了坚强支持。髓内钉主杆为梯形设计，类似于股骨假体柄，是目前强度最大的头髓钉。但对骨量破坏亦大。

14. 静态交锁螺钉 (static interlocking screw) 髓内钉远端的交锁螺钉，可维持骨的长度、对线和旋转。静态交锁螺钉不允许股骨干向近侧移动，即维持骨折的长度不变。

15. 动态交锁螺钉 (dynamic interlocking screw) 允许远侧股骨干沿髓内钉轴杆向近侧移动，即提供二次加压稳定的机会。

16. 内植物失效 (implant failure) 是指任何医疗植入物未能满足其预期的医疗保健要求。转子间骨折的内植物失效是指与内植物有关的严重并发症，如拉力螺钉的切出、穿透，内植物的断裂，螺钉从骨干上拔出等等。

17. 切出 (cut-out) 亦称向上切出 (superior cut-out)，指股骨头里的内植物从上方切割出股骨头，是最常见的内植物并发症和失效模式。

18. 穿透 (cut-through) 亦称向内穿透 (medial perforation)、轴向切割 (cut-in)、切入、中央穿透 (central perforation) 等，指股骨头里的内植物沿股骨颈轴向向内切割，穿透股骨头，进入髋关节甚至进入盆腔。在使用螺旋刀片中较多见。

参考文献

1. 陈锐，梅炯，2016. 股骨距的结构特点、生物力学及其临床意义. 中国临床解剖学杂志，34(3)：476-478.
2. 杜心如，卢世璧，2006. 股骨上段髓腔角度几何形态学研究. 中国临床解剖学杂志 (5)：506-509.
3. 韩平良，徐印坎，张文明，等，1985. Ender钉治疗老年人股骨粗隆部骨折. 上海医学，8(7)：383-386.
4. 徐印坎，韩平良，张文明，等，1985. Ender钉在下肢骨折中的应用. 中华外科杂志 (7)：406-408.
5. 张世民，胡孙君，杜守超，等，2019. 股骨转子间骨折的稳定性重建概念演化与研究进展. 中国修复重建外科杂志，33(10)：1203-1209.
6. 张世民，马卓，杜守超，等，2016. 股骨近端外侧壁的解剖学研究及其对转子间骨折内固定的意义. 中国临床解剖学杂志，34(1)：39-42.
7. 张长青，2018. 髋部外科学. 上海：上海科学技术出版社.
8. 祝晓忠，梅炯，倪明，等，2019. 股骨近端骨小梁结构的大体解剖和影像重建分析. 中国修复重建外科杂志，33(10)：1254-1259.
9. Bekos A, Sioutis S, Kostroglou A, et al., 2021. The history of intramedullary nailing. Int Orthop, 45(5): 1355-1361.
10. Bhandari M, Swiontkowski M, 2017. Management of acute hip fracture. N Engl J Med, 377(21): 2053-2062.
11. Chang S M, Hou Z Y, Hu S J, et al., 2020. Intertrochanteric femur fracture treatment in Asia: what we know and what the world can learn. Orthop Clin North Am, 51(2): 189-205.
12. Chang S M, Hu S J, Ma Z, et al., 2018. Femoral intertrochanteric nail (fitn): a new short version design with an anterior curvature and a geometric match study using postoperative radiographs. Injury, 49(2): 328-333.
13. Chang S M, Zhang Y Q, Ma Z, et al., 2015. Fracture reduction with positive medial cortical support: a key element in stability reconstruction for the unstable pertrochanteric hip fractures. Arch Orthop Trauma Surg, 135(6): 811-818.
14. Chinoy M A, Parker M J, 1999. Fixed nail plates versus sliding hip systems for the treatment of trochanteric femoral fractures: a meta analysis of 14 studies. Injury, 30(3): 157-163.
15. Egol K A, Leucht P, 2018. Proximal femur fractures: an evidence-based approach to evaluation and management. Springer.

16. Futamura K, Baba T, Homma Y, et al., 2016. New classification focusing on the relationship between the attachment of the iliofemoral ligament and the course of the fracture line for intertrochanteric fractures. Injury, 47(8): 1685−1691.

17. Geerds M A J, Folbert E C, Visschedijk S F M, et al., 2022. Implementation of a pneumonia prevention protocol to decrease the incidence of postoperative pneumonia in patients after hip fracture surgery. Injury, 53(8): 2818−2822.

18. Gotfried Y, 2004. The lateral trochanteric wall: a key element in the reconstruction of unstable pertrochanteric hip fractures. Clin Orthop Relat Res, (425): 82−86.

19. Kellam J F, Meinberg E G, Agel J, et al., 2018. Fracture and dislocation classification compendium-2018: international comprehensive classification of fractures and dislocations committee. J Orthop Trauma, 32 (suppl 1): S33−S34.

20. Kijima H, Yamada S, Konishi N, et al., 2014. The reliability of classifications of proximal femoral fractures with 3-dimensional computed tomography: the new concept of comprehensive classification. Adv Orthop, 2014: 359689.

21. Knobe M, Gradl G, Ladenburger A, et al., 2013. Unstable intertrochanteric femur fractures: is there a consensus on definition and treatment in Germany?. Clin Orthop Relat Res, 471(9): 2831−2840.

22. Kyle R F, Gustilo R B, Premer R F, 1979. Analysis of six hundred and twenty-two intertrochanteric hip. J Bone Joint Surg Am, 61(2): 216−221.

23. Lewis S R, Macey R, Gill J R, et al., 2022. Cephalomedullary nails versus extramedullary implants for extracapsular hip fractures in older adults. Cochrane Database Syst Rev, 1(1): CD000093.

24. Lewis S R, Macey R, Lewis J, et al., 2022. Surgical interventions for treating extracapsular hip fractures in older adults: a network meta-analysis. Cochrane Database Syst Rev, 2(2): CD013405.

25. Ma Z, Yao X Z, Chang S M, 2017. The classification of intertrochanteric fractures based on the integrity of lateral femoral wall: letter to the editor, fracture morphology of AO/OTA 31-A trochanteric fractures: a 3D CT study with an emphasis on coronal fragments. Injury, 48(10): 2367−2368.

26. Mao W, He Y Q, Tang H, et al., 2019. A novel angle on helical blade placement in trochanteric fractures-The axis-blade angle. Injury, 50(7): 1333−1338.

27. Marsh J L, Slongo T F, Agel J, et al., 2007. Fracture and dislocation classification compendium-2007: orthopaedic trauma association classification, database and outcomes committee. J Orthop Trauma, 21(suppl 10): S1−S133.

28. Milligan D J, O'Brien S, Bennett D, et al., 2013. The effects of age and gender on the diameter of the femoral canal in patients who undergo total hip replacement. Bone Joint J, 95-B(3): 339−342.

29. Rommens P M, Hassmann M H, 2015. Intramedullary nailing: a comprehensive guide. Springer.

30. Socci A R, Casemyr N E, Leslie M P, et al., 2017. Implant options for the treatment of intertrochanteric fractures of the hip: rationale, evidence, and recommendations, 99-B(1): 128−133.

31. Tamaki Y, Goto T, Wada K, et al., 2020. Anatomic evaluation of the insertional footprints of the iliofemoral and ischiofemoral ligaments: a cadaveric study. BMC Musculoskelet Disord, 21(1): 828.

32. Tucker A, Donnelly K J, Rowan C, et al., 2018. Is the best plate a nail? a review of 3230 unstable intertrochanteric fractures of the proximal femur. J Orthop Trauma, 32(2): 53−60.

33. Waddell J P, 2011. Fractures of the proximal femur: improving outcomes. Elsevier Saunders.

34. Wong Wei Kang N, Tan W P J, Phua Y M C, et al., 2021. Intramedullary nail: the past, present and the future-a review exploring where the future may lead us. Orthop Rev (Pavia), 13(2): 25546.

35. Zhou F, Zhang Z S, Yang H, et al., 2012. Less invasive stabilization system (LISS) versus proximal femoral nail anti-rotation (PFNA) in treating proximal femoral fractures: a prospective randomized study. J Orthop Trauma, 26(3): 155−162.

第六章
老年髋部骨折手术治疗的基本技术

第一节　头髓钉内固定

　　头髓钉内固定是目前治疗股骨转子间骨折的主流方法，临床应用越来越普及。但头髓钉手术属于经皮盲法微创操作，眼看不到，手摸不着，仅靠影像图片来判断分析（表6-1），手术医生的学习曲线较长，往往需长时间的反复操练、感悟，才能掌握其精髓。"细节决定成败"，顺利、成功的头髓钉操作，不可忽视的关键步骤如下。

　　（1）术前详细的影像学检查，做好骨折分型。

　　（2）关注老年人的全身状况，这是影响治疗效果（不仅仅是手术成功）的关键因素。

　　（3）摆好患者体位，给手术医生让出操作的空间是顺利插钉的前提，这在肥胖的患者尤其重要，也较困难。

　　（4）在骨折获得满意复位之前不要插钉，髓内钉不会帮助骨折复位。

　　（5）亲自检查插钉器械的连接固定的可靠性，验证其准确性。

　　（6）正确的入钉点是顺利插钉的第一步，手指扪摸大转子也许并不准确，应根据透视的髓腔轴线予以调整、确认。

　　（7）插钉过程永远都是轻柔的手术操作，切忌暴力，操作过程中遇到的任何阻力、不顺利，都需要立即停止，透视找出原因，解决之后再继续进行。

　　（8）注意插钉操作中发生的骨折复位丢失，掌握术中器械辅助复位技术的"巧劲"，及时纠正。

　　（9）需特别关注侧位影像的透视。

　　（10）术中及时放松牵引，防止在过牵的状态下打入交锁螺钉。

　　（11）骨折复位、入钉点、股骨头内尖顶距，是影响治疗效果的重要参数，也是医生能够控制且应尽力追求的。

(12) 插钉手术虽是微创操作，皮肤切口小，顺利者仅十余分钟即可完成，但插钉手术对患者的生理干扰不可忽视，必须关注其隐性失血和蛋白的丢失，必要时及时补充。

表6-1　股骨转子间骨折的影像技术及功用

时间点	影像学方法	功　用
术前	• 急诊普通X线片 • CT/3D-CT	• 诊断，分型
术中	• C臂机、G臂机、多角度荧光透视	• 骨折复位质量、有无术中丢失 • 手术步骤监测
术毕即刻，牵引床上离开手术室前	• C臂机、G臂机、荧光透视 • 正侧斜位透视三件套 • 术毕拍片，正侧位 • 术毕2D/3D成像（术中CT）	• 评估复位质量 • 评估内固定质量 • 术后稳定性评分
术后随访	• 门诊普通X线片 • CT/3D-CT	• 随访术后改变 • 骨折愈合进程

一、手术体位

股骨转子间骨折的髓内钉固定治疗中，最常用牵引床仰卧位进行手术操作。骨科牵引手术床无须人工手动牵引，骨折复位后的维持力量也较人力持久，透视拍照时也可以避免医务人员的放射暴露。在牵引床的辅助下，患者最常用的体位为仰卧"剪刀"体位和仰卧单腿截石位。

1. 患者摆放　牵引床体位放置如下：患者麻醉成功后，医护人员将患者双下肢平托，安装好牵引床支架后将患者向下平移至会阴部与对抗牵引的支点相接触（牵引床坐垫及支点棒处衬皮革海绵垫），调整双足托架的力臂将双下肢固定于足托架上（接触点以棉垫衬垫，固定好后如果强度不够可缠绕绑带以免牵引时下肢脱落）。健侧手臂外展45°固定于托架上，患侧手臂抬高并屈曲90°固定在手架上，尽量避免将手臂置于手术一侧的躯干而影响插钉操作。主刀医生通过外展牵引、内收、内旋行骨折手法复位，C臂机确认复位满意后，可进行手术操作。复位完毕后患肢保持水平并内收10°～15°。

摆好体位是顺利插钉的前提。手术时医生站在患者的侧方，最好能通过体位的摆放，使股骨的髓腔轴线与医生的插钉操作轴线相一致。首先，通过将患者的骨盆向患侧外移，再将躯干向健侧倾斜，可让出部分操作空间。但该方法对肥胖、脊柱僵硬的老年患者很难实现。另外，骨折经手法复位后，髋关节内收10°～20°，也可增加手术医生插钉的操作空间。但有些类型的股骨转子间骨折，仅在下肢外展时，才能获得有效的复位，内收将使骨折复位丢失。此时可先在外展复位后，经皮打入几枚直径2 mm的克氏针，临时固定股骨干与头颈骨块，再将下肢内收。需注意临时固定的克氏针要偏前打入，勿影响后续髓内钉主钉的插入。

2. 仰卧"剪刀"体位　仰卧"剪刀"体位时双下肢伸直位固定于牵引支架上（图6-1），患肢水平伸直位、健肢伸直位水平外展70°～80°。

仰卧"剪刀"位的优缺点与单腿截石位基本相同，但由于健侧下肢有对抗阻挡，牵引时不会引起上半身侧移。尽管牵引床操作简便，牵引力强大，但是在对患者进行牵引床牵

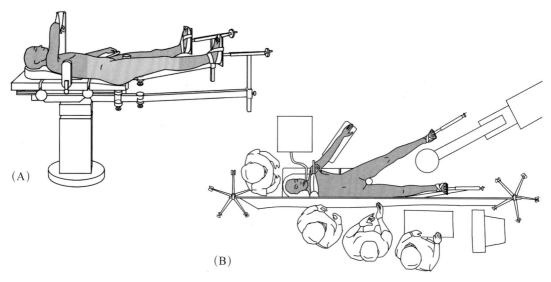

图6-1 仰卧"剪刀"体位示意图

A.侧面观；B.上方观，C臂机位于两腿之间，不影响医生操作

引的时候，也会出现如阴部神经损伤、阴囊血肿、软组织挫伤、压疮、腹壁下动脉撕脱等血管损伤在内的各类并发症。

3.仰卧单腿截石位 患肢水平牵引于支架上，健肢极度屈髋外展，屈膝90°位（图6-2）。优点在于：①有利于骨折复位及复位后的维持，尤其对于不稳定型骨折；②透视时避免了健侧组织、男性阴茎及阴囊的遮挡干扰；③骨牵引床牵引稳定，透视时医务人员可于阻挡屏风后躲避射线，最大限度地保障医务人员的身体健康。缺点包括：①可能出现过度牵引，导致术后双下肢长度存在差异；②机械强力牵引复位可能导致术后骨关节、会阴、肌肉软组织等疼痛不适；③健侧下肢屈髋、屈膝90°，牵引患肢时由于对抗欠佳可能导致患者上半身侧移，影响复位；④长时间手术操作，需注意健侧的小腿筋膜间隔综合征。

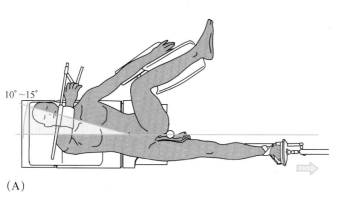
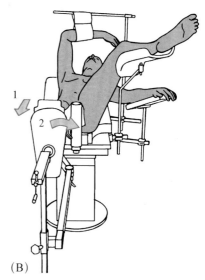

图6-2 仰卧单腿截石位示意图

A.复位完毕后，患肢保持水平并内收10°～15°，以利于插导针；B.通过患肢的足部固定牵引内旋，可以复位大部分骨折

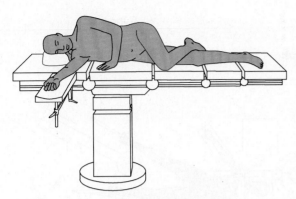

图6-3 不用牵引床的侧卧位手术
适用于新鲜的股骨转子间骨折，尤其股骨转子下骨折

4. 不用牵引床的侧卧位手术 在无牵引床的情况下，也可以选用手动牵引复位，仰卧位或侧卧位进行手术操作。在无牵引床时，与仰卧体位比较，侧卧位体位具有以下优点（图6-3）：①术前消毒范围较仰卧位大，降低了术野污染的发生率；②侧卧位时，由于臀部脂肪及肌肉的重力作用，股骨大转子突出明显，更容易触及，方便主钉定位及经皮插入，避免了出现尾帽置入困难等问题；③在侧卧位下手术取大转子近端切口可直视梨状窝和大转子顶，术者操作空间大，降低了手术难度，对侧的助手可以更全面地观察切口，从而更好地配合手术，缩短手术时间，减少手术风险及患者的创伤；④进行切开复位显露时，术中可以很容易从后侧肌间隔分开并从骨面剥离股外侧肌，而不必切开股外侧肌，从而减少了术中出血量。缺点包括：手法牵引复位力量绝大部分偏薄弱，尤其骨折移位严重、嵌插等患者复位困难；力量不恒定不利于术中骨折复位后的维持；侧位C臂机透视时健侧遮挡组织过多，影响透视效果；整个手术过程需医务人员穿铅衣维持患者体位及手术，对医务人员身体危害较大。不用牵引床的侧卧位手术适用于新鲜的骨折，尤其股骨转子下骨折。

2016年，Şahin等进行了一项前瞻性研究，对比手动牵引和骨科牵引床牵引治疗不稳定股骨转子间骨折。手动牵引组30例患者，平均年龄（76.5±10.2）岁，男性11例；骨科床牵引组34例，平均年龄（74.8±10.5）岁，男性18例。在骨折左右侧、损伤原因、ASA评分、骨折类型、骨折前行走评分等方面，两组之间并无显著差异。结果显示，手动牵引组的术前体位摆放时间要明显少于骨科床牵引组，分别为（18.0±1.6）分和（29.0±2.4）分。整个麻醉时间，手动牵引组也要略占优势，减少了6分钟，分别为（72.8±14.0）分和（78.6±6.5）分。但是骨科床牵引组所需的手术助手要明显少于手动牵引组。此外，两组患者在透视时间［（3.6±1.0）分钟∶（3.4±0.5）分钟］、手术时间［（55.1±13.4）分钟∶（49.8±4.9）分钟］、骨折复位质量（93.3%∶97.1%）、部分切开复位比例（6.7%∶2.9%）、住院时间［（8.8±1.5）天∶（8.3±1.0）天］、行走功能评分［（5.8±1.0）∶（6.2±1.2）］、Harris髋关节评分［（69.6±6.7）∶（71.7±8.4）］等方面，手动牵引组和骨科牵引床牵引组患者并无显著差异。2017年，Sonmez等对82例不稳定型股骨转子间骨折随机采用牵引床和不用牵引床侧卧位手术进行对比分析，结果显示，侧卧位可应用于大多数髋部手术，特别有利于不稳定型股骨转子间骨折的切开手术，并且在术前准备时间、手术时间、透视暴露次数方面优于牵引床。

对于采用手动牵引复位治疗不稳定型股骨转子间骨折，恢复股骨颈-干的解剖关系即可，无须追求解剖复位。对于高风险的老年患者而言，麻醉时间和手术时间延长的时候会增加患者并发症及死亡的发生风险。骨科手术牵引床在术中可以节省人力，帮助骨折复位。但是在术前准备时比较烦琐，增加了术前准备时间和麻醉时间。

二、术中透视技术

术中透视对判断骨折的复位、内固定植入等操作均至关重要，同时尽可能减少透视的次数，可以减少医护人员的放射曝光量，有利于身体健康。如果有骨科牵引床辅助，体位摆放完毕，可将C臂机的主体放置在两腿中间，C型臂的平面与患肢呈40°角（图6-4）。试拍摄股骨近段正侧位片，确保术中可以不移动C型臂，只旋转球管就能顺利地拍摄正侧位片。

当躯体水平位放置，从水平侧位（Lauenstein位）透视，股骨颈-干并不成直线，而是成一定的角度，即前倾角。常用的水平侧位C臂机投射实质为股骨干侧位，股骨颈、股骨头斜位，因此该位置所获得的股骨头的中心并不真正代表股骨头的中心位置。通过冠状面旋转C臂10°～20°来抵消股骨颈前倾角而获得股骨颈长轴与股骨干的长轴重合时的投射位置，即为标准的股骨颈侧位影像（图6-5）。

标准股骨颈侧位不受股骨颈前倾的影响，应是头颈轴线与股骨干轴线成一条直线，即消除了前倾角的影响。对股骨转子间骨折，良好的侧位透视图像应包括全部股骨头、股骨颈、两个转子和股骨近段。股骨近端真正的标准侧位，能真正反映内固定在股骨头的位置（图6-6）。术中多角度的透视对判断骨折复位质量和内固定位置很有帮助。术毕在牵引床上，应常规透视正、侧、斜三个位置（图6-7）。

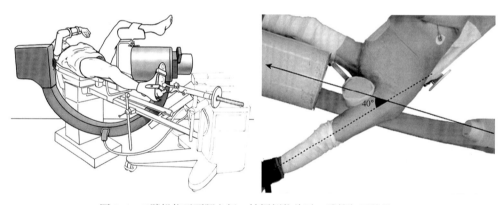

图6-4　C臂机位于两腿之间，拍摄侧位片时，球管与下肢呈40°

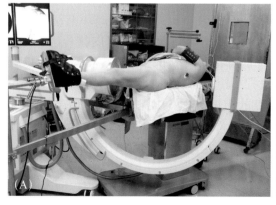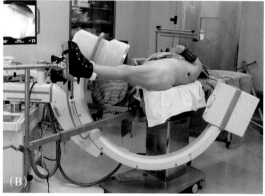

图6-5　侧位片的拍摄

A.股骨颈水平侧位（Lauenstein位），实为股骨干侧位；B.消除前倾角的真正股骨颈侧位

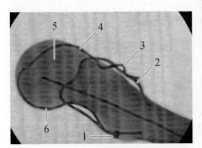

图6-6 真正的股骨颈侧位透视

1. 小转子；2. 大转子；3. 关节囊附着点（转子间线）；4. 连续的前方轮廓线；5. 股骨头；6. 连续的后方轮廓线

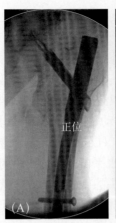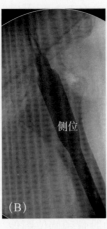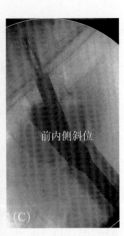

正位   侧位   前内侧斜位

(A)   (B)   (C)

图6-7 髓内钉术毕透视三件套

A. 正位透视；B. 侧位透视，显示真正的股骨颈侧位（消除前倾角影响，头髓钉显示为一条直线）；C. 前内侧斜位透视，显示股骨干侧位（地面水平位，并非显示为真正的前倾角，因为远侧股骨内外侧髁的平面未知）

三、手法复位技术

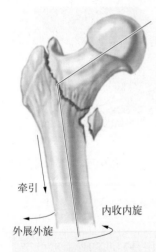

牵引

内收内旋

外展外旋

图6-8 手法复位对骨折端的影响示意图

良好的复位是手术成功的前提，直接影响到骨折治疗的预后。常规的复位手法包括5个步骤：外旋、牵引、外展、内收、内旋（图6-8）。手法复位在80%的股骨转子间骨折能获得满意的复位质量。术中如果有牵引床辅助，可直接对患肢在外展外旋的状态下进行牵引，纠正下肢短缩的同时促使骨折断端分离，原本嵌插的头颈骨块可以借此分离开。C臂机透视确认后，将牵引状态下的患肢进行内收内旋，复位骨折端。透视评估复位情况，若复位不满意，则必须松开牵引，重新复位。

通过上述方法绝大多数患者能获得满意复位，但有少部分患者仍无法获得理想的复位，出现内翻、向后成角和旋转移位等，必须于术前纠正，不要期待术中用髓内钉纠正。如果没有骨科牵引床，一助手持双侧腋窝，另一助手握踝上对抗牵引纠正短缩移位，牵引患肢的同时屈髋30°、略内收、旋转；术者握骨折端，依据术前骨折移位情况及术中透视所见，以折顶、提按手法复位骨折。术中透视时可通过股骨小转子的大小来判断复位的成效；倘若骨折涉及小转子，则可以依据股骨大转子顶点的结构关系（中立位时出现在股骨颈上方凹陷与大转子顶点之间的骨性凸起，可随下肢内外旋而发生相应改变），或者比较骨折两端的髓腔宽度及皮质骨的厚度来判断骨折块的旋转移位，并适当微调至骨折复位满意。

1. 内翻移位的纠正 可采取以下方法：①一般通过牵引可纠正，如牵引后对位不佳，松牵引，使骨块分离，再次复位纠正内翻。②纠正向后成角，部分患者内翻合并向后成角，再次复位时检查并纠正，则多数内翻也随之消失。③在牵引下，通过调整外展、内旋、内收角度可以纠正。外展下虽能一定程度纠正内翻，但是极大地影响主钉置入，故不可取。若内翻不能纠正，则必须切开复位。对于部分患者，为避免患肢过度内旋，中立位或轻度外旋位即可。④对内后侧骨块相对完整者，患肢牵引后外展、内旋，使骨折块之间相互嵌插咬紧，在牵引下维持复位，逐渐内收。⑤内后侧骨块粉碎严重，在患肢轻度内收时，尽量使骨折内翻角最小，插入主钉后再逐渐外展患肢，在外展位打入螺旋刀片和远端交锁螺钉。

2. 向后成角移位的纠正　　受重力作用，仰卧位时骨折断端自然下沉，使骨折向后成角。向后成角常被忽视或根本没有被认识到。只看对位、不重视对线是复位中最容易犯的错误。躯体水平位透视下，股骨头颈相对股骨干有12°～15°的前倾角；下肢外旋，前倾角增大；下肢内旋，前倾角变小甚至是负值。手术过程中该角度不是一成不变的，要根据患肢所处的位置来判断股骨头颈的前倾和后倾水平。绝大部分股骨转子间骨折复位后下肢处于轻度内旋位，侧位X线片上股骨头颈和股骨干中轴线呈170°～180°，即向后成角0°～20°；若股骨颈和股骨干向后成角过大，常表明骨折断端对位不佳有成角畸形，则必须纠正，可采取以下方法：①松开牵引，使骨块松弛后再次牵拉复位以纠正向后成角；②通过后方支撑纠正向后成角；③通过骨钩或骨膜剥离器经主钉进钉切口撬拨抬起骨折断端复位。通过这些措施多能纠正向后成角移位，向后成角纠正后正位X线片上骨折块的重叠、内翻也随之得到纠正。

3. 旋转移位的纠正　　股骨转子间骨折后患肢出现外旋、短缩畸形，通常情况下通过牵引、内旋即可纠正外旋移位，但不能过分内旋，以免发生向后成角畸形。有些骨折类型可能需要在中立位、轻度外旋甚至极度外旋下才能纠正移位，术中可根据透视进行调整。

4. 矢状面骨折移位的纠正　　即在侧位透视下头颈骨块与股骨端呈上下错位关系，侧位透视头颈骨块位于股骨近端上方（前侧）或下方（后侧）均有发生。当头颈骨块位于股骨近端前方时，其骨块的前侧和内侧皮质通常较长，一般不累及小转子且骨折线位于小转子上方，以及部分股骨颈基底部下方的股骨转子间骨折。反之，当头颈骨块位于股骨近端后方时，股骨近端通常连着较多皮质，甚至连着小转子。

当头颈骨块位于股骨近端前方时，此类骨折的特点是：股骨大转子往往位于骨折远端，使得骨折近端缺少臀中肌外旋控制，股骨头后倒，骨折近端向前方移位，而骨折远端在重力作用下向后方移位。因小转子是髂腰肌附着点，其主要作用是屈曲和外旋髋关节，而当骨折线位于小转子以远时，髂腰肌牵拉导致股骨近端向内向下移位更加明显；反之，当骨折线位于小转子以上时，股骨远端的近侧上方皮质往往向内向下移位明显，而头颈骨块则向后上方移位。因此，此种类型骨折在术中侧位透视中往往表现为骨折端明显的矢状位方向分离移位，并能看到骨折近端锐利的骨折端。因为主要骨折线位于冠状位，股骨颈内加压螺钉或螺旋刀片往往经过骨折线。因此，股骨转子间冠状位骨折在矢状位和冠状位均极不稳定，闭合复位十分困难。

此类骨折手法复位时可在放松牵引状态下按压头颈骨块并牵引抬高肢体远端使之复位；在下肢持续牵引时，也可以抬高牵引床足部固定杆的高度（抬高患肢），以远端凑近端的方式促使骨折对位。如果畸形仍难以纠正，则可借助工具辅助复位。①松弛牵引外展患肢，使骨折前方断端分离张口，在股骨近端切口内（用来插入髓内主钉），置入大的直角钳或骨钩，以抬高的皮质边缘为支撑，用直角钳的远端水平部分或骨钩的钩子撬拨股骨近端骨质，助手接着内旋患肢，借助工具的支撑即可复位。②在髋近端外侧开口置入髓内主钉后，连同髓内主钉－股骨干－近端导向架一起抬高，同时向股骨头内打入导针；或者适当扩大髋外侧打入头颈钉的皮肤切口，扣及抬高的骨皮质后，用宽的骨膜剥离器或金手指等其他工具按压头颈骨块使之复位，再打入导针，必要时可打入克氏针临时固定。此外，根据患者的年龄、身体情况综合考虑复位质量，如果患者高龄，一般身体情况差，只要头颈骨块的轴线和股骨干基本一致即可，前方皮质即便适度抬高也可以接受，以便及早完成手术，减少手术及麻醉的时间；如果患者年轻，则尽量解剖复位，必要时可考虑适当切开。

5. 特殊（横形）骨折移位的纠正　　临床上可以见到经过股骨小转子的横形股骨转子间骨折，看似简单的两部分骨折，复位却相当困难。由于股骨小转子被分为两半，骨折近端受到髂腰肌的牵拉，呈屈曲、外旋移位；骨折远端呈外旋、向上移位，骨折端之间相互交锁，不能在骨科牵引床上通过手法操作获得满意复位。对于此种类型骨折，开始就必须采用撬拨复位，由助手维持复位，然后进钉、扩髓，这样可以获得较为理想的手术效果。

四、器械辅助复位技术

　　股骨转子间骨折均应在仔细分析术前影像（包括X线片、3D-CT）、麻醉下的正侧位透视之后，在消毒铺巾前尝试闭合手法复位。如果2～3次仍不成功，应果断进行术中器械辅助复位。临床上约10%的股骨转子间骨折，通过术前闭合手法复位的方法，难以达到满意的骨折复位质量，这部分患者需要在手术中切开、有限切开或经皮插入操作器械，帮助骨折复位。

（一）手法难以复位的骨折类型及原因分析

　　从骨折分类的角度看，不稳定型股骨转子间骨折可能由于下列原因而难以手法复位：①头颈骨块与股骨干之间由于错位而交锁于髓腔，相互卡住（图6-9）；②头颈骨块与股骨干之间由于其他骨块（尤其小转子骨块）的阻挡而难以复位；③过度分离（肌肉的牵拉）（图6-10）；④韧带束缚（髂股韧带）；⑤太过粉碎（四部分骨折、五部分骨折）；⑥旋转移位（头颈骨块）；⑦骨干下沉（重力作用）等。A3型骨折属于高位的转子下骨折，手法复位均比较困难，术中也容易丢失（图6-11）。需特别注意的是稳定型骨折中的A1.3型（两部分骨折），由于小转子与头颈骨块连接在一起，髂腰肌的收缩导致头颈骨块屈曲外旋，下方的骨折尖齿向前方翘起，手法复位仅能操纵骨干一侧，往往难以达到满意的复位质量（图6-12）。

　　2014年，Sharma等总结了顺向股骨转子间骨折（31A1/2型）难以手法复位的四种类型，包括：①头颈骨块交锁于股骨干下方；②小转子中部骨折，分别连于近侧和远侧，每一部分的小转子上均有部分髂腰肌止点，小转子的近侧部分与头颈骨块一起屈曲移位，骨块卡在两部分髂腰肌腱之间；③细长的头颈骨块尖齿嵌顿于股骨干的髓腔之中；④骨折更加粉碎，头颈骨块与股骨干之间没有软组织铰链，头颈骨块由于髂腰肌的作用屈曲前移，而股骨干由于重力的作用向后错位，两者在侧位透视上前后分离。2017年，佟大可、

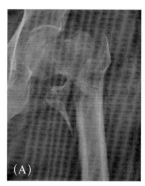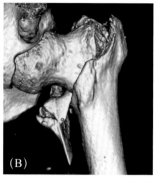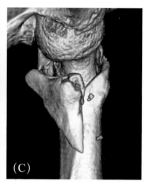

图6-9　手法难复位一，头颈骨块尖齿嵌顿于股骨干的髓腔之中，内翻位交锁
A. X线片；B. 三维重建（前面观）；C. 三维重建（内面观）

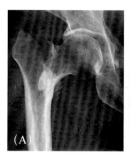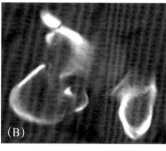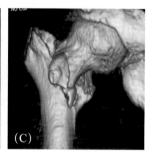

图6-10　手法难复位二，头颈骨块向前移位，交锁于股骨干髓腔（髂腰肌牵拉）
A. X线片；B. CT二维横断重建；C. 三维重建（前面观）

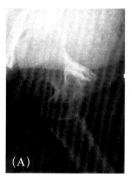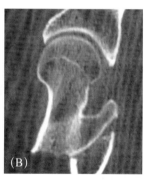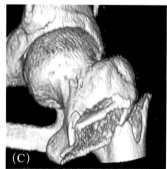

图6-11　手法难复位三
A3型骨折，头颈骨块完全错位于前方，断面与股骨干没有接触
A. X线片；B. CT二维矢状面重建；C. 三维重建（前面观）

图6-12　手法难复位四
A1.3型的两部分骨折，头颈骨块向后移位，交锁于股骨干髓腔
A. X线片；B. 三维重建（前面观）

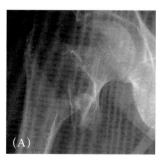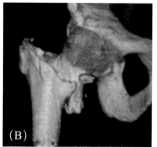

纪方等将手法难以复位的股骨转子间骨折分为5个类型：冠状面问题、矢状面问题、兼有冠状面与矢状面问题、与小转子骨块有关的问题、与大转子骨块有关的问题。2022年经重新归纳整理，他们再次将难复性股骨转子间骨折分为两大类：一是交锁嵌顿型，按位置又分为矢状位交锁、大转子交锁、小转子交锁；二是分离移位型，按严重程度又分为：矢状位分离、冠状位分离、旋转分离、完全分离。

（二）辅助复位的途径

对于难复型骨折，在闭合复位不理想时，尽早采取辅助的复位手段，对骨折端有限切开，既能减少多次复位带来的延迟愈合和二次损伤，还可以缩减手术时间。

经过闭合手法复位后，侧位透视发现前侧皮质为负性关系（负性对位，头颈骨块的前侧皮质位于股骨干前侧皮质的后方，髓腔内型），则可采取的方法包括：①经大转子近侧髓内钉插入的切口，通过骨钩撬拨旋转复位；②从大转子远侧螺旋刀片打入的切口，插入器械（骨钩、剥离子、组织剪）进行钩拉、旋转、撬拨、抬起、下压等；③从大腿前方另作皮肤戳口，插入操纵杆（如斯氏针）进行撬拨。

需要强调的是，采用辅助复位技术时，必须放松牵引，使软组织处于松弛状态，解除相关软组织韧带的束缚，才能轻松改变骨折块的位置，取得复位的成功。

采用器械进行复位之后，建议采用2～3枚直径2.0 mm克氏针进行临时固定。太细的克氏针容易弯曲，导针骨折再移位。临时克氏针应该偏前打入股骨头，横向或斜向均可。

（三）术中辅助复位技术

股骨转子间骨折的复位，强调的主要是头颈骨块与股骨干之间的对线对位关系。其他骨块的复位只是有利于骨折的愈合，对稳定性的帮助不大。闭合手法复位是操纵股骨干，通过牵拉、屈伸、内收外展、内旋外旋、上顶下压等措施，使远侧股骨干与近侧的头颈骨块相互对合。器械辅助复位，往往是通过操纵近侧的头颈骨块，先将其从异常卡住的位置松解、解放出来（如髓腔内），再通过正常的远侧股骨干操作，获得两者之间的复位，或施加顶压钩拉力量，将其从过度移位处回复至正常位置，与股骨干对接。

我们将头颈骨块与股骨干之间的位置关系，分别按照正侧位（冠状面、矢状面）分为正性、中性、负性三种。①正性对位：指头颈骨块的内侧皮质位于股骨干内侧皮质的内上方（正位），头颈骨块的前侧皮质位于股骨干前侧皮质的前方（侧位），正性对位亦称髓腔外型；②中性对位：头颈骨块的前侧（内侧）皮质与股骨干的前侧（内侧）皮质平齐；③负性对位：头颈骨块的内侧皮质位于股骨干内侧皮质的外侧（正位），头颈骨块的前侧皮质位于股骨干前侧皮质的后方（侧位），负性对位又称髓腔内型。

通过头颈骨块与股骨干之间的影像学表现（正侧位双平面影像），可以分析其相互之间的位置关系和畸形原因，指导采取相应的辅助复位技术。目前对正位图像的认识较多，但对侧位图像的认识和重视程度往往不够（图6-13）。如果透视发现前侧皮质为负性关系（负性对位，头颈骨块的前侧皮质位于股骨干前侧皮质的后方，髓腔内型），则应继续纠正。

1. 杠杆撬拨技术　　用克氏针或斯氏针经前方插入骨折端，利用杠杆技术，撬拨移位骨折块来恢复股骨力线（图6-14）。适用于骨折未累及小转子且股骨近端外侧皮质粉碎，股骨头、颈明显向后移位（尤其在冠状位）的患者。此时可先在骨折近端打入多枚克氏针或斯氏针，松解骨块之间的交锁，然后在透视下辅助复位。某些特殊类型骨折，需要在外展患肢下进行复位，复位满意后也可以利用克氏针进行临时固定（图6-15），待内收患肢插入髓内主钉和头颈钉后予以拔除。

2. 顶压复位技术　当近端的头颈骨块向前移位、成角，远端的股骨干向后错位，可使用较宽阔的Hoffmann拉钩、骨膜剥离器或"金手指"等工具经皮或者经小切口，在透视引导下，沿颈干角方向触及骨折端，下压或撬拨头颈骨块（图6-16），抬起骨折远端帮助复位，复位后再使用髓内钉固定。当有软组织嵌插时，对嵌插在骨折端的软组织予以清除，以纠正骨折端向前成角。

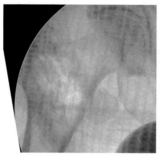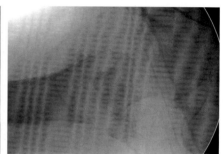

图6-13 手法复位后透视，正位片显示骨折复位良好，侧位片显示头颈骨块向后错位（下沉），需要纠正

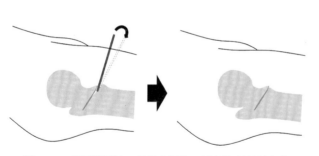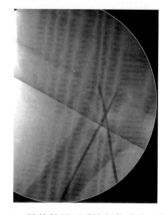

图6-14 采用斯氏针，经前方插入，进行杠杆撬拨复位

图6-15 肢体外展下手法复位成功，打入克氏针临时固定，再内收下肢，进行插钉操作

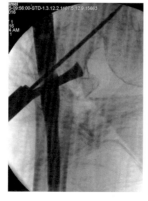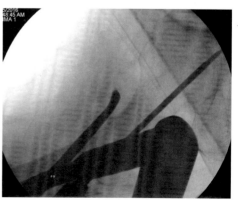

图6-16 骨膜剥离器向下按压头颈骨块，维持前方皮质的平齐，向股骨头打入导针

3. 钳夹复位技术　　对未累及小转子的股骨逆转子间骨折或股骨转子下骨折，骨折线呈短斜行，此时使用复位钳、巾钳或骨盆复位钳钳夹移位骨块可帮助复位，复位后再使用髓内钉固定（图6-17）。美国学者Afsari（2009）介绍了小切口钳夹复位技术。韩国学者Yoon等（2014）也介绍小切口钳夹复位手术技巧，对于螺旋骨折具有良好的复位效果。然而，由于股骨干直径粗大，从外侧做切口置入的复位钳也比较困难，容易对股骨近端造成损伤，增加术中出血。采用可组合式的复位钳，即两个钳夹分别从前后方进入后，再组合成复位钳，以此避免使用大切口，减少医源性损伤。

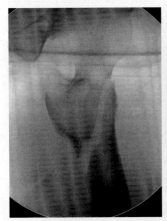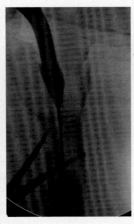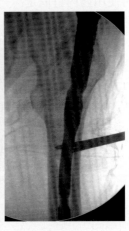

图6-17　对反斜的A3型骨折，采用复位钳进行复位和临时固定，整个操作过程中都用复位钳维持，直到主钉和头颈钉固定完毕

4. 旋转撬拨复位技术　　对于部分前后方错位或冠状位移位的难复性股骨转子间骨折，采取杠杆支点撬拨复位技术，结合患肢的牵引旋转调整，可以取得满意的复位效果。杠杆支点撬拨复位技术有两种方法，主要根据骨折线的位置，可经大转子近侧的髓内钉插入切口进行操作，也可经大转子远侧打入头颈钉的切口进行操作。经髓内主钉切口的操作一般采用骨钩或直角钳，将骨钩的尖端插入骨折端，通过手部的扭转进行撬拨复位。韩国学者Kim（2014）介绍骨钩撬拨复位技术，取得良好疗效（图6-18）。①若头颈骨块向内、向前错位，首先适当放松牵引并外旋患肢，使得骨折断端的前方张开一个口子，从主钉入口插入骨钩，骨钩的弧面抵住头颈骨块的前方皮质，骨钩的尖端勾住外侧的股骨干皮质，以此为扭力杠杆的支点，向内扭转骨钩，使骨钩尖端抬起股骨干皮质，最后内旋患肢使前方皮质对齐，骨折断面的开口闭合，畸形获得纠正。②若头颈骨块向内后方移位，同样外旋患肢，使骨折端前方张口，从主钉入口插入骨钩后，尖端钩住头颈骨块的前侧皮质，向外扭转骨钩，使骨钩尖端抬起头颈骨块皮质，最后内旋股骨干使前侧皮质对齐，闭合开口间隙（图6-19）。③也可经大转子远侧打入头颈螺钉的切口进行复位操作，插入骨膜剥离子、组织剪等，以股骨干的前方皮质为杠杆支点进行撬拨，在头颈骨块撬拨抬高的同时内旋患肢，可获得前方皮质的满意对位。

完成复位后，骨折端即处于自然的松弛状态，骨折复位往往能够获得自然的维持。也可经皮钻入一枚克氏针用于临时固定，需注意克氏针不能影响后续的髓内钉插入和打入头颈螺钉。也可在助手通过复位器械在按压、顶起的状态下，快速插入髓内钉。

在插钉过程中出现的骨折再移位或复位丢失（图6-20），通过骨钩旋转撬拨技术，也

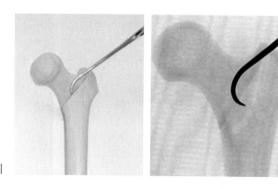

图6-18 骨钩旋转撬拨复位的模型示意图

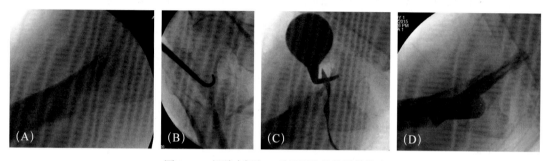

(A) (B) (C) (D)

图6-19 经髓内钉入口采用骨钩旋转撬拨技术

A. 术中侧位透视显示头颈骨块前方皮质错位明显，嵌插在髓腔内；B、C. 正侧位透视影像，插入骨钩，进行撬拨复位；D. 术中置入内植物后的侧位透视，显示头颈骨块复位良好

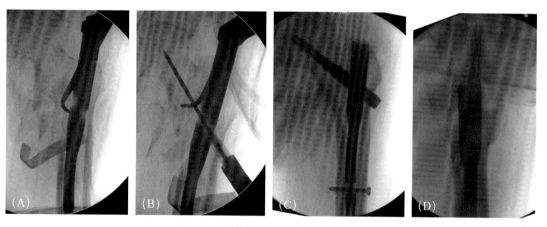

(A) (B) (C) (D)

图6-20 插入髓内钉后，骨折复位丢失

A. 放松牵引，通过髓内钉将股骨干向外侧牵拉，松解骨块间的嵌插交锁，经髓内钉入口插入直角钳进行旋转撬拨复位；B. 复位满意后，向股骨头打入导针；C. 术毕正位透视；D. 术毕侧位透视

可获得良好的再次复位。

　　有时头颈骨块后陷于股骨干的髓腔中，两者骨性嵌入紧密、交锁牢固，从前方无法把器械插入，无法实施撬拨复位（图6-21）。此时可先做大转子近侧的入钉点切口，用尖锥从上方插入髓腔，利用尖锥的内部将其解锁之后，再从螺旋刀片打入切口进行复位、穿针临时固定。

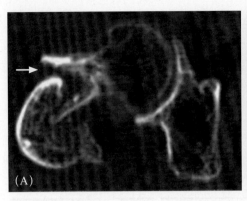
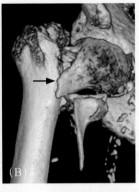

图6-21 头颈骨块与股骨干发生皮质相嵌、骨性交锁，需使用器械从上方插入进行髓腔内解锁

A.CT横断面显示头颈骨块的前后皮质与股骨干前方皮质相互嵌入、交锁；B.三维重建影像显示三层皮质呈叉状卡住

五、股骨转子间骨折复位质量的判断标准

良好的骨折复位可提高内固定术后的整体固定强度，负重应力分布在内固定物和骨骼之间。骨折复位不佳，术后强度完全依赖内固定的机械强度，则容易发生一系列的器械并发症，如螺钉从股骨头切出、术后断钉、骨折再移位及骨折不愈合等。

骨折的复位包括对线和对位两方面。许多学者提出过股骨转子间骨折的复位质量标准。在判断骨折的对线方面，均采用Garden指数，基本没有差异；但在判断骨折的对位方面，则各有不同，差异较大。

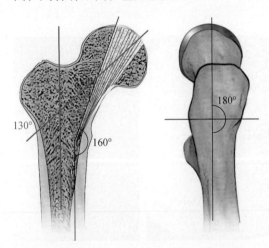

图6-22 股骨转子间骨折复位质量的对线判断

1. 对线的判断 判断转子间骨折对线，也采用股骨颈骨折的Garden指数（图6-22）：正位片股骨头颈内侧骨小梁中央轴线与股骨干内侧皮质呈160°夹角；侧位片股骨头的中央轴与股骨颈的中央轴位于一直线，呈180°。正位片亦可用股骨头轴线与股骨干轴线的夹角判断，应为130°～140°。正位大转子顶点与股骨头中心成一个平面，也是术中快速判断颈干角的有效方法。解剖复位虽然令人满意，但对粉碎性骨折和伴有骨质疏松时，轻度外翻复位（10°之内）将使骨折更加稳定。

英国Parker在2020年的《成人骨折》（第9版）中指出：①股骨转子间骨折的内翻复位，是永远不能接受的；②在无移位的转子间骨折，解剖复位是可接受的；③在有移位的转子间骨折，外翻复位是必须的。在正位，骨折必须复位到解剖位置，或者更理想的轻度外翻位置。外翻复位（外展复位）可能在内侧皮质产生轻度过牵而形成一个间隙，不必担心这个间隙，它在骨折滑动塌陷后，很快就会消失。大量的临床实践已经证明，在外翻复位下，内植物切出的危险最小，肢体短缩也更少。而内翻复位属于力学不稳定复位，拉力螺钉不得不打入股骨头的上部，头颈骨块将进一步倾斜而加大内翻，致使拉力螺钉从股骨头切出。即使骨折在内翻位愈合，也将给患者遗留一个缩短的肢体，丧失骨盆的力学平衡机制。

　　转子间骨折在头髓钉术后获得嵌压坐实的二次稳定过程中，颈干角总会伴有2°～3°的减小。原因包括：①拉力螺钉（或螺旋刀片）在髓内钉斜孔中的内翻微动；②主钉在股骨干髓腔内的冠状面摆动；③拉力螺钉在股骨头内的向上迁移；④术中透视时肢体旋转的影响，旋转将使颈干角显得略大一些。因此，为了防止畸形的发生（严格地讲，比正常减少5°即属于内翻），颈干角轻度外翻复位（比正常多出5°～10°）是至关重要的。

　　骨折复位的正位颈干角与内侧皮质对位，是相辅相成、互为影响的，两者殊途同归，有异曲同工之妙。颈干角的外翻复位，大多数伴随着内侧皮质的正性支撑（即外翻＋正性），也有少部分伴随着内侧皮质的中性对位（外翻＋中性）。颈干角的解剖复位，在内侧皮质的三种对位状态均有分布，而内翻复位多伴随着内侧皮质的负性对位和中性对位。

　　2. 对位的判断　　判断转子间骨块的对位，常采用的标准是一个皮质的厚度，即4～5 mm。对位在一个皮质的厚度之内为好，超出一个皮质的厚度则为差。

　　（1）Sernbo等于1988年提出优良复位的标准：①正位，解剖复位或轻度外翻成角；②侧位：向前或向后成角≤20°；任何方向骨块之间的分离＜5 mm。

　　（2）Baumgaertner等于1995年提出标准（表6-2），临床广泛采用：①对线，正位正常或轻度外翻、侧位成角＜20°；②对位，任何骨折块之间移位＜4 mm。好：同时符合上述对线和对位的2项标准；可接受：符合上述其中1项；差：上述2项均不符合。

表6-2　Baumgaertner（1995）股骨转子间骨折复位质量标准

复位质量	对线：Garden指数	对 位
好	正位：正常或略外翻 侧位：成角＜20°	任何骨块间的错位＜4 mm
可接受	仅符合①或②的一项	
差	①和②均不符合	

　　（3）Fogagnolo等于2004年提出标准：①对线，正位上颈干角恢复正常或轻度外翻、侧位上成角＜20°；②对位，主要骨块在正、侧位X线片上对合部分＞80%、短缩＜5 mm。同时符合上述2项标准为好，仅符合1项标准为可，2项标准都不符合为差。

　　（4）张氏骨折复位质量标准：股骨转子间骨折的现代治疗，强调闭合微创，无须对骨折准确地解剖复位。目前的内固定器械均无法常规固定小转子，也不再强调对小转子骨块的复位固定（按Baumgaertner标准，如果小转子没有复位，则仅能达到"可接受"的标准）。以前学者们提出的头颈骨块与股骨干骨块之间的皮质对位标准只强调了相互之间的错位不超出一个皮质厚度（4～5 mm），但并没有提出皮质错位的方向问题。张世民等（2014中文，2015英文）首次提出了前内侧皮质支撑复位（anteromedial cortex support reduction）的概念，提出了前内侧皮质的3种位置关系（正性、中性、负性）（表6-3，图6-23），特别强调前内侧皮质经过滑动后的相互砥着和二次稳定，提出了转子间骨折新的复位质量标准（表6-4）。

六、选择合适的大转子入钉点

　　一个合理的入钉点往往决定一个理想的头髓钉位置。对于大部分头髓钉而言，由于大

表6-3 前内侧皮质的对位关系

前内侧皮质	描 述
正性支撑 (positive support)	内侧皮质：正位透视上，头颈骨块的内侧皮质位于股骨干内侧皮质的内上方，即上方头颈骨块的内侧皮质遮盖在下方股骨干内侧皮质之上（上包下）。头颈骨块经有限的滑动之后，其内侧皮质与股骨干内侧皮质相互接触、砥着
	前侧皮质：侧位透视上，头颈骨块的前侧皮质位于股骨干前侧皮质的前方
中性支撑 (neutral support)	内侧皮质：正位透视上，头颈骨块与股骨干二者的内侧皮质在透视上获得完全对位，但由于透视影像的分辨力不强，1～2 mm皮质错位并不能反映出来；在骨折端吸收后，部分中性支撑有可能转变为负性支撑而导致头颈骨块过度退缩
	前侧皮质：侧位透视上，头颈骨块的前侧皮质与股骨干前侧皮质平滑连续
负性支撑 (negative support, no support)	内侧皮质：正位透视上，上方头颈骨块的内侧皮质位于下方股骨干内侧皮质的外上方（下包上），股骨干内侧皮质对头颈骨块没有支撑作用。负性支撑实际上是头颈骨块失去了股骨干的皮质支撑，属骨折的不稳定复位
	前侧皮质：侧位透视上，头颈骨块的前侧皮质位于股骨干前侧皮质的后方

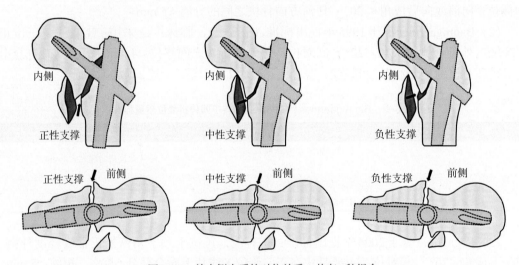

图6-23 前内侧皮质的对位关系，共有9种组合

表6-4 股骨转子间骨折的复位质量标准（张世民，2015）

Garden 对线	正位	颈干角正常或略外展	1
	侧位	<20°	1
前内侧皮质对位	正位	内侧皮质：正性或中性支撑	1
	侧位	前侧皮质：平齐	1
复位等级	优：4分 可接受：3分 差：≤2分		

部分股骨近端髓内钉为短钉，并且髋关节前后位下主钉存在一定外展角（PFNA的主钉外展角为6°，PFNA-Ⅱ的主钉外展角为5°），故正位透视下，理想的入钉点通常位于大转子的尖部或稍微偏外一些，而髋关节侧位透视下位于股骨干中轴线与股骨外侧壁边缘连线交汇点（图6-24）。

然而，由于臀部的肌肉脂肪肥厚、手术铺巾占位、躯干向健侧弯曲困难、下肢不能内收等原因，致使手术医生的操作轴线与股骨髓腔轴线之间有一向外的成角，即站立于侧方的医生操作轴线反映在股骨近端的扩髓上，将形成一偏外的骨洞轨迹。而且，大转子顶的尖部最高点往往不是理想的入钉点，因为该位置往往偏离于股骨颈侧位中轴线，导致导针容易从后方穿出。大转子顶点常受骨折线累及碎裂，本身骨质也更为稀疏。如果从大转子顶点插入导针，扩髓形成的骨洞通道在医生操作轨迹的影响下将自然偏向外侧。髓内钉从偏外的骨洞通道插入，一是对外侧壁造成挤压撞击，容易导致外侧壁的骨折破裂；二是将股骨干向外侧挤压撑开，使骨干与头颈骨块的间隙撑大，接触面积减少，即所谓的"撑开效应"。

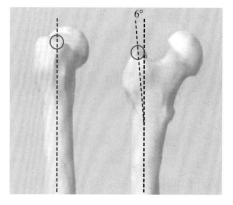

图6-24　大转子入钉点：通常正位透视下位于大转子的尖部或稍微偏外一些，髋关节侧位透视下位于股骨干中轴线与股骨外侧壁边缘连线交汇点

　　头髓钉是治疗原发性外侧壁破裂的转子间骨折（AO/OTA-31A3型）的好方法，但如果发生术中医源性的外侧壁破裂〔全转子区骨折（pantrochanteric fracture）〕，髓内钉的固定强度将大打折扣。因此，在正位透视下可将入钉点从"大转子顶点"向内移至"大转子顶点内侧壁"（约5mm）（图6-25）。此处很少受到骨折线损坏，容易扪摸定位，而且扩髓的骨洞通道与髓内钉的外偏角适合性更好，外侧壁不受挤压；偏内扩髓也能磨除头颈骨块外上缘的高耸骨峰，减轻髓内钉的撑开效应和髓内钉对头颈骨块的内翻挤压。

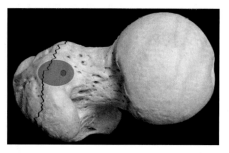

图6-25　入钉点的调整：在正位透视下可将入钉点从"大转子顶点"，向内移至"大转子顶点内侧壁"（约5mm），可降低术中医源性外侧壁破裂

　　Farhang（2014）等进行了一项股骨解剖学研究，结合股骨的解剖形态，以确定转子间骨折的最佳入钉点。作者共收测量了374例股骨标本，结果发现股骨大转子顶点较股骨中轴线前移约4.6mm（中立位），5.1mm（解剖位），较中轴线外偏约7.1mm（解剖位），6.4mm（中立位）。该研究提示，在置入股骨髓内钉时，选择大转子尖端作为入钉点时，并不能确保髓内钉在股骨内中立位，而选择在股骨大转子尖端后方5mm处开口，可以在置入髓内钉时抵消股骨大转子尖端偏倚而造成的髓内钉置入误差，确保髓内钉在矢状位上位于股骨髓腔的中间。Anastopoulos（2010）等通过计算机辅助的方法确定髓内钉的入针点，他们通过对22具股骨标本进行CT扫描、建模后测量了股骨髓腔轴线出口于大转子的位置，测量结果显示，髓腔轴线出口于股骨颈中轴线后方（3.5±1.5）mm处。作为组合装置，髓内钉主钉入钉点偏后，则头颈钉入钉点也应偏后。然而，亚洲人与西方人种存在体格差异，亚洲人的股骨具有更大的前弓，偏后入钉容易造成主钉与股骨的撞击，故中前1/3交界处作为入钉点更加合理。Chon等（2017）采用108个韩国人股骨标本，经1mm层厚CT扫描后建立3D股骨及髓腔模型，再将PFNA-Ⅱ以最佳适配性模拟植入股骨髓腔，观察髓内钉在近端与大转子结构的重叠位置，即反向观测其最佳的入钉点位置。结果发现，理想的入钉点位于大转子顶点内侧平均

2.38 mm（标准差3.53 mm）。

此外，术前需要考虑大转子是否存在骨折，骨折后受到臀中肌的牵拉大转子通常在侧位向后侧移位，故更不能简单地以大转子顶点作为参考点（图6-26）。实际操作时，可以选择股骨近端最前方皮质矢状面后移约5 mm处作为入钉点。大转子前方皮质中前部的斜坡通常是骨折容易累及的部位，如果术前CT提示该处骨折，术中扪及骨折断端的裂隙即可作为入钉点。

由于医生站在侧方操作有一偏外的弧形轨迹，直型的导针插入后很容易从内侧穿出（骨折分离的小转子处），有损伤内侧血管的危险（图6-27）。解决方法包括：①采用向外侧开口的尖锥；②在导针入点的近侧，用手指或器械（如骨膜剥离子）将导针向内推顶，使其在入钉点的局部维持与髓腔一致的轴线；③将导针尖端的1 cm弯成柔和的10°～20°角，插入时保持成角的尖端指向外侧，对医生偏外的操作轨迹有部分抵消作用，导针容易进入股骨干髓腔，防止从内侧空虚处穿出。

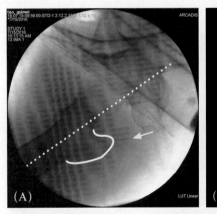
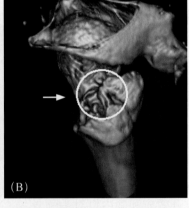

图6-26 入钉点的调整
A. 术前侧位透视，大转子骨折后受臀中肌牵拉向后方移位；B. 术前CT，大转子前部的斜坡处皮质骨折，术中扪及骨折断端的裂隙即可作为入钉点

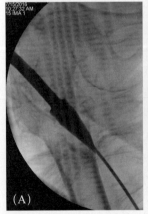
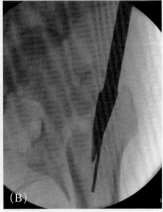
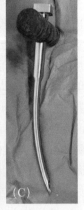

图6-27 医生的侧方操作轨迹
A. 医生站在侧方操作有一偏外的弧形轨迹，使用内侧开口的尖锥，导针容易向内侧穿出；B. 使用外侧开口的尖锥，起到弥补作用，导针容易进入股骨干髓腔；C. 外侧开口的尖锥

七、术中骨折再移位与预防

复位满意的骨折只有术中维持稳定并直至内固定置入后才能获得良好效果。因为术中的操作、内植物的放置与安装等都会导致骨折复位的丢失和再次错位，尤其在主钉插入髓腔后更易出现复位丢失。

1. **术中骨折再移位的原因及处理** 　　导致骨折术中再移位有以下原因：①骨折不稳定，插入髓内主钉时动作过于猛烈粗暴，患者髓腔过细、体型肥胖等，导致主钉插入困难，术中需要反复使用大力才能插到理想位置，甚至需要用榔头敲击。②老年患者骨质疏松、股骨大转子粉碎及股骨颈基底部皮质坚硬，在扩髓过程中扩孔钻头自然偏向股骨大转子一侧，造成股骨颈基底部坚硬的骨皮质无法去除。主钉插入股骨髓腔后受到近端坚硬骨皮质的阻挡，主钉自然向外移位，推挤股骨大转子，同时骨折远端受到肌肉的牵拉，再次出现外旋移位而发生复位丢失（近折端下移，远折端上移）。严重者出现骨折线分离移位，股骨大转子外侧壁磨破。③矢状面不稳定的骨折，尽管闭合复位骨折端，但由于骨折本身极不稳定（比如髂腰肌牵拉），受到主钉插入等外界因素干扰，则容易出现再移位。

纠正复位丢失是手术过程中非常重要的一个环节。复位丢失可采用的纠正方法：①单纯内旋患肢，对于轻度复位丢失者，不用拔出主钉，将患肢再进一步内旋，通常即能纠正移位；②外侧阻挡再次扩髓，对于产生撑开效应、股骨大转子相对完整的骨折，必须拔出主钉，在钉道的外侧壁插入金属器物（如甲状腺拉钩）再次扩髓，由于金属强度高于骨皮质，因此可以磨掉内侧壁骨皮质。③拔出主钉+修整内侧壁+内旋患肢：对于产生撑开效应、股骨大转子疏松、粉碎的骨折，必须将主钉拔出，用骨刀和咬骨钳去除股骨颈上端基底部坚硬的骨皮质。充分修整内侧壁，然后辅以骨钩牵拉，再内旋患肢，重新插入主钉。对于肥胖患者，由于部位较深、操作较困难，可能会明显增加手术时间和术中出血量。④矢状面不稳定的骨折再移位，单纯旋转患肢难以复位，必要时有限切开，在器械辅助下再次复位，必要时可先拔出主钉。

2. **术中骨折再移位的预防** 　　对于术中复位再丢失，虽然通过不断努力，采用各种措施，最终能够纠正移位，但手术时间、出血量增加却是不争的事实，加重了患者的创伤和痛苦。出现问题再纠正毕竟是下策，预防才是上策。骨折再移位的本质属于头颈骨块的旋转移位，故术中维持头颈骨块的稳定尤为重要。

为避免了术中骨折复位丢失，可考虑采取以下措施：①术前仔细阅读X线片，对累及股骨颈基底部的骨折高度警惕；②在扩髓的同时对股骨大转子外侧壁给予支撑，顶住股骨大转子，施加压力，以使扩孔钻头充分磨掉股骨颈上端基底部的骨皮质，避免主钉插入后发生复位丢失，造成骨折再移位；③插入髓内主钉时，动作尽量轻柔，不使用暴力；④不稳定的骨折，比如矢状面的移位性骨折，复位满意后可以考虑克氏针临时固定，预留出插髓内主钉的空间，即避免骨折再移位，又不影响手术的进行；⑤对那些手法复位没有成功、经过微创插入器械操作才复位满意的患者，有必要在插钉前予以经皮克氏针临时固定，防止插钉操作中再次移位；⑥所用的克氏针不能太细太软，直径一般要2 mm或以上，偏前经前皮质打入，以免妨碍髓内钉的进入。可一枚斜向打入股骨头，另一枚横向打入股骨颈（经转子间线的前外结节）。

八、准确打入股骨头导针的定位技术

对于不稳定型股骨转子间骨折，C臂机透视下的闭合复位短型头髓钉（short cephalomedullary nail）固定已为治疗的主流。在正位透视确认头髓钉的插入深度之后，即主钉斜孔中点的延长线经过股骨头中点（意味着拉力螺钉或螺旋刀片位于正位的中央）或略偏下（位于正位的中下 1/3 交界），如何在侧位一次性将导针准确地打入股骨头中央，是提高固定质量、获得满意尖顶距、减少并发症的关键。Nishiura（2009）和 Brandon（2013）分别介绍的操作方法，利用标准股骨颈侧位透视技术，将股骨头颈、髓内主钉、体外导向器三者轴心重叠在一条直线，显著提高了在股骨头正中一次性置入导针的准确率。

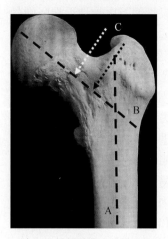

图6-28　获取股骨头颈的全长
　　　　侧位影像

当射线C与患肢长轴A呈40°夹
角时，射线基本垂直于股骨颈的
长轴B投射

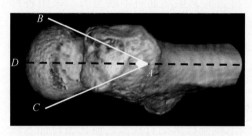

图6-29　在标准的股骨颈侧位，从股骨干轴线与
股骨头两侧切线的夹角大小一致，∠BAD=∠CAD

1. 标准股骨颈侧位的定义　　由于颈干角的关系（130°），当C臂机球管的射线与患肢呈40°夹角时，射线基本垂直于股骨颈的长轴投射，此时所拍摄的髋关节侧位，即能显示股骨头颈的全长侧位影像（图6-28）。

由于股骨颈前倾角的存在，通常的躯干水平位透视（即 Lauenstein 位）难以准确定位导针的位置，看似的中心并不真正代表股骨头的真正中心。通过冠状面旋转C形臂10°～30°来抵消股骨颈前倾角，获得股骨颈长轴与股骨干的长轴重合时的投射位置，即标准的股骨颈侧位。标准股骨颈侧位不受股骨颈前倾的影响，能真正反映内固定在股骨头的位置。当股骨头颈 - 股骨干轴线一致时，从股骨干轴线向股骨头两侧所做的切线，其夹角 ∠BAD 与 ∠CAD 大小一致（图6-29）。

2. 一次性准确打入导针的操作方法　　插入头髓钉后，通过正位透视，观察头髓钉近端斜孔向股骨头的延长线，确定其插入的深度：我们倾向于将螺旋刀片放置在股骨头的正中，将拉力螺钉放置在股骨头的中下 1/3 交界。主钉插入深度满意后，安装体外导向器手柄（瞄准器）。此时将C臂机置于侧位，在"股骨头颈 - 股骨干、头髓钉主钉、体外导向器"三者轴线重叠在一条直线时，一次性打入头颈骨块导针，即可保证导针在侧位上位于股骨头正中。具体操作方法如下（图6-30）。

（1）在侧位透视时，适度抬高C臂机接收器，使之与水平面呈10°～15°夹角，或向对侧倾斜手术床，目的是消除股骨颈前倾角的影响，使股骨头颈与股骨干在侧位影像上成一直线，即获得标准的股骨颈侧位影像。

（2）已经插入股骨髓腔的头髓钉，此时也与股骨头颈 - 股骨干的轴线一致。

（3）观察体外导向器手柄在标准侧位片上的位置，如果偏前位于主钉上方，则向后转动；如果偏后位于主钉下方，则向前转动。

（4）在"股骨头颈 - 股骨干、头髓钉主钉、体外导向器"三者轴线重叠在一条直线时，维持导向器不动，打入头颈骨块导针。

（5）正位透视，确定拉力螺钉（或螺旋刀片）长度后，打入头颈骨块固定螺钉（螺旋刀片）。

3. 术中透视定位的技巧与注意事项　　当C臂机处于标准股骨颈侧位，通过调整导向器的角度，使之与C臂机的投射线处于同一平面，即可确定导针的进针点位于股骨颈和

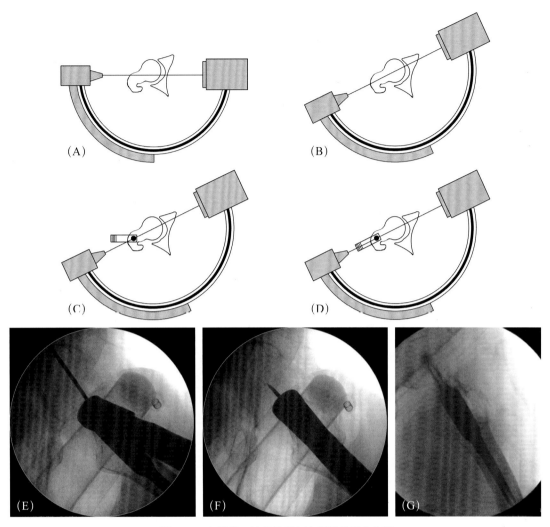

图6-30　在侧位一次性准确打入导针的操作步骤

A.传统的髋关节侧位透视，股骨颈与股骨干形成前倾角；B.标准股骨颈侧位透视，股骨颈与股骨干轴线一致；C.标准股骨颈侧位透视下，体外导向器与透视线（股骨干）形成一个夹角，导针难以进入股骨头中心位置；D.标准股骨颈侧位透视下，当体外导向器与透视线（股骨干）一致，即可确定导针的准确位置；E.Lauenstein位透视下，导向器与髓内钉主钉形成一个夹角，导针方向难以准确定位；F.标准股骨颈侧位透视下，当导向器投影与股骨颈干一致，即可确定导针的方向；G.真正的侧位透视

股骨头的中间位置。通常情况下1～2次进针即可到达股骨头理想的位置，如果导针的进针点于股骨近端偏前或偏后，可以在侧位透视时根据导向器的投影，适当调整导针的进针方向。熟练本技术后，导向器即使未能够完全与股骨颈干重叠，也可以根据导向器的投影调整进针角度，多数情况下可以一针到达股骨头理想的位置。

术前将C臂机主体置于两腿之间的合适位置，通过冠状面滑动C形即可透视髋关节正侧位。C臂机垂直90°透视髋关节正位时，由于不向股骨颈打入导针而仅凭套筒和髓内钉主钉螺旋刀片孔道的位置判断导针的方向和在股骨头的位置，存在一定的偏差。常见的情形为导针在股骨头的位置高于主钉孔道中心延长线的估测位置。因此如果我们通常根据螺旋刀片孔道上缘的延长线作为参考线，而不是孔道中心延长线；或者当中心延长线位于股骨头理想位置时，再适当将主钉往下敲5 mm左右，导针的实际位置可能相对比较满意。

总之，应用PFNA等头髓钉治疗股骨转子间骨折时，利用标准股骨颈侧位有助于术中准确定位导针在股骨头的位置，从而减少手术时间，降低患者和医务人员曝光量。

九、控制打入股骨头内植物的位置

1. 评价方法　　将头颈骨块内植物安放在股骨头里的理想位置，是获得内固定稳定、提高手术质量、预防失败并发症的关键因素。评价内植物（拉力螺钉、螺旋刀片）在股骨头内的位置有以下三种方法。

（1）九宫格法：由1959年Cleveland提出，将股骨头的正侧位分为三等分，纪录拉力螺钉的钉尖在正位片的"上中下"和侧位片位置"前中后"，标记在一张九宫格图纸上（图6-31）。该方法属于描述钉尖位置的定性研究。

（2）比值法：由1992年Parker提出，在正位片上，经股骨头中心点画出头颈轴线的垂线，该垂线与股骨头下皮质相交点（A）、内固定中轴相交点（B）、上皮质相交点（C），测量并计算AB/AC的比值。同样方法测量侧位片的比值（图6-32）。该方法属于半定量研究，但不能判断钉尖打入的深度。

（3）尖顶距法：由1995年Baumgaertner等提出，在术后即刻正、侧位X线片上，测量拉力螺钉尖至股骨头-颈中轴线与股骨头关节面交界顶点的距离之和，以毫米为单位并校正放大系数（图6-33）。该方法为定量描述，一个数值反映了内植物的位置和打入深度，即是否居于正中和深度是否足够。尖顶距（TAD）<25 mm时，股骨头内植物很少切出。术中在打入拉力螺钉之前，可用定位导针来估计尖顶距的大小。测量导针尖与股骨头顶点的距离，再与导针的螺纹长度（10 mm）相比，为1～1.5倍，正侧位尖顶距均在10～15 mm，总体应该不超过25 mm。经过训练的医生，术中用肉眼目测，基本就能够控制尖顶距的范围

股距尖顶距法（Cal-TAD），由2012年Kuzyk等提出，在正位片对尖顶距的测量上做了修正，侧位片与传统尖顶距完全相同。在正位片上首先画出股骨头颈中轴线，再沿下方的股骨距，做一条与头颈中轴线的平行线作为基准线，与股骨头软骨下皮质相交（B点）。测量螺钉尖端与该点的距离，即为正位片股距尖顶距。股距尖顶距解释了内植物安放在中下1/3（此时尖顶距数值增加）但仍然把持力强、很少切出的现象。

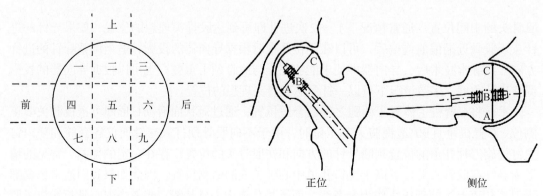

图6-31　描述钉尖位置的九宫格法　　　　图6-32　计算拉力螺钉位置的Parker比值法

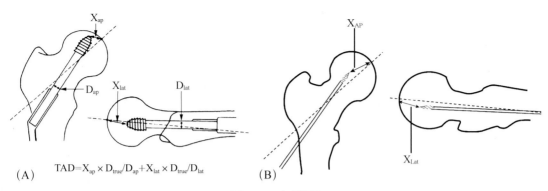

$$TAD=X_{ap} \times D_{true}/D_{ap}+X_{lat} \times D_{true}/D_{lat}$$

图6-33 尖顶距法

A. 尖顶距的测量与计算；B. 术中用导针预测的方法

2. 最佳位置的选择与争论　　拉力螺钉与螺旋刀片的性状不同，其在股骨头内的最佳位置可能不同（表6-5，表6-6）。另外，股骨头的受力都是来自上方（站起之后的立

表6-5　拉力螺钉在股骨头内位置的对比

	位于股骨头正中（正位片）	位于股骨头中下1/3（正位片）
优点	1. 接受尖顶距理念 2. 拉力螺钉沿半球的直径，可以打入最深、骨小梁最密集部位，把持力最强 3. 无论站立位（股骨头上方受力）还是下蹲位（股骨头前方受力），拉力螺钉均位于负荷的中心轴线上，股骨头无旋转扭力 4. 拉力螺钉轴向与头颈骨块轴向一致，滑动中无偏差	1. 接受股距尖顶距理念 2. 拉力螺钉在负载的情况下，容易向上方切割位移，而将其放置在中下1/3，在上方留出了足够的距离，有部分切割迁移也不至于发生切出而失败 3. 如连接于髓内钉，则其尾部也相应地下移，钉尾不至于突出太多 4. 如连接于侧板系统，则上方空间充足，打入防旋螺钉比较容易，布局良好
缺点	1. 拉力螺钉如连接于侧板系统，则上方空间有限，打入防旋螺钉比较困难，布局不佳 2. 拉力螺钉如连接于髓内钉，则其钉尾可能突出较多，这在身材娇小的亚洲女性更为明显	1. 拉力螺钉并非打入最深 2. 拉力螺钉轴向与头颈骨块轴向不一致，滑动中出现偏差 3. 站立位（股骨头上方受力）拉力螺钉为中心受力，下蹲位（股骨头前方受力）则是偏心受力，有可能导致股骨头旋转或拉力螺钉从前方切割

表6-6　螺旋刀片在股骨头内位置的对比

	位于股骨头正中（正位片）	位于股骨头中下1/3（正位片）
优点	1. 接受尖顶距理念 2. 螺旋刀片沿半球的直径，可以打入最深、骨小梁最密集部位，把持力最强 3. 螺旋刀片在负载的情况下，容易沿轴线向内侧切割迁移，而将其放置在正中，则在内侧留出了足够的距离，有部分切割迁移也不至于发生穿透而失败 4. 无论站立位（股骨头上方受力）还是下蹲位（股骨头前方受力），拉力螺钉均位于负荷的中心轴线上，股骨头无旋转扭力 5. 螺旋刀片与头颈骨块轴线一致	1. 接受股距尖顶距理念 2. 如连接于髓内钉，则其尾部也相应地下移，钉尾不至于突出太多 3. 如连接于侧板系统，也无须在股骨头内再打入防旋螺钉
缺点	1. 螺旋刀片本身具有内锁机制，锁紧后具有防旋转功能，不必再在股骨头内打入防旋螺钉 2. 螺旋刀片如连接于髓内钉，则其钉尾可能突出较多，这在身材娇小的亚洲女性更为明显	1. 螺旋刀片并非打入最深 2. 螺旋刀片与头颈骨块轴线不一致 3. 站立位（股骨头上方受力）螺旋刀片为中心受力，下蹲位（股骨头前方受力）则是偏心受力，有可能导致股骨头旋转或螺旋刀片从前方切割

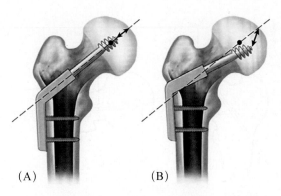

图6-34 器械颈干角对拉力螺钉位置的影响

A. 正中，轴线一致；B. 中下，轴线不一致

位）与前方（站起的过程中）的压力，内植物的切割方向也是向上向前，因此，故意将其偏下偏后放置，也是有理论依据的。不同器械的颈干角对拉力螺钉位置也有影响（图6-34）。目前使用的侧板系统颈干角大多在135°，而头髓钉系统颈干角大多在130°（InterTAN为125°）。

3. 内植物的长度 头颈内植物（拉力螺钉或螺旋刀片）的长度，必须精确判断，否则对尖顶距也会有影响。正常的长度是：既在钉尖获得良好的尖顶距，又使其尾部少许露出于股骨外侧皮质（露出长度不超过大转子外缘的平行线），保留其滑动功能，不能太短而陷落在髓腔内阻碍滑动，也不能太长、突出过多刺激阔筋膜。

有的内植物可通过露出在股骨外侧皮质的尾部长度来调节（如传统螺旋刀片、拉力螺钉等），但露出过多或陷落在髓腔内均属不佳；有的内植物必须按照要求打入到位（如一体化螺旋刀片，需以其上方的沟槽接纳内锁螺钉），测量螺旋刀片的长度更需要准确。

十、打入远侧交锁螺钉

远侧交锁螺钉是头髓钉系统的3个主要部件之一。目前的髓内钉系统均推荐常规打入远侧交锁螺钉。远侧交锁螺钉主要作用包括：①维持股骨长度，防止骨块下沉；②控制股骨干旋转；③分担主钉应力负荷；④增加"股骨-髓内钉复合体"的整体扭矩刚度。

尤其对不稳定型股骨转子间骨折，由于骨折端粉碎、间隙增大，头颈骨块经二次滑动、嵌紧坐实后，股骨短缩明显；头颈螺钉（螺旋刀片）穿过薄弱的股骨外侧皮质，对股骨干旋转控制力有限；骨折端皮质对位不充分，早期负荷主要由头髓钉承担，要求内固定物整体有更高的失效荷载强度。因此，治疗这类不稳定型的三、四部分骨折，必须使用远侧交锁螺钉。

短型头髓钉均推荐一枚交锁螺钉，可安放在静态或动态位。插到股骨髁的全长型头髓钉均推荐两枚交锁螺钉，一枚安放在静态位，另一枚安放在动态位（约有5 mm的潜在滑动距离）。

1. 短型头髓钉的远侧交锁螺钉 在体外导向器下植入，因距离短，髓内钉在体内变形小，一次性植入准确性较高（图6-35）；但交锁螺钉是在股骨干上打入，螺钉处有应力集中现象，易出现经过交锁螺钉孔的二次骨折。

在放松足部踏板牵引时，将其细调旋杆轻柔放松3～4圈即可，不要过度放松，以防止骨折断端的过多移动、错位。在体外导向器套筒的引导下，先用电钻在股骨干上钻孔，注意电钻不可穿透内侧皮质太多，防止损伤走行于内侧的股部血管（股深动脉分支）。测量（估计）螺钉长度后，顺导向器套筒，拧入交锁螺钉。该交锁螺钉类似一个螺栓，应该横跨在股骨内外侧皮质上，钉尖露出不超过5 mm，钉尾靠近外侧皮质即可，不可拧入过紧（图6-36）。拧入过紧将压迫损害外侧皮质，降低局部股骨干的强度，增加该处发生二次骨折的风险。

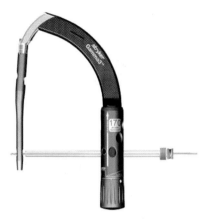

图6-35　远侧交锁螺钉的导向架
（Gamma-3型股骨近端髓内钉）

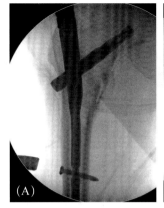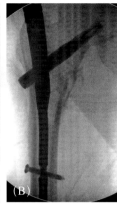

图6-36　远侧交锁螺钉类似于一个横栓，选用时应较测量的长度略
长5 mm

A. 因为骨质疏松，远侧交锁螺钉很容易拧入，太深则使内侧钉尖露出太
长，外侧钉尾压迫股骨外侧皮质，损害周围皮质骨强度；B. 需将螺钉后退

确定远侧交锁螺钉的长度，一般可采用以下三种方法。

（1）股骨宽度的解剖学资料：老年人股骨中段骨干的冠状面直径（内外侧皮质间距离），一般为30 ～ 34 mm。打入的交锁螺钉需略长一些，因此所需的螺钉长度多为34 ～ 38 mm，女性略小些，以34 ～ 36 mm为多；男性略大些，以36 ～ 38 mm为多。

（2）采用测深尺测量：这是比较准确的方法，但一些因素可能干扰测量结果，比如测深尺有时难以钩住远侧皮质，测深尺的弯曲尖端钩住软组织条索，在取出电钻插入测深尺的过程中，"眼—手记忆hand-eye memory"容易丢失，测深尺方向插入不准。

（3）利用术中透视影像进行计算：髓内钉远段的直径是已知的真实数据（多数是10 mm，少数9 mm、11 mm），在正位透视影像上，利用该已知髓内钉的直径与其影像测量的直径数据作比值换算，作为放大比例尺，用尺子测量透视屏幕上的股骨影像直径，再换算成真实的股骨直径（图6-37）。

股骨内外侧皮质直径D＝（远段髓内钉的真实直径d÷测得的髓内钉影像直径d'）× 测得的股骨影像直径D'。实际使用的交锁螺钉长度应再加上5 mm。

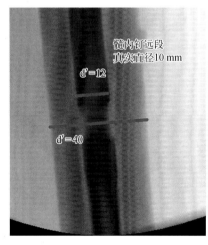

图6-37　远端交锁螺钉的长度计算

本例：（10÷12）×40＝33，再加上5 mm，选用的远侧交锁螺钉长度为38 mm

2. 长型头髓钉的远侧交锁螺钉　　远侧交锁螺钉因置入距离长，由于髓内钉变形和体外导向器的偏差，一次性置入准确性显著下降，有时需徒手操作，延长了手术时间，增加麻醉时间，对于有多项内科合并症的老年患者尤其不利。此外，目前置钉过程大多需X线多次透视确认，患者及术者均接受了更多电离辐射。

既往有报道采用徒手置钉技术，但具体操作因各厂家产品不同而有所不同，并且与术者个人经验有关，学习曲线长，可重复性较低。其实，髓内钉的长度是不会改变的，改变的是其在股骨髓腔中的前后距离。目前的解决方法包括：①采用高度调节器，通过透视技

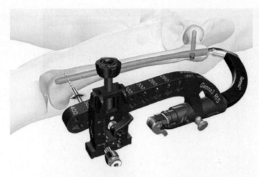

图6-38 长型Gamma钉的远侧瞄准器

术确认准确的高度，即可一次性准确打入交锁螺钉（图6-38）。②电磁导航置钉技术，有置入准确、快速和无须X线透视等优点，应用前景良好，但价格较昂贵，并且容易受金属物品的干扰。③有些器械公司在长钉的远端交锁导向架上，装有前后方向的定位杆，首先通过前方的钻孔，将定位杆插入抵住髓内钉，将其挤向髓腔的后壁，再进行远侧交锁螺钉的打入，也能很大程度提高交锁的准确性。

十一、内固定术后的稳定性评估

1980年，Kaufer提出转子间骨折经内固定之后，整体稳定性由下列五个因素决定：骨折类型（稳定型、不稳定型）、骨骼质量（骨质疏松程度）、骨折复位质量、内固定选择（髓内、髓外）、内固定安放位置（在股骨头内位置，尖顶距）。其中，骨折复位质量是影响内固定治疗效果的最重要前提因素。对股骨转子间骨折而言，骨折复位质量的优劣往往决定了后续的内固定质量（内固定位置），甚至最终的治疗结果。骨折复位不够，将有可能导致一系列的后续并发症，从打入股骨头内的拉力螺钉位置不正确，到内固定系统的力学稳定性失败。

Lee等（2013）提出了一个头髓钉内固定术后骨折稳定性的评分表，共3类7个指标（表6-7）。他们发现，如果术后即刻影像评分在6分及以上，骨折的稳定性复位基本可以获得维持，直至愈合。

表6-7 股骨转子间骨折髓内钉术后稳定性的影像学判断（Lee，2013）

参　　　　　数		记　分
解剖复位（4分）	后内侧皮质有接触	2
	成角≤5°	1
	没有过牵（至少一个皮质没有轴向间隙）	1
内固定技术（3分）	尖顶距≤5 mm	1
	入钉点，在大转子尖或其内侧	1
	拉力螺钉尖在（正中或偏下，在Cleveland九宫格5、6、8、9区）	1
骨折类型（1分）	稳定型骨折（Kyle分类Ⅰ型、Ⅱ型）	1
总分：8分。如果术后即刻影像评分超过5分，则骨折内固定后是稳定的		

张世民认为，不论原始骨折是稳定型或不稳定型，骨折复位质量是第一位重要的（包括对线和对位），第二位是内固定安放位置（尖顶距或股距尖顶距），内固定选择（髓内或髓外）和术后外侧壁的状况（是否骨折）也有影响（图6-39）。

张世民等2015年提出一个新的术后稳定性判断标准（表6-8），共8分，包括复位质量（4分）、内固定技术（2分）、内固定选择（髓内钉，1分），术后外侧壁完整（1分）。

术后达到6分及以上者，稳定性均属优良。

2022年，Huang等总结了采用股骨头内单钉系统治疗的77例骨折（其中螺旋刀片22例，拉力螺钉55例），平均随访10.5个月，15例出现内固定失败（其中切出6例，内翻即将切出8例，切入1例，平均发生时间为术后2.8个月），提出了一个预测早期内固定失败的定量评分系统，共8个指标（表6-9）。

2022年，印度医生Pradeep等提出髓内钉术后固定的稳定性评分方法，共5个项目，总分10分（表6-10）。这5个项目全部为内固定技术方面，尤其对内侧皮质和前侧皮质的对位关系，赋分高达6分，可见作者特别强调前内侧皮质的正性支撑，并且认为正性关系（3分）优于中性关系（2分）。

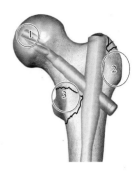

图6-39　评估骨折内固定术后稳定性的主要因素

1. 尖顶距；2. 外侧壁的完整性；3. 前内侧皮质对位情况

表6-8　股骨转子间骨折术后稳定性判断标准（Chang，2015）

参　数		说　　明		计　分
复位质量	Garden 刘线	正位	颈干角正常或略外展	1
		侧位	180°，成角<20°	1
	前内侧皮质对位	正位	内侧皮质：正性或中性支撑	1
		侧位	前侧皮质：平齐	1
内固定技术	拉力螺钉（螺旋刀片）位置	正位	尖顶距或股距尖顶距符合要求	1
		侧位	正中，或Parker比例40%～60%	1
内固定选择	采用头髓钉	中轴固定		1
术后外侧壁	外侧壁完整			1
总分：8分，≥6分为好				

表6-9　转子间骨折术后定量评分系统（Huang，2022）

参　数	描　　述	计　分
骨骼质量	非骨质疏松、或年龄<85岁	1
骨折类型	Evan-Jensen分类Ⅰ型、Ⅱ型（稳定型）	1
骨折复位质量	正位，内外两侧皮质有接触，横向错位<一个皮质厚度	1
	侧位，前后两侧皮质有接触，横向错位<一个皮质厚度	1
	正位，内侧皮质非负性支撑	1
	正位，120°<颈干角<140°	1
内固定安放位置	尖顶距<25 mm，股距尖顶距<25 mm	1
	拉力螺钉钉尖位置，Cleveland九宫格5区、8区	1
总分：8分，≥5分为好，内固定失败少		

表6-10　印度Pradeep等提出的髓内钉术后固定的稳定性评分（2022）

项　目	说　　明	得　分
正位：皮质支撑	正性	3
	中性	2
	负性	1
侧位：皮质支撑	正性	3
	中性	2
	负性	1
尖顶距	≤25 mm	2
	>25 mm	1

（续表）

项　目	说　明	得　分
髓内钉入钉点	在大转子顶点内侧	1
	在大转子顶点或外侧	0
钉尖在股骨头内位置	位于5，6，8，9区	1
	位于其他区域	0
总分：最高10分，≥7分为可接受，术后稳定性良好		

十二、术后处理

良好的术后管理是对手术效果的有效补充，加速患者康复。

对于合并较多内科疾病的老年患者，术后转入外科加强监护室（surgical intensive care unit，SICU）进行综合处理，定时复查血常规、血生化、血气等检查，评估患者术后基本情况。次日，若患者病情稳定，生命体征良好，即可转入普通病房，进入下一步康复流程。

对于身体状况较好的老年患者，术后直接返回普通病房进行治疗。麻醉反应过后，嘱患者适量饮水，补充血容量。当日在有效镇痛情况下，即鼓励患者进行深呼吸和咳嗽，以扩张肺部，用手牵拉床头吊环练习坐起，锻炼心肺功能。

术后继续使用预防性抗生素（一般均为第2代头孢菌素，头孢呋辛）1次，24小时内停用抗生素。

术后第1天开始，每日皮下注射低分子量肝素钠4 000 U，同时嘱主动或被动活动足踝关节或在空气脉动靴帮助下，促进小腿静脉回流，防止深静脉血栓形成。

闭合头髓钉手术常规不放置引流管。对于特殊情况放置伤口引流的患者，观察引流量，若小于50 mL则拔除伤口引流管，否则延长至48小时内拔除。监测血常规、电解质和其他代谢指标。对血红蛋白低于8.0 g/dL且有症状的患者，输注红细胞悬液，应用药物促进造血功能恢复。

术后第2天，对于引流管尚未拔除者，进行伤口换药同时拔除伤口引流管。对留置导尿管患者进行导尿管夹闭锻炼并及时拔除，降低尿路感染风险。

行假体置换术患者，嘱其进行"直腿抬高"训练，恢复下肢肌力，至术后第3天在家属及医生帮助下开始下床活动。行髋部骨折内固定的患者，鼓励患者在床上进行活动。复查X线片，对复位内固定牢靠者，在术后1周左右，如患者全身情况允许且本人能够耐受，鼓励其在搀扶下使用框架平衡器下地站立，绝对防止跌倒。对复位和内固定质量不够稳定者（如外侧壁骨折、内侧皮质负性支撑），则延长患者的卧床制动时间，直至X线片显示骨折端有骨痂愈合。

十三、做好头髓钉手术的十个技巧

2009年，美国Haidukewych提出了提高股骨转子间骨折治疗效果的10个技巧（表6-11）。国内张世民等在2012年总结了做好PFNA-Ⅱ手术的10项要点（表6-12）。

2021年，印度医生Shivashankar和Keshkar提出了在股骨转子间骨折做好髓内钉手术的10项推荐（表6-13）。

表6-11　美国Haidukewych转子间骨折内固定的10个技巧（2009）

	术中技巧	解释说明
1	用好尖顶距	拉力螺钉的位置，正中且深
2	没有外侧壁，不用DHS	指外侧壁横贯性骨折，即A3型
3	分辨出不稳定的骨折类型，并使用髓内钉固定	反斜骨折，经转子骨折，带有较大后内侧骨块的骨折，延伸至转子下的骨折
4	注意股骨干的前弓	年龄大，髓腔直径大，股骨前弓大
5	从大转子尖略内侧插钉	因偏外操作轨迹，会逐渐向外扩大
6	骨折复位前禁止扩髓	经皮器械复位
7	注意插钉轨迹，不要用榔头敲击髓内钉	垂直骨干轴线，轻按插入
8	避免近侧骨块内翻，用好大转子顶点与股骨头中心的关系	恢复正常的颈干角，或略外展
9	对轴向或旋转不稳定的骨折使用远侧交锁螺钉	A3型兼具轴向与旋转不稳定
10	避免过牵	尤其A3型和转子下骨折

表6-12　做好PFNA-Ⅱ的10个手术技巧（张世民，2012）

	技　巧	说　明
1	体位摆放	为医生提供操作空间，抵消偏外的插钉操作轨迹
2	骨折复位	插钉操作的前提和基础，强调前内侧皮质对位
3	入钉点内移至大转子顶点内侧壁	磨除头颈骨块外缘的高耸骨嵴，减轻对头颈骨块的内翻挤压和对股骨干的撑开效应，偏外扩髓的骨洞通道与髓内钉的5°偏角适合，减轻对外侧壁的撞击
4	导针尖端弯曲成角	抵消偏外的插钉轨迹，顺利插入髓腔，防止向内穿出损伤血管
5	扩髓开口	手部顶压保护，防止外侧壁骨折和撑开效应
6	手工旋转插入，轻敲定位	防止造成外侧壁、股骨干等术中骨折
7	螺旋刀片位置	不必过深，TAD在20～25 mm，防止向内切入、穿透
8	股骨前弓与钉尖撞击	带弧度的长型髓内钉 带前弓弧度的短钉 更短的直型髓内钉，有生物力学问题
9	注意钉尾突出高度	采用正位Cal-TAD理念，螺旋刀片置于股骨头的中下部
10	身材矮小的老年肥胖女性	多种潜在困难和危险的叠加，准备髓外侧板系统

表6-13　印度医生Shivashankar和Keshkar对头髓钉的10项推荐（2021）

	技术推荐	解释说明
1	获得良好的前方复位，并使用两枚K针维持	将前侧皮质对齐，经皮紧靠股骨前方打入2枚克氏针。
2	获得良好的内侧复位（内侧阳性皮质支撑复位）	（1）对线：比健侧肢体至多多出5°的外翻复位； （2）对位：使用经皮器械将股骨颈向内侧推出、再少量减轻足部牵引，使头颈骨块的尖齿居于股骨干皮质的内侧并与之重叠几个毫米，可以保证其尖齿不会再滑回股骨干髓腔之内
3	偏内入钉点	主钉进钉点必须在髓腔的轴线上，即大转子顶点内侧
4	偏下打入头颈螺钉	（1）头颈螺钉平行于股骨距，在主钉斜孔上容易滑动，很少导致阻塞； （2）防止导针飘移，先用三棱钻头在股骨外侧皮质上钻孔，而不是用长导针直接钻孔。
5	头颈螺钉尽力打到软骨下，获得小的Cal-TAD	推荐以头颈螺钉延长线与关节面的交点，作为测量正位股距尖顶距的方法
6	术中主动加压骨折端	放松牵引后，在手术床上尽量收紧、缩小骨折间隙，获得直接的接触砥住。术后在骨折愈合过程中，几乎不再发生滑动、塌陷。
7	拉力螺钉尾部露出股骨外侧皮质	在股骨外侧皮质至少露出3～5 mm，不会阻碍滑动退出
8	主钉的钉尾略突出	钉尾要突出于头颈骨块外侧皮质的高度，防止埋在松质骨中，导致主钉向内移动。可通过不同高度的尾帽予以调整
9	采用远端动力交锁	手术的当天就动力化，将远侧交锁螺钉打在动力位
10	选用优秀厂家的优质产品	避免与金属质量和内固定强度有关的并发症

2022年，我们参考文献资料并结合自己的体会，再次总结出做好头髓钉手术的10条技术推荐（表6-14）。

表6-14 做好头髓钉手术的10条技术推荐（张世民，2022）

	技术推荐	解释说明
1	辨别出难复位类型	• 过于粉碎的4部分、5部分骨折 • A3型骨折 • 与小转子有关的交锁、嵌顿 • 头颈骨块尖齿后陷，骨性交锁于髓腔 • 头颈骨块尖齿前翘，软组织交锁于关节囊髂股韧带
2	获得优秀的骨折复位	• 对线：颈干角正常或略外展，推荐略外展 • 对位：前内下角皮质对位，阳性或中性，推荐内侧阳性，前侧非负性 • 临时克氏针固定，防止术中丢失：①使用器械复位的不稳定骨折，②囊内型容易后陷
3	偏内开口，防止楔形撑开畸形	• 磨除股骨颈外上方坚硬皮质 • 防止头颈骨块内翻
4	髓内钉的选用	• 徒手插入粗的髓内钉（多数为远侧直径10 mm），充满髓腔 • 在老年人选用螺旋刀片 • 推荐长度20 cm左右的头髓钉，少用超短型（17 cm） • 选用带前弓的短型髓内钉
5	正位偏下打入头颈螺钉	• 采用TAD • 推荐正位采用Cal-TAD的理念
6	术中收紧，缩小间隙，加压骨折端	• 头颈骨块沿拉力螺钉方向加压 • 获得头颈骨块与股骨干皮质的直接接触砥住（前内下角），术中一次稳定
7	内锁螺钉的使用	• 防止在髓内钉斜孔中的旋转，保留头颈骨块的滑动退缩和嵌压功能 • 获得术后二次稳定
8	远侧交锁螺钉的使用	• 应常规使用 • 打入前放松牵引 • 推荐交锁在动态位
9	髓内钉的摆动	• 矢状面、冠状面，尤其矢状面摆动 • 避免使用过短的髓内钉（17 cm），尤其在宽大髓腔、累及小转子下后内侧皮质的冠状面骨折、A3型骨折
10	术后稳定性评估	• 骨折复位质量 • 内固定安放位置

十四、操作细节与失误分析

外科领域的一个普遍共识是，较差的手术效果通常均伴随着手术操作偏离了最佳标准而发生。也就是说，手术效果不理想往往都与操作技术未达标或操作失误有关。如何高效、准确地培训医生，使每个医生的手术操作都能达到优秀或临床可接受的标准，避免出现差的情况，是医学继续教育面临的迫切问题。

由于股骨转子间骨折的患者和手术数量均呈爆发性增长，参与手术的医生也数量巨大，手术技术参差不齐，治疗效果也相差较大。"细节决定成败"。通过目标分解的量化分析法，为头髓钉手术的每个步骤，找出关键的细节，建立标准的操作规范和目标要求，是解决这一问题的有效方法。

目标分解量化方法，首先需明确几个概念：①标准技术操作（standard procedure），是为了达到手术目标而采取的最佳操作，作为技术规范推荐给行业内的从业人员。标准手术操作通常参考下列途径确定，即专业学会的技术推荐、器械厂家的操作指南、已经发表的专业文献资料。如果某个操作步骤没有上述公认的共识材料，则取决于专家自己的经验和智慧。②操作失误（error），是指手术操作的技术动作偏离了最佳标准（optimal），导致该操作的准确性和有效性下降，或存在潜在的不安全风险。③严重操作失误或称前哨操作失误（sentinel error），是指极有可能对手术效果造成负面影响或造成医源性损害的操作错误，严重地偏离了最佳手术标准。虽然一个严重的技术失误并不一定导致差的治疗效果，但手术医生必须严格予以避免。

为了对股骨转子间骨折（31A2）的闭合复位插头髓钉手术质量进行精确的标准化评价，Kojima等（2018）代表AO学会，组织全世界18个国家的32位高年资创伤骨科医生，通过讨论协商的方法，确立了头髓钉手术的标准技术操作，将手术过程分解细化为15个操作阶段（procedure phases）、75个操作步骤（procedure steps）、88个一般失误（errors in performance）和28个严重失误（sentinel errors of performance）（表6-15）。从列表中可以发现，可能影响手术效果的严重操作失误，多发生在：骨折复位、大转子入钉点、开口扩髓、打入头颈内植物、和最后的患者搬运阶段。

表6-15　闭合复位头髓钉手术操作的目标量化分析

操作阶段（15）	步骤节点说明	操作步骤数量（75）	一般操作失误（88）	严重操作失误（28）
1.患者准备与麻醉	从患者到达麻醉室或手术室，到麻醉完成，患者等待搬运	3	0	2
2.患者体位摆放（在牵引床上）	从医生指导患者搬运，到完成在牵引床上的摆放和固定	8	13	1
3.骨折复位	从医生开始手法复位，到影像学显示复位质量可以接受	10	6	5
4.手术部位准备	从开始消毒，到完成铺巾	2	3	0
5.切口	从扪摸表面解剖标志，到切口深筋膜	4	9	1
6.入钉点和角度	从确定大转子顶点开始，到插入的导针位置可以接受	5	9	4
7.开口扩髓	从插入软组织保护套筒，到完成开口扩髓	5	8	3
8.插钉	从髓内钉进入切口，到髓内钉完全就位	2	6	2
9.打入头颈内植物组件	从安装导向支架（在第二切口前），到股骨头内植物完全打入到位并抗旋锁定	10	16	5
10.远侧交锁	从在导向支架上安装钻头导向套筒（第三切口），到打入远侧交锁螺钉并确认位置正确	7	5	2
11.关闭近侧切口	从安装尾帽，确认深层组织，到切口关闭	6	2	0
12.关闭中间切口	从确认深层组织，到切口关闭	4	2	0
13.关闭远侧切口	从确认深层组织，到切口关闭，并包好敷料	3	4	0
14.将患者从牵引床上搬下	从手术结束患者可以搬运，到搬运至接送床上	2	0	3
15.手术质量的临床评估	从患者离开手术室前，到完成所有的75个操作步骤	4	5	0

采用手术操作目标的量化分析方法，通过手术录像和术中影像资料回放，能帮助医生对照每个操作步骤的目标、细节，找差距，查原因，有针对性地提出改进方法；能促使医生加快学习曲线，不断取得进步、更安全更有效地完成手术，以达到持续改进临床治疗效果的目的。

（胡孙君　张世民　杜守超）

第二节 股骨近端滑动型侧板内固定

1. 侧板系统的指证　　　　　　　　3. 侧板内固定的注意事项
2. 侧板内固定的手术步骤

　　滑动型侧板内固定系统以经典的滑动髋螺钉（SHS）或称动力髋螺钉（DHS）为代表，自20世纪50年代出现以来，已有近80年的临床应用历史（图6-40）。侧板系统属于偏心固定，生物力学性能不如中心固定的头髓钉系统。侧板的器械颈干角越大，侧板的偏心力矩越小。临床实践证明135°的侧板套筒颈干角最为合适（图6-41）。但安放钢板的切口显露广泛，年轻医生通过眼看手摸，能够获得直接体会，学习曲线容易，手术技术容易掌握。而且绝大多数骨折也是闭合复位，并不显露骨折端。

一、侧板系统的指证

　　经典的DHS适用于外侧壁完整的简单型股骨转子间骨折（31A1型和31A2.1型），优点是价格便宜，强度足够，对患者的生理干扰少（隐性失血）。

　　螺旋刀片型动力髋螺钉（dynamic hip blade，DHB）本身具有抗旋转能力，通过挤压骨小梁而与股骨头锚合，更适合骨质疏松的老年患者。

　　经皮加压钢板（PCCP）为双螺钉侧板系统，也具有动力性的滑动加压能力，双钉还具有抗旋转能力，其向近侧延伸的钢板，更适合外侧壁危险型的股骨转子间骨折（31A2.2型和31A2.3型）。

　　配合侧板系统使用的拉力螺钉（lag screw）和螺旋刀片（helical blade），其直径（13 mm）均较用于髓内钉者（10.5 mm）为粗（图6-42）。在侧板系统和髓内钉系统中，两

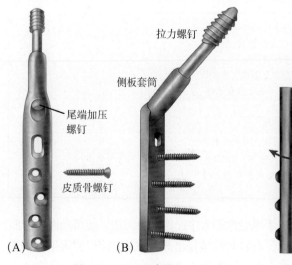

图6-40 DHS示意图

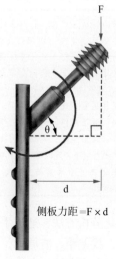

图6-41 侧板力矩与器械颈干角的关系

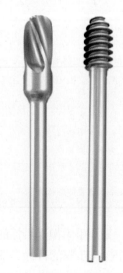

图6-42 用于侧板系统的拉力螺钉与螺旋刀片，直径13 mm

者安放头颈内植物的顺序不同，前者的操作步骤为先打入拉力螺钉（螺旋刀片），再安装侧板套筒；后者的步骤为先插入髓内钉，再在髓内钉的斜孔中打入拉力螺钉（螺旋刀片）。

二、侧板内固定的手术步骤

（1）麻醉成功后，患者平卧于骨科牵引床。垫好会阴部，健肢外展。C臂机置于两腿之间。先进行骨折的闭合手法复位，经过"外旋—牵引—外展—内旋—内收"等步骤，多数骨折能够获得满意的复位质量。C臂机正侧位透视，确认头颈骨块与骨干骨块的"对位、对线"良好，前侧皮质平齐，颈干角及前倾角恢复。用牵引床脚踏固定下肢。标记股骨大转子顶点和髂前上棘，从大转子的侧方高点（股外侧肌嵴）沿股骨轴线，向远侧画出切口线。常规消毒、铺巾，贴无菌隔离薄膜。

（2）从股骨大转子顶点纵形向下延伸3 cm，依次切开皮肤、皮下、阔筋膜张肌，将股外侧肌从其后缘剥离，向前牵拉（经肌间隙进入）或直接劈开股外侧肌肉（经肌肉进入），显露股骨外侧皮质，用骨膜剥离器适度剥离暴露股骨近段外侧。对稳定性差的骨折，可在靠近股外侧肌嵴处打入一枚克氏针（6.5 mm空心钉导针）做临时固定，兼做防旋导针（最后沿导针打入防旋螺钉）。注意该固定针的位置不能妨碍后续拉力螺钉和钢板的操作。为了判断股骨颈的前倾角，可将另一枚导针沿着股骨颈前方，插向股骨头方向，并将其轻轻地打入股骨头，作为前倾角的指示。

（3）顺股骨干轴线方向，放置合适角度的DHS导向器（常用135°），将导向导管沿指示导针指向股骨头的中心。先用2 mm钻头打开外侧皮质，然后通过DHS导向器导管打入2.5 mm带螺纹导针，与前述前倾角指示导针平行，并指向股骨头的中心。注意导针的入点随所采用钢板套筒角度的变化而变化。如果选用的角度较大，套筒角度每增加5°，进针点需向远端移动5 mm。如当导向器导管的角度为135°时，导针入钉点在小转子的中点平面，约在大转子骨嵴远侧2.5 cm，即臀大肌腱的止点平面。注意：在整个操作过程中，直径2.5 mm的螺纹导针是专门为DHS配套设计使用的。不要使用替代品（如光滑的克氏针）。如不小心拔出导针，应立即插回原处。

（4）进行影像学透视，确认导针顺着股骨颈轴线，平行于前倾角进入，直到股骨头软骨下骨。用测量尺在导针上滑动直接读出导针在骨内的长度。计算扩孔深度和拉力螺钉长度（测量数据减去10 mm），扩孔应钻到软骨板下10 mm。按测量深度，组装三联扩髓器，扩孔器的深度为每隔5 mm调节。用动力钻沿导针进行三联扩孔：为拉力螺钉扩孔（最前端），为钢板套筒扩孔（中段），为钢板套筒连接部位扩孔（最外侧斜面）。如为老年骨质疏松骨折，拉力螺钉进入股骨头不必攻丝。对于较为年轻或骨质坚硬的患者，攻丝是必要的，这将避免拧入拉力螺钉时的巨大扭力导致头颈骨块的旋转。将T形扳手与拉力螺钉装好，逐渐拧入股骨头内。拉力螺钉每旋转180°，则前进1.5 mm。

（5）透视确认拉力螺钉在股骨头内的位置（正位：正中或中下；侧位：正中）和深度（距关节面10 mm）。扳手的"T"形手柄必须在螺钉拧入的最后与股骨干轴线处于平行状态，这样，侧板的槽口才能准确地套入拉力螺钉。选用合适长度的侧方钢板，将其顺拉力螺钉的导杆送达股骨外侧皮质。用撞击头轻轻敲击钢板，使钢板与股骨近端贴服。打入4.5 mm皮质螺钉，将钢板固定在股骨干上。

（6）放松牵引床，用打入器对着钢板敲击几次，让头颈骨块沿着侧板套筒相互嵌紧。也可以通过尾钉收紧拉力螺钉，进行术中的骨折端加压。也可留待术后的肌肉收缩而获得二次滑动。注意：在骨质疏松的骨质中使用尾钉加压要特别小心，防止拉力螺钉切割股骨头的骨螺纹而松脱，失去对股骨头的把持力。透视观察股骨头处拉力螺钉的位置，确保在收紧拉力螺钉的过程中没有骨螺纹切割、拉力螺钉滑脱（螺钉尖与股骨头的距离）。如果确实出现拉力螺钉松脱，则考虑更换更大直径的拉力螺钉，或在股骨头内注入骨增强剂（骨水泥、硫酸钙、硫酸钙等）（图6-43）。

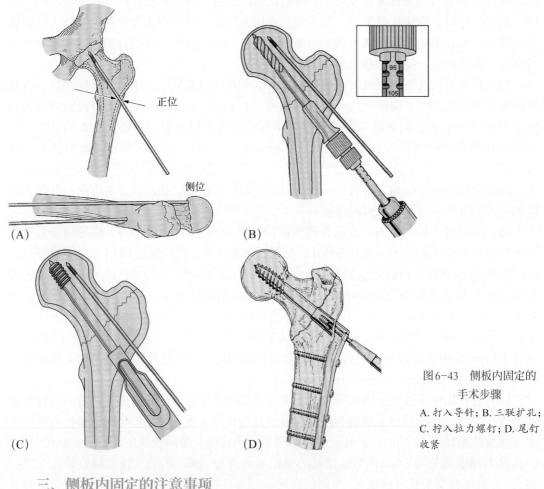

图6-43 侧板内固定的
手术步骤
A. 打入导针；B. 三联扩孔；
C. 拧入拉力螺钉；D. 尾钉
收紧

三、侧板内固定的注意事项

（1）安装侧板系统内固定，需要从股骨近端的外侧切开显露。这为术中采用器械（骨钩、剥离子等），对骨折端进行直接复位提供了机会。除了颈干角略外展外，应特别注意前侧皮质的对齐砥住，相互支撑。

（2）侧板系统的三联扩髓钻对外侧壁骨质破坏较大，将使外侧壁的骨性强度大为减弱，容易导致术中外侧壁骨折（尤其骨质疏松的外侧壁危险型），或术后头颈骨块滑动后挤压而导致外侧壁破裂。术中应常规准备大转子稳定板（trochanter stabilizing plate，TSP）（图6-44），以防不时之需。

（3）股骨头里的拉力螺钉，本身没有防旋作用，靠收紧之后头颈骨块与股骨干之间的摩擦力提供防旋转功能。因此，应常规在拉力螺钉的上方（约1 cm）安装防旋螺钉，此时，拉力螺钉往往选择打入股骨头的中下位置（图6-45）。

（4）股骨头里的螺旋刀片自身锁定后，即具有防旋功能，因此，螺旋刀片往往选择打入正中位置，亦无须再加用防旋螺钉（图6-46）。

（5）动力髁螺钉（DCS）（图6-47）具有95°的侧板套筒，早期主要用在转子下骨折的治疗中，也可以用在外侧壁损伤的转子间骨折（A3型）中。目前对这类骨折常规推荐头髓钉固定，侧板系统使用较少。

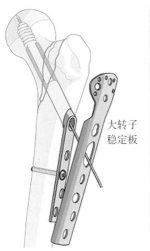

图6-44　大转子稳定板

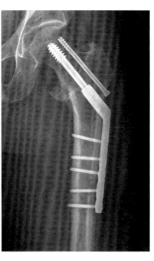

图6-45　DHS加防旋空心螺钉

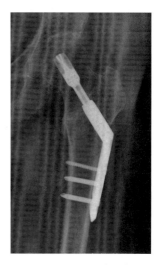

图6-46　DHB内固定

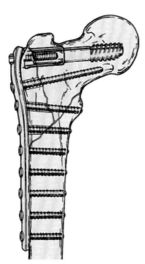

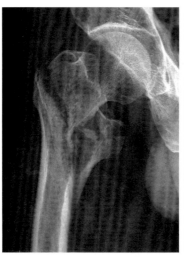

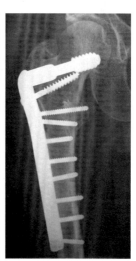

图6-47　DCS的使用

（张立智　张世民）

第三节 股骨近端锁定型侧板内固定

1. 锁定型侧板系统的指征　　　　　　3. 倒LISS的临床应用
2. 解剖型锁定加压钢板的临床应用　　4. 锁定侧板系统的注意事项

股骨近端锁定型侧板系统主要包括专门设计的股骨近端解剖型锁定加压钢板（PERI-LOC PFP）和将股骨远端微创内固定系统反向使用的倒LISS。

一、锁定型侧板系统的指征

保持头颈骨块的滑动嵌紧、获得二次稳定是股骨转子间骨折内固定的基本原则之一。锁定型侧板系统通过其近端的多枚螺钉（普通拉力螺钉和锁定螺钉）能够实现骨折块的直接复位和即时加压，对粉碎骨折有聚拢作用，维持其解剖复位，增强稳定性；但锁定钢板消除了头颈骨块的后续滑动能力，在骨折端吸收、出现间隙之后，丧失了获得滑动加压、二次嵌紧坐实、促进愈合的机会。因此锁定型侧板系统在临床应用一段时间之后，出现了大量的断板、断钉、内固定失败现象。

我们认为，锁定型侧板系统仅在头髓钉或滑动型侧板系统无法使用时才作为备选方案之一，包括：①股骨畸形，如髓腔狭小、前弓过大；②外侧壁骨折、大转子分离、全转子区骨折；③存在较大的冠状面骨折块；④转子间骨折合并股骨颈骨折或转子下骨折；⑤严重的骨质疏松；⑥翻修手术。目前，临床应用股骨近端锁定型内固定的指征很少。

二、解剖型锁定加压钢板的临床应用

1. 解剖型锁定加压钢板的特点　　股骨近端锁定板是在动力加压接骨板和有限接触动力加压接骨板的基础上，结合AO的点接触接骨板和微创稳定系统的临床优势而研发出来的一种全新的骨折内固定系统。其中Smith-Nephew公司PERI-LOC PFP（简称PFP）具有代表性。PFP设计特点：①在股骨近端拥有多达6种不同的螺钉选择，5枚螺钉支持股骨颈及头部，1枚对准股骨距。多点固定在转子区最大程度增加了植入物抵抗旋转和内翻应力的能力，另外每个孔都具备锁定和非锁定选择，利用锁定和非锁定型螺钉，PERI-LOC系统能够建立角稳定结构，能有效地对抗成角塌陷及旋转移位（图6-48），避免初期及继发复位的丢失，对正常骨质或骨质疏松的骨质均可提供足够的稳定固定，尤其在骨质疏松和粉碎性骨折中具有相当好的把持力，螺钉松动的发生率更低。其

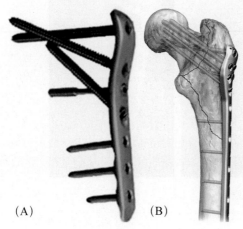

(A)　　　　　　　　(B)

图6-48 股骨近端锁定接骨板

A. 近端3枚固定螺钉；B. 近端6枚固定螺钉

治疗方法符合生物力学原理，断端对位稳定，骨膜剥离少，属于"生物学钢板"，最大限度减少对骨折局部血供的损伤，有利于骨折及切口软组织愈合，减少了其他方法所带来的并发症；同时允许早期功能锻炼，减少卧床并发症的发生。②钢板解剖型带弓形的干部使其对骨质的覆盖最大化，并向下延伸至股骨干以获得植入物的良好贴合。③通过可透射线的瞄准器进行微创操作，可减少可能产生的软组织损伤和对血供的破坏。股骨近端解剖型锁定加压钢板是解剖设计，手术中无须预弯塑形，减少手术时间，并能检验复位效果及位置，股骨颈部多钉多角度固定减少了螺钉穿出股骨头的发生率。

2. 手术方法　①在手术牵引床上手术，麻醉后先行闭合复位，如复位满意可在手术牵引床上固定，术中可不用显露骨折部，如闭合复位不佳可在术中显露骨折直视下复位。于大转子股外侧肌嵴处向远端沿股骨长轴做 5 cm 纵形切口，依次切开皮肤、皮下组织及髂胫束，将附着于股骨大转子的股外侧肌起点处纵行劈开，用两把 Hoffmann 拉钩显露转子下区域。如果此时股骨近端复位欠佳，可用点状复位钳予以直接复位，必要时延长切口。②术中力求解剖复位，因为锁定加压钢板是解剖设计，钉孔锁定固定，钢板上下前后调节范围小，解剖复位可以减少螺钉不能正确固定的骨折部分。③钢板的放置位置应稍向后，有利于近端锁定均能锁入股骨颈内，因为股骨部钢板无前倾角设计，术中 C 臂机透视可缩短手术时间及提高钢板位置放置的满意度。多轴锁定钢板在螺钉置入时具有更大的灵活性。通常近端锁 4 ～ 6 枚螺钉，远端以微创方式拧入 3 或 4 枚螺钉，要确保钢板远端方向与股骨干长轴平行。④老年骨折部位严重骨质疏松及有缺损可以用异体骨植骨，尽量不取自体骨以减少机体损伤，植骨可以促进骨折愈合及维持骨折复位。⑤术中尽可能地减少骨折周围软组织及骨膜剥离，可以增加骨折愈合及增加骨折复位维持。⑥术后鼓励患者主动及被动活动患肢，预防静脉血栓，减少肢体肿胀及卧床并发症。

3. 临床应用效果　　国内学者报道的股骨近端锁定型侧板系统，临床效果均不错，这可能主要与我国患者手术后下地负重较晚有关（图6-49）。Zha 等（2011）报道转子间骨折用 PFP 治疗，骨愈合率达 95%。但欧美学者报道的失败率很高，国内也有不少失败的病例（图6-50）。Wirtz 等（2013）报道采用股骨近端锁定加压板治疗 17 例股骨转子间骨折，7 例失败（41.2%）需要二次翻修。Streubel 等（2013）报道 29 例，经至少 20 个月随访，11 例（37%）发生内固定机械失败，内固定失败出现的平均时间为 18 周（2 ～ 84

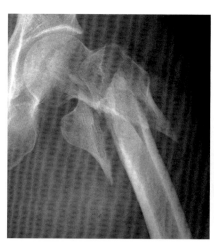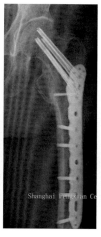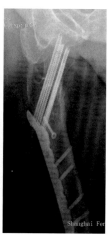

图6-49　男，43岁。股骨转子间 A3.3 型骨折。股骨近端加压锁定板内固定术后，骨折顺利愈合（术后 2 年摄片）

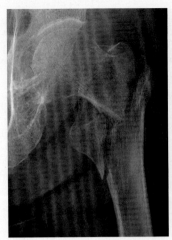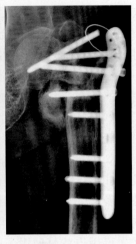

图6-50　男，55岁。股骨转子间A2.3型骨折。加压锁定板术
后6个月，骨折不愈合，螺钉断裂

周）。最常见的失败类型为伴有螺钉切出的内翻塌陷。术中应用支架螺钉（kickstand screw）和实施内侧皮质复位并不能显著减少患者内固定机械失败的发生。另外，在近端螺钉数量及螺钉应用类型方面，组间也无显著差异。Johnson等（2014）报道29例，12例失败（41.4%）。可见，早期下地负重，锁定侧板的失败率几乎达到一半。

三、倒LISS的临床应用

1. 倒LISS的特点　股骨远端LISS常规应用于股骨远端骨折，分左右侧。钢板骨干部分有5孔、9孔和13孔，共6种规格，骨端部分有7个孔，其与股骨远端外侧骨的解剖形态相适应。LISS具有微创置入技术的生物学固定原理与多枚成角稳定型螺钉的力学原理相结合的特点，尤其可增加对疏松性骨质固定的稳定性。它的最大优点就在于获得骨折部位坚强固定的同时，最大限度地减少对骨骼和周围软组织的损伤，提供有利于骨痂生长的环境。

将对侧肢体的股骨远端LISS，反向应用于股骨转子部位骨折的治疗，有其可行性：①在生物力学方面，静力实验表明股骨远端LISS钢板与动力髁螺钉（DCS）、95°钛金属髁钢板（CBP）相比刚度相近，而动力性疲劳实验"干、湿"两种环境下股骨远端LISS钢板要强于DCS和CBP。也有研究表明，LISS钢板轴向最大承重负荷要比髓内钉高出13%，周期性轴向负荷量实验结果显示，LISS钢板的弹性变形程度与髓内钉的弹性变形程度无显著差异。对于伴有严重骨质疏松或骨质相对减少的股骨远端及髁间骨折碎块，多枚角度固定的锁定螺钉可提供比传统松质骨螺钉更好的把持力。因此，LISS钢板能满足股骨近端骨折内固定的生物力学要求。②从解剖结构上，股骨外侧髁与股骨大转子的解剖形态相近，LISS原为股骨远端骨折而设计，后来经过临床不断实践证实也可用于股骨转子间骨折的治疗，并取得了很大成功。股骨远端LISS钢板为解剖型设计，其与股骨远端外侧面形态相匹配，股骨大转子部位的形态与股骨外侧髁相近，因此股骨远端LISS钢板也同样符合股骨转子部的解剖结构，将LISS钢板倒置后可与股骨近端的外侧面良好匹配，而对于股骨干存在向前的生理弯曲，只要选取对侧的股骨远端LISS钢板反向使用即可（图6-51）。③股骨远端LISS提供不同长度接骨板，最长的有13孔，使经皮置板、微创治疗各种类型的转子间骨折及延伸至股骨上段甚至中段的骨折也成为可能。

2. 临床应用效果　周方等（2002）报道应用股骨远端LISS治疗复杂股骨转子部骨折（A2型）12例，Harris髋关节功能评分为67～98分，平均88.6分。但所有患者在骨愈合前均未下地负重活动。张俊杰等（2009）报道采用股骨远端LISS钢板倒置治疗复杂股骨转子间骨折19例，按Evans分类：其中ⅢB型7例，Ⅳ型12例，术后3个月骨折全部愈

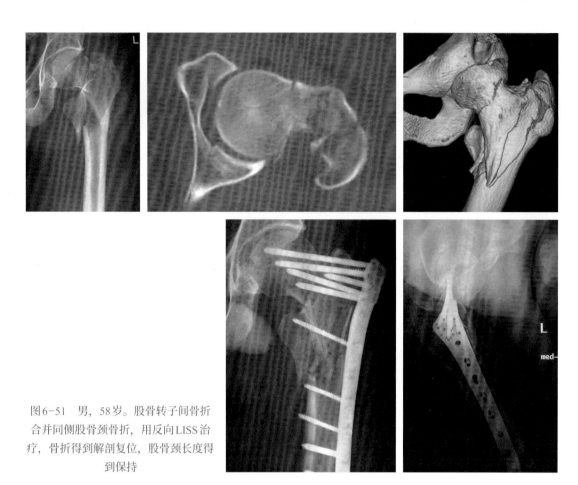

图6-51 男，58岁。股骨转子间骨折
合并同侧股骨颈骨折，用反向LISS治
疗，骨折得到解剖复位，股骨颈长度得
到保持

合。疗效评定：优15例，良3例，差1例，优良率94.7%。赵光辉等（2009）报道用股骨
远端LISS治疗高龄股骨转子间骨折36例，髋关节功能恢复满意，优良率达97.2%。

LISS系统并非为股骨近端骨折而设计，因此必须严格掌握其指征。只有充分理解了
锁定钢板的作用机制、骨折达到近乎解剖复位，而且在骨折愈合之前绝对禁止负重，才能
避免并发症，获得较好的效果。

四、锁定侧板系统的注意事项

锁定侧板系统只是提供骨折的相对稳定，使骨折获得稳定、减轻疼痛、患者能及早坐
起、避免长期卧床的并发症和病死率。

术后应该鼓励患者早期坐起，做股四头肌舒缩和足趾、踝关节的屈伸活动，以减少深
静脉血栓的形成和肌肉萎缩，防止关节僵硬。注意避免侧卧及患肢内收。术后6～8周，
根据X线片情况决定是否下床扶拐行走，根据患肢恢复情况10～12周可弃拐逐渐恢复行
走，整个过程循序渐进切不可急于求成。

在骨折愈合之前，不允许患肢完全负重。术后应结合影像学表现，严格掌握负重时
间。适时地下地负重能促进骨折愈合，避免内固定失败。

（杜守超 肖海军 张世民）

第四节 外固定架治疗老年股骨转子间骨折

1. 适应证
2. 手术方法
3. 优缺点
4. 注意事项

一、适应证

股骨转子间骨折应尽可能选用内固定治疗，因为内固定具有更优的生物力学强度。但对有下列状况的患者，可以考虑选用外固定架治疗，具有更好的安全性：①有严重内科合并症，手术及麻醉风险高；②贫血或稀有血型而难以获得血源者；③难以承担内固定的较高价格。

外固定架具有手术和麻醉风险低、手术创伤小、时间短、出血少、术中无须输血、费用低、住院时间短等优点，对于内科合并症多、身体状况较差的患者具有优势。外固定架固定之后，骨折端即获得相对稳定，患者疼痛减轻，可以在床上坐起、移动，有利于防止卧床并发症的发生（图6-52）。

二、手术方法

在神经阻滞、局麻并辅助镇静镇痛下手术。将患者平卧于骨科牵引床上，先行手法闭合复位，牵引患肢并辅以内旋内收，C臂机透视观察骨折复位质量，满意后做好定位标记。用一枚克氏针平行于股骨颈方向，置于股骨颈体表投影面，C臂机透视确定骨折端及克氏针进针点和进针角度，调整克氏针位置，摆放良好后，顺克氏针用记号笔粗略画出外固定架螺纹针的进针点和进针方向。

目前使用的外固定架（图6-53），多数需在近侧的头颈骨块和远侧的股骨干上各打入两枚固定针。

在股骨大转子外侧先做一个0.5 cm的皮肤戳口，钝性分离皮下组织、阔筋膜、肌肉至

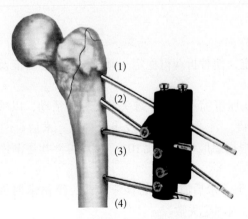

图6-52 外固定架固定转子间骨折示意图

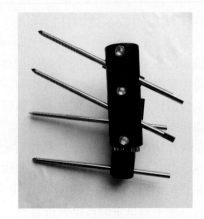

图6-53 转子间骨折的外固定架

骨质。顺皮肤戳口插入螺纹针套筒，沿着之前画好的标记线，用电钻打入一枚外固定架螺纹钉至股骨头下，C臂机透视确认螺纹针位置准确、长短适合。在打入过程中，可多次进行正侧位透视，确保位置、方向、深度的正确。连接外固定架接头，按照间距打入第二枚固定针。

通过外固定架接头，再在股骨干上外侧做两个0.5 cm的皮肤戳口，使用套筒定位并保护软组织，垂直于股骨干用电钻打入两枚螺纹针，C臂机透视确定螺纹钉位置、长度适合。分别安装外固定架其他配套装置，卡紧并旋紧螺帽，确切固定。切口缝合一针，纱布覆盖螺纹针与皮肤切口接触部位。

三、优缺点

（1）手术风险降低：对合并多种疾病的老年患者，手术耐受性差，降低麻醉干扰、缩短手术时间和出血是降低风险的必要因素（图6-54）。外固定支架结构简单，容易操作，手术难度相对较小，手术时间较切开复位内固定明显减少，术中无明显出血，术后无隐性失血，使手术风险降至最低；同时降低了出现脂肪栓塞、下肢深静脉血栓和急性肺栓塞的概率。

（2）符合微创原则：闭合复位，对全身干扰小，创伤应激小，术中不剥离骨膜和暴露骨折端，对骨折局部的血供干扰小，不强求解剖复位，作为一种相对稳定的固定方式，外固定器有充足的固定强度，且其良好的应变性及适度的微动能更好地刺激骨折愈合。

（3）固定牢靠，螺纹针与外固定架锁紧后构成框架固定，有较好的把持力。

（4）住院时间短，降低治疗费用。

外固定架治疗的缺点：钢针尾部外露，穿衣裤不便；有发生固定针松动、退出、针道感染的风险；患膝屈曲活动不便。

四、注意事项

外固定架手术，需注意以下几点：①打入股骨颈的两枚螺钉中，下方的一枚应尽量靠近股骨距，增加固定强度，以抵抗剪切应力，防止骨折移位，为早期功能锻炼创造条件；②股骨干上段的两枚螺钉，其上下1～2 cm的阔筋膜，于皮下行潜行切开，防止阔筋膜的牵扯阻挡，利于下肢关节屈伸功能锻炼；③选用低速电钻打入，用套管保护好软组织；④术后保持针眼局部清洁，以预防针道感染；⑤对于小转子移位较大、内后侧皮质缺损较重者，尽量保持患肢外展体位，以减少髋内翻畸形的发生。

（张世民）

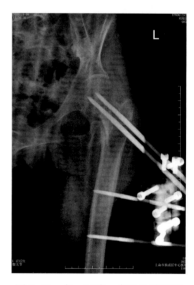

图6-54　女，85岁。左股骨转子间
骨折，A3型

因严重内科合并症，不能耐受内固定手
术。在局麻辅助镇静镇痛下，予以快速
外固定架固定。术后骨折端获得相对稳
定，疼痛减轻，患者可以在床上坐起，
心肺负担减轻，减少卧床并发症

第五节　股骨转子间骨折的关节置换

1. 关节置换在股骨转子间骨折的指征　　　　3. 关节置换的优缺点
2. 关节置换的种类　　　　　　　　　　　　4. 股骨转子间骨折特点与关节置换临床效果

当前以PFNA、InterTAN和Gamma钉为代表的髓内固定器械，已经能够满足早期稳定和远期生物力学要求，而关节置换手术创伤大、操作时间长、失血量大，存在假体松动、假体周围感染等不良事件风险，因此在股骨转子间骨折中如何把握关节置换的指征，就成为手术方式选择的重要因素。

一、关节置换在股骨转子间骨折的指征

人工髋关节置换术治疗股骨转子间骨折始于20世纪70年代。关节置换在股骨转子间骨折的指征仍有争论，Grau等（2018）总结，包括以下几个方面：①有明显、严重的骨质疏松，不适合其他内固定方法；②骨折严重粉碎，难于复位固定或预计内固定失败率较高；③股骨转子间陈旧性骨折不愈合或畸形愈合；④股骨转子间骨折内固定失败后的翻修；⑤股骨转子间骨折合并股骨颈骨折；⑥患侧髋关节既往已有症状的病变，如股骨头坏死或合并严重关节炎。

股骨转子间骨折初次手术进行髋部假体置换，主要应用于全身情况差，急需早期活动以减少并发症者；无严重内科并发症或合并内科疾病经过对症处理相对稳定；手术前评估无绝对禁忌证的患者。同时为获得更好的手术效果，还需注意伤前髋、膝无明显活动受限。通常，对于术前合并骨质疏松及其他较多并发症的高龄患者，全髋关节置换可能需要更长的手术时间和麻醉时间，手术过程复杂，给患者增加更多风险，此时人工双极股骨头置换是较好的选择。

许多对股骨转子间骨折进行关节置换的支持者，强调关节置换后能够早期下地站立负重。其实，内固定手术创伤较小，如果能获得稳定的骨折复位和良好的内固定，早期下地站立也同样安全。

二、关节置换的种类

1. 假体固定技术　　人工关节按固定方式分骨水泥固定和非骨水泥生物学固定两大类。前者是在安装时假体与骨床之间充填骨水泥，形成"假体-骨水泥"和"骨水泥-骨"两个界面；后者是假体与骨床直接接触，仅有"骨-假体"一个界面。到目前为止，没有确切长期随访结果足以说明生物学固定效果优于骨水泥固定，特别是对于骨质疏松性患者髋关节的股骨侧假体固定。

骨水泥假体是指股骨假体在假体植入之前，以骨水泥填充股骨髓腔，插入股骨柄后使骨水泥均匀分布于股骨假体与股骨髓腔内壁的空隙间（约2mm），通过容积填充（bulk filling）和随后的微交锁固定（microinterlock），股骨柄就会牢固地固定于髓腔内。因此，

骨水泥固定可提供假体的即刻机械稳定，允许早期负重而不必担心早期的松动和下沉。但骨水泥固定方式中，机械性松动、骨水泥碎裂的风险和广泛的骨丢失仍是备受关注的问题。现代骨水泥技术（包括高压脉冲冲洗、清洁假体植入、骨水泥的真空搅拌、使用骨水泥枪加压灌注和骨水泥中置器等）的应用大大地提高了骨水泥的机械强度，增加骨水泥的固定效果，尤其是股骨柄假体的稳定性得到显著提高明显减少了松动的发生。骨水泥固定仍是人工关节固定最常用的方法，特别适用于高龄骨质疏松患者。

非骨水泥生物学固定，从理论上讲就是让骨组织长入假体表面微孔内。生物学固定经历两个阶段：初始固定阶段和继发固定阶段。初始固定即在不使用骨水泥的情况下，是使假体紧密嵌入与骨床压配。初始固定纯粹是机械性的，依赖于假体的外形，髓腔严格依照假体柄的周径和长度进行磨扩，形成假体与髓腔紧密相配起固定作用。继发固定阶段是在假体与髓腔紧密相配的基础上利用表面喷涂技术，使假体表面微孔化以利于骨长入假体涂层，从而获得远期固定即生物学固定的效果。

非骨水泥固定股骨柄假体的材料近年来多倾向于纯钛或钛合金，因为其弹性模量较不锈钢为低（钛合金为110GPa，不锈钢为210GPa），可明显减少股骨近端的应力遮挡效应，减少骨吸收、骨萎缩、延缓假体松动等并发症的发生。非骨水泥固定股骨柄假体的涂层材料分金属和陶瓷两种，金属主要为生物相容性好的纯钛及钴铬合金，通过表面喷砂或金属珠球烧结实现金属材料表面涂层，本身可能成为磨损碎屑的来源，而陶瓷材料尤其是羟基磷灰石，本身有良好的生物相容性及传导成骨作用，可通过生物结合和化学结合两种方式与骨组织形成牢固结合，临床应用效果较好。表面涂层一般分为全长涂层和近端涂层两类，随访资料表明，部分涂层假体植入后股骨骨量丧失较少；而全涂层假体柄，由于应力遮挡作用而使骨组织大量丧失风险增加。

2. 转子间骨折的假体选择　从股骨柄的几何形态来看，分为：①长柄、短柄、标准型；②直柄和解剖曲柄型；③有颈领和无颈领型；④自锁和非自锁型等。长柄假体常用于髋关节翻修术；短柄假体常用于股骨弯曲畸形较重或远端髓腔有狭窄的患者；直柄假体可适合各种类型的患者，即使股骨解剖异常也可使用；解剖曲柄型假体能在股骨解剖正常患者中提供较好的扭转稳定性。

股骨转子间骨折常选用下列类型的股骨柄：①骨水泥固定型；②长柄；③自带股骨距；④辅助其他内固定方式，如钛缆、钢丝、钢板等。

三、关节置换的优缺点

相对于内固定术而言，人工关节置换术能使患者早期下床活动，以进行功能锻炼，较快地恢复患肢的功能，从而达到早期完全负重的治疗目的；减少骨折不愈合或畸形愈合的发生率，避免了与内固定术有关的并发症（图6-55）。但是应该严格掌握指征，人工关节置换术并非适合于所有的股骨转子间骨折，因为

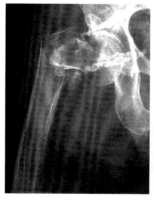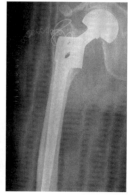

图6-55　股骨转子间骨折的假体置换手术

股骨转子间骨折很少出现股骨头坏死及不愈合的情况，经过可靠的内固定骨折均能愈合，不会造成髋关节功能障碍。另外，人工关节置换术是一种高风险的手术，除了手术创伤较大及失血较多外，术后感染、骨溶解、假体松动、假体周围骨折等并发症也不容忽视。随访研究显示，高龄患者股骨转子间骨折切开复位内固定的生存时长和存活率优于关节置换，因此，在应用此项技术时要依据患者的具体情况谨慎、综合考虑。

四、股骨转子间骨折特点与关节置换临床效果

关节置换中，假体的植入通常以大、小转子作为参考标志，常采用更适合股骨解剖和生物力学传导的近端固定方式。由于股骨转子间骨折自身特点，大、小转子发生骨折移位，置放假体的骨性参照标志不明确，在股骨近端重要的力学标志结构股骨距也发生了破坏。因此，对于股骨转子间骨折患者应用人工关节置换术时，应考虑其自身特点，术中需要良好判断。

骨折端的复位和假体固定的选择，也会影响关节置换术的疗效。在骨长入前，股骨假体面临的最大风险就是下沉和早期骨折，在发生下沉和继之的骨折之前，带颈领的股骨假体能在垂直和水平方向上承受更大的应力，术后的即刻稳定性更高，可以促使更快的骨长入获得二次稳定固定。因此带颈领假体可减少下沉，具有更好的旋转稳定性、更低的股骨距骨折的风险。另外，当大、小转子粉碎时，股骨距的破坏，可能会影响假体的长期稳定性和存活。术中将大、小转子复位恢复关节置换的骨性参照，重建股骨距稳定性，对于提高假体的生物力学，恢复髋部肌肉功能，减少局部并发症都有非常重要的作用。采取不干扰股骨距的固定方式，有利于股骨距获得骨愈合，假体的骨长入对于提高假体的存活也有着非常重要的作用。而应用骨水泥假体，在将移位的大、小转子进行固定时，还应避免骨水泥进入骨折间隙影响骨愈合。最近的研究也证实，在股骨转子间骨折患者中，保留股骨距，应用远端固定或全HA涂层固定，带颈领的股骨干假体在患者早期承重、维持假体的长期稳定和存活中有一定的优势。

（张立智　张世民）

第六节　术中C臂机辐射防护

1. 透视辐射的危害
2. 股骨近端头髓钉手术的辐射暴露
3. 减少术中辐射暴露的方法

骨科手术越来越强调微创化，而微创手术的前提是要有良好的术中影像技术。术中影像技术的选用，需要考虑的因素很多，如设备的可得性、影像的清晰度、对人体的侵害性、花费效益比及辐射暴露（患者、医护人员）等。当前，数字化C臂机透视是开展骨科手术的常规设备，也是应用最为广泛、最为普遍的术中影像技术（图6-56）。C臂机透视影像的进一步应用，包括二维和三维成像，其质量可以与CT影像相媲美，是术中高精准

度的"眼睛",配合高稳定性的"手臂",是骨科开展智能化、精准化的导航机器人手术的关键设备。

目前,在股骨近端骨折(股骨颈、转子间、转子下)的临床手术中,绝大多数医院仍是采用C臂机透视下的闭合复位微创内固定。可移动的数字化C臂机,能够帮助确定术中骨折复位的质量,监视内固定操作步骤,评价术毕的内固定物安放位置和最终的"骨-内植物"影像学稳定性。

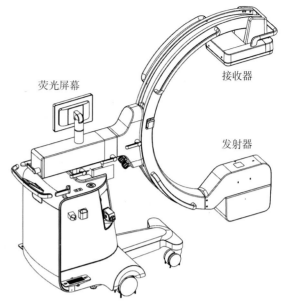

荧光屏幕 接收器 发射器

图6-56 C臂机结构示意图

一、透视辐射的危害

辐射分为电磁辐射和电离辐射两种。电磁辐射(比如现代家电的辐射)的损伤相对于电离辐射来说很轻,而电离辐射是一定会导致人体伤害的,C形臂发出的X射线主要就是电离辐射。X射线进入人体后有三个效应:①穿过人体;②被人体吸收;③散射,即原X射线激发出新的射线。

透视装置一般是由真空管、电子源、目标电极和外部电源四部分组成。阴极作为电子的来源,阳极是电子的目标,外部电源在真空管中产生电位差,从而使电子在真空中加速从阴极到达阳极。X射线是由原子中的电子在能量相差悬殊的两个能级之间的跃迁而产生的粒子流,是波长介于紫外线和γ射线之间的电离辐射。它在人体中被穿透、吸收或分散取决于其能量和机体相应组织的衰减系数。由于钙的高衰减系数,骨组织中X射线的吸收占主导地位,从而显示成像。

一个完整的C臂机分为图像增强器、X射线管、瞄准仪和显示器。X射线的来源是X射线管,图像增强器捕获X射线束,将它们转换成图像呈现在显示器上,瞄准仪上有各种孔径,决定X射线束的形状和尺寸。由球管发出的射线进入人体后,1%穿过人体进入影像增强器,其余80%~90%的射线被人体组织吸收,10%~20%的射线被人体散射出来。

使用术中成像时,患者和外科工作人员都暴露于直接辐射和散射辐射中。①直接辐射是指光束从球管直接发出的辐射,它是主要辐射源(一级辐射源),手术室中患者受到的射线来自X光机发出的直接射线。②散射辐射是指偏离组织表面和主要照射途径的其他辐射(二级辐射源),它是患者非手术部位和手术室医生、护士遭受辐射的主要来源,即来自患者身体散射的射线。散射辐射的强弱取决于与被成像组织的距离、拍片时间、发射源的千伏电压设定及被成像组织的衰减系数等。

辐射暴露的影响分为两种:①确定性效应,是指单次高剂量或多次低剂量累积辐射,暴露达到一定阈值后发生的效应,包括脱发、皮肤红斑、皮肤烧伤和白内障形成等。②随机效应,它发生于每次的光子辐射后,不一定超过对健康造成影响的阈值,癌症的发生是一个典型随机效应导致的例子，因为每一次对DNA的辐射损伤，都增加了致癌基因突变的可能。

衡量组织所接受的辐射剂量，国际上采用吸收剂量（absorbed dose）的概念，用D（dosage）表示，其单位是戈瑞（Gy），量化了每个单位质量的辐射剂量，即每千克物质1焦耳（J）辐射能的实际物理量。关于低剂量暴露后的随机效应，必须考虑到能量和暴露的组织类型。因此，辐射防护提出了剂量当量（dose equivalent，H）的概念，其国际单位是希沃特（Sv），代表了每千克物质的辐射能带来的生物等效或有效剂量。X射线对不同组织的权重用小数表示，全身的总和相加为1，唾液腺、骨表面、皮肤和大脑的权重是0.01；食管、膀胱、甲状腺、肝的权重是0.04；生殖腺的权重是0.08；结肠、骨髓（红色）、乳房、胃、肺及剩余的组织权重是0.12。权重越大，其癌症诱发的可能性越高。由于其本身包含了辐射的生物效应，经常用于预测辐射对人体的危害。

C臂机辐射的职业风险包括：致癌风险、致白内障风险、对胎儿的风险。对人体的损害包括眼晶状体白内障、皮肤癌、白血病、甲状腺癌、不育症等，最敏感的器官是眼睛、生殖腺和骨髓。有研究报告，在任何年龄，受到1 Sv的辐射后，发生肿瘤的风险是健康人的1.6倍，即在辐射暴露累计1 Sv后都会增加60%的肿瘤发生概率。电离辐射的暴露可通过诱导DNA损伤和产生活性氧而导致细胞损伤。这些影响往往引起细胞死亡或者基因组不稳定，抑制机体的非特异性免疫和特异性免疫，导致各种辐射相关的病理变化，包括增加恶性肿瘤的风险。

国际辐射防护委员会（International Commission on Radiological Protection，ICRP）要求员工身体一年的有效吸收量控制在20 mSv以下。美国医学物理学会（American Association of Physicists in Medicine）指出，一年的辐射风险临界值低于100 mSv是安全的。表6-16和表6-17给出了安全的辐射限值和常用检查的辐射剂量。

表6-16 从事放射的工作人员和社会公众的年辐射限值

器官或组织	放射工作人员的限值（mSv/年）	社会公众（mSv/年）
全身	20	5
眼的晶状体	20	5
甲状腺	300	30
皮肤	500	50
手（四肢）	500	50
其他器官	500	50

表6-17 自然界和常用的放射检查的辐射剂量。

项 目	辐 射 剂 量
自然界本底辐射	2.5～3.0 mSv/年
飞机航班辐射	从伦敦到纽约，5.1 μSv/h，以单程8小时计算，约40.8 μSv 从东京到纽约，5.5 μSv/h，以单程13小时计算，约71.5 μSv
胸部正侧位拍片	0.012～0.26 mSv/次
颈椎正侧位拍片	0.02～0.7 mSv/次
腰椎正侧位拍片	0.29～3.15 mSv/次
骨盆平片	0.21～2.0 mSv/次

二、股骨近端头髓钉手术的辐射暴露

2017年，Matityahu等综述了骨科术中透视的辐射暴露。对股骨转子间骨折进行DHS手术，平均透视时间0.64分钟，穿铅围裙下甲状腺平均辐射0.055 mSv；进行闭合复位髓内钉手术，平均透视时间为1.73分钟，穿铅围裙下甲状腺的平均辐射为0.142 mSv；对股骨转子下骨折髓内钉手术，平均透视时间2.2分钟，穿铅围裙下手部平均辐射0.25 mSv，眼部平均辐射0.09 mSv，甲状腺平均辐射0.030 mSv。

2018年，英国Rashid等报告在18个月期间对849例使用C臂机透视的术中放射研究，采用3个指标衡量辐射量，即单位面积累积量（dose area product，DAP）、透视时间（screening time，ST）和透视成像次数（number of fluoroscopy images），结果发现，髓外DHS手术（190例）的3个指标分别是平均668 mGy/cm^2，36秒，65次；短型头髓钉手术（75例）的指标分别是平均1 040 mGy/cm^2，49秒，109次；长型头髓钉手术（39例）的3个指标分别是平均1 720 mGy/cm^2，2分36秒，243次；而桡骨远端骨折的手法复位克氏针固定（139例）的3个指标分别是平均25 mGy/cm^2，25秒，45次；掌侧钢板内固定（50例）的3个指标分别是平均27 mGy/cm^2，23秒，45次。

2020年，Buxbaum等通过852例股骨髓内钉手术，比较了骨折类型、髓内钉长短和医生经验对透视曝光时间的影响。转子下骨折的曝光时间（176.1 ± 11.27）s显著超过转子间骨折（111.4 ± 2.44）s和股骨颈基底部骨折（91.49 ± 5.77）s。长钉的曝光时间（150.2 ± 3.75）s显著超过短钉（92.3 ± 3.15）s和中钉（76.45 ± 3.01）s。与高年资医师手术的透视时间（94.91 ± 3.91）s相比，手术经验欠缺者的透视时间均较长，如低年资住院医师（指第1～3年）手术组（115.9 ± 4.24）s、高年资住院医师（指第4～5年）手术组（123.0 ± 6.08）s、有两个低年资住院医师的手术组（130.6 ± 7.74）s、有两个高年资住院医师的手术组（131.8 ± 6.11）s。对长钉而言，不用远侧交锁螺钉者透视时间（81.62 ± 3.85）s较用一个交锁螺钉者（151.7 ± 4.10）s和两个交锁螺钉者（202.4 ± 10.12）s均显著为少。

2020年，加拿大Ramoutar等报告每台股骨近端头髓钉手术的平均辐射量为7.8 mGy。Ramoutar等采用人体标本模拟头髓钉手术，对左髋部进行正位和侧位透视。先测量无防护状态下"医生"头部的辐射量，然后测量各种不同防护装备保护下头部的辐射量。结果发现，在无防护装备且不躲避的情况下，医生完成一台髋部短型头髓钉手术，其头部平均吸收辐射为3.35 µGy；当使用甲状腺防护颈套时，头部辐射量显著减少至2.94 µGy；使用甲状腺防护颈套的基础上佩戴铅眼镜，头部辐射量为2.96 µGy；使用甲状腺防护颈套的基础上佩戴铅帽，头部辐射量为3.22 µGy；三者同时佩戴时，头部辐射量为2.31 µGy。作者得出结论，佩戴甲状腺颈套不仅能防护甲状腺，而且可显著减少头部辐射吸收，这是因为射线是从下往上散射的，甲状腺颈套同时保护了位于上方的头部。另外，进行股骨近端头髓钉手术，虽然透视次数比其他手术为多，但对头部而言，遭受的辐射量也是低的，按照其医院每年每位医生开展16台头髓钉手术计算，一个医生毕生（按40年计算）在该手术的头部辐射量累计为21.5 µSv，与单程坐飞机从伦敦至纽约所受到的辐射量相当。

三、减少术中辐射暴露的方法

虽然造成人体伤害的具体辐射暴露剂量尚有争议，但提高防护、减少不必要的暴露无疑是非常正确的，即ICRP提出的"越少越好"（as low as reasonably achievable）的原则（ALARA）。

手术室中与透视辐射有关的因素包括：透视时间、曝光次数、直接辐射、与放射源的距离、与放射源的位置关系、透视机的位置、成像系统、保护措施、医生的经验、医生的警惕性等。透视时间和曝光次数会随着医生经验的增加而减少，正确的图像储存和辐射防护教育，以及使用先进的技术设备如计算机辅助骨科影像系统（CAOS），均能减少整体的透视时间和曝光量。

术中的辐射防护，可从最基本的三个方面入手：减少透视时间、增加与透视机器的距离、提供遮挡屏蔽。也可从手术医生、C臂机操作员、器材设备等三方面考虑。2018年，Ojodu等通过文献综述，总结了骨科手术中优化C臂机使用，减少辐射暴露的方法如下。

（1）手术医生的技能必须熟练，以减少透视次数。

（2）C臂机操作员应熟练、准确，尽量一次到位，以避免不必要的往返调整。

（3）如果可能的话，所有的医务人员在透视时均应远离C臂机发射源，因为辐射量与距离的平方成反比（距离防护），从间隔1 m增加至2 m，辐射量下降了75%，超过3 m辐射量就近乎于天然本底辐射剂量。

（4）在水平位置使用C臂机时（如侧位透视），为了避免反向散射，手术人员应尽量站在图像接收器一侧，远离发射源且越远越好。

（5）避免C臂机的斜角透视，倾斜超过30°，将增加射线路径，增加散射。

（6）在确保遵守外科无菌原则的基础上，将影像接收器尽量靠近患者，其优点：一是能有效接收的穿过患者身体的X射线更多；二是对应的球管离患者也更远，患者受到的辐射减少；三是通过患者身体发出的散射也减少；四是产生的图像清晰，减少不必要的图像放大。

（7）避免医生的手部放在直接射线区域（如C臂机监视下的骨折复位操作）。

（8）透视时将脸背过C臂机扭转向外，能减少眼睛遭受的辐射。

（9）如果可能，透视时所有人员均应躲避在铅制防护屏后面。

（10）在不能躲避的情况下，建议穿戴必要的铅制个人防护用品。铅制防护用品包括铅围裙、铅衣、铅马甲、甲状腺颈套、铅屏风、铅眼镜和铅帽等。铅衣、铅围裙能有效地减少散射，0.25 mm铅当量的铅制品能减少90%的散射，0.35 mm铅当量的能减少95%，而0.5 mm铅当量的能减少99%。甲状腺颈套能减少散射达50%～90%。铅眼镜能减少20%～70%的散射。

（11）采购优质铅衣，经常更换清洗外套。临床调查发现，医生不愿意穿戴铅衣的原因，一是太过沉重；二是感到多人多次使用后，汗水浸透，"太脏"，不卫生。两截式的铅衣较好，可分散一部分重量于髋部，减少长时间穿戴的肩部沉重感。铅衣使用后应该挂起来存放，不能平放和折叠，否则会导致局部铅当量变薄和射线泄露。

（12）尽力瞄准透视中心，聚焦在感兴趣的区域，既能减少曝光量，又能提高图像质量。采用激光定位透视部位，提高定位准确性，能减少曝光量。

（13）图像质量不用追求完美，能满足手术需求即可。因为高质量的图像一定意味着更高的射线剂量。

（14）少用图像放大器，因为这将增大透视剂量，也降低图像清晰度。

（15）少用连续透视（实时显像），多用间断透视（点射），减少曝光时间（时间防护），间断的脉冲式透视，能减少曝光量的70%。

（16）鼓励采用高电压（千伏）低电流（毫安）的方式，可以减少辐射。

（17）采用图像采集和存储技术，减少过度曝光。

（18）采取一切措施减少总体透视次数，如防止误踩透视踏板，台上台下清晰沟通，减少无效透视次数。

（19）随时提醒，注意防护，如果能采用实时放射量测定读数器报警则效果更好。

（20）每半年应常规检查一次C臂机，确保设备正常，剂量输出准确，无射线外漏。

（张世民　陈文龙）

参考文献

1. 杜守超，熊文峰，张世民，等，2019. 股骨转子间骨折头髓钉固定术后头颈骨块旋转角度的测量及其临床意义. 中国修复重建外科杂志，33（10）：1228-1233.
2. 杜守超，张世民，张英琪，等，2018. 不稳定股骨转子间骨折前内侧皮质支撑复位的影像学研究. 中国矫形外科杂志，26（18）：1633-1638.
3. 胡金玺，贺常仁，刘芳，等，2019. 微创钢丝导入器引导下的钢丝复位技术在难复性股骨转子间骨折治疗中的应用. 中国修复重建外科杂志，33（10）：1245-1249.
4. 胡孙君，张世民，张英琪，等，2015. 股骨转子间骨折术中侧位一次性准确置入导针的手术技巧. 中华创伤骨科杂志，17（11）：75-78.
5. 纪方，刘培钊，佟大可. 股骨转子间骨折热点问题的探讨. 中国骨伤，2017，30（7）：587-590.
6. 李海丰，王华，张英琪，等，2019. 头髓钉治疗高龄股骨转子间骨折的尖顶距与螺旋刀片移位的关系. 中国修复重建外科杂志，33（10）：1234-1238.
7. 田可为，刘超，严嘉祥，等，2019. 经骨皮质临时固定技术在股骨转子间骨折术中维持复位的可行性研究. 中国修复重建外科杂志，33（10）：1239-1244.
8. 佟大可，丁文彬，王光超，等，2022. 难复性股骨转子间骨折的2021分型与复位技巧研究. 中华创伤骨科杂志，24（3）：238-246.
9. 王欣，张英琪，张世民，等，2019. 股骨转子间骨折前内侧角骨皮质形态的影像学研究. 中国修复重建外科杂志，33（10）：1260-1264.
10. 张立智，李双，张世民，2015. 股骨头内螺旋刀片与拉力螺钉的临床应用对比研究进展. 中华创伤骨科杂志，17（11）：1002-1005.
11. 张立智，张世民，李清，等，2014. Gamma钉治疗左侧股骨粗隆间骨折导致头颈骨块旋转. 外科研究与新技术，3（1）：34-37.
12. 张世民，胡孙君，杜守超，等，2019. 股骨转子间骨折的稳定性重建概念演化与研究进展. 中国修复重建外科杂志，33（10）：1203-1209.
13. 张世民，张英琪，李清，等，2014. 内侧皮质正性支撑复位对老年股骨粗隆间骨折内固定效果的影响. 中国矫形外科杂志，22（14）：1256-1261.
14. 张世民，祝晓忠，黄轶刚，等，2010. 外侧壁危险型股骨粗隆间骨折DHS与PFNA治疗的回顾性对比研究. 中国矫形外科杂志，18（22）：1868-1872.
15. 祝晓忠，张世民，黄轶刚，等，2012. 老年股骨粗隆间骨折PFNA-Ⅱ插钉内固定的手术技巧. 外科研究与新技术，1（2）：21-26.
16. Gardner M J, Henley M B, 2015. 骨折手术技巧图解. 张长青，张伟，译. 上海：上海科学技术出版社.
17. Buxbaum E J, Ponzio D Y, Griffiths S, et al., 2020. Impact of resident training level on radiation exposure during fixation of proximal femur fractures. J Orthop Trauma, 34(5): e170-e175.
18. Chang S M, Zhang Y Q, Du S C, et al., 2018. Anteromedial cortical support reduction in unstable pertrochanteric

fractures: a comparison of intra-operative fluoroscopy and post-operative 3D CT reconstruction. Int Orthop, 42(1): 183−189.

19. Chang S M, Zhang Y Q, Ma Z, et al., 2015. Fracture reduction with positive medial cortical support: a key element in stability reconstruction for the unstable pertrochanteric hip fractures. Arch Orthop Trauma Surg, 135(6): 811−818.

20. Chen S Y, Chang S M, Tuladhar R, et al., 2020. A new fluoroscopic view for evaluation of anteromedial cortex reduction quality during cephalomedullary nailing for intertrochanteric femur fractures: the 30° oblique tangential projection. BMC Musculoskelet Disord, 21(1): 719.

21. Chen S Y, Tuladhar R, Chang S M, 2020. Fracture reduction quality is more important than implant choice for stability reconstruction in two-part intertrochanteric femur fractures. J OrthopTrauma, 34(6): e227−228.

22. Du S C, Wang X H, Chang S M, 2021. The pre-loaded set-screw in intertan nail: should it be tightened or not tightened in pertrochanteric hip fractures. Geriatr Orthop Surg Rehab, 12(1): 215145932199064.

23. Fixation using Alternative Implants for the Treatment of Hip fractures (FAITH) Investigators, 2017. Fracture fixation in the operative management of hip fractures (FAITH): an international, multicentre, randomised controlled trial. Lancet, 389(10078): 1519−1527.

24. Haidukewych G J, 2009. Intertrochanteric fractures: ten tips to improve results. J Bone Joint Surg Am, 91(3): 712−719.

25. Hu S J, Chang S M, Ma Z, et al., 2016. PFNA−Ⅱ proximal end protrusion over the greater trochanter in the Asian population: a postoperative radiographic study. Indian J Orthop, 50(6): 641−646.

26. Huang J W, Gao X S, Yang Y F, 2022. Early prediction of implant failures in geriatric intertrochanteric fractures with single-screw cephalomedullary nailing fixation. Injury, 53(2): 576−583.

27. Li S, Chang S M, Jin Y M, et al., 2016. A mathematical simulation of the tip-apex distance and the calcar-referenced tip-apex distance for intertrochanteric fractures reduced with lag screws. Injury, 47(6): 1302−1308.

28. Li S J, Kristan A, Chang S M, 2021. Neutral medial cortical relation predicts a high loss rate of cortex support in pertrochanteric femur fractures treated by cephalomedullary nail. Injury, 52(11): 3530−3531.

29. Ojodu I, Ogunsemoyin A, Hopp S, et al., 2018. C-arm fluoroscopy in orthopaedic surgical practice. Eur J Orthop Surg Traumatol, 28(8): 1563−1568.

30. Pradeep H, Venkatesh V, Reddy K G, et al., 2022. Fixation stability scoring in inter-trochanteric femur fractures treated with osteosynthesis: a retrospective observational study. Indian J Orthop Surg, 8(4): 282−290.

31. Ramoutar D N, Thakur Y, Batta V, et al., 2020. Orthopaedic surgeon brain radiation during fluoroscopy: a cadaver model. J Bone Joint Surg Am, 102(22): e125.

32. Rashid M S, Aziz S, Haydar S, et al., 2018. Intra-operative fluoroscopic radiation exposure in orthopaedic trauma theatre. Eur J Orthop Surg Traumatol, 28(1): 9−14.

33. Shivashankar B, Keshkar S, 2021. Intertrochanteric fractures: ten commandments for how to get good results with proximal femoral nailing. Indian J Orthop, 55(3): 521−524.

34. Tang P, Hu F, Shen J, et al., 2012. Proximal femoral nail antirotation versus hemiarthroplasty: a study for the treatment of intertrochanteric fractures. Injury, 43(6): 876−881.

35. Tao Y L, Ma Z, Chang S M, 2013. Does PFNA Ⅱ avoid lateral cortex impingement for unstable peritrochanteric fractures?. Clin Orthop Relat Res, 471(4): 1393−1394.

36. Tian K W, Zhang L L, Liu C, et al., 2020. The positive, neutral, and negative cortex relationship in fracture reduction of per/inter-trochanteric femur fractures. Int Orthop, 44(11): 2475−2476.

37. Tornetta P T, Ricci W M, Ostrum R F, et al., 2019. Rockwood and Green's Fractures in Adults. 9th edition. Wolters Kluver.

38. Xiong W F, Hu S J, Chang S M, 2017. Avoiding over-telescoping to improve outcomes in cephalomedullary nailing. Injury, 48(11): 2608−2609.

39. Zhou J Q, Chang S M, 2012. Failure of PFNA: helical blade perforation and tip-apex distance. Injury, 43(7): 1227−1228.

40. Zhou K, Chang S M, 2020. Letter to the editor on: "proximal femoral shortening and varus collapse after fixation of "stable" pertrochanteric femur fractures". J Orthop Trauma, 34(12): e464−466.

第七章
围手术期康复与效果评估

第一节　围手术期功能康复

　1. 康复治疗的价值　　　　　　　3. 康复治疗的内容要点
　2. 康复治疗的功能力学

　　随着增龄，老年人逐渐出现身体机能减退、功能衰弱，经过髋部骨折和手术创伤的双重打击，术后身体更加虚弱。中国传统观点认为，骨折、手术后需要"静养""三分治七分养""伤筋动骨一百天"，才能慢慢地恢复功能。然而，"生命在于运动"，骨折经现代内固定器械固定之后，特别强调早期功能锻炼和康复，鼓励患者第二天即下地站立，以尽早恢复到骨折前的状态，恢复老年人的生活自理能力。

　　老年髋部骨折的康复应按照其骨折前的身体状况和功能状态，进行分类，对每一类患者制定合理的治疗康复目标（表7-1）。

表7-1　老年髋部骨折患者的分类与康复目标

	骨折前状况分类	骨折前特点	骨折术后康复治疗目标
1	老年痴呆，卧床患者	不能配合治疗，无活动需求，需要专人看护	无痛，方便搬动与护理，预防卧床并发症
2	衰弱伴有多种内科合并症	仅能室内活动，容易出现器官并发症，需要看护	恢复功能，但很难
3	相对较好的高龄老人	可以室外活动，身体相对尚好	恢复骨折前的状态
4	相对年轻的活跃老人	外出购物访友，身体相对很好	恢复独立的生活能力

一、康复治疗的价值

　　股骨转子间骨折是老年人常见的低能量损伤，随着内固定物的不断革新及对骨折的深入理解，手术技术已经比较成熟。术后患者易出现髋部疼痛、下肢活动受限等问题，患者因害怕疼痛拒绝肢体活动，导致卧床相关并发症的发生，影响术后功能恢复，因此，术后康复治疗也日益受到重视。

　　近年来，国内外康复治疗技术发展迅速，围手术期康复的早期介入，使得术后患者的恢复情况得到明显改善，术后并发症的发生概率也大大下降。患者在手术完成后经过短期康复治疗，病情平稳即可转至康复中心进行功能训练，使骨科住院天数也不断下降，加快了骨科病床的周转率和使用率。Kavol等（1998）进行了一项关于康复对股骨颈或转子间骨折后的预后影响的研究，结果发现康复介入后，骨科平均住院天数由21.9天下降至16.1天，而参与康复治疗的人数由17%上升至64%。杨帅等（2018）利用移动医疗APP对髋部骨折患者进行康复指导，认为移动医疗APP具有直观便捷、易于使用等特点，可改善术后患者的肢体功能恢复。

康复治疗的主要作用是帮助患者协调骨折后肢体制动与功能锻炼之间的矛盾，预防卧床相关并发症的发生，避免肢体肌肉萎缩，防止关节粘连僵硬，减轻软组织疼痛肿胀，促进骨折愈合，帮助患者尽快恢复到骨折前的功能水平，早日回归社会。骨折治疗与运动康复相结合指导股骨转子骨折的治疗，可明显改善预后，减少并发症的发生。

老年股骨转子间骨折术后的康复是一个循序渐进的连续过程。对于那些发生骨折的人来说，恢复到骨折前的功能状态是其首要目标，而良好的治疗结局需要骨科医师、康复医师、康复治疗师及护理团队的密切配合。老年髋部骨折的康复治疗，可以根据介入时机分为术前康复和术后康复治疗2个阶段（图7-1）。

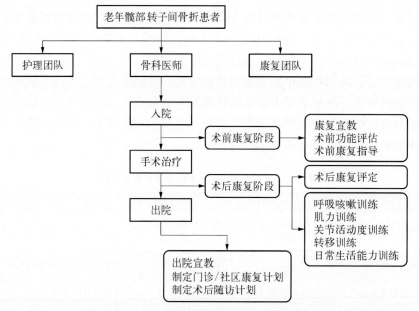

图7-1 老年髋部骨折康复治疗流程图

二、康复治疗的功能力学

正常髋关节的活动范围（range of motion，ROM）为：前方屈曲120°～150°，后方伸展10°～15°，外旋0°～90°（屈曲位），内旋0°～70°（屈曲位）。髋关节在日常生活活动时需要的最小活动角度为：屈曲120°，外展20°，外旋20°。

Rydell（1973）采用人工假体的在体测量的方法，发现髋关节在不同状态下的受力：双足站立时每个髋关节受力约为0.5倍体重，单足站立时髋关节受力为2.5倍体重，单足站立但对侧使用手杖，髋关节受力等于1倍体重，跑步时（包含了动能传递）受力为5倍体重，仰卧直腿抬高时受力为1.5倍体重。慢走时，髋关节受力为3倍体重；快走时，髋关节受力为4倍体重。在对侧使用手杖时，因为手杖的力臂很长，可减少负重髋关节受力的20%。

　　Neumann（1989）详细分析了髋关节功能康复的几何力学，包括单足站立（图7-2）、在对侧使用手杖支撑（图7-3）、对侧手提物（图7-4）、同侧手提物等（图7-5）。髋关节受力（joint reaction force，JRF）包括体重（body weight，BW）和为了维持骨盆平衡所需的外展肌收缩力（hip abductor muscle，HAM）。Neumann（1998）研究发现，手杖最大可减少42%的对侧髋关节受力，从3.4倍体重下降到2.2倍体重。这些生物力学分析结果告

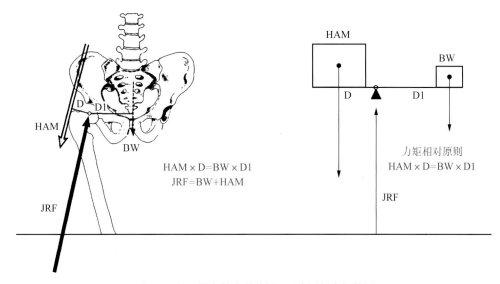

$$HAM \times D = BW \times D1$$
$$JRF = BW + HAM$$

力矩相对原则
$$HAM \times D = BW \times D1$$

图7-2　单足站立的力学分析，示意图与力矩简图

由于体重力臂（D1）是外展肌力臂（D）的 2～3 倍，维持骨盆平衡所需要的外展肌力（HAM）是体重（BW）的 2～3 倍，作用于髋关节的力（JFR）则是二者之和，为体重的 3～4 倍。

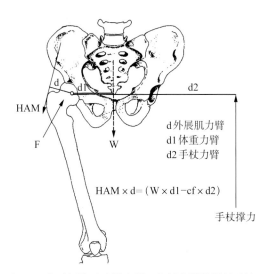

d外展肌力臂
d1体重力臂
d2手杖力臂

$$HAM \times d = (W \times d1 - cf \times d2)$$

手杖撑力

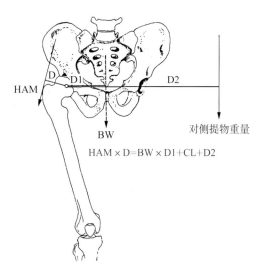

对侧提物重量

$$HAM \times D = BW \times D1 + CL + D2$$

图7-3　在对侧使用手杖支撑，将极大地降低所需的外展肌力量，也同样降低髋关节受力

髋关节受力（F）=（外展肌力+体重）-手杖撑力

图7-4　使用对侧手携带物品，由于D2力臂较长，将显著增加所需的外展肌力，同样增加髋关节受力

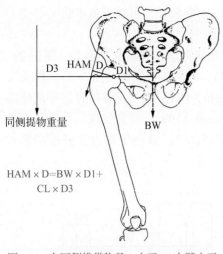

$$HAM \times D = BW \times D1 + CL \times D3$$

图7-5 在同侧携带物品，由于D3力臂小于D2，所需的外展肌力将小于对侧携带

诉我们，为了减少髋关节负荷，采取下列措施是有益的：①控制体重；②躯干向患侧倾斜；③在对侧使用手杖，能撑出去的长手杖比短手杖效果更好；④尽量少提物品；⑤如果必须提物，则用同侧的手来携带，对侧可以使用手杖。

对于转子间骨折，不同的内植物在生物力学稳定性方面表现各异。Helwig P等（2009）对四种不同内植物（Gliding-Nail、Gamma钉、PFNA、Targon-PF）建立有限元模型，在临床CT数据重建的表面模型的基础上进行单腿站立相的负重分析，量化指标为骨折愈合情况，数据显示不同内植物在模型的骨折断端应力和拉力的分布及内植物本身的米塞斯应力均有不同。因此，康复治疗应根据不同的手术方式，进行个性化调整，避免发生假体意外。李双等（2017）采用骨质疏松型的人造股骨标本，制作成不稳定型转子间骨折模型，进行头髓钉内固定后，进行生物力学加载实验，结果发现，该骨质疏松型的"骨折-内植物"复合体，承受900 N的力（约为60 kg体重的1.5倍）是安全的，不会发生失败。提示老年髋部骨折患者，术后早期进行床上功能锻炼（如直腿抬高）、下地双足站立等，对骨折内固定没有不良影响。

当然，功能锻炼的时机和程度需结合患者的精神状态、身体条件和我国文化的实际情况。我们在老年髋部骨折头髓钉内固定术后，进行骨折的稳定性评估（如Garden对线、前内侧皮质对位支撑、内植物位置等）。对稳定性优良者，鼓励及早进行下床站立与保护下行走，对恢复患者的康复自信心、进入康复流程很有帮助。

三、康复治疗的内容要点

康复治疗包括全身康复和重点的下肢康复：深呼吸、咳嗽，练习肺功能；利用上肢拉住吊环主动坐起；下肢肌肉主动收缩；足踝关节主动屈伸；膝关节主动屈伸、主动直腿抬高；在床沿静坐；借助步行器在床边练习站立；借助步行器在床边短距离行走；逐步恢复自我行走功能。

（一）术前康复阶段

符合手术指征的患者应该尽早实施手术，同时也要对患者全身状态做好评估，预防手术并发症，因此，充分的术前准备是非常有必要的。对于老年转子间骨折患者，术前评估尤为重要，尤其是要注意到可能出现的失用性改变。完善的术前康复评估、宣教及康复指导，可以提高患者术后的功能状况，为术后积极康复提供条件。

术前康复宣教要使患者了解手术过程，告知手术后可能出现的并发症、如何预防相关并发症、术后康复治疗的方法、日常生活活动训练的内容及术后康复的注意事项等。具体康复指导内容包括：①指导患者进行呼吸练习及咳嗽排痰训练。对于老年患者而言，掌握正确而有效的呼吸咳痰技巧，对预防卧床引起的肺部感染更为重要；②让患者了解肌力训练的方法，如臀肌、髋外展肌、股四头肌等髋周肌肉的等长收缩（静力收缩）、主动-助力运动及渐进抗阻训练的正确方法；③使患者了解患侧髋关节前屈、后伸、外展及患侧膝、踝、足趾关节的屈伸等关节活动度的训练方法；④指导患者进行床上翻身、移动、坐站转移等能力训练，以及如何在助步器、拐杖等辅助器械帮助下进行步行训练；⑤其他康复内容还包括健侧肢体及躯干的力量及关节活动度的训练等。

（二）术后康复阶段

术后康复治疗介入的时机应在手术完成患者意识清醒以后立即开始。康复医师必须根据患者的手术方式及所采用的手术入路来制定短期及长期康复目标并提供恰当的术后护理。

术后继发的功能障碍通常包括肢体及躯干功能力量的缺乏、功能性活动耐受不良、平衡及协调力下降，步行稳定性及速度减慢，日常生活活动能力下降等，术后的康复目标包括增强肌力、耐力及平衡协调性，并且提高床上及床-椅转移、坐、站、步行、上下楼梯等日常生活活动的能力（表7-2）。

表7-2　股骨转子间骨折康复治疗目标

肢体无疼痛
骨折愈合良好，符合功能学及影像学愈合标准
术侧髋关节主动活动范围：屈曲 >90°，外展 >30°
术侧下肢肌力达 4+ 级，远端肌力正常
不需要辅助器械的情况下，可稳定步行 20 ～ 30 分钟
上 2 ～ 3 层楼梯

1. 物理因子治疗

（1）冰疗：冰袋可以迅速降低软组织的温度，术后利用冰袋可减轻手术伤口周围软组织肿胀，低温还可以提高痛阈，减轻术后疼痛。一般术后可在患侧髋关节处使用冰袋，每天 1 ～ 2 次，每次 15 ～ 30 分钟，直至关节肿胀消退，疼痛改善。

（2）经皮神经电刺激疗法（transcutaneous electrical nerve stimulation，TENS）：对于术后伤口周围疼痛明显的患者，除了临床常用的肌注或口服镇痛药以外，经皮神经电刺激也可作为疼痛治疗的补充手段，方法是将双通路四电极分别放置于手术伤口两侧，设置电流频率为 100 Hz，治疗时间 20 ～ 30 分钟，强度为 2 倍感觉阈。每天 1 ～ 2 次，7 ～ 10 次为一个疗程。

（3）激光治疗：低强度激光照射具有镇痛、收敛、促进肉芽组织生长、加速伤口愈合的作用。在消炎治疗的同时可降低炎性介质浓度，改善渗透压，减轻、消除水肿，从而起到止痛作用。方法为手术伤口局部照射，每个部位 3 ～ 5 分钟，每天 1 次，5 ～ 10 次为一个疗程。

2. 预防并发症的练习　老年患者在手术后容易发生伤口感染、肺部感染、下肢肿胀、深静脉血栓形成等并发症，应在术后尽早开始心肺功能训练，如呼吸训练、咳嗽排痰练习，并进行床上活动（如翻身、抬臀、扩胸运动等）和踝关节泵式训练（图7-6），包括足趾屈伸及踝关节跖屈、背伸运动，尤其注意加强踝的背伸运动，防止跟腱挛缩。

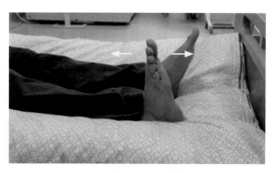

图7-6　踝关节泵式训练方法

3. 肌力训练　　肌力训练在术前指导时开始，持续整个手术后的康复训练过程。术后1～2天开始进行手术关节周围肌肉（如股四头肌、腘绳肌、臀大肌伸髋）的等长收缩（静力收缩），以及非手术关节下肢和双上肢的主动活动和抗阻训练，目的是维持四肢力量和柔韧性，避免失用性萎缩。每天1～2次，每次30～60分钟，或有轻度疲劳感为度。术后1周可开始渐进性抗阻训练，逐步增加髋、膝关节的屈伸活动范围，以可耐受疼痛为度。另外，增加上肢的肌肉力量练习以帮助患者完成坐起、基本生活自理及日常转移。

转子间骨折不同的手术方法会不同程度地影响患侧下肢各肌群的力量，因此需要了解手术方法，根据受损的肌群力量情况，给予针对性的训练。转子间骨折最常用的固定装置为滑动加压螺钉＋侧方钢板（DHS）及髓内钉（PFNA）。在骨折愈合过程中，固定装置可将骨折块稳定在适当的位置，以DHS为例，手术通常采用外侧入路，经皮肤、皮下组织分离和松解阔筋膜、股外侧肌筋膜及肌腹，将内植物固定于股骨近端外侧壁。采用此种固定方式，缩短了髋外展肌大转子处起点与髋关节旋转中心间的距离，可造成外展肌机械力学损害，而最终导致患者的特伦德伦堡步态，故臀部外展肌是力量训练的主要对象（图7-7，图7-8），但也要进行其他肌肉的力量训练，如股四头肌、腘绳肌、胫前肌等。

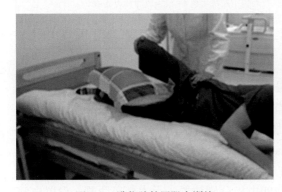

图7-7　卧位髋外展肌力训练

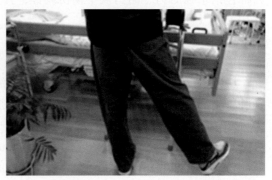

图7-8　站立位髋外展肌力训练

4. 关节活动度的训练

（1）持续被动运动（continuous passive motion，CPM）：可在术后第2天开始进行，每天2次，每次1小时，髋关节屈曲角度从30°开始逐渐增加到90°，每天增加5°～10°。

（2）关节助力–主动和主动活动：从术后第2～3天开始，鼓励患者患肢足、踝、膝关节主动运动，尤其是等长收缩，患者可借助外力或者在治疗师的帮助下活动患肢关节，逐渐过渡到自行完成主动屈伸关节的练习。每天1～2次，每次30～60分钟。

5. 床上及床边转移能力的训练

（1）翻身活动：术后健、患双侧均可进行翻身运动。提倡向患侧翻身，患者能在确保安全的情况下独立完成。若向健侧翻身，最好在他人的帮助下完成。

（2）卧位–起坐转移：术后早期坐起有利于膈面下沉，增加肺部容量，利于痰液排出，可减少坠积性肺炎及压疮的形成，因此鼓励患者在术后借助双臂支撑力量完成端坐或半坐位，为借助步行器或双拐行走做准备。床边坐位训练时建议向患侧转位移动，便于控制患侧髋关节内收，同时利于提高髋外展肌力。有能力时，也可进行坐位下的水平移动训练，向患侧移动时限患肢外展，在上肢及健侧下肢支撑下向患侧移动臀部，向健侧移动时相反。

（3）坐-站转移：准备站立时，保持健侧膝、足在后，患膝、足在前，双手支撑扶手或在治疗师帮助下，起立时保持重心前倾，依靠健侧下肢支撑保持身体平衡，防止跌倒（图7-9）。

6. 负重练习和步态训练

（1）负重练习：推荐接受外科手术治疗的股骨转子间骨折患者都应该允许耐受范围内的负重训练。当患者术后疼痛改善，

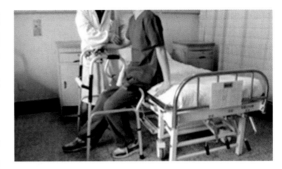

图7-9 床边坐-站转移训练

患侧下肢肌力及平衡功能有所提高时，即可进行术后早期下床活动并进行步行训练。有研究表明，股骨转子间骨折患者内固定术后不限制负重没有增加并发症的发生率。Koval等（1998）对32例老年髋部骨折患者进行研究，利用计算机步态分析测算患侧肢体负重水平，发现在术后1周患侧肢体负重达到健侧的51%，12周后升至87%，结论认为，老年患者应该在手术后进行可耐受范围的负重训练，患者会自行调整患肢肢体的负重情况。M.Galli等（2013）对135例行股骨转子间骨折内固定手术的患者［平均年龄（83.2±9.5）岁］，其中女性占82%，进行了前瞻性观察研究，所有患者在术后第3～10天根据患者疼痛耐受情况和身体条件开始进行负重训练，经过6个月的随访观察，没有发生复位丢失、股骨颈断裂、不愈合或内固定失败等情况。在Evans分类中，Ⅰ型、Ⅱ型属于稳定型骨折，可以从术后第3天开始进行部分负重训练，在病床边完成坐-站活动。术后1周可借助平衡杠或助行器，从患侧下肢部分负重，逐步过渡到完全负重（一般是术后6周左右）。术后1～2周，可使用单拐或手杖进行辅助训练，术后3周可进行上下楼梯练习及起床练习等生活功能适应性训练。如果术后6周关节尚未稳定，则可使用单拐或手杖，在治疗师的辅助下，进行髋、膝关节开链和闭链训练。而Ⅲ型、Ⅳ型属于不稳定型骨折，可在术后第2天开始进行床边功能训练，循序渐进进行体位转移训练，如果粉碎性骨折术中较难复位的情况下，非负重时间为2～3周，之后再进行功能锻炼。但如果是老年患者由于体力较弱或同时合并上肢骨折导致力量下降，进行负重训练会非常困难，也可适当延缓负重时机。即使术后获得良好的固定，预防术后拉力螺钉的过度加压及切割出股骨头等并发症也是非常有必要的。

（2）步态训练：可分为站立位训练和步行训练。在站立位时，进行患侧髋关节伸展活动训练、膝关节屈伸活动的控制练习、下肢关节的协调运动及患肢的负重练习。步行训练时，鼓励患者使用助行器，不负重行走（图7-10），宜采用渐进式，早期不宜久站。注意转身时应先向转身侧迈出一步，移动助行器，再跟上另一肢。内固定患者若扶双拐，则采用四点步训练，可足尖点地步行。患者因患侧髋疼痛或下肢肌力减弱等原因不敢负重，导致患侧下肢支撑相缩短，主要注意调整患者屈髋屈膝，伸髋屈膝，以及患侧足跟着地（支撑相早期）时伸膝和足背屈等。此外，行走时骨盆的位置、下肢各关节的配合协调运动和步行步态均需仔细观察，并给予积极的指导。

（3）上下楼梯训练：在步行能力得到改善之后，可开始对患者进行上、下楼梯的训练（图7-11）。注意上楼时，顺序为健肢、患肢及拐，即非手术肢体先上，手术侧肢体使用拐杖跟随；下楼时患肢、拐、健肢，即挂拐的手术肢体先下，非手术侧肢体跟在后面。

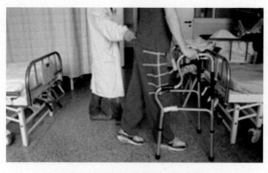

图7-10 助行器辅助下步行训练

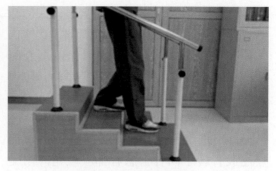

图7-11 上下楼梯训练

7. 日常生活活动能力的训练

(1) 术后鼓励患者立即进行床上功能性活动，如桥式运动及翻身练习。

(2) 患者应尽早从卧位转为坐位，为下一步离床打好基础，而良好的躯干控制是患者完成床上功能活动的重要基础。

(3) 术后1周，鼓励患者自行穿衣、如厕、行走，但应注意患侧肢体负重情况，日常生活活动也需注意避免姿势不当，导致假体意外（内固定断裂、切出或假体周围骨折）。

(4) 术后5～6周，练习上下楼梯、爬坡、骑自行车等日常生活活动，也应注意避免假体意外。

8. 心理康复 心理康复是功能康复的枢纽，在整个疾病过程中，治疗师应该关爱患者，了解患者的心理状态，积极给予支持，以心理康复促进和推动功能康复。

（杨 帅 张世民）

第二节 早期下地站立负重

1. 术后下地站立时间　　　　4. 我国的现状
2. 完全负重与部分负重　　　5. 具有中国特色的下地负重策略
3. 早期负重的执行情况

老年人跌倒引起的髋部骨折是改变生命进程的重大事件，仅有约1/3能完全恢复到骨折前的生活状态。由于高龄和衰弱，围手术期并发症的发生率约为20%。术后30天的死亡率在10%左右，术后3个月的死亡率在20%左右，术后1年的死亡率在30%左右。死亡绝大多数与年老体弱的全身状况有关，在术后1年死亡的患者中，直接与髋部骨折有关的不足1/4。

因此，如何减少老年髋部骨折的术后死亡率，就成为卫生健康领域关注的重点，其中多学科合作共管、尽早手术和早期下地站立负重，是已经被证明切实有效且被国际医学组织推荐的临床措施。股骨转子间骨折手术治疗的最主要目的之一就是消除疼痛，早期离床，避免卧床带来的一系列并发症。

老年人术后在疼痛可耐受下的早期起床下地站立负重（weight-bearing-as-tolerated，

WBAT），为完全或近乎完全地恢复功能提供了最大的机会或可能性，其优点包括：①整体方面，改善心肺功能，改善精神面貌，促进排泄功能（肠道、膀胱），避免压疮；②局部方面，体重负荷启动器械滑动，促使骨折端嵌紧坐实，实现二次稳定，促进骨折愈合。可以把下地负重看作是完成手术的最后步骤，即启动器械滑动。简而言之，术后早期负重能加速康复进程，缩短住院时间，降低医疗花费，提高出院回家比例，减少术后死亡率。因此，对"早期下地站立负重"的认知和执行情况，受到许多组织，尤其是支付住院医疗费用的利益相关方（如政府医保组织和商业保险公司）的关注。

一、术后下地站立时间

术后负重时间（time to weight-bearing），亦称术后行走活动时间（time to ambulation）、术后活动时间（time to mobilization），是指患者手术结束返回病房至其下地站立于床旁的时间间隔。记录下地站立负重时间，一般将其分为以下几个档次：①术后第一天内，即24小时内实现了下地站立；②术后36小时内；③术后48小时内；④术后3天内；⑤术后3天至1周；⑥手术1周之后。

其中以"术后第一天"（postoperative day one，POD1）这个时间点应用最多，也是众多国外老年髋部骨折指南所推荐的。也有学者认为，"在术后第一个3天期间"（during the first 3 postoperative days）下地均属早期负重（即3天之内）。

二、完全负重与部分负重

髋部骨折术后的负重状态分为三种：①完全负重（full weight bearing，FWB），也称为无限制负重（unrestricted weight bearing），是指医生允许患者在其可耐受的情况下，能完全使用手术的肢体来承担体重进行活动（mobilization）。②部分负重（partial weight bear）也称限制性负重（restricted weight-bearing）、足趾点地负重（touch-weight bearing，少于20 kg），是指医生对患者有特别的指示，以避免手术肢体的完全使用（不论疼痛程度如何）。也就是说，即使患者的肢体无痛，医生也有医嘱，不允许该肢体完全负重。③不负重（non-weight-bearing），指患者没有离开床铺，患者术后没有直立，肢体没有承担轴向体重负荷。在术后资料登记中，往往仅记录为两类，即完全负重和限制负重（包括不负重）。

三、早期负重的执行情况

英国Parker在2020年的《成人骨折》(第9版）中写道：经过适当外科手术治疗的全部股骨转子间骨折患者，均应当具有髋关节活动或功能不受限制、完全负重的可能性。在临床实际工作中，早期由于骨折疼痛，患者会自我调节手术肢体的负荷程度；随着骨折端的塌陷坐实，疼痛减轻，负重程度就会逐渐增加。

股骨转子间骨折内固定术后，及早下地站立完全负重，在国际上已被广泛接受，是标准的临床治疗流程。许多国家的医疗共识和指南均强调术后早期负重的重要性。有的指南将术后第一天站立负重列入老年髋部骨折的医疗质量考核指标，有"今天手术，明天下地"之说。虽然在时间节点的计算上略有差异，但术后早期完全负重的比例，欧美国家的髋部骨折数据库报告均在80%以上，如德国为90%，西班牙为90%，新西兰为94%，澳大利亚为95%。

Ottesen等（2018）利用美国NSQIP数据库，分析了4 918例大于60岁的髋部骨折患者，发现3 668例（74.58%）能在术后第一天实现完全负重，1 250例（25.42%）部分负重。在术后30天死亡率方面，部分负重者为5.5%，完全负重者为3.2%。按照手术类型细分，23%的半髋关节置换、27%的侧板螺钉手术和27%的头髓钉手术，未能达到术后第一天完全负重。未能实现术后第一天完全负重的，都是更加高龄、全身状况差、内科合并症多、老年痴呆严重的患者。

Sheehan等（2021）利用英国NHFD数据库，收集了135 105例髋部骨折患者，其中106 722例（79%）能实现术后36小时内早期下地站立。实现了早期下地的患者在术后30天的出院率是没有实现者的2倍。美国Heiden等（2021）总结年龄大于65岁的髋部骨折485例，其中2/3能实现术后早期下地站立（指3天内），而不能早期下地站立者，术后30天的死亡率显著为高（OR=4.42）。Shen等（2022）报告美国纽约Rochester大学的实践结果，术后第一天下地站立负重者在老年髋部骨折共管病房为84%，在普通骨科病房为72%，有显著的统计学差异（P=0.003）。

Carlin等（2018）调查了20名加拿大骨科医生，详细了解他们对指南中"早期完全负重"的执行情况，即骨科医生是否开具"在耐受下负重"这个标准的术后康复医嘱，具体的实施是由共同协作的康复医师，按照一定的规程在床旁指导、协助患者完成，并不是放任患者自由、任意地自己下床。20位骨科医生均公开承认，能实现术后早期负重是最理想的术后流程，但在早期负重对患者最终效果的影响上，他们的认识态度并不一致（表7-3）。4位医生认为"早期负重"至关重要，也几乎没有任何情况能阻碍他们下达这一医嘱。9位医生说在有些情况下，如严重的粉碎骨折和严重的骨质疏松，他们不会下达这个医嘱。另外7位医生表示对早期负重促进患者康复的实际效果持怀疑态度，他们认为，在术后稳定性存疑、涉及股骨转子下骨折、使用DHS等情况下，应以"保护骨折修复"为首要目标，延迟负重更为有利。

总体而言，骨科医生在临床上开具"早期负重"医嘱的比例为75%～90%。能否实现术后早期下地站立负重，受患者和医生两方面因素的影响，对小部分的特殊病例，多数骨科医生也会寻找各式各样的理由来打破或逃避"规则"，规避"指南"或"临床流程"的约束，并未下达"早期负重"的医嘱。

四、我国的现状

同为中国人，早期下地站立在我国香港特区也能做到，甚至有香港教授讲课时说，如果术后第一天患者没有下地站立，他就认为这个手术没有达到预期的目标，可以认为是失败的。

术后早期下地站立负重的问题，一直困惑着中国大陆骨科医生。早期下地负重的优点众所周知，但保护手术修复的骨折端、避免手术失败对骨科医生更为重要，要在两者之间找到"走钢丝"的平衡点，需要考虑的因素很多。①我国的大多数骨科医生是非常保守

表7-3　骨科医生对"术后早期完全负重"的认识差别

对术后早期负重的态度	推广或阻碍"早期负重"实施的理由	对内固定器械可能失败的认识态度
完全支持，100%执行率	• 术后早期完全负重，永远是正确的医嘱 • 负重状态对患者的术后康复至关重要 • 早期负重是最终治疗结局的关键组成部分，有利于骨折愈合和防止并发症（肺炎、压疮） • 如果骨科医生没有开具早期负重的医嘱，则可以认为是个"错误的手术"，因为没有达到早期下地的目的。 • 为了保护骨折修复而不允许患者完全负重，是"对患者的伤害" • 患者只要下地，就是"完全负重"状态，不存在"限制性负重"的情况，这在上肢力量差、老年痴呆或术后谵妄的患者，更是如此	• 偶尔的内固定手术失败是不可避免的 • 必须认识到，手术没有100%的成功 • 个别病例的失败不应干扰对后续患者下达"早期负重"的医嘱。
坚定支持，约90%执行率	• 强调在有些情况下，早期完全负重并不明智 • 在"鼓励早期负重"和"保护骨折修复"之间，尽力维持平衡，类似"走钢丝"的微妙平衡 • 在有些情况下，如果不限制活动（早期的几周时间），会出现"灾难性的"失败 • 使用正确的器械很重要，有的器械更容易失败（指DHS） • 在严重的粉碎骨折或严重的骨质疏松病例中，实施"限制性负重"更为妥当	• 折中的谨慎态度 • 自己有先前失败病例的痛苦经历，转而趋向于保守，更加谨慎和顾虑 • 强调反思，骨折上的细微差别可能就会妨碍早期完全负重
可靠支持，约70%执行率	• 同意早期完全负重是最理想的，但实际中所考虑因素、所受限制更多一些，如医生对术后的"稳定性"存疑；骨折发生在特殊部位（转子下）；使用了特殊的器械（DHS） • 认为相对于"骨折愈合"这个最主要的第一目标来说，负重居于次要地位，只是第二目标 • 对早期完全负重与患者康复之间的关系持怀疑态度，认为无论早期还是延迟负重，最终效果是一样的 • 认为负重状态只是康复过程的一个组成部分，在有些患者"综合考虑多个因素"，限制其负重是更明智的。 • 最终效果有赖于许多因素，如年龄、合并症、整体状况等，负重只占一小部分 • 认为早期完全负重的效果证据是可疑的，个人的经验和感觉与指南并不一致 • 没有充足的科学性，证明早期负重是非常重要的 • 医生有过内植物失败的不良经历，担忧再次出现	• 手术失败使医生的名誉受损 • 失败病例是医生的灾难 • 外科医生所受的教育是，"如果患者负重受到限制，骨折手术失败的可能性就更降低一些" • 患者依从性差（指没有听从部分负重的医嘱）

的，有的让患者术后卧床至少1个月、2个月、3个月，有的说一定要拍片看到骨痂，才能让患者下地，部分负重，再缓慢过渡到完全负重。②我们鼓励患者术后在床上早期坐起、翻身、活动足踝，也基本达到了预防并发症的目的。③我们的康复措施跟不上，保护条件比较差，担心患者跌倒，必须防范医疗纠纷。④极度保守的原因，并不是医生不理解早期站立负重的优越性，而是担心出现内植物并发症，追求每个患者的绝对安全保险。⑤如果患者由于早期下地负重行走而发生了器械并发症或治疗失败，无论是发生在自己医疗组或其他医疗组，骨科医生则纷纷"吸取教训"，对早期下地负重的态度就更趋向于保守。

目前，股骨转子间骨折内固定失效或失败的发生率多为1%～5%，通常是内植物从股骨头切出、穿透、疲劳断裂等，其中拉力螺钉从股骨头的近端切出并发症约占全部的3/4。失败者常为多种机制并存。在当今，内植物的工厂制造均有严格的质控，可以说，失败往往都是：①骨折太过粉碎（如A2.3型）；②骨骼质量太差（严重骨质疏松，对内植物的把持力低）；③手术质量不高（骨折复位、内植物位置）等，导致骨折延迟愈合和不愈合而引起的。

　　我国患者的内植物失败率似乎较国外报道为低，分析其原因，并不是我们的手术技术高超、使用器材优越，而是归功于中国传统文化对创伤骨折的治疗理念影响，即"三分治七分养"，关键是患者内固定术后卧床时间较长、下地负重较晚的原因。但这与现代医学强调的内固定术后早期活动、"今天手术，明天下地"的强化康复理念，并不符合。

五、具有中国特色的下地负重策略

　　老年股骨转子间骨折手术治疗的最主要目的之一就是早期离床，避免卧床带来的一系列并发症。相对于卧床状态，下地站立必定增加了髋关节的受力，这将使外科医生的手术（无论是内固定还是假体置换）经受更严厉的考验。一侧下肢的重量约为体重的1/6，生物力学研究表明，双足站立时一侧髋关节的受力（作用于股骨头上方，也可以看成是股骨近侧骨折端的受力）约为体重的1/2，单足站立时受力为体重的2.5倍，缓慢行走时为体重的3倍。需要注意的是，在患者抬腿下床的过程中，需将手术肢体抬高离开床面移至床外，在这个主动的直腿抬高过程中（active straight leg raising），髋关节受力（作用于股骨头前方）约为体重的1.5倍（图7-12）。如果辅助人员用手托起患者的足跟移至床外（被动直腿抬高），则髋关节受力显著下降至肢体重量的一半（体重的1/12）。

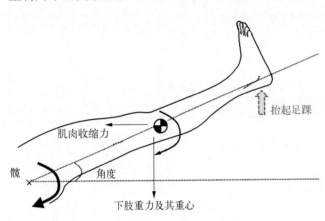

图7-12　直腿抬高动作的力学分析
髋关节受力，在主动抬高时是体重的1.5倍；在被动抬高时是体重的1/12

　　股骨转子间骨折经充分复位和内固定器材的可靠把持之后，整体稳定性中最薄弱的仍是患者的骨骼，而不是金属内固定器械。但患者的骨质疏松骨骼在骨折后并无明显的质量改变，理论上应与骨折前一样，是能够承担体重负荷的。因此，如果骨折获得了充足的复位和高质量的内固定，早期下地负重站立，并不会增加内固定的失败率，反而有利于快速恢复老年人的整体功能和精神面貌，及早恢复到骨折前的功能状态和生活自理能力。

　　术后"早期负重"与"保护骨折"的争议，反映了骨科医生在老年髋部骨折的"整体机能恢复"与"局部骨折愈合"、"学会共识指南"与"个人经验教训"之间的差异和矛盾。影响术后能否早期下地的因素很多，涉及多个方面（图7-13）。我国的文化理念、医患关系、家庭关怀、医疗水平等方面与西方欧美国家不同，我们不应该直接照搬国外的经验，需要与我国现实的具体情况相结合，"整体与局部兼顾""安全与效率并重"，走中国特色的医疗道路。

　　针对老年髋部转子间骨折，我们可以将内固定术后稳定性评分与患者的身体条件及其自身意愿结合起来，首先对那些：①术后稳定性评分达到优秀等级（7～8分）；②身体条件较好（体力、智力）；③本人愿意、有家属陪同的老年人，纳入强化康复流程，争取在1

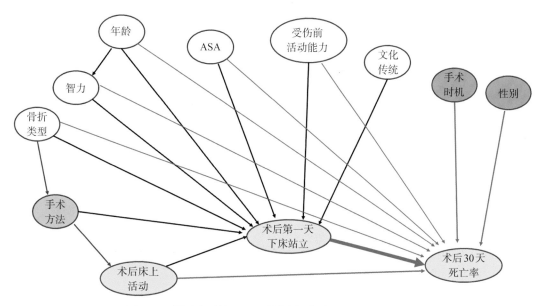

图7-13 影响术后第一天下地站立与术后30天死亡率的因素

周甚或3～5天之内、伤口不再渗血的情况下，起床下地，站立行走，争取获得更好的功能恢复，重回骨折前的生活自理状态（图7-14）。

值得指出的是，早期下地站立负重，是以良好的手术质量为前提的，如果手术医生对骨折复位、内固定质量和骨折愈合方面有担心，则应避免早期负重，这与国际上的老年髋部骨折指南也是一致的。但规则的制订有其普遍性原则，早期下地负重在绝大多数情况下是应该被遵照执行的，打破或逃避规则的约束，仅是极少数或偶尔的情况。

图7-14 女，87岁

A. 右股骨转子间骨折，A2型。左侧为8年前股骨颈骨折，双极头置换。患者属健康高龄老人，生活自理；B. 入院后24小时内完成PFNA-2内固定手术。通过术毕透视影像评估骨折复位质量（4分）和稳定性（8分），均达到优秀标准。术后第2天，患者在搀扶下开始练习下地站立、行走，快速进入康复流程，恢复生活自理能力；C. 术后1个月摄片，螺旋刀片轻度后退，骨折端相互嵌紧坐实获得术后二次稳定

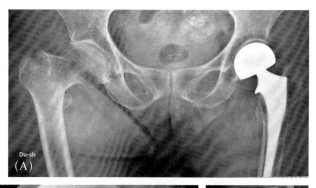

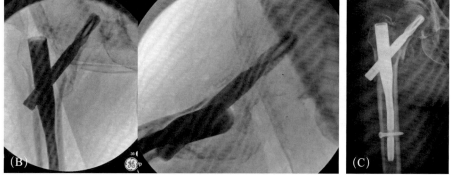

第三节 术后影像学评定与疗效评价

1. 术后影像学测量 　　　　　2. 功能评定方法

临床对老年髋部骨折的治疗结局，可从不同的角度和层次上进行评定。如放射学的骨折对位、对线、愈合情况、股骨颈长度与颈干角变化，人工关节安装的位置、力线和稳固情况，体格检查的肌力、关节活动度和步态情况等，这些指标均是由医生测量评判的，是评价骨折治疗效果的医疗层次，称为临床结局（clinical outcome）或骨折结局（fracture outcome）。随着骨科内植物技术的进步，现阶段老年髋部骨折的临床结局均较满意。但骨折愈合或假体位置良好并不等同于患者的功能良好。以最小的花费和痛苦使患者恢复到或超越骨折以前的健康和功能状态，是治疗效果的最高境界。因此，由患者自己评判的治疗效果，如是否能恢复到以前的身体状态、生活状态、工作状态、角色状态、精神状态和社会状态，则是更高层次的效果评定，称为功能结局（functional outcome）或患者结局（patient outcome）。

评价老年髋部骨折的功能恢复，常借鉴一些整体健康评分量表和髋关节置换的评分量表。由患者自我评定其整体健康状况或良好状态的评分量表，如SF-36（short form 36，共36问），SIP（sickness impact profile，共136问），Nottingham health profile（共45问），QWB（quality of well-being scale），MFA（musculoskeletal functional assessment，共100问，SFMA共40问），以及FIM（functional independence measure）和Barthel指数（Barthel index）等，均较复杂，项目繁多，老年人使用困难。而针对骨性关节炎施行全髋关节置换术的Harris评分，是由医务人员评定的，并且占很大比重的疼痛症状（44%）在髋部骨折的老年人骨折以前并不存在，应用于该类骨折患者，则有很大的稀释作用，难以准确、敏感地反映患者的真实情况。因此，探讨针对老年人的髋部骨折、适合自我评定、简单可靠的功能评分系统，很有实用价值。

评估老年髋部骨折的治疗效果，可以从肌骨系统结构是否恢复正常（有否损害）、对生活活动能力的限制（有否失能）、对返回正常社会生活的影响（有否残障）三个方面进行评定（表7-4）。

表7-4 老年髋部骨折的功能评定参数类别

评 价 维 度	指 标 举 例
对肌骨系统正常结构上的损害	1. 影像学指标，如骨折愈合、颈干角、股骨颈长度、髋关节偏距 2. 疼痛指标 3. 关节活动幅度测量 4. 肌力、平衡力、步态
独立生活上的失能	1. 站起行走计时，Parker活动能力 2. 髋关节功能评分，如Harris髋关节评分、SFMA 3. 日常生活活动能力（ADL）、Katz评分、Barthel指数
返回正常社会上的障碍，整体健康评分	1. SF-36、SF-12 2. EQ-5D
卫生经济学分析	1. 某一治疗方法的住院花费 2. 花费效益比

一、术后影像学测量

股骨转子间骨折内固定最好能重建正常的股骨近端解剖结构，骨折愈合后，患者具有恢复正常功能的骨骼解剖学基础。股骨近端短缩、内翻是常见的术后畸形，与患者活动功能受限密切相关。术后评判股骨近端结构是否恢复正常，依赖于影像学的测量，包括颈干角、股骨颈长度和偏距等（图7-15）。

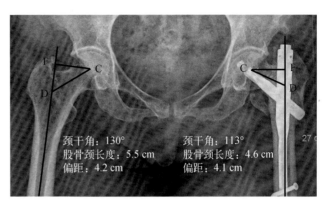

颈干角：130°
股骨颈长度：5.5 cm
偏距：4.2 cm

颈干角：113°
股骨颈长度：4.6 cm
偏距：4.1 cm

图7-15 转子间骨折术后影像学测量（与健侧对比）

1. 髋部骨折术后愈合的影像学评分 Bhandari等（2013）借鉴胫骨干骨折髓内钉术后的骨折愈合影像学评分（radiographic union score for tibial fractures，RUST），将其应用于髋部骨折，提出了髋部骨折术后愈合的影像学评分方法（radiographic union score for hip fractures，RUSH），在正侧位X线片上，分3个等级对4个皮质（前、后、内、外）和骨小梁的愈合情况进行评估（表7-5）。包括4项指标：皮质骨痂桥接、皮质骨折透亮线、骨小梁连接贯通、骨小梁骨折线消失。总分在为10～30分，10分是完全没有愈合（如内固定术后早期），30分是完全愈合（术后晚期）。作者用该方法研究了100例转子间骨折，术后1个月骨折愈合评分平均为17分，2个月平均为24分，3个月平均为27分，再往后延长时间，也很难达到30分。骨科医生和放射科医生的评分基本一致，没有明显差异，证明该评分方法的信度和效度均较高。

2. 颈干角 股骨颈轴线和股骨干纵轴之间的角度为颈干角。正常颈干角范围为120°～135°。颈干角小于120°，为髋内翻（coxa vara），大于135°为髋外翻（coxa valga）。术后髋内翻的诊断标准是，与健侧相比，颈干角减少≥10°。

表7-5 髋部骨折的RUSH评分

1 皮质骨痂评分	没有骨痂（1分）	有些骨痂（2分）	骨痂完全（3分）	总分（4～12）
内侧皮质				
外侧皮质				
前侧皮质				
后侧皮质				
2 骨折透亮线评分	完全看见（1分）	能够看出（2分）	透亮线消失（3分）	总分（4～12）
内侧皮质				
外侧皮质				
前侧皮质				
后侧皮质				
3 骨小梁连续贯通评分	没有连续（1分）	部分连续（1分）	完全连续（1分）	总分（1～3分）
4 骨小梁骨折线评分	完全可见（1分）	部分可见（1分）	完全消失（1分）	总分（1～3分）

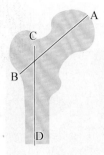

图7-16 颈干角
的测量

患者摄像体位采用平卧位，双侧髂前上棘与拍摄床的距离保持一致，足内旋15°～20°，以减轻股骨颈前倾角的影响，最大程度显露股骨颈长度（图7-16）。股骨的外旋对颈干角的测量也有一定影响，Marmor等（2012）对此进行了研究。他们选择50例平卧位做腹部CT检查的患者，测量其股骨的自然外旋角度为（25.4±10.6）°（范围0.9°～51.8°，80%小于35°）。再采用3个股骨标本模拟不同的旋转角度进行颈干角测量，结果发现，如果股骨旋转的角度小于35°，则测量的颈干角变化小于5°。也就是说，在自然体位拍摄正位片测量颈干角也是准确的，80%的人最多只有5°的变化；而如果在内旋15°位拍片测量，则100%的人均是准确的。

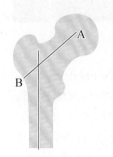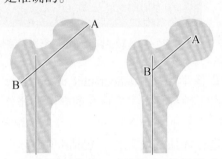

图7-17 股骨颈长度测量的三种方法

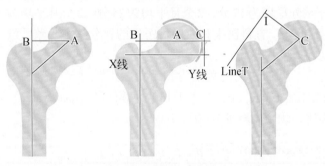

图7-18 偏距的测量方法

3. 股骨颈长度　股骨颈长度即股骨颈轴线长度（femoral neck axis length，FNAL），目前文献报道的股骨颈长度测量方法尚无统一标准，主要分为三种测量方法（图7-17）。术后股骨颈短缩的诊断标准是，与健侧相比，股骨颈长度减少≥5 mm。

（1）股骨头顶点A沿股骨颈轴线与股骨近端大转子外侧皮质交点B之间的距离。

（2）股骨头中心点A沿股骨颈轴线与股骨近端大转子外侧壁交点B之间的距离。

（3）股骨头中心点A沿股骨颈轴线与股骨干中轴线交点B之间的距离。

4. 偏距　合适的偏距可维持髋关节周围软组织的张力，利于稳定髋关节，不影响肢体长短，恢复髋关节的外展功能，获得满意步态。偏距减少，外展肌力臂减少，外展肌需要花费更大的收缩力量才能完成髋关节外展。临床上有股骨偏距（femoral offset）、髋关节偏距（hip offset）、外展肌偏距（abductor offset）等测量方法（图7-18）。

（1）股骨偏距的测量：先画出股骨头旋转中心点（通过股骨头画一个圆，其圆心即为股骨头旋转中心A），再画出股骨干中轴线（B），通过股骨头旋转中心A到股骨干中轴线的垂直距离（A-B），即为股骨偏距。

（2）髋关节偏距的测量：X线为双侧泪滴的连线，Y线为经泪滴的X线垂直线，髋关节偏距为股骨旋转中心A到股骨干纵轴线和Y线的垂直距离（BC线）。

（3）外展肌偏距的测量：股骨头中心点至外展肌力臂的垂直距离。

5. 股骨近端短缩的测量　髋部骨折内固定术后的股骨近端短缩是临床非常常见的

现象（图7-19）。术后的滑动短缩，有利于骨折的二次加压和愈合，但过多的短缩（临床常用的指标是超过10 mm），可能影响下肢功能的发挥，如外展肌力、行走步态、骨盆平衡等。

图7-19　术后股骨近端
　　　短缩的测量方法
a.垂直短缩；b.水平短缩；
c.轴向短缩
A.患侧骨折愈合后的正位
片；B.对侧正常的髋关节
正位片；C.将两侧的髋关
节影像重叠，进行短缩程
度的测量

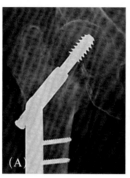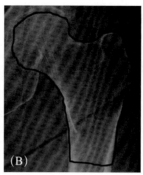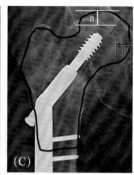

(A)　　　(B)　　　(C)

二、功能评定方法

1. 活动能力评分　　英国老年髋部骨折专家Parker和Palmer在1993年提出的运动能力评分，注重患者的行走能力，评分方法简单实用，是临床使用最为广泛的评价方法（表7-6）。

表7-6　Parker-Palmer 活动能力评分（1993）

	无困难	一个人，需要辅助工具	需要他人帮助	不能完成
能在室内行走	3	2	1	0
能去室外行走	3	2	1	0
能外出购物、去餐馆、探亲访友	3	2	1	0
结果判定：满分9分，<5分为功能障碍				

2. 疼痛评分　　临床评定疼痛程度的方法众多（表7-7，图7-20），多是从疼痛的有无、对日常生活的影响、是否需服用镇痛药等方面进行评价。这些方法均可借鉴用于老年髋部骨折髋股部疼痛的评价。

表7-7　疼痛评分

分　数	疼　痛　描　述
5	无疼痛或疼痛可忽略
4	轻微疼痛，偶尔出现，不影响活动
3	轻度疼痛，不影响日常活动
2	中度疼痛，能忍受，活动能力有减退，需服用阿司匹林等镇痛药
1	重度疼痛，活动严重受限，需服用强效镇痛药
0	病废，疼痛导致完全丧失活动能力

视觉模拟疼痛评分法：请在下面的标尺上，标出近一周内疼痛的严重程度（0为无痛，10为剧痛）

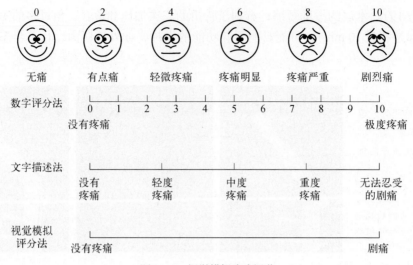

图7-20 视觉模拟疼痛评分

3. 日常生活能力评分   如表7-8所示。

表7-8 基本日常生活活动能力

基本日常生活	评分	评定标准
吃饭	0	完全不能，全靠别人帮助
穿衣	1	能完成部分，但需别人具体帮助与指导才能完成，需直接的身体接触帮助
用厕	2	在别人从旁指导下可以完成，部分活动尚需使用辅助器具后才能独立完成，需看护
洗澡	3 4	无需别人帮助和指导，但动作的速度、意欲、持久力和安全方面，存在明显困难 能正常独立完成

4. 巴塞尔指数   巴塞尔指数（the Barthe lindex of ADL）是在1965年由美国人Barthel 与Mahney设计并制定的，是美国康复治疗机构常用的一种ADL评定方法。巴塞尔指数评定很简单，可信度、灵敏度较高，是应用广、研究多的一种ADL评定方法（表7-9）。主要适用于检测老年人治疗前后的独立生活活动能力的变化，反映了老年人需要护理的程度，适用于患有神经、肌肉和骨骼疾病的老年人。

表7-9 巴塞尔指数

序号	项目	完全独立	需部分帮助	需极大帮助	完全依赖
1	进食	10	5	0	—
2	洗澡	5	0	—	—
3	修饰	5	0	—	—
4	穿衣	10	5	0	—
5	控制大便	10	5	0	—
6	控制小便	10	5	0	—
7	如厕	10	5	0	—
8	床椅转移	15	10	5	0
9	平地行走	15	10	5	0
10	上下楼梯	10	5	0	—

5. 欧洲五维评分量表　EQ-5D健康描述系统包括5个维度（表7-10）：活动能力（mobility）、生活自理能力（self-care）、日常活动能力（usual activities）、疼痛或不适（pain/discomfort）、焦虑或抑郁（anxiety/depression）。

表7-10　欧洲五维评分量表（EQ-5D）

	无困难，无疼痛，无症状	轻微，有一点儿	中等程度	严重程度	完全不能
活动能力（行走）					
生活自理（洗漱穿衣）					
日常活动（读书看报家务）					
疼痛/不适					
焦虑/抑郁					

6. Zukermann功能恢复量表　美国纽约大学关节病医院骨科以Zuckerman为首的老年髋部骨折研究小组于2000年提出了一个由患者自我评定、有11个项目、针对老年髋部骨折的日常生活功能评分量表（functional recovery scale，FRS），为评价患者是否恢复到了骨折前的功能状态提供了一个细化的标准工具，临床应用效果良好。该量表有下列特点：①短小简洁，使用方便；②可电话随访测评，应答率高；③患者自我评定打分；④对日常生活活动的评定有一定深度；⑤对功能变化的敏感性、预测力、区分力和可靠性均好。

该量表满分100，包括11个项目，分为基本日常生活活动（BADL，4项，占44%）、工具日常生活活动（IADL，指正常情况下需要使用一定的工具才能完成的项目，6项，占23%）和步行能力（占33%）（表7-11）。基本日常生活活动项目（吃、穿、洗、卫）和步行能力的评分界限，临床比较容易确定。难点是在工具性ADL项目上。工具性ADL测评的是患者完成这一项目的能力，即患者在该项目上的自我独立性（指无须他人看护、指导和主动帮助）。

表7-11　Zukermann功能恢复量表

姓名		性别		年龄			骨折时间：
住院号		电话		地址			评定时间：
基本日常生活活动（44%）				总和＝计分			
1	吃饭	0 1 2 3 4		0=0	1=3	2=6	
2	穿衣	0 1 2 3 4		3=8	4=11	5=14	
3	用厕	0 1 2 3 4		6=17	7=19	8=22	
4	洗澡	0 1 2 3 4		9=25	10=28	11=30	
				12=33	13=36	14=39	
				15=41	16=44		
工具日常生活活动（23%）				总和＝计分			
5	购食品	0 1 2 3 4		0=0	1=1	2=2	
6	做饭	0 1 2 3 4		3=3	4=4	5=5	
7	轻家务	0 1 2 3 4		6=6	7=6	8=7	
8	洗衣	0 1 2 3 4		9=8	10=9	11=10	
9	用钞	0 1 2 3 4		12=11	13=12	14=13	
10	乘车	0 1 2 3 4		15=14	16=15	17=16	
				18=17	19=18	20=19	
				21=20	22=21	23=22	
				24=23			

（续表）

姓名		性别		年龄			骨折时间:
住院号		电话		地址			评定时间:
步行能力（33%）				总和=计分			
11	步行	1　2　3　4　5　6　7		0=0　　　1=5　　　2=9 3=14　　4=19　　5=24 6=28　　7=33			
上次评定后，内科疾病发作或住院情况				总分			

（陈文韬　张世民）

参考文献

1. 杨帅，于哲一，计海彪，等，2018. 移动医疗APP在髋关节置换术后社区康复训练中的应用. 中国康复医学杂志，33（2）：215-217.

2. 张世民，胡孙君，杜守超，等，2019. 股骨转子间骨折的稳定性重建概念演化与研究进展. 中国修复重建外科杂志，33（10）：1203-1209.

3. 张世民，李海丰，俞光荣，2005. 老年髋部骨折的功能恢复测评量表. 中国矫形外科杂志，13（20）：1525-1527.

4. Bhandari M, Chiavaras M M, Parasu N, et al., 2013. Radiographic union score for hip substantially improves agreement between surgeons and radiologists. BMC Musculoskelet Disord, 14: 70.

5. British Orthopaedic Association Trauma Committee, 2020. British Orthopaedic Association's Standards for Trauma (BOAST): Care of the older or frail patient with orthopaedic injuries. Injury, 51(7): 1419-1421.

6. Carlin L, Sibley K, Jenkinson R, et al., 2018. Exploring Canadian surgeons' decisions about postoperative weight bearing for their hip fracture patients. J Eval Clin Pract, 24(1): 42-47.

7. Cunningham B P, Ali A, Parikh H R, et al., 2021. Immediate weight bearing as tolerated (WBAT) correlates with a decreased length of stay post intramedullary fixation for subtrochanteric fractures: a multicenter retrospective cohort study. Eur J Orthop Surg Traumatol, 31(2): 235-243.

8. Heiden J J, Goodin S R, Mormino M A, et al., 2021. Early ambulation after hip fracture surgery is associated with decreased 30-day mortality. J Am Acad Orthop Surg, 29(5): e238-e242.

9. Li S, Sun G X, Chang S M, et al., 2017. Simulated postoperative weight-bearing after fixation of a severe osteoporotic intertrochanteric fracture. Int J Clin Exp Med, 10(5): 8544-8554

10. Min K, Beom J, Kim B R, et al., 2021. Clinical practice guideline for postoperative rehabilitation in older patients with hip fractures. Ann Rehabil Med, 45(3): 225-259.

11. Neumann D A, 1989. Biomechanical analysis of selected principles of hip joint protection. Arthritis Care Res, 2(4): 146-155.

12. Ottesen T D, McLynn R P, Galivanche A R, et al., 2018. Increased complications in geriatric patients with a fracture of the hip whose postoperative weight-bearing is restricted: an analysis of 4918 patients. Bone Joint J, 100-B(10): 1377-1384.

13. Parker M J, Palmer C R, 1993. A new mobility score for predicting mortality after hip fracture. J Bone Joint Surg Br, 75(5): 797-798.

14. Rydell N, 1973. Biomechanics of the hip joint. Clin Orthop, 92: 6-15.

15. Sheehan K J, Goubar A, Almilaji O, et al., 2021. Discharge after hip fracture surgery by mobilisation timing: secondary analysis of the UK National Hip Fracture Database. Age Ageing, 50(2): 415-422.

16. Shen J Y, Mendelson D A, Lang V J, 2022. Transforming an orthopaedic unit into an "Age-Friendly" unit through implementation of the American Geriatrics Society's CoCare: Ortho Program. J Orthop Trauma, 36(5): e182-e188.

17. Singleton M C, LeVeau B F, 1975. The hip joint: structure, stability, and stress, a review. Phys Ther, 55(9): 957−973.

18. Sinvani L, Goldin M, Roofeh R, et al., 2020. Implementation of hip fracture co-management program (AGS CoCare: Ortho®) in a large health system. J Am Geriatr Soc, 68(8): 1706−1713.

19. Tarrant S M, Attia J, Balogh Z J, 2022. The influence of weight-bearing status on post-operative mobility and outcomes in geriatric hip fracture. Eur J Trauma Emerg Surg.

20. Warren J, Sundaram K, Anis H, et al., 2019. The association between weight-bearing status and early complications in hip fractures. Eur J Orthop Surg Traumatol, 29(7): 1419−1427.

21. Zuckerman J D, Koval K J, Aharonoff G B, et al., 2000. A functional recovery score for elderly hip fracture patients: I. Development. J Orthop Trauma, 14(1): 20−25.

22. Zuckerman J D, Koval K J, Aharonoff G B, et al., 2000. A functional recovery score for elderly hip fracture patients: II. Validity and reliability. J Orthop Trauma, 14(1): 26−30.

第八章
股骨转子间骨折手术治疗的并发症

老年股骨转子间骨折大多需要手术治疗。老年人全身状况较差，内科合并症多；并且骨质疏松，骨折多为粉碎性骨折，内固定难度大。因此，手术引起的并发症包括：①全身性的整体并发症（如呼吸道感染、泌尿道感染、心力衰竭等）；②局部性的特殊并发症（如手术部位感染、器械并发症）。

与内固定手术有关的局部并发症，按发生的时间先后（表8-1），可分为：术中并发症、骨折愈合阶段的术后早期并发症、术后晚期并发症（骨折愈合后出现或延续存在）。

表8-1 股骨转子间骨折手术治疗的并发症

发生时间	并 发 症
术 中	1. 骨折复位不够 2. 导针损伤血管 3. 入钉点与撑开效应 4. 髓内钉插入过程中的问题 5. 打入股骨头导针或敲入螺旋刀片时的向上飘移 6. 拉力螺钉拧入过程中的头颈骨块旋转 7. 股骨头内拉力螺钉位置不正确 8. 打入螺旋刀片的撞击效应 9. 螺旋刀片的锁紧 10. 螺旋刀片内锁机制失效 11. 拉力螺钉（螺旋刀片）长度不正确 12. 后侧冠状面骨块的撑开移位 13. 远侧交锁螺钉的问题 14. 安装防旋螺钉的问题 15. 术中骨折复位丢失 16. 会阴部皮肤问题 17. 肢体旋转畸形
骨折愈合阶段	1. 术后骨折复位质量的丢失 2. 内固定力学失败 3. 头颈骨块塌陷及股骨干内移 4. 拉力螺钉穿透股骨头 5. 拉力螺钉移位进入盆腔 6. 髓内钉的摆动效应 7. 拉力螺钉/螺旋刀片钉尾突出刺激 8. 股骨颈坏死 9. 延迟愈合、不愈合、畸形愈合 10. 切口感染 11. 尾帽松动退出

（续表）

发生时间	并　发　症
骨折愈合后出现或持续存在	1. 双腿不等长 2. 术后股骨干二次骨折 3. 股骨颈头下型骨折 4. 股部疼痛 5. 大转子疼痛 6. 股部血管迟发损伤 7. 股骨头缺血坏死 8. 内固定取出问题 9. 异位骨化

第一节　术中并发症

1. 骨折复位不够	10. 螺旋刀片内锁机制失效
2. 导针损伤血管	11. 拉力螺钉（螺旋刀片）长度不正确
3. 入钉点与撑开效应	12. 后侧冠状面骨块的撑开移位
4. 髓内钉插入过程中的问题	13. 远侧交锁螺钉的问题
5. 打入股骨头导针或敲入螺旋刀片时的向上飘移	14. 安装防旋螺钉的问题
6. 拉力螺钉拧入过程中的头颈骨块旋转	15. 术中骨折复位丢失
7. 股骨头内拉力螺钉位置不正确	16. 会阴部皮肤问题
8. 打入螺旋刀片的撞击效应	17. 肢体旋转畸形
9. 螺旋刀片的锁紧	

术中并发症是指发生在手术过程中的需要进一步医学处理的任何不利事件。但此处仅论述与骨折治疗有关的技术并发症问题。

一、骨折复位不够

骨折复位质量是影响内固定治疗效果的最重要前提因素。对股骨转子间骨折而言，复位质量的优劣，往往决定了后续的内固定质量，甚至最终治疗结果。术后，负重应力分布在内固定物和骨骼之间。稳定复位提供有效的术后整体固定强度。若骨折复位不稳定，术后强度完全依赖内固定的机械强度，则势必造成术后断钉、骨折再移位及骨折不愈合等并发症的增加。

术中透视评价骨折复位质量，需要考虑两个指标：颈干角（Garden对线，包括正、侧位）和主要骨块（尤其前内侧皮质）的对位程度（头颈骨块与股骨干）。骨折的复位质量分为三个等级：①优，即解剖复位，对位与对线两者均符合；②可接受，对位与对线两者仅一个符合；③差，对位与对线两者均不符合。骨折复位不足或不够，尤其正位颈干角内翻，是发生骨折愈合并发症（如从股骨头切出或髓内钉断裂等）的重要预测因素。

骨折复位质量的影响包括：①骨折复位后的初始稳定性；②后续内固定的质量（如在

股骨头内打入拉力螺钉或螺旋刀片的位置）；③通过有限滑动获得二次稳定的可能性（如头颈骨块滑动坐实嵌紧）；④过度滑动退缩，复位丢失，或器械移位、切出、断裂等，二次翻修手术；⑤能否维持骨盆力学平衡、获得正常步态。

骨折复位不够将可能导致一系列的后续并发症，从打入股骨头内的拉力螺钉位置不正确，到内固定系统的力学失败（图8-1）。

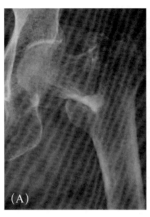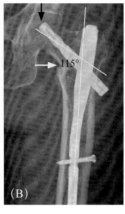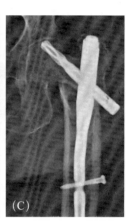

图8-1 术后骨折复位不够，导致螺旋刀片从股骨头切出

A.女，82岁。AO/OTA-31A1.2型骨折术前X线片；B.术后1周摄片，骨折复位不足，颈干角内翻，内侧皮质负性对位，致使打入的螺旋刀片位置偏上；C.术后1个月，螺旋刀片滑动后退，尖端从股骨头向上切出

目前的内固定器械，已不再追求对小转子的解剖复位（花费时间长，出血多），但特别强调前内侧皮质的解剖对位、相互砥住。Larsson等（1990）认为，复位时用近侧头颈骨块的内侧皮质，盖住远侧股骨干骨块的内侧皮质，即远侧骨干的内侧皮质插入到近侧头颈骨块的髓腔之中，将能够防止头颈骨块的过度塌陷和股骨干骨块的内移。张世民等（2015）提出新的复位质量标准，特别强调：①颈干角的轻度外翻；②前内侧皮质的正性支撑复位。

顺向的股骨转子间骨折（AO/OTA-31A1、A2型），容易复位。有两种情况复位困难：一是头颈骨块与骨干骨块错位很大，此时需加大牵引并在外展位进行复位，主要骨块才能相嵌接触，并在外展位予以固定；二是头颈骨块的内下方皮质尖齿嵌入在股骨干髓腔中，此时需内收位牵引并外旋下肢，嵌入的头颈骨块尖齿才能解锁滑出。笔者临床体会，从大转子的上方的插钉切口中，插入一骨钩，钩住并提拉头颈骨块，将其从股骨干中拉出解锁，是复位这类骨折的有效方法。同样，从大转子下方的拉力螺钉切口中，插入骨钩或骨膜剥离器，将头颈骨块撬出或下压，也是有效的器械复位方法。我们尽量不在大腿前方做第四切口。

A3型的股骨转子间骨折需要在正侧位上均获得解剖复位。有时需要经皮插针、小切口插入器械等帮助复位。

判断骨折的充足复位（adequate reduction），影像学检查应满足下列指标：①在正位透视像，颈干角正常或轻度外翻（<10°），内侧皮质阳性或中性对位，并且残留间隙不超过一个皮质厚度；②在侧位透视像，头颈与骨干成角<20°，前侧皮质正性或中性对位，并且残留间隙不超过一个皮质厚度。需要注意的是，影像学上的前侧皮质的正性对位，多是由头颈骨块的屈曲位旋转导致的下方尖齿向前造成的。复位不足，主要是指颈干角内翻，前、内侧皮质的负性对位，以及前内侧皮质残留骨折间隙太大。

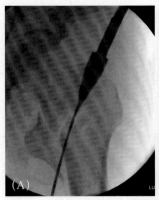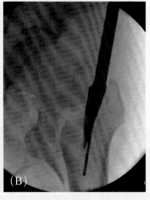

图8-2　尖锥开口方向

A. 内侧开口的尖锥，髓腔导针从缺损的后内侧进入大腿内侧；B. 外侧开口的尖锥，能防止导针从内侧穿出

二、导针损伤血管

导针损伤血管（injury of vessels by guidewire）并不多见，有三种情况：①打入股骨头的导针进入骨盆腔，容易损伤髂外血管（髂外动脉、静脉）、闭孔血管；②打入股骨头的导针从前方穿出，容易损伤旋股外侧动脉的分支；③插入股骨髓腔的导针从内侧穿出，容易损伤股部血管（股深动脉分支）。采用外侧开口的尖锥，能防止导针从内侧穿出（图8-2）。

Barquet等（2015年）总结了160篇文献的182个股骨近端骨折的血管损伤病例（包括早期损伤和晚期损伤），其中发生于盆腔外的损伤（166例）远多于发生在盆腔内的损伤（15例），盆腔内外兼有1例。在盆腔外血管损伤中，最多见的为股深动脉（82例），其次为股深动脉的穿支（41例），第三为股动脉（16例）。而发生盆腔内血管损伤，主要为髂外动脉（4例）和髂外静脉（3例）。在血管损伤的类型方面，最常见的是早期撕裂伤（42例）和晚期假性动脉瘤（122例）。

三、入钉点与撑开效应

从大转子顶点的头颈骨块和股骨干之间插入髓内钉，对骨折的两侧均施加挤压力，即外侧的大转子皮质（外侧壁皮质）和内侧的头颈骨块皮质（外上方皮质），有可能会导致头颈骨块的内翻旋转（即楔形效应）、股骨干的外移（即撑开效应），或同时的头颈骨块旋转和股骨干外移（即楔形撑开效应）（图8-3）。O'Malley等（2015）研究发现，与没有骨折的正常侧相比，插入髓内钉导致的股骨干撑开平均为7mm，导致的头颈内翻平均为4°。插入髓内钉，主要在头颈骨块与股骨干之间导致冠状面的撑开效应。

笔者的经验显示，撑开效应在一个皮质厚度（或4～5mm）是可以接受甚至可能是

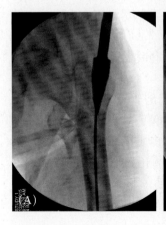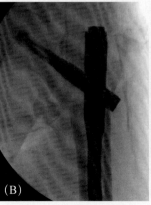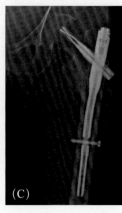

图8-3　楔形撑开效应

A. 开口器从大转子的骨折端进入，引起头颈骨块内翻；B. 髓内钉从骨折线插入，导致撑开效应，在髓内钉内侧能明显看到大转子皮质影；C. 术后1年，骨折愈合

更好的，因为轻微的撑开效应为获得内侧皮质的正性支撑复位提供了前提，留出了滑动空间，允许头颈骨块沿着拉力螺钉或螺旋刀片的轴向向外滑动，达到内侧皮质对皮质的接触而获得二次稳定。在骨折愈合之后，轻度的撑开效应可以增加股骨偏心距，增加臀中肌的外展力臂，更容易恢复正常的步态。

　　但是楔形效应导致的头颈骨块旋转内翻却是不可接受的，超过5°的内翻可能预示着较高的失败率（拉力螺钉切出等）和功能不佳（无力、跛行等）。对稳定型的转子间骨折，我们应尽力获得解剖复位，对不稳定型的转子间骨折，我们应取得轻度的外展复位。

　　在入口扩髓时，磨除头颈骨块外上方的坚硬皮质，开出一个充足容纳粗大髓内钉近段的孔道，是防止出现楔形撑开效应的关键。理想的情况是，手术中无论在插入导针、扩髓器或髓内钉时，都应保证这些器械的轴线与股骨髓腔的轴线一致，如此则能得到一个理想的髓内钉入口通道（图8-4）。标准的入钉点应该是在大转子矢状面的前中1/3、冠状面的顶点内侧壁（偏内约5 mm），如此则能形成一个标准的插钉通道。

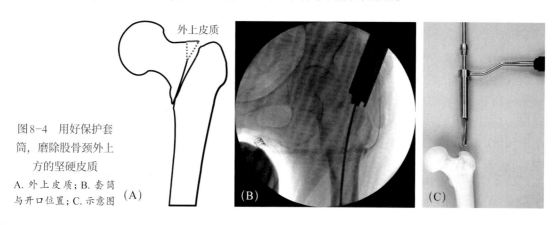

图8-4　用好保护套筒，磨除股骨颈外上方的坚硬皮质
A. 外上皮质；B. 套筒与开口位置；C. 示意图

四、髓内钉插入过程中的问题

　　将髓内钉插入远侧的股骨干中，必须注意保持插入轴线与股骨干轴线相一致，偏离该轴线，可能导致插钉困难，出现医源性损伤。插钉过程中的任何不顺利（遇有阻力），都需要立即停止，进行透视找出原因（图8-5）。

　　插钉过程中可能遇到的困难包括以下几项。

　　（1）股骨近侧段的弧度半径太小，包括矢状面（前弓）和冠状面（外弧），这在亚洲人中并不少见。股骨弧度异常在某些股骨疾病或股骨转子下骨折的患者也可发生。

　　（2）股骨髓腔异常狭窄，年轻人或身材矮小的人，髓腔相应的狭小些（图8-6）。股骨髓腔也可能由于以前的手术（如钢板、倒打钉）而变形。

　　（3）髓内钉的入钉点也很重要。如果主钉在股骨干中的位置不正确（太深、太浅），将会对后续在股骨头内打入拉力螺钉发生负面的影响（太低、太高）。因此，术前的正位片必须包括髓内钉插入的股骨近段长度，同时估算股骨在冠状面的弧度（外弓）和髓腔直径。在骨折复位床上复位之后，必须检查侧位的股骨髓腔直径。髓内钉的长度和直径必须根据股骨的髓腔弧度和直径进行选择。如果任何一方面存有疑问，建议采用髓外钉板系统替代。医生永远不要采用榔头敲击来插入髓内钉。如果髓内钉嵌塞，应采取措施予以解

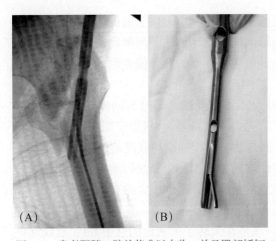

图 8-5 患者肥胖，髋关节难以内收，并且臀部插钉入口太小，影响插钉操作轨迹

A. 钉尖抵触内侧皮质；B. 髓内钉损坏

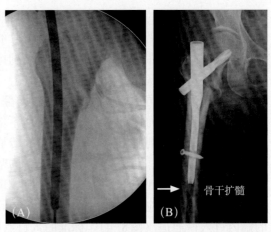

图 8-6 髓腔狭窄，需要远段扩髓才能插入最细的髓内钉（直径 9 mm）

A. 术中远段扩髓；B. 最小号髓内钉长 16.5 cm，直径 9 mm

决：①换用直径更小的髓内钉；②仔细地重新扩大髓腔；③改用髓外钉板系统。

在髓内钉插入经过头颈骨块和骨干骨块之间时，有可能引起已经获得复位的骨折发生丢失而再移位。强力插入髓内钉也可能导致股骨干的继发骨折，这在以前使用的 Gamma 钉中，是最严重的并发症之一。股骨干骨折也可能是在术前即存在、但未发现的延伸至转子下区域的无移位隐匿性骨折。如果术中发生股骨干骨折，推荐采用细的长钉来治疗。有时，强力插钉仅造成术中未发现的无移位股骨干皮质裂纹，但术后出现移位骨折。

一个不太严重的并发症是术中发生"外侧壁或外侧皮质骨折"。这可能是由于进钉点太偏外侧，或采用的头髓钉在冠状面上的外偏角太大所造成。如果外侧壁的骨折块是稳定的且移位很小，可不予处理。但是，头髓钉的远端必须予以交锁锁定。如果外侧壁骨块移位明显，则需予以复位固定。有时，在插入髓内钉的过程中，仅发生大转子骨折，这种骨折通常均无须处理。

五、打入股骨头导针或敲入螺旋刀片时的向上飘移

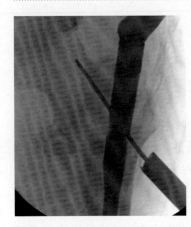

图 8-7 打入股骨头导针时向上飘移

安装体外导向器，经髓内钉斜孔（多为130°）打入股骨头定位导针，需将导向器套筒在轻松无张力的条件下，插入拧紧，抵到股骨外侧皮质。在此斜行插入拧紧的过程中，助手应从近侧抵住髓内钉安装手柄，抵消向上的分力，防止其向上滑动而出现导针整体向上飘移（图8-7）。

向股骨头敲入螺旋刀片，也容易出现滑动而向上飘移，或与主钉的斜孔处卡住而不能前进（图8-8），或在股骨头内逐渐向上移动而失去最佳位置。向上飘移在下列情况下更易发生：①股骨髓腔粗大，主钉插入毫不费力，髓内钉可以不受阻力地移动（上下滑动、前后摆动、旋转）；②斜向套筒没有抵紧股骨外侧皮质，留有间隙；③阔筋膜

切口太小，在张力下强行插入斜向套筒，在松手后即发生变位而不准；④严重骨质疏松，股骨头内虽有导针的定位固定，也容易发生飘移。

还有一种导针的偏心化飘移，与在外侧壁皮质的开口操作有关。标准的程序是在插入套筒抵住外侧壁皮质之后，先用三棱钻头或三棱克氏针在股骨外侧皮质上钻孔，然后再沿此通道打入股骨头导针（图8-9）。器械盒中的长导针并不是用来在厚实的外侧皮质上钻孔的。将这两步操作合并为一步，直接采用长导针进行开口并打入股骨头容易出现导针的飘移（图8-10），原因是：①长导针的圆形尖端容易在坚硬的皮质骨表面滑过；②将长导针的尾端固定在电钻上，杠杆力臂太长，容易出现晃动；③导针比较细软，打入过程中的推顶会使其弹性弯曲，角度加大；④器械反复使用和磨损，导致硬度、刚度和尖端锋利程度下降，准确性下降继而向上飘移。

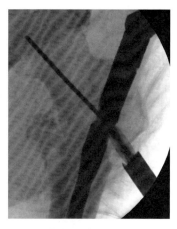

图8-8 螺旋刀片向上飘移，在主钉斜孔处卡住

有多种方法可以解决导针飘移：①Jin等（2014）介绍了一种主钉临时下移法：在用导针（或长克氏针）将外侧皮质钻透之后，轻敲主钉使其略微下降一些，利用主钉斜孔的上缘抵住导针防止其上移，引导其打入正确的位置。正侧位透视观察满意之后，再将主钉轻微向上反敲。如此即可正确打入螺旋刀片或拉力螺钉。②首先使用三棱钻头，在套筒指引下开透外侧皮质，然后手工插入导针，老年人股骨颈基本是空虚的，遇到阻力后（达到股骨头位置）进行透视，位置良好后再安装电钻予以钻入。或者省去手工插导针的步骤，在电钻开口后，直接用电钻打入导针。

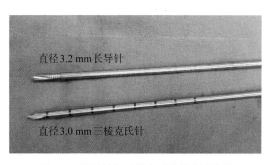

图8-9 长导针与三棱克氏针的尖端比较

直径3.2 mm长导针

直径3.0 mm三棱克氏针

六、拉力螺钉拧入过程中的头颈骨块旋转

在股骨头内打入拉力螺钉（如Gamma-3），扩髓钻开道后，需将其按顺时针方向拧入股骨头。顺时针方向的旋转力矩有可能对头颈骨块的位置造成影响，尤其对左侧的股骨转子间骨折，有可能导致头颈骨块的屈曲位旋转，使下端的骨折尖齿上翘。

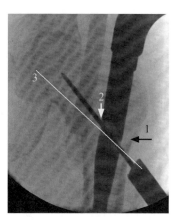

图8-10 长导针向上偏心化飘移
1.导针在外侧壁的入点位于髓内钉外侧斜孔的正中；2.出点却位于内侧斜孔的上缘；3.偏离正常的目标轴线

原因包括骨质硬（年轻人）、导针在股骨头中处于偏心位置、高速电钻钻入。股骨头的旋转可能损害骨外血管，导致股骨头缺血坏死。

预防股骨头旋转的方法：插入一防旋针，可插入股骨头（有两个固定孔者，PFN），或经股骨头插入髋臼（DHS、Gamma钉）。另外，因为拉力螺钉都是顺时针方向拧入，对右侧转子间骨折，导致头颈骨块下方尖齿向后移位，由于前方髂股韧带的牵拉束缚，头颈骨块旋转移位较小（图8-11）；但对左侧转子间骨折的头颈骨块，该扭力可能导致头颈骨块的下方尖齿向前旋转，加大旋转移位的程度而翘起（图8-12）。是否发生头颈骨块的旋转，可能与骨折的粉碎程度、关节囊等软组织束缚程度、股骨头的骨质疏松程度等有关。如果螺钉与股骨头的界面阻力（取决于股骨头的骨量）大于关节囊韧带等软组织的束缚力和骨折端的摩擦力，则将发生头颈骨块的旋转。

预防方法：骨折复位后，先预防性应用防旋克氏针稳定骨折块；或者拧入拉力螺钉后，通过反向回拧获得头颈骨块前侧皮质与股骨干前侧皮质的良好回位（图8-13）。这些都依赖于术中及时的侧位像透视。

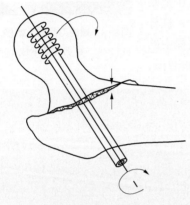

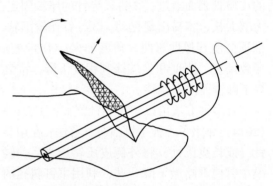

图8-11　对右侧转子间骨折，拧入粗大的拉力螺钉，引起头颈骨块由后上向前下的顺时针方向旋转，由于前方髂股韧带的牵拉束缚，旋转移位不明显

图8-12　对左侧转子间骨折，拧入粗大的拉力螺钉，旋转力矩引起头颈骨块向前向上旋转，尖齿翘起，头颈骨块的旋转分离更明显，骨折端接触面积减少

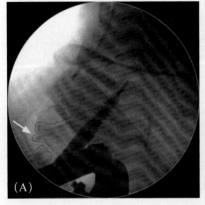

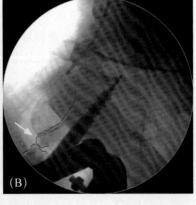

图8-13　左侧转子间骨折中通过反向回旋拉力螺钉使骨折端复位

A.拧入拉力螺钉后，头颈骨块出现旋转移位，下方尖齿向前上翘起；B.拉力螺钉反向回旋后，骨折端复位

七、股骨头内拉力螺钉位置不正确

股骨头内拉力螺钉的位置是影响转子间骨折内固定稳定性的最主要因素。在骨质疏松的患者，即使轻微的不准确也可能导致内固定的失败。拉力螺钉位置不正确通常是由骨折复位不够引起的（尤其侧位），另外就是术中透视不够。股骨头的前上象限是危险区域，拉力螺钉打入该部位将显著增加切出的风险。判断拉力螺钉在股骨头内的位置，可以使用

Cleveland 九宫格法（1959）、Parker 比例法（1992）、尖顶距法（TAD，1995）和股距尖顶距法（Cal-TAD，2012）。

（1）对仅靠一个拉力螺钉固定的器械，应将其在正侧位均打入股骨头的中央（即沿股骨颈和股骨头的长轴），螺钉尖要深达软骨下骨，位于关节线 5 mm 以内，谨防穿透。尖顶距是个非常有效的判断指标，对拉力螺钉而言一般为 20～25 mm。当然将拉力螺钉打入股骨头正位的中下 1/3 交界处，也是理想的位置，此即采用股距尖顶距的理念。但尖顶距没有提供拉力螺钉与头颈骨块的轴线关系。所采用的器械角度（如 135°）必须与骨折复位的角度一致（即颈干角），避免两者之间的轴线差异。如果器械的角度大于骨折复位的颈干角，拉力螺钉通常将打入股骨头的偏上位置，增加切出的风险；如果器械的角度小于骨折复位的颈干角，拉力螺钉将打入偏下位置，则头颈骨块不稳定，有发生股骨头旋转的风险，继发头颈骨块内翻移位。

对螺旋刀片而言，由于其有向内穿透的趋势，因此在正侧位均应安放在股骨头的正中，并且尖顶距略大一些，为 25～30 mm。

（2）对靠两个拉力螺钉固定的器械，螺钉在股骨头内有两种构型方法：①在正位，如果打入的上位拉力螺钉位于头颈骨块中轴线的上方，则其长度应比下方的螺钉短些；②如果打入的上位拉力螺钉位于中轴线上，则应尽量的长，而下方的螺钉略短些（图 8-14）。

如果拉力螺钉置入的位置不正确，除了术后即刻的拍片，术后 10 天之内应再次摄片，因为近侧骨块的移位通常均发生在这一时期。

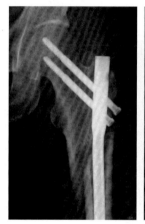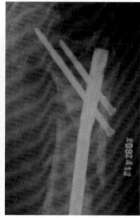

图 8-14 重建钉的两种构型

八、打入螺旋刀片的撞击效应

如果打入股骨头内的导针过于偏下靠近股骨距时，虽然导针比较细（直径 3.2 mm）能顺利通过股骨距的上缘，而敲入宽大的螺旋刀片时（直径 10.5 mm），则因螺旋刀片抵住下方的股骨距，对头颈骨块产生撞击效应，促使头颈骨块向上旋转，致使其内侧皮质与股骨干皮质相互分离，在下方产生皮质张口（图 8-15）。

九、螺旋刀片的锁紧

螺旋刀片敲入就位后，需放松下肢牵引，拧紧安装把手，锁紧螺旋刀片，消除螺旋刀片的刀头与其杆部的 5 mm 活动间隙，使两者固定成一体，不再旋转。拧紧、锁定螺旋刀片，绝大多数是将骨干部分挤向股骨头方向（按三角函数计算，横向位移距离 $L=5 \text{ mm} \times \cos 40° \approx 5 \text{ mm} \times 0.7=3.5 \text{ mm}$），这有利于头颈骨块与股骨干的相互嵌紧坐实，增加稳定性，加速骨折愈合。但如果股骨头内的骨质太过疏松，螺旋刀片的把持力不足，则有可能在收紧的过程中，出现螺旋刀片从股骨头内后退，这将降低螺旋刀片在股骨头的稳定能力（图8-16）。对这类严重骨质疏松的病例，推荐在股骨头内注射骨增强剂。

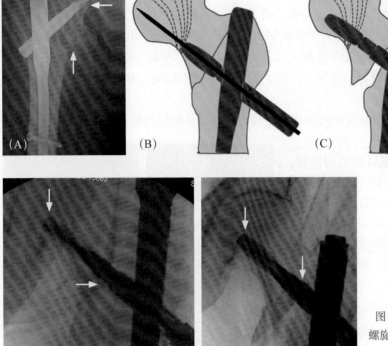

图8-15 螺旋刀片的撞击效应

A. 螺旋刀片过于偏下，与股骨距产生撞击效应，致使内下皮质分开；B、C. 示意图

图8-16 严重骨质疏松的病例，螺旋刀片的拧紧锁定导致螺旋刀片头部在股骨头内部分后退

A. 锁定前；B. 锁定后

十、螺旋刀片内锁机制失效

在使用PFNA的手术过程中，偶尔会遇到一种少见的技术问题，即在螺旋刀片打入股骨头后，医生通过顺时针旋转打入器手柄，仍不能扭紧、锁住螺旋刀片（图8-17）。我们曾通过"髋款而行"学术公众号做过一个调查，在78名应答者中，42位表示从未遇到这种问题（54%），18位曾经历1次（23%），还有另外18位表示至少遇到过2次（23%）。可以看出，在使用PFNA固定转子间骨折的骨科医生中，大约有50%在术中遇到过这个问题。

螺旋刀片打入器的尖端是个组合结构。通过直径4.5 mm内六角螺丝刀和直径4.5 mm左旋螺丝的组合，螺旋刀片的尾端可以与打入器尖端在一个固定的距离内坚固连接。前者可以通过连接内六角螺母来进行松开（锤入前，逆时针旋转）和扭紧（锤入后，顺时针旋转）螺旋刀片，而后者用来在术中牢固地把持住螺旋刀片。

螺旋刀片与打入器的正常连接方式是：首先，将内六角螺丝刀（打入器的最尖端）完全插入螺旋刀片的内六角螺母中；然后，逆时针旋转打入器手柄，将左旋螺丝与螺旋刀片牢固连接（图8-18）。如果螺旋刀片和打入器尖端没有正确连接，如在逆时针旋转打入器

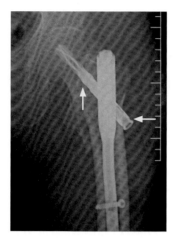

图8-17　螺旋刀片内锁机制失
效（与机械故障有关），失去其
固有的抗旋转能力

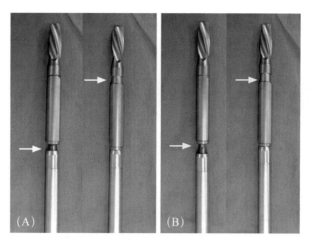

图8-18　螺旋刀片内锁机制失效的原因

A. 正确连接螺旋刀片与打入器，尾端持牢，头部间隙正；B. 不
正确连接螺旋刀片与打入器，尾部持牢，但头部间隙增大，是
导致螺旋刀片内锁机制失效的主要原因

手柄前，没有将打入器尖端的内六角螺丝刀完全插入螺旋刀片的螺母中，此时开始逆时针旋转，就会在螺旋刀片和它的外套筒之间产生一个比较大的间隙。

值得注意的是，如果这个间隙大到一定程度（超过内六角螺丝刀尖部的长度），在螺旋刀片被锤入股骨头后，打入器尖端的螺丝刀接触不到螺旋刀片的内六角螺母，就会出现螺旋刀片内锁机制损坏的表现，即锁不上、拧不紧。其原因有二，一是提前松动了（运输过程中产生晃动或震动），二是术中不正确地连接操作所致。

在这种情况下，采用更细的内六角螺丝刀，能够更深地插入到内六角螺母中，就可以将失效的螺旋刀片扭紧、锁住，即使用器械盒中用于拧入远侧交锁螺钉的4.0 mm内六角螺丝刀（比打入器尖端4.5 mm略细）（图8-19～图8-21）。

因此，为了避免螺旋刀片内锁机制损坏带来的不幸事件，医生在拿到螺旋刀片之后，

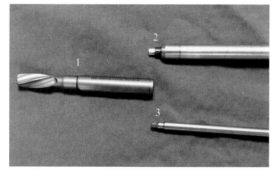

图8-19　螺旋刀片打入器头部与内六角螺丝刀头部的
比较

螺旋刀片打入器的尖端是4.5 mm内六角螺丝刀和左旋螺
丝的组合体，两者具有一个固定的距离

1. 螺旋刀片；2. 打入器；3. 4.0 mm内六角螺丝刀（用于拧
远侧交锁螺钉）

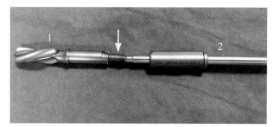

图8-20　内六角螺丝刀能深入螺旋刀片尾部

细的内六角螺丝刀，能经过螺旋刀片外套，插入到内芯
的内六角螺母中，并收紧已经松开的螺旋刀片。箭头所
指为螺旋刀片中的内芯六角螺母

1. 螺旋刀片头；2. 4.0 mm螺丝刀

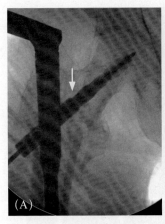
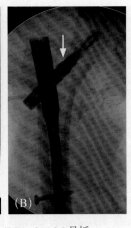

图8-21　女，78岁，AO/OTA-31A2.2骨折

A.手术中拧紧螺旋刀片打入器，不能收紧螺旋刀片。注意箭头所指的间隙较正常为大；B.保留该螺旋刀片在原位，采用器械盒中用于远侧交锁螺钉的4.0 mm内六角螺丝刀，可以深入到内芯的六角螺母中，逐渐收紧螺旋刀片。最后再用4.5 mm打入器头部的内六角螺丝刀锁紧

首先要检查、确定其处于原始的锁定位置，排除运输过程中因震动和晃动导致的松弛情况；其次应正确连接螺旋刀片和打入器，将打入器尖端完全插入螺旋刀片之后，再开始逆时针旋转打入器手柄，来解锁螺旋刀片同时牢固把持它。

十一、拉力螺钉（螺旋刀片）长度不正确

除了拉力螺钉（螺旋刀片）在股骨头内的定位，其长度（打入深度）对骨折的稳定性也非常重要。拉力螺钉（螺旋刀片）应该把持在股骨头内最密集的骨小梁部位，提供最大的锚定力，即离股骨头关节面5～10 mm的距离内。

（1）拉力螺钉太短：如果髓内钉中的拉力螺钉太短，为了获得在股骨头内的良好位置，其外侧可能被埋入股骨外侧的皮质之内，这将阻碍拉力螺钉的向外滑动和骨块间的加压嵌紧，影响骨折愈合；或者头颈骨块向外滑动，而拉力螺钉向上切出股骨头或向内穿透股骨头。同样，如果使用一个短的拉力螺钉，其在DHS侧板套筒中重叠的长度太短，这将增加滑动的摩擦阻力，容易导致滑动机制嵌塞失效。甚至，拉力螺钉的外侧端可能从髓内钉的中孔或侧板的套筒中，向内滑出脱离，导致器械的解体和内固定的完全失败。

（2）拉力螺钉太长：在头颈骨块退缩嵌紧之后，拉力螺钉会从侧板套筒（DHS）或外侧皮质（髓内钉）退出一部分，如果原来留得就比较长，则滑动退出后就显得更长，刺激周围的软组织，甚至刺破皮肤（图8-22）。应在骨折愈合后将其尽早取出。

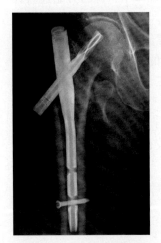

图8-22　螺旋刀片退出太多，刺激软组织，引起疼痛

十二、后侧冠状面骨块的撑开移位

在体外导向器下，从小转子平面的外侧壁向股骨头打入3.2 mm导针，再用电钻进行外侧壁开口，继而沿导针打入螺旋刀片或拉力螺钉，在这个过程中，有可能导致已经存在的外侧壁冠状面骨块向后撑开分离（图8-23）。这种小转子及以下平面、矢状面、皮质骨块的前后分离将降低髓内钉的后方稳定性，容易出现前后方向的摆动效应，影响骨块的愈合。解决方法：①采用空心环钻进行外侧皮质开口，钻出一个圆形通道；②在开口之前，先用器械将前后皮质夹住，防止其轻易分开。

只要前内侧皮质砥住，后侧的冠状面骨块分离对"骨－内植物"的冠状面稳定性影响

很小；但如果髓内钉充盈不足而出现前后方向的摆动，有可能导致前侧皮质后陷，进而皮质对位丢失而影响整体稳定性。

十三、远侧交锁螺钉的问题

自 Gamma 钉于 1988 年进入临床应用以来，目前已发展改进至第三代，至2007年全世界临床应用已超过100万。早期 Gamma 钉使用中，远侧交锁螺钉困难曾经是报道最多的并发症，高达15%。

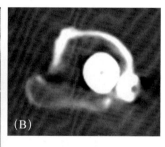

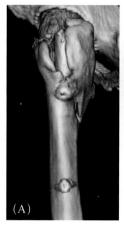

图8-23 螺旋刀片导致的外侧壁矢状面前后撑开
A. 术后 3D-CT；B. 术后横断面 CT

以后的髓内钉，打入远侧交锁螺钉困难的发生率均没有如此之高。术后频发的股部疼痛和股骨干在钉尖区域的继发骨折，甚至导致有些医生放弃了采用 Gamma 钉治疗转子间骨折。得出这一不利的结论有三个原因：①Gamma 钉是第一个获得全球性使用的股骨髓内钉，大多数医生是从练习操作 Gamma 钉完成了学习曲线；②设计上的问题，早期的 Gamma 钉，远段必须预扩髓，这导致钉尖部位的股骨干皮质变薄；③两个交锁螺钉孔离钉尖的距离太短，以及钉尖的形状问题，导致术后钉尖区域的应力集中。改进后的 Gamma-3 已经大大减少了这方面的并发症。

新式的短型股骨近端髓内钉（长度＜24 cm，不超过股骨前弓中点），体外导向器距离很短，应该是不会出现导向误差的。笔者曾在一次创伤骨科学术会议上做过调查，远侧交锁螺钉钻孔，第一枪没有打入交锁孔的，80%的手术医生均碰到过，有的还有5次以上的不良经历。

远侧交锁不准，螺钉都是位于髓内钉的后方，分析其原因有以下几类：①髓内钉与体外导向器之间没有固定牢靠，即固定架松动（安装后需检查），这在强力旋转插入或用榔头叩击震动之后，更容易发生；②体外导向器长期使用后，接触面有磨损，导向不准；③打入钻头时手部向下按压导向器，导致其向后倾斜，这可能是一个比较常见的技术错误。用手轻微上抬远侧导向器套筒（并非上抬整个体外导向框架），是准确打入远侧交锁螺钉的必备动作；④由于皮肤戳口太小或位置不准确，存在较大的软组织张力（如紧张的大腿阔筋膜），导致钻头导向器方向倾斜，导向错误；⑤钻头太钝，没有快速进入骨皮质，在其弧形的外表面滑动；⑥导向器与髓内钉的不匹配可能发生于未扩髓的髓内钉，强力插入而导致髓内钉变形；⑦不用细的克氏针试行开道，因为细的克氏针并未充满导向器套筒，打入时在导向器套筒中晃动，更不容易进入交锁螺钉孔；⑧体外导向器工具与体内髓内钉之间的盲法对合，并非严丝合缝、绝对精确，允许一定的偏差但仍能进入目标靶区。如果操作工具制作不够精良，多个微小的偏差叠加在一起，整体就会与体内髓内钉偏差很大，造成明显的导向不准，需要器械厂家改善制作工艺，提高准确性。

交锁螺钉第一次没有打准后，有五个选择：①如果第一次钻交锁螺钉孔没有成功，而远侧还有一个动力孔，可以交锁在更远侧的孔中；②交锁螺钉就拧在锁孔外，起到阻挡螺钉的作用（图8-24）；③取出螺钉，对稳定型的转子间骨折，不再进行交锁固定（图8-25）；④取出，更换，可能在外侧皮质造成一个较大的皮质孔洞，但最终交锁成功（图8-26）；⑤更换长钉，预防后续可能的经该皮质孔的股骨干二次骨折。

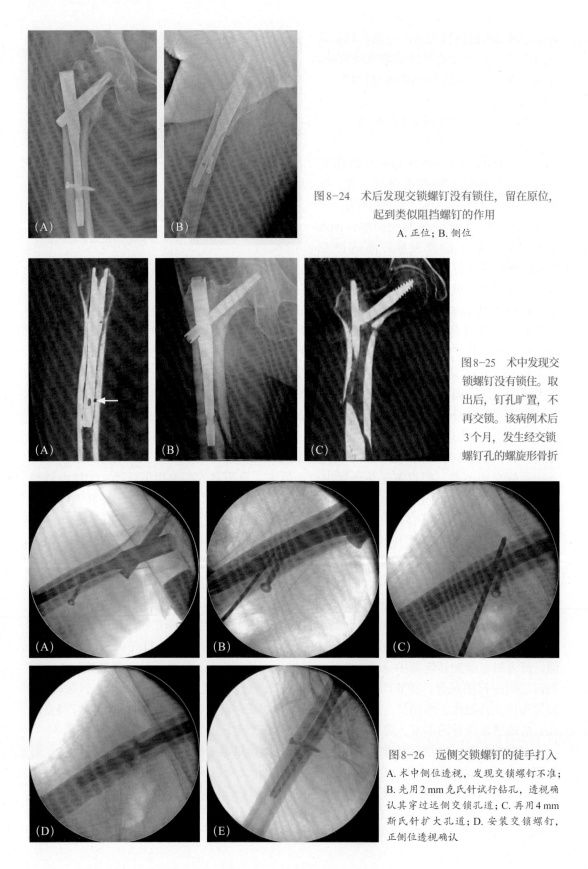

图8-24 术后发现交锁螺钉没有锁住，留在原位，起到类似阻挡螺钉的作用
A. 正位；B. 侧位

图8-25 术中发现交锁螺钉没有锁住。取出后，钉孔旷置，不再交锁。该病例术后3个月，发生经交锁螺钉孔的螺旋形骨折

图8-26 远侧交锁螺钉的徒手打入
A. 术中侧位透视，发现交锁螺钉不准；B. 先用2 mm克氏针试行钻孔，透视确认其穿过远侧交锁孔道；C. 再用4 mm斯氏针扩大孔道；D. 安装交锁螺钉，正侧位透视确认

术中交锁不准，增加了对股骨干皮质的损害（多了一个较大的皮质孔洞），增加了术后在钉尖区域发生二次骨折（由再次跌倒引起）的风险。Brooks 等（1970）的生物力学研究发现，一个空置的皮质孔洞，将使骨的整体力量降低30%。Burstein 等（1972）发现，空洞周边的皮质骨所承受的应力高出正常1.6倍。Reilly 等（1975）发现，股骨耐受压缩暴力的能力最强，而耐受旋转暴力的能力最弱，仅为压缩暴力的1/3。因此，在空置的皮质孔洞，常发生螺旋形骨折。

Lacroix 等（1995）报道，当用榔头将一个尖锥打入作为远侧交锁螺钉的开口时，股骨外侧皮质即发生一裂纹。偏心的钻孔可能减弱股骨干的前侧或后侧皮质强度（空置的交锁螺钉孔多位于后侧）。反复钻孔扩大了皮质缺损的范围（占股骨干圆周的比例），同样也增加了二次骨折的危险。

交锁螺钉的长度应适当。过度拧入的交锁螺钉，可能会造成股骨干皮质裂纹（压入外侧皮质），或螺钉滑牙而在后期发生移动。如果交锁螺钉拧入的深度不够，突出的钉尾将刺激局部软组织。从内侧过度穿出的螺钉尖可能会损伤股深动脉。

考虑到打入远侧交锁螺钉的诸多问题，有些学者认为远侧交锁并非必须。这一观点仅适合于顺向的股骨转子间骨折（31A1和A2）。从远侧骨块（股骨干）的外侧皮质上打入1个或2个拉力螺钉（至股骨头），即可固定骨折并防止远侧骨块（股骨干）的旋转。但在下列情况下，通常都需要进行远侧交锁：①患者的股骨髓腔异常宽大；②有外侧壁粉碎；③伴有大的小转子后内侧骨块；④有延伸至转子下的第二骨折线；⑤所有的31A3型骨折。这些骨折类型，如果不进行远侧交锁，股骨干将围绕着髓内钉发生旋转，导致下肢旋转畸形。

在治疗31A3型骨折中，一个严重的错误就是在两个主要骨折块（头颈与骨干）牵开的位置进行远侧交锁。这将破坏骨折的愈合，发生主钉的疲劳断裂；或者是发生远侧交锁螺钉的断裂（最好），这将导致自发的动力化和骨折愈合。为此，在31A3型骨折的髓内钉治疗上，许多学者选择远侧动力性交锁，而非静力性交锁。

发生在远侧交锁过程中的并发症尚包括工具断裂，包括钻头、导针，甚至扩髓器。

十四、安装防旋螺钉的问题

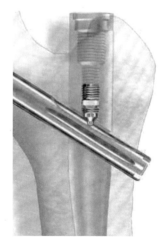

在股骨头内采用拉力螺钉固定，术中能够通过螺钉的收紧，获得骨折端的加压稳定，但拉力螺钉容易旋转，对骨折端的旋转稳定性常常不足。Gamma-3系列提供了一个通过近端切口在髓内钉主杆中安装防旋螺钉的装置。该内芯螺钉（set screw）为实心，并未事先预置在髓内钉主杆中，需要在安装完拉力螺钉之后，再手工植入该内芯螺钉。按照标准的操作指示，拧紧该防旋螺钉使其尖端卡入拉力螺钉的凹槽后，再回旋1/4圈，则该装置仅防止拉力螺钉的旋转，不干扰其轴向滑动的后退功能（图8-27）。

图8-27　安装Gamma-3的防旋螺钉

与直接将螺旋刀片敲入股骨头相比，安装该防旋钉多了一个步骤，而且必须使用专门的引导器械，防止将该装置插入在

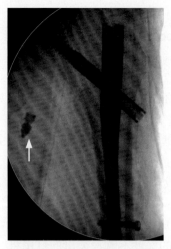

图 8-28 防旋螺钉安装在髓内钉之外，必须另做切口花时间取出

髓内钉以外（图 8-28）。

十五、术中骨折复位丢失

在骨科牵引床上，经手法操作、获得骨折的良好复位之后，该复位仅靠间接的牵引力维持并不牢靠。在手术操作、完成髓内钉固定之后，进行术毕透视，有时会发现骨折复位质量不如插钉之前，原有的骨折复位有丢失（包括对线和对位两方面），以前侧皮质对位丢失（后陷）和颈干角改变（内翻）最为常见。

统计发现骨折复位的术中丢失率为 10%～20%。按时间节点分析，有许多操作步骤可能导致骨折复位的丢失，包括使用尖锥开口、近端粗大扩髓器的开口、插入髓内钉、术中遇到阻力、打入螺旋刀片或拧入拉力螺钉、放松牵引后进行骨块加压等。

预防术中骨折复位丢失最有效的方法，就是在插钉之前，增加已复位骨折的稳定性；最简单的办法就是经皮打入 2～3 枚克氏针，将股骨前方皮质与头颈骨块临时固定起来（图 8-29）。使用的克氏针直径应在 2.0 mm 以上，太细则容易弯曲，稳定力不够。克氏针可平行头颈骨块方向打入股骨头，也可横向打入股骨颈。

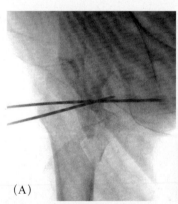 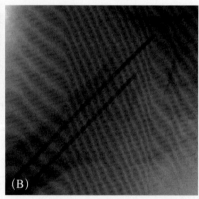 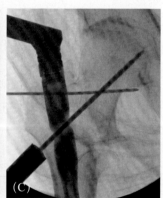

(A) (B) (C)

图 8-29 术中临时克氏针维持骨折复位的稳定性

A、B. 横向克氏针维持临时稳定（正侧位透视）；C. 直至打入螺旋刀片

十六、会阴部皮肤问题

采用骨科牵引床开展股骨转子间骨折的手术治疗是目前的常规方法。但会阴阻挡轴杆亦可能造成会阴部的软组织损害和阴部神经损伤。这在骨折难复位、手术时间长、需加大牵引力量的陈旧性骨折等情况下，更易发生皮肤软组织坏死（图 8-30）。

牵引床轴杆压迫尚可造成阴部神经麻痹、勃起功能障碍、泌尿道损伤等。预防方法如下。

（1）采用较宽的会阴挡杆，直径至少10 cm。

（2）避免患肢过度内收。过度内收将加剧会阴部的压力。

（3）将患肢置于外展20°的位置，或将对侧健肢置于屈曲外展外旋位。

（4）全身麻醉，使肌肉完全松弛。

（5）术前即予以牵引以维持长度，避免过度短缩。

（6）缩短手术时间。

（7）如果手术时间太长，建议手术中间歇性松弛牵引。

（8）建议采用其他方法进行骨折复位，比如骨折牵开器（不带会阴挡杆）、骨折双反牵开器（张英泽教授发明）。

（9）在股骨髁上打入钢针，手法牵引复位骨折。

（10）在髓内钉插入、头颈螺钉打入之后，及早放松牵引并外展肢体，减少会阴部的压力时间和强度。而不是等手术完全结束之后再放松、外展患肢。

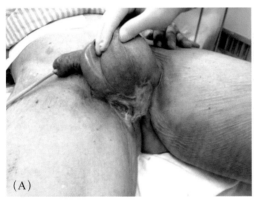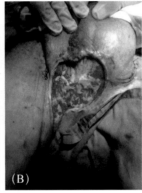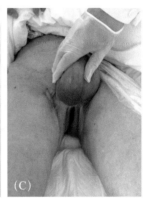

图8-30　男，76岁。股骨转子间骨折，伤后4周手术。术中为复位骨折，持续强力牵引

A. 术后发生会阴部皮肤坏死；B. 坏死组织切除清创，采用阴囊皮瓣向后推进修复；C. 创面完全愈合

十七、肢体旋转畸形

转子间骨折复位中的旋转畸形（旋转对线不良），有两种表现：①前倾角的改变，多是由于复位过程中股骨干的旋转造成，通常遗留外旋畸形；②头颈骨块本身的旋转。有学者认为，旋转角度超过10°即为畸形，有的认为需达到20°才为畸形。旋转畸形的发生率为1.3% ～ 2.5%。

法国Ramanoudjame等（2010）对40例患者，用术后CT（包括股骨髁与股骨近端）研究了转子间骨折内固定术后的前倾角变化，与健侧对比，以变化大于15°为异常（旋转对线不良），结果发现，健侧前倾角平均为（14.2 ± 5.6）°，术侧平均为（23 ± 16.8）°，约40%患者出现前倾角的变化，绝大多数是前倾角的增大，这是由于手法复位时将股骨干过度内旋造成的。内旋使前侧皮质相互靠近接触，增加稳定性，促进骨折愈合。作者报道，轻度的内旋畸形对患者功能没有影响。

Kim等（2015）对109例患者的术后CT测量，发现25.7%的患者存在平均20.7°的股骨旋转（内旋31.2°至外旋27.1°），其中19例为过度内旋，9例为过度外旋。经统计学分析，与术后旋转畸形有关的因素主要有二：一是骨折类型，不稳定型骨折更易出现旋转问题，二是骨折至手术的时间间隔，手术延误更易出现旋转问题。但旋转畸形对这批老年人的功能恢复，没有任何不利影响。

术后再发生旋转畸形，常是髓内钉没有进行远侧交锁的缘故。若年轻人发生过度旋转畸形，必须在正确的位置重新进行固定，或在骨折愈合后进行截骨矫正。

头颈骨块本身的旋转，包括屈曲位旋转（下方骨折尖齿转向前方）（图8-31）和过伸位旋转（下方骨折尖齿转向后方）。屈曲位旋转对线不良，在侧位X线片上往往表现为头颈骨块的正性皮质错位或前方皮质成角隆起，超过1个皮质厚度（或5 mm）应予以纠正。

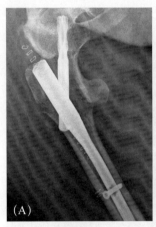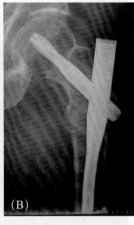

图8-31 头颈骨块复位不良，屈曲位旋转，骨折最终在旋转畸形位愈合

A. 侧位；B. 正位

过伸位旋转对线不良，在侧位影像上往往表现为头颈骨块的负性皮质错位或前方皮质成角凹陷，往往意味着复位不佳，应予以继续纠正。

头颈骨块本身的旋转影响髋关节的屈伸活动，但因为髋关节本身的正常活动幅度很大，前方屈曲120°～150°，后方伸展10°～15°。而老年人在日常生活活动中的髋关节活动幅度达到前方屈曲100°～120°，后方伸展0°～10°即已足够。因此，头颈骨块的轻度旋转对功能恢复没有影响。至于多大的旋转畸形度数对髋关节功能效果产生影响，目前尚无这方面的文献报道。

（张世民）

第二节　骨折愈合过程中的并发症

1. 术后骨折复位质量的丢失
2. 内固定力学失败
3. 头颈骨块塌陷及股骨干内移
4. 拉力螺钉穿透股骨头
5. 拉力螺钉移位进入盆腔
6. 髓内钉的摆动效应
7. 拉力螺钉/螺旋刀片钉尾突出刺激
8. 股骨颈坏死
9. 延迟愈合、不愈合、畸形愈合
10. 切口感染
11. 尾帽松动退出

股骨转子间骨折内固定手术之后，并发症并不少见。除了老年人的全身并发症和切口感染之外，需要特别重视局部骨骼的特殊并发症，尤其是内固定的力学失败（表8-2）。骨折愈合阶段的并发症可分为两个阶段，早期主要是头颈骨块滑动嵌压砥住与股骨头内拉力螺钉切出之间的比赛，多发生于术后3个月之内；后期则是骨折愈合速度与内植物疲劳断裂之间的比赛，多发生于手术6个月之后。在当今，内植物的工厂制造均有严格的质

表8-2 股骨转子间骨折内固定术后愈合阶段的并发症

并发症	发生率	影响因素	预防措施
浅层切口感染	1%～5%	• 糖尿病 • 皮肤病 • 抽烟 • 高龄 • 营养不良	• 减少切口暴露 • 提高伤口护理 • 预防性抗生素
深部切口感染	0～1%	• 手术时间 • 切口暴露 • 预防性抗生素	• 微创手术 • 减少手术时间 • 减少切口暴露 • 提高手术技术 • 预防性抗生素
血管损伤、假性动脉瘤	0～0.2%	• 导针尖、钻头尖、螺钉尖 • 骨折尖齿	
内植物切出	早期10%～15% 目前1%～5%	• 骨折复位不够 • 拉力螺钉（螺旋刀片）安放位置不佳	• 提高外科手术质量 • 骨折复位质量 • 内植物安放位置
内植物切入	0～1%	• 内植物尖端锐利，后退滑动受阻，多见于髓内钉 • 螺旋刀片、拉力螺钉的尾部嵌塞，阻碍滑动机制	• 改进设计，提高手术质量
骨折不愈合	1%～3%	• 静态固定，不能滑动，无持续的动力加压 • 残留股距间隙过大	• 骨折复位质量 • 内植物位置 • 动力化
内植物断裂	0～2%	• 骨折延迟愈合或不愈合	• 骨折愈合失败，将导致内植物断裂
钢板从股骨干上拔出	1%～3%	• 侧板系统在拉力螺钉的滑动距离完全用尽之后，内固定失败常表现为两种形式，两者非此即彼 • 一是近侧的拉力螺钉从股骨头切出 • 二是远侧的钢板从股骨干的拔出	• 在股骨干上稳定固定（至少4枚螺钉8层皮质）
内植物周围再骨折	早期5%～10% 目前0.5%～1%	• 在髓内钉中的发生率较高，尤其早期的髓内钉设计 • 大直径刚性髓内钉 • 钝头髓内钉 • 远侧交锁螺钉直径粗 • 远侧交锁螺钉靠近髓内钉尖端 • 远侧交锁螺钉拧入过紧 • 在延伸至转子下的骨折中使用过短的髓内钉	• 尖端锥形或开槽 • 增加交锁螺钉与钉尖距离 • 避免将交锁螺钉拧入过紧，损伤股骨干外侧皮质 • 降低交锁螺钉的直径
股骨头缺血性坏死	0～1%	• 股骨头血供破坏	• 术中避免股骨头旋转
畸形愈合	10%～30% （依据标准不同而异）	• 头颈骨块内翻（对线） • 股骨干内移	• 提高骨折复位质量，内植物安放位置 • 外翻位固定能在减少股骨偏距的情况下提升功能效果
下肢短缩	10%～30% （依据标准不同而异）	• 内翻位畸形愈合	• 确保骨折的外翻复位，能减少下肢短缩的发生率，也能减少由于骨折塌陷而导致的肢体短缩程度

控，可以说，失败往往都是骨折不愈合引起的内植物疲劳失效。

内固定失效或失败的发生率在早期曾高达16.5%，目前多为1%～5%，通常是内植物从股骨头切出、穿透、疲劳断裂、内植物分离等。在尖顶距概念出现之前，拉力螺钉从股骨头的切出约占并发症的3/4。失败者常为多种机制并存。Bojan等（2013）总结法国3 066

例头髓钉治疗的股骨转子间骨折患者，71例发生拉力螺钉切出；扣除股骨头缺血坏死、病理骨折、深部感染和翻修手术（共14例），原发的切出发生率为1.85%（57例，平均年龄82.6岁，79%女性），45例（79%）发生在术后3个月之内。发生切出的危险因素包括严重粉碎的不稳定型骨折（A3.3型）或颈基部骨折（B2.1型）占41例（71.9%），骨折复位不够（44例占切出总数的77.2%）和拉力螺钉位置不理想（42例占切出总数的73.7%）。

我国患者的内植物失败发生率似乎较国外报道为低，分析其原因，并不是我们的手术技术高超、使用器材优越，而是归功于中国文化对伤病治疗的理念，即"三分治七分养"，关键是患者内固定术后卧床时间较长、下地负重较晚的原因。这与现代医学强调的内固定术后，鼓励患者第二天即下地站立、强化康复理念，并不符合。不可否认，早期下地站立的优点是能够显著减少老年人的卧床并发症，改变患者的精神面貌，让患者更快地加入康复流程。

一、术后骨折复位质量的丢失

骨折复位质量是影响治疗效果最重要的第一位前提因素。骨折复位质量的判断，包括在不同的时机（术中、术毕即刻、术后随访等）和使用不同的影像方法（荧光透视、摄片、CT/3D-CT等）。有不少术毕透视认为骨折复位良好的病例，在术后随访中发现骨折复位有丢失。

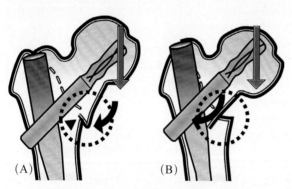

术后骨折复位丢失包括头颈骨块的内翻和（或）过度滑动塌陷，两者相辅相成，互相影响。最常见的原因是头颈骨块与股骨干的前侧和（或）内侧皮质，失去了相互支撑砥住，即丧失了分担股骨头负荷的能力（图8-32）。

图8-32 前内下角皮质对位关系示意图
A.前内下角皮质支撑砥住；B.前内下角皮质失去支撑，导致头颈骨块内翻、短缩

骨折复位质量的丢失，有可能影响后续的骨折愈合过程，导致轻重不一的并发症，从轻度的头颈骨块的过度滑动、后退塌陷、内翻、股骨颈长度缩短、骨盆力学平衡丧失（图8-33），到严重的内固定治疗失败，如螺旋刀片从股骨头切出、切入、髓内钉断裂等。Lim等（2021）进行了文献综述和Meta分析，共纳入8篇文献1 363个病例，对比分析了不同等级的前/内侧皮质复位，对术后滑动距离、股骨颈长度、内固定失败率的影响。得出结论：①术后负性皮质复位，也称阴性皮质对位或髓腔内皮质复位，无论是前侧还是内侧，术后并发症多、功能效果差，这已经得到了众多文献的证实，也达成了共识。②但正性复位与中性复位，何者为优、何者最好，目前的资料尚难确定。

（一）术后复位丢失发生率

3D-CT能对骨块位置进行360°全角度的观察，是判断骨折复位质量的"金标准"。随

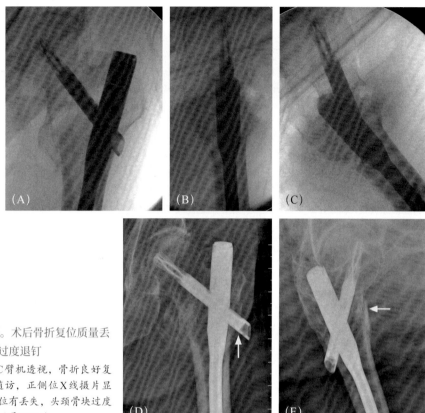

图8-33　男性，82岁。术后骨折复位质量丢
　　　　 失导致过度退钉
A～C. 术毕正侧斜位C臂机透视，骨折良好复
位；D、E. 术后4个月随访，正侧位X线摄片显
示骨折已经愈合，但复位有丢失，头颈骨块过度
滑动，螺旋刀片后退，股骨颈短缩

着前内侧皮质支撑复位概念的提出，不少学者用术后3D-CT研究了前内侧皮质真正砥住
与未砥住的分布比例，并与术毕即刻透视或摄片结果进行了对比。Chang等（2018）在28
例影像资料齐全的患者，对比研究了术毕牵引床上透视与术后1周内3D-CT影像的关系。
结果发现，在3D-CT上真正获得皮质支撑的（中性和解剖）有18例（64.3%），10例失去
了皮质支撑。Jia等（2020）研究了128例患者，术后3D-CT证实前内侧皮质砥住者79例
（61.7%），丢失者49例（38.3%）。Chen等（2020）对98例影像学资料齐全的患者进行研
究，对术后3D-CT进行360°全角度观察，发现最终前内侧皮质砥住者62例（63.3%），未
砥住者36例（36.7%）。可见，术后随访的骨折复位丢失率约在1/3以上。

（二）影响术后复位丢失的因素

有许多因素能影响头颈骨块的滑动、获得二次稳定的可能性。①头颈骨块与股骨干的
方位关系（正性、中性、负性）；②头颈骨块与股骨干残存间隙的大小（超过1个皮质厚
度）；③术中是否主动加压；④骨折端吸收；⑤滑动启动的难易（在髓内钉斜孔中的滑动
启动阻力是侧板套筒的3倍）；⑥头颈骨块滑动方向的改变，包括角度、倾斜和旋转等（图
8-34）；⑦头髓钉在髓腔内的稳定性，髓内钉充盈度不足引起的摆动效应，尤其矢状面的
摆动，容易导致皮质对位的丢失；⑧术后股骨干外旋，股骨干外旋使骨折的前方皮质张
开，形成间隙和台阶。这一不利现象在骨质疏松的老年人更为常见，因为内植物与骨的把
持力显著下降。

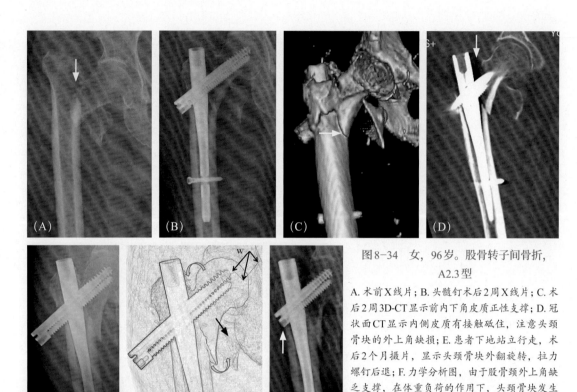

图 8-34 女，96岁。股骨转子间骨折，A2.3型

A. 术前X线片；B. 头髓钉术后2周X线片；C. 术后2周3D-CT显示前内下角皮质正性支撑；D. 冠状面CT显示内侧皮质有接触砥住，注意头颈骨块的外上角缺损；E. 患者下地站立行走，术后2个月摄片，显示头颈骨块外翻旋转，拉力螺钉后退；F. 力学分析图，由于股骨颈外上角缺乏支撑，在体重负荷的作用下，头颈骨块发生外翻旋转，拉力螺钉在股骨头内的位置没有改变，但在股骨颈内向上迁移，致使拉力螺钉后退，股骨颈短缩。让患者卧床，骨折最终愈合；G. 更换短型拉力螺钉，消除外侧软组织刺激

（三）术后复位丢失的预测指标

如何利用术毕即刻的影像参数（透视、拍片），预测术后随访中的骨折复位质量改变（拍片、3D-CT），包括避免头颈骨块内翻和过度滑动短缩，甚至内固定失败需要再次手术，再反馈临床医生，用于改善骨折复位质量和内固定效果，是增加手术安全、提高治疗效果、改善行走功能的有效途径。

Chang等（2018）发现，如果术毕透视下为正位正性与侧位正性/中性组合（17例），则术后随访得到真正皮质支撑的可能性很高（15例，88.2%）；但是，如果术毕透视下为侧位负性（7例），则不管正位如何，随访中失去皮质支撑的可能性极高（6例，85.7%）。因此，术毕透视下正侧位的正性/正性和正性/中性组合（充足复位），是术后随访获得皮质支撑的可靠形式；术毕透视任何一面的负性对位，尤其是前侧皮质，高度预示着术后随访中前内侧皮质对位的丢失。杜守超等（2019）研究了68例患者，按头颈骨块是否旋转分为无旋转（<2°，7例）、屈曲位旋转（39例）和过伸位旋转（17）3组。结果发现，获得确切的前内侧皮质支撑者，在无旋转组占58%，在屈曲位旋转组占77%，在过伸位旋转组占12%。可见，头颈骨块的屈曲位旋转和无旋转，容易获得股骨干的前内侧皮质支撑砥住。Chen等（2020）提出术毕30°斜位透视的方法，如果斜位透视发现前内侧皮质对位成非负性关系（阳性＋中性），则术后最终皮质接触砥住者为83.6%（61/73），而如果斜位透视发现前内侧皮质对位呈负性关系，则其预测术后皮质失去支撑的准确率为96%（24/25），

因此30°斜位透视的结果，可以看作是皮质是否获得支撑砥住的一个独立预测因素。

Kristan等（2021）研究了92例患者术后即刻与术后6个月的影像学资料，希望能找出预测治疗效果最重要的影像学参数。结果发现，术后即刻前侧皮质的复位质量（阳性和中性）是最重要的，对骨折愈合的最终位置、内固定失败率及患者活动能力有决定性的影响。这是因为近端的头颈骨块是一个三维结构，各个影像学参数也是相互关联的，所以一个影像学指标的不理想，可能会影响整个近端骨块的位置。这其中的前侧皮质对位最具代表性，前侧负性更明确地指示了皮质对位的丢失，因为前侧的骨折线往往没有粉碎，而且其发生部位是最标准的，85%均位于转子间线上。Li等（2021）进一步分析了术后即刻几种皮质对位关系的预测效果，发现内侧皮质中性对位关系者，随访中转变为负性者为34.8%，而内侧/前侧均为中性对位者，随访转变为负性者为42.3%（图8-35）。

由于头颈骨块具有向外侧滑动嵌压的机制，因此皮质对位模式也有从正性变为中性和从中性变为负性的趋势。从术后即刻的正侧位影像图和后期的随访影像图来看，越来越多的证据表明：① 内侧/前侧皮质的正性/正性和正性/中性两种对位模式，可以预示最终的真性皮质支撑；②任何负性对位，尤其是侧位的前侧皮质负性对位（头颈骨块后沉），都对术后丧失前内侧皮质支撑具有高度的预测性；③在内侧皮质中性对位的患者中，有1/3最终将失去皮质支撑；④前侧和内侧皮质均为中性对位的病例，几乎有一半的概率最终将出现前内下角的皮质支撑丢失。这要求手术医生在术中要避免任何的负性皮质对位关系（前侧或内侧）追求充足复位（阳性和中性），而阳性对位对术后获得可靠的皮质支撑具有更好的预测性。

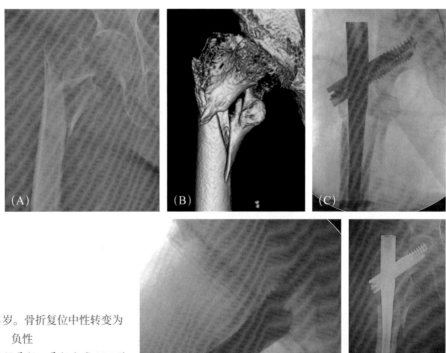

图8-35 女，75岁。骨折复位中性转变为负性

A、B.右股骨转子间骨折，骨折分类A2.3型；C、D.术毕透视，正位内侧皮质中性对位，侧位前侧皮质中性对位；E.术后1周复查，内侧皮质对位丢失，头颈骨块内翻

术毕头颈骨块与股骨干前内侧皮质之间的残留间隙，称为股距间隙。Song等（2022）总结159例术毕即刻透视复位满意的患者，通过术后随访中的3D-CT影像全角度观察，将其分为前内侧皮质砥住组（113例）和丢失组（46例，29%）。砥住组头颈内翻（减少>10°）发生率为2.7%，过度滑动后退发生率为1.8%，未砥住组内翻发生率为21.7%，过度滑动后退（≥10 mm）发生率为17.4%，经多因素回归分析，两组之间在年龄、性别、TAD/Cal-TAD、颈干角、骨折分型等方面均无统计学差别，但在骨折复位质量评分和股距间隙的大小上，均存在极显著的统计学差别（P<0.001）。预测复位丢失的股距间隙阈值，在内侧皮质为>4.2 mm，在前侧皮质为>3.8 mm（图8-36）。因此，术中主动收紧加压，缩小骨折间隙，是防止术后骨折复位丢失的重要手段。

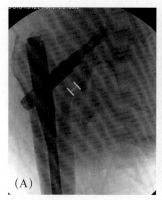 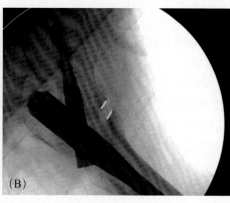

(A)　　　　　　　　(B)

图8-36　沿螺旋刀片滑动轴
向测量股距间隙

A. 内侧皮质间隙；B. 前侧皮质
间隙

二、内固定力学失败

力学失败发生三个平面（部位）：①近侧平面，发生在内植物与近侧头颈骨块之间；②骨折平面；③远侧平面，发生在内植物与远侧股骨干骨块之间。

发生力学失败的客观原因包括骨骼质量（骨质疏松）和骨折类型（不稳定）。主观原因主要是手术技术不佳。手术后骨折固定质量的优劣，取决于医生治疗转子间骨折的整体手术经验和对所采用内植物的学习曲线。

1. 近侧平面的力学失败　　发生率最高。近侧头颈骨块的内翻倾斜通常发生于术后早期几天之内。术后数周或数月发生的螺钉切出，表现为骨折延迟愈合、不愈合、股骨颈坏死、股骨颈头下骨折、股骨头缺血坏死。该并发症最常见的原因是骨折复位不够和拉力螺钉在股骨头内的位置不佳。在不严重的病例中，头颈骨块仅有轻度的内翻倾斜，骨折可能在该位置上最终愈合。如果内翻仍继续发展，拉力螺钉的尖端将逐渐从股骨头中向上迁移（图8-37）。如果骨折的愈合速度超过拉力螺钉的向上迁移（如卧床休息、禁止负重等），则骨折最终将在内翻位愈合。反之，则发生拉力螺钉的向上切出。无论采用何种内固定器械，从股骨头至骨折线的垂直距离（负荷力臂）是一样的（图8-38），因此，如果骨折复位不理想，仅靠内固定器械承担负荷力量，则任何器械均有切出的可能（图8-39）。另外，近侧平面比较少见的力学失败类型是拉力螺钉向内穿出股骨头和髋关节，进入盆腔，以及可膨胀的拉力螺钉断裂。因为Gamma钉（粗的单钉）与PFN（细的双钉）的拉力螺钉设计不同，后者的切出发生率远较前者为高，形成特有的"Z"字效应。

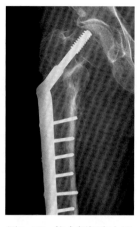

图8-37 拉力螺钉向上迁移，最终在内翻位愈合

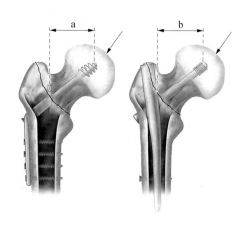

图8-38 对一个特定的骨折病例，无论髓内还是髓外固定，拉力螺钉的钉尖至骨折线的垂直距离是一样的（a=b）

图8-39 头颈骨块内植物切出

A. 拉力螺钉切出；B. 螺旋刀片切出；C. InterTan 双螺钉切出

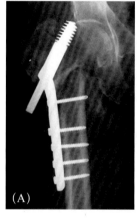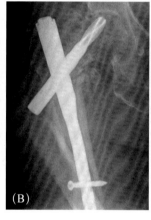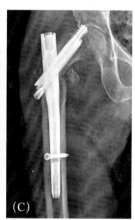

(A) (B) (C)

2.骨折平面的力学失败 包括内植物的疲劳断裂或弯曲。采用现代的髓内或髓外内固定系统，这一并发症已很少见，可发生于术后数月。机制是逐渐增加并累积的内翻弯曲力量，作用于内固定物，同时拉力螺钉在股骨头内的把持又坚固牢靠。这就是为什么该并发症最常见于31A3型骨折和转子下骨折且患者具有良好骨量的原因。在用髓内钉治疗这些骨折时，主钉固定于股骨头的软骨下骨、大转子和外侧壁。如果骨折在过牵的情况下交锁固定，内翻力量作用于骨折端，将导致主钉在拉力螺钉斜孔的部位发生疲劳断裂（图8-40），或在髓内钉粗细交界处发生断裂。如果该处骨折愈合不佳，仍是受力的薄弱点，跌倒也容易在此处发生骨折（图8-41）。

如果用DHS固定31A3型骨折（早期认识不足，属内固定器材选择错误，目前已很少见），断裂将发生在拉力螺钉套筒与侧板的接合部位或其下方的钉孔部位（图8-42）。另外一种特别的发生在骨折平面的力学失败，是股骨干的螺钉逐渐拔出，股骨干内移（图8-43）。

3.远侧平面的力学失败 该平面的失败并不常见。①在髓外钉板系统，可表现为固定侧板的螺钉拔出或断裂。原因可能是该皮质骨螺钉的打入不正确。正确的螺钉打入应通过股骨髓腔的中央。如果是偏心或与皮质呈切线位打入，将增加拔出的风险和股骨干骨

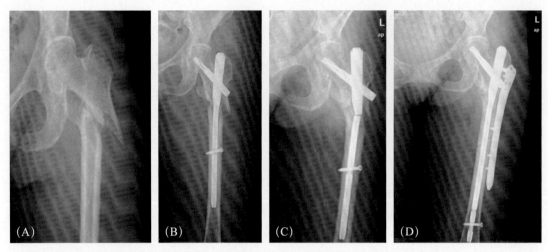

图8-40 男，69岁

A. 股骨转子下骨折；B. 内固定术后，骨折端有过牵；C. 术后11个月跌倒，主钉在粗细交界处断裂（力学薄弱处）；D. 翻修术后2个月，骨折愈合

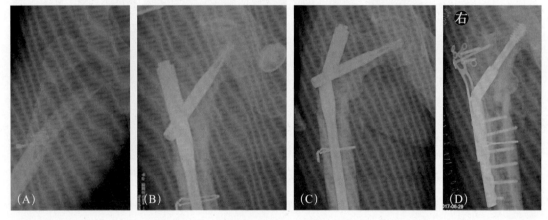

图8-41 男，67岁

A. 股骨转子下骨折；B. 长型PFNA内固定，术后3个月复查，位置良好；C. 术后5个月再次跌倒，髓内钉主杆从斜孔处断裂；D. 采用DHS加大转子挡板翻修术后

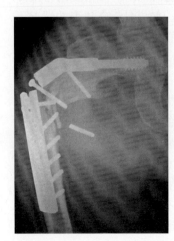
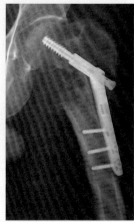

图8-42 钢板断裂　　图8-43 钢板螺钉拔出

折的概率。②在髓内钉系统，该平面的并发症仅发生于31-A3型的骨折。骨折在过牵位插钉固定，远侧的交锁螺钉可能断裂，形成自发性动力化。在转子下骨折，主钉可在近侧的交锁螺孔处断裂。

4. 力学失败的预防 对骨折进行详细的术前评估、选择合适的内植物和正确的手术技术是预防失败的关键。①在顺向的股骨转子间骨折（31A1和A2），拉力螺钉在股骨头内的位置至关重要。减少弯曲力量，可通过骨折的外展复位来获得（特别在使用DHS时）。拉力螺钉在股骨头内的固定强度，受许多因素影响。首先是骨的质量，最好的骨储备在股骨头的软骨下区域，因此拉力螺钉尖端的最佳位置是离关节面不超过5 mm。在骨质疏松的骨骼，几毫米的差别就可能是决定性的。反复扩髓、拉力螺钉的多次尝试等，都将减弱股骨头松质骨对拉力螺钉的把持力。②股骨头内的拉力螺钉在正侧位均应置于中央。头颈骨块轴线与拉力螺钉轴线的不匹配，可能在术后导致头颈骨块在拉力螺钉上旋转，增加切出的风险。因此，应尽量使内固定器械的角度与骨折复位的角度（最后的颈干角）相一致，维持良好的滑动机制，有利于骨块的接触、嵌紧、愈合。③拉力螺钉的设计。大的螺齿直径将增加其在股骨头的固定强度。压紧松质骨（如螺旋刀片、可膨胀螺钉）也能增加固定强度。在股骨头内用骨水泥的方法来增加固定强度，有许多缺点，包括费力耗时、再调整拉力螺钉的位置非常困难、热损伤、干扰骨折愈合、后续翻修困难等。采用羟基磷灰石喷涂的拉力螺钉也是值得怀疑的，因为骨长入拉力螺钉需要数周的时间，而力学失败可能在术后的第一天就发生。

一旦术后发现骨折的复位和拉力螺钉的位置不理想，必须在患者活动后立即摄片复查。大多数的力学并发症发生在术后的数天之内。

三、头颈骨块塌陷及股骨干内移

具有动力滑动机制的内固定器械允许头颈骨块沿拉力螺钉的套筒方向，向外滑动塌陷（telescopic lateral collapse），骨折相互接触坐实、嵌插紧密，增加稳定性，减少力学失败和不愈合的概率（图8-44）。然而，头颈骨块的过度塌陷（excessive collapse），将导致肢体的短缩、股骨头与大转子顶点的位置关系异常、股骨干内移。这些并发症均有可能对髋关节功能带来负面影响（图8-45）。

Parker（1996）分析了27例采用DHS治疗失败的病例，发现股骨干内移（femoral shaft medialization）在股骨外侧皮质粉碎的患者，尤其是打入拉力螺钉的部位粉碎者（A3型），更容易发生（图8-46）。这是最早的有关"股骨外侧皮质"（即外侧壁）的报道。股骨干内移超过骨干宽度的1/3，将使内固定失败的风险增加7倍。

根据Parker等（2016）统计，作为一个粗略的指引，每1%的股骨干内移度，对应着增加1%的内固定失败风险。比如，50%的内移度，对应着50%的失败率。在功能方面，超过50%的内移，功能恢复较差。SHS的平均内移度为10%，髓内钉为2%。超过50%的内移度见于7%的SHS内固定、1%的髓内钉内固定。A3型骨折容易发生超过50%内移。

头颈骨块的过度塌陷和股骨干内移，大多发生于术后最初的几天之内。其机制在用DHS治疗顺向不稳定股骨转子间骨折（31A2）时最为明显。当作用于股骨头的压力，启

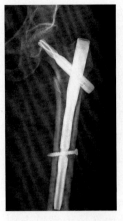

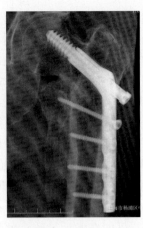

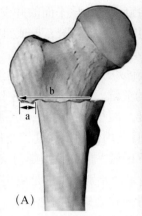

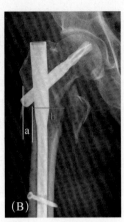

图8-44 头髓钉内固定，头颈骨块向外下方退缩塌陷，骨折愈合

图8-45 DHS固定，头颈骨块过度滑动，股骨干相对内移，骨折愈合

图8-46 股骨干内移度的测量

A.示意图，在横形骨折测量股骨干外侧皮质的内移距离（a），与近侧全皮质宽度（b）的比值，即a/b=%；B.在A3型骨折中，头髓钉术后的股骨干内移

动了器械的滑动机制之后，头颈骨块就沿着套筒的方向逐渐向外退缩塌陷，但被器械所允许的退缩极限所终止。对DHS来说，该极限长度就是套筒的内缘与拉力螺钉外缘螺纹之间的距离。由于头颈骨块向外退缩，股骨干骨块即相对内移，两者之间的内侧皮质接触即发生丢失。近端的头颈骨块失去了股骨干内侧皮质的支撑，即发生内翻成角，继续发展则可能导致内固定器械失败。

头颈骨块向外退缩塌陷的程度，亦即股骨干向内移位的程度，受下列因素的影响：①内侧皮质接触。如果股骨颈基底的内侧皮质覆盖在股骨干内侧皮质上（Larsson，1990），而且在头颈骨块向外退缩的过程中，该皮质能坐于股骨干内侧皮质上而相互砥住，则头颈骨块的退缩程度很小。如果股骨颈基底内侧皮质与股骨干内侧皮质在术中获得了解剖复位，股骨颈基底则不再有内侧支撑，头颈骨块的向外塌陷将继续发展。股骨颈基底的上外部分将坐于大转子上（相互砥住）。在大多数不稳定型的股骨转子间骨折，大转子因为后侧的转子间嵴撕脱骨折而变得非常薄弱，往往仅残留一薄的皮质骨板（即外侧壁）。该皮质骨板在术中手法复位时，通常发生断裂（术中外侧壁破裂）。即便能保留该皮质骨板，它对头颈骨块向外退缩的阻挡作用也十分有限。术后在与退缩的股骨颈皮质相互接触的过程中，该皮质骨板发生断裂（术后外侧壁破裂），导致头颈骨块的外移和股骨干的内移继续发展。滑动退缩一直到股骨颈内下方皮质与股骨干外侧皮质相互砥住，或器械的滑动机制全部用完之后，才会停止。②骨折复位的角度。当股骨颈基底的滑动方向不是朝向大转子，而是朝向股骨干内侧皮质时，在内侧两块皮质的接触点上，垂直的压缩力超过了横向的剪切力，因此，内侧皮质的接触砥住即可能获得维持，退缩塌陷的量将很小。头颈骨块的塌陷方向，不可能仅仅通过外展复位来改变。塌陷的方向是沿着器械滑动机制的轴线发生的（即拉力螺钉与套筒的方向），而与复位的颈干角无关。在髓内钉也是如此。如果想在头颈骨块退缩塌陷的同时，保持拉力螺钉在股骨头内的良好位置不变，必须使骨折复位的颈干角与器械的滑动轴线相一致。③在用DHS固定的病例中，可通过钢板的钉孔，向股骨颈基底的内侧皮质或其稍下方，打入一近侧皮质骨螺钉。该皮质骨螺钉将起到稳定股骨颈基底内下角的作用，维持内侧皮质的相互砥住，防止丢失。④增加一转子支撑钢板而对大转子外侧壁提供额外的支持，但是中等程度的股骨干内移仍将发生，因为股骨颈通常都是深陷于大转子之中，坐于加强的外侧壁上（金属外侧壁）。⑤使用头髓钉是防止头颈骨块退缩塌陷的最有效方法，因为髓腔中的主钉与股骨颈基底相互砥住，阻挡其进一步向外退缩塌陷（图8-47），内侧皮质的相互接触通常也不会丢失。

Pajarinen等（2005）发现，用DHS治疗的顺向转子间骨折，股骨颈平均短缩6 mm，股骨干平均短缩5 mm；而用PFN治疗者，短缩的量分别是1 mm和3 mm。在不稳定型顺向股骨转子间骨折中，依据所采用的内固定器械不同，头颈骨块的退缩程度和股骨干的内移程度也不相同：采用头髓钉者，移位很小；采用DHS加转子挡板者，移位中等；单独采用DHS者，移位严重。Bendo（1994）将塌陷退缩分为3级：轻度（3～9 mm），中度（10～24 mm），重度（25～35 mm）。中度和重度塌陷的患者，导致髋关节偏距减少，将产生外展肌无力和跛行。如果头颈塌陷和股骨干内移导致畸形愈合，严重影响髋关节功能，则需行转子间外展截骨或全髋置换予以治疗。

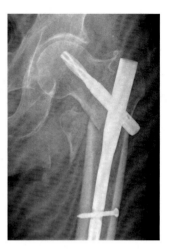

图8-47 头髓钉固定，失去内侧皮质支撑，头颈骨块向外滑动，股骨干相对内移达到股骨干直径的1/3，但受到髓内钉主杆的阻挡

四、拉力螺钉穿透股骨头

头颈骨块由于沿拉力螺钉轴向的压应力作用，导致拉力螺钉的钉尖穿破股骨头软骨进入关节腔。中央穿透，亦称切入，并不伴有头颈骨块的内翻成角，骨折的颈干角不发生改变。这一点是与拉力螺钉切出的根本区别。与拉力螺钉进入盆腔相比，中央穿透并没有发生侧板套筒或髓内钉的相互分离。

拉力螺钉的股骨头中央穿透十分罕见，但文献中也有几个临床病例报告。可能的原因包括患者跌到、滑动机制丧失（DHS卡住）、过度收紧内锁螺钉（Gamma钉）、术后股骨颈坏死。Hesse等（2004）等报告1例Gamma钉内固定的患者，跌倒导致拉力螺钉穿破股骨头，继而发生髋臼骨折。

拉力螺钉穿破股骨头导致关节软骨损害，因此早期发现十分重要，典型的表现为疼痛和关节活动受限。如果关节软骨损害不大，可更换一枚短的拉力螺钉（骨折尚未愈合），或将其取出（骨折已愈合）。如果关节软骨损伤严重，则需进行全髋置换。

螺旋刀片与拉力螺钉的结构和生物力学特性不同，容易发生轴向切割而穿破股骨头（图8-48）。

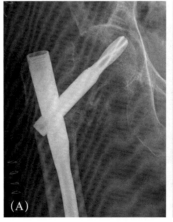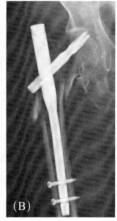

图8-48 螺旋刀片轴向切割

A. 即将穿透股骨头；B. 已经穿透股骨头

五、拉力螺钉移位进入盆腔

拉力螺钉向内移位，与髓内钉或侧板套筒相互脱离，内固定力学完全失效。如果继续内移，拉力螺钉不仅损坏髋关节，而且可突入盆腔，损害盆腔脏器，包括膀胱、乙状结肠、血管等。在DHS或Gamma钉中，拉力螺钉内移的发生机制仍不甚清楚，可能与骨质疏松、拉力螺钉在侧板套筒中的接合长度不够（重叠长度不够、短套筒或拉力螺钉拧入过深）、取出了加压的尾钉、在Gamma钉中拧紧内锁螺钉不够、拉力螺钉的设计缺陷，以及负重行走过程中频繁"加压-牵张"转换（微震效应）。当头髓钉的拉力螺钉尾端增宽之后，两者之间即不可能发生脱离。

另有一种特殊的拉力螺钉内移类型，是发生于PFN（股骨头内双螺钉）的"Z"字效应（上方的抗旋螺钉内移进入关节腔，下方的拉力螺钉外移退出头颈骨块），或反"Z"字效应。

六、髓内钉的摆动效应

选用髓内钉的长短和粗细应与转子间骨折的类型和髓腔的粗细相匹配。对A3型骨折，大多数医生建议使用长钉（钉尖超过股骨峡部）或全长钉（钉尖到达股骨髁部）。而对A1型和A2型骨折，大多数医生推荐使用短钉（长度不超过股骨峡部）。

髓内钉粗大的近段直径为15.5～17.0 mm，长度为10 cm左右（可到达小转子水平）；远段直径为9.0～12.0 mm。短钉总长度为16.5～24.0 cm。

在髓腔细小的股骨插入较粗的髓内钉，容易出现医源性骨折（扩髓将降低骨皮质强度）。而在髓腔粗大的股骨插入较细的髓内钉，则容易出现髓内钉在髓腔内的摆动。头颈骨块在髓内钉的带动下，以远侧交锁螺钉为枢纽轴点，通过近段髓内钉带动头颈骨块一起发生前后方向（矢状面）和内外方向（冠状面）的摆动（pendulum-like movement），往往引起骨折复位程度的改变，失去前内侧皮质的支撑砥住，导致头颈骨块过度滑动、内翻畸形，甚至出现内固定失败等并发症（图8-49）。在头颈骨块向外滑动的过程中，如果存在髓内钉的摆动效应，将出现骨折复位程度的改变、丢失，造成骨折端的接触不足、不稳定和愈合困难，前后方向的摆动对骨折愈合更为不利。在头颈骨块与股骨干近端嵌紧坐实之后，摆动效应即消失。影像学表现往往是头颈骨块向后移位，近侧的髓内钉主杆贴近后侧皮质，而远侧的钉尖向前抵住股骨干前侧皮质。至此，近侧的摆动效应才消失，骨折端逐渐稳定而愈合。

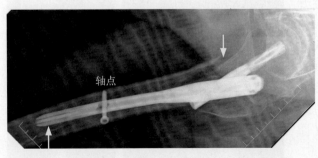

图8-49 头髓钉术后的矢状面摆动，导致骨折复位丢失

容易出现钟摆效应的因素包括：①骨骼特征，宽大髓腔，直筒状髓腔（图8-50）；②骨折特征，骨折累及到小转子及其下方后内侧皮质，后壁大的或粉碎的冠状面骨块（A2型）（图8-51），或累及小转子平面的内外贯通骨折（A3型）；③髓内钉因素，包括髓

内钉远段太细，在髓腔内的充盈度低（冠状面、矢状面），交锁螺钉远侧的钉尖长度太短，将放大摆动幅度，髓内钉斜孔下的粗大部分长度不足，小转子下缘的漏斗样髓腔充盈度不足；④术毕即刻头颈骨块与股骨干之间尚未嵌紧坐实，仍存有间隙（尤其前内下角的股距间隙），致使骨块之间的摩擦力不足以对抗髓内钉的摆动力；⑤多种因素混合存在，髓内钉的术后摆动更容易发生。

因此，对髓腔粗大的股骨（尤其男性），选用粗的髓内钉、长钉或全长钉，入钉点靠近髓腔正中，加长交锁螺钉远侧的钉尖长度，将有助于避免钟摆效应的出现。如果术后出现髓内钉的钟摆效应，应停止活动，通过严格的卧床制动，控制骨折端的摆动不稳定，骨折将很快坐实稳定，有利于愈合。

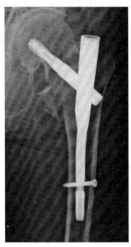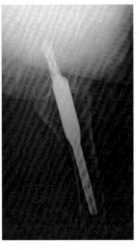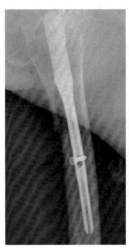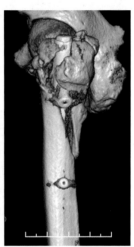

图 8-50 该例髓腔粗大，使用的髓内钉较细较短，出现以交锁螺钉为轴点的钟摆效应，导致粗大的髓内钉近段连带头颈骨块向后摆动，贴紧后侧皮质，远侧的钉尖向前摆动，砥住前侧皮质。在头颈骨块向外滑动、嵌紧坐实之后，摆动效应停止，骨折最终愈合

图 8-51 转子间骨折外侧壁、后壁缺损分离，对髓内钉近段无抵抗稳定作用，容易出现髓内钉在髓腔内的钟摆效应

七、拉力螺钉/螺旋刀片钉尾突出刺激

固定头颈骨块的拉力螺钉/螺旋刀片，从侧板套筒或髓内钉斜孔向外侧滑动，是转子间骨折内固定术后获得二次稳定的重要机制。头颈骨块沿130°轴线滑动后，骨块间皮质相互加压、嵌紧、坐实，一能承担体重负荷，减少内固定器械的过度受力，二能促使骨折块相互加压接触，不留间隙，促进愈合。正常拉力螺钉/螺旋刀片的尾部应露出于股骨干皮质外，确保不会陷落在髓腔内而阻塞滑动，但也不应超过大转子外缘的平行线。突出过多则刺激大腿外侧的阔筋膜等软组织，造成患者局部不适，行走时摩擦疼痛、不敢向患侧卧位等。

拉力螺钉/螺旋刀片尾部过度退出的机制有三：一是骨折复位不够，拉力螺钉/螺旋刀片连同头颈骨块一起，整体向外滑动（图 8-52）；二是拉力螺钉/螺旋刀片与股骨头内的锚合力丧失，如各种原因造成的股骨头内骨纹切割、螺旋刀片内锁机制失效等（图 8-53）；三是上述两种机制的同时存在，往往有更多退出。

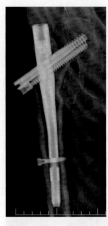

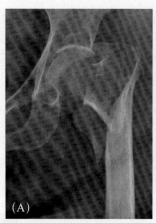

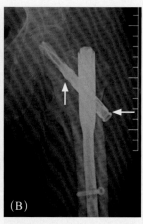

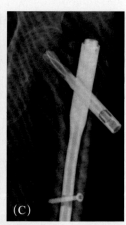

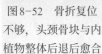

图8-52 骨折复位
不够，头颈骨块与内
植物整体后退后愈合

图8-53 女，89岁，不稳定型股骨转子间骨折

A. 骨折分型31-A2.3；B. 术中骨折复位良好，但螺旋刀片内锁机制失效；C. 术后4个月，头颈骨块与螺旋刀片经有限滑动后，获得二次稳定，骨折愈合。但螺旋刀片与股骨头的锚合力丧失，螺旋刀片过度后退，刺激大腿外侧软组织

八、股骨颈坏死

在股骨转子间骨折中发生股骨颈坏死十分罕见。该并发症首先由 Kyle 在2005年描述，共5个采用DHS治疗的病例（31-A3型骨折）。Bartonicek（2008）报告了8例，7例为A3型，1例为A2型。在所有的病例中，均在术后1～2个月内，发生显著的股骨颈基底部的持续性吸收和头颈骨块的明显塌陷。在大部分病例中，拉力螺钉逐渐向内穿透关节线，同时也向外退出股骨干外侧皮质。

股骨颈坏死的原因，可能是损坏了大转子与股骨颈接合部的上方血管而引起。在Bartonicek的病例组中，有6例存在股骨颈基底与大转子之间的第二骨折线，2例存在股骨颈基底上部的撕脱骨块。这些骨折均累及旋股内侧动脉深支向支持带血管网发出分支的后上区域。另外，这一部位的血管也可能由插入髓内钉的操作而损伤。股骨颈坏死可能是难以解释的、术后晚期（数月后）发生内固定失败的原因之一。一个可能的警惕信号，是术后2个月内持续的头颈骨块退缩塌陷。

股骨颈坏死并非意味着骨折不愈合，但即使愈合，股骨颈也退缩明显。对不愈合者，全髋置换是良好的选择。

九、延迟愈合、不愈合、畸形愈合

骨折不愈合又称骨不连，是骨折的严重并发症。骨不连是指骨愈合过程的中断，是骨折端在某些条件影响下愈合功能停止的表现，如不进一步积极采取处理措施，绝不会发生骨愈合。影响老年股骨转子间骨折愈合能力的因素很多，包括患者自身的内在因素（遗传、年龄、全身状况）和非自身的外在因素（环境、创伤和治疗）两大类（表8-3）。股骨转子间骨折通常愈合良好。如果发生延迟愈合、不愈合和畸形愈合，往往都与内固定的力学并发症有关（图8-54）。

表8-3 骨折不愈合的风险因素

患者自身内在因素	遗传基因	促进骨折愈合的基因表达不足，如骨形态发生蛋白质系列（BMP-2、BMP-3、BMP-3B、BMP-4、BMP-6、BMP-7）、TNF-α、VEGF受体、FGFR3、软骨调节素－1、screlostin、IGF、IGFBP-6、纤维调节素、丛集素、ACTA2肌动蛋白等基因
	年龄与性别	高龄，女性
	全身状况	糖尿病，骨质疏松症，肥胖，类风湿性关节炎，营养不良等
外在因素	环境因素	吸烟，饮食（蛋白质、钙、维生素D等）摄入不足，大量饮酒
		使用某些药物（如糖皮质激素、化疗药、抗凝剂、双膦酸盐、非甾体抗炎药、喹诺酮类、环丙沙星、庆大霉素、四环素）
	创伤因素	高能量创伤，粉碎性骨折，血供受损
	治疗因素	手术破坏周围软组织，广泛骨膜剥离，软组织嵌入，手术误伤，骨筋膜室综合征，筋膜切开术，过晚负重训练，治疗不当（如复位不准确、固定不牢靠、不适当的动力化），植入物断裂等

在髓内钉固定的转子间骨折，如果有骨折端过牵导致的不愈合，可通过髓内钉的动力化进行治疗。不愈合或内翻位的畸形愈合，可通过转子间外展截骨治疗。严重的骨质疏松或拉力螺钉切出损害股骨头软骨，全髋置换有很强的指征。

十、切口感染

股骨转子间骨折的手术部位感染，并不多见，一般认为发生率<1%。尤其是采用微创小切口技术，切口的感染率更低。切口感染分为浅层感染（深筋膜层以外）和深层感染（深筋膜层以内）。预防切口感染，关键要做好以下几个方面：①规范使用预防性抗生素（品种、时机、剂量）；②做好皮肤清洁和消毒保护措施；③提高手术技术；④减少手术时间；⑤减少切口暴露；⑥术毕冲洗，清除损伤的组织碎片；⑦提高伤口护理；⑧提高营养和免疫抵抗力。

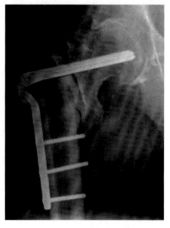

图8-54 男，62岁，股骨转子间骨折鹅头钉固定，术后3年不愈合

笔者临床遇到一例90岁老年女性患者，住养老院，长期卧床，为方便护理而进行内固定手术。术后3个月发生迟发性感染，已经愈合的螺旋刀片打入口形成窦道。二次手术清创，取出螺旋刀片，创口愈合。但骨折端移位，表明骨折没有愈合（图8-55）。分析迟发感染的原因，除了患者抵抗力差之外，螺旋刀片的皮肤切口太小，插入螺旋刀片时将寄存的皮肤细菌带入切口，可能是原因。

十一、尾帽松动退出

头髓钉尾帽的初始作用是封闭髓内钉中心孔端口，避免骨痂长入，便于骨折愈合后二期拆除内固定器械（但是在临床上，老年人很少拆除髓内钉器械）。

目前的尾帽有长短两种，其螺纹部分是一样的，仅在前端的杆部长度有差别。长尾帽由于杆部的存在，有较好的导向作用，安装比较方便；而短尾帽的准确安装有时就比较费

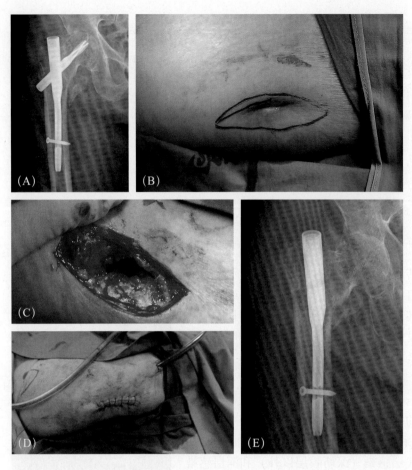

图8-55 转子间骨折术
后迟发感染

A. 术后；B. 窦道；C. 清创；
D. 缝合；E. 头颈骨块移位，
骨折没有愈合

力费时。这是临床医生容易选择长尾帽的主要原因。

在近年的一些髓内钉设计中，有时赋予了长尾帽新的功能，即参与到或直接发挥了内锁螺钉的作用。比如在一体化螺旋刀片（如TFNA）中，其髓内钉主杆中有一预先内置的内芯锁定螺钉，该内锁螺钉有两种功能，一是仅防旋转，可配合短尾帽使用，此时的短尾帽仅起到封闭近侧主钉端口的作用，也可不用尾帽而用骨蜡封闭；二是既防旋转又防滑动，此时就需要配合长尾帽使用，通过长尾帽的尖端砥住、压迫内锁螺钉使其进一步下沉，直接卡住股骨头的拉力螺钉（螺旋刀片）杆部，起到防止螺旋刀片滑动后退的作用。在有些双咬合螺钉中（如MetaTan）的设计中，也配有长、短尾帽。使用短尾帽仅是封闭近侧端口，而使用长尾帽则能直接砥住拉力螺钉，此时长尾帽就兼具两种功能，一是内锁螺钉的防旋和抗滑，二是封闭端口。

尾帽的松动退出主要与术中的安装技术有关，包括尾帽与主钉螺纹未达到中心对准、尾帽与主钉之间嵌有软组织等，致使尾帽与主钉没有咬合拧住。在肢体活动导致的髋部肌肉筋膜与尾帽之间的摩擦中，尾帽逐渐松动、向上退出，这可能是短尾帽退出的主要原因（图8-56）。另外，也与尾帽的设计有关。临床上观察到的尾帽退出，大多发生于长尾帽，因为长尾帽与股骨头内的拉力螺钉（螺旋刀片），虽然手术中拧紧、刚性压迫在一起，但术后拉力螺钉在负荷下的微动、滑动（趋势），使长尾帽螺丝逐渐松扣、解锁，解锁之后再通过臀部肌肉筋膜与尾帽之间的摩擦或尾帽与主钉之间的微小进动，就可使其逐渐向上

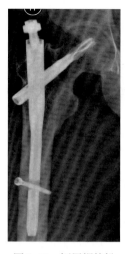

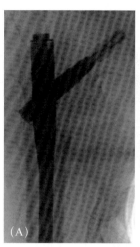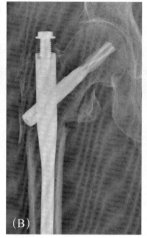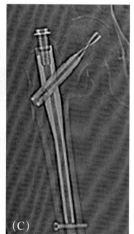

图8-56　短尾帽的松
　　　动退出

图8-57　长尾帽的松动退出
A.术毕透视，尾帽安装到位；B.术后2周摄片，尾帽松动退出；C.CT片显示长尾帽螺纹
完全退出

退出（图8-57）。

尾帽松动退出属于内固定器械的轻微并发症，对功能并无明显影响，但易对患者和手术医生造成心理压力，必要时可简单将其取出。

（张世民　沈燕国　周家铃　张新潮　林　涧　蔡新宇　田可为）

第三节　骨折愈合后持续存在的并发症

1. 双腿不等长
2. 术后股骨干二次骨折
3. 股骨颈头下型骨折
4. 股部疼痛
5. 大转子疼痛

6. 股部血管迟发损伤
7. 股骨头缺血坏死
8. 内固定取出问题
9. 异位骨化

股骨转子间骨折愈合之后，由于肢体短缩、双下肢不等长、内植物突出刺激软组织等原因，致使肢体仍遗留的各种不同程度的症状或功能障碍，影响肢体的正常使用。

一、双腿不等长

Platzer等（2008）报道95例年龄小于60岁的股骨转子间骨折患者，发现48%有肢体短缩，平均为11 mm。在不稳定型股骨转子间骨折患者，肢体短缩的比例达83%。对稳定型转子间骨折，内植物的选择并不影响肢体短缩的发生率；但在不稳定型转子间骨折，采用DHS治疗者肢体短缩更常见，平均达22 mm，而采用头髓钉治疗者，肢体短缩发生率较小，平均11 mm。Olsson等（2001）总结114例年龄大于84岁的股骨转子间骨折，采用普通DHS（单平面滑动加压）或Medoff侧板（具有双平面滑动加压）固定，结果发现Medoff钢板的短缩距离远较普通DHS为大。

股骨转子间骨折后双下肢不等长有很多原因，包括：①复位不足导致在内翻位固定；②头颈骨块过度塌陷和股骨干内移；③术后内翻成角；④股骨颈坏死。

股骨转子间骨折术后肢体加长的现象很少见，有两个原因：一是顺向的股骨转子间骨折有过度外展复位；二是A3型骨折在过牵位锁定。

肢体不等长的治疗应考虑其程度和患者的主诉。2 cm以内的肢体不等长可以很好地耐受。如果短缩太多而髋关节面良好，可以采用转子间外展截骨术治疗。

二、术后股骨干二次骨折

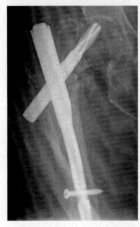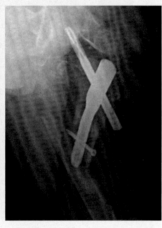

该并发症相对来说比较多见，常发生于髓内钉的钉尖区域或侧板的末位螺钉部位。骨折常由跌倒引起（图8-58），但也见于肢体负重时的扭转。在DHS和远端交锁的髓内钉，骨折线常为横形或短斜形，而在远端未交锁的髓内钉，骨折线常为螺旋形。

引起术后股骨干二次骨折的原因包括：①骨质疏松；②没有发现的隐匿性骨折线，延伸至转子下区域；③过度扩髓；④插入髓内钉时过度用力导致股骨干皮质出现隐匿性裂纹；⑤远侧交锁时损坏股骨干皮质。

图8-58　女，70岁，术后4个月跌倒，股骨干二次骨折，螺旋刀片向上切出。

股骨干骨折在早期的髓内钉手术后较常见，其中的一个主要原因是内植物设计缺陷。例如，第一代Gamma钉术后的股骨干骨折发生率特别高（Butt et al，1995，17%），其原因包括：医生缺少经验，对股骨干髓腔进行扩髓，髓内钉的钉尖直径粗大，交锁孔的部位离钉尖太近，导致钉尖部位的应力集中。在无须扩髓的头髓钉，股骨干骨折的发生率明显下降，但并未完全消除。

采用标准的正确手术技术，可预防术后股骨干骨折的发生。在严重骨质疏松的病例，有些医生采用全长髓内钉固定（一直打入股骨髁上，能对骨骼起到保护作用）。已经发生股骨干骨折的患者，可以更换为全长型髓内钉固定，或改用、加用锁定钢板固定。

三、股骨颈头下型骨折

在股骨转子间骨折已经愈合、取出内固定之后的数月至数年，发生股骨颈的头下型骨折，这一现象最早由Tronzo（1973）和Baker（1975）等报道，以后Mariani（1989）、Lung（2007）等也有介绍。这一并发症在DHS和髓内钉（Gamma钉、Ender钉）固定的患者均有发生。危险因素包括骨质疏松、高龄、股骨头关节面与拉力螺钉尖的距离增加、女性。

Strauss等（2007）建议在股骨转子间骨折取内固定时，用磷酸钙骨水泥增加股骨颈的强度。对已发生的股骨颈头下型骨折，通常采用全髋置换治疗。

四、股部疼痛

股部疼痛或称大腿疼痛，通常发生于采用髓内钉治疗的患者。Domingo等（2001）在195例患者中发现其发生率为3%。Valverde等（1998）发现，股部疼痛多发生在术后3个月内，随着骨折的愈合，疼痛也逐渐消失。Belabarda等（2000）发现，股部疼痛与使用远侧未交锁的髓内钉有关，而且在骨折愈合之后，疼痛仍持续存在。需要注意的是，必须鉴别股部疼痛与股骨头拉力螺钉外侧突出所引起的软组织刺激疼痛。

股部疼痛的并发症在第一代Gamma钉中特别常见，因为该钉的远侧部分（直径粗）和交锁孔（靠近钉尖）的结构特点，导致远侧交锁螺钉水平的应力集中（在使用2个交锁螺钉时更为明显）。应力集中的表现即是钉尖区域的股骨皮质增生肥厚（图8-59）。股部疼痛的其他原因包括：①骨折不稳定；②骨质疏松；③远侧交锁不良；④未采用远侧交锁；⑤髓内钉与股骨髓腔不匹配；⑥髓内钉的钉尖位置不正确引起继发性的股骨皮质侵蚀（图8-60）；⑦交锁螺钉过长致使钉尾或钉尖突出；⑧未发现的股骨干裂纹骨折。Rommenlmann等（2007）曾报道1例股骨转子间骨折患者，由于移位的小转子骨块压迫股神经，患者术后出现难以忍受的股部疼痛和股神经卡压症状。在去除了小转子骨块后，疼痛立即完全消失。

在大多数患者，股部疼痛都会随着骨折的愈合而消失，或在内植物去除后消失。如果疼痛在骨折愈合后仍存在，需考虑存在低度感染或股骨头缺血坏死的可能性。

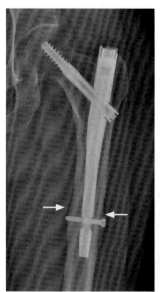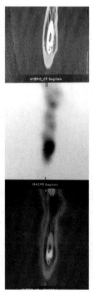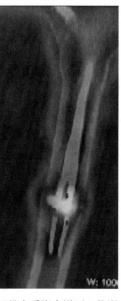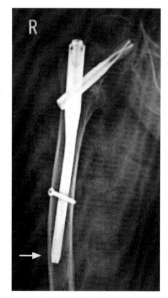

图8-59　远侧交锁螺钉导致的应力集中，表现为局部骨皮质膨大增厚，代谢增高（同位素骨扫描热区）　　图8-60　钉尖刺激侵蚀前外侧骨皮质

五、大转子疼痛

髓内钉术后的大转子顶点区域疼痛并不少见，约占20%。在髋关节外展时疼痛更为明显，亦称髋外展痛，属于大转子疼痛综合征（greater trochanteric pain syndrome）的范畴。特征是：①髋关节外侧的持续性酸胀疼痛，并沿大腿外侧向下放射至膝部或膝以下，有些也影响臀部；②压痛点多在大转子的后外侧；③下肢抗阻力外展时诱发疼痛；④4字试验（Patrick test）阳性，即屈曲-外展-外旋-后伸髋关节诱发疼痛或不能完成；⑤Trendelenberg试验阳性，说明外展肌力受损。

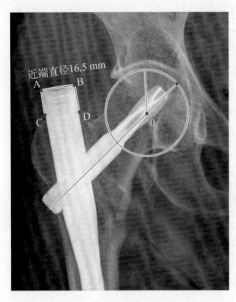

近端直径16.5 mm

图8-61　近端钉尾突出大转子外侧皮质12 mm

大转子疼痛综合征的原因包括：①大转子滑囊炎（大转子周围有3～4个滑囊）；②臀中肌止点的肌腱炎；③臀中肌肌肉损伤；④髂胫束与大转子或髓内钉钉尾摩擦（弹响髋）。在股骨转子间骨折的病例中，大多数大转子疼痛是由插钉手术破坏了大转子顶点的臀中肌肌腱所造成的。臀中肌肌腱的损伤程度也受入钉点部位、髓内钉近端直径的影响。对周围组织的刺激，可能来源于突出的钉尾，或术后的异位骨化和瘢痕增生。髓内钉的钉尾突出大转子太多，会持续刺激周围的软组织，是诱发疼痛的重要原因之一（图8-61）。Moein（2008）指出，选择正确的进钉点和仔细的手术技术，可以预防该并发症的发生。如果是由钉尾过高引起，则在骨折愈合后，应将髓内钉取出。

六、股部血管迟发损伤

在股骨转子间骨折的治疗中损伤股血管很少见，但一旦出现则后果严重。该并发症由Dameron在1964年首先报道，以后陆续见诸文献。最常见的是损伤股深动脉，而股浅动脉损伤的概率较少见。

发生血管损伤的骨折类型，以顺向股骨转子间骨折（31-A1型和A2型）最常见，大多伴有撕脱的小转子骨块。术前由于小转子骨块的尖齿压迫而导致的血管损伤很少见。术中由于钻头或拉钩放置过深导致的血管损伤（伴有即时出血）也并不多见。最常见的是术后由于尖锐的骨块压迫、突出的螺钉尖端刺激而导致的血管逐渐侵蚀破坏，其结果是形成假性动脉瘤。可能在术后数周至数年才发生。

发生股血管侵蚀破裂的原因包括：①小转子的尖锐骨块压迫；②皮质骨螺钉的尖端压迫；③远侧交锁螺钉的压迫；④位置不佳的钻头、拉钩、导针。血管损伤的危险因素包括：血管走向变异、血管分支变异、血管硬化等。

小转子骨块移位、旋转，导致其尖锐的下端直接穿破或逐渐侵蚀股深动脉或股动脉。由螺钉尖导致的血管损伤，见于DHS或相似的髓外侧板系统，通常均在侧板的第三个或第四个螺钉的位置。该部位也与Gamma钉的远侧交锁钉部位相似。股动脉损伤的后果，或是活跃的新鲜出血，或是缓慢地出血而形成假性动脉瘤。

股部血管损伤的诊断分两种类型：一是急性损伤，活跃出血，患者血压下降，进行性大腿肿胀等；二是慢性损伤，形成假性动脉瘤，大腿缓慢逐渐肿胀、疼痛、异常搏动等。周围神经通常不受影响，也很少发生肌间隔综合征。这一类型需与深静脉血栓相鉴别。

确诊血管损伤，常用的方法包括彩色多普勒超声、CT、CT造影、MRI及传统的血管造影，其优点是在发现动脉的出血点后，可以直接进行栓塞治疗。

预防血管损伤的方法：①术前仔细读片，观察小转子骨块的位置；②术后仔细读片，观察小转子骨块是否发生移位和旋转；③在侧位片上，向前移位的小转子骨块非常危险；④骨折复位过程中拉钩的位置不可放置过深；⑤侧板固定时，注意钻头的深度、螺钉的长度要合适，不可突出太多，尤其是侧板的第三个和第四个螺钉；⑥髓内钉固定时，注意远侧交锁螺钉的长度。Ryzewicz等（2006）建议在打入远侧交锁螺钉时，将下肢放在外展中立位，此时股骨与股深动脉的距离加大；而内收内旋位则距离减少，危险增加。Wolfgang等（1974）建议，避免在后内侧方向打入交锁螺钉。

股深动脉损伤的治疗，取决于股动脉的状况（是否通畅）。如果股动脉没有闭塞，则股深动脉可以栓塞（造影下）或结扎（手术）。如果股动脉有硬化闭塞，则需重建股动脉的通畅性或股深脉的通畅性。同时，去除血管损伤的病因，如切除小转子骨块或去除突出的螺钉。

七、股骨头缺血坏死

股骨转子间骨折并发股骨头缺血坏死很少见（图8-62）。1955年Taylor等首先提到了该并发症，1973年Mann做了详细报道，2007年Bartonicek等报道8例并进行了文献复习，发现文献中共约60例，主要发生在顺向股骨转子间骨折（31A1和A2）中，而A3型骨折很少发生。Barquet等（2014）进行文献综述，纳入57篇文章共157例患者，股骨转子间骨折术后股骨头缺血性坏死（osteonecrosis of the femoral head，ONFH）发病率为0.13%～2.46%，平均0.75%。其中，1年内发病率为0.95%，2年内为1.37%。

图8-62 男，74岁，31A2.2型骨折
A.骨折正位X线片；B.术后1周；C.术后2年，股骨头缺血性坏死

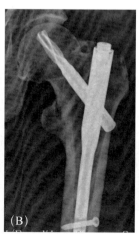
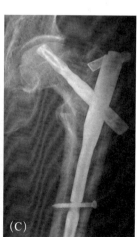

从理论的角度分析，发生股骨头坏死可能的原因包括创伤直接破坏股骨头的软骨下骨、热损伤、骨内血管损伤等，但最可能的原因是原始创伤或手术中损伤了供应股骨头的关节囊外血管。1970年，Mussbichler曾对股骨近端骨折的患者进行了血管造影研究，时间点分别是：①原始创伤后；②骨折初次复位后；③骨折内固定完成后；④在大多数患者，也同时观察了对侧的健康股骨头血管。在外旋移位的A1和A2型骨折患者，Mussbichler发现旋股内侧动脉深支的血流受到阻塞；但在下肢内旋后即恢复正常，伴随着上支持带动脉的充盈。如果在外旋位固定骨折，则深支的血流将持续受到影响。作者在严重移位的顺向股骨转子间骨折中同样发现了深支血流受影响的现象。暴力的大小（高能量损伤）影响骨折移位的程度。

关节囊外血管同样可被复位时的过度牵引损伤。插入顺向髓内钉时，尤其入钉点位于转子窝时，亦可能损伤旋股内侧动脉的深支。2001年，Dora等的尸体实验显示，当头髓钉进钉点位于大转子顶点时，不会破坏旋股内侧动脉深支；当进钉点位于大转子顶点前内侧时，损伤旋股内侧动脉深支的概率为20%；而在大转子顶点后内侧进针时，损伤概率为100%。

如果原始创伤仅造成旋股内侧动脉深支的管腔缩窄，或仅损伤了其管壁但没有造成血管的即刻闭塞，则股骨头不会发生早期坏死。但是，这一血管损伤可能激发血管壁的退行性改变，数年之后可能导致股骨头的血供减少，发生股骨头的晚期坏死。临床病例大多发生于骨折2年之内，4年之后很少发生。

股骨转子间骨折后的股骨头缺血性坏死可发生于髓外侧板系统固定和髓内钉固定的患者。亦有2例报告发生于保守治疗的患者。主要危险因素包括：①高能量损伤的粉碎骨折，伴骨折线走向不规则，类似股骨颈基底部骨折；在Barquet等的统计中，类似股骨颈基底部的骨折占所有股骨头坏死病例的25%；②移位较大的骨折；③骨折后肢体过度外旋畸形；④髓内钉进针点不当；⑤术中可能影响旋股内侧动脉深支血供的操作；⑥打入的股骨头内植物，由于太深或偏上，损坏了骺动脉环，内植物居于股骨头正中对血管环影响最小；⑦糖尿病；⑧高胆固醇血症；⑨其他代谢性疾病；⑩红斑狼疮；⑪长期饮酒，慢性酒精中毒；⑫吸烟；⑬使用激素或免疫抑制剂。

预防方法：①术前避免下肢处于过度外旋位；②术中复位时，避免过牵；③尽力获得准确复位；④如果使用顺向髓内钉，应该从大转子顶点插入，避免从转子窝插入；⑤在股骨头钻拉力螺钉通道时，防止头颈骨块的旋转。

八、内固定取出问题

股骨转子间骨折愈合之后，除非有特殊情况和症状（如螺旋刀片退钉过多，刺激大腿外侧软组织，引起不适、疼痛、不能侧卧等症状），其内固定器械（无论髓内系统还是髓外系统）均不主张取出：一是没有必要，钛内植物与骨相容性很好，也不影响以后的MRI检查；二是老年人再次麻醉、手术，增加意外风险；三是内植物取出后，骨骼强度降低，增加了再次骨折的风险。但相对较年轻的老年人，由于东方文化的影响，不少患者会找各种各样的理由（如阴雨天隐痛、不舒服、沉重感、别人说要取出等），强烈要求医生取出内植物。对这类取内固定的患者，除了告知手术风险外，还要特别强调术后需要卧床、减

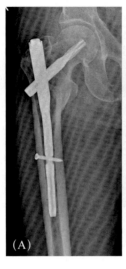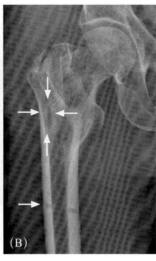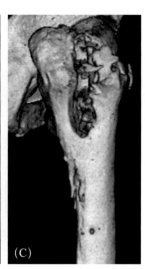

图8-63　内固定取出后，螺旋刀片在外侧壁遗留巨大孔洞

A.髓内钉术后2年骨折愈合；B.髓内钉取出后X线片；C.术后3D-CT

少活动约1个月时间。待新形成的编织样松质骨逐渐充满骨洞后，才能逐渐恢复骨的强度和负重能力（图8-63）。

取出粗大的股骨头内植物（直径多在10 mm以上），往往在小转子平面的外侧壁遗留巨大的缺损皮质（骨洞），而小转子及其以下平面，是股骨近端承受应力最高的部位，巨大的外侧壁孔洞将造成股骨近端强度的显著下降，此时如果后壁的小转子骨块由于未行复位而仍未愈合或愈合不良，则整个转子区皮质的缺损更大，对抗外力（尤其轴向力和扭转力）的能力将更加下降，十分容易发生转子下骨折。

在骨干部位取出侧板系统的螺钉或头髓钉的交锁螺钉，将在骨干上遗留一个5 mm的孔洞，同样大幅度降低了股骨干的强度，尤其对抗扭力的强度仅是正常情况下的2/3，容易发生螺旋形骨折。取出内固定后，必须注意保护，尤其要防止跌倒等意外伤害，避免二次骨折的发生。

取出带螺纹的拉力螺钉比较容易，通过尾端的反向切割纹，可以逐渐旋转退出。但取出螺旋刀片则比较困难，其原因包括：①在股骨头颈内愈合良好出现"抱死"现象；②螺旋刀片尾部长入骨质出现解锁困难；③钛金属出现"冷焊接"。田可为等（2021）介绍了一种"杠杆松解法"，通过往返敲击主钉取出器，使主钉在髓腔内上下滑动，带动螺旋刀片在股骨头内产生微动，逐渐松解后即可取出（图8-64）。

九、异位骨化

异位骨化是一种软组织内的病理性骨生成，指在正常情况下不具有骨化性质的组织中出现了骨组织。异位骨化的过程在组织学上与骨痂形成并无区别。创伤后异位骨化常继发于肌肉、骨骼损伤之后，髋关节周围是最常见的异位骨化部位，严重时可以导致关节活动功能受限或丧失。

股骨转子间骨折及其术后导致的异位骨化，多发生于移位的大转子或小转子周围，刺激周围软组织引起疼痛、不适或限制髋关节的活动幅度（图8-65）。一般对症治疗即可，严重影响髋关节功能者，需要手术治疗。

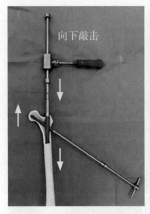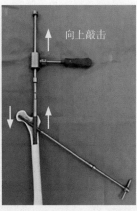

向下敲击　向上敲击

图8-64　杠杆松解法取出螺旋刀片

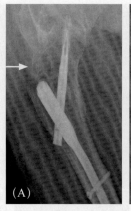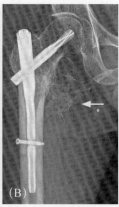

(A)　(B)

图8-65　转子间骨折术后的异位骨化

A. 后外侧的大转子周围异位骨化；B. 前内侧的小转子周围异位骨化

（张世民　肖海军　田可为　樊　健）

参考文献

1. 陈鹏，傅德皓，2019. 股骨近端防旋髓内钉治疗老年股骨转子间骨折内固定失败原因分析. 中国修复重建外科杂志，33(10)：1270-1274.
2. 姜钰，黄鑫，朱颖波，等，2020. 成人股骨转子间骨折术后股骨头坏死研究进展. 中国修复重建外科杂志，34(11)：1458-1461.
3. 米满，张世民，2014. 骨折不愈合风险因素的研究进展. 国际骨科学杂志，35(4)：228-230.
4. 聂少波，张伟，张里程，等，2021. 股骨转子间骨折术后内固定失效的危险因素研究进展. 中华创伤骨科杂志，23(3)：233-238.
5. 田可为，陈勤，王桂芝，等，2021. "杠杆松解"技术在股骨近端防旋髓内钉螺旋刀片取出困难时的应用. 中国修复重建外科杂志，35(12)：1650-1652.
6. 王欣，张英琪，杜守超，等，2021. 股骨近端防旋髓内钉内固定术中螺旋刀片导针偏心化原因分析. 中国修复重建外科杂志，35(8)：950-955.
7. 章鑫隆，慈文韬，罗开文，等，2022. 股骨近端防旋髓内钉修复后内固定失效：原因和再手术的策略分析. 中国组织工程研究，26(6)：973-979.
8. 赵晓涛，张殿英，郁凯，等，2021. 股骨近端防旋髓内钉固定治疗股骨转子间骨折的失效原因分析. 中华创伤骨科杂志，23(3)：202-208.
9. Barquet A, Gelink A, Giannoudis P V, 2015. Proximal femoral fractures and vascular injuries in adults: incidence, aetiology and outcomes. Injury, 46(12): 2297-2313.
10. Barquet A, Mayora G, Guimaraes J M, et al., 2014. Avascular necrosis of the femoral head following trochanteric fractures in adults: a systematic review. Injury, 45(12): 1848-1858
11. Bretherton C P, Parker M J, 2016. Femoral medialization, fixation failures, and functional outcome in trochanteric hip fractures treated with either a sliding hip screw or an intramedullary nail from within a randomized trial. J Orthop Trauma, 30(12): 642-646.
12. Chang S M, Hou Z Y, Hu S J, et al., 2020. Intertrochanteric femur fracture treatment in Asia: what we know and what the world can learn. Orthop Clin North Am, 51(2): 189-205.
13. Chang S M, Hu S J, Du S C, 2020. An alternative method to tighten the helical blade with impaired locking mechanism during operation of cephalomedullary nailing. Injury, 51(8): 1922-1924.
14. Chang S M, Zhang Y Q, Ma Z, et al., 2015. Fracture reduction with positive medial cortical support: a key element in stability reconstruction for the unstable pertrochanteric hip fractures. Arch Orthop Trauma Surg, 135(7): 811-818.

15. Chang S M, Mao W, Li S J, et al., 2022. In response to letter to the editor: calcar fracture gapping: a reliablepredictor of anteromedial cortical support failure after cephalomedullary nailing for pertrochanteric femur fractures. BMC Musculoskeletal Disorders, 23: 721.

16. Chen S Y, Tuladhar R, Chang S M, 2020. Fracture reduction quality is more important than implant choice for stability reconstruction in two-part intertrochanteric femur fractures. J OrthopTrauma, 34(6): e227−228.

17. Ciufo D J, Ketz J P, 2021. Proximal femoral shortening and varus collapse after fixation of "stable" pertrochanteric femur fractures. J Orthop Trauma, 35(2): 87−91.

18. Ciufo D J, Zaruta D A, Lipof J S, et al, 2017. Risk factors associated with cephalomedullary nail cutout in the treatment of trochanteric hip fractures. J Orthop Trauma, 31(11): 583−588.

19. Egol K A, Leucht P, 2018. Proximal femur fractures: an evidence-based approach to evaluation and management. Cham: Springer.

20. Haidukewych G J, 2009. Intertrochanteric fractures: ten tips to improve results. J Bone Joint Surg Am, 91(3): 712−719.

21. Hu S J, Chang S M, Ma Z, et al., 2016. PFNA−II proximal end protrusion over the greater trochanter in the Asian population: a postoperative radiographic study. Indian Journal of Orthopaedics, 50(6): 641−646.

22. Kim T Y, Lee Y B, Chang J D, et al., 2015.Torsional malalignment, how much significant in the trochanteric fractures? Injury, 46(11): 2196−200.

23. Li S J, Kristan A, Chang S M, 2021. Neutral medial cortical relation predicts a high loss rate of cortex support in pertrochanteric femur fractures treated by cephalomedullary nail. Injury, 52(11): 3530−3531.

24. Mohan R, Karthikeyan R, Sonanis S V, 2000. Dynamic hip screw: does side make a difference? Effects of clockwise torque on right and left DHS. Injury, 31(9): 697−699.

25. Parker M, Raval P, Gjertsen J E, 2018. Nail or plate fixation for A3 trochanteric hip fractures: a systematic review of randomised controlled trials. Injury, 49(7): 1319−1323.

26. Parker M J, 1996. Trochanteric hip fractures. Fixation failure commoner with femoral medialization, a comparison of 101 cases. Acta Orthop Scand, 67(4): 329−332.

27. Ramanoudjame M. Guillon P, Dauzac C, et al., 2010. CT evaluation of torsional malalignment after intertrochanteric fracture fixation. Orthopaed Trauma Surg Res, 96(8): 844−848.

28. Song H, Chang S M, Hu S J, et al., 2022. Calcar fracture gapping: a reliable predictor of anteromedial cortical support failure after cephalomedullary nailing for pertrochanteric femur fractures. BMC Musculoskeletal Disorders, 23: 175.

29. Tao Y L, Ma Z, Chang S M, 2013. Does PFNA II avoid lateral cortex impingement for unstable peritrochanteric fractures?. Clin Orthop Relat Res, 471(4): 1393−1394.

30. Wang Z H, Chang S M. The causes of impaired locking mechanism in helical blade of PFNA. Injury, 2021, 52(11): 3535−3536.

31. Xiong W F, Hu S J, Chang S M, 2017. Avoiding over-telescoping to improve outcomes in cephalomedullary nailing. Injury, 48(11): 2608−2609

32. Xue D, Yu J, Zheng Q, et al, 2017. The treatment strategies of intertrochanteric fractures nonunion: an experience of 23 nonunion patients. Injury, 48(3): 708−714.

33. Zhao D, Qiu X, Wang B, et al, 2017. Epiphyseal arterial network and inferior retinacular artery seem critical to femoral head perfusion in adults with femoral neck fractures. Clin Orthop Relat Res, 475(8): 2011−2023.

34. Zhou K, Chang S M, 2020. Letter to the editor on: "proximal femoral shortening and varus collapse after fixation of "stable" pertrochanteric femur fractures". J Orthop Trauma, 34(12): e464−466.

第九章
股骨转子区特殊骨折

第一节　股骨转子间隐匿性骨折

1. 股骨转子间隐匿性骨折的漏诊原因　　3. 股骨转子间隐匿性骨折的诊断特点
2. 股骨转子间隐匿性骨折的临床特点　　4. 股骨转子间隐匿性骨折的分型与治疗

隐匿性骨折（occult fracture）是指外伤后，常规X线片不能发现，经过一段时间或应用其他影像学方法才能证实存在的一类骨折，是一种诊断技术上的假阴性骨折，多是低暴力损伤或损伤能量尚不足以造成明显移位的骨折。从本质上看，隐匿性骨折是一个具有相对性的概念，其一在于"隐匿性"所指的影像学检查方法，是指常规X线片；其二在于"隐匿性"所指的病变时期，早期既不能发现骨折线，又无骨痂形成，X线片为阴性。骨折愈合时骨痂形成，常规X线片可出现异常。

隐匿性骨折常常得不到临床医生的足够重视，早期易被忽略而不能及时正确地治疗，甚至遗留功能障碍，影响患者的正常生活，存在医患纠纷。Oka等（2004）报道，隐匿性髋部骨折在髋部骨折中占2%～9%，包含股骨转子间骨折及股骨颈骨折。股骨近端解剖结构复杂，周围组织层次丰富，平片上股骨大、小转子，转子间线、嵴及软组织影重叠，因此容易造成隐匿性骨折的漏诊。

一、股骨转子间隐匿性骨折的漏诊原因

首先，医生缺乏对本病的认识，患者步行来就诊，临床表现不明显，医生未进行全面体格检查，遗漏摄片，未进行双侧髋关节正位（骨盆平片）及蛙式位像。其次，X线片质量不高，显示不清：投照技术、角度、位置、软组织和骨质情况及读片经验均影响确诊。医生只考虑专科或满足单一诊断，未考虑有无并发隐匿性股骨转子间骨折的可能。最后，症状体征与X线片表现不符，或仅显示孤立的股骨大转子骨折时，需进一步行螺旋CT或MRI检查明确。

二、股骨转子间隐匿性骨折的临床特点

本病常因低能量创伤导致，多属于隐性创伤性骨折，通常发生于老年人跌倒之后，患者有髋部疼痛（但老年人对疼痛不敏感），亦可自己步行到医院就诊，并无明显的疼痛、

肿胀、肢体畸形、不能负重等情况。查体往往仅有轻微的固定压痛、活动受限、纵向叩击痛等，但并无移位骨折典型的屈曲、挛缩、外旋等畸形。由于未发生移位，极易造成漏诊。在不适当的负重下发展成为移位骨折可能性大。对于老年髋部外伤后临床症状较明显而常规检查结果阴性，或X线片、CT上仅显示孤立的股骨大转子骨折的患者，临床医生必须十分谨慎，高度怀疑股骨转子间隐匿性骨折的可能，因单纯大转子骨折是十分少见的。

三、股骨转子间隐匿性骨折的诊断特点

对于股骨转子间隐匿性骨折的诊治，首先是勿漏诊。CT能够显示转子间区骨皮质连续性及骨断层层面的内部结构，使骨折更容易确诊。但由于股骨转子间骨结构不规则，滋养血管影的干扰性，漏扫层面等因素，CT扫描时有可能造成一定的诊断困难，也会造成一定程度的漏诊情况。David等（2012）研究指出，64排CT检查对于隐匿性髋部骨折存在约17%的漏诊率，螺旋CT诊断价值与MRI相差无多。MRI用于诊断隐匿性骨折已被广泛接受，对转子间隐匿性骨折表现出近100%的敏感度。Kiuru等（2002）建议MRI作为诊断隐匿性骨折的金标准，尤其适合于X线及CT检查阴性，仍怀疑有髋部骨折的患者。T_1加权像可见股骨转子间区低信号的骨折线及骨皮质中断，T_2加权像可见高信号的骨折周围损伤、骨髓水肿和血肿，可明确本病的诊断。值得注意的是，LaLonde等（2010）指出，在MRI T_1加权像中，线性低信号带自大转子向转子间区延伸，若未达到股骨近端中线，则可确定仅为单纯大转子骨折。隐匿性转子间骨折需与孤立的单纯股骨大转子骨折相鉴别，后者通常无须手术，并允许负重行走，可缩短患者住院时间、降低死亡率。尽管MRI检查价格昂贵，但仍是目前最佳显示股骨转子间骨内部结构变化的检查手段。不完全的转子间骨折（未累及内侧骨皮质）螺旋CT检查不能显示，仅能应用MRI明确。但MRI检查费用较高，应用的时间及操作限制性明显，存在一些禁忌证，如心脏起搏器、金属内植物等，在检查时通常作为选择性应用。韩国Noh等（2019）报告，在X线检查诊断为孤立的单纯大转子骨折100例中（平均年龄72.8岁），继续进行MRI检查（尤其T_2显像），结果发现90%为隐匿性股骨转子间骨折，仍诊断为孤立大转子骨折者仅10%。以色列Davidson等（2021）对跌倒致髋部疼痛怀疑骨折的患者，设计了一个标准的诊断检查流程，第一步进行普通X线检查，阴性者再进行CT检查，仍阴性者进行MRI检查。在103例摄片为阴性的患者中，单独CT检查能确诊50例有骨折（49%），继续进行MRI检查能确诊剩余的53例有骨折（51%），其中13例需要手术（23%）。作者指出，MRI检查不仅费用昂贵，而且延误入院时间。

对于怀疑隐匿性股骨转子间骨折者，应进行螺旋CT检查，若仍未发现明显骨折，应行MRI进一步明确诊断。在排除隐匿性骨折之前，安全措施是避免负重，密切观察，尤其是老年骨质疏松患者，以防止潜在的无移位骨折发展成为移位骨折。

四、股骨转子间隐匿性骨折的分型与治疗

Feldman等（2004）通过35例股骨转子间隐匿性骨折的MRI研究，将其分为4型（图

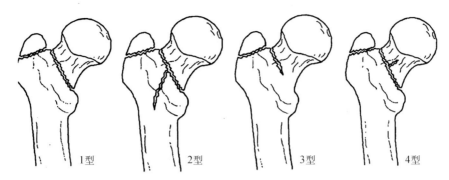

图9-1 股骨转子间隐匿性骨折的分型 (Feldman et al., 2004)

9-1)：1型，骨折线由大转子延伸至
转子间区，累及内、外侧骨皮质；2
型，骨折线在1型的基础上增加向
股骨干的延伸；3型，大转子骨折
线仅延伸至转子间区上外侧皮质；4
型，骨折线在1型的基础上增加向
股骨颈基底部的延伸。这种纯影像
学分类，对临床治疗没有指导价值。

笔者通过网格二维有限元生物
力学模型分析，当骨折线延伸超
过30%股骨转子间区长度时，其模
拟人体负重的力学加载所产生的剪
切力已超出骨小梁所能承受的最大
值，此时易导致隐匿性骨折发展成
为明显移位的股骨转子间骨折，保

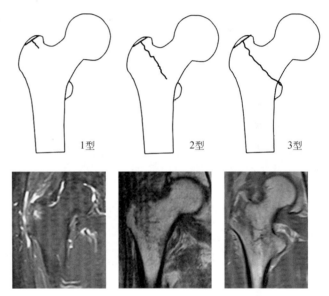

图9-2 股骨转子间隐匿性骨折的分型

守治疗存在较大风险，此类情况应给予适当的外科干预，以免造成不良后果。我们将股
骨转子间隐匿性骨折分为以下3型（图9-2）：1型，骨折线由股骨大转子延伸至转子间区，
未达到冠状面转子间区长度的30%；2型，骨折线由股骨大转子延伸至转子间区，达到或
超过冠状面转子间区长度的30%，但未累及股骨近端内侧骨皮质，骨折线末端埋没在骨小
梁结构中，文献研究称之为"不完全性骨折（incomplete fracture）"；3型，骨折线由股骨
大转子延伸至转子间区并累及股骨近端内侧骨皮质。

笔者在15例健侧股骨近段冠状面图像上画出股骨干中轴线，标示出转子间区长度
线，得到股骨干中轴线在股骨转子间区的投射点，分别测量外侧部分及整条转子间区长
度线的长度，计算出投射点的比例位置。测量结果，投射点的比例为30% ~ 36%（图
9-3）。Schultz等（1999）首次提出以冠状面股骨干中轴线为评价标准，并建议骨折线延
伸达到或超过股骨干中轴线的患者应接受外科手术治疗，而未超过中轴线者可予保守治
疗。LaLonde等（2010）同样采用冠状面股骨干中轴线为标志，指出骨折线自大转子沿股
骨转子间延伸未达到股骨干中轴线者，可归类为单纯股骨大转子骨折，此类骨折无须手术
治疗。笔者团队通过精确的有限元分析，骨折线延伸超过30%股骨转子间区长度（转子间

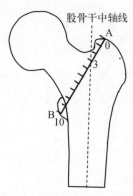

图9-3 冠状面股骨干中轴线与股骨转子间区长度线的关系示意图

区外侧1/3）时应给予外科干预。这与Schultz和LaLonde等人研究的评判标准为骨折线达到或超过股骨干中轴线，基本吻合。

隐匿性股骨转子间骨折与常见的转子间骨折并无本质性区别，若不能早诊断、早治疗，容易发展演变为移位的股骨转子间骨折，将给患者带来极大的痛苦。

笔者结合有限元模型分析结果和分型，对隐匿性股骨转子间骨折提出具有指导意义的治疗方案，即：1型骨折无须手术治疗，以家庭护理为主，可达到满意效果；2型、3型骨折需要接受内固定手术治疗，以髓外侧板系统使用较多（图9-4）。由于各种原因无法接受手术的2型或3型骨折患者，应按照常规股骨转子间骨折处理，嘱卧床至少8～12周，患肢制动，禁止负重，定期复查，其保守治疗最终目的为防止隐匿性骨折发展成为移位骨折（图9-5）。

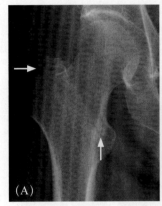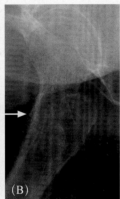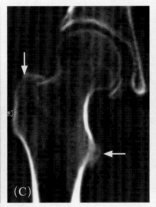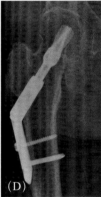

图9-4 女，62岁，跌倒致右髋部疼痛

A、B.急诊摄片发现为大转子骨折，图像放大仔细观察似乎为转子间的完全骨折但无移位；C.急诊CT检查，冠状面重建确诊；D.予以螺旋刀片型动力髋固定，术后1年图像

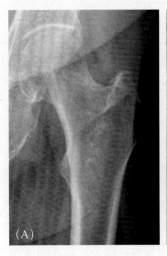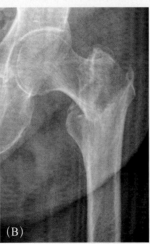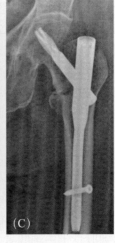

图9-5 女，86岁，步行跌倒

A.诊断为大转子骨折，嘱其卧床休息。但患者仍下床活动，4天后活动疼痛加剧；B.复诊X线片为移位性骨折；C.手术行PFNA内固定

（杜守超 张世民）

第二节　孤立的大转子骨折、小转子骨折

转子区孤立的大转子、小转子骨折比较少见，临床上其发生主要见于两种人群，一是骨骼尚未发育成熟的青少年（骨骺为薄弱部位），二是老年人（骨质疏松或转移肿瘤）。

一、大转子骨折

青壮年的单纯股骨大转子骨折多见于撕脱性骨折，因为附着于股骨大转子的肌肉主要有臀中肌和臀小肌，止于大转子的上面和外面，主要起到大腿外展作用。

股骨大转子主要为松质骨，按骨折发生的机制，可区分为两种：①直接外力，如外力直接打击、砸伤或撞击大转子部位，常造成粉碎性骨折。因附着于大转子上的软组织仍保持完好，骨折块一般轻度移位。伤后局部肿痛、皮卜有瘀血斑，压痛表浅且明显，偶叮触及骨擦音。②间接外力，当人摔倒时下肢极度内收，或附着于大转子的臀中、小肌发生突然而剧烈收缩时，可发生大转子的撕脱骨折，症状与体征同直接外力造成的大转子骨折相似。不同的是，间接外力造成的骨折，在肌肉拉力作用下，撕脱骨块可向上、向外移位，局部可出现畸形。单纯股骨大转子骨折治疗，无明显移位者，患肢外展位牵引，卧床休息。青壮年患者骨折块较大且移位明显时，主张切开复位内固定，采用空心拉力螺钉或张力带固定。

老年人的大转子骨折，特别需要注意与隐匿性股骨转子间骨折相鉴别。老年人跌倒后髋部疼痛，如摄X线片仅发现股骨大转子骨折，建议行CT和MRI检查，尤其MRI鉴别诊断价值高。单纯大转子骨折与隐匿性股骨转子间骨折的治疗和预后完全不同。当股骨大转子骨折线延伸超过30%股骨转子间区长度（转子间区外侧1/3），或骨折线达到或超过股骨干中轴线时，即确认为隐匿性股骨转子间骨折。

二、小转子骨折

单独的股骨小转子骨折比较罕见。按不同的年龄分为两种情况（图9-6）。

在青壮年骨骺未闭合或运动员做剧烈运动时，附着于小转子的髂腰肌突然而剧烈地收缩，可发生小转子撕脱骨折。该型骨折片较小，不累及深部的解剖学股骨距。伤后髋内侧有疼痛及压痛，髋关节无明显功能障碍，需靠X线检查确诊。治疗只需卧床休息即可，一般预后良好。

老年人发生的股骨小转子的无创

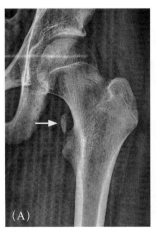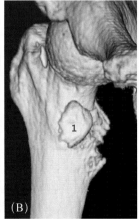

图9-6　小转子骨折病例

A. 12岁儿童体育运动致小转子撕脱骨折，骨块很小不累及深部的解剖学股骨距；B. 74岁老人小转子骨折，为肺癌转移的病理性骨折

性撕脱骨折，应怀疑恶性骨肿瘤，尤其是转移性骨肿瘤。Kumar等（2017）进行文献检索发现，已报道的24例成人单纯股骨小转子骨折患者，均存在恶性肿瘤，这种情况下，转移性骨肿瘤是治疗的重点。

（杜守超 张世民）

第三节 股骨颈基底部骨折

1. 颈基底部骨折的定义与特点 　　3. 临床治疗效果与并发症预防
2. 颈基底部骨折治疗上的特殊性

　　股骨颈基底部骨折（basicervical fractures of the proximal femur），顾名思义为骨折线顺沿股骨颈基底部走行的骨折（图9-7），是一种较为少见的特殊类型骨折，文献报道，该类型骨折占所有老年髋部骨折的1.8%～3.5%。前方的转子间线是囊内股骨颈与囊外转子间的分界线。AO/OTA学会将沿着转子间线范围内侧发生的骨折，划归为股骨颈基底型骨折，并将其看成是关节囊内的股骨颈范畴，在早期的骨折分类中列为31B2.1型，在2018版骨折分类中列为31-B3型（图9-8，图9-9）。但在治疗上，近来越来越多的学者提出，应将股骨颈基底部骨折归类为高位的两部分转子间骨折。

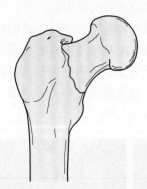 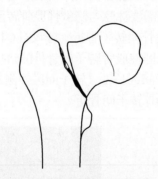 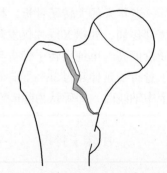

图9-7　股骨颈基底部骨折　　　图9-8　股骨颈基底部骨折，AO/　　图9-9　股骨颈基底部骨折，AO/
　　　　　　　　　　　　　　　OTA-2007分类为31-B2.1　　　OTA-2018分类为31-B3

一、颈基底部骨折的定义与特点

　　文献中股骨颈基底部骨折的概念并不明确。Blair等（1994）认为其骨折线经过股骨颈基底与转子间的交界区。Parker（1997）认为，颈基部骨折的骨折线沿着前关节囊和下关节囊的附着点走行。这一解剖特点，使股骨颈基底部骨折成为股骨颈骨折和股骨转子间骨折的中间过渡类型（borderline category）。由于摄片质量和影像重叠的原因，普通X线片对骨折线在外侧部（大转子）的穿出点判断并不准确，也是影响颈基部骨折准确诊断的原因之一。

股骨颈基底部骨折是指顺着转子间线（即关节囊和髂股韧带的附着点）的走向发生的股骨近端骨折，其特点包括：①骨折发生于转子间线内侧，在解剖学上属于股骨颈；②两部分简单骨折；③小转子完整，位于远侧股骨干上；④内侧骨折线的穿出点位于小转子上缘；⑤外侧壁完整；⑥外侧骨折线的穿出点紧靠大转子的近侧。但股骨颈基底部骨折的定义，在文献上并不明确，有学者认为股骨颈基底部骨

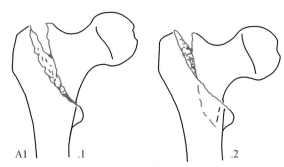

图9-10　股骨颈基底部骨折，又称简单的高位二部分顺向股骨转子间骨折

折又称高位转子间骨折（high pertrochanteric fracture）（图9-10），也可以有后侧冠状面的次要骨折线，胡孙君等（2021）经3D-CT研究，将不伴发大转子后部骨折的颈基部骨折划分为A型，伴发大转子后部骨折的划分为B型，而且B型占多数。Okano等（2017）总结文献对颈基部骨折的诊断，发现其差异主要表现为对骨折线在外侧部（大转子）的穿出点定位不同，而且普通X线片也很难定位准确。

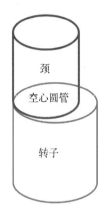

图9-11　股骨颈基底部远近两端的对比

股骨基底部属于股骨颈与干骺端的交界区（cervico-trochanteric junction），是皮质骨与松质骨的转换区（translational area），具有特殊的解剖特征：①近侧的股骨颈较细窄，远侧的转子部粗大，骨折的两端粗细不对等；②近侧的股骨颈全部是坚硬的皮质骨，远侧的转子间则皮质骨薄弱而松质骨丰富，骨折的两端软硬不对等；③远近两端均为空心的椭圆结构（图9-11）；④基底型骨折较一般的股骨颈骨折更靠外侧，即内翻偏距更大；⑤基底型骨折较一般的转子间骨折更靠内侧，软组织束缚少，更容易旋转。因此，股骨颈基底部骨折除了具有先天的内翻倾向外，还具有特殊的不稳定性（尤其轴向和旋转），对骨折的复位和内固定要求较高。

二、颈基底部骨折治疗上的特殊性

早期将股骨颈基底部骨折看成是关节囊内的股骨颈骨折，采用标准的3枚空心螺钉固定，失败率很高。后来将其看成是关节囊外的转子间骨折，采用DHS（加或不加1枚防旋空心螺钉）固定，取得了良好的效果，被认为是治疗两部分转子间骨折的金标准。

Blair等（1991）在生物力学研究中发现，股骨颈基底部骨折的力学特性与关节囊外的转子间骨折相似。另外，由于后侧的髋关节囊附着在股骨颈的中部而并非基底部，股骨颈基底部骨折后，股骨头的血液供应并不会受到影响，股骨头很少发生缺血性坏死。因此，无论是从力学（内固定）还是生物学（血供）上看，将股骨颈基底部骨折划分为高位转子间骨折更为合适，对临床治疗更有指导价值。

Su等（2006）回顾性分析了28例采用DHS（加或不加防旋螺钉）治疗的股骨颈基底部骨折和38例采用DHS治疗的股骨转子间骨折，随访术后影像学与功能效果，结果发现，术后6周X线片显示骨折塌陷比例超过拉力螺钉长度10%的病例数，在颈基部骨折组较稳

定型的转子间骨折组显著为多（$P=0.09$），但与不稳定型转子间骨折组并无明显差异。作者认为，颈基底部骨折在生物力学上比简单的转子间骨折更不稳定。

股骨颈基底部骨折属于两部分骨折，看似简单，却有其特殊性。骨折的远近两端具有明显的不同：面积大小不同、强度软硬不同，并且受颈干角、前倾角、扭转角的影响。因此，股骨颈基底部骨折要获得完全的解剖复位和坚强的内固定（比如像骨干骨折的加压内固定），十分困难，也难以实现。因此，现代内固定治疗，多是采用滑动型内固定器械，术后接受头颈骨块沿着内固定器械的有限滑动，即通过有限的股骨颈短缩，使骨折块间相互接触、嵌紧、坐实，促进骨折端的稳定和愈合，即接受骨折的功能复位。

转子区的前方皮质较厚，具有承担压力支撑股骨颈的能力，而其后方皮质薄弱，并且常有压缩粉碎，难以承担支撑股骨颈的力量。因此，骨折复位中如果仅靠后侧皮质来支撑股骨颈，头颈骨块往往会出现过度的塌陷滑动，容易失败；但是如果能获得前侧皮质的对位支撑，由于其强度高，面积大，可以承担支撑股骨颈的重任，头颈骨块轻微滑动后就获得嵌紧、坐实而稳定，治疗的成功率大为提高。由于前内侧关节囊和髂股韧带的束缚，要获得前内侧皮质的正性支撑对位，并不容易；而如果存在手术操作缺陷（如插入头髓钉导致的楔形效应），头颈骨块有内翻，则更容易出现复位丢失而导致失败。

三、临床治疗效果与并发症预防

Okano等（2017）总结文献发现，无论采用哪种内固定方法，股骨颈基底部骨折治疗的失败率约为5%，如DHS的失败率为2% ~ 10%，拉力螺钉型髓内钉为2% ~ 12%，螺旋刀片型髓内钉为1% ~ 8%。

治疗股骨颈基底部骨折的关键是骨折的复位质量，获得正确的对线和前内侧皮质对位支撑。股骨颈基底部骨折属于外侧壁完整的两部分骨折，按照AO学会的建议，普通DHS加1枚防旋螺钉是治疗的黄金标准，优点是强度足够，价格便宜，生理干扰少（隐性失血），即使失败，翻修也方便。

Su等（2006）回顾性研究中比较了28例股骨颈基底部骨折与38例股骨转子间骨折，发生术后塌陷（以短缩超过股骨颈长度的10%为标准）的概率，所有骨折均采用DHS固定。结果显示，股骨颈基底部骨折比股骨转子间更容易出现股骨颈的塌陷短缩，但是并不是所有出现短缩的骨折都会影响髋关节功能。作者认为，颈基底部骨折出现股骨颈短缩概率高的原因，主要是骨折本身的不稳定造成的，在DHS的基础上加用1枚防旋螺钉，并不会增强骨折的稳定性，也不会改变最终的治疗效果。

随着头髓钉在转子间骨折的广泛使用，将其用于治疗股骨颈基底部骨折的报道也逐渐增多，多数取得令人满意的治疗效果。胡孙君等（2013）最早报道采用PFNA－Ⅱ治疗股骨颈基底部骨折32例，30例经2年随访效果良好，其中3例出现轻度髋内翻。分析原因，经股骨大转子插入髓内钉，由于没有磨除头颈骨块外上方的坚硬皮质骨，可能导致股骨干向外移位和头颈骨块向内旋转（内翻），即楔形撑开效应或"V"字效应。楔形撑开效应的存在可能导致骨折端的内侧皮质失去对位关系而出现复位不良，最终丧失皮质支撑而出现过度滑动，增加失败的风险。

　　Bojan等（2013）总结法国3066例头髓钉治疗的股骨转子间骨折患者，发现原发的切出发生率为1.85%（57例，平均年龄 82.6 岁，79% 女性），但在股骨颈基底型骨折（B2.1型）其发生率高达9%，比严重粉碎的不稳定型骨折（A3.3型）还要高（6.5%）。去除这两个类型，剩余骨折类型的切出发生率仅为1.0%。

　　但也有作者对将拉力螺钉型髓内钉的使用持否定态度。Watson等（2017）回顾性分析了应用该方法治疗股骨颈基底部骨折11例，5例顺利愈合，而另外6例患者虽然获得了解剖复位，但是均出现内固定失败，需要二次手术翻修（54.5%）。作者认为，由于髓内钉近端粗大且头颈骨块完整无缺损，粗大的主钉近端相当于人工外侧壁，阻挡了头颈骨块向外侧的滑动，从而阻止了头颈骨块与转子区骨皮质接触，最后导致骨折不愈合及内固定失败。

　　Lee等（2018）比较了采用拉力螺钉型髓外（29例）和髓内（40例）固定治疗股骨颈基底部骨折的效果，结果共有18例患者出现了股骨颈短缩，6例内固定失败，采用髓外固定出现内固定失败和股骨颈短缩的概率要明显高于髓内固定。作者认为，使用髓内固定具有力臂短，头颈部骨量丢失少，粗大的主钉可以阻挡头颈骨块过度滑动等优点，这些优点可以有效避免出现股骨颈短缩和内固定失败。

　　螺旋刀片型动力髋螺钉（DHB）是由DHS改进而来的内固定，与DHS不同，DHB连接的是螺旋刀片，不仅无须去除股骨颈内的骨质，而且在打入头颈部时能压紧骨质，对骨质疏松的老年患者更为合适。这种设计上改进使得螺旋刀片不仅切出股骨头的概率低于DHS，而且防旋稳定性及角稳定性也要好于DHS，同时也具有DHS无须扩髓、隐性出血少、费用低等优点。笔者采用DHB治疗老年患者无移位的股骨颈基底部骨折（Garden Ⅰ、Ⅱ型）40例，同时在骨折复位上强调前内侧皮质的支撑对位，获得了良好的效果（图9-12）。

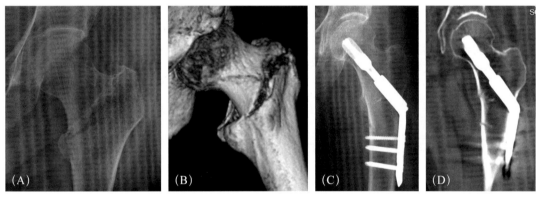

图9-12　男，89岁

A. 股骨颈基底部骨折；B. 3D-CT；C. DHB内固定；D. 前内侧皮质正性支撑

　　Okano等（2017）采用PFNA-Ⅱ治疗16例平均年龄86.9岁的颈基部骨折，14例经过平均22个月随访，作者将病例分为骨折无移位组（7例，任何方向移位＜2 mm）和有移位组（7例），2例出现过度滑动（＞10 mm）的均是骨折移位组。结果与内植物有关的并发症为14.2%（2/16），没有发生螺旋刀片切出、穿透等并发症。

　　目前临床上治疗转子间骨折，采用头髓钉系统越来越多，只要认识了颈基底部骨折的特殊性，获得充足满意的骨折复位，均能取得良好的效果（图9-13）。

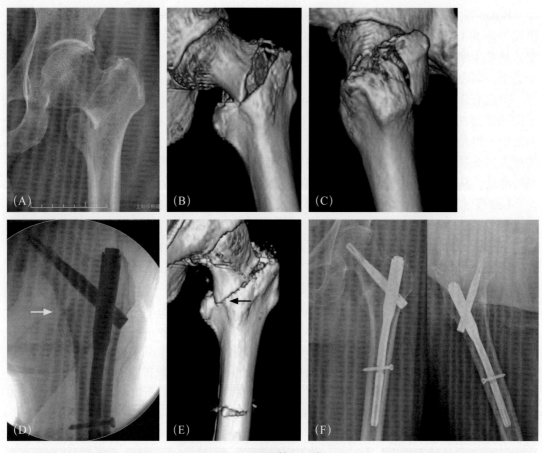

图9-13 男性，66岁

A.股骨颈基底部骨折；B、C.3D-CT示前方骨折线在小转子上、转子间线内，后方伴有大转子后部骨折（B型）；D.采用头髓钉内固定治疗，术中获得内侧皮质阳性支撑；E.术后3D-CT显示前内下角皮质支撑砥住；F.术后6个月随访，正侧位片显示骨折完全愈合，股骨近端结构恢复正常

（张世民 胡孙君 熊文峰）

第四节 小转子二分型的难复位股骨转子间骨折

1. 小转子粉碎的发生率
2. 小转子二分型的骨折特征
3. 小转子二分型骨折的复位技巧
4. 小转子二分型骨折的原因
5. 小转子二分型转子间骨折的治疗

　　骨折治疗的第一步是复位，获得良好的复位质量是开展骨折内固定治疗的前提，也是影响治疗效果的最重要因素。

　　临床工作中发现，大约有10%的股骨转子间骨折病例，通过常规的复位操作手法，即患肢的"牵引-外展-内旋"，或各种操纵肢体的"收展旋转"等（主要为外旋），尝试3次后，骨折仍达不到"可接受"的复位程度。这部分通过正确的手法操作仍不能成功复位的骨折，被划分为难复位类型（irreducible fracture pattern）。

　　分析骨折难复位的原因，可概略地分为两大类：①骨折端太过粉碎（如四部分、五部分骨折、全转子间骨折），各个骨性解剖结构之间相互分离，明显错位（冠状面、矢状面、横断面），骨块之间完全失去了软组织的铰链束缚。闭合手法复位时仅能操控远侧肢体（股骨干），力量传递不到头颈骨块，两者之间的对线对位往往难以成功；②与小转子和髂腰肌结构有关的骨折类型，骨折往往并不十分粉碎，但是由于小转子这一枢纽结构的阻挡，骨折端存在明显的骨性嵌插交锁和（或）软组织嵌顿交锁。骨折复位时，仅仅通过手法操控远侧肢体（股骨干），仍不足以解锁，必须使用器械工具（实为人类手指的延长）伸入骨折端，通过直接作用于头颈骨块和（或）股骨干的"巧劲"，如"提、拉、钩、压、顶、撬、扭"等，协同操作，才能解除交锁与嵌顿。

一、小转子粉碎的发生率

　　在AO/OTA-2007版及以前版本的骨折分类中，将是否含有独立的小转子骨折块（第三骨块），作为区分A1型（简单骨折，两块）与A2型（粉碎骨折，三块及以上）的标志性特征。在老年患者中，小转子骨块分离移位的不稳定型转子间骨折（A2型），占临床病例的60%～70%。这些分离移位的小转子骨块，大约有50%都有二次分裂，进一步粉碎成上下两块（图9-14）。由于很少复位固定小转子骨块，因此其进一步粉碎并无临床意义。

　　然而，在股骨转子间的两部分骨折中（A1型和部分A3型），无论小转子连于近侧或远侧（小转子未累及，不是独立的第三骨块）或是经小转子骨折分为上下两块（上下二分），由于附着髂腰肌的牵拉会发生不同的移位类型，就有临床意义。

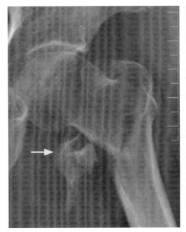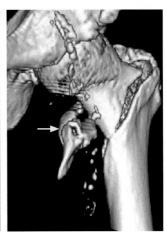

图9-14　A2型骨折中的小转子上下分裂，手术中由于不复位小转子，并无临床意义

　　在转子间的顺向两部分骨折中（A1型），有三种亚型：①小转子全部与远侧的股骨干相连，即发生股骨颈基底部骨折或两部分的高位股骨转子间骨折（AO/OTA-2007版分类的A1.2型），由于两端的粗细不对等而难于复位；②小转子全部与近侧的头颈骨块相连（AO/OTA-2007版分类的A1.3型），髂腰肌通过小转子向前内侧牵拉头颈骨块，形成明显的屈曲移位畸形；③小转子被骨折线平均分为上下两半，近侧半与头颈骨块相连，远侧半与股骨干相连，形成特殊的"小转子二分型股骨转子间两部分骨折"，髂肌嵌顿在头颈骨块和股骨干之间，是其难复位的根本原因。严格地说，小转子二分型股骨转子间两部分骨折既不属于AO/OTA-2007版分类的A1.2型，也不属于A1.3型。为了区别起见，笔者姑且将其划分为A1.4型，其复位难度要高于前两者。然而，在

AO/OTA-2018版分类中，小转子不再作为二级分类的标尺，两部分股骨转子间骨折均属A1.2型，而不论骨折线是在小转子上方、下方或经过小转子。

在转子间反向的两部分骨折中，也有三种亚型：①小转子与股骨干在一起（A3.1，转子间反斜骨折；A3.2，转子间横形骨折）；②小转子与头颈骨块在一起，实为转子下骨折；③小转子上下二分，分别与头颈骨块和股骨干连接在一起，两骨折块之间是横向或反斜骨折线，同时有内外侧皮质的贯穿骨折（原发性外侧壁破裂）。

二、小转子二分型的骨折特征

分析患者的影像学资料，包括X线片、CT扫描、二维及三维重建，总结小转子二分型股骨转子间两部分骨折（A1.4型）骨折特征如下（图9-15）。①属简单的两部分顺向股骨转子间骨折，形成头颈骨块和股骨干骨块，很少有其他的大块粉碎；②前方骨折线经转子间线到内侧的小转子中点平面（最突出的高点），将小转子几乎分成上下相等的两半；③小转子近侧半与头颈骨块相连，有腰大肌腱附着；小转子远侧半与股骨干相连，有髂肌腱附着；④后方骨折线经过转子窝和梨状窝的外侧，股骨颈后方皮质与转子区的结合部仍连续在一起，髋关节后侧的外旋小肌肉（梨状肌等），仍附着于近侧的头颈骨块上；⑤近侧的头颈骨块具有典型的形态学特征，即含有一个向内下方延伸小转子的长尖齿；⑥头颈骨块的移位特征：由于外旋小肌肉和腰大肌的牵拉，头颈骨块呈屈曲外旋外翻移位，即下方尖齿屈曲向前、骨折断面旋转向后、头颈骨块更加直立（外翻，颈干角更大）；⑦股骨干的移位特征：由于髂肌和臀中肌的牵拉，股骨干向上短缩、内旋移位；⑧骨折具有典型的移位重叠关系：头颈骨块的外上角，嵌插于股骨干近侧的前后皮质之间而产生骨性交锁；头颈骨块的内下角尖齿，骑跨于股骨干前方；⑨附着于远侧股骨干小转子上的髂肌，嵌顿于头颈骨块和股骨干之间，阻碍两者的复位；⑩附着于转子间线内侧结节的髂股韧带和前关节囊也容易嵌入，形成软组织交锁。

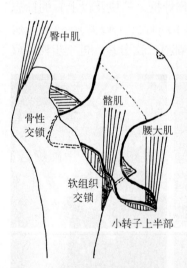

图9-15 小转子二分型股骨转子间两部分骨折的移位特征

三、小转子二分型骨折的复位技巧

对明显移位的小转子二分型股骨转子间两部分骨折（A1.4型），由于骨性交锁和软组织交锁，闭合手法复位不会成功，不应浪费时间进行过多尝试，造成不必要的二次损伤。而应直接选择有限的切开复位，再闭合插入头髓钉固定或DHS固定。

患者麻醉成功后，仰卧于骨科牵引床上。固定肢体后，置于自然张力状态，无须牵引。消毒铺巾前，先予以C臂机正侧位透视，了解骨折的当前错位状况。

在大转子隆起远侧、拟打入头颈螺钉（或螺旋刀片）的部位，做一长3～5 cm的大腿外侧切口。切开皮肤、皮下组织和阔筋膜后，纵向牵拉分开股外侧肌，直达股骨干外侧。向两侧钝性扩大操作窗口后，伸入手指，从前方扪摸、探知骨折块的移位情况，并与术前的影像学分析作对比验证。

骨折的复位操作必须在肢体松弛的状态下进行。详细步骤及注意事项如下。①首先解除头颈骨块外上角与转子区皮质的骨性交锁：将肢体外旋，在手指的扪摸引导下，用一把骨钩插入近侧骨折端，钩住股骨干前侧皮质后，向外侧牵拉并旋转撬拨，逐渐解除头颈骨块外上角的皮质嵌插交锁；注意禁用蛮力，防止造成进一步骨折（外侧壁、前壁）；②在外旋下牵引肢体，手指扪摸股骨干内侧断面的骨性隆起，感知是否有紧张的束带（止于转子间线内侧结节的髂股韧带和前关节囊）和长条状的肌肉（止于小转子下半部的髂肌），可用长弯血管钳、骨膜剥离器或撬板拉钩尖齿，将其从骨折端剥离、隔开，或在手指的引导下用弯剪刀紧靠韧带、肌腱止点将其切断，确保头颈骨块与股骨干之间没有软组织嵌顿，解除弹性交锁；③用手指探知头颈骨块向内前方翘起的皮质尖齿，插入骨钩将其向外下方牵拉，清理遇到的软组织阻隔；④由于近侧的头颈骨块处于外旋位（后方梨状肌等的牵拉），远侧的肢体亦需在外旋的状态下进行牵引，才能使两者的前方骨折线相互靠近，皮质平坦、对齐；⑤在切口近侧（或经皮）的股骨干皮质前部，向股骨颈打入1～2枚横向克氏针，维持临时复位，止侧位透视观察骨折复位情况，包括颈干角和前内侧皮质对位；⑥在骨折获得了满意的复位和临时固定后，可将肢体内旋内收至中立位，方便在大转子近侧的插钉切口，正确地找到大转子顶点内侧壁，顺利进行头髓钉的插钉操作；⑦临时固定的克氏针，可能会占据部分内植物通道，阻碍主钉的插入或头颈骨块导针及螺旋刀片的打入，此时需将其拔出，用骨钩或剥离器或夹钳等维持头颈骨块的复位；⑧头颈骨块的下方尖齿，仍有向前向内翘起移位的倾向，打入的1～2枚克氏针临时固定，往往难以维持头颈骨块皮质尖齿与股骨干皮质的平滑对位，因此在打入股骨头导针和螺旋刀片时，必须在手指的扪摸感知下，用剥离器或撬板拉钩将该尖齿砥住，维持平滑的皮质对位；⑨在粗大的头颈内植物（拉力螺钉或螺旋刀片）打入之后，近侧的头颈骨块与远侧的股骨干之间即获得了牢靠的固定，头颈骨块的下方尖齿不再翘起；⑩这种骨折线经过小转子中部、将其分成上下两块并分别与近远侧相连的股骨转子间骨折，由于骨性和软组织交锁，属于难复位的两部分骨折，骨折一经复位，内固定就比较简单，按常规方法完成头髓钉内固定（图9-16，图9-17），或进行侧板系统固定（图9-18），均具有良好的稳定性。

【典型病例1】　男，64岁。5年前有脑卒中，影响右侧肢体，经康复治疗后能够自己行走，但肌力略差。此次平地跌倒，发生右侧股骨转子间骨折。入院后经术前检查和准备，第2天在骨科牵引床上，进行头髓钉内固定手术（图9-16）。术中在肢体松弛的状态下，从螺旋刀片打入切口，在手指的扪摸指引下，先用骨钩解除外上角的骨性交锁，再用剪刀剪断紧张的髂股韧带和髂肌肌腱，解除软组织嵌顿造成的弹性交锁。在手指感知下，牵引、旋转肢体，用骨钩牵拉头颈骨块下方尖齿，头颈骨块与股骨干即能获得满意的复位（对线、皮质对位）。再按常规操作，完成闭合插钉内固定。

术毕透视，骨折复位质量优，内固定稳定性优。术后3D-CT证实前内下角获得皮质对皮质的可靠支撑。术后1周，患者在搀扶下可下地负重站立，练习行走。随访1.5年，骨折完全愈合。

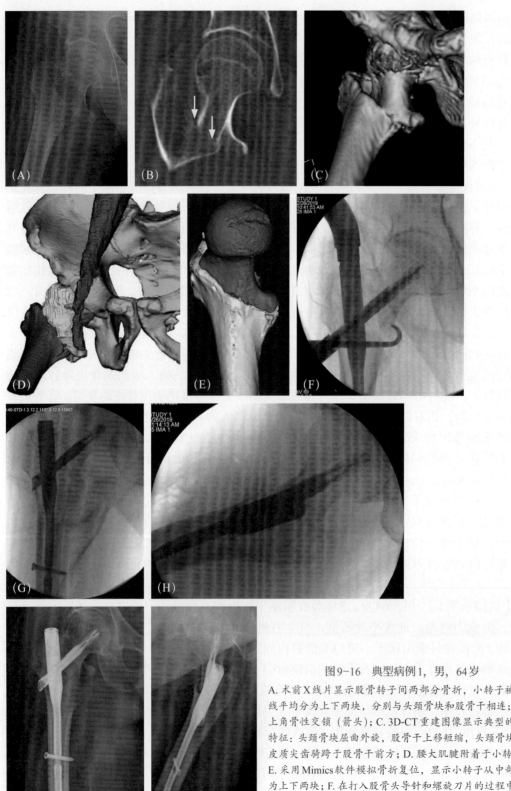

图9-16 典型病例1，男，64岁

A. 术前X线片显示股骨转子间两部分骨折，小转子被骨折线平均分为上下两块，分别与头颈骨块和股骨干相连；B. 外上角骨性交锁（箭头）；C. 3D-CT重建图像显示典型的移位特征：头颈骨块屈曲外旋，股骨干上移短缩，头颈骨块下方皮质尖齿骑跨于股骨干前方；D. 腰大肌腱附着于小转子尖；E. 采用Mimics软件模拟骨折复位，显示小转子从中部平分为上下两块；F. 在打入股骨头导针和螺旋刀片的过程中，牵拉骨钩维持复位；G、H. 术毕正侧位透视影像，骨折复位良好，内固定位置满意；I、J. 术后随访X线片

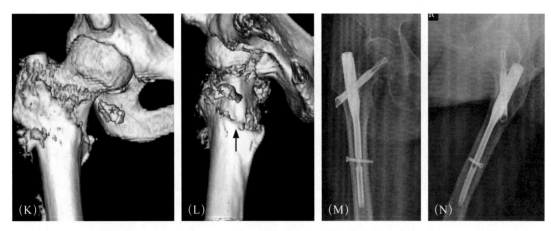

图9-16（续） 典型病例1，男，64岁

K、L.术后3D-CT，显示前内下角皮质相互砥住、支撑（箭头），稳定性优良，允许患者早期下地站立行走。★为小转子上半部骨块，从头颈骨块的下方皮质尖齿上游离脱落，由于腰大肌的牵拉而向前向上移位；M、N.随访1.5年，骨折完全愈合

【典型病例2】 男，69岁。行走中被助动车撞倒，诊断为右侧小转子二分型股骨转子间两部分骨折。经完善术前准备，伤后第2天在骨科牵引床上行头髓钉内固定术（图9-17）。术中先经螺旋刀片打入切口，伸入手指探知骨折端移位情况，解除外上角骨性交锁后，再清理头颈骨块与股骨干之间的软组织束缚，解除软组织交锁。在头颈骨块下方皮质尖齿的前内方，插入骨膜剥离器，以股外侧肌为支点，将头颈骨块向外下方撬拨推移，同时牵引、内旋肢体，使两者的前内侧皮质平滑对齐。用横向克氏针临时固定，骨折获得满意复位。再按常规方法进行闭合插钉操作。在打入头颈骨块导针和螺旋刀片的过程中，用骨膜剥离器抵住维持复位，防止术中丢失。

手术完毕进行透视，对骨折复位质量和内固定后的稳定性进行评分，均达到优秀。术后CT证实，前内下角两侧皮质获得端对端的解剖复位，有可靠的支撑砥住。术后1周，患者在搀扶下负重站立，练习行走。随访6个月，患者完全恢复骨折前功能。

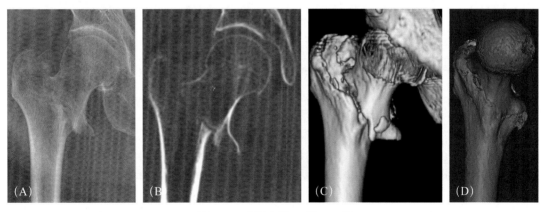

图9-17 典型病例2，男，69岁

A.骨折X线片；B.冠状位CT显示头颈骨块的下方尖齿；C.3D-CT影像；D.采用Mimics软件对骨折进行模拟复位后，显示小转子为上下二分型骨折

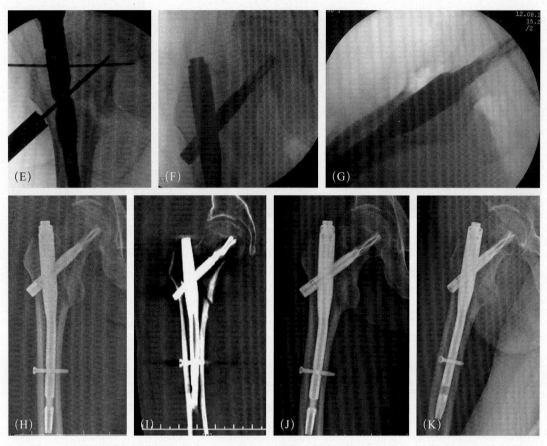

图9-17（续）　典型病例2，男，69岁

E.骨折复位后，打入横向克氏针予以临时维持，再按常规操作进行闭合插钉内固定；F、G.术毕正侧位透视，骨折复位质量和稳定性评分均为优；H.术后X线片；I.冠状位CT显示远近皮质端端对位砥住；J、K.术后3个月，骨折愈合，恢复正常行走功能

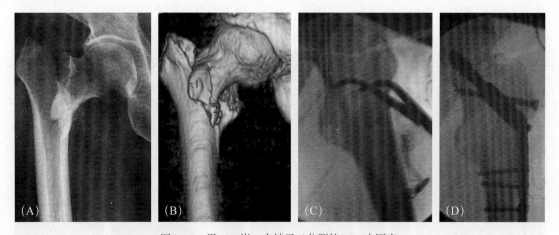

图9-18　男，59岁，小转子二分型的DHS内固定

A.术前X线片；B.术前CT，1为移位的前内结节，2为小转子上半部；C.术中钳夹维持复位；D.DHS+防旋钉固定

四、小转子二分型骨折的原因

小转子呈椭圆的山包样隆起于股骨干的后内侧，有髂腰肌（腰大肌、髂肌）附着。Bartoska等（2013）研究了50个标本，发现髂腰肌腱分两部分止于小转子（二止腱），圆形部分是腰大肌腱，止于近侧的小转子尖；纵行部分是髂肌腱，从内侧包绕腰大肌腱止点后，继续向小转子基底的远侧延伸附着。Philippon等（2014）研究了53个标本，发现髂腰肌止点为单腱、双腱和三腱的出现率分别为28.3%、64.2%和7.5%（含髂肌副腱）。腰大肌腱总是居于最内侧，止于小转子尖端顶点。

Gomez-Hoyos等（2015）采用10个新鲜标本，研究了小转子的形态和髂腰肌腱在小转子止点的足印分布（tendinous footprint）。小转子尖平均高出股骨干皮质（13.1±1.8）mm；小转子范围约（1 042.3±335.8）mm²，其上下长度和前后宽度均在35 mm左右。髂腰肌在小转子的腱止足印呈纵向的椭圆形，分布于小转子的前内侧区，在3个标本为单止腱，在7个标本（70%）为双止腱，近侧偏后的止点为腰大肌腱，远侧偏前的止点为髂肌腱。单独的腰大肌止腱范围平均为8.0 mm×17.2 mm，面积106.4 mm²；单独的髂肌止腱范围平均为5.7 mm×18.1 mm，面积81.5 mm²；二者合计面积187.9 mm²。腱止足印平均占小转子面积的19%。

软组织附着点界限之间的暴露部分称为裸区，是抵抗外力的软弱部位。裸区的存在与骨折块的发生部位和扩展方向有关。小转子二分型骨折的发生主要与髂腰肌的双腱性止点有关（图9-19）。头颈骨块连带小转子的尖端部分，有止点更靠近侧和后方的腰大肌腱附着，牵拉其发生屈曲外旋内收移位；股骨干连带小转子下半部，有止点更靠远侧和前方的髂肌腱附着，牵拉其发生短缩上移和内收移位（图9-20）。

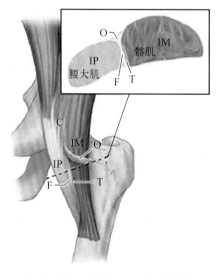

图9-19　腰大肌与髂肌在小转子的二分止点（Polster et al，2008）

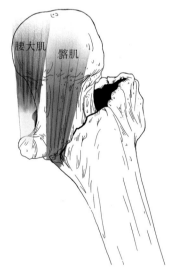

图9-20　小转子二分型骨折的移位特征

五、小转子二分型转子间骨折的治疗

文献中对这类小转子二分型骨折的报道并不多，其发生率占整个股骨转子间骨折手术量的3%左右，多见于中年和相对年轻的老年人，很少超过70岁。Moehring等（1996）最早报道，在1990～1992年的3年间，手术治疗112例股骨转子间骨折，有4例（3.6%）通过常规牵引和闭合手法操作不能复位。作者分析这些患者的术前X线片，发现均是简单的两部分骨折，很少粉碎，但骨折线经过小转子将其分为上下两个部分。术中发现髂腰肌嵌顿在头颈骨块与股骨干之间，必须通过手术解除软组织交锁后，骨折才能获得满意的复位。

Said等（2005）报道，在4年的过程中遇到5例需要切开才能复位的两部分顺向股骨转子间骨折，小转子与远侧的股骨干相连，近侧的头颈骨块有一特征性的长尖齿（含小转子上部）。股骨干由于髂腰肌和臀中肌的牵拉，移位于髋关节囊的前方，致使髋关节前方隆起，显得"肿胀"十分明显。正位X线片显示股骨干向近侧骑跨移位，侧位X线片显示股骨干移位于头颈骨块的前方。作者介绍了术中的三步复位法：①内收外旋下肢，放松髂腰肌腱；②用一撬板拉钩，从股骨干内侧插入到下沉的股骨颈后方，以股骨干为支点，将头颈骨块向前方解锁撬出；③再外展牵引和内旋，完成骨折复位。5例中有2例延迟手术的患者（分别为2周、3周），需将髂腰肌腱从股骨干的小转子止点上切断，骨折才能复位。

Sharma等（2014）报道，在2年期间治疗的212例股骨转子间骨折中，有24例（11.3%）属于难复位者，均与小转子的干扰和影响有关，作者将其分为4组：①简单两部分骨折，小转子连接于股骨干上，近侧头颈骨块交锁于远侧股骨干下方，3例；②简单两部分骨折，小转子分裂成上下两块，近侧头颈骨块交锁于骨折端，3例；③粉碎骨折，小转子骨块完全游离，陷落在骨折间隙中，6例；④粉碎骨折，小转子骨块完全游离，近侧头颈骨块屈曲移位，12例。可见，前两组的6例（2.8%）难复位骨折，均与小转子未完全分离及髂腰肌的牵拉、嵌顿有关。

Chandak等（2019）总结了2005～2017年的12年间，手术治疗的924例股骨转子间骨折，发现20例（2.2%）属于难复位类型，均与小转子下部附着于远侧的股骨干，导致髂腰肌嵌顿于骨折间有关。作者发现，由于后方骨折线发生在梨状窝的外侧，髋关节的外旋小肌肉仍与头颈骨块相连，致使头颈骨块出现外旋畸形，在正位X线片上出现特征性的数字"3"（右侧肢体）或希腊字母"ε"（左侧肢体）影像。Agrawal（2020）研究认为，出现这种特殊的"数字3/字母ε"影像，与局部结构外旋导致的影像重叠。在干燥股骨标本的透视演示中可以发现，这种"数字3/字母ε"影像的近侧支为大转子的重叠影，中间接合部为梨状窝的重叠影，远侧支为转子间嵴和股骨颈的重叠影。

国内王秋根等（2012）曾以小转子未累及的不稳定股骨转子间骨折为题，介绍了这类骨折的手术复位技巧。

总之，小转子二分型股骨转子间两部分骨折（A1.4型），由于腰大肌和髂肌的分别牵拉，骨折具有典型的移位特征，闭合手法复位很难成功，属特殊的难复位骨折类型；术中采用器械复位时，只有解除了外上角的骨性交锁和内下角的软组织嵌顿，骨折才能获得满意的复位和内固定。

（张世民 胡孙君 杜守超 王秀会）

第五节　同时同侧的股骨颈与转子间骨折

1. 股骨颈与转子间的解剖学分界　　3. 同时同侧股骨颈和转子间骨折的类型
2. 常规股骨转子间骨折中的头颈骨折块　　4. 治疗方法选择

　　同时累及同侧股骨的双处骨折（concomitant ipsilateral double fractures of the femur），临床并不少见，占全部股骨骨折的1%～9%。这类骨折有多种组合类型，如股骨干骨折合并股骨颈骨折（约占股骨干骨折的5%）、股骨转子下骨折合并股骨颈骨折、股骨干骨折合并股骨远端骨折等。上述各种组合类型由于损伤的两个解剖部位相互独立，存在两个骨折中心，临床上容易分辨，只要认真仔细检查，诊断并不困难。

　　但同时累及同侧的股骨颈囊内骨折和股骨转子间囊外骨折（concomitant ipsilateral intra-capsular neck and extra-capsular trochanteric fractures）极为罕见，回顾文献大多为个案报道。Neogi等（2011）报道1例此类患者，并列表回顾了既往文献报道的11个病例；Khan等（2017）报道3例患者，并总结了既往文献中的14个病例；Saleeb等（2017）报道1例患者，并复习既往文献的16个病例，提出了治疗方法选择的流程图。该类型骨折患者在年龄分布上具有双峰特征，其中青壮年多为高能量暴力损伤，老年人多为低能量跌倒。随着社会老龄化的发展，这种同时涉及同侧股骨颈和转子间的骨折类型，在老年人群中有逐渐增多的趋势。Videla-Cés等（2017）总结了6年间收治的2 625例老年髋部骨折患者，发现33例（1.3%）属于股骨颈合并转子间骨折。

　　股骨颈与转子间是两个直接相连的解剖结构，同时涉及这两个解剖结构或解剖区域的骨折，临床上不容易分辨。目前，国内外对股骨颈伴转子间骨折（combined femoral neck and trochanter fracture）在诊断上无共识，在概念上存在混淆、重叠（表9-1）。这类同时累及同侧股骨颈和转子间骨折属复杂股骨近端骨折，其特征包括：①粉碎型骨折（至少3个骨折块）；②同时涉及囊内和囊外结构；③累及股骨颈和转子间两个解剖区域。这类损伤在以往的骨折分型中无涉及，治疗上也无共识。笔者总结文献资料并结合自身经验，尝试归纳该类骨折的特征，提出亚型和命名方法，以期澄清概念、取得共识，为治疗方法的选择和学术交流提供参考。

表9-1　同时同侧股骨颈与转子间骨折的中英文名称

序号	英文名称	中文名称
1	concomitant ipsilateral femoral neck and trochanter fracture	同时同侧的股骨颈和转子间骨折
2	combined intracapsular and extracapsular neck of femur fractures	囊内与囊外联合的股骨颈骨折
3	ipsilateral extra-capsular and intra-capsular fractures of the proximal femur	同侧囊内与囊外的股骨近端骨折
4	segmental fracture of the neck of the femur	节段性股骨颈骨折
5	simultaneous ipsilateral intertrochanteric and subcapital fracture of the hip	同时同侧髋部转子间与头下骨折
6	a T-shaped fracture of the femoral neck and trochanter	股骨颈与转子间的T型骨折
7	combined neck and trochanter fractures of the femur	股骨颈与转子间联合骨折

一、股骨颈与转子间的解剖学分界

股骨颈与股骨转子间是两个直接相连的解剖结构，精确区分两者解剖范围，是准确分辨这两类骨折的基础。2016年出版的《成人骨折》(第8版) 中，将转子间骨折范围定义为：从颈基部关节囊外延伸至股骨干近侧髓腔起始的小转子区域，即从股骨颈基底部关节囊外至小转子下缘之间。AO/OTA-2018版分类中，股骨转子间骨折是指任何骨折中心位于转子间线以远至小转子下缘平面之间的骨折。可见，髋关节前方转子间线是股骨颈与转子间两个解剖学范围的分界标志。

转子间线位于髋关节前方，为一隆起的粗糙骨嵴，起自外侧大转子前缘上部，向内下达于小转子下缘，为髋关节前方关节囊和髂股韧带提供附着止点。髂股韧带呈"人"字形，分为外侧上束和内侧下束，并与关节囊相互融合难以分开，分别止于转子间线的外上部和内下部。解剖学研究发现前方关节囊内下部附着点宽度，在亚洲人为 (9.0 ± 1.1) mm (7.8 ～ 11.4 mm)、欧美人为 (20 ± 6) mm (12 ～ 29 mm)。股外侧肌最上方肌纤维起自转子间线上端，股内侧肌的最上方肌纤维起自转子间线下端。

因此，转子间线是囊内股骨颈与囊外转子间的分界线。而宽度10 mm的转子间线本身［称转子间带 (intertrochanteric belt) 可能更为合适］属于何区域，则没有明确定论 (图9-21)。

从影像学上判断骨折是属于囊内的股骨颈，还是囊外的转子间，一般采用下列标准：①正位X线片上，如果头颈骨块下方尖齿未超过小转子上缘影像 (upper border of lesser trochanter)，则归于囊内骨折，超过则归于囊外骨折；②在CT和三维重建影像上，沿股骨颈轴线130°角度测量，内下骨折线位于转子间线中线 (隆嵴最高处) 近侧5 mm以内者，为囊内骨折；中线远侧5 mm以外者为囊外骨折；中线远、近各5 mm范围内 (共10 mm) 者，为跨囊骨折 (前方骨折线恰位于10 mm宽的转子间线上，这是骨折地图技术显示的骨折线最密集的分布区)。

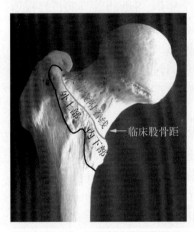

图9-21 前方转子间线 (带) 是关节囊髂股韧带附着点，也是股骨颈与转子间解剖学分区界限

二、常规股骨转子间骨折中的头颈骨折块

头颈骨折块是股骨转子间骨折的两个主要骨折块之一，手术内固定旨在将头颈骨块与股骨干稳定连接。近年的骨折地图研究从大数据角度描述了股骨转子间骨折线的分布特征。在顺向股骨转子间骨折 (A1、A2型)，头颈骨块的前方骨折线多集中在转子间线附近，向内侧至小转子中点水平，其前内侧壁皮质多为单一骨折线，很少粉碎，是临床骨折复位中追求前内下角皮质支撑砥住的解剖学基础。

我们采用Mimics软件在80例顺向股骨转子间骨折 (A1、A2型) CT影像上进行模拟复位后，沿130°颈干角轴线，测量骨折线至外侧壁入钉点之间的距离。结果发现，21例A1型骨折残留的前侧皮质长度为 (36.95 ± 7.36) mm，后侧皮质长度为 (27.32 ± 7.78) mm；59例

A2型骨折残留的前侧皮质长度为（32.30±6.10）mm，后侧皮质长度为（9.21±6.57）mm，其中31% A2型骨折残留后壁皮质长度为0，这主要是转子间后侧冠状面骨折的影响。可见，在股骨转子间骨折中前侧皮质残留长度基本稳定，其骨折线均是沿转子间线的解剖部位发生，前侧皮质残留长度的均数在A1型、A2型之间相差不超过5 mm，变异度小（C.V为20.0%）。

因此，从前方骨折线发生部位来看，A2型骨折线较A1型更靠远侧。A1型头颈骨块多属囊内（沿股骨颈基底）或跨囊型（沿转子间线），而A2型头颈骨块多属囊外型。

三、同时同侧股骨颈和转子间骨折的类型

判断一个股骨颈骨折是否累及转子间区域，主要是看关节囊外结构是否发生骨折。同样，判断一个股骨转子间骨折是否累及股骨颈区域，主要是看关节囊内结构是否发生骨折。

在股骨颈与转子间交汇部，前内侧区皮质最厚、密度最高，生物力学强度最大，是手术中骨折复位及为头颈骨块提供支撑砥住的关键部位。因此，笔者认为股骨颈骨折的部位、骨折中心位置，以及股骨距和前内下角皮质能否通过复位获得直接的接触砥住，是区分和判断股骨颈与转子间交界区域骨折类型的关键（表9-2）。

表9-2　同时累及股骨颈与转子间两个解剖区域的骨折类型与名称

	骨折类型	股骨颈骨折特征	转子间骨折特征	骨折中心
A型	节段性股骨颈骨折	头下型骨折	A1、A2、A3各型均可发生，以A3横形骨折多见	股骨颈、转子间，两个独立的骨折中心
B型	股骨颈骨折向转子间延伸	经颈型骨折	A1、A2、A3各型均可发生，小转子上的横形骨折多见，如大转子（+外侧壁）的T型骨折	骨折中心在股骨颈
C型	股骨转子间粉碎骨折向股骨颈延伸	基底型骨折	转子部粉碎，三部分，四部分，五部分骨折	骨折中心在转子间

1. 节段性股骨颈骨折　　同时发生的同侧股骨颈头下型骨折和股骨转子间骨折，两处骨折线相互独立，又称为股骨颈节段性骨折（segmental neck fracture of femur），其特征包括：①股骨颈为头下型骨折；②转子间骨折可以是A1、A2、A3的任何类型；③股骨颈成为一个游离节段，犹如股骨干的节段性骨折一样，强调近侧股骨头与远侧股骨转子部，丧失了直接接触砥住的能力（如同骨干的C型骨折）；④同时涉及囊内与囊外，有两个骨折中心，是最严重损伤类型（图9-22）。这一亚型是真正的股骨颈伴转子间骨折。文献中报道的股骨颈合并转子间骨折大多属于节段性股骨颈骨折，并且多为个案报道，目前累计不超过20例。

2. 股骨颈骨折向转子间外上方延伸　　该类型骨折本质是股骨颈骨折，骨折中心在股骨颈，但骨折线向远侧延伸累及到了囊外的转子间外上区域，通常发生在小转子平面以上的狭小范围，其特征包括：①头颈骨块是囊内的经颈型骨折（trans-cervical fracture），下方皮质尖齿在小转子上，离小转子上缘仍有一定距离；②小转子多完整，连接于股骨干上；③股骨颈外上方皮质连带大转子后部一起骨折，有时该骨折块再连带冠状面的外侧

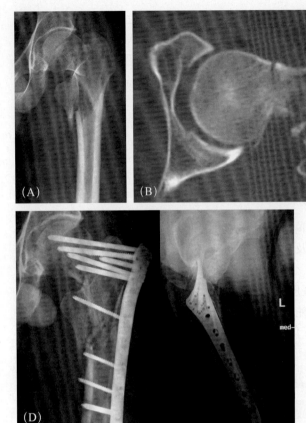

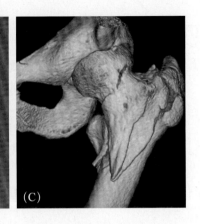

图9-22 男，58岁，车祸致同时同侧股骨颈节段性骨折，采用倒置LISS内固定治疗同侧转子间合并股骨颈骨折

A. 术前X线片；B. CT扫描，中间的股骨颈为节段性骨折；C. 3D-CT，显示股骨颈前方皮质粉碎，股骨颈呈节段性；D. 倒置LISS钢板内固定术后（正侧位）

壁皮质，甚至继续向远侧包含小转子在内，形成一个巨大的后方香蕉样骨块；④股骨颈与转子间的前内侧皮质（即临床股骨距），没有粉碎，经复位后可以获得直接的接触砥住（图9-23）。依据原有的"转子间骨折伴转子下延伸"（intertrochanteric femur fractures with subtrochanteric extension）的命名方法，这一亚型骨折可命名为"股骨颈骨折向转子间延伸"（femoral neck fracture with trochanteric extension），本质上属于股骨颈骨折，是股骨颈骨折的变异扩展类型。

　　临床上最常见的是"T"形骨折，形成3个骨折块：①近侧经颈型的头颈骨块；②远侧带有小转子的股骨干；③外侧的大转子和外侧壁第三骨块。这类骨折的突出特点是头颈骨块为经颈型骨折，内下皮质（临床股骨距）没有粉碎，治疗时必须把股骨颈骨折放在第一位。如果股骨颈骨折累及了临床股骨距（内下皮质粉碎游离）或转子间骨折破坏了前侧皮质的完整性（前内下角），则骨折丧失了经股骨头向股骨干直接传导负荷的压力结构，临床上应归于节段性股骨颈骨折的范畴。

　　3. 股骨转子间粉碎骨折向股骨颈内下方延伸　　该类型的本质是粉碎的股骨转子间骨折，骨折中心在转子间，但骨折线向近侧延伸累及到了囊内的股骨颈内下区域（图9-24）。Yoo等（2019）分析了5年间采用股骨近端防旋髓内钉（PFNA-Ⅱ）治疗的410例股骨转子间骨折，按其提出的诊断标准，37例属于股骨颈伴转子间骨折（9.02%）。在随访的33例中，28例获得了骨性愈合（85%）。作者将股骨颈合并转子间骨折分为两种类型：①三部分骨折20例（头颈骨块、大转子骨块、股骨干）；②四部分骨折13例（头颈骨

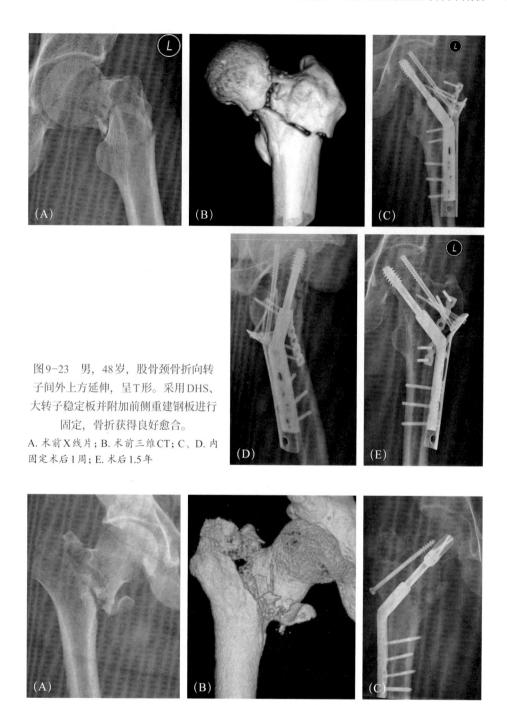

图9-23　男，48岁，股骨颈骨折向转子间外上方延伸，呈T形。采用DHS、大转子稳定板并附加前侧重建钢板进行固定，骨折获得良好愈合。

A.术前X线片；B.术前三维CT；C、D.内固定术后1周；E.术后1.5年

图9-24　男，41岁，股骨转子间粉碎骨折向股骨颈延伸，或称为粉碎的股骨颈基底型骨折

A.术前X线片；B.术前三维CT；C.采用DHB配合拉力螺钉固定，术后3个月，骨折愈合中

块、大转子骨块、小转子骨块、股骨干）。所有患者均有大转子骨折。作者特别强调，如果头颈骨块的骨折线向下超过了小转子上缘，则该骨折线超出了股骨颈的范围，不属于股骨颈合并转子间骨折。可见，Yoo等（2019）诊断股骨颈合并转子间骨折的标准，是头颈骨块的内下尖齿位于小转子近侧缘以上，即属于关节囊内的颈基部骨折。作者在讨论中也

指出，这些病例可以看成是股骨颈基底部粉碎性骨折，也可以看成是股骨转子间骨折的变异类型。

笔者认为，这种骨折线向股骨颈内下方延伸的粉碎型转子间骨折（三部分、四部分、五部分），骨折两端的前内侧皮质在骨折复位后，仍有直接接触、相互砥住的条件，类似于骨干骨折的B型，仅有一个骨折中心，按照常规的转子间骨折内固定治疗，均能获得良好的结果，称其为股骨颈合并转子间骨折，有扩大概念、造成混乱、误导读者之嫌。这一亚型可称为向股骨颈延伸的粉碎型股骨转子间骨折（pertrochanteric comminuted fracture with femoral neck extension），本质上是粉碎复杂的转子间骨折，属转子间骨折的变异扩展类型。

四、治疗方法选择

对这类发生在狭小范围内、同时涉及股骨颈和转子间的股骨近端粉碎性复杂骨折，在选择治疗方法时应兼顾两个解剖区域的特征（图9-25）。Saleeb等（2017）提出了对节段性股骨颈骨折选择治疗方法的流程图，包括年龄、身体条件、合并症、骨骼质量、对内植物的把持力。

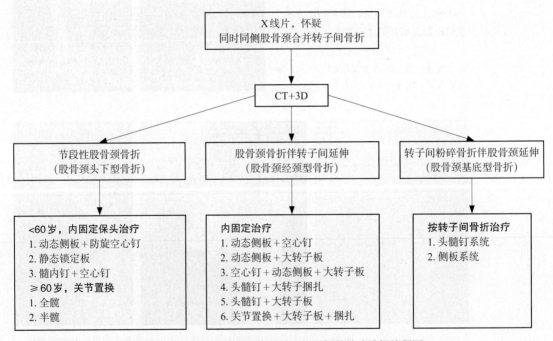

图9-25 同时同侧股骨颈合并转子间骨折的治疗选择流程图

如骨折发生于青壮年，无论何种亚型，均应首先尝试保头内固定治疗，但常规的股骨颈或转子间骨折的内固定方法，往往难以胜任，需要将两者的内固定技术结合起来，并且特别重视对股骨颈骨折的复位与固定（图9-26）。①在骨折复位上，首选经皮插入的器械复位技术，位置满意后，以多枚克氏针临时固定，防止术中丢失。②在内固定方法上，需采用兼顾股骨颈与转子间骨折的内固定系统。往往是在采用了转子间骨折的大体积内固定

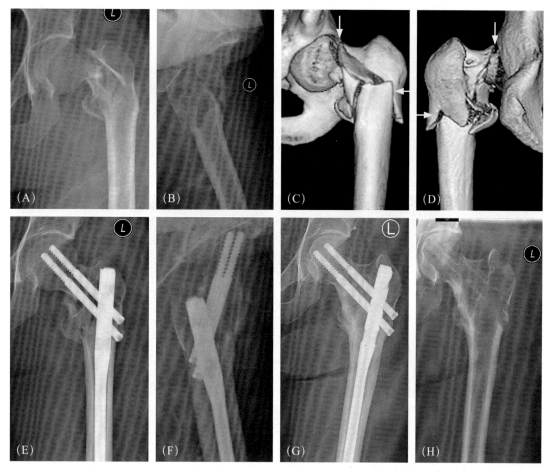

图9-26 女，23岁，车祸致左侧股骨颈合并转子间骨折

A、B. 术前X线片显示为同时同侧的股骨颈合并转子间骨折；C、D. 3D-CT显示骨折类型股骨颈头下型骨折，转子间横形骨折（A3.3），具有两个独立的骨折中心。注意该例同时伴有前壁和股骨距的粉碎骨折。股骨颈经髋关节前方入路，切开关节囊进行股骨颈骨折复位，再复位转子间骨折，采用重建钉同时固定二处骨折；E、F. 术后2周正侧位图像；G. 术后2年正位图像，骨折完全愈合；H.取出内固定后图像

之后（动态的髓外侧板如DHS、PCCP，静态的锁定板如PFLP（股骨近端锁定板）、倒置LISS（微创内固定系统或头髓钉系统），再从这些内固定器械的边缘，向股骨头打入1～2枚空心螺钉，增加对股骨颈骨折的固定能力，或辅助大转子稳定板、捆扎技术等，增加对转子间粉碎骨块的固定能力。

　　骨折如发生于老年人，亦可采取上述内固定方法，但采用人工关节置换（需附加大转子钩板、环扎等内固定技术），可能是更好的选择。尤其对节段性股骨颈骨折的老年患者，首选关节置换，术后不仅能快速恢复下肢功能，并且免除了骨折不愈合和后期股骨头缺血坏死的并发症（图9-27）。

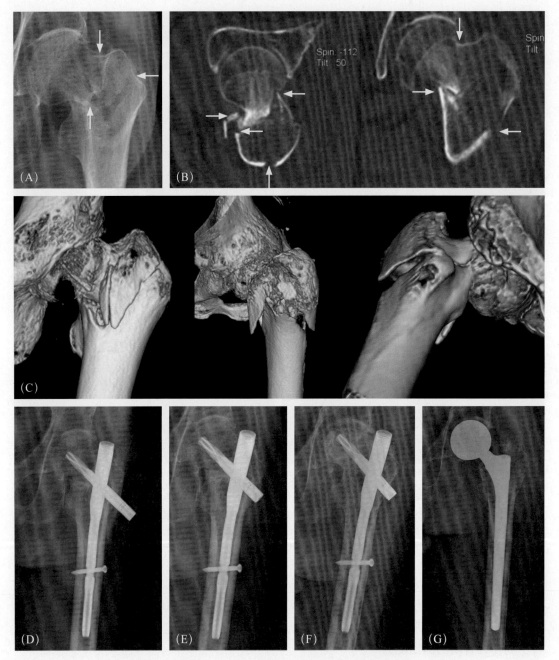

图9-27 男性，81岁，股骨转子间骨折伴发同侧股骨颈骨折

A.术前X线片；B.术前CT，股骨颈前后皮质均粉碎；C.3D-CT，注意股骨颈前侧皮质粉碎，骨折均发生在小转子平面以上；D.术后螺旋刀片退出；E.更换短的螺旋刀片；F.术后4年发生股骨头缺血坏死；G.长柄双极头置换，此时转子部骨折已经愈合，无须加压辅助固定。

（张世民 田可为 王振海）

第六节　全转子区骨折

1. 全转子区骨折的特征与治疗难点　　　3. 存在问题与展望
2. 治疗方法选择

　　全转子区骨折（pantrochanteric fractures），或称泛转子区骨折，是以色列骨科医生Gotfried于2012年提出的新概念，特指在顺向股骨转子间骨折（A1、A2型），由于向股骨头方向的钻孔扩髓而导致外侧壁医源性破裂，致使骨折类型恶化为A3型转子间骨折（反斜）或转子下骨折。发生全转子区骨折，往往意味着内植物不能提供足够的稳定性，影响患者的功能恢复；也提示医生可能需要术中采取补救措施；或者提醒医生，该患者以后有很高的再次翻修概率。

　　根据Gotfried的初始定义，全转子区骨折是指术中或术后（即围手术期）发生的外侧壁医源性骨折，将顺转子间骨折（A1、A2型）转变成了逆转子间骨折（A3型）。笔者认为，术前也有全转子区骨折的类型，即在转子区存在5个部分的骨折块（图9-28）：头颈骨块、股骨干、大转子、小转子（后内侧骨块）、外侧壁。实际上，无论何时发生的全转子区骨折，对骨折稳定性的破坏是一样的。

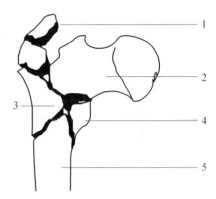

图9-28　全转子骨折示意图

1. 大转子；2. 头颈骨块；3. 外侧壁；4. 小转子；5. 股骨干

一、全转子区骨折的特征与治疗难点

　　全转子区骨折具有转子下骨折的特征，但其向转子下区域的延伸有限，多不超过小转子下缘平面；但骨折在转子间的范围内更加粉碎，致使转子间的5个骨性结构均相互分离（图9-29），尤其向股骨头内打入滑动内植物（拉力螺钉或螺旋刀片）的外侧壁破裂，使

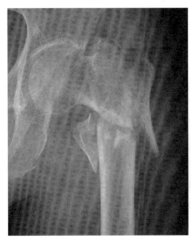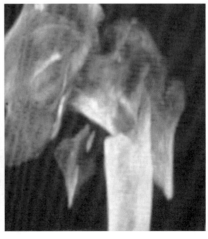

图9-29　全转子间骨折，5个部分相互分离，但向转子下延伸有限，多不超过小转子下缘平面

头颈骨块失去了外侧支撑（lateral buttress），存在拉力螺钉过度退缩滑动，使近侧头颈骨块外移，远侧股骨干相对内移，最终导致骨折内固定失败。

在解剖上，外侧壁是近侧的大转子（外展肌作用力点）连接于股骨干的部位，也可以看成是股骨干向小转子以上的延伸；在手术操作上，外侧壁是滑动型内固定装置向股骨头内打入的起始点，是安装头颈骨块内植物（打入导针、扩髓、拉力螺钉/螺旋刀片）的部位；在生物力学上，外侧壁是头颈骨块内植物在外侧壁的作用力点。

术中、术后发生外侧壁破裂，髓内钉主杆有代替外侧壁的力学作用（金属中央轴杆，更加有效，类似外侧壁重建），能阻挡头颈骨块的继续滑动外移，减少对外侧壁皮质的推顶移位作用。而且，髓内钉手术的外侧壁破裂，由于没有直接显露、操作外侧壁，外侧壁的软组织结构仍完整，仍将破裂的外侧壁骨质收拢聚集在一起，外侧壁本身与股骨干之间的移位往往并不大（一般不超过5～10 mm），自然愈合没有问题。

术前发生的外侧壁骨折，与股骨干皮质之间往往有明显的错位。术中骨折复位、手术操作，可能会导致外侧壁的进一步分离错位，外侧壁周围软组织的破裂也可能更为严重，失去了收拢破碎骨块的能力。对术前发生的全转子区骨折，术中复位聚拢破碎骨块将有利于骨折的接触和愈合，而安放侧板系统（往往为锁定型侧板系统），为切开复位骨折块提供了机会。

二、治疗方法选择

滑动型内固定装置（侧板或头髓钉）是治疗股骨转子间骨折的"金标准"，而髓内钉是治疗转子下骨折的"金标准"。但对于同时具有转子间骨折及转子下骨折特征的全转子区骨折，其最佳的内固定选择存在不少争议。

1. 头髓钉　　采用头髓钉治疗全转子区骨折，与髓外钉板系统相比具有多种优势：①恢复外侧壁支撑，由于术前存在外侧壁破裂，采用传统DHS滑动钉板系统会导致股骨干内移、螺钉后退，以及头颈骨块旋转、内翻，进而产生内固定失败。头髓钉在这种情况下能够通过粗大的主杆对抗股骨干内移（即相当于金属外侧壁），并在此基础上支撑头颈骨块，可有效弥补骨性外侧壁破裂带来的不良影响；②力学优势，由于髓内钉力臂短，对此类不稳定骨折内固定，其生物力学强度显著优于髓外系统，可允许患者术后早期负重活动；③生物学优势，即术中对软组织剥离少，有利于保护转子区各骨块的血运，从而更加有利于骨折愈合；④髓内钉允许头颈骨块滑动，消除骨折断端的间隙，与股骨干坐实，促进愈合。

如果骨折线局限于转子区（AO/OTA-31A3型），可采用短钉内固定；如果骨折线延入股骨干区域，需要采用长钉固定，治疗老年骨质疏松性骨折时髓内钉长度应达股骨髁上，以避免再次骨折（图9-30）。在使用头髓钉的基础上，如果大转子外侧壁移位明显，可附加小的侧板系统，或用钢丝环扎，将移位的外侧壁及大转子骨块复位，目的是将分离的骨块凑近，有利于其愈合，为臀中肌等外展肌建立近乎正常的力臂和力量作用点（图9-31）。环扎可能对转子部骨块的血供有较大影响。全转子区骨折虽然较为粉碎，但在前内下角区域仍存在皮质直接接触相互砥住的基础，骨折复位中只要将这部分皮质的对位做好，就能获得骨折的稳定性重建（图9-32）。

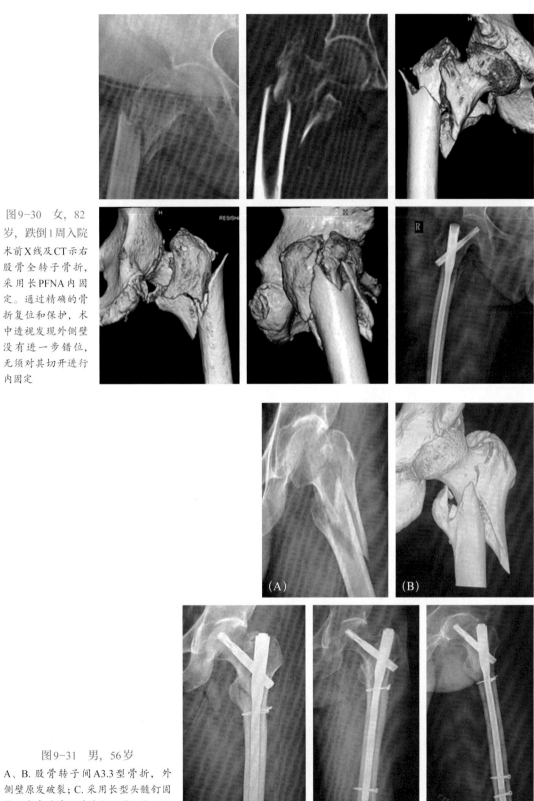

图9-30　女，82岁，跌倒1周入院术前X线及CT示右股骨全转子骨折，采用长PFNA内固定。通过精确的骨折复位和保护，术中透视发现外侧壁没有进一步错位，无须对其切开进行内固定

图9-31　男，56岁

A、B. 股骨转子间A3.3型骨折，外侧壁原发破裂；C.采用长型头髓钉固定，术中对外侧壁进行钛缆环扎；D、E. 术后2年

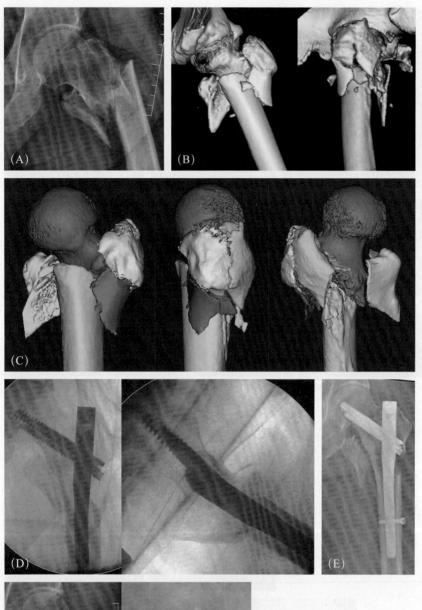

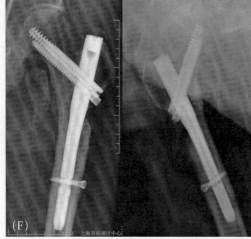

图9-32 男，56岁，车祸致左股骨全转子间骨折，采用
InterTAN治疗

A. 骨折X线片，为31A3.3型；B. 术前三维重建；C. 术前采用
Mimics模拟骨折，有7个较大骨块，包括外侧壁前后两块和
前壁骨块；D. 髓内钉术毕透视，仅前内侧皮质砥住，其余环
周均皮质分离移位，E. 术后第5天摄片；F. 术后5个月随访
摄片，患者弃拐行走

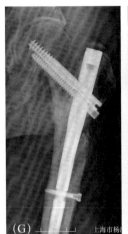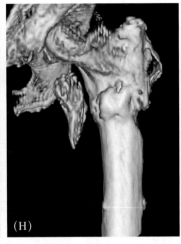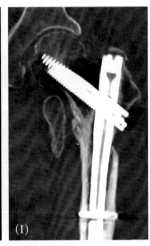

图9-32（续）　男，56岁，车祸致左股骨全转子间骨折，采用InterTAN治疗

G. 术后1年随访，骨折愈合；H. 术后1年3D-CT图像；I. 冠状面CT重建，内侧皮质压力骨小梁恢复连续性

头髓钉内固定时通常采用闭合复位，全转子骨折由于局部粉碎严重，因此需正确判断骨折是否已解剖复位，通常正、侧位至少有一个平面要做到接近解剖位置。对普通的转子间骨折，可以通过牵引复位使颈干角增大，将骨折固定于髋关节轻度外翻位置以增强骨折端稳定性。但对全转子区骨折，由于缺乏复位的解剖标志，过度牵引可能会使转子区与骨干断端失去接触，进而造成骨折延迟愈合或骨不连。如果牵引不足，髋关节存在内翻，颈干角小于120°，此时打入130°髓内钉主钉，容易使螺钉进入股骨头上方区域，增加固定失败风险，而且会影响近端骨块沿头颈螺钉的加压滑动，有时会因力量传导不一致而造成"Z"字效应，使近端螺钉穿出及远端螺钉外移。因此，对全转子区骨折复位的判断非常重要，通常认为如果大转子顶点和股骨头中心在同一平面上，则提示冠状面复位满意，必要时以对侧髋关节作为参照。

2. 股骨近端锁定钢板　　尽管头髓钉固定全转子区骨折具有明显优势，但仍存在一定的缺点：①转子区粉碎严重时从大转子扩髓及插入头髓钉，可能导致粉碎的骨折块进一步移位、分离，严重时影响骨折愈合；②转子区断端失去接触后，骨折复位不能通过下肢牵引、内收位维持，影响髓内钉插入；③大转子明显移位时，愈合后可能影响臀中肌肌力，甚至造成Trendelenburg步态；④转子区骨块粉碎、移位可能会造成插钉位置判断失误，特别是肥胖患者，影响复位及固定质量；⑤在头髓钉内固定之后，对严重移位的外侧壁仍需切开予以内固定，以促进骨折愈合，维持外展肌的作用力点。因此，髓外钉板系统在此类骨折的治疗中仍具有一定的价值。

传统的DHS已被证实不适合用于治疗全转子区骨折，改良的带有大转子挡板的DHS能够在一定程度上恢复外侧壁的阻挡作用，可用于该类骨折的治疗。近年来发展出来的股骨近端锁定钢板系统，具有微创、固定强度高及不受外侧壁破裂限制等优点，因此在全转子区骨折的治疗中应用日趋广泛（图9-33）。与头髓钉相比，锁定钢板可以通过微创切口对全转子骨折的各骨块进行复位，并用锁定螺钉固定，能够有效恢复骨折端及大转子的解剖位置，防止近端骨块外移，从而更好地恢复患者髋部肌力及步态。

目前常用的锁定钢板系统为股骨近端锁定加压钢板（proximal femoral locking compression plate，PF-LCP）以及对侧股骨远端倒置LISS钢板。与近端仅3枚7.3 mm锁定钉的PF-LCP相比，倒置LISS尽管钢板轮廓不像前者那么贴近股骨近端，但能够提供更多（5～7枚）近端锁钉固定，因此理论上能够提供更大的固定强度（图9-34）。

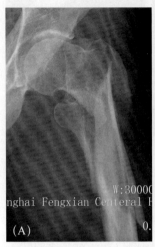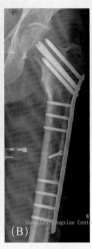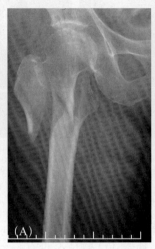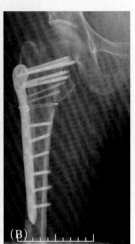

图9-33　男，60岁 　　　　　　　　　　　　　　　　　图9-34　男，56岁

A. 全转子间骨折，累及转子下；B. 锁定板内固定术后 　　　　A. 全转子间骨折；B. 倒置LISS内固定

骨折完全愈合（术后2年摄片）

锁定钢板内固定的缺点是由于骨折断端失去滑动加压，且为髓外固定，因此存在内固定断裂及骨不连风险，特别是骨折复位后断端仍有明显间隙，导致骨折愈合时间延长的患者。内固定断裂通常发生于术后6个月内，发生部位常位于转子区与骨干交界部位。理论上，此类患者术后在骨折愈合前不能下地负重。

3. 人工髋关节置换术　　通常不会用于一期全转子区骨折的治疗。如果骨折经内固定治疗后发生骨不连或内固定断裂，可采用人工髋关节置换术，予以挽救，以恢复患者的运动功能（图9-35）。

三、存在问题与展望

全转子骨折作为一种严重的髋部骨折，可以看作是转子间骨折向转子下的延伸，也可以看作是转子下骨折向转子区域的扩展，最终导致转子区域发生五部分骨折。传统DHS内固定失败率很高，而髓内系统内固定具有明显的力学及生物学优势，应作为治疗的首选。锁定钢板系统在维持骨块复位、恢复外展肌力臂等方面具有特定的优势，可作为该型骨折治疗方案的有效补充。目前尚无一种内固定能够完全适用于各种类型的全转子区骨折，因此应根据骨折特点设计个性化手术方案，以确保达到最佳疗效。

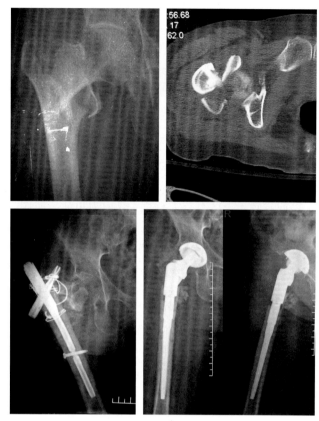

图9-35 女，58岁

跌倒后右股骨转子间骨折（外侧壁危险型），髓内钉固定，术后发生全转子区骨折，内固定失效。术后1年行右人工全髋关节置换术

（黄轶刚 肖海军 蔡新宇 张世民）

第七节 股骨转子下骨折

转子下骨折占髋部骨折的10%～15%，其年龄呈双峰分布，约25%为年轻患者，主要受伤机制为高能量损伤，如车祸伤、坠落伤等，常合并有复合伤。另一部分为老年人，主要为低能量损伤，往往合并有骨质疏松，骨折通常严重粉碎。在年龄＞50岁的髋部骨折中，股骨转子下骨折是最少见的，约占14%。

转子下骨折的范围，历史上曾有许多不同的认识，包括其近侧起点和远侧止点（表9-3）。目前的认识基本统一，即转子下骨折是自小转子下缘（近侧皮质髓腔起始处）至其远侧5 cm范围内的骨折。在AO/OTA的分类中，股骨转子下骨折属于股骨干骨折的范畴，转子下并没有单独的编码，与股骨干同属编码32。但是，股骨转子下骨折却有其明显的特殊性，应该将其单独列出予以研究。

表9-3 股骨转子下骨折不同的近侧起点与远侧止点范围

近侧起点	远侧止点	
小转子近侧开始	3 cm	未广泛接受
小转子远侧开始	5 cm	广泛接受的观点
小转子（未讲明部位）	10 cm	未广泛接受
小转子中点	峡部以上	未广泛接受

一、转子下骨折特点

股骨转子下区有三大特点：高应力负荷、肌肉力量强大、血供薄弱。

股骨转子下属于高负荷区，内翻应力强大。由于股骨颈干角这一特殊结构的存在，导致股骨转子下区域是一个生物力学上应力高度集中的部位，不仅承受着人体的重力载荷，而且承受着由于作用于股骨头的偏心负荷所致的强大的屈曲应力。这一强大的屈曲应力导致股骨转子下内侧尤其是内后侧皮质承受巨大的压应力，达到1 200 lb/in²*，而外侧皮质受到张应力，达到1 000 lb/in²*。生物力学研究表明，一个重890 N的成年人能使股骨近端小转子下2.5～7.5 cm内侧皮质产生8.3 MPa的压应力，而外侧皮质所受的张应力相对于内侧皮质的压应力减少20%。以上生物力学研究未说明肌肉的收缩力对髋关节的影响，而

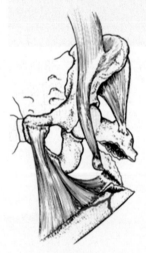

图9-36 股骨转子下骨折
的移位特征

Frankel等的研究弥补了这一点，他们发现髋部肌肉收缩时，髋关节所承受的应力可达3倍体重。缓慢行走所产生的作用于股骨头的应力可高达4.9倍体重。再加上转子下区域所承受的极高的应力负荷，导致转子下粉碎性骨折易发生畸形愈合及内固定失败。

股骨转子下有强大的肌肉附着，尤其内收肌力强大。转子下骨折常有典型的移位特征（图9-36），主要为强大肌肉的牵拉所致：①近侧骨折端，以外展（臀肌）、屈曲（髂腰肌）、外旋（外旋小肌肉）为主；②远侧骨折端以内移（内收肌）、短缩（腘绳肌）、外旋（重力）为主。

转子下是否属于血供的薄弱区在解剖学上仍有争论。但是转子下骨折由于暴力较大，粉碎类型（尤其内侧粉碎）多见，粉碎骨折常对局部的血供有较大的破坏，再加上手术操作复位骨折，往往对骨折端的血供有进一步破坏，致使转子下骨折愈合缓慢，骨折延迟愈合和不愈合的发生率较高。

二、转子下骨折分型

骨折的分型方法可以提示骨折的预后效果，指导临床治疗，警示潜在的并发症。

1. Boyd-Griffin分型　1949年，Boyd和Griffin在报告股骨近端骨折（从股骨颈关节囊外至小转子下方5 cm的范围，包含了转子间和转子下）时提出了这一分类，首次注

---

* 1 lb/in²=7.030 70×10² kg/m²。

意到了转子间的矢状面和冠状面骨折线。共分4型，其中的第3型和第4型为转子下骨折（图9-37）。

2. Felding分型 1966年，Felding提出一种基于主要骨折线与小转子的相对位置进行分型的方法：Ⅰ型为位于小转子水平的骨折；Ⅱ型为在小转子远侧2.5～5 cm骨折；Ⅲ型为在小转子远侧5～7.5 cm的骨折，并认为此区域内近侧骨折比远侧骨折的愈合率高（图9-38）。但此种分型方法并没有包含常见的转子下区域的长螺旋形骨折和粉碎性骨折。

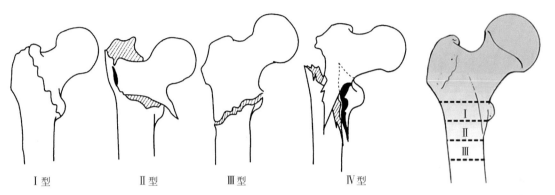

Ⅰ型　　　　　Ⅱ型　　　　　Ⅲ型　　　　　Ⅳ型

图9-37 Boyd-Griffin分型，其中Ⅲ型和Ⅳ型为转子下骨折　　　图9-38 Felding分型

3. Seinsheimer分型 1978年，Seinsheimer提出了一种根据主要骨折块的数量、位置及骨折线走向进行分型的方法，共分为5型（图9-39）。Ⅰ型为骨折无移位或移位小于2 mm的骨折；Ⅱ型为两部分骨折，又进一步分为：ⅡA型即小转子下横行骨折，ⅡB型即小转子下斜形骨折，ⅡC型即由小转子向外下方延伸的经转子下区域外侧骨皮质的反斜形骨折；Ⅲ型为三部分骨折，又进一步分为：ⅢA型即螺旋形骨折伴小转子骨折，ⅢB型即螺旋形骨折伴外侧蝶形骨折块；Ⅳ型为四个或更多骨折块的骨折；Ⅴ型为转子下骨折伴转子间骨折，包括转子下骨折线向上延伸至大转子。该分型可预示，如果内侧骨皮质支撑丧

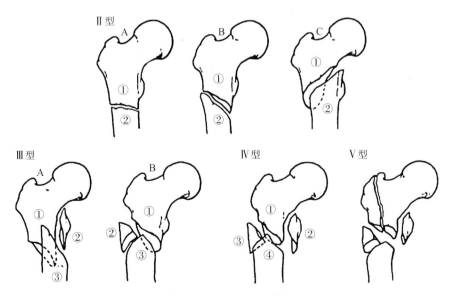

图9-39 Seinsheimer分型

失，则骨折有较高的内固定失败的风险，具有预后意义。这是大多数学者长期使用的一种分型方法。

4. Müller分型　　AO学会创始人Müller在1979年，按照骨折的程度，分为3型（图9-40）。A型为两部分简单骨折，骨折线呈横形或短斜型；B型为三部分的楔形骨折，主要骨折块之间仍有部分直接接触，包括外侧楔形骨块或内侧楔形骨块；C型粉碎型，主要骨折块之间没有直接接触，为节段性失去连续性。

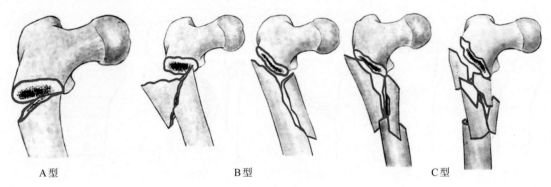

A型　　　　　　　　　　　B型　　　　　　　　　　　C型

图9-40　Müller分型（1979）

5. Russell-Taylor分型　　1991年，Russell和Taylor为适应股骨髓内钉的应用，根据小转子的连续性和骨折线向后延伸至大转子累及梨状窝之影响治疗因素，提出一种分型(图9-41)：Ⅰ型，骨折线未后延至梨状窝，ⅠA型骨折中，骨折块和骨折线自小转子下延至股骨峡部区域，这一区域可有各种程度的粉碎骨块，包括双侧皮质骨碎块；ⅠB型骨折的多骨折线和碎块包括在小转子至狭部区域。Ⅱ型骨折，骨折线向近端延伸至大转子及梨状窝，ⅡA型骨折，自小转子经股骨峡部延伸至梨状窝，但小转子无严重的粉碎或较大的骨折块；ⅡB型骨折，骨折线延伸至梨状窝，同时股骨内侧皮质有明显粉碎，小转子的连续性丧失。

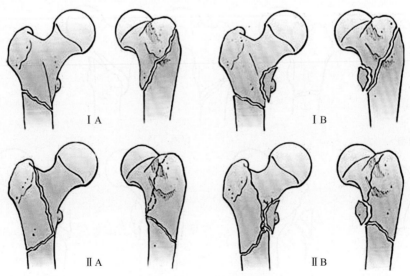

ⅠA　　　　　　　　　　　　　　　ⅠB

ⅡA　　　　　　　　　　　　　　　ⅡB

图9-41　Russell-Taylor分型

6. AO/OTA分型　　AO学会和以后的AO/OTA
联合分类，均将转子下骨折看成是股骨干骨折的范
畴，并没有对转子下骨折进行专门的分类。按照骨干
骨折的分类原则，转子下骨折的分类示意如图9-42。

三、转子下骨折的治疗历史

（一）髓外固定技术

1. 股骨近端锁定钢板　　是一种新型微创钢
板，遵循了BO原则，它的创新之处在于将常规加压
接骨板固定技术和生物性内固定器技术完美地整合
在一个内植物上，即钢板螺钉孔设计成既可使用标
准螺钉进行接骨板固定，又能使用具有成角稳定性
的锁定螺钉的结合孔。

2. 动力髁螺钉（DCS）　　AO初始的设计是将
DCS用于股骨远端的髁间骨折，但近年来已扩大到
股骨转子周围骨折的应用。DCS类似悬臂梁系统，
负重时负重力首先加于钢板的短臂，然后再分散至
各螺钉上，适合股骨近端的解剖结构特点，符合髋
部的生物力学要求。

3. 动力髋螺钉（DHS）　　Richard钉由波兰
ErnstPohl设计，1967年美国Callender开始应用临
床，经国际内固定研究学会（AO/ASIF）改进后称
之为动力髋螺钉。DHS自应用于股骨转子下骨折治

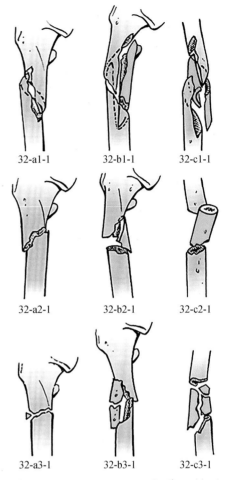

32-a1-1　　32-b1-1　　32-c1-1

32-a2-1　　32-b2-1　　32-c2-1

32-a3-1　　32-b3-1　　32-c3-1

图9-42　AO/OTA分型

疗以来，取得了良好的效果，目前已成为最常用的标准内固定方法之一。

4. 微创固定系统（LISS）　　近年来AO在经皮微创钢板固定技术理念的指引下，研
发出LISS。LISS由接骨板和锁定螺丝钉组成。第1代LISS研制于1995年，由AO/ASIF批
准并推荐作为一项新的内固定技术，国外已进行的多中心的临床结果和生物力学研究显
示，LISS接骨板对股骨转子下骨质疏松骨折及假体周围骨折具有很好的固定作用。

5. 骨外固定器单臂外固定支架　　是一种介于手术和非手术的半侵入式穿针外固定
方法，比较SHS及其他髓外钉板结构内固定物与外固定器治疗囊外髋部骨折的效果，发现
外固定器手术创伤小，恢复快，效果与SHS相似。

（二）髓内固定技术

1. 股骨重建钉　　最早产品是1986年推出的Russell Taylor重建钉，近端两枚6.5 mm
拉力螺钉与主钉形成交锁，有效控制头颈部旋转，使得钉近端的强度最大化。主钉对股骨
干形成中轴固定，通过髓腔中央承担应力，避免股骨干区的应力过分集中，术中无须重建
内侧皮质的连续性，有利于骨折愈合。对于Russel-Taylor分型ⅠB、ⅡB型骨折，重建钉
固定最坚固是最佳选择。

2. PFNA   1996年, AO/ASIF针对Gamma钉的某些不足作出相应的改进而推出了股骨近端髓内钉。

(三) 人工关节置换术

1974年, 人工关节置换治疗老年股骨转子下骨折已有报道。主要应用于严重粉碎股骨转子下骨折并伴有严重骨质疏松的患者, 同时应用于股骨转子下骨折其他内固定失败后、骨不连的患者。可尽快恢复患者负重功能, 早期离床活动, 降低死亡率, 缩短卧床时间, 减少并发症, 提高生活质量。

四、转子下骨折治疗的选择

1. 保守治疗   股骨转子下区有其独特的解剖学特点。转子下区是指小转子到股骨峡部之间的区域, 一般为小转子下5 cm。这一区域承受着较高的压力, Koch曾计算内侧皮质承担压应力高达1 100 N, 故转子下骨折常为粉碎性骨折, 这也提示重建内侧皮质的重要性。转子下区为股骨干上应力传导的集中区域, 主要由厚的皮质骨构成, 其血供较差, 一旦发生骨折, 愈合也就相对较缓慢。

股骨转子下骨折由于上述特点, 保守治疗效果较差。对于老年患者, 长期卧床牵引易导致压疮、坠积性肺炎、深静脉血栓形成等并发症。目前认为, 对于无绝对手术禁忌证的患者, 手术治疗仍是最佳方式。由于保守治疗的病例较少, 对于保守治疗效果鲜有文献报道。早期的文献也很少对保守治疗和内固定治疗的效果进行比较。1978年, Vlasco等回顾性研究了82例病例, 结果32例保守治疗的患者中50%发生不良结果, 包括髋内翻、短缩、旋转畸形等, 而手术组的发生率仅为21%。Seinsheimer (1978) 回顾性研究56例病例, 手术治疗的47例中9例发生内固定失效, 3例不愈合, 失败率26%。9例保守治疗病例均愈合, 但5例 (56%) 发生15°~ 29°的内翻。

2. 手术治疗   该类骨折因受高能量暴力所致, 粉碎骨块较多, 很难手法复位及固定, 近年来更注重手术治疗。在手术技术上, 髓内钉固定多可闭合复位, 保护了骨折端的血运, 且切口小, 出血少, 手术时间短。临床报道, 闭合复位髓内固定的感染率及不愈合率均较低。

对于手术时机选择的问题上, 目前国内外存在两种意见: 一种认为应早期手术, 可以尽早功能锻炼减少卧床并发症; 另一种认为应在急性创伤反应结束后再实施手术, 可以减少术后并发症。总的来说, 在受伤后3天内手术对患者术中术后各方面的治疗均具有积极的影响; 如果手术延迟超过7天, 将严重影响患者的恢复。

五、手术技巧

(一) 髓外固定技术

1. 股骨近端锁定钢板   是一种新型微创钢板, 其最初是用于固定股骨髁间骨折或髁上骨折, 遵循了BO原则, 此内植物的钢板螺钉孔为既可使用标准螺钉进行接骨板固定, 又能使用具有成角稳定性的锁定螺钉的结合孔。其内在稳定性增强了骨折块钢板、螺钉之间的固定强度，抗旋转能力较强（图9-43）。在功能上可被理解成一个锁定的内固定支架，从而降低了股骨转子下骨折复位的危险性，在使用时因板与钉间的锁定结构，故而无须严格预弯，术中也不用塑形，从而减少了手术时间。此外，由于股骨近端锁定钢板固定螺钉向不同方向的交叉设计，提高了内固定物的抗拔出力，较适合用于骨质疏松骨折患者。有生物力学测试表明，股骨近端锁定钢板等于或优于95°髁刃钢板和DCS。但是，Wieser等（2010）报道了4例由于内侧骨皮质缺损导致股骨近端锁定钢板失效的病例。Glassner等（2011）也报道了7例股骨近端锁定钢板失效的病例，原因为内侧骨皮质缺损或是手术技术问题。故此，股骨近端锁定钢板相较更适合骨质疏松骨折的患者，但在选用时，仍需综合考虑多方面因素。

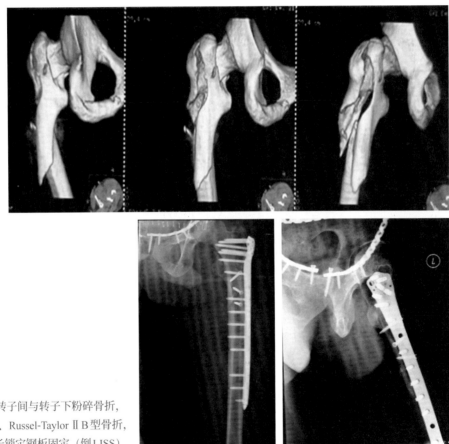

图9-43 股骨转子间与转子下粉碎骨折，Seinsheimer V型、Russel-Taylor II B型骨折，行股骨近端加长锁定钢板固定（倒LISS）

对于RT-II A和RT-II B型骨折患者，可以使用髓内钉治疗，但由于骨折线累积梨状窝，对于入针点可能会有影响，加大手术操作难度，故此类型骨折可以选用股骨近端锁定钢板。选板时可选用较长的钢板，这样可以允许4或5枚位置较好的螺钉（低密集度钉）的置入。在固定远端时，应注意考虑远端钢板末端应力增加的问题，钢板末端孔避免使用双皮质锁定钉，可采用双皮质非锁定钉或单皮质锁定钉。若考虑使用双皮质非锁定钉，则应在上锁定钉前使用，且双皮质非锁定钉应打在钢板末端倒数第2孔的位置。手术结束后，应仔细评估旋转，与开始时小转子轮廓进行对比。

2. 动力髁螺钉（DCS） 是AO在95°髁钢板基础上开发出来的，具有操作简单、稳定可靠等优点，最初应用于固定股骨髁间骨折及髁上骨折。DCS类似悬臂梁系统，负重时负重力首先加于钢板的短臂，然后再分散至各螺钉上，适合股骨近端的解剖结构特点，符合髋部的生物力学要求。同时，此内固定使转子下骨折可在两个平面上对线，使得骨折的解剖复位更加精确。在内侧骨皮质完整或植骨的情况下，位于股骨外侧的DCS可起到张力带的作用。因DCS固定时滑动螺钉入点较高，只要大转子上方骨质完整，滑动螺钉则可通过大转子、头颈部有效固定，从而完成整体固定。对逆转子骨折合并股骨中上段严重粉碎的骨折，DCS具有很好的适应证。对于首次行DHS内固定失效、骨折不愈合的患者，DCS也可为其翻修术的一种方法被应用。Rohilla等（2008）回顾了43例使用DCS治疗的转子下骨折患者，平均骨愈合时间16周，无不愈合、延迟愈合及内固定失败发生。Neogi等（2009）采用DCS治疗转子下粉碎性骨折40例，所有病例全部愈合，平均愈合时间15.6周，优良率95%。而DCS在治疗老年性股骨转子下骨折患者中，有着较高的失败率和不愈合率。但有研究表明，此较高的失败率和不愈合率与是否植骨并无关系，而与是否过度负重有关，当限制负重时，不稳定的股骨转子下骨折的老年患者中内固定失败率显著下降，但由于对老年患者不宜限制负重，他们建议应避免在老年人中使用DCS固定股骨转子下骨折。

3. 动力髋螺钉（DHS） 由一根粗大的宽螺纹拉力螺钉与套筒钢板及加压螺钉连接构成，可通过套筒做轴向移动，其优点为在静力加压的同时还具有滑动加压功能，将作用于股骨头的力分解为使骨折移位的内翻剪切力和使骨折相嵌插稳定的压缩力，从而增加骨折部的稳定性，促进骨折愈合。DHS自应用于股骨转子下骨折治疗以来，取得了良好的效果，目前已成为最常用的标准内固定方法之一，近端骨折块可由动力加压螺钉和另外2至3枚松质骨钉或皮质骨钉固定，明显提高了骨折近端的固定强度，使远近骨折段固定的力量均衡，以抵消髋部肌群的力量，从而使骨折稳定性更好。有研究表明，DHS和股骨近端髓内钉固定在术后髋关节功能比较其并发症发生率无明显差别，而采用髓内钉固定在内固定失败率、骨折不愈合率及再手术率较DHS低，且在老年性患者中更低，故对于老年性股骨转子下骨折更宜采用髓内钉固定技术。

手术时应在牵引床上尽可能完成手法复位，然后仔细检查矢状位与冠状位的X线透视影像，尽可能减少对线不良。而正确放置加压螺钉对于减少内固定失效至关重要。其中一个重要指标便是尖顶距，即在前后位及侧位影像上，加压螺钉头尖端至股骨头顶部距离之和应小于25 mm，超过25 mm则失败风险呈指数增加。

（二）髓内固定技术

转子下骨折的长型髓内钉固定（指插到股骨髁部），由于具有微创、生物力学优势等特点，是目前的金标准。无论是生物力学研究还是临床随访证据，均证明了髓内钉治疗转子下骨折的优势。对不累及小转子近侧的转子下骨折，虽然常规模式的髓内钉交锁模式置入方便（指从大转子打入小转子方向），也能取得较好的效果，但目前大多数学者推荐进行头髓钉模式的固定（打入股骨头内）。对年轻患者，推荐在股骨头内采用较细的分开的双钉（重建模式）；对老年患者，推荐采用粗大的单钉或双咬合螺钉（图9-44）。AO学会新近出产的MetaTan，股骨头内是两枚较细的咬合螺钉，兼顾了前述两者的优点，适用于

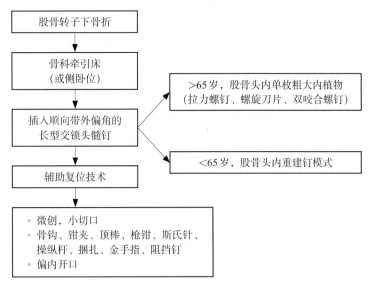

图9-44　股骨转子下骨折的髓内钉选择

所有年龄的转子下骨折或转子下合并股骨颈骨折。

　　为了减少徒手打入远侧交锁螺钉耗时较长和出血较多的问题，对手术目的仅是为了方便护理的高龄老年患者，也可以采用短钉或中钉固定（图9-45），目的是快速结束手术、稳定骨折、消除疼痛、患者能在床上坐起、方便大小便清理等。要求远侧的交锁螺钉距近侧的骨折线应在1.5～2个骨干直径以上（5～6 cm），选用徒手能够插入的尽可能粗的头髓钉，减少头髓钉在髓腔内的摆动，提高稳定性。

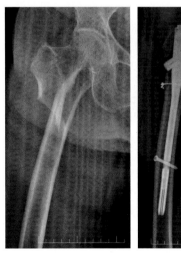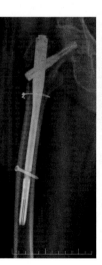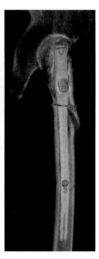

图9-45　女，93岁，股骨转子下骨折，在微创捆扎获得骨折良好复位之后，插入24 cm长头髓钉，在体外导向器下快速完成远侧交锁

　　1. 股骨重建钉　　最早产品是1986年推出的Russell-Taylor重建钉，近端由2枚6.5 mm拉力螺钉与主钉形成交锁，有效控制头颈部旋转，使得钉近端的强度最大化。而主钉对股骨干形成中轴固定，通过髓腔中央承担应力，避免股骨干区的应力过分集中，术中无须重建内侧皮质的连续性，有利于骨折愈合。对于RT-ⅠB、RT-ⅡA及RT-ⅡB型骨折，重建钉固定最坚固，是最佳选择，可以使用近端重建锁定钉模式。RT-ⅠA型骨折则可使用

标准的锁定或重建钉。但是，在RT-ⅠA型中较靠近小转子的骨折，更倾向于近端交锁重建钉。有生物力学试验的结果也证实了重建钉在治疗稳定和非稳定的转子下骨折都十分有效，固定的强度大，骨愈合率高，而且髋、膝关节功能恢复优良，并发症明显减少（图9-46）。

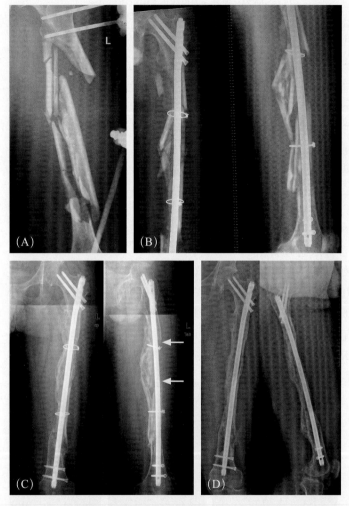

图9-46 男，24岁，摩托车祸，左股骨干及转子下闭合性节段性粉碎骨折

A.急诊行外固定架固定，可见骨片有分离、游离、翻转；B.伤情稳定后，行骨折微创小切口复位，重建钉内固定术；C.术后1年，骨折愈合，但中段前方骨缺损较多（箭头）；D.取出捆扎的钛缆，进行植骨。术后6年随访

对老年患者，其股骨头骨量较少，推荐可使用Gamma钉、髓内髋螺钉或InterTAN（图9-47）。

2. 股骨近端髓内钉（PFN）　　AO组织于1996年在Gamma钉的基础上设计了全新的髓内钉治疗股骨转子下骨折，称为股骨近端髓内钉，分为长型和标准型。PFN为中心性固定，具有力臂短、弯矩小、滑动加压的特点，同时增加了防旋螺钉，使股骨颈内双钉承载，大大加强了骨折端的防旋、抗拉及抗压能力。此外，由于远端锁钉与远端钉尾距离较远，可以分散应力使股骨干应力集中有效减小，减少了股骨干应力骨折的发生率。对于不稳定性转子下骨折，负荷则主要通过内固定传递到骨折远端，提供坚强固定，有利于早期功能锻炼。

PFN适用于Sensheimer ⅡB、ⅡC及Ⅲ～Ⅴ型转子下骨折。临床上，PFN的治疗效果也是非常好的。Ramakrishnan等报道了49例患者采用长PFN治疗转子下骨折，全部愈

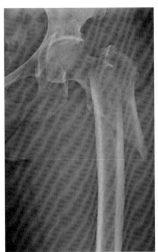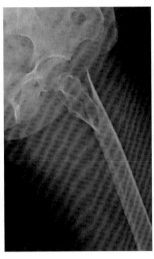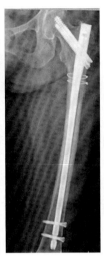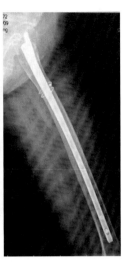

图9-47 股骨转子下骨折，Seinsheimer ⅡC型、Russel-Taylor ⅠA型骨折，行加长InterTAN固定，钛缆捆扎

合，平均愈合时间为19.4周，并发症发生率低，无内固定失败。然而，应用PFN治疗转子下骨折时，具有两个主要并发症"Z"字效应和反"Z"字效应，"Z"字效应是指近端下方锁钉向外侧滑出，伴内翻型骨折及上方锁钉向内侧滑动并贯穿股骨头；反"Z"字效应是指上方锁钉向外侧滑出，而下方锁钉向内侧滑动，它们的发生率为0.6% ～ 8%。有报道称造成"Z"字效应的原因是骨折处内侧皮质缺损或强度不够，造成股骨内侧缺乏支撑所致。

故此，AO/ASIF推出了PFNA，PFNA为螺旋刀片交锁装置，螺旋刀片的强度比其他交锁钉大41%，所能承受的屈服应力也比其他的交锁方式大13% ～ 21%。PFNA与PFN的区别在于将圆柱状的拉力螺钉和防旋钉改为螺旋形的刀片，通过直接向股骨头内打入该螺旋刀片，由于螺旋刀片宽大的表面积和逐渐增加的芯直径。对其周围的松质骨造成挤压，使本来较疏松的松质骨变得密集，从而增加内植物与股骨头之间的把持力，避免股骨头的旋转、内翻与后倾，进而避免螺旋刀片的切出。由于其使用例数的增多，适应证的扩大，特别是骨质较疏松的老年患者股骨转子部粉碎性骨折的应用，并发症也随之逐渐增加，如髋内翻、大转子的分离、髓内压的增高所致的心肺功能受损。

总之，PFNA在保留了PFN防旋、抗拉及抗压等有点外，增强了内植物与股骨头的把持力，避免了螺旋刀片的切出，相对解决了PFN所致的"Z"字效应和反"Z"字效应，是目前来看治疗股骨转子下骨折的最佳内固定物。

目前手术入钉点多使用改良转子内侧入路，位于大转子内侧，X线影像中正位像沿着转子间嵴，侧位像与股骨轴一致。扩髓时应比髓内钉直径多1.5 mm。

（三）人工关节置换术

人工关节置换术具有尽快恢复患者负重功能、早期离床活动、降低死亡率、缩短卧床时间、减少并发症、提高生活质量的优点。主要应用于严重粉碎股骨转子下骨折并伴有严重骨质疏松的患者，以及其他内固定术失败后、骨不连的患者。相较于其他内固定方式，人工关节置换术虽然增加了手术的风险，但也减少了二次翻修手术的概率。临床医生在选择时，应慎重考虑骨折类型、骨骼质量、患者年龄、预期寿命等问题。

六、骨不连的危险因素与处理措施

文献报道，转子下骨折的再手术率达2.3%～23%，其主要原因是骨不连发生率高。文献报道的骨不连危险因素包括：糖尿病、吸烟、骨量差、使用皮质激素、骨折复位不足、小转子区域的内侧残留间隙、需要开放复位、骨折端内翻畸形（>10°）、尖顶距、入钉点位置。

Miedel等（2011）总结了一组53例平均年龄82岁（范围61～94）的股骨转子下骨折患者，采用长Gamma钉治疗，均至少随访1年。结果6例需要进行再次翻修手术（11%），5例归因于手术技术不佳，1例是同侧股骨远侧骨折。作者将骨折复位质量分为好和可接受两组进行分析，发现在医生认为骨折复位质量好的患者中，没有再手术的病例；而在医生认为骨折复位质量可接受的患者中，23%需要再次翻修手术。

Krappinger等（2019）通过74例股骨转子下骨折中17例骨不连（23.0%）的分析，将危险因素分为5类15种（表9-4），其中仅有3种危险因素对骨不连的发生具有统计学意义（$P<0.05$），即术后内翻畸形、术后内侧皮质缺乏支撑、术后12周内自我动力化（即远侧的静态交锁螺钉自动断裂）。可以看出，这3个危险因素均为属于力学方面（图9-48）。进一步统计发现，具有一个危险因素者，骨不连发生率为2.9%，具有2个危险因素者，骨不连的发生率为23.8%，具有3个危险因素者则为100%（$P=0.001$）。而其他的12个危险因素在骨不连组与骨愈合组，均无显著的统计学差别。

Panteli等（2021）总结了561例转子下骨折，其中86例形成骨不连（15%），其中萎缩性骨不连67例（78.8%），肥大性骨不连12例（14.1%），感染性骨不连6例（7.1%），平均年龄69岁。经多因素回归分析，作者得出了一个髓内钉术后早期判断骨不连的风险因素评分表（表9-5），当评分达到18分时，骨不连的风险显著增加。从表中可以看出，有

表9-4 股骨转子下骨折骨不连的5类危险因素（Krappinger，2019）

分类	危险因素	评估方法
患者相关因素	1. 年龄	
	2. 性别	
	3. 骨质疏松	在侧位片，测量皮质厚度指数
骨折相关因素	4. 高能量、低能量	根据受伤机制
	5. 骨折的Seinsheimer分类	二部分骨折，三部分及以上骨折
	6. 大转子尖与原发骨折线中心的距离	在正位片测量
手术相关因素	7. 正位上残留的移位	
	8. 侧位上残留的移位	
	9. 髓内钉的静态或动态交锁	
力学因素	10. 骨折复位后内翻	颈干角减少>5°即为内翻
	11. 骨折复位后内侧皮质缺乏支撑	分为3种类型
	12. 髓内钉自我动力化	12周内，由于远侧静态交锁螺钉的松动或断裂
生物学因素	13. 骨折切开复位	
	14. 使用钢丝等捆扎	
	15. 与二膦酸盐相关的非典型骨折	用药至少1年，骨折局部外侧皮质增厚，骨折线简单

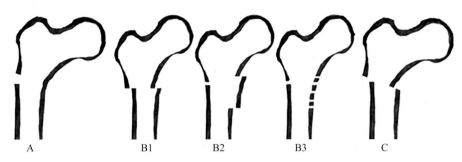

图9-48 头颈骨块内翻与缺乏内侧皮质支撑是骨不连的两大危险因素

A.头颈骨块内翻，但仍有内侧皮质接触支撑；B.缺乏内侧皮质支撑的3种类型，B1是由于骨折复位不足，B2是由于存在一个大的内侧蝶形骨块，B3是内侧皮质粉碎；C.头颈骨块内翻合并内侧皮质支撑缺失

表9-5 骨不连的风险因素评分表（Panteli，2021）

序 号	风险因素	分 值
1	糖尿病	6
2	伤口深部感染	35
3	粉碎程度（简单或严重）	13
4	非典型性骨折（服用双磷酸盐）	14
5	外侧皮质间隙（≥5 mm）	11
6	复位之后角度（内翻5°～10°）	9
7	复位之后角度（内翻>10°）	20
总分达到18分，骨不连可能性显著升高，达26%		

两个高分值的因素：①深部感染；②显著的内翻畸形>10°，出现任何一个均伴随着骨不连发生率的显著增加。

笔者认为，髓内钉治疗股骨转子下骨折的精髓为：①在提供相对稳定的同时；②保护骨折部位的血供；③促进骨痂的形成。可以说，转子下骨折的愈合，均伴随着丰富骨痂的生长（表9-6，图9-49）。

目前有众多的技术方法可以实现骨折的微创复位，应根据是闭合复位还是有限切开复位（表9-7）、骨折的类型（表9-8）等进行选用。环扎是常用的微创复位和固定方法，

表9-6 股骨转子下骨折髓内钉治疗的关键点

危险因素	克 服 方 法
内翻畸形	• 先复位骨折，能帮助寻找正确的髓内钉入钉点 • 近侧通道技术（在未累及入钉点的骨折），入钉点偏内，大转子顶点内侧 • 获得正常的颈干角或轻度外翻复位
缺乏内侧皮质支撑	• 对抗内侧弯曲应力，弯曲力矩 • 内侧皮质无粉碎，能接触砥住，髓内钉是负荷的分担者 • 内侧皮质有粉碎，无法砥住，髓内钉是负荷的唯一承担者 • 转子下的内侧骨片，分离超过1 cm，建议捆扎复位
骨折端过牵	• 避免过牵形成纵向间隙 • 皮质骨的纵向间隙1 mm，需要3个月才能愈合
损害血供	• 避免过多剥离，微创操作 • 避免短距离内的过多捆扎，间隔至少5 cm

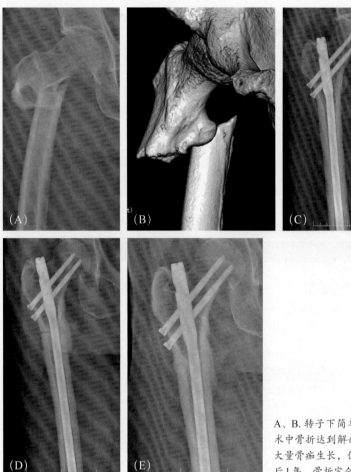

图9-49 男，59岁

A、B. 转子下简单骨折；C.采用闭合复位重建钉内固定，术中骨折达到解剖复位；D. 术后7个月，内侧的压力区有大量骨痂生长，但外侧的张力侧骨折线仍清晰可见；E. 术后1年，骨折完全愈合

表9-7 根据是否切开操作选用微创复位方法

操 作		方 法	说 明
闭合复位	经皮撬拨，操纵杆技术	在两部分的转子下骨折，在近侧、远侧或两侧骨块中，经皮打入斯氏钉，通过操作斯氏钉帮助复位。然后插入髓腔内导针，进行扩髓	需要一直手控操作维持复位，或者将斯氏钉安装在股骨牵开器上，解除手部疲劳，打入的斯氏钉需避免与扩髓器、髓内钉相干扰撞击
	使用扩髓器作为复位工具	在近侧骨折块较大时，通过插入一硬的扩髓器，可以对抗肌肉牵拉的畸形力量，控制近侧骨块的方位，使近侧骨块作为通道，让髓腔导针进入远侧骨块	入钉点的位置很重要，不恰当的入钉点将最终导致骨折复位不良
	金属手指复位工具	在纵向牵引能基本复位骨折长度、遗留骨折内翻错位的情况下，闭合插入金手指能帮助纠正局部畸形	
	阻挡钉技术	阻挡钉的原则是通过对髓内钉施加对抗力量而纠正骨折的对线不良。阻挡钉都是打入在畸形的凸侧，在转子下部位，都是在内侧	阻挡钉技术学习曲线长，有导致局部医源性骨折、使骨折更加粉碎的危险
	尖头复位工具	如果转子下骨折向近侧延伸到转子间，近侧骨块往往呈屈曲位，此时用一把带尖齿的复位工具（如Hoffmann拉钩），通过打入股骨头内植物的切口（在大转子远侧），即可将其压下去而获得复位。有时，也可在大腿前方做一皮肤戳口，从前方将翘起的近侧骨块压下去	向近侧延伸至转子间的转子下骨折、长斜形骨折、伴有冠状面劈裂的骨折，这一方法很有优势

(续表)

操作		方　　　法	说　明
有限切开复位	钳夹复位技术	对长斜形骨折，小切口就足以插入复位钳（Weber钳、Kocker钳、长钳等）帮助复位。但对螺旋形骨折，切口往往需要大一些，才能确切地感知到骨折错位的立体形态。螺旋形骨折非常不稳定，牵拉恢复骨折长度之后，肌肉的牵拉力量很大，有时需要特殊的共轴钳，施加加压力量才能维持住复位，或者分别使用两把钳夹	钳夹移除之后，骨折块可能仍会移位、仍有微动，使骨折愈合时间延长
	使用带尖齿的工具	对外展移位或向前屈曲移位的近侧骨折块，用Hoffmann撬板拉钩或其他带尖齿的工具（球头尖齿钳，球头尖齿顶棒），通过推顶，可以将其回位到正常的位置。此时需用手部力量维持，一直到头颈骨块内植物入之后。对外展移位的近侧骨块，可以在髓内钉插入之后，用头颈螺钉的套筒向内侧推顶外侧皮质，维持复位直到完成头颈固定	
	骨钩复位	在远侧骨块内收的情况下，从骨干下方插入骨钩至内侧，向外牵拉（或同时向上提拉）帮助远侧骨块复位	
	钢丝或钢缆捆扎复位	在肌肉力量非常强大或骨折移位非常明显的情况下，通常需要进行有限的切开复位，用钢丝与钛缆予以环扎，维持复位。捆扎在斜形骨折和螺旋形骨折的复位中非常实用。捆扎会影响血供，但能可靠地对抗骨折移位导致的复位不良。微创钢丝导入器，能减少切口暴露，方便完成捆扎	

表9-8　根据骨折形态选用微创复位工具

转子下骨折类型	推荐复位工具
横形和短斜形	• 硬的扩髓器（近侧骨折段长） • 骨折复位钳 • 带尖齿器械，如Hoffmann撬板拉钩 • 斯氏钉、操纵杆 • 带球头的尖齿器械，如顶棒 • 骨钩
长斜形	• 带球头的尖齿器械，如顶棒 • 带尖齿器械，如Hoffmann撬板拉钩 • 骨折复位钳 • 微创钢丝导入器 • 骨钩 • 阻挡钉技术
螺旋形	• Weber钳夹 • 共轴钳夹 • 捆扎（钢丝、钛缆）
粉碎	• 骨折复位钳 • 带尖齿器械，如Hoffmann撬板拉钩 • 骨钩 • 阻挡钉技术
转子下延伸至转子间	• 在前方施加压力，如采用骨膜剥离器、带尖齿器械的Hoffmann撬板拉钩 • 骨钩 • 骨折复位钳

Hoskins等（2022）对此进行了系统综述和Meta分析，共总结了18个临床研究（均为回顾性），其中使用环扎者378例，不使用环扎者911例，结果两组之间在并发症风险方面并无差别（再次手术率、不愈合、骨折复位丢失、内固定失败、愈合时间）。作者发现，环扎者的骨折复位更好，也更多地用在高能量损伤之中。

七、并发症

1. 固定失效和内固定断裂　　会导致骨折延迟愈合、不愈合、感染、持续的疼痛、功能障碍等（图9-50～图9-52）。大部分畸形愈合都是由于手术时对线不佳导致，而不是手术后对线丢失。最常见的对线不良是远端骨块的内翻、屈曲、外旋，而缩短也有可能发生。内固定失效常表现为患肢逐渐出现畸形和短缩，患肢无力不能负重。

2. 畸形愈合　　发生率比报道的要高。愈合不良可能会导致股骨近端的内翻对合，由于大转子位置更近端，这种内翻对合会减少外展肌的作用。愈合不良也会影响肢体长度和

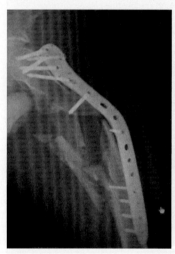
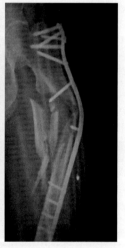
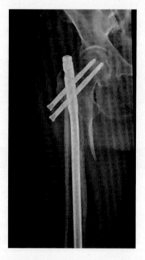

图9-50　Seinsheimer Ⅳ型、Russel-Taylor Ⅰ B型骨折，钢板固定失败，内翻畸形

图9-51　Seinsheimer Ⅱ B、Russel-Taylor Ⅱ A骨折，重建髓内钉固定术后，股骨短缩，头钉退出

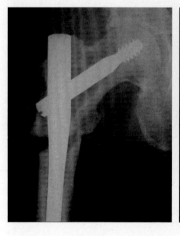
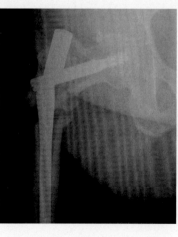

图9-52　股骨转子下骨折，过牵位固定，髓内钉在拉力螺钉斜孔处断裂（力学薄弱处）

旋转功能。目前还没有关于治疗近端转子下愈合不良的大型出版物；但是如果畸形特别严重，可进行适宜的截骨术。适当的截骨术后移植物的选择取决于前次的植入物、可用的骨质量和股骨头的缺损。95°接骨板可以放置在近端碎片里面，在畸形最高点进行的适宜的截骨术，当钢板固定到股骨干上后通常可以实现矫正对合，如同急性骨折的间接复位所用的技术一样。钢板通常可以放置在股骨干的前部，这个部位不会受到之前内固定器械的影响。

3. 骨不连　　骨不连是一种罕见但是难处理的转子下骨折并发症。处理骨不连的方法很多，但是必须判断骨折是以适合的方式对位并且可以使用更换螺钉处理，或是存在对位不良的情况，而这种现象则需要通过将骨不连的两端骨块进行重新对位（更常见的情况）。一般来说，如果骨不连对位良好并且已经置入螺钉，可以用更大直径的螺钉在闭合的环境下更换，如果由于先前的固定导致的骨缺损仍然存在，在近端骨段中具有不同锁定配置的骨钉可以更好地固定近端骨段。如果出现了装备故障、近端骨段过短或是排列有问题，那么可以使用95°接骨板行开放钢板技术。通常需要一个完整的骨不连截骨（去除骨不连位置上所有的纤维组织），而且必须实现加压固定。一些研究表明，只要近端骨段可以得到固定，就可以成功实现连接。所以使用骨移植或骨移植替代材料治疗萎缩性骨不连或骨缺失。关节置换术可能会加剧老年患者手术致骨不连现象发生的概率，尤其是由于先前的固定尝试导致的近端骨碎片型大规模骨缺损或螺钉拔出导致的关节损伤。

4. 感染　　感染仍然是最难处理的并发症之一，它通常与骨不连相关。早期的术后感染可以使用清创术、保留稳定骨质和静脉使用特效的抗生素处理。慢性感染或是带疏松和粉碎骨质时，可移除所有骨质，彻底冲洗和清创整个区域（通常扩张股骨管道），对患者静脉使用一段时间的抗生素。

总之，目前的生物力学研究和临床资料显示，对股骨转子下骨折，优先推荐髓内钉固定。对分离移位较大的骨片（>1 cm），建议予以微创技术复位捆扎。

（郑龙坡　张世民）

第八节　同侧股骨干合并股骨颈骨折

1. 降低漏诊率
2. 两处骨折的特点
3. 治疗方法的发展

4. 治疗方法的选择
5. 手术技巧
6. 常见并发症

高能量创伤导致的股骨干骨折（或转子下骨折），可同时伴发同侧的髋部损伤，其髋部损伤的类型包括：股骨转子间骨折、股骨颈骨折，股骨头骨折、髋关节脱位（前脱位、后脱位、中心脱位）、髋臼骨折（各种类型），以股骨干骨折伴发同侧股骨颈骨折较为常见。

一、降低漏诊率

1953年，Delaney和Street首次报告了高能量损伤导致的股骨干骨折伴同侧股骨颈骨折（ipsilateral femoral neck and shaft fractures，IFNSF）。以后文献报道其发生率占全部股骨干骨折的2.5%～6%，伤因多与车祸和高处坠落有关。其特点是年轻患者、多发伤、病情重、髋部损伤的漏诊率高（漏诊率和延迟诊断率31%～57%），治疗难度大，畸形愈合率和股骨头坏死率仍较高。

采取下列措施，有助于避免股骨颈骨折的漏诊：第一，对于高能量股骨干骨折的患者，不应遗漏髋部X线片；第二，由于怀疑或已知有同侧髋臼骨折而进行了骨盆斜位摄片，则应仔细阅片以确定是否有股骨颈骨折的存在；第三，如果为了评估腹部或骨盆部的损伤而采用了CT扫描，则应仔细阅片，因为一些隐匿性骨折常常会在相关的轴向位片上显示出来；第四，术中在开始顺行置入髓内钉治疗骨折前应用透视进行检查；第五，在股骨干固定后应将股骨内旋10°～15°以便进行透视和X线检查。最后，在将患者送出手术室前，应对术后髋部情况进行X线检查以确定股骨颈的结构是否完整。

随着CT扫描的普及，只要想到了股骨干骨折有合并股骨颈骨折的可能，并进行了相应的检查，可以明显降低股骨颈骨折的漏诊率。

二、两处骨折的特点

同侧股骨干合并股骨颈骨折，是高能量暴力连续作用的结果，即"暴力沿着股骨干纵向挤压"所致。股骨干中段骨折多见，多为粉碎性且移位明显。股骨颈骨折有25%～51%的骨折线是纵行，无或很少移位，这可能是因为致伤能量大部分已被股骨干骨折所吸收，其残余的能量虽可导致股骨颈骨折，但股骨颈骨折的移动程度较小。如果是屈膝位遭受前方暴力，暴力首先导致股骨干骨折，如残余暴力沿股骨干近折端继续向上传导，即可能导致股骨颈骨折、髋关节后脱位、髋臼后壁骨折等。暴力首先造成股骨干骨折，股骨颈在股骨干骨折后未完全吸收的能量作用下发生骨折。

股骨干骨折按部位可以分为股骨干下段、中段、上段骨折。根据AO分型，可以分为32A型骨折（简单骨折），32B型骨折（楔形骨折）和32C型骨折（粉碎骨折）。总结文献资料，股骨干骨折发生在股骨干中1/3约占60%，股骨干上1/3骨折约占19%，股骨干下1/3骨折约占21%，且85%的股骨干骨折为粉碎性骨折。

股骨颈骨折多发生在基底部，常为Garden I或Ⅱ型，无明显移位的占81%，症状易被忽视。在Alho等（1997）的系统评价中，合并髋部骨折中，股骨头下型骨折占2%，股骨颈中部骨折占21%，股骨颈基底部骨折占39%，经大转子骨折占14%，经转子间骨折占24%。作者对52例股骨干骨折合并股骨近端骨折的病例进行研究，发现股骨颈骨折线的下方穿出点在股骨颈的下方至小转子近端之间，骨折类型有3种：①股骨颈基底部的骨折，最常见；②剪切力所致的关节囊内垂直于股骨颈中部的骨折，占35%；③经大转子处的转子间骨折占10%。这说明伴发的股骨近端骨折主要是关节囊外的骨折。所有关节囊内的骨折均为垂直方向剪切骨折，该型骨折发生移位，固定将十分困难。股骨干骨折合并股骨颈骨折的患者，股骨颈发生骨不连或者无菌性坏死的发生率，要比高能量所致的单纯股骨颈骨折的发生率要低。这是由于在这类合并损伤中，股骨颈骨折以关节囊外型为主，且移位不明显。对股骨颈骨折的诊断延迟以及在股骨干骨折固定后再治疗股骨颈骨折（如医源性股骨颈骨折或隐匿性股骨颈骨折）并不一定会增加并发症的发生。

三、治疗方法的发展

既往治疗方法很多，但缺乏统一。多数学者认为首先解决危及生命的创伤，待生命体征稳定后，明确诊断，早期行内固定手术治疗。

既往主张对股骨干骨折和股骨颈骨折分别进行内固定。对于股骨颈骨折和股骨干骨折内固定的先后顺序问题，有三种观点：一是认为如果不优先固定股骨颈骨折，可造成股骨头坏死，股骨颈骨折的骨折端移位、增加骨不连风险，因此应先复位股骨颈再复位股骨干；二是认为应先固定股骨干，这样稳定住下肢，才能有利于股骨颈的复位和固定；三是认为应根据股骨干骨折的部位和股骨颈骨折的移位程度，来决定的固定方式及顺序。对于股骨颈骨折无移位的股骨干骨折，优先复位固定股骨颈骨折，可以克氏针临时固定，以免股骨颈骨折移位加大，导致再复位困难。而对于移位明显的股骨颈骨折，漂浮的股骨近端骨折对股骨颈骨折复位来说是很困难的，应先固定股骨干后再固定股骨颈。现在普遍认为，根据不同情况选择不同顺序可以有效减少股骨颈骨折再移位与损伤。近些年来，单一植入物如股骨头联合髓内钉（重建钉，股骨近端锁定加压钢板，InterTAN髓内钉，加长DHS，加长PFNA）已经用来治疗股骨干骨折合并股骨颈骨折，在几个小规模的病例研究当中显示了较好的结果，被推荐为一种可行的治疗方法（股骨颈基底部非移位性骨折）。但是Watson和Moed（2002）总结了这类损伤的13例骨折愈合并发症，其中使用重建钉的8例中有6例（75%）发生股骨颈的骨不连。Jain等（2004）对23例同侧髋部和股骨干骨折采用单一植入物治疗并进行了4年以上随访，发现股骨颈骨折的并发症占所有病例的13%，包括1例骨不连，1例内翻畸形愈合，1例无菌性股骨头坏死。股骨干骨折合并股骨颈骨折应用重建钉治疗仍存在很多技术和理论上的困难。第一，髓内植入物不能作为股骨颈骨折的主流治疗方法。第二，重建钉置入点常常与股骨颈骨折的部位一致。即使对股骨颈骨折进行切开复位，在髓内钉置入时股骨颈骨折仍有可能再次发生移位。第三，技术上的挑战是将髓内钉以适当的前倾角置入合适的位置，以使两枚螺钉能准确置入股骨头并平行于股骨颈。为了避免入钉点通过或接近股骨颈骨折处，采用转子处作为入钉点置入来治疗这种联合骨折可减少技术上的困难。

四、治疗方法的选择

同侧股骨干合并股骨颈骨折，有多种内固定方法可供选择。

股骨颈骨折或转子间骨折，通过多个空心螺钉或者DHS进行治疗，根据具体情况对关节囊切开或不切开；股骨干骨折可通过最常用和可靠的方法进行治疗，一般最常用的是髓内钉（逆行、顺行）或外侧钢板固定术。

不同年龄段患者治疗方案的选择：青壮年患者应以提高骨折愈合率、降低股骨头缺血坏死率为原则，复位质量直接影响预后。对于股骨干中段或中上段骨折合并同侧股骨颈骨折的青壮年患者，可采用股骨重建钉或加长PFNA或者加长DHS同时固定两处骨折，优点在于该方法有助于恢复股骨颈前倾角、颈干角、下肢力线和肢体长度等，且所受应力遮挡小，可促进骨折后期骨痂形成及塑形。但对于青壮年股骨干中下段骨折合并股骨颈骨折，股骨重建钉难以同时有效固定，一般选用两种内固定物分别固定两处骨折。而对于生命体征不稳定及合并多发伤的成年患者，普遍认为稳定股骨干骨折应先控制损伤，采用外固定支架固定，再用DHS钉稳定固定近端骨折，待病情好转后，再行二期手术，拆除外固定支架，股骨干骨折采用逆行髓内钉内固定。如果股骨干中下段骨折线累及股骨髁，可采用有限接触的动力加压钢板或用AO股骨远端微创内固定系统LISS-DF固定。如果股骨远端局部软组织条件较差或伴有其他损伤，股骨干骨折不能行逆行髓内钉或接骨板固定，可采用长顺行髓内钉固定股骨干骨折，经髓内钉前方置入空心钉固定股骨颈骨折。对于头下型股骨颈骨折合并股骨近端骨折的青壮年患者，使用空心螺钉的疗效优于股骨重建钉，在髓内钉前方置入空心螺钉或松质骨螺钉固定股骨颈骨折，空心钉把持力优于重建钉近端锁钉的单平面固定。长柄DHS仅适用于固定股骨干上段骨折。而对于高龄患者，需根据不同生理状态制定合适的治疗方案，由于关节置换术创伤大、病死率较高，对于年龄<70岁、无明显骨质疏松、无严重伴发疾病的老年患者建议首选内固定治疗。对于>70岁老年患者，根据骨折移位程度、骨密度、患者受伤前活动能力及内科合并症等综合考虑，一期行内固定治疗股骨干骨折时，应优先行髋关节置换术治疗股骨颈骨折。术中首先复位股骨干骨折，然后选择逆行置入髓内钉、锁定钢板或者股骨干环抱器固定，恢复股骨干长度，使患者术后双下肢等长；此外，必须注意选择合适尺寸的内固定物固定股骨干骨折，避免影响假体置入。

（1）有限接触动力加压钢板（干）+空心钉（颈）：这种方法骨折分别处理，组织暴露较多，适合开放性骨折需要清创或者关节内骨折，技术相对简单，容错率大。在固定股骨干骨折时，不影响股骨头。缺点是钢板固定为偏心固定，不能有效控制旋转。

（2）股骨重建髓内钉：股骨重建髓内钉与加长PFNA相似，为髓内固定系统，主钉能够对股骨干产生中轴固定，通过髓腔中央将应力承担，从而使股骨干区的应力分散，术中无须对内侧皮质进行连续性重建，保留了正常股骨的力学作用效果，能够有效防止股骨头旋转。轴向负荷可达体重4～5倍。但是股骨重建钉的拉力钉头部螺纹少，容易发生滑移或切割等引起髋内翻。新近出现的Meta-TAN，结合了重建钉的直径较小和InterTAN的双钉咬合设计，适用于年轻患者的转子下骨折及股骨颈+转子下骨折。

（3）加长PFNA（防旋股骨近端髓内钉）：PFNA属于髓内固定系统，是在Gamma钉基础上改进而来，可同时固定两处骨折，具有操作简单，手术时间短，创伤小，出血少保护骨折端血运等优点，PFNA主钉的设计上采用近端粗远端细，6°外展角结构，这种结构能够与髓腔达到最佳匹配，主钉的近端能够和周围骨质紧密地连接形成坚强的锚合力固定，避免后期功能锻炼过程中发生松脱，有效地减少术后螺旋刀脱落，股骨颈切割、股骨头旋转或内翻等并发症的发生。缺点是不适合单纯头下型的股骨颈骨折，也可能由于操作者扩髓不够，转子部偏内侧开洞，敲打后造成股骨颈骨折移位，最终可能导致股骨头坏死。螺旋刀头设计虽然可以增加表面积，但依然对股骨头内的骨质影响较大，而且对股骨干骨折复位困难的情况时，仍需要有限切开，该方法虽然对技术要求较高，临床应用较广。

（4）顺行股骨髓内钉（干）+空心钉（颈）：这是在顺行打入髓内钉后，于髓内钉前方用加压螺纹钉固定股骨颈，该方法难以有效控制股骨近端的旋转，易发生成角畸形和短缩，而且顺行置入髓内钉干扰股骨颈的固定，手术难度较大。

（5）长柄的动力性髋部螺钉（加长DHS）：它的特点能同时固定两种骨折，但是组织暴露较多，出血较多，易发生成角畸形和短缩，抗股骨头旋转作用较差，两处骨折相互干扰较大，钉板系统的偏心性固定，必然带来骨折部位的剪切力，股骨头传递来的压力的力臂较髓内固定系统长。与髓内系统固定装置相比，稳定性差，固定不坚固，容易发生断钉，断板及切出股骨头的风险。

（6）逆行股骨髓内钉（干）+ 空心钉（颈）：该方法从股骨逆行打入髓内钉，上端位于股骨小转子下方 2 cm，下端在股骨髁软骨面下方 0.5 cm 处。后用空心钉于髓内钉上方穿过固定股骨颈，这主要是针对股骨中下段骨折，由于工作力臂短于重建髓内钉，远近端主钉与骨结合紧密，尤其主钉钉尾端穿过远折端关节面，与关节面密质骨紧密相连，增加了主钉对远端骨折端的把持力，有效控制了骨折断端间移位成角。同时近端较细的髓腔与髓内钉结合紧密，可较好控制远折端旋转，对股骨颈周围软组织不做剥离，最大限度地保全股骨颈的残留血供，减少了股骨头无菌性坏死的发生。但适应证局限于股骨中下段骨折，而且膝关节内骨折也是逆行股骨髓内钉的禁忌证。应用此方法时建议优先克氏针固定股骨颈骨折，因为逆行插入髓内钉时很有可能导致股骨颈骨折端的再移位。

五、手术技巧

股骨干骨折合并同侧股骨颈骨折是复杂损伤，术中应充分利用各种复位器械和手术技术，关键点是保护股骨颈骨折不再移位，并为其提供确切的固定（图 9-53，图 9-54）。

一次性固定股骨干骨折合并股骨颈骨折时，应特别注意术中出血，术前充分备血或采用术中自体血液回输。采用逆行置入髓内钉治疗股骨干骨折时，应对髓腔进行充分扩髓，以无创性地置入髓内钉并降低其对股骨颈的额外压力，防止发生髓内钉嵌顿。股骨颈基底部骨折采用 DHS 固定时，则起初在钢板侧应先采用仅穿过单侧皮质的短螺钉，逆行髓内钉插入之后，再换成双皮质的长螺钉，这样可以使螺钉避开逆行髓内钉。对于在顺行置入髓内钉后确诊的患侧非移位性股骨颈骨折，可在髓内钉前方将空心拉力螺钉成功置入。如果确定有髋关节囊内的骨折，则应切开关节囊以准确复位。如果在顺行置入髓内钉后发现

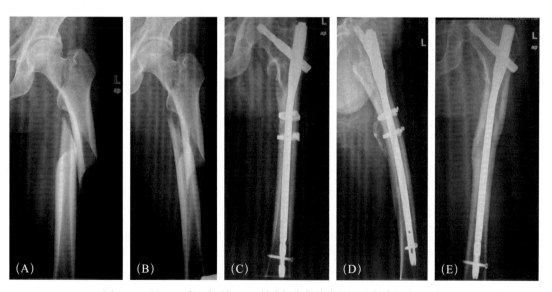

图 9-53　男，47 岁，长型 PFNA 结合捆绑带治疗股骨干合并股骨颈骨折
A、B. 术前；C、D. 术后 1.5 年；E. 术后 3 年，捆绑带取出

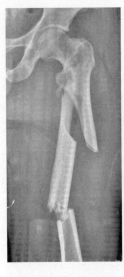
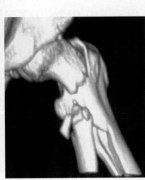
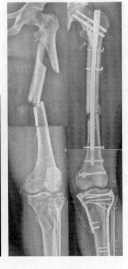

图9-54 男，48岁，同侧下肢多发骨折，包括股骨颈、转子下、股骨干、股骨髁Hoffa及胫骨平台。伤后2周，以重建钉固定股骨颈、转子下和股骨干，股骨颈以前内侧重建板加强固定。同时完成Hoffa骨折和胫骨平台骨折的内固定手术

移位性股骨颈骨折，最终的治疗方法主要取决于骨折的部位。如果股骨颈的骨折部位与髓内钉的入钉点相通，则置入髓内钉并不能使股骨颈达到解剖复位。这时应将髓内钉移除，然后使股骨颈达到解剖复位，再通过其他方法对股骨干骨折进行固定。

六、常见并发症

股骨干合并同侧股骨颈骨折的并发症主要包括股骨干、股骨颈骨折延迟愈合或不愈合、股骨头缺血坏死、髋关节内翻畸形、股骨干骨折畸形愈合致下肢旋转畸形或力线不良、膝关节疼痛及双下肢不等长等。术后发生并发症的独立危险因素包括：吸烟、软组织覆盖不足、开放骨折、骨质缺损、感染、使用直径较细的非扩髓髓内钉及延迟负重行走等。

（1）股骨干骨折不愈合发生率为5%～9%，畸形愈合发生率约为7%，股骨干骨折粉碎程度、局部血供、骨折端稳定性、感染等均影响骨折愈合。由于股骨干骨折合并同侧股骨颈骨折的疗效主要取决于股骨干骨折的疗效，因此应注意预防股骨干骨折不愈合、畸形愈合等并发症。术中精细操作、恢复股骨长度、术后保护性负重锻炼等有助于提高疗效。下肢畸形愈合及力线不良会影响膝关节应力分布，可导致膝关节创伤性关节炎或骨性关节炎，影响患肢功能，部分患者需行手术矫正。

（2）股骨颈骨折不愈合率1%～2%，股骨头缺血性坏死发生率约为4%，多见于使用重建钉或逆行扩髓髓内钉固定治疗的患者。但股骨颈骨折不愈合及股骨头缺血性坏死发生率均较单纯股骨颈骨折发生率低。可能主要因为股骨颈骨折由低能量间接暴力导致且多为无移位骨折。大样本量化研究结果显示，影响股骨颈骨折愈合的因素包括：内科合并症（ASA分级）、致伤机制（是否高能量损伤）、骨折类型（有无移位）、性别、年龄等。如果患者存在股骨颈骨折不愈合的不良预后因素，即年龄>50岁、女性、骨折移位、高能量损伤、ASA Ⅲ级以上，可早期干预，避免股骨头缺血坏死。包括自体大段髂骨条植骨、带血管蒂骨瓣或肌骨瓣植入等。另一个并发症是术后髋内翻发生率较高，达28%，但<10°的内翻畸形对髋关节功能影响不大，可保守治疗，对于内翻严重者可采用外翻转子间截骨术治疗。

（袁　锋　张世民）

第九节　股骨转子间转移瘤伴病理性骨折

1. 转移性骨肿瘤病理性骨折的诊断　　　3. 转移性骨肿瘤病理性骨折治疗
2. 转移性骨肿瘤骨折风险评估

　　骨骼是除肺和肝脏以外，恶性肿瘤最常见的转移部位，70% ～ 80%的癌症患者最终会发生骨转移。骨转移瘤的发病率为原发恶性骨肿瘤的35 ～ 40倍，是骨科医生经常遇到的问题。肿瘤发生骨转移的机制为原发肿瘤灶内血管组织增殖，肿瘤细胞入侵后形成癌栓，并随着血液循环附着于骨骼较丰富的毛细血管袢，然后肿瘤细胞自血管内侵入周围组织，最终导致肿瘤骨转移。

　　常见骨转移瘤来源：78%以上的骨转移瘤来源于乳腺癌、前列腺癌、肺癌、甲状腺癌和肾癌。①乳腺癌骨转移：发生率高达65% ～ 75%，这与乳腺癌良好的预后有关；②前列腺癌骨转移：与乳腺癌类似，前列腺癌也有很高的骨转移发生率，转移灶多为成骨性，前列腺特异性抗原（PSA）是重要临床参数，大多数早期前列腺癌具有激素依赖性，因而预后较好；③肺癌骨转移：发生率为30% ～ 40%，预后很差，1年生存率为5%左右；④肾癌骨转移：发生率约25%，在切除肾脏原发灶后，部分病例的转移性病灶会出现自愈倾向；⑤甲状腺癌骨转移：甲状腺癌也容易出现骨转移，病灶溶骨破坏程度往往非常严重。

　　骨转移瘤好发于中老年，男女比例约为3∶1，多数病例为多发骨破坏。脊柱、骨盆和长骨干骺端是骨转移瘤的好发部位。常见临床表现包括：疼痛、病理性骨折、高钙血症、脊柱不稳和脊髓、神经根压迫症状、骨髓抑制。一旦形成骨转移，发生病理性骨折的概率就大大增加，有许多患者是因病理性骨折引起的肢体疼痛及功能丧失而到医院首次就诊的。

　　骨转移癌特别是溶骨性骨肿瘤，最终的结局是病理性骨折。四肢的病理性骨折中，以股骨最为常见，约占60%以上，其中又以股骨转子区病理性骨折为主。除了因为转移性肿瘤在此区域发生率最高外，也与该区域有较大的应力集中有关。股骨转子间骨折后，患者剧烈疼痛、髋功能丧失、护理难度加大，可导致癌症患者生活质量迅速下降，内科治疗中断。此类患者往往需要外科干预。

一、转移性骨肿瘤病理性骨折的诊断

　　1. 临床表现　　转移性骨肿瘤的患者早期临床表现主要是局部疼痛、疼痛以静息痛、夜间痛为主，伴有肢体的功能障碍。随着病情的发展及溶骨的破坏，出现病理性骨折、神经根刺激，甚至截瘫等。骨折的发生往往是轻微外力导致，这是诊断病理性骨折的典型病史。当病变位于股骨转子间时，突出表现是不能耐受负重和关节活动，患者常常主诉行走疼痛。当发生病理性骨折时，患者无法站立行走，髋关节常常出现缩短和外旋畸形，大部分患者是因病理性骨折引起的肢体疼痛及功能丧失而到医院首次就诊的。

　　2. 影像学表现　　股骨转子间骨折的诊断较为简单，一般的X线检查即可明确诊断。当X线片上骨折线周围发现可疑病灶时，就应该高度怀疑骨折为转移性骨肿瘤所致的病理性骨折，通过详细询问骨折发生时轻微外力史、认真进行体格检查、实验室检查、X线（病灶局部X线片及胸部平片）、CT检查（胸部、腹部和骨盆）进一步明确诊断。通过以上方法，转移性骨肿瘤诊断率可达到85%。另外，上述影像学检查也有助于寻找原发肿瘤的位置。

根据原发性肿瘤的来源不同，其形成的转移性骨肿瘤在X线片上的表现也各异。转移性骨肿瘤来自肺癌、甲状腺癌及肾癌患者，常表现为溶骨性改变；来自前列腺癌和支气管肺癌患者，常表现为成骨性改变；而来自乳腺癌、卵巢癌和睾丸癌患者，则可同时存在溶骨和成骨表现，呈混合性改变。CT检查能够明确肿瘤侵袭骨皮质、髓腔及周围软组织的范围和程度，胸部、腹部和骨盆CT检查也可明确原发病灶位置。同位素扫描（ECT）检查有助于发现全身骨骼的病灶多少及部位，是非特异性辅助检查，可出现假阳性和假阴性，需要结合其他辅助检查诊断。MRI检查较同位素扫描敏感，可发现2～3个月内的早期骨转移癌，能够进一步清晰地显示转移性骨肿瘤进展程度及肿瘤在骨髓内浸润范围，有助于明确手术切除边界。PET/CT对骨转移瘤的诊断较为灵敏，可作为恶性骨肿瘤的常规检查手段。

3. 实验室检查　　实验室检查主要是针对原发肿瘤的来源进行分析，能够为转移性骨肿瘤诊断提供许多帮助。全血细胞计数（CBC）和C反应蛋白（CRP）能反映炎症反应；血清钙、碱性磷酸酶升高是转移性骨肿瘤的常见实验室指标；血清免疫球蛋白呈单克隆性增殖往往提示骨髓瘤；血沉升高提示有骨髓细胞瘤可能性。另外，一些肿瘤标记物测定有助于判断转移性骨肿瘤原发病灶的可能来源，前列腺特异抗原（PSA）升高提示可能来自前列腺肿瘤，糖链抗原15-3（CA15-3）升高提示可能来自乳腺肿瘤，甲胎蛋白（AFP）升高提示可能来自肝脏肿瘤，糖链抗原125（CA125）升高提示可能来自卵巢肿瘤，糖链抗原19-9（CA19-9）升高则提示可能来自消化道肿瘤。

4. 病理学诊断　　病理学诊断是最可靠和权威的，因此从病灶内取出病变组织进行活检是确诊转移性骨肿瘤的必要手段。重要的是，实施活检之前需要妥善选择活检部位和途径。首先考虑的是便于操作，其次为尽量在即将发生骨折部位或已发生骨折的部位取样，更易获得阳性结果。当然，活检取样时需要规范化操作，以提高阳性率。

术前活检的原则和指征：①无肿瘤病史而怀疑骨转移瘤导致的病理性骨折患者必须行术前活检，如确诊为转移瘤，应在病理结果指导下寻找原发肿瘤；②如果恶性肿瘤病史明确，全身同时发现多处骨质破坏（长骨、椎体、骨盆），术前活检不是必须进行的操作；③对于恶性肿瘤病史明确，但仅出现单发骨破坏的患者，制订手术计划之前应考虑活检以明确诊断。有文献报道，在长期存活的恶性肿瘤患者中，约15%的新发骨病灶可能是其他新发肿瘤或非肿瘤病变。

二、转移性骨肿瘤骨折风险评估

对股骨转子区存在的转移瘤，尚未发生骨折患者，必须对其发生病理性骨折的风险进行评估，以确定是否需要进行预防性内固定。临床上多采用Mirels评分系统，从病变部位、疼痛程度、病变性质及病灶大小等诸多方面分别进行评分（表9-9，表9-10）。Mirels评分合计12分，≤7分表明病理性骨折风险较低（<4%），8分时骨折风险为15%，而9分时骨折风险达到33%，当评分＞9分时应进行预防性内固定。对Mirels评分系统的可重复

表9-9　Mirels病理性骨折发生风险评分系统

评分分值	1分	2分	3分
肿瘤部位	下肢	上肢	转子周围
疼痛	轻微	中等	疼痛影响功能
病变性质	成骨性	混合性	溶骨性
病灶大小	<病骨直径1/3	病骨直径1/3～2/3	>病骨直径2/3

表9-10　Mirels评分对应病理骨折发生率及处理方法

评分分值	骨折风险	治疗方案
7分	4%	保守治疗，限制日常活动
8分	15%	可考虑行内固定治疗，限制旋转
9分	33%	支具辅助，建议内固定治疗
10分	100%	积极外科干预，内固定或关节置换

性、有效性和对不同经验水平训练背景的医生适用性进行的研究结果显示，其可重复性较强，适用于不同专业医生；单项中疼痛评分差异最大，以下依次为皮质破坏程度、病变类型和病灶位置；该评分整体敏感性达91%，特异性仅35%，有2/3的病例可能接受了不必要的手术。尽管严格遵循Mirels评分系统可能会导致一定程度的过度治疗，但是一旦患者出现病理性骨折，后果将更为严重。

三、转移性骨肿瘤病理性骨折治疗

（一）治疗目的及原则

1.治疗目的　　治疗转移性骨肿瘤的目的是延长生命、缓解症状、提高生存质量、处理病理性骨折等。

2.患者预期生存期与生活质量评估　　在决定用何种方式治疗前需对患者的预期寿命进行评估，因为预期寿命长短可以很大程度上决定选择何种治疗方案（表9-11）。原发肿瘤不同，其预期寿命各异，前列腺癌6个月存活率达98%，乳腺癌6个月存活率为89%，肾癌6个月存活率为51%，而肺癌6个月存活率仅为5%。

我们也可以根据Karnofsky功能状态评分（简称KPS评分，表9-12）结合SSG生存时限评分（表9-13）对患者的预期寿命进行更为精确的评估。KPS评分系统广泛用于肿瘤

表9-11　恶性肿瘤长骨转移患者的预后

原发肿瘤	文献报道的骨转移瘤不同来源占比	确诊肿瘤骨转移后的中位数生存期（月）	确诊肿瘤骨转移后的5年生存率
乳腺癌	44%～56%	19～25	13%
肺癌	8.5%～13%	6～7	1%
前列腺癌	4%～11%	12～53	6%
肾癌	5%～11%	12	5%
甲状腺癌	约4%	48	53%

注：引自 Auran et al., 2022。

表9-12　KPS评分表

体力状况	评 分	体力状况	评 分
正常，无症状和体征	100	生活不能自理，需要特别照顾和帮助	40
能进行正常活动，有轻微症状和体征	90	生活严重不能自理	30
勉强进行正常活动，有一些症状或体征	80	病重，需要住院和积极地支持治疗	20
生活能自理，但不能维持正常生活和工作	70	重危，临近死亡	10
生活能大部分自理，但偶尔需要别人帮助	60	死亡	0
常需要人照料	50		

表9-13　SSG生存时间评分表

		分 值		总 分	组 别	预期生存时间
骨转移灶数量	单发	1		4	A	大于6～12个月
	多发	0		3		
内脏转移	无	1		2	B	3～6个月
	有	0		1		
乳腺癌、肾癌、甲状腺癌、多发骨髓瘤、淋巴瘤	是	1		0	C	少于3个月
	否	0				
Karnofsky功能状态评分	大于等于70分	1				
	小于70分	0				

晚期及内科疾病终末期的预后评估，得分越高，健康状况越好，越能忍受治疗给身体带来的副作用，因而也就有可能接受彻底的治疗。KPS评分得分越低，健康状况越差，若低于60分，许多有效的抗肿瘤治疗就无法实施。SSG生存时间评分系统则主要应用于预测原发及继发恶性骨肿瘤的生存时间的方法。SSG生存时间评分越高，预计生存时间就越长，评分为4分，生存时间大于6～12个月的概率大于90%；评分为3分，生存时间大于6～12个月的概率约为大于80%；评分为2分，生存时间为3～6个月的概率为60%～80%；评分为1分生存时间为3～6个月的概率为50%～70%；评分为0分，生存时间小于3个月的概率大于75%。

（二）保守治疗

保守治疗适应证为：①受累骨皮质<50%；②病变发生于非负重骨；③患者存在严重的并存疾病，不能耐受手术；④患者预期寿命少于12个周。转移性骨肿瘤保守治疗的重点在于止痛，其意义是：①持续、有效地缓解癌痛；②限制药物的不良反应，将癌痛及治疗带来的心理负担降到最低；③最大限度地提高生活质量。口服镇痛药是控制癌痛的首选，常用的方案是非甾体抗炎药＋阿片类，必要时加用精神类药物（如抗抑郁、抗惊厥药等）。目前临床上常用的镇痛药有布洛芬、依托考昔、曲马多、氨酚羟考酮片、吗啡、盐酸羟考酮缓释片、芬太尼透皮贴等。

（三）外科治疗

病理性骨折预防和治疗包括原发肿瘤治疗和病变骨组织处理，一旦发生病理性骨折，大多需要骨科手术治疗。转移性骨肿瘤病理性骨折的手术治疗目的：缓解疼痛，尽量保存患肢功能；改善远期疗效，提高患者生活质量。外科治疗的术式通常有以下几种。

1. **钢板或髓内钉治疗**　　预防及治疗转子间病理性骨折，传统治疗方法是病灶刮除、骨水泥填充、内固定，其优势在于能够保留患者自身的髋关节，手术相对简单，创伤较小。应当注意的是，应用DHS治疗转子间病理性骨折时，需要在固定头钉和钢板前使用骨水泥预先填充刮除肿瘤后的骨质缺损。并且术中使用的骨水泥会将DHS的动态螺钉转变成静态，这一点与治疗外伤性骨折是不同的。此外，当病变向远端进展时，DHS不能提供相应的保护。与DHS相比，PFN、PFNA或Gamma钉等髓内固定方法可能更适合转子间病理性骨折的患者，同样也可以保留患者自身髋关节。如果病变局限，周围骨质良好，可以采取闭合复位、单纯髓内钉固定，免用骨水泥。对于骨质破坏较为明显的患者，则应当在使用髓内钉的同时采用骨水泥填充空腔。由于病变的进展和患者的生存期很难确切估计，所以应该尽量使用较长的髓内钉，因为加长型股骨髓内钉可以保护股骨全长（图9-55，图9-56），尤其在患者生存时间较长而病变逐步进展时优势更为明显，加长型股骨髓内钉可以避免髓内钉远端骨折的发生。

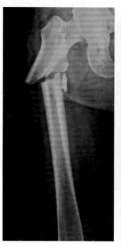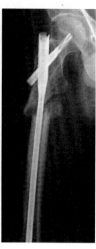

图9-55　股骨全长髓内钉治疗转子卜转移癌性病理骨折

男，71岁。肺癌转子间转移，病理性骨折。另有脑部、肝脏、胸椎等转移灶。为了护理照顾方便，闭合插入全长股骨髓内钉作为姑息性治疗。患者3个月后去世。

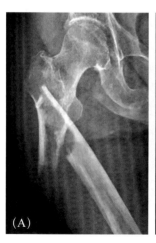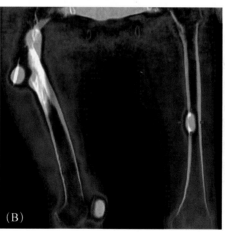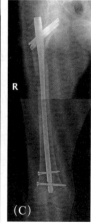

(A)　　　　(B)　　　　(C)

图9-56　女，76岁，乳腺癌多发骨转移，右股骨转子下病例骨折骨折

A. 股骨转子下病理骨折；B. 同位素骨扫描提示对侧股骨也有转移灶；C. 闭合插入全长股骨髓内钉作为姑息性治疗，方便护理照顾

2. **肿瘤型假体置换**　　对于转子间骨转移瘤合并骨折，目前外科治疗的主流是肿瘤型假体置换（图9-57）。手术要点是股骨近端的完整切除，手术操作界面在正常组织内进行。优点是：手术操作简单，不经瘤手术；出血可以控制；术后局部复发很少；手术后疼痛立刻消失；下肢功能可基本恢复正常。目前可供选用的组配型肿瘤假体适用范围较广，其中股骨距替代型假体可用于转子间遭受侵蚀而小转子以下骨质完整的患者。如果转子间

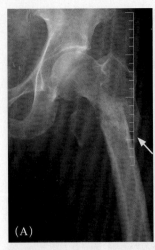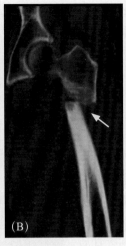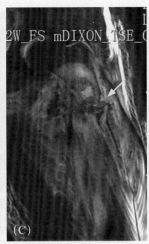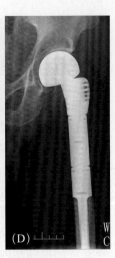

图9-57 肾癌骨转移，采用肿瘤型股骨近段假体置换

A. 术前X线片示转子下骨折；B. 术前CT冠状位显示骨折线；C. 术前MRI显示骨折端有肿瘤组织；D. 肿瘤型髋关节假体置换术后1周X线片

骨质能够提供外展肌群附着点，该型假体可以在恢复肢体长度的同时恢复关节的稳定性。如果大转子或转子以远骨质不足，最好使用股骨近段替代型肿瘤假体。对于骨转移瘤患者，半髋关节置换比全髋关节置换具有更好的内在稳定性。这两类假体都具有标准柄和加长柄可供选择，可以使用于位置较远的病变。对于病理性骨折的患者，我们强烈建议使用骨水泥型假体，而不建议使用生物型假体柄。因为受到肿瘤影响的病骨很难与假体长入愈合，不能提供良好的即时稳定及长期稳定。这样必将影响患者术后预定进行的放疗、化疗等后续治疗。由于这类转移性肿瘤患者的预期寿命并不长，绝大多数患者都将会在骨水泥型假体松动前去世，在此期间，骨水泥型假体可以很好地维持患者良好的关节功能，改善其生活质量。

需要强调的是，有研究结果显示，随着骨转移瘤的进展，内固定术后6个月的失败率呈急剧上升趋势。骨转移瘤的内固定治疗是外科姑息治疗，病灶没有去除，骨折愈合可能性较小，仍然存在肿瘤复发，肢体负重功能不能得到完全恢复；并且手术刮出肿瘤，个别肿瘤出血较多风险，术前应充分估计并与家属沟通。因此，对于预计生存时间较长（>6个月）的患者，应用肿瘤假体置换更为恰当。对于原发灶已切除且股骨转子间孤立转移灶所致的转子间骨折及骨折风险较高的患者，这种患者存在治愈的可能，应进行肿瘤切除、肿瘤假体或髋关节置换术。

（四）内科治疗

内科治疗是针对原发肿瘤和继发肿瘤的全身综合治疗，根据原发病灶选择相应的治疗方案。对于原发病灶不明的转移性骨肿瘤，一旦病理证实为恶性，则应考虑内科治疗控制原发病灶与转移病灶，提高患者生存质量，降低手术复发率。常见的治疗方法有：①化学治疗，对实体瘤的原发与转移灶有一定效果，但对部分患者骨转移瘤的止痛效果不佳；②内分泌治疗，适用于前列腺癌、乳腺癌、甲状腺癌等激素依赖性肿瘤；③靶向治疗，已经开始应用于胃癌、乳腺癌、非小细胞肺癌、大肠癌、肾细胞癌、胃肠道间质瘤等，不良反应相对较小；④双膦酸盐类药物（BPs）治疗，是一种骨吸收抑制剂，被广泛用于肿瘤引起的溶骨性病变；⑤降钙素治疗，恶性肿瘤骨转移主要表现为骨质破坏及高钙血症，降钙素能有效抑制破骨细胞活性，刺激成骨细胞形成和活性，抑制溶骨作用，降低血钙。以上各种方法根据原发肿瘤类型不同，可单独使用亦可联合应用。

（五）放射治疗

局部放疗是对骨转移瘤进行姑息性治疗的止痛方法，对于70%以上的患者具有明显止痛效果，40%～60%的患者能够完全缓解疼痛，患者接受放疗后最快48小时即可以改善症状。放疗作用机制是放射线抑制或杀伤肿瘤细胞，阻止对骨的侵袭破坏，提高成骨细胞活性，增加胶原蛋白合成形成新骨。放疗常需要配合手术等其他治疗，单独应用多见于：①无法耐受手术，预期生存期短于6个月；②病理性骨折风险较低；③对放疗反应敏感的肿瘤。需要注意的是，放疗治疗骨转移瘤并不能达到长期控制的效果，并且会导致骨折的风险加剧，需要重新评估局部的病灶对肢体功能的影响。

（杨庆诚　覃　康　熊文峰）

第十节　长期服用双膦酸盐类药物导致的非典型股骨骨折

1. 非典型股骨骨折的定义
2. 非典型股骨骨折与双膦酸盐的关系
3. 非典型股骨骨折的流行病学和危险因素
4. 非典型股骨骨折的发病机制和病理特点
5. 非典型股骨骨折的临床表现和相关检查
6. 非典型股骨骨折治疗和预后

骨质疏松症是一种以骨量低下、骨组织微结构破坏、骨脆性增加和易发生骨折为特征的，最常见的全身性骨骼疾病。目前全世界已经有2亿人罹患骨质疏松症，其数量增长是社会老龄化发展的必然趋势。双膦酸盐类药物自20世纪70年代开始应用于临床，可以明显抑制破骨细胞活性、减少破骨细胞引导的骨吸收，增加骨量和降低骨折风险，已经成为治疗骨质疏松症的首选药物。近年来研究显示，长期服用双膦酸盐类药物可能导致非典型股骨骨折（atypical femur fractures，AFFs）。非典型股骨骨折罕见，临床表现和治疗均与骨质疏松性和创伤性骨折不同，因此了解非典型骨折的定义、发病率、流行病学、病理学特点以及诊断、治疗和预防很有临床意义。

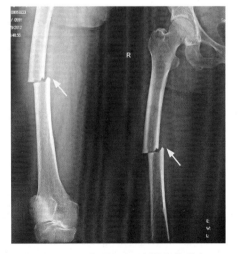

图9-58　不典型股骨骨折的影像学表
箭头所指：外侧皮质增厚和骨折线短斜形

一、非典型股骨骨折的定义

非典型股骨骨折是指抑制骨代谢因素造成的、在极少发生骨质疏松性骨折部位发生的骨折，常见于股骨转子下和股骨干部位（图9-58），也有文献称为应力骨折（stress fractures）、自发性骨折（spontaneous fractures）、不完全性骨折（insufficiently fractures）和脆性骨折（fragility fractures）。非典型股骨骨折的发生机制尚不完全清楚，大部分学者认为，由于双膦酸盐类药物抑制骨转换，导致骨组织微损伤过度积累造成的，所以又称为双膦酸盐相关非典型股骨骨折。

2010年，美国骨与矿物质研究学会（American Society for Bone and Mineral Research）提出非典型股骨骨折诊断的主要和次要标准，总结了非典型股骨骨折的特点：①接受双膦酸盐治疗>5年；②部分患者骨折发生数月或数周前腹股沟或股骨部疼痛；③无明显外力或低能量外力下发生骨折；④骨折位于股骨小转子至股骨远端的单纯横形或短斜形骨折，伴有内侧尖锐突起的完全骨折或仅限于外侧皮质的不完全骨折；⑤股骨干皮质增厚伴外侧皮质骨膜反应。2013年，美国骨与矿物质研究学会再次修订，提出非典型股骨骨折诊断必须满足5项主要标准的4项，次要标准作为参考。与2010年版本不同之处主要为：当骨折线延伸至内侧时可为斜形，包括轻微粉碎性骨折等；次要标准包括双侧股骨干不全或完全骨折等。

根据2013年修订版（表9-14），非典型股骨骨折的确诊需满足以下条件：①骨折位于股骨小转子至股骨髁上之间；②下列5项主要标准中须符合4项，次要标准不是必需的，但常常与骨折有关；③主要标准中应排除转子下方螺旋形延伸的股骨颈骨折、股骨转子间骨折、假体周围骨折、原发或继发骨肿瘤导致的病理性骨折以及其他类型骨骼疾病（如佩吉特病、纤维发育不良等）。

表9-14 美国骨与矿物质研究学会2013版诊断标准

主要标准	次要标准
1. 无外力或轻微外力下骨折，从站立或更低的高度摔倒 2. 骨折线起自外侧皮质，大体上呈横形，当延伸至内侧时可为短斜形 3. 伴有内侧尖锐突起的完全性骨折或仅限为外侧皮质的不完全骨折 4. 轻微粉碎性或非粉碎性骨折 5. 骨折部位的外侧皮质增厚，伴骨膜反应	1. 股骨干皮质广泛增厚 2. 单侧或双侧的前驱症状，如大腿或腹股沟部位的钝痛感 3. 双侧股骨干不全或完全骨折 4. 骨折延迟愈合

二、非典型股骨骨折与双膦酸盐的关系

目前对于长期服用双膦酸盐类药物是否导致非典型股骨骨折存在争议。Odvina等（2005）最早发表相关性报告，9例长期服用双膦酸盐的患者发生自发性骨盆、股骨、骶骨骨折。其后关于长期应用双膦酸盐类药物导致非典型股骨骨折的病例报道越来越多。Goh等（2007）对13例发生低暴力转子下骨折的女性患者进行病例对照研究。阿伦磷酸钠治疗组包括了9名患者，均有2.5～5年不等的服药史，骨折部位多位于股骨干骺端与骨干交界处，其中5名患者骨折前数月就在受累股部出现前驱性疼痛。Neviaser等（2008）回顾长期服用阿伦膦酸钠的25名患者，其中有19名出现横形骨折，并在股骨干皮质增厚区出现单侧皮质的X线"喙尖征"。Lenart等（2008）报道了15例绝经后妇女长期服用双膦酸盐出现低能量不典型骨折，骨折为简单横向或斜形，同时伴有内侧皮质鸟嘴样突起及股骨干皮质的弥散性增厚。Koh等（2010）回顾性研究了1 463例老年髋部骨折患者，33例出现股骨结构异常，其中32例接受双膦酸盐药物治疗，16例出现外侧皮质增厚。此外，也有一些关于转移癌或多发性骨髓瘤患者长期服用双膦酸盐导致的非典型骨折的病例报道。

也有一些研究持相反观点，认为长期应用双膦酸盐不会导致非典型股骨骨折，或者不是其主要危险因素。Abrahamsen等（2009）利用丹麦国立医院注册信息和国家处方数据库，进行了两项回顾性分析研究。一项针对11 994例患者的研究提示，不论是否应用双膦酸盐，非典型股骨骨折和典型股骨骨折的发生数量并无差别。另一项14 195名女性参与的使用阿伦磷酸钠、唑来膦酸钠和安慰剂的三组随机对照临床试验，对股骨转子下骨折或股骨干骨折的风险进行分析，结果显示，双膦酸盐用药并没有造成非典型股骨骨折发生率显著上升。随后，Abrahamsen等（2010）对骨质疏松症患者进行的队列研究发现，双膦酸盐治疗组（n=39 567中412例，1.04%）的股骨转子下或股骨干骨折发生率高于未使用双膦酸盐组（158 268中637例，0.4%），但是在大剂量的双膦酸盐治疗并没有导致更高的骨折发生率。Abrahamsen等（2016）又对长达十年的双膦酸盐的骨质疏松症患者进行回顾分析，发现依从性好的骨质疏松症患者，其股骨转子下或股骨干的发病率要明显低于依从性差的患者。

上述大多数病例报道缺乏对照组，没有合并用药的说明，其他影响结论的因素也未提及，如开始服用双膦酸盐时年龄、骨代谢水平和骨密度等。针对注册信息的回顾分析的几项研究缺陷也十分明显：不是所有转子下和股骨干横形骨折都是非典型股骨骨折，而且患者的注册数据敏感性和特异性差，影响结论的可靠性。总之，目前的研究不能认定双膦酸盐类药物与非典型股骨骨折存在因果关系，但是可以确定两者之间存在强相关性。

三、非典型股骨骨折的流行病学和危险因素

在美国，每年10万人口中有20～30人发生股骨转子下骨折以及股骨干骨折。骨质疏松症患者发生股骨转子下或股骨干骨折分别占股骨骨折的3%和5%，其中服用双膦酸盐类药物的患者发生非典型股骨骨折仅占所有股骨骨折的0.4%。美国骨与矿物质研究学会报告指出（2014），服用双膦酸盐2年后，每年10万人中有2人出现非典型股骨骨折，而服用8年后增加至78人，提示非典型股骨骨折发病率在正常人群中很低，但随着双膦酸盐服用时间的延长而升高。

非典型股骨骨折主要危险因素是双膦酸盐应用时间过长（>5年），同时也与糖皮质激素、糖尿病、肥胖、早期绝经和年龄较小（<70岁）和高BMI指数等因素相关。最近有研究提示（2014），股骨干前弓角对非典型股骨骨折有影响，前弓角越大，外侧皮质的拉应力就越大，发生非典型股骨骨折的风险相应增高，由此也可以推论亚裔人群中不典型股骨骨折发病率更高。此外，还有零星报道关于质子泵药物奥美拉唑和新型RANKL单克隆抗体地舒单抗与非典型股骨骨折发病相关。

对于长期服用双膦酸盐导致非典型股骨骨折的发病率是否超过普通人群尚不清楚，同时相对于双膦酸盐降低髋部骨折和其他部位骨折的显著疗效，因此双膦酸盐仍然是骨质疏松症患者推荐药物。研究表明（2011），1999～2007年全美住院女性病例中典型髋部周围骨折下降31.6%，然而非典型股骨骨折病例增加20.4%；估计每减少100例典型骨折，才增加1例非典型股骨骨折。美国骨与矿物质研学会（2016）的一项研究也得出类似的结论，长期服用双膦酸盐可以减少162例骨质疏松性骨折，才会增加1例非典型股骨骨折，充分肯定了双膦酸盐对骨质疏松症患者的治疗效果。

四、非典型股骨骨折的发病机制和病理特点

双膦酸盐核包括中心的1个碳原子与2个磷酸基相连。2个侧基连接磷酸基，其中一个包含—OH侧基。双磷酸核表面为负电子，可增加与表面带正电子的骨组织的黏附力，延长药物在骨组织上的黏附时间。第二侧基是1个碳链或环形结构，其与药物抗骨吸收作用有关。此类药物可通过增加骨量和维持骨的微观结构，有效改善骨生物力学结构从而降低骨折发生风险。被美国FDA认证的双磷酸药物有4种：阿仑膦酸钠、利塞膦酸钠、伊班膦酸钠和唑来膦酸。对骨组织亲和力依次为：唑来膦酸＞阿仑膦酸钠＞伊班膦酸钠＞利塞膦酸钠；而药效依次为：唑来膦酸＞利塞膦酸钠＞伊班膦酸钠＞阿仑膦酸钠。

双膦酸盐类或直接干扰破骨细胞，或通过作用于成骨细胞阻断破骨细胞获得活化指令，抑制破骨细胞介导的骨吸收，增加骨密度和骨量，从而降低骨质疏松性骨折的发病率。双膦酸盐在高成骨活性部位（常见于股骨转子下和股骨干）过度累积，强烈抑制骨吸收，不可避免地降低骨重建，阻断骨的新陈代谢，骨的微损伤会逐渐累积，骨皮质逐渐失去韧性导致骨脆性增加。日常活动引起的骨微损伤将逐渐扩大，最终引发应力性骨折。与创伤性骨折最大的区别在于，非典型股骨骨折最显著的特点是双侧股骨干外侧皮质增厚。因为股骨外侧为张力侧，反复应力性骨折导致股骨外侧骨皮质增厚，患者出现前驱性腹股沟或股骨部持续钝痛。同时，非典型股骨骨折为脆性骨折，所以骨折形态上为简单横形或短斜形。

非典型股骨骨折病理学表现为：①正常的胶原交联形式发生改变；②骨组织微损害的积累；③骨矿化增加；④矿化异质性的减少；⑤骨转化率的改变；⑥成血管与抗血管生成效应减少。众所周知，骨组织处于持续重塑状态，即成骨与破骨动态平衡，而双膦酸盐可减少骨吸收进而影响此动态平衡，重塑减少将导致微损伤在骨组织内堆积。骨基质和骨矿化密度的异质性有助于减少局部压力帮助能量的扩散，长期服用双膦酸盐抑制骨的重塑，减少骨组织的异质性从而导致裂纹形成。对绝经后女性的邻近骨折部位的骨组织进行成分和力学性能进行分析（2017），发现长期服用双膦酸盐可以导致骨组织内在和外在的增韧存在缺陷，促进非典型股骨骨折发生。动物试验研究发现（2006），双膦酸盐类药物造成骨微损伤增加7倍多，导致骨骼强度减弱40%，同时对骨小梁胶原交联和异构都产生不利影响，导致骨质脆弱。

五、非典型股骨骨折的临床表现和相关检查

非典型股骨骨折多发于股骨转子下或股骨干，可以单侧发生，也可以双侧同时或者依次发生。非典型股骨骨折的常见临床症状包括了双下肢腹股沟或股骨部疼痛，可在骨折数月或数周前出现，发生率约为70%。其次，还有骨质疏松症病史，长期服用双膦酸盐类药物史和低暴力外伤史等。

X线早期主要表现为不完全骨折或仅为局部骨皮质的增厚和隆起。骨折线位于外侧骨皮质，多为横形，不累及内侧皮质。随着应力增加可发展为完全性骨折，X线片可见股骨转子下或股骨干横形或短斜形骨折，外侧皮质断端增厚、硬化，内侧皮质可见尖锐突起，呈鸟嘴状。CT上可以看到股骨外侧皮质局限性增厚，并且增厚区域的皮质有空洞。

　　MRI对于诊断非典型股骨骨折，尤其是早期不完全股骨骨折具有重要意义。MRI可见股骨皮质增厚，局限性骨髓水肿，在T_1加权像上可见弥散性低密度信号，短时恢复反转序列上可见高信号。

　　实验室检查包括血清钙、甲状旁腺素、25－羟基维生素D、促甲状腺激素、24 h尿钙以及骨转化标记物。双膦酸盐治疗可以导致骨代谢标记物的表达水平下降，检测这些标记物有助于排除其他骨代谢相关疾病。但是非典型骨折缺少特异性表达的骨代谢标记物。

六、非典型股骨骨折治疗和预后

　　非典型股骨骨折非常罕见，美国骨与矿物质研学会未对其外科治疗策略进行对照研究。但是根据结合相关研究的基础和骨科医师的共识，提供了一种依据骨折是否完全的层次化治疗方法（图9-59）。

　　1. 长期服用双膦酸盐患者存在前驱痛　　针对服用双膦酸盐超过5年的骨质疏松患者行常规的随访，检查此类患者是否发生应力性骨折并检测骨转化标记物，以防止双膦酸盐对骨重塑的过度抑制。非典型股骨骨折患者前期存在大腿或者腹股沟疼痛，对于这类患者需行骨盆正位、股骨正侧位和股骨全长X线片。如果X线片显示无异常，但是临床高度怀疑时，应该行骨扫描或股骨MRI。如果骨髓水肿表现为活动应激性骨折，应停用双膦酸盐药物，补钙及维生素D和骨合成代谢剂，不负重或低负重并挂拐，减少活动，需要密切跟踪MRI以监测骨髓水肿。

　　2. 不完全非典型股骨骨折　　对于不完全性非典型股骨骨折的处理方式主要取决于临床表现以及影像学表现，最终选择是保守还是手术处理。保守治疗主要包括不负重或低负重并挂拐以及应用相关药物，需要进行X线和MRI检查，仅有骨膜增厚但是无皮质透亮区，建议部分负重，减少活动，直至MRI显示水肿消失或骨扫描显示无活跃区。但是保守治疗的失败率很高，常出现骨折移位的情况，对于2～3个月未见愈合迹象、伴有疼痛和X线上存在皮质增厚和应激反应的不完全骨折，强烈建议给予预防性髓内钉固定。Koh等（2017）Meta分析77篇文献包括了733例非典型股骨骨折患者资料，发现159例不完全骨折中75例（47%）保守治疗失败，需要手术治疗；119例不完全骨折采用预防性髓内钉治疗，106例（97%）达到完全愈合。

　　3. 完全性非典型股骨骨折　　手术治疗对于完全性非典型股骨骨折主要有髓内钉系统及钢板系统，具体治疗手术方式缺乏循证医学依据。理论上，髓内钉内固定比钢板髓外固定提供骨折端更适合的生物力学环境，而且局部组织损伤小，对骨折的愈合更为有利，必要时还可以动力化处理骨折不愈合。Egol等（2014）报道41例采用髓内钉治疗的不典型股骨骨折，39例获得完全愈合，认为髓内钉是非典型股骨骨折的首选固定方式。国内学者及松杰等（2013）使用锁定髓内钉治疗12例不典型股骨骨折，均获得骨性愈合，平均愈合时间为5.9个月。在Koh等（2017）的Meta分析中294例不典型股骨骨折患者采用髓内钉治疗，翻修率为12.9%，但是采用钢板系统治疗的49例患者中16例（31.3%）需要翻修。需要注意的是，骨折复位的质量也是影响髓内钉系统预后的关键因素，解剖复位的愈合时间要比非解剖复位快3.7个月。即使骨折位于转子下，也尽量使用足够长的髓内钉，可能会因为应力集中而增加髓内钉远端区域的骨折风险。

髓外固定属于偏心固定，对骨外膜区破坏大，容易产生骨不愈合或延迟愈合，应力遮挡明显。此类患者骨质疏松，会增加钉板系统固定的困难，破坏了软骨内骨化，而且只固定部分股骨，失败率高，多数学者不建议使用。

4. 非典型股骨骨折预后　　非典型股骨骨折主要因为骨转换受到抑制，并发症发生率如骨折不愈合、延迟愈合和内植物失败等，相比较骨质疏松症和创伤引起的典型骨折都会显著增加。Weil等（2011）报道了15例接受髓内钉治疗的患者，只有54%的患者一期愈合，46%的患者需要二次手术才能愈合，认为髓内钉治疗非典型股骨骨折的失败率高。Visekruna等（2008）报告3例不典型股骨骨折，1例患者在骨折后22个月仍未愈合。Capeci等（2009）报告其所有7例双侧不典型股骨骨折患者在放置髓内钉固定平均4个月（3～5个月）后，骨折均未愈合。但是，上述文献都从影像学上判断是否愈合，而且对于非典型股骨骨折的不愈合的认识和定义也是非常模糊，这些都限制了对非典型股骨骨折预后和并发症的判断。

此外，完全性非典型股骨骨折具有较高的术中并发症发生率，如医源性骨折、钢板内固定失败、延迟愈合、疼痛、异位骨化、感觉异常及无力等。Prasarn等（2012）比较了25例非典型骨折与20例未进行双膦酸盐治疗的股骨骨折发现，其中非典型股骨骨折术中骨折发生率为20%，内固定失效率为30%，而未进行双膦酸盐治疗的患者未出现术中骨折及内固定失效。

随着双膦酸盐类药物的应用，非典型股骨骨折的发病率逐年升高，医务人员对长期服用双膦酸盐药物的骨质疏松症患者应该提高警惕。目前对于非典型股骨骨折的发病机理认识尚不完全清楚，且早期阶段症状不明显，多数都是在骨折后被发现。非典型股骨骨折治疗非常艰难，不论是保守治疗还是髓内钉固定为主的手术治疗，都存在较高的并发症。因此，进一步研究非典型股骨骨折的发病因素和探索其他更有效的预防和治疗方法显得十分必要。此外，我国骨质疏松人口基数庞大，但是关于非典型股骨骨折的病例报道较少，更缺少相关的资料库，因此我们相关医护人员应该关注和收集不典型股骨骨折患者资料，建立和制定相关诊断和治疗方案。

（汪红胜　张世民）

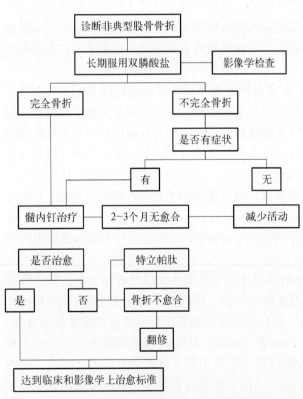

图9-59　美国骨与矿物质研究学会推荐的非典型股骨骨折的治疗流程

参考文献

1. 杜晨光，张英泽，陈伟，2016. 股骨干骨折合并同侧股骨颈骨折的诊治进展. 中华外科杂志，54(7)：553-557.

2. 胡孙君，杜守超，熊文峰，等，2021. 股骨近端防旋髓内钉内固定治疗高位股骨转子间骨折. 中国修复重建外科杂志，35(3)：307-311.

3. 季佳庆，樊健，袁锋，2020. 同侧股骨颈伴股骨粗隆间骨折的治疗进展. 中国骨与关节损伤杂志，35(2)：220-222.

4. 林健，王建东，王秋根，2022. 股骨颈基底部骨折诊断与治疗研究进展. 国际骨科学杂志，43(1)：4-7.

5. 米满，张世民，2017. 髋部隐匿性骨折. 中国矫形外科杂志，25(8)：720-723.

6. 佟大可，丁文彬，王光超，等，2017. 难复性股骨转子间骨折的临床分型与治疗. 中华创伤骨科杂志，19(2)：109-114.

7. 杨庆诚，董扬，曾炳芳，2014. 四肢恶性骨肿瘤外科治疗策略的演变和进展. 上海医学，37(11)：904-908.

8. 俞银贤，吴晓明，高堪达，等，2012. 小转子未累及的不稳定股骨转子间骨折的手术复位技巧. 中华骨科转子，32(7)：621-626.

9. 张功林，甄平，2016. 同侧股骨颈与股骨干骨折治疗进展. 实用骨科杂志，22(8)：711-713.

10. 张立海，吴克俭，张巍，等，2018. 坎贝尔骨科手术学（第六卷）. 第13版. 北京：北京大学医学出版社：2648-2673.

11. 张世民，胡孙君，杜守超，等，2020. 小转子二分型股骨转子间骨折手术技巧及疗效分析. 同济大学学报（医学版），41(6)：772-778.

12. 张世民，王振海，田可为，2021. 同时累及同侧股骨颈与转子间两个解剖区域的骨折类型与研究进展. 中国修复重建外科杂志，35(9)：1079-1085.

13. 赵益峰，朱凤华，常庆华，等，2021. 基于难复与否的股骨转子间骨折分型标准研究. 中国修复重建外科杂志，35(9)：1086-1092.

14. 中华医学会骨科学分会骨肿瘤学组，2009. 骨转移瘤外科治疗专家共识. 中华骨科杂志，29(12)：65-73.

15. Adler R A, El-Hajj Fuleihan G, Bauer D C, et al., 2016. Managing osteoporosis in patients on long-term bisphosphonate treatment: report of a task force of the american society for bone and mineral research. J Bone Mineral Res, 31(1): 16-35.

16. Alho A, 1997. Concurrent ipsilateral fractures of the hip and shaft of the femur. A systematic review of 722 cases. Ann Chir Gynaecol, 86(4): 326-336.

17. Auran R L, Martin J R, Duran M D, et al., 2022. Management of metastatic disease in long bones. J Orthop Trauma.

18. Boulton C L, Pollak A N, 2015. Special topic: Ipsilateral femoral neck and shaft fractures-does evidence give us the answer?. Injury, 46(3): 478-483.

19. Chang S M, Hou Z Y, Hu S J, et al., 2020. Intertrochanteric femur fracture treatment in Asia: what we know and what the world can learn. Orthop Clin North Am, 51(2): 189-205.

20. Chang S M, Zhang Y Q, Ma Z, et al., 2015. Fracture reduction with positive medial cortical support: a key element in stability reconstruction for the unstable pertrochanteric hip fractures. Arch Orthop Trauma Surg, 135(6): 811-818.

21. Davidson A, Silver N, Cohen D, et al., 2021. Justifying CT prior to MRI in cases of suspected occult hip fracture. A proposed diagnostic protocol. Injury, 52(6): 1429-1433.

22. Dekhne M S, Thomas H M, Haider T, et al., 2021. Treatment and outcomes of basicervical femoral neck fractures: a systematic review. J Orthop Surg (Hong Kong), 29(1): 23094990211003344.

23. Ebrahimpour A, Sadighi M, Hoveidaei A H, et al., 2021. Surgical treatment for bisphosphonate-related atypical femoral fracture: a systematic review. Arch Bone Jt Surg, 9(3): 283-296.

24. Fauconnier S, Van Lieshout M, Victor J, 2020. Evaluation of cerclage wiring in the treatment of subtrochanteric fractures. Acta Orthop Belg, 86(1): 28-32.

25. Garrison I, Domingue G, Honeycutt M W, 2021. Subtrochanteric femur fractures: current review of management. EFORT Open Rev, 6(2): 145-151.

26. Gotfried Y, 2012. The pantrochanteric hip fracture: an iatrogenic entity. J Orthop Trauma, 26(4): 197-199.

27. Guo J, Dong W, Jin L, et al., 2019. Treatment of basicervical femoral neck fractures with proximal femoral nail

antirotation. J Int Med Res, 47(9): 4333−4343.

28. Hak D J, Mauffrey C, Hake M, et al., 2015. Ipsilateral femoral neck and shaft fractures: current diagnostic and treatment strategies. Orthopedics, 38(4): 247−251.

29. Hao Y L, Zhang Z S, Zhou F, et al., 2019. Predictors and reduction techniques for irreducible reverse intertrochanteric fractures. Chin Med J (Engl), 132(21): 2534−2542.

30. Hoskins W, McDonald L, Spelman T, et al., 2022. Subtrochanteric femur fractures treated with femoral nail: the effect of cerclage wire augmentation on complications, fracture union, and reduction: a systematic review and meta-analysis of comparative studies. J Orthop Trauma, 36(4): e142−e151.

31. Hu S J, Yu G R, Zhang S M, 2013. Surgical treatment of basicervical intertrochanteric fractures of the proximal femur with cephalomeduallary hip nails. Orthop Surg, 5(2): 124−129.

32. Ikuta Y, Nagata Y, Iwasaki Y, 2019. Preoperative radiographic features of trochanteric fractures irreducible by closed reduction. Injury, 50(11): 2014−2021.

33. Johnson J, Deren M, Chambers A, et al., 2019. Biomechanical analysis of fixation devices for basicervical femoral neck fractures. J Am Acad Orthop Surg, 27(1): e41−e48.

34. Kasha S, Yalamanchili R K, 2020. Management of subtrochanteric fractures by nail osteosynthesis: a review of tips and tricks. Int Orthop, 44(4): 645−653.

35. Krappinger D, Wolf B, Dammerer D, et al., 2019. Risk factors for nonunion after intramedullary nailing of subtrochanteric femoral fractures. Arch Orthop Trauma Surg, 139(6): 769−777.

36. Law G W, Padki A, Tay K S, et al., 2020. Computed tomography-based diagnosis of occult fragility hip fractures offer shorter waiting times with no inadvertent missed diagnosis. J Orthop Surg (Hong Kong), 28(2): 2309499020932082.

37. Li C, Zhao D, Xu X, et al., 2020. Three-dimensional computed tomography (CT) mapping of intertrochanteric fractures in elderly patients. Med Sci Monit, 26: e925452.

38. Li J, Tang S, Zhang H, et al., 2019. Clustering of morphological fracture lines for identifying intertrochanteric fracture classification with Hausdorff distance-based K-means approach. Injury, 50(4): 939−949.

39. Li M, Li Z R, Li J T, et al., 2019. Three-dimensional mapping of intertrochanteric fracture lines. Chin Med J (Engl), 132(21): 2524−2533.

40. Panteli M, Vun J S H, West R M, et al., 2021. Development and validation of a post-operative non-union risk score for subtrochanteric femur fractures. J Clin Med, 10(23): 5632.

41. Pearce O, Edwards T, Al-Hourani K, et al., 2021. Evaluation and management of atypical femoral fractures: an update of current knowledge. Eur J Orthop Surg Traumatol, 31(5): 825−840.

42. Pradeep A R, KiranKumar A, Dheenadhayalan J, et al., 2018. Intraoperative lateral wall fractures during dynamic hip screw fixation for intertrochanteric fractures-Incidence, causative factors and clinical outcome. Injury, 49(2): 334−338.

43. Rehme J, Woltmann A, Brand A, et al., 2021. Does auxiliary cerclage wiring provide intrinsic stability in cephalomedullary nailing of trochanteric and subtrochanteric fractures?. Int Orthop, 45(5): 1329−1336.

44. Rudran B, Super J, Jandoo R, et al., 2021. Current concepts in the management of bisphosphonate associated atypical femoral fractures. World J Orthop, 12(9): 660−671.

45. Tamaki Y, Goto T, Wada K, et al., 2020. Anatomic evaluation of the insertional footprints of the iliofemoral and ischiofemoral ligaments: a cadaveric study. BMC Musculoskelet Disord, 21(1): 828.

46. Wang Q, Gu X H, Li X, et al., 2019. Management of low-energy basicervical proximal femoral fractures by proximal femoral nail anti-rotation. Orthop Surg, 11(6): 1173−1179.

47. Watson S T, Schaller T M, Tanner S L, et al., 2016. Outcomes of low-energy basicervical proximal femoral fractures treated with cephalomedullary fixation. J Bone Joint Surg Am, 98(13): 1097−1102.

48. Xiong W F, Du S C, Chang S M, 2018. Choosing an optimal implant fixation for basicervical femoral neck fractures. Injury, 49(6): 1238−1239.

49. Yoo H, Cho Y, Hwang S, 2019. Outcomes of combined neck and trochanter fractures of the femur treated with cephallomedullary nail in elderly. Hip Pelvis, 31(4): 200−205.

50. Yoo J I, Cha Y, Kwak J, et al., 2020. Review on basicervical femoral neck fracture: definition, treatments, and failures. Hip Pelvis, 32(4): 170−181.

第十章
股骨转子间骨折内固定术后失败翻修

第一节　内固定失败的类型与翻修策略

1. 内固定失败类型
2. 翻修的术前评估
3. 翻修手术的选择
4. 重新内固定翻修
5. 假体置换翻修

由于股骨转子间骨折绝大多数均采用内固定治疗，因此，股骨转子间骨折的治疗失败绝大多数均属手术的医源性失败。又由于股骨转子间骨折的手术数量巨大，即使很少的内固定失败发生率，也往往意味着较大的患者数量，每个创伤骨科医生均可能会遇到。

一、内固定失败类型

股骨转子间骨折的内固定失败，类型多样，机制复杂，往往是多种危险因素叠加的结果。归纳其类型，似乎不外这6种：①骨折不愈合（骨不连）；②内植物断裂；③内植物从股骨头切出/切入；④内植物周围二次骨折；⑤髓内翻畸形；⑥股骨头缺血坏死。

转子间骨折的内固定失败，往往意味着手术治疗的失败，属于术后严重并发症（表10-1），只有再次手术才能改善其效果。

表10-1　股骨转子间骨折术后严重并发症的类型

内固定术后严重并发症	发生率	影响因素	预防措施
深部切口感染	0～1%	• 手术时间 • 切口暴露 • 预防性抗生素	• 微创手术 • 减少手术时间 • 减少切口暴露 • 提高手术技术 • 预防性抗生素
血管损伤	0～0.2%	• 导针尖、钻头尖、螺钉尖 • 骨折尖齿	
骨折不愈合	1%～3%	• 静态固定，不能滑动，无持续的动力加压 • 残留股距间隙过大	• 提高骨折复位质量 • 正确安放内植物 • 适当动力化
内植物切出	早期10%～15%，目前1%～5%	• 骨折复位不够 • 拉力螺钉（螺旋刀片）安放位置不佳	• 提高骨折复位质量 • 正确安放内植物

（续表）

内固定术后严重并发症	发生率	影响因素	预防措施
内植物切入	0～1%	• 内植物尖端锐利 • 滑动受阻，多见于髓内钉	• 螺旋刀片 • 拉力螺钉的尾部嵌塞，阻碍滑动机制
内植物断裂	0～2%	• 骨折延迟愈合或不愈合	• 骨折愈合失败，将导致内植物断裂
内植物周围再骨折	早期5%～10% 目前0.5%～1%	• 在髓内钉中的发生率较高，尤其早期的髓内钉设计 • 大直径刚性髓内钉 • 钝头髓内钉 • 远侧交锁螺钉直径粗 • 远侧交锁螺钉靠近髓内钉尖端 • 远侧交锁螺钉拧入过紧 • 在延伸至转子下的骨折中使用过短的髓内钉	• 尖端锥形或开槽 • 增加交锁螺钉与钉尖距离 • 避免将交锁螺钉拧入过紧，损伤股骨干外侧皮质 • 降低交锁螺钉的直径
钢板从股骨干上拔出	1%～3%	• 侧板系统在拉力螺钉的滑动距离完全用尽之后，内固定失败常表现为两种形式，两者非此即彼 • 一是近侧的拉力螺钉从股骨头切出 • 二是远侧的钢板从股骨干的拔出	• 在股骨干上稳定固定（至少4枚螺钉8层皮质）
股骨头缺血性坏死	0～1%		• 伤后避免肢体过度外旋 • 术中避免股骨头旋转
畸形愈合，下肢短缩	10%～30%（发生率依诊断标准的不同而异）	• 头颈骨块内翻（对线） • 股骨干内移	• 提高骨折复位质量，正确安放内植物 • 确保骨折的外翻复位，能减少下肢短缩的发生率，也能减少由于骨折塌陷而导致的肢体短缩程度

在内固定术后早期，如果骨折愈合不顺利，下肢负荷将全部由内植物承担，则其失败往往是拉力螺钉（或螺旋刀片）从股骨头切出或髓内钉断裂（表10-2），两者必居其一。①拉力螺钉从股骨头切出，往往发生较早，其特征是患者高龄、骨质疏松程度更严重、骨折手术质量不佳如头颈骨块内翻、拉力螺钉在股骨头内位置偏上等；②而髓内钉断裂的发生（图10-1），往往较晚，其特征是患者相对年轻、骨量尚好、骨折手术质量尚好如颈干角基本正常、拉力螺钉在股骨头内位置正确、但骨折复位存在间隙、接触不良、内下角皮质没有愈合，不能分担压力负荷，内固定属疲劳断裂。

头髓钉的断裂往往发生于其结构的薄弱部位，如近侧的斜孔和远侧的交锁螺钉孔处。髓内钉的断裂往往反映了骨折的愈合不佳。远侧交锁螺钉的断裂（自我动力化）一般不

表10-2　骨折不愈合的后果

项　目	拉力螺钉切出	髓内钉断裂
发生时间	发生较早	发生较晚
年龄	患者高龄	患者相对年轻
骨质疏松	骨质疏松更严重	骨量尚好
拉力螺钉位置	在股骨头内位置偏上、偏前	在股骨头内位置正确
颈干角	颈干角内翻	颈干角基本正常
共同特点：内下间隙	骨折复位存在间隙、接触不良、内下角皮质没有愈合，不能分担压力负荷	

将其列为内植物断裂，因为对内固定的稳定性没有影响（可能促进稳定性）。另外，需注意，远侧交锁螺钉孔处的髓内钉断裂，均同时伴有该部位的股骨干骨折。与单纯的经过远侧交锁螺钉的股骨干二次骨折不同，同时伴有远侧交锁螺钉孔的头髓钉断裂，属于金属疲劳断裂（图10-2），往往反映了近侧转子间骨折的愈合不佳，致使应力传导至远侧交锁螺钉处，导致髓内钉的疲劳断裂。

Petfield等（2022）总结了64篇有关内固定器械失败的文献，将髓内钉断裂（均为髓内钉近侧斜孔）的危险因素分为术前、术中、术后3类（表10-3）。

二、翻修的术前评估

在进行翻修手术之前，详细、彻底的术前评估非常重要（表10-4）。包括：①病史、病程时间、初次受伤机制、身体内科

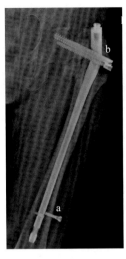

图10-1　女，64岁。股骨转子间骨折术后1年，持续疼痛，行走困难。因再次跌倒摄片，发现骨折不愈合，远侧交锁螺钉（a）断裂（即被动动力化，但尚不足以促使骨折愈合），髓内钉斜孔（b）断裂

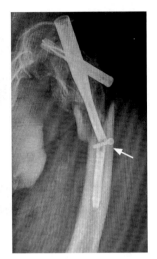

图10-2　男，92岁。头髓钉术后半年，能够行走。因跌倒再次入院。髓内钉在远侧交锁螺钉孔处断裂

表10-3　髓内钉断裂的危险因素

分　类	危险因素
术前因素：患者与骨折类型	• 病理性骨折：恶性转移瘤，双膦酸盐导致的不典型骨折 • 不稳定骨折类型：转子下骨折，反斜骨折
术中因素：髓内钉与技术	• 直接损伤：术中如果第一次打入股骨头的导针方向不满意，在后续通过旋转调整导针套筒方向时，如果软组织张力（如髂胫束）过大，或套筒没有砥住股骨外侧皮质，则容易导致套筒与髓内钉斜孔失去共轴，偏轴扩髓或打入内植物，有可能对髓内钉斜孔造成直接损坏，降低内植物强度 • 髓内钉设计：双钉咬合InterTAN，由于偏轴而导致上方的拉力螺钉与下方的加压螺钉螺纹相互分离或螺纹相互咬死 • 滑动机制失效：各种原因导致的滑动阻力增大，启动困难。术后没有滑动嵌压，间隙持续存在，骨折愈合时间加长，内植物承受的负荷大时间长，容易断裂
术后因素：骨折延迟愈合、不愈合，髓内钉疲劳断裂	• 骨折复位不佳 • 头颈骨块内翻 • 残留间隙过大，尤其内下股距间隙，如反斜骨折

表10-4　髋部骨折骨不连的术前评估

	手术因素或宿主因素
骨不连的评估方法	1. 病史：病程时间、初次受伤机制、身体内科合并症、生活习惯、服用药物 2. 体检：包括测量双下肢的长度 3. 放射学检查：X线、CT及三维成像 4. 超声血管检查 5. 化验检查

（续表）

	手术因素或宿主因素
骨不连的前置因素	1. 力学不稳定 2. 血供损害 3. 存在骨折间隙 4. 感染（隐匿）
骨不连的促进因素	吸烟（使用尼古丁）、服用药物（非甾体抗炎药）、高龄老年、内科系统性疾病、内分泌功能低下（甲状腺、甲状旁腺睾丸）、静脉瘀滞、有放射治疗、肥胖、过度饮酒、代谢性疾病、营养不良（白蛋白）、维生素缺乏

合并症、生活习惯、服用药物等；②体检，包括测量双下肢的长度；③放射学检查，X线、CT及三维成像；④超声血管检查；⑤化验检查。

按照Kaufer（1980）总结的5个因素，不利的骨折类型（粉碎的不稳定类型）、骨骼质量差（严重骨质疏松）、骨折复位不够（对线、对位）、内植物位置不佳（TAD/Cal-TAD）、内植物选择不正确（髓外锁定板）等，均是增加骨折内固定失败的危险因素。术前评估有助于判别患者发生骨不连的风险因素（手术因素？宿主因素？）：①骨不连的前置因素，力学不稳定、血供损害、存在骨折间隙、感染；②骨不连的促进因素，吸烟（使用尼古丁）、服用药物（非甾体抗炎药）、高龄老年、内科系统性疾病、内分泌功能（甲状腺、甲状旁腺、睾丸）、静脉瘀滞、有放射治疗、肥胖、过度饮酒、代谢性疾病、营养不良（白蛋白）、维生素缺乏等。

与治疗其他的骨不连一样，术前必须确认是否存在感染。有时隐匿性的感染，诊断非常困难，需要采取多种方法，包括术前化验检查、术中组织活检和细菌培养。术前血液白细胞计数与分类、血沉、CRP、白细胞介素等，均有助于诊断，但其实际敏感性与特异性均不高。另外需注意的是，老年人内分泌功能低下和营养不良者，比例不低。在进行翻修手术之前，应尽量将骨不连的促进因素予以纠正。

三、翻修手术的选择

转子间骨折内固定失败的挽救性翻修手术，可分为两大类型：①保留股骨头，重新内固定；②切除股骨头，进行人工关节置换（全髋、半髋）。对一个特定的患者，选择何种手术方式，应该个性化地分析，主要包括以下几条：①患者的生理年龄和预期寿命；②患者的功能要求和活动量；③残留的骨量；④股骨头的活力；⑤髋关节软骨面状况；⑥患者的意愿。

除了疼痛和行走困难之外，影像学检查是诊断骨折愈合并发症的主要手段，有时表现为骨折端的相互坐实、拉力螺钉的滑动后退等。Alho等（1999）对于股骨颈骨折，总结了在内固定后3个月时，预测手术失败的影像学指标，可作为参考：骨折位置变化达10 mm，螺钉位置改变达5%，螺钉后退达20 mm，螺钉尖穿透股骨头。

内固定的急性失败、不可接受的骨折对线、已经形成的骨不连，三者均是再次手术的指征。虽然术后3个月是常规接受的骨折愈合时间，但在有些病例内固定失败在很早就能看出，而在另外一些病例，尤其影像学上有进展但尚缺乏完全愈合征象者，继续观察等待更长的时间是必须的，也是明智的。

目前的文献资料通常认为，在股骨转子间或转子下区域，临床上6个月后患者负重时骨折部位仍有持续性疼痛，影像学上6个月后骨折部位仍缺乏3面皮质骨桥，即可诊断为骨折不连接。对影像学复位良好、稳定性评分较高且临床症状轻微、疼痛可以忍受的患者，继续延长观察时间，亦有可能获得骨折的最终愈合（图10-3）。

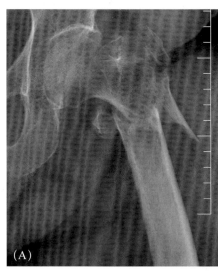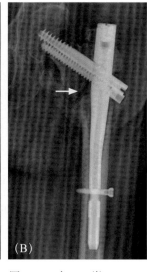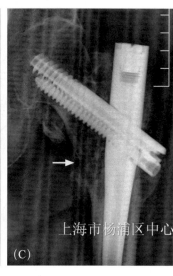

图10-3　女，74岁

A. 左侧股骨转子间A3.3型骨折；B. InterTAN头髓钉治疗，术后5个月尚未愈合；C. 患者轻微疼痛，扶手杖生活能够自理。15个月后因为右侧转子间骨折入院，拍片发现左侧已经愈合，行走无痛

股骨头活力的判断，通常依据X线平片即可，参考股骨头坏死的指标：散在的硬化骨、骨小梁吸收、微骨折、软骨下塌陷等。也可采用同位素骨扫描或MRI检查。但在青壮年，无论股骨头是否塌陷，都应尽一切可能保留股骨头。

总之，临床需根据骨不连的部位、患者的生理年龄、股骨近端残留的骨量、是否有畸形、髋关节的状态和股骨头的活力等，根据患者意愿，综合考虑，个性化分析，选择最有利、最恰当的翻修方法。

浙江大学医学院附属第二医院李杭团队（2017），通过回顾性分析23例股骨转子间骨折的骨不连，将其分为5种类型，并提出了针对性的翻修策略（表10-5）。

临床上，有症状的转子间骨折畸形愈合（symptomatic malunion）很少见。在大多数情况下，髋关节生物力学中等程度的非最佳状态（moderately suboptimal）是可以接受的，

表10-5　浙江大学医学院附属第二医院的翻修策略

转子间骨折的骨不连类型	特　征	翻修策略
Ⅰ型	由于骨折复位不足且采用锁定钢板固定	更换为动态内固定并植骨
Ⅱ型	由于内固定不稳定	更换为长型髓内钉或附加钢板并植骨
Ⅲ型	骨不连伴髋内翻	结构性植骨纠正髋内翻，钢板固定
Ⅳ型	骨不连伴股骨头切出或劈裂	全髋置换
Ⅴ型	由感染导致的骨不连	取出感染内固定，清创，含抗生素骨水泥棒植入，而且重新内固定并植骨

这是一个"两害相权取其轻"的折中选择，为的是能获得一个更好的稳定的骨折对位和骨折愈合，即牺牲部分生物力学优势，以求得骨折的确定性愈合。

股骨颈的短缩、转子区的短缩、大转子的畸形愈合，都可能引起肢体不等长或髋关节生物力学不佳，导致跛行或疼痛。严重的畸形愈合，可见于未经手术治疗的转子间骨折，年轻患者可以通过外展截骨矫形来治疗（图10-4），年老患者通常均进行关节置换。

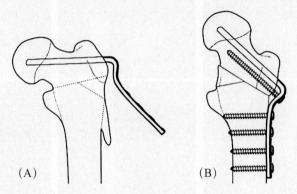

(A)　　　　　　　(B)

图10-4　股骨转子间骨折内翻畸形愈合的外展截骨矫形治疗

四、重新内固定翻修

在相对年轻、骨量充足的患者，选择重新内固定加植骨的翻修策略。固定角度的器械，如130°角的刃钢板、DCS等都是比较合适的内固定器械。头髓钉也是内固定翻修的良好器材，此时多选用长钉。

骨不连的翻修内固定手术（或合并内固定断裂），需要考虑以下几个方面：①必须将头颈骨块外展复位，如此，既能创造条件，将新的头颈内植物打入股骨头的偏下部分，而这部分通常并未被先前的内植物所破坏，又能获得内侧皮质的充足复位（阳性支撑或中性对位）；②在股骨头内原先内植物所造成的骨缺损区域，可以植入自体骨、异体骨，或用骨水泥填充；③在骨不连的部位，需植入自体骨，必要时尚可植入BMP-2促进骨生长（骨形态发生蛋白，基因工程产品：骨优导）；④骨不连的髓内钉翻修，往往需要加用钢板辅助，以提供骨折端的绝对稳定，有利于骨折愈合。

五、假体置换翻修

多数转子间骨折的骨不连发生在老年患者，不仅残留的骨量较差，而且多数失败是由于内植物从股骨头的切出造成的。因此，是选择重新内固定翻修还是进行人工关节假体置换翻修，就要权衡患者的特征、骨折的类型、残留的骨量和髋关节的状态。对于老年人，关节置换优势更明显，因为术后能够很快地恢复活动能力。如果有股骨头的切出、损害了髋臼关节面，或原有明显的骨性关节炎，应选择全髋关节置换。如果髋关节软骨良好，可考虑双极股骨头置换。

（张世民　胡孙君　杜守超）

第二节　股骨转子间骨折不愈合的动力化治疗

1. 两种不同的滑动机制
2. 滑动机制失效或不充分的原因

3. 动力化方法治疗转子间骨折不愈合
4. 减少转子间骨折不愈合发生的几项技术建议

　　骨折愈合的速度并不相同，这有赖于许多因素，包括粉碎程度、解剖部位、局部血供等。但是，绝大多数骨折在4～6个月都会获得愈合，或者在连续的随访摄片中至少能看到骨折愈合的进展征象。与同一解剖部位相似的骨折相比，如果一个骨折在正常的、平均的或通常的时间段内仍未愈合，即可称为延迟愈合。

　　美国FDA对骨折不愈合（骨不连接）的定义是，骨折至少已过9个月，且连续观察3个月无任何迹象表明愈合有进展。但对骨折愈合限定一个固定的时间，对全身的骨骼来讲，是武断的、不科学的。科学的定义应该是，医生认为没有进一步的干预将无法愈合的骨折，意味着骨修复过程的停止，通常表现为骨折块之间有纤维组织或软骨组织形成。不愈合是骨折修复进程的停止，如果不进行干预则骨折不可能愈合。

　　有时，转子间骨折的不愈合诊断很容易，如非手术治疗患者的明显畸形伴疼痛、手术治疗后伴有内植物断裂等；但有时骨不连的表现却比较隐匿，症状轻微，难以诊断。比如仅表现为行走时的腹股沟疼痛、不能长距离活动、甚至服用镇痛药可以缓解等，这在伴有智力障碍、反应迟钝的老年人，诊断更为困难。此时，影像学检查往往成为唯一的方法。通常表现为：①骨折的不稳定征象，有内植物松动，内植物周围出现硬化环；②骨折部位短缩；③在慢性骨不连，常出现骨折部位或其周围的硬化或广泛增生性骨痂。CT检查和图像重建，能更准确地发现骨不连特征，如观察横断面、冠状面、矢状面的桥接骨痂是否完善、评估旋转畸形等。

　　股骨转子间骨折内固定后的不愈合比较少见（图10-5）。临床遇到的转子间骨折不愈合，往往具有下列4个特点：①大多表现为小转子平面的内侧压力区骨皮质不连接；②大多含有横形骨折线或转子下骨折线的成分；③早期的内固定手术，大多有机械力学因素方

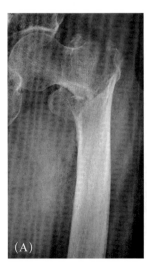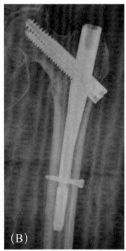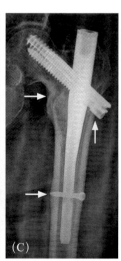

图10-5　股骨转子间骨折不愈合的特点

A.女，73岁，A2.1型骨折；B.采用InterTAN内固定，术中将上方的内芯螺钉拧紧，下方的交锁螺钉固定在静态位，在两处均限制了滑动；C.术后2年，行走疼痛，骨折不愈合。注意：小转子处的内下皮质存有间隙，拉力螺钉下缘与股骨外侧皮质砥住，髓内钉周缘有骨硬化线，下方交锁螺钉周围皮质增生膨大

面的缺陷，很少有生物学活力方面的问题；④长期的骨折不愈合，将导致内固定器械的疲劳断裂，多发生于髓内钉最薄弱的斜孔部位。

一、两种不同的滑动机制

现代股骨转子间骨折的内固定治疗，大多采用动态固定机制，即术中外科医生通过收紧器械（拉力螺钉或螺旋刀片），使头颈骨块沿着拉力螺钉的轴线向外滑动，实现头颈骨块的主动加压（active compression），与股骨干相互接触砥住，获得骨折的初次即刻稳定；术后通过器械提供的滑动机制，经大腿的肌肉收缩或负重，头颈骨块继续向外嵌压塌陷（continuous impaction and collapse），获得骨折的二次稳定。

在采用髓内钉治疗股骨转子间骨折时，有两种不同的滑动机制：①在顺向股骨转子间骨折（A1和A2型），滑动发生在头颈骨块，沿头颈轴线斜向外下方加压；②而在反向的股骨转子间骨折（A3型）和转子下骨折，滑动发生在股骨干上，沿股骨干的轴线垂直向上加压（图10-6）。

在更为复杂的骨折类型中，如全转子间骨折，上下两种滑动机制同时存在，但水平横向的下方骨折线成分可能更为重要。

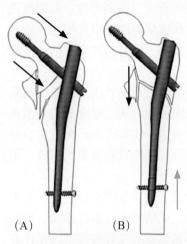

图10-6　两种不同滑动加压机制
A. 在顺向转子间骨折；B. 在反向转子间骨折（骨折线位于拉力螺钉入口下方）

二、滑动机制失效或不充分的原因

在顺向股骨转子间骨折，头颈骨块的滑动机制失效或不充分的原因有两种类型：一是术中外科医生拧紧了内芯锁定螺钉，主动消除了器械的术后滑动功能；二是在头颈骨块向外下方滑动嵌压的过程中，头颈骨块首先与外上部的大转子区愈合了，但最关键的内下角负重压力区却没有愈合，这种现象多见于以下三种情况下，即内侧的小转子骨块分离移位（A2型不稳定骨折）、术中的过度外翻复位（内下皮质张口）、没有获得前内侧皮质的支撑砥住（头颈骨块内陷、后陷）（图10-7A）。

在转子下骨折（骨折线不涉及拉力螺钉入口的外侧皮质），滑动机制的失效或不足，往往是将远侧的交锁螺钉固定在了静力位，或者在打入远侧交锁螺钉时没有放松牵引，致使骨折部位有过度的牵开（图10-7B）。

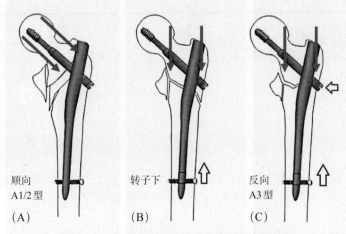

顺向 A1/2型 (A)　转子下 (B)　反向 A3型 (C)

图10-7　不同骨折类型术后滑动机制失效的原因

在反向转子间A3型骨折（骨折线涉及拉力螺钉入口的外侧皮质）中，则上述两种滑动机制失效的原因可能均存在（图10-7C）。

在伴有外侧壁破裂的全转子间骨折，由于同时存在斜形、横形骨折线，滑动加压可以发生在三处：头颈骨块的斜行向外、远侧交锁螺钉和外侧皮质的垂直向上。

三、动力化方法治疗转子间骨折不愈合

髓内钉固定后的转子间骨折不愈合或延迟愈合，最简单的初始治疗是在保留原髓内钉的基础上，进行动力化。动力化仅能从远侧的股骨干方向进行。进行动力化的先决条件是有：①内固定器械并无失败，即没有内固定的松动、断裂，而仅是表现为骨折的延迟愈合、不愈合、愈合不良、存在间隙（尤其内侧股骨距）等。②骨折复位的整体比较满意，没有内翻畸形，股骨头内拉力螺钉位置良好，仅是轴向过于坚强，限制了骨块的滑动加压，临床症状往往仅表现为行走疼痛。

去除远侧的交锁螺钉是最简单的动力化方式（图10-8，图10-9）；但有时单纯去除远侧交锁螺钉可能并没有效果。从前面的分析中可以看出，这是由骨折形态决定的，即头颈内植物的尾部与股骨外侧皮质相抵住（图10-10），阻碍了远侧股骨干的上移，致使动力化的加压效果传达不到内侧不愈合的骨折端。

Biber等（2013）提出，对拉力螺钉进入点远侧的股骨外侧皮质进行开槽（lateral cortical notching），移除部分骨皮质，促使股骨干向近侧移动（图10-11）。开槽能使骨折部位产生动力化加压，缩小骨折间隙，重新激发骨折端的活力，促进骨折愈合。Biber等（2013）总结了8个髓内钉治疗后股骨转子间骨折不愈合的患者，1男7女，平均年龄73.3岁（60～82岁），其中1例发生在A1.1型骨折，4例发生在A2.2型，2例发生在A3型，1例发生在转子下骨折。3例因为髓内钉在斜孔处断裂而急诊入院，5例因持续疼痛而平诊入院。初次骨折内固定至二次翻修开槽手术的时间间隔平均为8.4个月（4.3～15.0个月）。

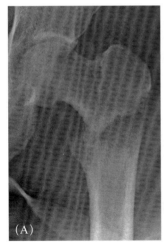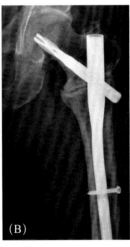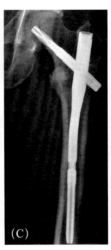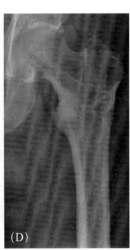

图10-8　转子间横形骨折，单纯取出远侧交锁螺钉动力化促进骨折愈合

A.男，45岁，A3.2型转子间横形骨折；B.髓内钉术后1年，骨折不愈合；C.取出远侧交锁螺钉，实现动力化，2年后复查，骨折愈合；D.髓内钉取出（第一次手术后38个月）

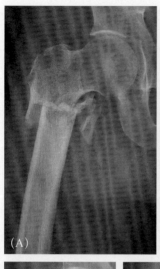
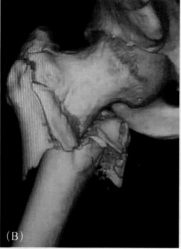
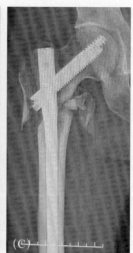

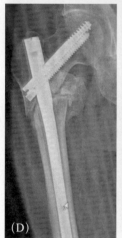
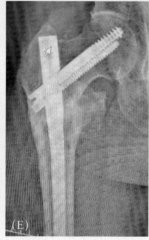

图 10-9 全转子区骨折，取出远侧交锁
螺钉动力化促进愈合

A. 男，36 岁，全转子区骨折，A3.3；B. 3D-CT
图像，注意前壁骨折；C. 长钉固定（InterTAN），
注意内外侧皮质均有粉碎，内侧皮质负性
对位；D. 术后 9 个月，骨折愈合不良，取出
远侧交锁螺钉进行动力化；E. 动力化后 6 个
月，骨折愈合。股骨近端有短缩

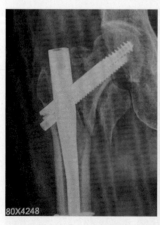
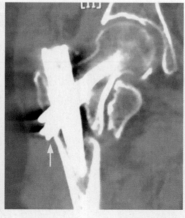

图 10-10 女，74 岁。
A2.2 型骨折，髓内钉术
后 10 个月，骨折不愈合。
CT 示拉力螺钉下缘与股
骨外侧皮质顶住

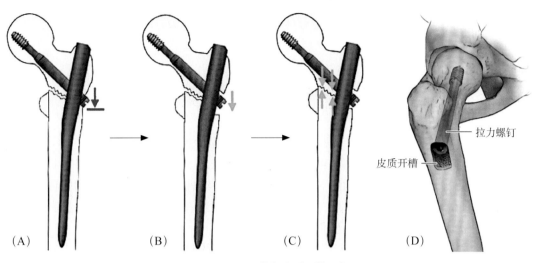

图 10-11 股骨外侧皮质开槽示意图

A.拉力螺钉尾部与股骨干外侧皮质抵住,阻碍股骨干向上滑移;B.在紧靠拉力螺钉的远侧,去除一小块股骨外侧皮质;C.使股骨干能向近侧滑动,达到骨折端加压,促进愈合;D.去除的骨皮质与拉力螺钉等宽,长度应超过内侧需要加压的距离,一般需1 cm

3例断裂者更换髓内钉,另5例保留原髓内钉。经过取出远侧交锁螺钉并外侧皮质开槽动力化,所有患者均获得了坚实的骨折愈合。

四、减少转子间骨折不愈合发生的几项技术建议

(1)提高骨折的复位质量,包括颈干角和前内侧皮质对位。这是一切后续操作的前提。

(2)术中主动加压,缩小头颈骨块与股骨干之间的间隙。最好术中就能获得前内侧皮质的直接砥住坐实,如此,术后就不再需要通过头颈骨块的二次滑动、嵌压塌陷来缩小残存的骨折间隙而获得二次稳定。

(3)通过滑动促进骨折愈合,有时不可避免地将导致股骨近端短缩(股骨颈、股骨干),但少于10 mm的短缩对功能没有影响。过度的滑动短缩(多数学者将其定义为超过10 mm或20 mm),将导致下肢和骨盆髋部生物力学的不利改变。

(4)关于内芯锁定螺钉的使用:保持术后头颈骨块的滑动功能,是动力性内固定器械的精髓。临床很少有需要将内芯螺钉拧紧锁死的情况(如全转子间骨折)。

(5)关于远侧交锁螺钉的使用:在髓内钉固定之后,有些患者的骨折端吸收会更多一些,需要进行二次动力化(一般6~8周)。如此这般,还不如在手术的当天就将远侧交锁螺钉打在动力位,这将有助于股骨干的滑动,缩小骨折间隙。

(张世民 胡孙君 杜守超)

第三节 股骨转子间骨折内固定失败的重新内固定翻修

1. 原有内固定取出
2. 股骨头增强
3. 翻修内固定手术要点
4. 植骨
5. 附加固定
6. 典型病例

重新内固定翻修的前提是能够保留患者的本体股骨头。因为转子间（转子下）骨折均是通过股骨头内植物来进行固定的，因此判断股骨头（骨小梁、关节面）的损害程度，是否能通过辅助增强技术（如自体骨、异体骨、人造骨材料、甚至骨水泥等）来提高股骨头的把持力，就成为选择重新内固定翻修的关键。

重新内固定翻修多用于转子间（转子下）骨折的骨不连，有时也用于股骨头的切出或切入。

一、原有内固定取出

如果骨不连的发生不伴有内植物的断裂，则按照常规方法取出内固定。有时按原髓内钉插入的导针，可以方便新的内固定手术。

但在许多情况下，骨不连往往伴有内植物的断裂。如果侧板系统断裂，则需准备取出断裂螺钉的器械，如不同直径的空心环锯。如果是髓内钉断裂，则取出其远侧部分有一定的技术难度。表10-6总结了取出断裂髓内钉远侧段的技术方法（图10-11，图10-12）。

表10-6 取出断裂髓内钉远侧段的技术方法

序号	技术方法	描 述
1	球头导丝的压配嵌顿法	首先在断钉内部穿入末端带球头的导丝，然后继续插入一根或多根平滑导丝以充填断钉内部形成嵌顿，然后将球头导丝向后牵拉以拔除断钉
2	挂钩导丝的压配嵌顿法	首先在断钉内部穿入末端有挂钩的导丝，然后继续插入平滑导丝以充填断钉内部形成嵌顿，然后将球头导丝向后牵拉以拔除断钉
3	在股骨远侧干骺端开口折弯导丝	在断钉尖端以远的干骺端开孔，找到插入的导丝后，予以折弯、打结，再向近侧抽出
4	通过骨不连部位去除断钉	使用骨钩或者Kocher钳直接从骨折不愈合的部位取出断钉。这种技术需要去除和剥离一部分的骨骼和软组织
5	经远侧交锁螺钉孔的导丝填塞技术	插入导丝后，通过远侧的交锁螺钉孔，塞入具有弹性的金属器材以形成嵌塞，适合那些髓内钉髓腔较小，不能容纳两个导丝或挂钩的病例
6	通过交锁螺钉孔折弯导丝	通过螺钉孔将导丝折弯，使之成为挂钩钩住交锁螺钉孔。但是由于髓内钉并非直接到底接触骨质，其位置并非总是与骨骼轴线平行，会有一定旋转。因此，需要使用一定的复位工具来确保导丝进入和钩住断钉
7	在断钉髓腔内攻丝压配	通过骨骼髓腔将不锈钢螺纹钻头置入断钉髓腔内并攻丝，然后拔除断钉。不锈钢螺纹钻头可以切割钛质的髓内钉，形成楔形填塞效应。一旦与断钉形成稳定的结构后就可以拔除断钉。在手术中需要注意维持远端断钉的位置，防止来回旋转，因此，通常需要先保留远端的交锁螺钉，完成攻丝稳定后再取出锁定螺钉。如果远端锁定螺钉孔内没有螺钉，也可以在其中插入一个粗的斯氏针来维持稳定
8	将断钉推入膝关节腔而取出	将远侧断钉打入膝关节腔，再从关节腔取出

（续表）

序号	技术方法	描　　述
9	通过膝关节腔将髓内钉逆向顶出	在膝关节股骨凹处（逆行髓内钉的入口点位置）开口，从膝关节插入导丝进入断钉，将断钉逆行推至骨折端或大转子进钉点，然后将导丝从大转子处牵出。
10	在断钉近侧钻孔取出	用硬质合金钻头（carbide drill bit）在断钉的近端进行金属钻孔，再插入斯氏针将断钉取出

二、股骨头增强

骨折不愈合的内固定翻修，股骨头仍是进行近侧内固定的关键部位。由于原先内固定占据了部分股骨头空间，并且多数向上迁移，破坏了股骨头内的骨小梁，因此必须对股骨头进行"局部密度增强"。常用的方法有填塞异体骨条（颗粒）、自体骨块（髂骨），使用可吸收降解的骨生物材料（硫酸钙、碳酸钙）等，可以在内固定翻修的手术过程中一期植入，或者是在翻修手术前先行植入，等待1～3个月后，再施行二期内固定手术。

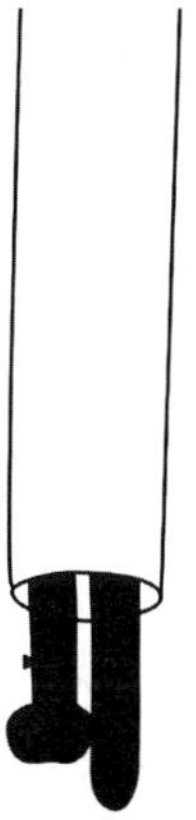

三、翻修内固定手术要点

术前必须详细规划手术方案，充分估计手术难点，备足器械设备和操作工具，列出手术步骤及其关键细节（图10-13），术中才能有条不紊地按计划进行，圆满地完成手术操作。

翻修内固定手术，特别强调髓内钉入钉点的偏内开口，其优点包括：①偏内开口，有助于头颈骨块的外展复位；②头颈骨块外展复位，有利于骨折端获得阳性或中性的皮质对位，避免负性皮质关系，防止股骨干内移；③外展复位，在器械颈干角固定的情况下（InterTAN是125°），有利于将头颈内植物打入在股骨头的中下部，此处骨小梁密集且没有受到原器械的损害；④外展复位，有利于负荷压力的重新分布，能增加纵向压缩分力而减少横向剪切分力；⑤外展复位，对恢复下肢长度有弥补作用，从理论上计算，如果头颈骨块外展10°，其仰起高度在8 mm左右。

图10-11　压配嵌顿法　　图10-12　挂钩导丝的压配嵌顿法

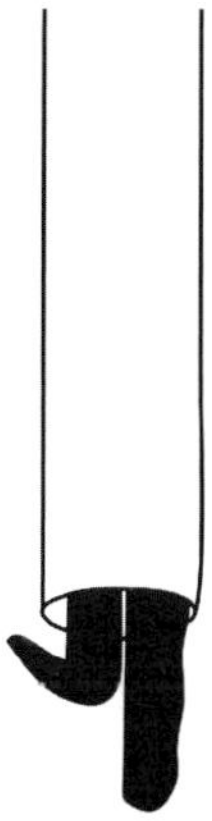

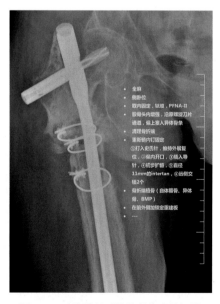

图10-13　髋部骨不连的翻修术前设计

四、植骨

大量自体植骨（包括大的结构性骨条和小的骨颗粒）是治疗骨不连骨缺损的关键措施，在承受压力的内侧，尽量使用长的结构性大骨块予以支撑，其他空隙使用颗粒状小骨块填塞。同时，使用促进骨折愈合的生物材料，如骨形态发生蛋白2（BMP-2，基因工程产品，商品名：骨优导），也有很大的益处。

五、附加固定

对于骨不连的治疗，骨折端的绝对稳定非常重要，因此在髓内钉治疗的基础上，往往需要再附加锁定板，获得骨折端的绝对稳定，促进骨折愈合。通过钢板的螺钉卡住髓内钉，可以起到阻挡螺钉的作用，防止髓内钉的偏斜摆动。

六、典型病例

【典型病例1】 女，67岁。右侧股骨转子下骨折，经PFNA-Ⅱ内固定术后3年，骨不连接。因为患者属低龄老年人，骨量尚好，股骨头关节面没有破坏，髋关节功能良好，故选择重新内固定翻修（图10-14）。

侧卧位手术，先取出螺旋刀片，立即沿其通道向股骨头内塞入异体骨条，应偏上塞入，尽量塞满。继续取出原髓内钉的所有部件和环扎钛缆，清理骨折端的纤维硬化组织。在近段骨块的外侧壁打入斯氏针，将其向内侧推顶，维持头颈骨块的外展复位，从骨折端紧靠外侧壁向近端打入导针，偏内开口、扩髓，形成一个有利于头颈骨块外展复位的通道。再按常规步骤置入长型髓内钉（InterTAN），在骨折端移植自体髂骨植骨（长条状结构性植骨，尤其内侧），不足之处仍采用异体骨条移植，并辅助BMP-2。为了确保骨折端的稳定，有利于骨折的愈合，在前外侧加用锁定重建板。

术后恢复过程顺利。术后1个月，可扶双拐下地不负重活动。术后3个月摄片看到骨痂生长后，允许下地部分负重活动，至术后4个月逐渐脱离拐杖，负重行走。随访1年，完全恢复功能。

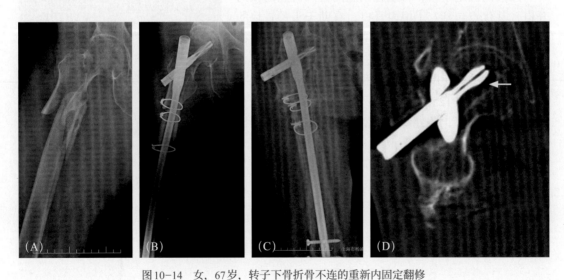

图10-14 女，67岁，转子下骨折骨不连的重新内固定翻修

A. 右侧股骨转子下骨折；B. PFNA-Ⅱ内固定，骨折端有过牵，3道环扎；C. 术后3年，萎缩性骨不连接；D. 螺旋刀片向上迁移切割；

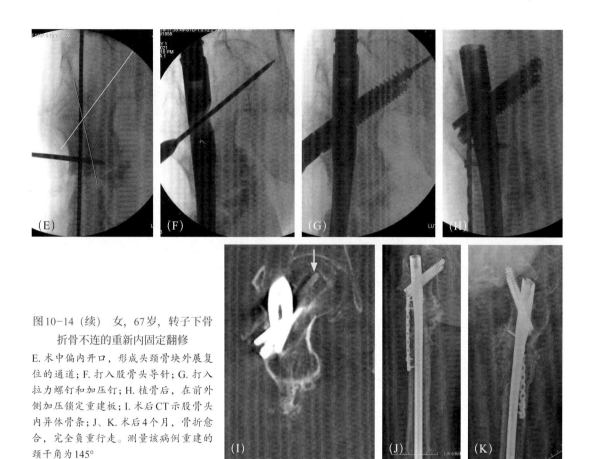

图10-14（续） 女，67岁，转子下骨
折骨不连的重新内固定翻修

E. 术中偏内开口，形成头颈骨块外展复
位的通道；F. 打入股骨头导针；G. 打入
拉力螺钉和加压钉；H. 植骨后，在前外
侧加压锁定重建板；I. 术后CT示股骨头
内异体骨条；J、K. 术后4个月，骨折愈
合，完全负重行走。测量该病例重建的
颈干角为145°

【典型病例2】 女，61岁。左侧股骨转子间骨折，A2.3型。在当地医院进行股骨近端
锁定板固定，术后4个月内固定失败，螺钉从股骨头上方切出。CT显示股骨头内骨质破坏
较多，关节腔穿透。因患者尚年轻，参加农村体力劳动，故选择重新内固定翻修。分两期
进行。第一期做股骨头增强，植入自体髂骨，改善股骨头骨小梁强度。5个月后进行髓内
钉翻修手术，采用短型PFNA-Ⅱ固定，并植入大量自体骨。术后骨折愈合，恢复顺利，完
全恢复农村劳动（图10-15）。

图10-15 女，60
岁，左侧股骨转子间
骨折骨不连，重新内
固定翻修

A. 股骨转子间骨折A2.3
型；B. 锁定钛板内固
定术后4个月失败；
C. 股骨头切割，股骨
头软骨面穿透

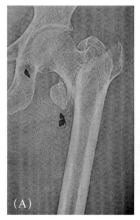
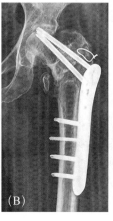
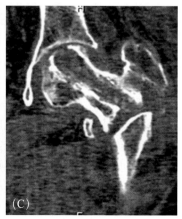

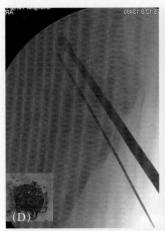
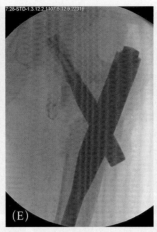
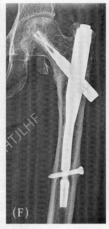
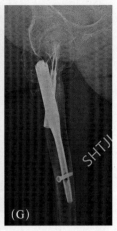

图10-15（续） 女，60岁，左侧股骨转子间骨折骨不连，重新内固定翻修

D. 第一期手术，股骨头内植骨增强；E. 第二期手术，PFNA-Ⅱ内固定并植骨；F、G. 术后2年，骨折完全愈合，恢复劳动能力

（张世民 李海丰 胡孙君 杜守超）

第四节 关节置换翻修

对高龄患者，在内固定失败后选择翻修方法时，进行关节置换具有明显的优势，术后能够很快地恢复活动能力。如果伴有股骨头的切出、切入，则关节置换更具优势。如果内植物损害了股骨头和（或）髋臼关节面，或原有明显的骨性关节炎，应选择全髋关节置换（图10-16）；如果髋关节软骨良好，可考虑双极股骨头置换（图10-17）。

对转子间骨折的人工关节置换翻修，有一些技术细节需要特别考虑。

（1）先前内固定取出后所残留的股骨干缺损（螺钉孔洞）是应力集中区，术中可能导致股骨干骨折，尤其是扭转引起的螺旋形骨折。

（2）在内固定取出之前，先进行髋关节脱位，可以减少股骨骨折的风险。这类髋关节通常都是僵硬的，需要很大的力量才能将其脱位。或在不取出拉力螺钉的前提下，切除股骨头。

（3）通常会存在螺钉的断裂，需要准备特殊的取断钉工具。

（4）大多数需要准备含距的股骨假体柄，以恢复下肢长度和髋关节稳定性。

（5）采用长柄股骨假体，其长度应超过最下一个螺钉孔两个股骨干直径的长度，通常在5～6 cm以上，以防经螺钉孔的二次骨折发生。或采用肿瘤型假体柄。

（6）股骨假体柄可以选择骨水泥固定型或生物固定型。对大多数老年人，骨水泥固定型有其优点，尤其在骨量差、髓腔宽大者。术后可以早期活动。

（7）骨水泥可能会从原先的螺钉孔溢出。用从股骨头取出的松质骨，移植于大的皮质缺损处（如侧板套筒的外侧壁或螺旋刀片的外侧壁）。

（8）如果选用大量微孔涂层的生物型固定假体柄，同样需要跨过最远侧螺钉孔两个股骨干直径的距离。插入生物型股骨假体柄，可能导致股骨干骨折，这在骨量差、具有多个双皮质螺钉孔的股骨干更易发生。因此，操作必须轻柔有力，拿捏恰当。

（9）术中在假体（无论何种固定方式）安放到位之后，必须透视或拍片，仔细观察，排除术中骨折。

（10）大转子骨块，可能根本就没有愈合，或是在畸形位愈合遮挡了股骨干髓腔的操作。此时推荐采用大转子薄片截骨技术，将股外侧肌－大转子－外展肌等，作为一个连续的整体软组织套袖切下来，术毕再将其固定回去。

（11）由于骨痂生长、骨折移位、骨块畸形愈合等所形成的股骨近端骨骼畸形，均增加了翻修术中股骨干骨折的风险。塑造近段股骨髓腔，高速电动扩髓钻比手工扩髓锉更安全一些。先前的内植物通道往往存在硬化，可能改变扩髓钻的轨迹，导致股骨近端骨折或股骨穿透。

（12）需准备术中辅助的内固定器材，包括钛缆（钢丝）、钢板、大转子钩板等。

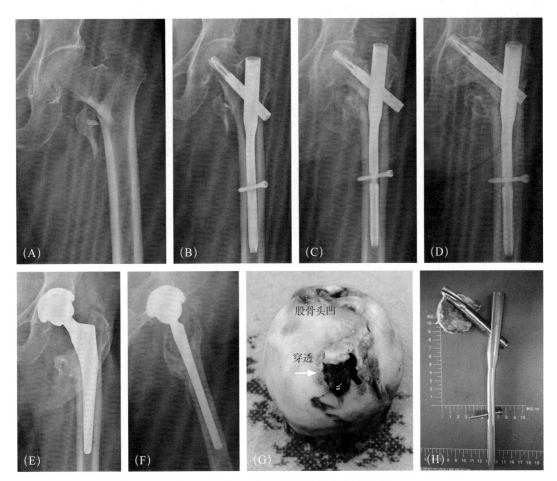

图10-16　女，85岁，因股骨头切入穿透而翻修

A. 左股骨转子间骨折A2.2型；B. PFNA－Ⅱ内固定，术后2周，患者逐渐恢复负重行走功能；C. 术后1年，头颈骨块内翻、塌陷，螺旋刀片后退，说明骨折愈合不完全；D. 术后1.5年，螺旋刀片反而向内穿透股骨头，损害髋臼；E、F. 进行长柄全髋关节置换，术后功能良好；G. 术中取出的股骨头穿透标本；H. 还原螺旋刀片穿透股骨头的状态

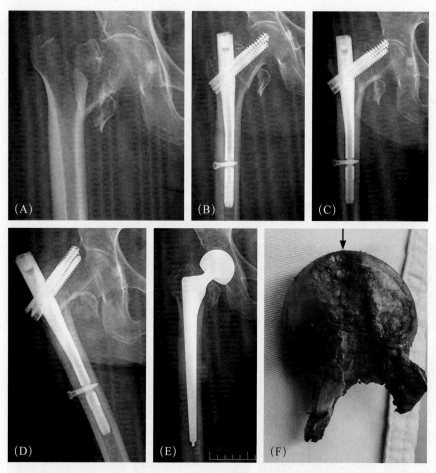

图10-17 女，85岁，因股骨头切出而翻修

A. 右股骨转子间骨折，A2.2型；B. 入院后第3天进行InterTAN内固定手术，术后1周摄片，拉力螺钉位置偏上；C. 术后1个月随访拍片，发现拉力螺钉向上迁移，部分切出，嘱患者严格卧床；D. 术后2个月随访，拉力螺钉完全切出；E. 采用长柄双极股骨头进行翻修；F. 切出的股骨头标本

（张世民 周智勇 李 双 陈文龙）

参考文献

1. 米满，张世民，2014. 骨折不愈合风险因素的研究进展. 国际骨科学杂志，35(4)：228-230.
2. 聂少波，张伟，张里程，等，2021. 股骨转子间骨折术后内固定失效的危险因素研究进展. 中华创伤骨科杂志，23(3)：233-238.
3. 张攻孜，张书威，曹祚，等，2020. 内固定治疗股骨粗隆间骨折失败原因分析及翻修手术策略. 中华老年多器官疾病杂志，19(7)：485-489.
4. 张伟，李建涛，陈华，等，2021. 股骨转子间骨折初次手术失败的翻修策略和研究进展. 中华创伤骨科杂志，23(3)：239-245.
5. 章鑫隆，慈文韬，罗开文，等，2022. 股骨近端防旋髓内钉修复后内固定失效：原因和再手术的策略分析. 中国组织工程研究，26(6)：973-979.
6. 赵晓涛，张殿英，郁凯，等，2021. 股骨近端防旋髓内钉固定治疗股骨转子间骨折的失效原因分析. 中华创伤骨科杂志，23(3)：202-208.

7. Alho A, Benterud J G, Solovieva S, 1999. Internally fixed femoral neck fractures: early prediction of failure in 203 elderly patients with displaced fractures. Acta Orthop Scand, 70(2): 141−144.

8. Babcock S, Kellam J F, 2018. Hip fracture nonunions: diagnosis, treatment, and special considerations in elderly patients. Adv Orthop: 1912762.

9. Biber R, Bail H J, Stedtfeld H W, 2013. Lateral cortical notching in specific cases of delayed unions after intertrochanteric and reversed fractures. Arch Orthop Trauma Surg, 133(4): 495−501.

10. Du S C, Wang X H, Chang S M, 2021. The pre-loaded set-screw in intertan nail: should it be tightened or not tightened in pertrochanteric hip fractures. Geriatr Orthop Surg Rehabil, 12: 215145932199064.

11. Dziadosz D, 2015. Considerations with failed intertrochanteric and subtrochanteric femur fractures: how to treat, revise, and replace. J Orthop Trauma, 29(S4): S17−21.

12. Gao K D, Huang J H, Tao J, et al., 2011. Management of femoral diaphyseal nonunion after nailing with augmenteative locked plating and bone graft. Orthop Surg, 3(2): 83−87.

13. Haidukewych G D. In Browner et al: Skeletal Trauma, 4th ed, Chapter 50. Post-traumatic Reconstruction of the Hip Joint. 2008, W. B. Saunders Company.

14. Haidukewych G J, Berry D J, 2003. Hip arthroplasty for salvage of failed treatment of intertrochanteric hip fractures. J Bone Joint Surg, 85 (5): 899−905.

15. Haidukewych G J, Berry D J, 2003. Revision internal fixation and bone grafting for intertrochanteric nonunion. Clin Orthop, 412: 184−188.

16. Liu P, Jin D, Zhang C, ct al., 2020. Rcvision surgcry duc to failcd intcrnal fixation of intcrtrochantcric fcmoral fracture: current state-of-the-art. BMC Musculoskelet Disord, 21(1): 573.

17. Petfield J L, Visscher L E, Gueorguiev B, et al., 2022. Tips and tricks to avoid implant failure in proximal femur fractures treated with cephalomedullary nails: a review of the literature. OTA Int, 5(25): e191.

18. Xue D, Yu J, Zheng Q, et al., 2017. The treatment strategies of intertrochanteric fractures nonunion: An experience of 23 nonunion patients. Injury, 48(3): 708−714.

第十一章
老年髋部转子间骨折的研究进展

第一节　AO/OTA-2018版股骨转子间骨折分类的解读与对比

1. AO/OTA股骨转子间骨折分类的发展
2. 2018版股骨转子间骨折的分类特点
3. 2018版股骨转子间骨折分类的解读与讨论
4. 外侧壁厚度及测量问题
5. 2018版与1996/2007版的比较

　　瑞士AO学会创始人Müller在1981年提出将股骨转子间骨折分为三个类型：①A1型，骨折线顺转子间线走行的简单、两块型骨折（头颈骨块、骨干骨块）；②A2型，骨折线顺转子间线走行的粉碎、多块型骨折（至少存在后内侧小转子骨块）；③A3型，骨折线逆转子间线走行的反斜、横向型骨折（图11-1）。

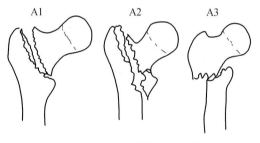

图11-1　Müller 1981年的股骨转子间骨折分类

　　1994年，Müller等出版了专著《长骨骨折的综合分类》，将转子间骨折（31A）分为3个亚型，每个亚型又分为3个亚组，共9个类别（图11-2）。该分类系统采用示意图和简单文字说明的方式呈现给读者。之后，起源于欧洲的AO学会与美国的OTA学会在学术上相互融合，双方在1996年联合发布了AO/OTA-1996版骨折与脱位分类，作为 *Journal of Orthopaedic Trauma* 的增刊出版，并约定以后每隔10年左右，吸收骨折研究的最新成果，共同对其进行修订。双方在2007年进行了第二版修订，内容基本没有更改。2018年的第三版修订稿，对转子间骨折的分类进行了完全的更新。为了深刻理解这一分类的特点与意义，笔者尝试对此作一解读与讨论。

一、AO/OTA股骨转子间骨折分类的发展

　　对于股骨转子间骨折（31A）的分类，AO/OTA-1996版、AO/OTA-2007版与原始的AO-1994版分类基本完全一致，其示意图和文字说明没有更改（图11-3，表11-1）。该分类系统仍然采用示意图配有少量文字的方式呈现，虽然见图明义、简单易懂，但由于解释说明的文字太少，不同学者在分类的细节上往往有不同的理解。笔者（2016）在深入研究AO/OTA-2007版时曾经发现，在国外著名的两部创伤骨科专著中（《骨创伤》2009年

第4版；《成人骨折》2015年第8版），两位大师级作者（分别为Baumgaertner和Russell）对A2.3亚组的细节存在着不同的表述（图11-4），包括外侧壁的受累程度和小转子骨块向远侧的延伸程度，致使该分类系统临床使用时存在着模糊不清的混乱状况。AO/OTA-2018版对股骨转子间骨折分类进行了彻底更新（图11-5，表11-2）。

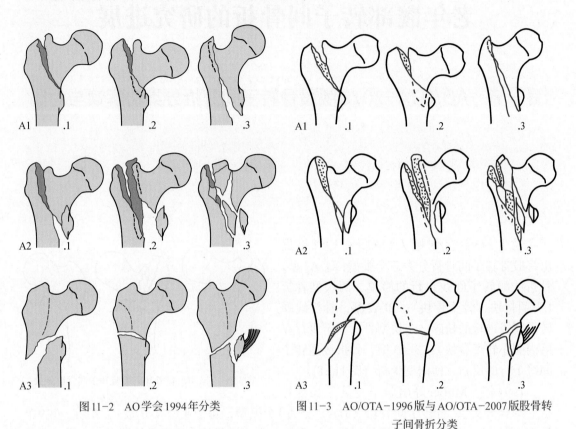

图11-2　AO学会1994年分类　　　　　　图11-3　AO/OTA-1996版与AO/OTA-2007版股骨转子间骨折分类

表11-1　AO/OTA-1996版与AO/OTA-2007版股骨转子间骨折分类

31A1	顺转子间线简单骨折，仅两个骨折块
A1.1	骨折线沿转子间线
A1.2	骨折线经过大转子；①无移位，②有移位
A1.3	骨折线达小转子以下；①内侧骨折线达小转子下极，②内侧骨折线超过小转子下极
31A2	顺转子间线粉碎骨折，总有连带小转子的内侧骨块和邻近的内侧皮质
A2.1	只有一个中间骨块（即小转子骨块）
A2.2	有多个中间骨块
A2.3	向小转子下延伸超过1 cm
31A3	逆转子间线骨折
A3.1	简单反斜骨折
A3.2	简单横向骨折
A3.3	粉碎骨折；①累及大转子，②累及股骨颈

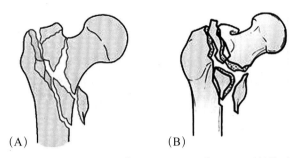

图 11-4 Baumgaertner（A）与 Russell（B）对31A2.3亚组的不同表述

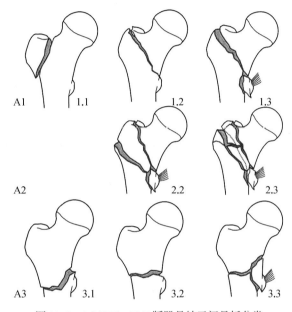

图 11-5 AO/OTA-2018版股骨转子间骨折分类

表 11-2 AO/OTA-2018版股骨转子间骨折分类

31A1	顺转子间线简单骨折
A1.1	孤立的单个转子骨折；①大转子，②小转子
A1.2	两部分骨折
A1.3	外侧壁完整（>20.5 mm）的骨折
31A2	顺转子间线粉碎骨折，外侧壁受累（厚度 ≤ 20.5 mm）
–	–
A2.2	只有一个中间骨块
A2.3	有两个或以上中间骨块
31A3	逆转子间线骨折（反斜）
A3.1	简单反斜骨折
A3.2	简单横向骨折
A3.3	楔形或粉碎

二、2018版股骨转子间骨折的分类特点

仔细对比研究AO/OTA-2018版与2007版的股骨转子间骨折分类，可以发现以下特点：①2018版纳入了孤立的单个转子骨折（大转子、小转子），列为A1.1型。这纯粹是从逻辑上进行的考虑，为的是使股骨近端骨折的分类更有系统性，成为一个完整的骨折分类体系。孤立的单个转子骨折临床罕见，多数保守治疗，分类对治疗方法的选择指导价值不大。有时X线片上的孤立大转子骨折是隐匿型转子间骨折（occult pertrochanteric fracture）的表现形式，MRI检查是诊断隐匿型转子间骨折的"金标准"。②2018版将所有的两块型骨折（2007版A1型的3个亚型）重新归为一个亚型，列为31A1.2型。这类骨折的特点是没有第3骨块且外侧壁完整，可以使用侧板系统的DHS进行固定，优点是价格便宜（约为头髓钉的1/3）和手术失血少（包括显性与隐性，约为头髓钉的1/3）。但头颈骨块与小转子连为一体的2块型骨折（2007版的A1.3型），头颈骨块往往显著移位：一是髂腰肌的牵拉使其屈曲旋转，下方的骨折尖齿向前翘起；二是头颈骨块外上方的皮质嵌入股骨干的大转子髓腔，呈内翻交锁状态，往往需要使用工具撬拨才能将其解锁。这一亚型的骨折也可以安全使用DHS固定，但在骨折复位上有其特殊性，应引起特别的重视。③2018版将含有小转子骨块的原A2.1型重新划分为简单骨折的A1.3型。这是从外侧壁是否完整的角度进行的修订。这一亚型虽然有后内侧的小转子骨折，但外侧壁是完整的，使用侧板系统的DHS固定，围手术期外侧壁破裂的概率很小，仍然是非常可靠的。因此，2018版分类的A1型简单骨折均推荐使用DHS固定，强调其价廉、对患者生理干扰少的优点。④A2型骨折的特点是在头颈骨块、股骨干与小转子骨块之外，还存在其他的"中间骨块"，而且有外侧壁受累。如果在小转子之外仅多出一个中间骨块，则为A2.2型，如果多出两个或以上的中间骨块，则为A2.3型。A2型骨折的外侧壁属于危险型，围手术期容易发生破裂骨折，采用DHS固定则失败的风险较高，应该选择髓内系统的头髓钉固定。⑤A3型骨折，新、旧版本一致，骨折线逆转子间线走行，外侧壁原发骨折，应选择髓内钉，甚至长型髓内钉进行固定。

在标准斜形的顺转子间A2型骨折中，冠状面骨折线将其进一步分裂成前、后两部（注意：前壁完整）；而在反向斜形的A3型骨折中，反斜或横向的骨折线将其分裂为上、下两部分（注意：前壁破裂）。这是A2型与A3型骨折的不同之处。

三、2018版股骨转子间骨折分类的解读与讨论

1. 重视外侧壁的价值　　骨折分类是通过归纳和演绎的逻辑方法，抓住骨折的某些"共同点"和"特殊性"，先根据"共同点"将骨折归合为较大的"类"，再根据"差异点"将骨折划分为较小的"组"，形成具有一定从属关系的等级系统。因此，如何设定用于划分的参数指标，即划分的"标尺"，就显得十分重要。

以前版本的股骨转子间骨折分类，基本是按照以下三个层次进行划分的：第一步，按骨折线走行方向，A1型和A2型均为顺转子间线骨折，A3型为逆转子间线骨折；第二步，按是否有后内侧小转子骨块，将顺转子间线的骨折继续划分为A1型的无小转子骨块，A2型的有小转子骨块；第三步，再按中间骨块的数量和小转子骨块向下延伸的长度，分出更细的亚组。

2018版的分类不再采用小转子骨块作为指标，而是按照外侧壁的状况进行第二步分

类，更加强调了外侧壁的价值，即能否采用侧板系统的DHS进行固定，而弱化了小转子骨块的作用。这一改变是符合当前临床实际的，因为目前的内固定器械均不强调后内侧小转子骨块的复位与固定，而且在实际手术操作上也很难达到。虽然后内侧小转子骨块在正常的股骨近端模型中有非常重要的生物力学意义，是传导负荷、承担体重的重要结构，但在已经骨折移位的情况下，临床难以对其进行操作复位与固定，其价值自然就弱化了。如果再强调小转子骨块的作用，以小转子骨块作为分类指标，就与临床实际不相符合了。

　　强调外侧壁的状况，即将髓外固定与髓内固定的各自适应证进行了初步区分，对临床选择髓外固定的指征具有指导意义，而不是不加区分地全部采用髓内钉固定。这契合了全世界的医疗花费现状，即在内固定效果相同的前提下，强调减少医疗花费。

　　2. 中间骨块　　以前版本的"中间骨块"（intermediate fragments）是指头颈骨块与股骨干之间的所有碎裂骨块，包括小转子骨块（2007版的A2.1型，只有一个中间骨块，即小转子）、大转子骨块、外侧壁骨块、后壁骨块（后方转子间嵴）、前壁骨块、内侧壁骨块等。

　　2018版本的"中间骨块"概念不再包含小转子骨块，因为A2.2型描述为只有一个中间骨块，实际上是在小转子骨块之外又增加了一个中间骨块。另外，大转子后部（臀中肌止点）及后方的转子间嵴（股方肌止点）是超出股骨颈后侧皮质的松质骨隆起，本身不承担体重负载力量，该骨块通过正位X线片往往难以发现，CT扫描和3D重建常能看到该骨块，出现率较高。该两骨块是否为"中间骨块"，对详细区分A2.2型和A2.3型是有价值的。笔者认为，该两处结构不承担体重轴向负荷，其骨块也没有力学功能和临床价值，对骨折的稳定性没有影响。

　　3. A2.1型的空格　　在2018版的分类中，除了小转子骨块以外，A2.2型的特征是具有一个中间骨块（这意味着，除了头颈与股骨干两个主要骨折块外，还存在着其他两个游离骨块，其中的一个是小转子）；A2.3型的特征是具有两个或更多的中间骨块（这意味着，有额外的三个或更多的游离骨块，其中的一个是小转子）。令人困惑的是，A2.1型的位置为空白。这一空缺使转子区骨折的分类与AO/OTA贯穿整个体系的三三制分类原则不相符合。

　　2020年，笔者按照A2.2型有两个中间骨块、A2.3型有三个或以上中间骨块的逻辑进行推论，A2.1型应该有一个中间骨块（图11-6）。这个中间骨块就是"一个同时包含大小转子的后侧冠状面香蕉样骨块"，往往包含四个后侧结构，即大转子后部、转子间嵴、小转子和骨干后内侧皮质（图11-7），即在包含小转子这一结构的基础上，可以向近侧延伸至转子间嵴和大转子，向远侧延伸至股骨干后内侧皮质，或同时向两个方向延伸，形成一个巨大的香蕉样后侧冠状面骨块。同时从正位和侧位来描绘A2型骨折就更加明确。

　　4. 外侧壁完整与稳定型骨折　　外侧壁完整（intact lateral wall）与稳定型骨折是两个不同的概念。外侧壁完整并不意味着是稳定型骨折。

图11-6 AO/OTA-2018版A2型骨折，外侧壁失能的多块型顺转子间骨折

A2.1 一个中间游离骨块，为后侧冠状面的香蕉样骨块（包含大小转子），笔者补充（2021）；A2.2 两个中间游离骨块；A2.3 三个或以上中间游离骨块，向小转子下延伸>10 mm

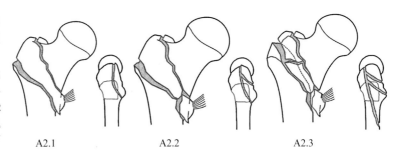

A2.1　　　　A2.2　　　　A2.3

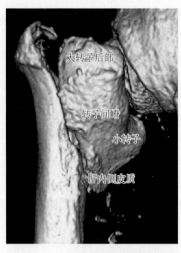

图11-7　后侧冠状面香蕉样骨块，
包含四个后侧结构

股骨近端外侧壁亦称外侧皮质，在形态上有高度、宽度、厚度三个测量指标。因为头颈骨块的固定物（拉力螺钉或螺旋刀片）是从骨干的侧面打入的，因此外侧壁不仅应从正面看（高度），更应从侧面看（宽度）。而外侧壁厚度就是打入螺旋刀片处的股骨外侧皮质的厚度，CT测量老年患者的厚度多为2～4 mm，并且质量较差，骨质疏松，强度较弱，容易破裂。

股骨转子间稳定型骨折是指后内侧皮质仅有一处骨折，并且在复位和固定之后皮质相互接触，能够承担生理性压力负荷（即体重）而不再移位。稳定型骨折往往就是指两块型骨折（头颈骨块和股骨干），有第三骨折块时（如移位的小转子）就属于不稳定型骨折。

稳定性是指骨折在复位和使用内固定器械把持之后，内侧弓获得重建，有能够承担生理性负荷（即负重）的能力。骨折复位后的稳定性有初始稳定（即刻稳定，内固定后皮质即相互接触支撑）和二次稳定（滑动后皮质相互接触坐实）之分。简单的两块型骨折复位固定之后，就能得到皮质的相互嵌紧，获得初始稳定；而复杂的多块型骨折，往往是在头颈骨块向外滑动之后，皮质才能相互嵌紧坐实，获得二次稳定。在目前临床上普遍不复位小转子骨块的情况下，追求前内侧皮质的对位支撑（正性复位、解剖复位）就显得更加重要。

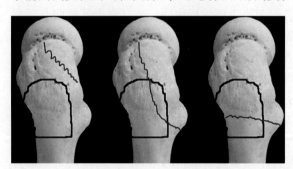

图11-8　股骨近端外侧壁侧面观：蓝线为外侧壁范围，红
线显示骨折线累及的外侧壁

5. 转子间骨折的立体分类　2018版分类采用的指标有三个，即骨折线走向、外侧壁状况、中间骨块数目。其中对外侧壁状况和中间骨块数目的判断，仅靠正、侧位X线片影像提供的数据往往并不充分，容易存在误解和出现争议。采纳CT扫描、3D重建影像，能充分展示骨折的特征，尤其冠状面外侧壁的累及情况，以及前、后侧皮质的碎裂情况，对明确外侧壁是否完整、危险（图11-8），以及"中间骨块"的数目，提供更加丰富的资料。因此，同时描画正、侧位的立体分类示意图，将有利于在临床使用中提高一致性，减少分歧和争议。

6. 示意图的误导　2018版新增加的三个示意图，并非该亚组的特征性表现，可能会造成误导：①A1.1型孤立的大转子骨折，实际上很少累及外侧壁皮质，而是更多地累及后方的转子间嵴。对于老年人，孤立的大转子骨折需与隐匿型转子间骨折相鉴别，防止漏诊而发展为移位型骨折。②A2.2型和A2.3型为有多个中间骨块的粉碎转子间骨折，图11-5应该是从后方显示的骨折状态。因为中间骨块很少涉及前壁，尤其是内下方的前壁皮质，如此处皮质粉碎，则骨折复位后将失去前内侧皮质的接触和支撑，失去承重能力，不可能达到稳定性复位，随后头颈骨块向外滑动退缩明显。内下方前壁皮质粉碎是内固定失败的重要危险因素。

四、外侧壁厚度及测量问题

2013年，我国台湾地区Hsu（许承恩）等提出外侧壁厚度的概念及测量方法：在急诊X线正位片上，于大转子无名结节以远3 cm，沿头颈骨块135°角方向，测量从股骨干外侧至骨折线前侧皮质与后侧皮质距离的平均值，称为外侧壁厚度，以此作为评估外侧壁是否有效的指标，用于判断DHS内固定围术期外侧壁破裂的风险（图11-9）。

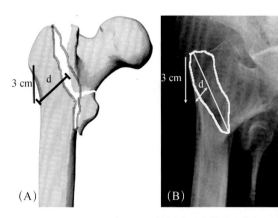

图11-9　Hsu（许承恩）外侧壁厚度的定义与测量方法
A. 示意图；B. 实物测量

Hsu等（2013）报道采用DHS治疗208例股骨转子间骨折，按上述方法测量的外侧壁厚度平均为25.2 mm（8.2～49.9）。围术期有42例发生了外侧壁骨折（20.2%）。这42例术前测量的外侧壁厚度平均为（18.4±5.54）mm，而166例未发生外侧壁骨折的术前测量厚度平均为（27.0±7.35）mm，两者差异有极显著的统计学意义（$P<0.001$）。在A1型的97例中，术前测量外侧壁厚度平均为（29.8±6.63）mm，在A2型的111例中外侧壁厚度平均为（21.2±6.43）mm，结果围术期A1型发生外侧壁骨折3例（3.2%），A2型发生外侧壁骨折39例（35.1%），两者差异有极显著的统计学意义。而在42例围术期外侧壁破裂的患者中，有19例（45.2%，均为A2型）最终治疗失败。即围术期发生外侧壁骨折，约有一半的患者将发生内固定失效。可见，急诊测量外侧壁厚度这一指标，对判断围术期是否发生外侧壁破裂及治疗失败的可能性很有指导价值。通过数据回归分析得出，当该厚度阈值<20.5 mm时，为无效失能型，术中术后外侧壁容易破裂骨折，手术失败的风险显著增加。

Hsu等（2015）报道股骨转子间骨折252例，其中单独采用DHS的205例，联合采用DHS+大转子稳定板（大转子稳定板）的47例。在205例A2型骨折中，外侧壁厚度平均为（21.4±6.22）mm（8.2～39.6 mm），其中术后发生外侧壁骨折者的厚度平均为（18.3±4.77）mm（8.2～35.6 mm），未发生骨折者的外侧壁厚度平均为（23.0±6.29）mm（11.2～39.6 mm），两者差异有极显著的统计学意义（$P<0.001$）。作者经统计学计算，设定外侧壁厚度的阈值剪切点为22.4 mm。在外侧壁厚度<22.4 mm的171例A2型骨折中，发生围术期外侧壁破裂60例（占35.1%），需要再次手术的26例，占外侧壁骨折的43.3%，占所有A2型骨折的15%。这26例再手术的患者中，单独采用DHS的25例（125例占20%），联合采用DHS+大转子稳定板1例（46例占2.2%），两组差异有极显著的统计学意义（$P=0.003$）。作者认为，加用大转子稳定板能显著减少外侧壁破裂导致的内固定失败和再手术率。

AO/OTA学会对外侧壁厚度的认可采纳并用于2018版分类，是对这一概念的大力推广（图11-10）。但笔者在2016年指出，Hsu等所介绍的测量指标，实际上应该称为皮质残留长度（remnant cortex length），即在股外侧肌嵴以远3 cm的股骨干上，沿135°角测量前侧皮质与后侧皮质残留长度的平均值，实际上包含了前侧皮质残留长度、后侧皮质残留长度和外侧皮质本身宽度（测量2次）。由于转子间的斜向骨折线总是从前内走向后外，因此

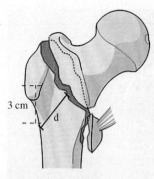

图 11-10 AO/OTA 学会采纳
外侧壁厚度作为 2018 版的分
类指标

残留的前侧皮质长度总是显著大于后侧皮质长度（这与示意图所画不符）。

仔细分析 Hsu 等 2013 年的文献数据，111 例 A2 型骨折的外侧壁厚度平均为（21.2±6.43）mm，其中围术期无外侧壁破裂者 72 例的厚度平均为（22.9±6.40）mm（11.2～39.6），而有外侧壁破裂者 39 例的厚度平均为（18.1±5.25）mm（8.2～35.6）。可以发现，两组的取值范围相差均在 3～4 倍以上，而且，两组的均数相差不足 5 mm，而各组的标准差均在 5 mm 以上，即标准差大于组间差值。

同样，分析其 2015 年的文献数据，在 205 例 A2 型骨折中外侧壁厚度平均为（21.4±6.22）mm（8.2～39.6 mm），其中术后发生外侧壁骨折者 68 例的厚度平均为（18.3±4.77）mm（8.2～35.6 mm），未发生骨折者 137 例的厚度平均为（23.0±6.29）mm（11.2～39.6 mm），同样可以看出，两组的取值范围相差也有 3～4 倍以上，两组的均数差别不足 5 mm，而标准差也接近 5 mm 或以上。这说明，外侧壁厚度在 A2 型骨折的测量中变异度很大，操作误差很大。而在临床上，A2 型正是最需要判别围术期外侧壁骨折风险的类型，而且在 2018 版分类中，外侧壁厚度（分界点为 20.5 mm）是区分 A1 型和 A2 型的最重要指标。

外侧壁厚度测量不准确的原因可能有以下四个方面：①无名结节的定位难以精准。在急诊正位 X 线片上，难以准确定位无名结节的位置。另外，无名结节的具体解剖学位置仍有争议。也有学者提出，可以采用股外侧肌嵴定位（以下 2 cm），此处标志清楚。②向下 3 cm 的距离，并不适合所有人。在正位，头颈内植物应该是沿着股骨头颈的中轴线（接受尖顶距理念）或略下方（接受股距尖顶距理念）打入的。不同患者的股骨形态（大小、长度等）存在一定差异，若都以标志点下 3 cm 作为定位，则不同患者间的差异将被进一步扩大。③肢体外旋、屈曲，前后壁骨折线定标不准。急诊摄片质量不高，而且患者骨质疏松，影像较淡，加之与头颈骨块重叠干扰等，常难以清楚区分前后骨折线。在下肢牵引内旋位摄片，能改善拍片质量，提高测量的准确性，但这必将增加患者的痛苦，似乎有悖于医德和伦理。④没有放大标尺参考（如测量尖顶距的拉力螺钉直径），按 120% 放大，在 PACS 系统并不准确。

从 Hsu 等提出概念到 AO/OTA 学会采纳推荐，外侧壁厚度的概念似乎并没有得到学术界的广泛认可与使用。究其原因，可能与下列因素有关：①X 线片测量准确性差，操作者的随意性太大；②测量不准确的影响因素太多（肢体旋转、无名结节定位困难、骨折线影像模糊重叠等）；③髓内钉的广泛使用替代了 DHS 的地位，使外侧壁的重要性下降；④老年人骨质疏松的外侧壁，生物力学强度很弱，是否都可以看成是无效失能型？⑤即使是术前外侧壁完整，围术期破裂也时有发生，手术失败和效果不佳的风险很大；⑥如采用 CT 测量外侧壁厚度，能显著降低操作误差，提高数据的准确性和可比性，更有临床实用价值，但增加医疗花费和射线暴露。

五、2018 版与 1996/2007 版的比较

AO/OTA 股骨转子间骨折的 1996/2007 版与 2018 版，在 A3 型骨折的分类上没有改变。

差别主要是2018版放弃了后内侧的小转子，采用了后外侧的外侧壁，AO/OTA不同版本的比较见表11-3。

表11-3 AO/OTA不同版本的比较

	1996/2007版本	2018版本
A1组，简单骨折	• 均为两部分，简单骨折 • A1.3亚组，有特殊性，可能难复位，需要器械复位	• A1.1型，孤立的单个转子骨折，罕见 • A1.2型，包含了所有的两部分骨折，掩盖了特殊性，太笼统 • A1.3型，含小转子骨块，但外侧壁厚度>20.5 mm，属于粉碎的多块型骨折，不是简单骨折
A2组，粉碎的多块型骨折	• A2.1亚组+单独的小转子骨块 • A2.2亚组+多个中间骨块 • A2.3亚组+多个中间骨块小转子向下延伸>1 cm	• A2.1型，空缺 • A2.2型，=2个中间骨块（含小转子） • A2.3型，≥3个中间骨块（含小转子）
区分度	• A1型、A2型顺转子间骨折，各有3个亚组，共6个亚组，符合整体分类的三三制规律 • 亚组间区分度好	• A1.1型罕见，A2.1型空缺，临床实用者仅4型 • 仅靠X线片很难分辨出中间骨块的数目，需要3D-CT • 亚组间区分度差
数据测量	后内侧皮质自小转子下缘向下延伸>1 cm，皮质长度容易判断	• 外侧壁厚度测量，干扰因素多，操作随意性大，测不准 • 其设定的分界阈值却非常精确（20.5 mm） • 作为二级分类尺度指标，实用性差
在髓内钉时代	• 小转子延伸长度≥2 cm，影响短钉在髓腔内的稳定性 • 可能需要环扎或长钉	• 主钉居于髓腔中轴，相当于金属外侧壁 • 自身的骨性外侧壁，对头颈骨块的支撑作用显著降低 • 外侧壁是外展肌的附着力点

笔者认为，2018版在临床上并不如1996/2007版实用，理由包括：①2018版的A1.1型在老年患者中几乎不存在，A2.1型还是空格，总体仅有4个临床实用亚型；1996/2007版的A1型和A2型各有3个亚组共6个亚型，可以看出2018版对骨折类型的区分度不如1996/2007版。②2018版将1996/2007版A1型的3个亚型（均为两部分骨折）归为A1.2型，模糊了原A1.3型骨折的特殊性（可能需要器械复位）。③2018版不再强调小转子，更不涉及小转子向后内侧皮质的延伸长度；而在1996/2007版中，小转子向下延伸超过1 cm是A2.3型的特征之一。④2018版的外侧壁厚度测量受许多干扰因素的影响，从临床实际来看，测量不准是常态，但外侧壁厚度的指标设定又非常精细（20.5 mm），致使该指标的实际应用价值非常有限。⑤简单型骨折与稳定型骨折并不是完全相同的两个概念。简单型骨折是指仅有头颈骨块和股骨干的两部分骨折，简单型骨折均属稳定型骨折的范畴。但稳定型骨折却不仅包含简单型骨折，还包含大转子后部或再加上转子间嵴为第三或第四骨块的转子间骨折，仍属稳定型骨折，因为这些后部上方的结构在正常情况下并不参与体重负荷的传导。但是，小转子骨块的分离移位（2018版的A1.3型，1996/2007版的A2.1型），属于粉碎的多块型骨折，是不稳定型转子间骨折的典型特征，因为后内侧小转子骨折，往往代表了其内在的解剖学股骨距骨折。⑥2018版A2组骨折，其亚组的2个与3个中间骨块，在X线片上并不容易分辨，增加3D-CT虽然能显著增加分类的准确性和一致性，但增加了费用和射线暴露。⑦在当前广泛使用头髓钉的时代，外侧壁的作用已经显著弱化了，因为插入的头髓钉占据髓腔中央，相当于金属外侧壁，对头颈骨块具有良好的支撑作用。但是，内侧小转子的价值并无改变，小转子向下延伸长度是影响头髓钉稳定性的重要因素之一，延伸太长（如超过1.5 cm或2 cm）是进行微创捆扎的指征。

因此，根据笔者的经验体会，2018版的转子间骨折分类并不比1996/2007版优越，其主要缺点：一是区分度低且观察者的一致性并无提高；二是外侧壁厚度的指标测量不准，随意性太大；三是在广泛使用头髓钉的时间上，临床实用价值有限。

（张世民　胡孙君　马　卓　卫　祺）

参考文献

1. 张世民，2014. 骨折分类图表手册. 北京：科学出版社：1-2.
2. 张世民，余斌，2018. AO/OTA-2018版股骨转子间骨折分类的解读与讨论. 中华创伤骨科杂志，20(7)：583-587.
3. Baumgaertner M R, Oetgen M E, 2009. Intertrochanteric hip fractures// skeletal trauma: basic science, management, and reconstruction. 4th ed. WB Saunders: 1913-1975.
4. Chan G, Hughes K, Barakat A, et al., 2021. Inter- and intra-observer reliability of the new AO/OTA classification of proximal femur fractures. Injury, 52(6): 1434-1437.
5. Chang S M, Hou Z Y, Hu S J, et al., 2020. Intertrochanteric femur fracture treatment in Asia: what we know and what the world can learn. Orthop Clin North Am, 51(2): 189-205.
6. Chang S M, Zhang Y Q, Du S C, et al., 2018. Anteromedial cortical support reduction in unstable pertrochanteric fractures: a comparison of intra-operative fluoroscopy and post-operative three dimensional computerised tomography reconstruction. Int Orthop, 42(1): 183-189.
7. Chang S M, Zhang Y Q, Ma Z, et al., 2015. Fracture reduction with positive medial cortical support: a key element in stability reconstruction for the unstable pertrochanteric hip fractures.Arch Orthop Trauma Surg, 135(6): 811-818.
8. Chang S M, 2016. The difference between AO and OTA on 31A2.3 fractures. Injury, 47(6): 1361.
9. Cho J W, Kent W T, Yoon Y C, et al., 2017. Fracture morphology of AO/OTA 31-A trochanteric fractures: a 3D CT study with an emphasis on coronal fragments. Injury, 48(2): 277-284.
10. Hsu C E, Chiu Y C, Tsai S H, et al., 2015. Trochanter stabilising plate improves treatment outcomes in AO/OTA 31-A2 intertrochanteric fractures with critical thin femoral lateral walls. Injury, 46(6): 1047-1053.
11. Hsu C E, Shih C M, Wang C C, et al., 2013. Lateral femoral wall thickness: a reliable predictor of post-operative lateral wall fracture in pertrochanteric fractures. Bone Joint J, 95-B(8): 1134-1138.
12. Iguchi M, Takahashi T, Matsumura T, et al., 2021. Addition of 3D-CT evaluation to radiographic images and effect on diagnostic reliability of current 2018 AO/OTA classification of femoral trochanteric fractures. Injury, 52(11): 3363-3368.
13. Kellam J F, Meinberg E G, Agel J, et al., 2018. Fracture and dislocation classification compendium-2018: international comprehensive classification of fractures and dislocations committee.J Orthop Trauma, 32 (1 Suppl): S1-S170.
14. Ma Z, Yao X Z, Chang S M, 2017. The classification of intertrochanteric fractures based on the integrity of lateral femoral wall. Letter to the editor, Fracture morphology of AO/OTA 31-A trochanteric fractures: a 3D CT study with an emphasis on coronal fragments. Injury, 48(10): 2367-2368.
15. Marsh J L, Slongo T F, Agel J, et al, 2007. Fracture and dislocation classification compendium-2007: orthopaedic trauma association classification, database and outcomes committee. J Orthop Trauma, 21(10 suppl): S1-S133.
16. Russell T A, 2015. Intertrochanteric fractures of the hip//Rockwood and Green's Fractures in Adults. 8th ed. Wolters Kluwer Health: 2075-2129.
17. Song H, Chen S Y, Chang S M, 2020. What should be filled in the blank of 31A2.1 in AO/OTA-2018 classification. Injury, 51(6): 1408-1409.
18. Sun L L, Li Q, Chang S M, 2016. The thickness of proximal lateral femoral wall. Injury, 47(3): 784-785.
19. Wada K, Mikami H, Toki S, et al., 2020. Intra- and inter-rater reliability of a three-dimensional classification system for intertrochanteric fracture using computed tomography. Injury, 51(11): 2682-2685.

第二节 股骨近端转子区骨折的综合分类

1. 新的综合分类方法
2. 各个分型及亚型的特点
3. 提出综合分类的意义

　　骨折分类是通过归纳和演绎的逻辑方法，抓住骨折的某些"共同点"和"特殊性"，找出"异中之同"，或"同中之异"。然后，按照共同的尺度或标准（即划分标尺），根据"共同点"将骨折归合为较大的"类"，再根据"差异点"将骨折划分为较小的"组"，从而形成具有一定从属关系的等级系统。

　　影像技术的发展、对骨折特征理解的深入和治疗方法的进步，在不同时期对骨折分类均有重要的影响。自1949年Evans首次提出股骨转子间骨折分类以来，不同学者和学术组织发布的股骨转子间骨折分类方法已有10余种，其中的AO/OTA分类，在国际内固定学会/美国创伤骨科学会等学术组织的主持下，推广力度大，临床应用广泛，但临床实践中也发现其存在明显的缺陷。

　　骨折类型与其粉碎程度、复杂程度和伴随的内在稳定性有关。老年髋部骨折研究小组在详细分析AO/OTA分类的基础上，尝试提出一个新的尽可能包罗万象的综合分类系统，以适应人口老龄化、转子间骨折病例数和手术量巨大的临床需求。

一、新的综合分类方法

　　笔者根据对股骨转子间骨折的多年研究与临床实践，在前人工作的基础上，综合考虑影响骨折稳定性重建的多重因素（图11-11），按照AO/OTA分类的框架结构和逻辑，提出新的四四制综合分类法。

　　新分类纳入了多种影响骨折稳定性的特征性指标，包括：①骨折线走向（顺、逆）；②骨折碎裂程度（简单、粉碎）；③小转子骨块及其向转子下后内侧皮质延伸长度（>2 cm）；④后壁冠状面骨块及其扩展宽度（向前是否累及头颈内植物入钉点的外侧皮质）；⑤外侧壁前壁横贯骨折（外侧皮质骨折线与头颈内植物入钉点的关系）；⑥前内下角皮质粉碎，压力负荷传导结构缺失（临床股骨距），将股骨转子区骨折分为4型，每型又分为4个亚型，并且可继续分为更细的亚组（图11-12，表11-4）。

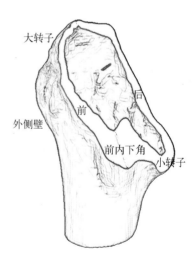

图11-11　沿转子间线的环周皮质斜切面，显示影响骨折稳定性重建的结构

　　由于纳入的分类指标因素较多，临床可能需要多种影像技术，如X线片、3D-CT、MRI（对隐匿性骨折），以及距离的测量，才能进行准确细致的亚型分类。尤其3D-CT能提供全角度观察，大大提高了观察的深度、广度和精度。

　　根据笔者的临床资料总结，各个类型的分布占比如下，A1型约占20%，A2型约占60%，A3型约占15%，A4型占比小于5%。在亚型方面，A1.3亚型（两部分移位骨折）、

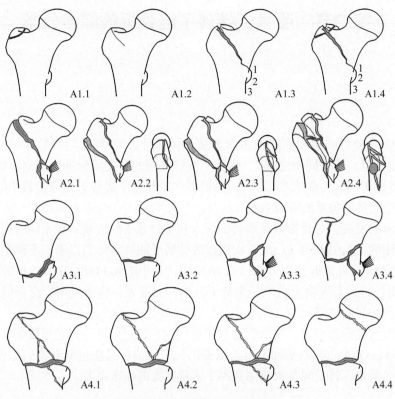

图 11-12 四四制综合分类示意图

表 11-4 股骨转子间骨折的四四制综合分类

分 型	亚 型				治疗方法选择
A1	A1.1	A1.2	A1.3	A1.4	
顺转子间线的简单两部分骨折	孤立的转子骨折，①大转子骨折；②小转子骨折	不完全骨折、无移位骨折，①隐匿型骨折（亚型）；②无移位骨折	两部分移位骨折，①小转子在下方；②小转子在上方；③小转子上下二分	两部分移位+后侧冠状面骨折，①大转子后部；②+转子间嵴	• 可选用髓外器械DHS/DHB
A2	A2.1	A2.2	A2.3	A2.4	
顺转子间线的包含小转子骨块的粉碎骨折	=1个孤立的小转子骨块（第三骨块）	=1个后侧冠状面香蕉样骨块	≥2个后侧冠状面骨块（粉碎，多种组合类型）	大型后侧冠状面骨块（可简单或粉碎），①向远侧小转子下皮质延伸>2 cm；②向前扩展累及头颈内植物入钉点的外侧皮质	• 推荐短型头髓钉 • 远侧静态或动态交锁螺钉 • 可能需要捆扎等辅助固定
A3	A3.1	A3.2	A3.3	A3.4	
逆转子间线骨折，外侧壁横断，前壁贯通骨折	反斜骨折	横形骨折	粉碎骨折	全转子区骨折，5个部分（前内下角骨线简单）	• 推荐长型/短型头髓钉 • 远侧动态交锁螺钉 • 可能需要捆扎等辅助固定
A4	A4.1	A4.2	A4.3	A4.4	
前内下角粉碎骨折，压力负荷传导区缺失	伴转子间前下壁粉碎（囊外）	伴股骨颈内下角皮质粉碎（临床股骨距，囊内）	前内下角粉碎（囊内+囊外）	股骨颈+转子间（节段性股骨颈）	• 髓内+髓外联合固定 • 静态锁定系统（侧板、髓内钉） • 人工关节

A1.4亚型（含后壁冠状面上部骨块）、A2.2亚型（后壁香蕉样骨块）、A2.3亚型（后壁粉碎骨块）、A2.4亚型（后壁大型骨块）、A3.3亚型（粉碎的反斜骨折），占比例较多。总体而言，粉碎的不稳定型转子间骨折的发生率，在老年人中有逐渐增高的趋势。

二、各个分型及亚型的特点

新的综合分类系统，在遵循AO/OTA分类基本框架的前提下，采用的分类指标更多、更细，更能体现出各个骨折亚型的特殊性，反映出损伤程度逐级递进、复杂程度逐级增加的特点，也对一些少见的、更加复杂的骨折类型给予了归属。

（1）A1型：特点是顺转子间线的简单两部分骨折，形成转子间骨折的头颈骨块和股骨干骨块，没有小转子和外侧壁的骨折。A1.1亚型纯粹是从逻辑上考虑的，为的是使该分类在体系上更完整。A1.2亚型包含了隐匿型的不完全骨折。转子间隐匿型骨折按骨折线是否超过髓腔中线，可分为3组。A1.3亚型是有移位的两部分骨折，可根据骨折线与小转子的关系继续划分为3组：小转子连于头颈骨块、小转子连于股骨干（颈基部骨折，前方骨折线位于囊内，前侧皮质容易后陷）、小转子上下二分（容易交锁嵌顿）（图11-13）。A1.4亚型为包含大转子后部（臀中肌附着点）和/或转子间嵴（股方肌附着点）的后侧上部冠状面骨块（图11-14），这两个结构本身突出于股骨颈后侧皮质之外，不参与体重负荷的传导。即这两个后壁冠状面结构骨折与否，对头颈骨块与股骨干的连接稳定性并无影响，而且其骨折也不累及螺旋刀片（拉力螺钉）入点的外侧壁皮质，因此，仅包含大转子后部骨块分离或再加上转子间嵴骨块分离的股骨转子间三部分骨折，可以等同于两部分骨折看待，列入A1型之中。在治疗上，A1型骨折可选用侧板系统的DHS/DHB。

（2）A2型：特点是含有小转子这一后内侧第三骨块的顺转子间线骨折，或再进一步包含其他的后侧冠状面骨折，可伴外侧壁部分损伤。A2.1亚型是增加单独的小转子骨块，这在临床上并不多见（图11-15）。A2.2亚型是包含大小转子在内的巨大冠状面骨块（大转子后部、转子间嵴、小转子和/或后内侧壁），称为香蕉样骨块（图11-16），笔者将其

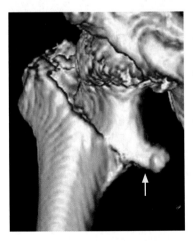

图11-13　A1.3亚型，小转子上下二分的两部分移位骨折

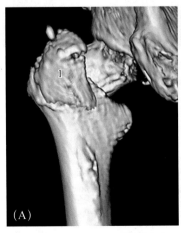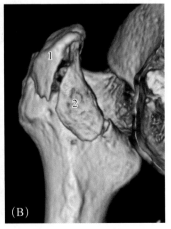

图11-14　A1.4亚型，伴大转子后部和转子间嵴骨折，不影响头颈骨块与股骨干连接的稳定性

A. 伴有大转子后部骨折；B. 大转子后部加转子间嵴骨折

填补于AO/OTA-2018版分类的31A2.1型。A2.3亚型为后侧冠状面粉碎骨折（$n \geq 2$），粉碎的部位和骨块的数目有多种组合。笔者认为，后侧冠状面骨折形成一个大香蕉样骨块（$n=1$）或进一步碎裂成多个骨块（$n \geq 2$），对头颈骨块与股骨干的稳定性影响是一样的，只不过是骨折的粉碎程度有所增加。A2.4亚型是小转子骨块向下延伸较长和后侧冠状面骨块向前扩展较大，而不论其是否粉碎。后内侧小转子骨块向转子下的延伸长度和后侧冠状面骨块向前方外侧皮质的扩展宽度，对稳定性是有影响的。①后内侧皮质向小转子下的延伸长度，从小转子下缘测量，延伸长度≥2 cm可能是微创捆扎的指征；②后侧冠状面骨折向前方外侧皮质扩展宽度，是否累及了头颈内植物在外侧皮质的入口通道。骨折地图研究表明，外侧壁冠状面骨折线多起自大转子顶点前上缘，与水平面夹角（64.6±14.5）°，斜向后下方走行。因此，向小转子下延伸较长者，往往也是向前方外侧皮质扩展较宽者。Cho等（2017）、Tang等（2019）、Kim等（2022）提出将后侧冠状面骨块分为小型和大型两种，大型者在宽度上累及头颈内植物入钉通道外侧皮质的完整性，在打入螺旋刀片（拉力螺钉）时，往往将后侧冠状面骨块撑开移位（图11-17），有可能影响头髓钉在股骨髓腔内的稳定性，出现头髓钉的摆动。在治疗上，A2型骨折推荐采用短型头髓钉固定，远侧交锁螺钉置于静态或动态位，部分可能需要捆扎等辅助固定。但对A2.4亚型，长钉或再配合捆扎可能是更可靠的选择。

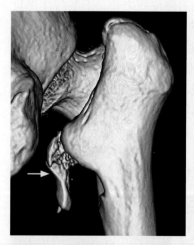 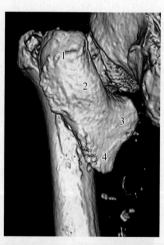 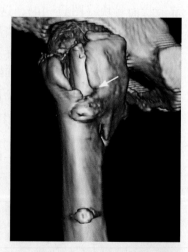

图11-15 A2.1亚型，在头颈骨块与股骨干之外，增加单独的小转子骨块

图11-16 A2.2亚型，包含大小转子的后侧冠状面香蕉样大骨块

图11-17 A2.4亚型，大型后侧冠状面骨块，累及头颈内植物入钉点处的外侧壁。螺旋刀片的冠状面撑开可能降低髓内钉的稳定性

（3）A3型：特点是原发性外侧壁骨折，实际上是前壁的内外横贯骨折（分为上下骨块），但在前内下角仍有获得直接接触砥住的结构基础。按照外侧壁横断骨折线与头颈内植物入钉点的关系，可以继续划分为：骨折线在入钉点上、骨折线在入钉点下（转子下骨折）、骨折线在入钉点。其中的A3.4亚型为全转子区骨折，转子区的5个解剖结构均相互分离（图11-18）。在治疗上，A3型骨折推荐采用长型或短型头髓钉固定，远侧交锁螺钉置于动态位，部分可能需要捆扎等辅助固定。

（4）A4型：特点是内侧压力负荷的传导结构缺失。后内侧小转子骨折分离（后内侧壁）在股骨转子间骨折中很常见，是A2型骨折的突出特征。但其前内侧壁多为简单骨折，因此前内下角皮质能够为头颈骨块提供力学支撑，是骨折复位的关键。如果在小转子分离移位的基础上，进一步发生前内下角皮质的粉碎，则丧失了内侧的压力负荷传导结构，通过复位内固定重建骨折稳定性的能力就大为降低。A4.1亚型是前内下角的关节囊外部分粉碎（图11-19），A4.2亚型是其关节囊内部分（临床股骨距）粉碎，A4.3亚型是同时涉及关节囊外与关节囊内的粉碎，A4.4亚型是同时累及股骨颈与转子间两个解剖区域的节段性骨折（图11-20）。在治疗上，A4型骨折需考虑髓内＋髓外联合固定、静态锁定系统（侧板、髓内钉）或人工关节置换。

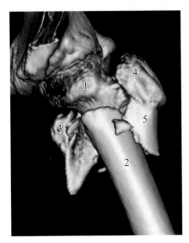
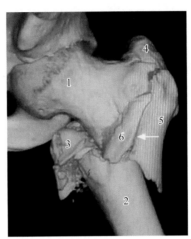
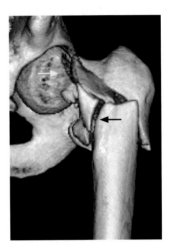

图11-18　A3.4亚型，全转子区骨折，5个结构相互分离　　图11-19　A4.1亚型，伴关节囊外外侧皮质粉碎　　图11-20　A4.4亚型，同时累及股骨颈与转子间两个解剖区域的节段性骨折

三、提出综合分类的意义

分类是一致性下的多样性，即在类的框架下，体现出个体化的特征。因此，如何设定用于划分的参数指标，即划分的"标尺"，就显得十分重要。

科学的比较是要在表面上差异极大的事物之间看出它们在本质上的共同点；也要在表面上极为相似的事物之间，看出它们在本质上的差异点。进行比较必须要有一个共同的尺度或标准。

因此，进行科学的比较和分类，除了原始材料的必要积累外，正确地选择分类标准具有十分重要的意义。由于客观事物具有多方面的属性，人们认识事物有一个去粗取精、去伪存真、由此及彼、由表及里、由现象到本质的过程；因而选择分类的标准也是多方面的，也有一个从"现象分类"到"本质分类"、从"不甚深刻的本质分类"到"深刻的本质分类"的发展过程。

历史文献上，股骨转子间骨折的分类方法已有10多种。这些分类均是从不同的时期、不同的角度和层次，反映了骨折的某个或某些特征。随着时代的发展和认识的深入，对转子间骨折稳定性的理解也在逐渐进步，通过复位和内固定手术重建骨折稳定性的能力也在不断发展。因此，转子间骨折的分型也有必要吸收当代的最新研究成果，尽力抓住在各个层次上影响骨折稳定性的最主要特征（哲学上的主要矛盾和矛盾的主要方面），适当做出调整和补充。再者，随着老龄化社会的快速发展，转子间骨折的病例数量和内固定手术数量均在"井喷"样地增加，在不少医院中，髋部骨折手术已经占据了创伤骨折总体手术量的1/3左右。大量病例资料的积累和各种各样少见、罕见和复杂类型的出现，也对更精细化的分类提出了新需求。

中国康复医学会修复重建外科专业委员会下属的老年髋部骨折研究小组，在AO/OTA框架下，吸收股骨转子间骨折稳定性研究的最新进展，纳入了骨折的多重特征作为等级划分指标，有下列特点：①明确了大转子后部和转子间嵴，属于"无功能"的中间骨块，对头颈骨块与股骨干之间的稳定性没有影响；②补充了包含大、小转子的香蕉样骨块；③补充了小转子骨块向下延伸≥2 cm和后侧冠状面骨块扩展至头颈内植物入钉点；④增加了前内侧皮质这一转子间骨折稳定性复位的关键结构。

骨折内固定学会（AO/ASIF）创始人Müller曾说：任何骨折分类方法，只有在能反映损伤程度、指导治疗方法选择和预测治疗效果及并发症的情况下，才有实际意义。一个优秀的骨折分类系统，应具有以下六项功能：①对骨折进行准确的命名，形成明确的"视觉影像"；②成为医生交流的"共同语言"；③方便资料的系统化存取；④指导治疗方法的选择；⑤预测治疗效果和潜在问题；⑥成为教育和训练的工具。

新的四四制综合分类法包含的骨折类型和亚型更多，反映了各个骨折亚型的特殊性，也纳入了一些少见的、更加复杂的骨折类型，希望能有助于加深对股骨转子间骨折损伤病理和稳定性重建的理解。

"实践是检验真理的唯一标准"，骨折分类系统的本质是一个应用工具，该综合分类系统是否实用，是否能达到上述骨折分类的六项要求，是否具有较好的观察者信度和效度，尚有待于临床实践的检验。

（张世民　王振海　田可为　孙贵新　王　欣　芮云峰）

参考文献

1. 胡孙君, 杜守超, 熊文峰, 等, 2021. 股骨近端防旋髓内钉内固定治疗高位股骨转子间骨折. 中国修复重建外科杂志, 35(3): 307-311.
2. 王郑浩, 李开南, 兰海, 2019. 基于三维CT的股骨转子间骨折后内侧壁骨折地图的研究. 中华创伤骨科杂志, 21(9): 745-751.
3. 卫祺, 张凯, 张世民, 2020. 股骨近端外侧壁厚度的概念及研究进展. 中国临床解剖学杂志, 38(6): 739-742.
4. 张英琪, 张世民, 熊文峰, 等, 2017. 股骨近端外侧壁的骨折特征地图研究. 中国临床解剖学杂志, 35(2): 121-125.
5. 张世民, 胡孙君, 杜守超, 等, 2020. 小转子二分型股骨转子间骨折手术技巧及疗效分析. 同济大学学报（医学版）, 41(6): 772-778.
6. 张世民, 胡孙君, 杜守超, 等, 2022. 股骨转子间骨折一种新的综合分类法. 中国修复重建外科杂志, 36(9): 1056-1063.
7. Chang S M, Hou Z Y, Hu S J, et al., 2020. Intertrochanteric femur fracture treatment in Asia: what we know and what the world can learn. Orthop Clin North Am, 51(2): 189-205.
8. Chang S M, Zhang Y Q, Ma Z, et al., 2015. Fracture reduction with positive medial cortical support: a key element in stability reconstruction for the unstable pertrochanteric hip fractures. Arch Orthop Trauma Surg, 135(6): 811-818.
9. Chang S M, Wang Z H, Tian K W, et al., 2022. A sophisticated fracture classification system of the proximal femur trochanteric region (AO/OTA-31A) based on 3D-CT images. Front Surg, 9: 919225.

10. Cho J W, Kent W T, Yoon Y C, et al., 2017. Fracture morphology of AO/OTA 31-A trochanteric fractures: a 3D CT study with an emphasis on coronal fragments. Injury, 48(2): 277-284.

11. Hsu C E, Shih C M, Wang C C, et al., 2013. Lateral femoral wall thickness: a reliable predictor of post-operative lateral wall fracture in pertrochanteric fractures. Bone Joint J, 95-B(8): 1134-1138.

12. Jegathesan T, Kwek E B K, 2022. Are intertrochanteric fractures evolving? trends in the elderly population over a 10-year period. Clin Orthop Surg, 14(1): 13-20.

13. Kellam J F, Meinberg E G, Agel J, et al., 2018. Fracture and dislocation classification compendium-2018: international comprehensive classification of fractures and dislocations committee. J Orthop Trauma, 32 (1 Suppl): S1-S170.

14. Kim Y V, Lee K H, Lee H H, et al., 2022. Impact of coronal plane fragments and anterior big neck fragments on the occurrence of perioperative lateral wall fractures in AO/OTA 31-A1, 2 intertrochanteric fractures treated with cephalomedullary nailing. Eur J Trauma Emerg Surg.

15. Lee W C, Chou S M, Tan C W, et al., 2021. Intertrochanteric fracture with distal extension: when is the short proximal femoral nail antirotation too short? . Injury, 52(4): 926-932.

16. Li J, Tang S, Zhang H, et al., 2019. Clustering of morphological fracture lines for identifying intertrochanteric fracture classification with Hausdorff distance-based K-means approach. Injury, 50(4): 939-949.

17. Marsh J L, Slongo T F, Agel J, et al., 2007. Fracture and dislocation classification compendium-2007: orthopaedic trauma association classification, database and outcomes committee. J Orthop Trauma, 21(10 suppl): S1-S133.

18. Orthopaedic Trauma Association Committee for Coding and Classification, 1996. Fracture and dislocation compendium. J Orthop Trauma, 10(Suppl 1): 1-154.

19. Rehme J, Woltmann A, Brand A, et al., 2021. Does auxiliary cerclage wiring provide intrinsic stability in cephalomedullary nailing of trochanteric and subtrochanteric fractures? . Int Orthop, 45(5): 1329-1336.

20. Song H, Chang S M, Hu S J, et al., 2022. Low filling ratio of the distal nail segment to the medullary canal is a risk factor for loss of anteromedial cortical support: a case control study. J Orthop Surg Res, 17(1): 27.

21. Song H, Chen S Y, Chang S M, 2020. What should be filled in the blank of 31A2.1 in AO/OTA-2018 classification. Injury, 51(6): 1408-1409.

22. Yin B, He Y, Wang D, et al, 2021. Classification of femur trochanteric fracture: evaluating the reliability of Tang classification. Injury, 52(6): 1500-1505.

23. Zhang Y, Sun Y, Liao S, et al, 2020. Three-dimensional mapping of medial wall in unstable pertrochanteric fractures. Biomed Res Int, 2020: 8428407.

第三节　尖顶距与股距尖顶距

　　老年股骨转子间骨折优选手术内固定治疗。采用内固定器械牢固地将头颈骨块与股骨干连接起来，有利于早期负重和骨折愈合，但手术内固定的失败临床并不少见。早期报道的器械失败率曾高达8%～23%，目前多为1%～5%，通常为内植物从股骨头切出、穿透，疲劳断裂，内植物分离等。其中拉力螺钉从股骨头的切出约占并发症的3/4。在1995年美国Baumgaertner等提出尖顶距（TAD）的概念并被广泛接受之后，内植物从股骨头切出的发生率有了显著的下降。

一、描述拉力螺钉在股骨头内位置的方法

如何评价拉力螺钉在股骨头内位置的优劣，就成为临床迫切需要解决的问题。1959年，Cleveland提出了九宫格法，分别记录拉力螺钉尖在正位片的位置"上中下"和侧位片的位置"前中后"（图6-31）。1992年，Parker提出了描述拉力螺钉位置的正侧位比值法（图6-32）。前者为描述钉尖位置的定性研究，后者为半定量研究，但不能判断钉尖打入的深度。

1995年，Baumgaertner等首次提出尖顶距概念，指出尖顶距<25 mm时拉力螺钉向上切出股骨头的风险最小。自尖顶距概念提出后该观点被广泛接受，并在临床上得到很好的验证。2009年，Haidukewych在 *Journal of Bone and Joint Surgery* 发表的手术教程，详细介绍了股骨转子间骨折内固定的10个手术技巧，将尖顶距的重要性排在第一位。

尖顶距是以侧板系统的拉力螺钉（DHS）为基础提出的，后续的临床研究发现，尖顶距同样也适用于头髓钉系统和螺旋刀片这一新型内固定器械。但临床也发现，尖顶距是以股骨头中心顶点为测量基准的，没有考虑前后、上下方向的数值含义，不能解释螺钉偏下导致尖顶距>25 mm但稳定性更好的现象。在此背景下，2012年，Kuzyk等对尖顶距提出改良，介绍了股距尖顶距（Cal-TAD）的概念。国内李双等（2007）对尖顶距的概念进行综述，2016年又介绍了股距尖顶距概念。

二、尖顶距概念的提出

Kaufer（1980）提出影响股骨转子间骨折手术治疗效果的五个关键因素，即骨骼质量（骨质疏松程度）、骨折类型（粉碎程度）、骨折复位质量、内固定类型和内固定安放位置。对骨科医生而言，前两者无法控制，但是后面三个因素是能够控制且应努力追求完美的。

为了判断内植物在股骨头内的位置和预测螺钉切出概率，Baumgaertner等（1995）提出尖顶距的概念，即术后即刻正、侧位X线片上，测量拉力螺钉尖至股骨头-颈中轴线与股骨头关节面交界顶点的距离之和，以毫米为单位并校正放大系数（图11-21）。他们将尖顶距应用于DHS治疗股骨转子间骨折中，发现尖顶距>30 mm有27%的概率发生螺钉

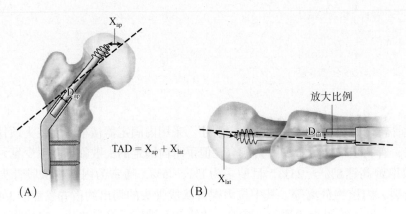

图11-21 尖顶距（TAD）的测量与计算：$TAD = (X_{ap} \times \dfrac{D_{true}}{D_{ap}}) + (X_{lat} \times \dfrac{D_{true}}{D_{lat}})$

切出，25 mm<尖顶距<30 mm有2%的概率切出，尖顶距<25 mm的切出概率为0。据此认为，尖顶距<25 mm才能避免拉力螺钉切出，并强调拉力螺钉在正、侧位均位于正中并打入最深才安全可靠。随后Baumgaertner等（1997）报告了外科医生在接受尖顶距概念后的一项前瞻性研究，实验组118例股骨转子间骨折患者尖顶距<25 mm，无一例患者发生螺钉切出，对照组198例中有16例患者因尖顶距>25 mm而螺钉切出。

正位片尖顶距的测量：X_{ap}指在正位X线片上所测的从拉力螺钉尖到股骨头顶点的距离；D_{true}为拉力螺钉的真实直径；D_{ap}指在正位X线片上所测拉力螺钉直径，D_{true}/D_{ap}即正位X线片上需校正的放大倍数；X_{lat}指在侧位X线片上所测的从拉力螺钉尖到股骨头顶点的距离；D_{lat}指在侧位X线片上所测拉力螺钉直径，D_{true}/D_{lat}即侧位X线片上需校正的放大倍数。

1995年，Baumgaertner等回顾性分析了198例股骨转子间骨折的内固定治疗，均采用固定角度的滑动型内固定器械。骨折采用Evans-Kyle改良分类法，89例为稳定型骨折，109例为不稳定型骨折；骨折复位质量按照Garden对位对线法，复位良好91例，可接受78例，差29例；内固定系统中髓外钉板142例，髓内钉56例。术后平均随访13个月，结果有19例患者内固定失效，16例是因为拉力螺钉从股骨头切出；其中14例拉力螺钉切出发生在术后12周以内，2例发生在术后6个月内；不稳定骨折109例有14例发生拉力螺钉切出，切出率为13%，而稳定型骨折89例只有2例发生拉力螺钉切出，切出率为2%；内固定中150°套筒钢板有5例发生拉力螺钉切出，切出率为21%，非150°套筒钢板有5例发生螺钉切出，切出率为4%；髓外钉板系统142例中有10例发生螺钉切出，切出率为7%，髓内钉系统56例中有6例发生螺钉切出，切出率为11%。手术后骨性愈合的患者平均尖顶距是24 mm（9～63 mm），而手术失败拉力螺钉切出的患者平均尖顶距是38 mm（28～48 mm），两者比较有极显著统计学差异（$P=0.0001$）。在尖顶距<25 mm的120例中无一例发生拉力螺钉切出。随着尖顶距数值的增加，拉力螺钉切出的概率也增加，两者呈简单线性关系，当尖顶距为45 mm时螺钉切出率达到了50%。作者用单因素和多因素回归分析的方法，统计比较了骨性愈合组和螺钉切出组患者年龄、骨骼质量、骨折类型、复位稳定性、内植物角度、尖顶距和螺钉方向位置等诸多因素，发现尖顶距（$P=0.0001$）、患者年龄（$P=0.02$）、骨折的不稳定性（$P=0.02$）、150°大角度钢板（$P=0.02$）、复位质量（$P=0.02$）和螺钉方向（$P=0.04$）等均是拉力螺钉切出的危险因素，但尖顶距是最关键性因素，预测效力远高于其他因素。

Baumgaertner等同时指出，影像学测量的尖顶距是两个相互垂直的投影线之和，并不是真实的螺钉尖至股骨头顶点的距离（图11-22）。采用立体几何的方法可以计算出真实的距离。真实距离比两个影像距离之和要小，真实距离与影像尖顶距的比值平均在0.59（范围0.49～0.82），但两者的相关系数非常高，平均为0.97。

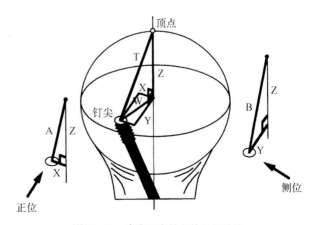

图11-22 真实距离的立体几何计算

T：真实的钉尖至股骨头顶的距离；A：正位影像值；B：侧位影像值，尖顶距=A+B

尖顶距是在术后即刻X线片上测量所得，术中应如何应用这一理论？ Baumgaertner 提出在股骨头正位和侧位片上，只要导针尖到股骨头表面的距离小于1～1.5倍的导针螺纹长度，尖顶距将小于25 mm。

三、尖顶距值的范围

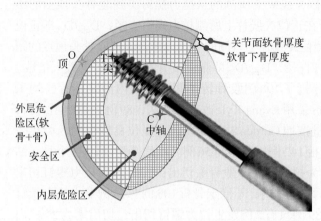

图11-23　螺钉尖与关节面的安全距离示意图

尖顶距的本质是股骨头内密集骨小梁的分布范围，即越靠近股骨头的软骨下骨，骨小梁越密集，对拉力螺钉的把持力越强，内植物越稳定。从解剖上看，股骨头软骨的厚度为2～3 mm，其软骨下骨的厚度为1～2 mm，两者之和可视为5 mm，螺钉尖端不应太靠近软骨下骨，避免损害软骨的营养（图11-23）。尖顶距在正、侧位均应大于5 mm，合计尖顶距大于10 mm。拉力螺钉的尖顶距应在10～25 mm，最佳值为20 mm，25 mm可作为预测拉力螺钉是否切出的阈值。当然，股骨头直径有大有小，一个固定的数值并不适用于所有股骨头直径。

李双等（2015）经过一项针对拉力螺钉和螺旋刀片的系统评价，纳入10项随机对照研究，共1 831例患者，结果发现，设定尖顶距为25 mm的阈值，并不能预测拉力螺钉和螺旋刀片的切出并发症。Caruso等（2017）提出尖顶距的阈值为30.7 mm，有较好的预测效力。李双等（2016）通过模拟仿真研究，考察了尖顶距、股距尖顶距与股骨头直径的关系，提出尖顶距和股距尖顶距的值应随股骨头直径的变化而调整（图11-24）。在大的股骨头，其值应该增加；在小的股骨头，其值应该减小。例如，直径50 mm的股骨头其尖顶距/股距尖顶距的值应该比直径40 mm的股骨头增加5 mm，即先前提出的尖顶距为25 mm的阈值并不适合所有的股骨头尺寸。同时提出体积比（合适位置所占体积/股骨头体积）可作为衡量股骨头内螺钉尖位置的一个更好参数。

四、尖顶距的临床应用

尖顶距的重要性被骨科医生认识之后，在临床得到了广泛的应用。自1995年提出至2017年底，在PubMed检索可以查到150篇关于尖顶距的文献。Rubio-Avila等（2013）和李双等（2015）分别进行了系统综述和Meta分析。其应用范围包括侧板系统、头髓钉系统、拉力螺钉、螺旋刀片等。

1. 尖顶距与拉力螺钉　Pervez等（2004）总结文献发现，早期拉力螺钉切出率为8%～23%，通过改进手术技巧和有意识地加强尖顶距应用，切出率降至1.6%～3%。虽然拉力螺钉的尖顶距值范围在理论上尚有争议，但临床实践上仍以25 mm为上限，但并非是螺钉打入得越深越好，以防止拉力螺钉的向内穿透（perforation）。Pervez等提出将尖

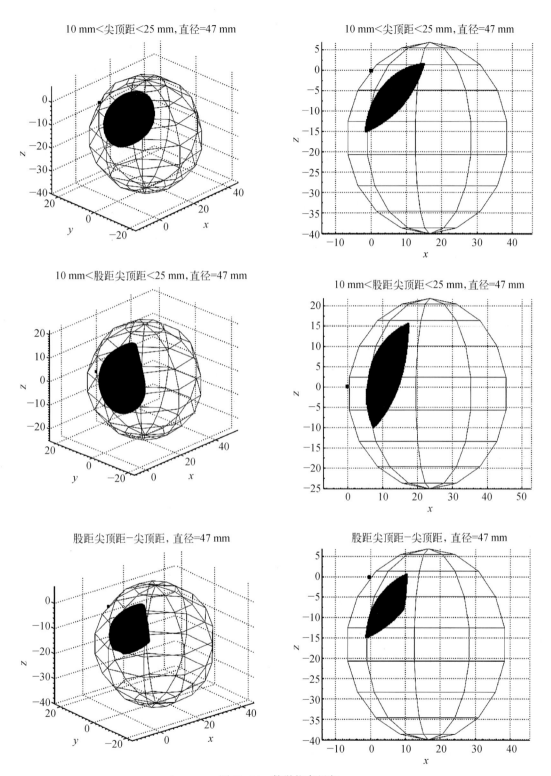

图11-24　数学仿真研究

单位：mm。其中球体代表47 mm直径的股骨头，黑色代表尖顶距或股距尖顶距所占区域。上排显示尖顶距在10～25 mm时所据的范围。中排显示股距尖顶距在10～25 mm时所据的范围。下排显示尖顶距与股距尖顶距重叠融合的范围

顶距控制在20 mm，即正侧位各10 mm。De Bruijn等（2012）认为，尖顶距的最佳值为19.9 mm，最大值是25 mm，并且螺钉应放置在股骨头的正中或偏下位置。

2. 尖顶距与螺旋刀片　　螺旋刀片是近10多年来出现的新型股骨头内固定物，螺旋刀片向上切出的发生率为2%～3%，低于拉力螺钉，但其从股骨头中央轴向穿透的发生率却远高于切出率。通过生物力学实验证实，螺旋刀片在股骨头内的迁移方向主要是沿轴向内移，而拉力螺钉的迁移方向主要是向上方移位。

关于螺旋刀片的尖顶距范围，主要分为两种观点。第一种观点占主流，认为螺旋刀片的尖顶距值要大于拉力螺钉的值。Liu等（2013）认为螺旋刀片的尖顶距下限为15 mm，可减少其切出发生率。Nikoloski等（2013）报告PFNA的尖顶距为20～30 mm，无一例发生切出。Frei等（2012）认为螺旋刀片尖端距关节面下至少10 mm，以防止其向内穿透。周家钤等（2015）分析了6篇文献，认为螺旋刀片尖顶距值应为20～25 mm，并且螺旋刀片在正、侧位均应位于正中，但不需要打入得与拉力螺钉一样深，不仅能防止向上切出，还能防止其向内穿透。第二种观点认为，螺旋刀片与拉力螺钉的尖顶距值应该相似，主要是基于统计学证据。Rubio-Avila等（2013）纳入4 910例患者进行系统评价研究，发现髓内钉组（含PFNA）和钉板组的尖顶距值比较，差异无统计学意义（$P=0.790$）。Huang等（2014）纳入759例患者进行Meta分析，发现螺旋刀片与拉力螺钉的尖顶距值比较，差异无统计学意义（$P=0.080$）。

螺旋刀片与拉力螺钉的机械性状不同，其横向接触面积大，不易向上切出；但尖端锐利，轴向接触面积小，易于中心穿透（图11-25）。笔者认为，螺旋刀片尖顶距在正、侧位均应>10 mm，合计尖顶距>20 mm，应使螺旋刀片有更大的缓冲空间，以20～30 mm为好。

3. 尖顶距与双螺钉系统等内植物　　尖顶距虽然主要应用于单螺钉系统，但是在含防旋钉的双螺钉系统（biaxial cephalomedullary）中也有应用。Nuchtern等（2014）报

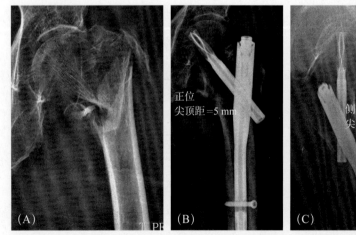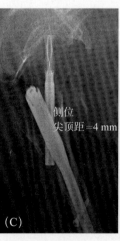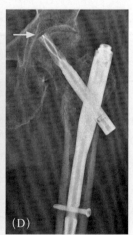

图11-25　女，82岁

A. 股骨转子间A2.3型骨折，行闭合复位PFNA内固定；B. 术中选用的螺旋刀片略长，尖顶距在正侧位均较小。术后3D-CT虽然显示获得了前内侧皮质的支撑对位，但残留间隙较大。在头颈骨块向外下方退缩塌陷停止之后，骨折端仍愈合不良，螺旋刀片逐渐向内迁移；C. 于术后1.5年穿透股骨头。最终以双极股骨头翻修

道，双螺钉系统的尖顶距是分别测量正、侧位片上拉力螺钉和防旋钉的尖顶距值，然后再相加得其和，其范围（Trigen髓内钉）的上限是49 mm，远远大于单螺钉系统。而Buyukdogan（2017）选取的正位片上2枚螺钉的中点作为顶点，侧位片上测量螺钉顶点到股骨头的距离，两者相加，结果显示切出组与未切出组的尖顶距分别为（26.5±4.8）mm和（18.9±4.2）mm，并认为尖顶距不佳是导致内固定切出的唯一危险因素。Herman等（2012）将尖顶距与数学向量结合起来研究双螺钉在股骨头内的位置。当拉力螺钉位于头-颈交界线的"安全区"（正位片上，拉力螺钉与股骨头顶点距离小于11 mm，并且位于股骨头-颈交界线中下第2个1/4处）时，内固定失败率可由34.4%降低至4.8%。总的来看，尖顶距在双螺钉系统应用比较复杂，远没有在单螺钉系统的应用广泛深入。

4. 尖顶距与骨质疏松、骨折类型、术后负重　　值得注意的是，临床上内固定发生切出，除了与内固定的设计和置入位置（尖顶距）有关外，更与骨的质量、骨折类型、骨折复位质量、手术技术和术后负重锻炼等多因素作用下的应力和生物学的异常有关。Born等（2011）研究发现，螺旋刀片较拉力螺钉在骨质疏松患者中具有抗切出优势，主要原因是其填压股骨头骨质、提高骨密度和抗旋转强度。Yang等（2013）研究发现，Gamma-3因为有骨折端的加压作用，导致复位后骨折端间隙小，其即刻的骨折复位质量优于PFNA。Sawaguchi等（2014）在日本进行了PFNA-Ⅱ的前瞻性多中心大样本研究，发现PFNA-Ⅱ的切出率是1.1%（2/176），原因主要是医生年资过浅，复位技术不过关，导致螺旋刀片位置差，并且所有患者均术后1～2天负重活动，6周不扶拐行走。国内周家钤、张世民等（2012）报告500例PFNA治疗股骨转子间骨折患者，无螺旋刀片切出和穿透股骨头等并发症，除了与尖顶距控制为20～25 mm和恰当的复位质量外，术后较晚开始负重（术后1个月）也是重要因素。

五、关于尖顶距的争议

尖顶距的概念已经得到医生广泛认可和使用，Wright等（2015）研究发现，经过一定的培训和经验积累之后，在术中大多数医生（82.5%的主任医师、83.8%的主治医师和71.1%的高年资住院医师），单凭肉眼就可以准确判断尖顶距的大小是否合适。

但尖顶距在理论上和实际应用上仍有偏差和争议。一种观点认为，尖顶距不能预测螺钉切出，这主要基于有限元计算、回顾性研究和仿真分析得出的结论；另一种观点认为，尖顶距值的上限25 mm需要随股骨头直径和螺钉位置而调整，这主要是通过生物力学实验和临床研究得出的结论。例如，Kane等（2014）分别以中心放置和偏下放置的方式，在不稳定型股骨转子间骨折模型中置入髓内钉的头颈拉力螺钉，中心性置钉组的尖顶距平均为（21±3.0）mm，偏下置钉组平均为（31±3.0）mm，结果显示，当出现螺钉切出等内固定失败时，中心性置钉组的骨折移位要明显大于偏下置钉组。因此，他们认为与中心性置入髓内钉尖顶距小于25 mm的标准方法相比，偏下置入螺钉尖顶距大于25 mm时的生物稳定性依然良好。Kashigar等（2014）对170例股骨转子间骨折髓内钉固定患者进行回顾性分析，对尖顶距、股距尖顶距、年龄、性别、颈干角、Parker比值、拉力螺钉位置等进行比较，发现股距尖顶距是预测螺钉切出的唯一重要因素，而且在不同观察者之间的评估一致性最好，拉力螺钉在股骨头内偏下放置，可以降低其切出的发生率。

六、尖顶距的最小值问题

Baumgaertner 及以后的临床文献均验证了尖顶距的上限是 25 mm，超过该数值将显著增加拉力螺钉从股骨头的切出概率。但很少有人研究尖顶距的下限问题，即其最小值是多少才是安全的，才能确保术中螺钉不穿透关节面，术后螺钉不切出股骨头。

尖顶距是正、侧位对角线透视影像的测量数据，即螺钉尖与关节面软骨下骨（离关节面有 5 mm 的厚度距离）的影像距离。其实，螺钉穿透关节面的影像也是个"直交圆柱"与"牟合方盖内切圆球"的影像透视关系。在影像学透视中将穿过股骨头的正、侧位光束分别视为两个圆柱体，相交产生的形状正好为"牟合方盖"（Steinmetz solid）（图 11-26）。牟合方盖即是翻过来合在一起的两个完全相等的方伞。牟合方盖的体积是其内切球体积的 1.27 倍；同样，半个牟合方盖则是其内切半球体积（股骨头为半球）的 1.27 倍。理论上螺钉穿透关节面的概率为 21.5%［（4−π）/4 × 100%=21.5%］。

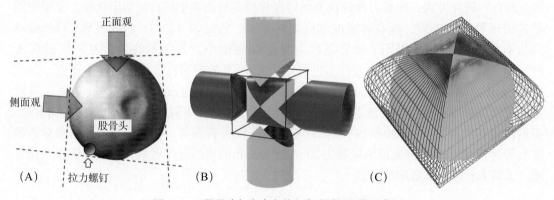

图 11-26　股骨头与牟合方盖和半球透视影像示意图
A. 股骨头透视；B. 直交圆柱；C. 牟合方盖内切圆球

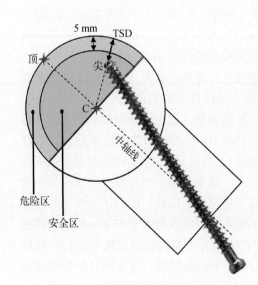

图 11-27　钉尖穿透关节面的安全性
TSD：螺钉尖与最近关节面软骨下骨距离

Aslan 等（2021）研究了钉尖穿透关节面的安全性问题，以螺钉尖与最近的关节面软骨下骨距离（tip-surface distance，TSD）至少 5 mm 为指标（图 11-27），通过三维立体全方位透视观察，结果发现：①在直径 34 mm 的小型股骨头，如果 TSD 在正侧位均为 5 mm，则螺钉尖突破安全区的比例高达 91.7%，如果 TSD 在正、侧位均为 9 mm，则突破安全区的比例下降为 0；②对直径 47 mm 的中型股骨头，如果正、侧位 TSD 均为 5 mm，则螺钉穿透安全区的比例为 92.2%，获得 0 穿透的 TSD 距离是 11 mm；③对直径 60 mm 的大型股骨头，TSD 为 5 mm 的穿透概率为 92.3%，无穿透的 TSD 为 13 mm。这与李双等（2016）提出的尖顶距大小应与股骨头体积有关一致。

Subasi 等（2022）采用数学模拟的方法，研

究了尖顶距的最小值问题。作者设定关节面软骨厚度为2 mm，软骨下骨厚度为5 mm，并提出了"中轴线尖顶距"（TADX）的概念，即股骨头顶点与螺钉尖在头颈中轴线垂直投影点之间的距离（图11-28）。根据股骨头的直径分为大、中、小三种，分别演算出了其中轴线尖顶距的最小值。在尖顶距上限为25 mm的情况下（即<25 mm），其中轴线尖顶距在小型股骨头（φ34 mm）应大于9 mm，在中型股骨头（φ47 mm）应大于7.5 mm，在大型股骨头（φ60 mm）应大于7 mm。也就是说，在临床透视影像的中轴线尖顶距应大于10 mm，可视为尖顶距的下限。

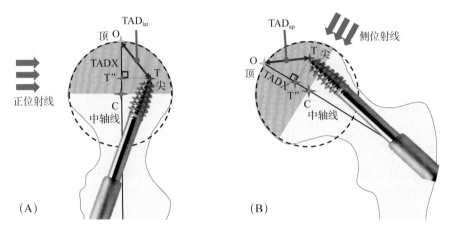

图11-28　中轴线尖顶距（TADX）的测量方法

OC：头颈中轴线；OT：正侧位的尖顶距；OT″：投影在中轴线的尖顶距

七、股距尖顶距概念

由于无法解释螺钉偏下放置导致尖顶距偏大而切出率并未增加的现象，Kuzyk等（2012）引入了股距尖顶距的概念。股距尖顶距是参考尖顶距，在正位片的尖顶距测量上做了修正（图11-29），侧位片与传统尖顶距完全相同。在正位片上首先画出股骨头颈中轴线，再沿下方的股骨距，作一条平行于头颈中轴线的平行线作为基准线，与股骨头软骨下皮质相交（B点）。测量螺钉尖端（T点）与该点的距离为正位片股距尖顶距，加上侧位

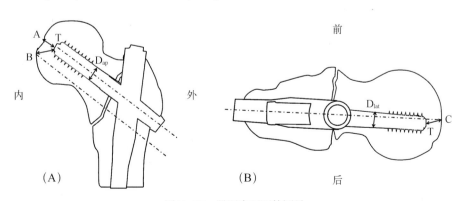

图11-29　股距尖顶距的测量

A. 正位；B. 侧位

片的尖顶距（同传统测量），进行校正后即为股距尖顶距。

正位片上T点是拉力螺钉尖端，A点是正位片的股骨头－颈中轴线与股骨头软骨面的交点，B点是正位片上贴近股骨距作一条直线平行于股骨头－颈中轴线与股骨头软骨面的交点。$BT=CalX_{ap}$，D_{ture}为拉力螺钉的真实直径，D_{ap}为正位片所测拉力螺钉的直径，D_{true}/D_{ap}即正位片上需校正的放大倍数；正位片上的股距尖顶距$Cal\text{-}TAD_{ap}=CalX_{ap} \times D_{true}/D_{ap}$。侧位片T点是拉力螺钉尖点，C点是侧位片的股骨头－颈中轴线与股骨头软骨面的交点，D_{lat}为侧位片上拉力螺钉直径，$CT=X_{lat}$，$CalTAD_{lat}=X_{lat} \times D_{true}/D_{lat}$。股距尖顶距为$CalTAD=CalX_{ap} \times D_{true}/D_{ap}+X_{lat} \times D_{true}/D_{lat}=BT \times D_{true}/D_{ap}+CT \times D_{true}/D_{lat}$。

Kuzyk等（2012）用30例合成股骨建立模型，将拉力螺钉置于股骨头内的不同位置组合（上、中、下、前、后），对合成骨施加轴向力、侧弯力和扭转力，并在X线正、侧位片上分别测量尖顶距和股距尖顶距。结果显示，在正位片上拉力螺钉置于下方时，其轴向刚度高于上方（$P<0.01$），近似于中央（$P=0.77$）；在侧位片拉力螺钉置于后方时，其轴向刚度高于前方（$P=0.02$），低于中央（$P<0.01$）；正位片上方的抗扭转刚度最低（$P<0.01$），侧弯刚度各个位置无差异。股距尖顶距在生物力学（轴向刚度、侧弯刚度和抗扭转刚度）的效力上高于传统尖顶距。故正位片上拉力螺钉应偏下放置，侧位片上应居于正中；拉力螺钉越接近股骨距，轴向刚度和抗扭转刚度就越大，股距尖顶距值相应也就越小。

李双等（2016）通过数学公式推导计算，对尖顶距和股距尖顶距在股骨头内的分布范围进行了仿真模拟，发现了股距尖顶距所占范围比尖顶距范围要大（5.19%>3.51%），并且其数值变化与股骨头直径大小有关，股骨头直径大的患者，股距尖顶距范围可以适当扩大（即>25 mm）。

八、股距尖顶距的临床应用

股距尖顶距已应用于临床研究，Kashigar（2014）回顾性分析170例股骨转子间骨折患者，比较尖顶距、股距尖顶距、年龄、性别、颈干角、Parker比值、拉力螺钉位置等，发现股距尖顶距是预测螺钉切出的唯一参数，而且在不同观察者之间的评估一致性最好，偏下放置螺钉可以降低螺钉切出的发生。股距尖顶距作为对传统尖顶距的修正和补充，尤其对螺钉偏下放置且尖顶距>25 mm但稳定性更好的现象进行了合理的解释，但其应用价值尚需临床大样本病例的验证。

Puthezhath等（2017）通过回顾性分析190例应用双螺钉系统的病例，其中67例进行了至少3个月的随访，发现股距尖顶距越大，手术失败率越高，提示股距尖顶距可能比尖顶距有更好预测效能。

必须指出的是，由于器械的颈干角是固定的（大多数为130°，InterTAN为125°），如果术中的骨折复位质量不佳（比如头颈骨块内翻），则很难将尖顶距/股距尖顶距打好（图11-30）。因此，骨折复位质量仍是影响治疗效果的第一因素。

九、总结

尖顶距作为影像学中一种判断拉力螺钉在股骨头内位置的方法，已经得到绝大多数医

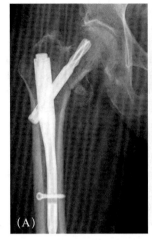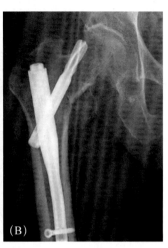

图11-30　女，80岁

A. 骨折复位不够（颈干角内翻），导致螺旋刀片在股骨头内位置不正确，尖顶距/股距尖顶距均过大；B. 术后3周螺旋刀片从股骨头切出

生的认同，在临床上得到广泛应用，大家对其认识仍在不断加深。单纯依靠影像学测量来考虑螺钉位置是否合适，目前来看似有不足之处，需要结合临床的骨骼质量、骨折类型和术后负重等方面综合考虑。中心置入拉力螺钉的尖顶距范围为10～25 mm，最佳值为20 mm，25 mm可作为预测拉力螺钉是否切出的阈值。中心置入螺旋刀片的尖顶距范围为20～30 mm。偏下置入螺钉并采纳股距尖顶距的概念可能更为合适，但仍需生物力学和临床研究进一步证实。

（李　双　张世民）

参考文献

1. 李双，王栋，张世民，2007. 尖顶距与股骨头内拉力螺钉切出的研究进展. 中国矫形外科杂志，15（19）：1484-1488.

2. 李双，张立智，张世民，2016. 尖顶距与股距尖顶距的研究进展. 中华创伤骨科杂志，18（8）：733-736.

3. 李波，熊文峰，张世民，2021. 锁定钢板治疗肱骨近端骨折中螺钉穿透关节面的研究进展. 中国修复重建外科杂志，35（4）：403-408.

4. Aslan L, Subasi O, Demirhan M, et al., 2021. The safety and accuracy of the fluoroscopic imaging during proximal femoral fixation: a computerized 3D reappraisal of the joint penetration risk. Injury, 52(6): 1450-1455.

5. Baumgaertner M R, Curtin S L, Lindskog D M, et al., 1995. The value of the tip-apex distance in predicting failure of fixation of peritrochanteric fractures of the hip. J Bone Joint Surg Am, 77(7): 1058-1064.

6. Baumgaertner M R, Solberg B D, 1997. Awareness of tip-apex distance reduces failure of fixation of trochanteric fractures of the hip. J Bone Joint Surg Br, 79(6): 969-971.

7. Buyukdogan K, Caglar O, Isik S, et al., 2017. Risk factors for cut-out of double lag screw fixation in proximal femoral fractures. Injury, 48(2): 414-418.

8. Cheng Y, Wang S, Yamazaki T, et al., 2007. Hip cartilage thickness measurement accuracy improvement. Comput Med Imaging Graph, 31(8): 643-655.

9. Cleveland M, Bosworth D M, Thompson F R, et al., 1959. A ten-year analysis of intertrochanteric fractures of the femur. J Bone Joint Surg Am, 41-A: 1399-1408.

10. De Bruijn K, den Hartog D, Tuinebreijer W, et al., 2012. Reliability of predictors for screw cutout in intertrochanteric hip fractures. J Bone Joint Surg Am, 94(14): 1266-1272.

11. Frei H C, Hotz T, Cadosch D , et al., 2012. Central head perforation, or "cut through," caused by the helical blade of the proximal femoral nail antirotation. J Orthop Trauma, 26(8): e102-e107.

12. Fujii T, Nakayama S, Hara M, et al., 2017. Tip-apex distance is most important of six predictors of screw cutout

after internal fixation of intertrochanteric fractures in women. JB JS Open Access, 2(4): e0022.

13. Goffin J M, Pankaj P, Simpson A H, 2013. The importance of lag screw position for the stabilization of trochanteric fractures with a sliding hip screw: a subject-specific finite element study. J Orthop Res, 31(4): 596−600.

14. Haidukewych G J, 2009. Intertrochanteric fractures: ten tips to improve results. J Bone Joint Surg Am, 91(3): 712−719.

15. Herman A, Landau Y, Gutman G, et al., 2012. Radiological evaluation of intertrochanteric fracture fixation by the proximal femoral nail. Injury, 43(6): 856−863.

16. Huang X, Leung F, Liu M, et al., 2014. Is helical blade superior to screw design in terms of cut-out rate for elderly trochanteric fractures? A meta-analysis of randomized controlled trials. Eur J Orthop Surg Traumatol, 24(8): 1461−1468.

17. Kane P, Vopat B, Heard W, et al., 2014. Is tip apex distance as important as we think? A biomechanical study examining optimal lag screw placement. Clin Orthop Relat Res, 472(8): 2492−2498.

18. Kashigar A, Vincent A, Gunton M J, et al., 2014. Predictors of failure for cephalomedullary nailing of proximal femoral fractures. Bone Joint J, 96−B(8): 1029−1034.

19. Kaufer H, 1980. Mechanics of the treatment of hip injuries. Clin Orthop Relat Res, 146: 53−61.

20. Kuhl M, Beimel C, 2020. Does computer-assisted surgery improve lag screw placement during cephalomedullary nailing of intertrochanteric hip fractures?. Clin Orthop Relat Res, 478(9): 2132−2144.

21. Kuzyk P R, Zdero R, Shah S, et al., 2012. Femoral head lag screw position for cephalomedullary nails: a biomechanical analysis. J Orthop Trauma, 26(7): 414−421.

22. Li S, Chang S M, Jin Y M, et al., 2016. A mathematical simulation of the tip-apex distance and the calcar-referenced tip-apex distance for intertrochanteric fractures reduced with lag screws. Injury, 47(6): 1302−1308.

23. Li S, Chang S M, Niu W X, et al., 2015. Comparison of tip apex distance and cut-out complications between helical blades and lag screws in intertrochanteric fractures among the elderly: a meta-analysis. J Orthop Sci, 20(6): 1062−1069.

24. Liu W J, Zhou D S, Liu F, et al., 2013. Mechanical complications of intertrochanteric hip fractures treated with trochanteric femoral nails. J Trauma Acute Care Surg, 75(2): 304−310.

25. Mingo-Robinet J, Torres-Torres M, Martinez-Cervell C, et al., 2015. Comparative study of the second and third generation of Gamma nail for trochanteric fractures: review of 218 cases. J Orthop Trauma , 29(3): e85−90.

26. Ng M, Shah N S, Golub I, et al., 2021. No difference between lag screw and helical blade for cephalomedullary nail cut-out a systematic review and meta-analysis. Eur J Orthop Surg Traumatol.

27. Nikoloski A N, Osbrough A L, Yates P J, 2013. Should the tip-apex distance (TAD) rule be modified for the proximal nail antirotation(PFNA)?A retrospective study. J Orthop Surg Res, 8(35): 1−7.

28. NishiuraT, Nozawa M, Morio H, 2009. The new technique of precise insertion of lag screw in an operative treatment of trochanteric femoral fractures with a short intramedullary nail. Injury, 40(10): 1077−1083.

29. Nuchtern J V, Ruecker A H, Sellenschloh K, et al., 2014. Malpositioning of the lag screws by 1− or 2−screw nailing systems for pertrochanteric femoral fractures: a biomechanical comparison of gamma 3 and intertan. J Orthop Trauma, 28(5): 276−282.

30. Parker M J, 1992. Cutting-out of the dynamic hip screw related to its position. J Bone Joint Surg Br, 74 (4): 625.

31. Pervez H, Parker M J, Vowler S, 2004. Prediction of fixation failure after sliding hip screw fixation. Injury, 35(10): 994−998.

32. Puthezhath K, Jayaprakash C, 2017. Is calcar referenced tip-apex distance a better predicting factor for cutting out in biaxial cephalomedullary nails than tip-apex distance?. J Orthop Surg (Hong Kong), 25(3): 1−5.

33. Rubio-Avila J, Madden K, Simunovic N, et al., 2013. Tip to apex distance in femoral intertrochanteric fractures: a systematic review. J Orthop Sci, 18(4): 592−598.

34. Shon O J, Choi C H, Park C H, 2021. Factors associated with mechanical complications in intertrochanteric fracture treated with proximal femoral nail antirotation. Hip Pelvis, 33(3): 154−161.

35. Subasi O, Aslan L, Demirhan M, et al., 2022. A novel lower bound for tip-apex distance. Eur J Trauma Emerg Surg, 48(3): 1787−1798.

36. Wright J, Kahane S, Moeed A, et al., 2015. Accuracy of the surgeon's eye: use of the tip-apex distance in clinical practice. Injury, 46(7): 1346−1348.

37. Zhou J Q, Chang S M, 2012. Failure of PFNA: Helical blade perforation and tip-apex distance. Injury, 43(7): 1227−1228.

第四节 骨折地图技术在转子间骨折的应用

骨折地图（fracture map）亦称"骨折线分布地图"，由美国明尼苏达大学骨科研究团队（Armitage等）在2009年首先提出的对骨折形态进行描述的一种方法。骨折地图描绘技术（fracture mapping）是通过计算机影像模拟，将多个病例的骨折线叠加于一个骨骼模型上，从而对骨折形态进行再显示的方法。特点是可以将某一骨折的"大数据"直观地展现出来，包括骨折线起止、走向、分布、骨折类型、粉碎程度及关节面缺损等信息，使医生对骨折的整体形态有更加直观、立体的认识，为临床治疗提供更丰富的信息及更直接的指导。骨折地图技术有助于手术医生提高对骨折类型的理解，提高对骨折类型认识的一致性，并有利于实验研究模型的标准化。

骨折地图技术已经用于多个关节面骨折的研究，如肩胛骨、桡骨头、胫骨远端关节面（Pilon骨折）、胫骨平台骨折、尺骨鹰嘴骨折等。笔者首先将该技术应用于非关节面区域的骨折，研究了股骨颈、外侧壁、小转子等。

一、骨折地图技术

2017年，笔者团队首次采用改良的三维骨折地图描绘技术（3D fracture mapping），对不稳定型股骨转子间骨折的形态特征进行描述。回顾分析59例AO/OTA-31A2型患者，其中男性22例，女性37例，平均年龄（73.2±13.5）岁。所有患者术前进行CT扫描，保存DCM格式影像数据进行重建分析。将骨折块导入Mimics软件后，进行阈值分割、手工勾勒等，对股骨近端三维模型进行分离建模，使得每个骨折块具有独立属性。通过旋转、平移，对骨折块进行复位操作。

选择一健康成年人的股骨模型作为统一模板。通过缩放、配准等方法，使得每个患者的复位模型与其最大程度地重叠。然后在标准模板上，勾勒三维骨折线，定义头颈骨块和骨干骨块的接触线，并划分出骨折缺损区域。将所有标准化后的骨折线，同时显示在这一标准化的股骨模型上，用于观察骨折线分布特征（图11-31）。继而通过映射计算，以不同颜色展现骨折线分布概率（发生频率）。

将整个股骨近端分为六个区域：前内侧区域、后内侧区域、后方转子间嵴区、大转子区、外侧壁皮质区域、前方转子间线区域。统计分析骨折线在以上区域的分布情况。

二、转子间骨折线及缺损区域的分布特征

从六个视角描述转子间骨折线分布的立体特征（图11-32）：①从前方看，转子间线区域多为单一骨折线，即前壁很少粉碎。只有少量病例头颈骨块和骨干骨块之间存在游离骨块（13.65%）。②从内侧看，头颈骨块骨折线于小转子水平汇聚，继而围绕小转子向后下

延伸，所有病例的后内侧小转子区域均有游离骨块，平均（2.03±0.98）块。③前内侧区域（头颈轴线前方）基本完整，仅1例出现游离骨块。头颈骨块与骨干骨块可有效接触。④从后方看，在转子间嵴区域，骨折线相对集中于中部1/3，约70%的病例在此区域出现至少1个游离骨块，后壁完整性被破坏。⑤从外侧看，骨折线围绕外侧壁后上缘，从前上方向后

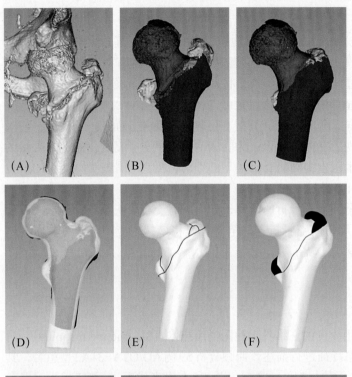

图11-31 骨折地图技术在股骨转子间骨折的应用步骤

A. 形态三维观察；B. 建模；C. 复位；D. 配准；E. 标记骨折线；F. 标记缺损区域

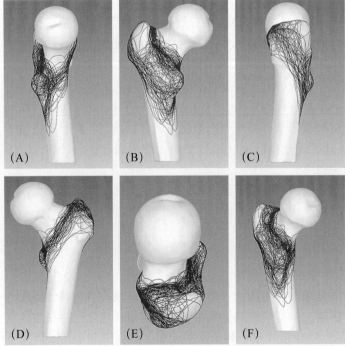

图11-32 转子间骨折线分布的立体特征

A. 内侧观；B. 后侧观；C. 外侧观；D. 前方观；E. 上方顶部观；F. 前内侧观

下方延伸，约12%的病例在此区域出现至少1个游离骨块，对外侧壁的完整性产生影响。⑥从顶端向下看，大转子顶点区域多为粉碎，约70%的病例出现1～2个粉碎骨块。

　　转子间骨折的内固定手术，是将头颈骨块与股骨干连接起来。笔者将头颈骨块及骨干骨块定义为接触骨块，除此之外的其他骨块由于并未进行内固定，术后均为游离骨块。将所有移位的游离骨块作为骨折缺损区域计算，并绘制缺损分布概率图，将有助于医生理解前内侧皮质相互坐实的重要性，因为往往也仅剩下该区域的皮质骨才能相互接触砥着（图11-33）。

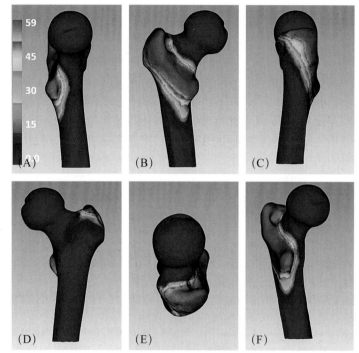

图11-33　转子间骨折缺损区域的频数分布图

A.内侧观；B.后侧观；C.外侧观；D.前侧观；E.上方顶部观；F.前内侧观

三、皮质砥着支撑线分布

　　在不稳定型股骨转子间骨折的手术中，获得有效的骨折块砥着（皮质支撑）是决定复位稳定性的重要指标。而分离移位的游离骨块，即便复位也无法提供应力支撑，不能承担负荷传导。所以明确有效的砥着支撑位置分布十分重要。

　　将骨折线周围2 mm距离内的区域定义为骨折线区域（fracture line area），距离骨折线越近，权重越高。通过将骨折线中头颈骨块与骨干骨块可接触的骨折线单独提取，在三维模型上将其重叠绘制，计算出骨折线发生频数热力图（图11-34），可以看到，几乎所有可以相互接触砥着的支撑

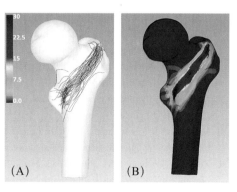

图11-34　前方抵着支撑线分布图

A.骨折线分布；B.频数热力图

线，均分布于前方。同时考虑到皮质厚度及手术因素，可以认为，前内侧皮质砥着是转子间骨折最重要的复位区域。

四、前内侧区域的骨折特征

小转子骨块是转子间骨折的一个重要结构。对于手术中是否固定小转子，临床上仍存在争论。在笔者的研究中，将小转子骨折分为三种类型：①后壁完整型，与大转子相连（19例，32.2%）；②小转子游离但相对完整（26例，42.37%）；③小转子粉碎三块以上（15例，25.42%）。笔者认为，前两者有复位固定的可能性，如通过线缆绑扎或螺钉固定。

笔者观察到，内侧壁缺损的平均宽度为（21±6.1）mm（10.0～40.0 mm），占内侧壁宽度的比例为（56.3±13.7）%（27.5%～100%）。在一些病例中，小粗隆和前内侧皮质之间还存在游离骨块，这一部分也算作缺损区域。需要注意的是，因为小转子的存在，以股骨颈的头颈轴线为分界，轴线前的内侧皮质宽度小于轴线后的内侧皮质宽度。虽然平均缺损宽度达到56.3%，但43例（73%）的缺损范围仍位于头颈轴线后方，59例患者缺损区前缘平均距离股骨颈轴线-3.6 mm。据此笔者认为，前方皮质接触可以抵抗股骨头沿轴线的滑动。

（张英琪）

参考文献

1. 张世民，张英琪，李清，等，2014. 内侧皮质正性支撑复位对老年股骨粗隆间骨折内固定效果的影响. 中国矫形外科杂志，22（14）：1256-1261.
2. 张英琪，张世民，熊文峰，等，2017. 股骨近端外侧壁的骨折特征地图研究. 中国临床解剖学杂志，35（2）：121-125.
3. Armitage B M, Wijdicks C A, Tarkin I S, et al., 2009. Mapping of scapular fractures with three-dimensional computed tomography. J Bone Joint Surg Am, 91: 2222-2228.
4. Chang S M, Hou Z Y, Hu S J, et al., 2020. Intertrochanteric femur fracture treatment in Asia: what we know and what the world can learn. Orthop Clin North Am, 51(2): 189-205.
5. Chang S M, Zhang Y Q, Ma Z, et al., 2015. Fracture reduction with positivemedial cortical support: a key element in stability reconstruction for theunstable pertrochanteric hip fractures. Arch Orthop Trauma Surg, 135(6): 811-818.
6. Cole P A, Mehrle R K, Bhandari M, et al., 2013. The pilon map: fracture lines and comminution zones in OTA/AO type 43C3 pilon fractures. J Orthop Trauma, 27: e152-156.
7. Li C, Zhao D, Xu X, et al., 2020. Three-Dimensional Computed Tomography (CT) Mapping of intertrochanteric fractures in elderly patients. Med Sci Monit, 26: e925452.
8. Lubberts B, Mellema J J, Janssen S J, et al., 2017. Fracture line distribution of olecranon fractures. Arch Orthop Trauma Surg , 137(1): 37-42.
9. Mellema J J, Eygendaal D, van Dijk C N, et al., 2016. Fracture mapping of displaced partial articular fractures of the radial head. J Shoulder Elbow Surg, 25: 1509-1516.
10. Molenaars R J, Mellema J J, Doornberg J N, et al., 2015. Tibial plateau fracture characteristics: computed tomography mapping of lateral, medial, and bicondylar fractures. J Bone Joint Surg Am, 97: 1512-1520.
11. Zhang Y Q, Chang S M, Huang Y G, et al., 2015. The femoral neck safe zone: a radiographic simulation study to prevent cortical perforation with multiple screw insertion. J Orthop Trauma , 29(5): e178-e182.
12. Zhang Y, Sun Y, Liao S, et al., 2020. Three-dimensional mapping of medial wall in unstable pertrochanteric fractures. Biomed Res Int, 2020: 8428407.

第五节　股骨转子区外侧壁

外侧壁全称为股骨转子区外侧壁（lateral femoral trochanteric wall），亦称转子外侧壁（lateral trochanteric wall）、股骨外侧壁（lateral femoral wall）或股骨近端外侧皮质（lateral proximal femoral cortex），在解剖学上通常是指上至股外侧肌嵴与大转子交界、下至小转子平面的股骨转子间区的骨外侧皮质。

近来的诸多研究显示，外侧壁的完整性对于股骨转子间骨折内固定的稳定性及预后有重要影响，已成为股骨转子间骨折的热点问题。外侧壁不仅影响着骨折稳定性的判断，改变骨折类型的划分，还影响骨折治疗方式的选择。

一、外侧壁概念的提出及其作用

文献中最早有关股骨近端外侧壁的研究，可以追溯到20世纪90年代。英国Parker在1996年通过随访101例应用DHS治疗的股骨转子间骨折患者，发现股骨干近端连同大转子的外侧骨皮质完整，能够阻挡股骨干内移，可作为骨折内固定稳定性的重要影响因素。但是，Parker并未提出外侧壁的概念，仅仅意识到股骨干近端连同大转子的这一段外侧骨皮质的重要作用。

外侧壁的概念是由以色列Gotfried于2004年正式提出的。Gotfried回顾性分析了应用DHS治疗股骨转子间骨折效果不满意的24例患者，发现所有患者术前骨折分类均为AO/OTA-31A2，但术中或术后发生了外侧壁的破裂，恶化为更严重的A3型即反斜或横向转子间骨折，导致股骨头颈骨块失去了外侧的支撑阻挡，拉力螺钉过度滑动后退，近侧的头颈骨块外移内翻，远侧的股骨干内移。据此，Gotfried提出了外侧壁的概念，认为外侧壁破裂，将导致股骨转子间骨折内固定后不稳定而治疗失败，外侧壁是骨折稳定性的关键因素，其价值甚至高于拉力螺钉在股骨头内的安放位置（即尖顶距）。但Gotfried仅是从外科的角度提出了外侧壁的概念，并没有对其进行具体的描述，认为外侧壁是骨折后产生的新骨块，原本并不存在这一解剖学结构。

韩国Im等（2005）随访DHS治疗稳定型股骨转子间骨折（AO/OTA-31A1）的患者66例，其中9例术后发生复位丢失，股骨干过度内移，术后复位丢失组的9例均出现了医源性或继发性股骨转子区外侧壁骨折，而复位稳定组的57例中仅1例出现外侧壁骨折。通过回归分析，发现股骨转子区外侧壁破裂与骨折术后复位丢失有高度的相关性。

丹麦Palm等（2007）回顾性分析214例应用DHS治疗股骨转子间骨折的患者，46例有外侧壁骨折，其中术前即有外侧壁骨折者12例，术中发生外侧壁骨折者34例。发现术中外侧壁骨折的发生率与AO/OTA分类明显相关，在103例A1型和A2.1型（相当于稳定顺向转子间骨折）的患者中，仅有3例（3%）术中发生外侧壁骨折；而99例A2.2型和A2.3型（相当于不稳定顺向转子间骨折）的患者中，有31例（30%）术中发生外侧壁骨折。而且，外侧壁骨折与内固定失败后二次手术翻修显著相关。在46例外侧壁骨折的患者中，10例（22%）需二次手术翻修，而在168例外侧壁完整的患者中，仅有5例（3%）翻修，外侧壁骨折组的二次手术率是外侧壁完整组的7倍。通过回归分析，作者发现外侧壁破裂是二次手术翻修最重要的预测因素，高于尖顶距。同时作者认为外侧壁应当被看作是独立的外科解剖结构。

　　Haidukewych（2009）发表于*JBJS*上的关于股骨转子间骨折的10条手术技巧中明确指出，没有完整的外侧壁禁忌选用DHS进行内固定。《坎贝尔骨科手术学》（第12版）同样提出转子区外侧壁的完整性是应用DHS作为内固定治疗的重要前提，术前需要仔细评估外侧壁是否完整。

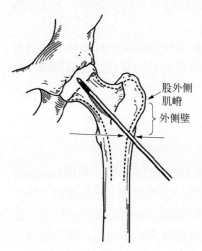

图11-35　股骨转子区外侧壁，头颈内固定物进针区域

　　国内张世民（2010）最早介绍了股骨近端外侧壁的概念。在当今股骨转子间骨折的治疗方法中，无论髓外钉板还是髓内钉，都要经过股骨转子区外侧壁向股骨头颈内打入粗的拉力螺钉或螺旋刀片（图11-35）。外侧壁对股骨转子间骨折内固定的稳定性起着以下重要作用（图11-36）：①外侧壁对近侧的股骨头颈骨块有支撑作用，允许头颈骨块沿拉力螺钉的滑动轴向外侧进行有限的滑动，使得骨块紧密接触，促进愈合；②当骨块相互嵌压砥实后，外侧壁能够对抗股骨头颈骨块的旋转、内翻和股骨干的内移；③对髓内钉而言，外侧壁能够作为股骨头颈内的拉力螺钉或螺旋刀片三点受力的外侧作用点。外侧壁概念的提出，将股骨近端的解剖结构由以前认识的四部分增加到五部分，即股骨头颈、股骨干、大转子、小转子、外侧壁（图11-37）。

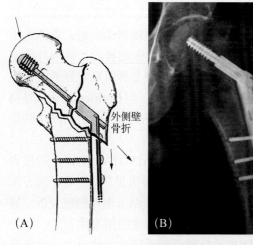

图11-36　DHS固定原发外侧壁破裂的股骨转子间骨折

A. 力学失败示意图；B. 实例

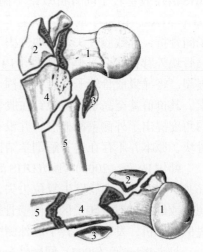

图11-37　股骨近端五部分

1. 股骨头颈；2. 大转子；3. 小转子；4. 外侧壁；5. 股骨干

二、外侧壁的定义

最早Gotfried仅认为外侧壁是骨折后产生的骨块，原本并不存在这一解剖结构。而后，Palm等（2007）提出外侧壁应当被看作独立的外科解剖结构，是指上至股外侧肌嵴以远的股骨近端外侧皮质，但没有具体描述其范围。目前关于外侧壁的区域定义存在着不同理解，仍没有达成共识。明确其定义范围，将有助于判断外侧壁的损伤情况、治疗方式的选择和学术交流。

Haq等（2014）提出切线法定义外侧壁上下边界，具体方法：在髋关节正位X线片上，于股骨颈上下缘各作一条切线，切线与股骨近段外侧相交的点即为外侧壁的上下边界。根据这种方法测量出的外侧壁范围包括小部分大转子的外壁及小转子平面以下的部分骨皮质。但是，马卓等（2014）对此持有不同意见，认为股骨转子区外侧壁是股外侧肌嵴至小转子下缘平面之间的股骨大小转子间的外侧骨皮质，这一区域为股骨头颈内固定物（拉力螺钉或螺旋刀片）进针的部位。股外侧肌嵴是皮质骨与松质骨的分水岭，在此点以上的大转子外壁为松质骨，并不是皮质骨，对股骨头颈骨折块及内固定起不到外侧支撑的作用；而小转了下缘平面以远的股骨近段外侧皮质骨（股骨干），并不是股骨头颈内固定物的进针部位，即使重建外侧壁时也并不涉及小转子下缘平面以远的骨皮质，这部分骨皮质对股骨转子下骨折的稳定性更有意义，而不在股骨转子间骨折的研究范畴（图11-38）。

张世民等（2016）认为股骨转子区外侧壁是指上至股外侧肌嵴下至小转子中点平面的外侧骨皮质，即大小转子间的外侧骨皮质。并据此进行了解剖学研究（图11-39），外侧壁高度指股外侧肌嵴最高点至小转子中点平面的距离，为（24.4 ± 2.4）mm；外侧壁宽度指其高度的中点平面的股骨前后径，为（23.3 ± 2.0）mm；外侧壁面积为（567.0 ± 82.8）mm^2。

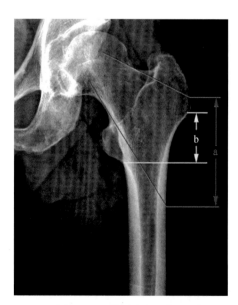

图11-38 外侧壁定义范围

a.上下切线法，股骨颈上下缘切线与股骨近段外侧相交的区域；b.大小转子间法，股外侧肌嵴至小转子下缘平面之间的股骨大小转子间的外侧骨皮质

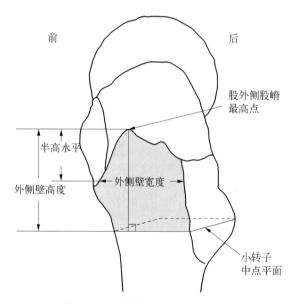

图11-39 外侧壁解剖学测量示意图

CT测量的老年人外侧壁皮质厚度仅为 (2.3±0.5) mm，并且骨质疏松。

也有学者提出，将股外侧肌嵴至股骨颈下缘皮质切线的距离定义为外侧壁，可能更为合适。笔者认为，将外侧壁定义为股外侧肌嵴至小转子下缘平面之间的距离，即股骨大小转子间的外侧骨皮质更符合外科解剖概念，称之为股骨转子区外侧壁更为恰当（表11-5）。

表11-5 外侧壁区域定义

上缘	下缘	备注
股外侧肌嵴	小转子下缘平面	大、小转子之间
股外侧肌嵴	小转子中点平面	
股外侧肌嵴	股骨颈下缘切线	延伸至转子下
股骨颈上缘切线	股骨颈下缘切线	

三、外侧壁的软组织附着及其作用

髋关节周围有许多肌肉的起止点附着于股骨大转子和转子区外侧壁交界区。臀中肌止点分为两部分，后侧部止于大转子后上壁，外侧部止于大转子外壁，与臀小肌肌腱相邻，臀中肌止点最低点距大转子顶点约为35.5 mm，臀中肌止点中心距大转子顶点约为18.3 mm，均延至股外侧肌嵴。臀小肌止点分为两部分，内部（关节囊头）止于关节囊，外部（长头）止于大转子前壁外侧延至股外侧肌嵴。股外侧肌起点位于股外侧肌嵴。三者桥接相连，跨过股外侧肌嵴形成腱性复合体（图11-40）。张世民等解剖研究发现该复合体高 (33.2±2.3) mm，宽 (28.2±1.9) mm，厚 (1.6±0.1) mm，面积 (784.5±66.7) mm²。该腱性复合体具有使髋关节外展的功能，能够维持外侧壁的稳定，可与肩袖类比，有文献称之为"髋袖"（hip rotator cuff）。

该腱性复合体，即髋袖，对外侧壁有较强的保护作用。当使用髓内钉手术时，没有剥离附着于外侧壁的软组织，由于软组织的保护，外侧壁不容易发生医源性或继发性骨折；即使外侧壁骨折，坚韧而厚实的软组织结构也具有收拢骨块的作用，将其聚拢在一起，避免骨块过度分离，能够促进骨折愈合，以达到良好的治疗效果（图11-41）。Kim等

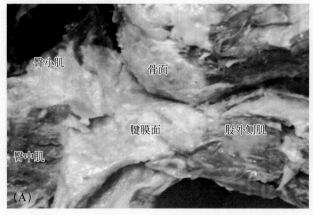

图11-40 外侧壁软组织附着

A. 解剖图；B. 示意图

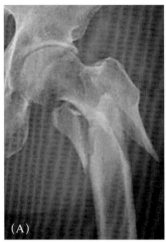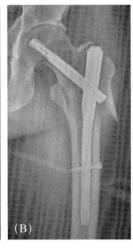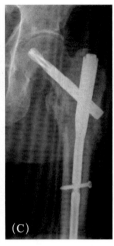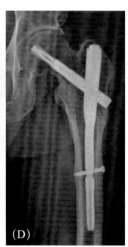

图11-41 男，62岁

A. 股骨转子间A3.3骨折，外侧壁破裂移位明显；B. 插入头髓钉后，外侧壁没有进一步移位；C. 术后3周，外侧壁逐渐恢复原位；D. 术后1.5年，外侧壁完全愈合

（2015）回顾性分析了44例应用PFNA治疗的A3.3股骨转子间骨折的患者，发现外侧壁骨块即使不做额外的固定，也能获得部分"自然"复位而愈合，并认为这是由于附着于外侧壁的软组织能够收拢外侧壁骨块所致。

四、外侧壁损伤分型与内固定选择

外侧壁对股骨转子间骨折稳定性具有重要影响。近年来，关于外侧壁的研究始终是股骨转子间骨折的热点问题，外侧壁已影响到股骨转子间骨折分型的划分、骨折稳定性的判断及内固定方式的选择。随着CT三维重建技术的广泛应用，笔者对于股骨转子间骨折的形态学认识越来越全面，新的分型方法逐渐清晰。多角度、全方位的认识有助于精确化、标准化治疗方案的制定，但这仍需要一个深入浅出、化繁为简的研究探索过程。

根据外侧壁的完整与否，可以将股骨转子间骨折将其分为三大类（图11-42）。

1. 外侧壁完整型　　即头颈内植物在外侧壁的入钉点处完整，相当于AO/OTA-31A1和A2.1型，属于稳定的顺向股骨转子间骨折。

外侧壁完整型骨折可以选用髓外钉板系统（包括DHS），也可以选用髓内钉系统。对于外侧壁完整型骨折，DHS仍然为一种价格低廉、强度足够、生理干扰少、操作简单的内固定方式。

2. 外侧壁危险型　　即头颈内植物在外侧壁的入钉点处部分破裂，通常是后侧的冠状面骨折，相当于AO/OTA-31A2.2和A2.3型，属于累及小转子和部分大转子的不稳定顺向股骨转子间骨折。因大转子骨结构已有部分破裂，再加上大转子和外侧壁的骨质薄弱疏松，术中易发生医源性外侧壁破裂，术后也容易继发外侧壁骨折。如果是低位股骨转子间骨折即骨折线在大转子处穿出部位距离股外侧肌嵴较近，那么围手术期的外侧壁骨折就更容易发生。

外侧壁危险型骨折或称外侧壁部分破裂型骨折，建议选用髓内钉系统，也可以选用微

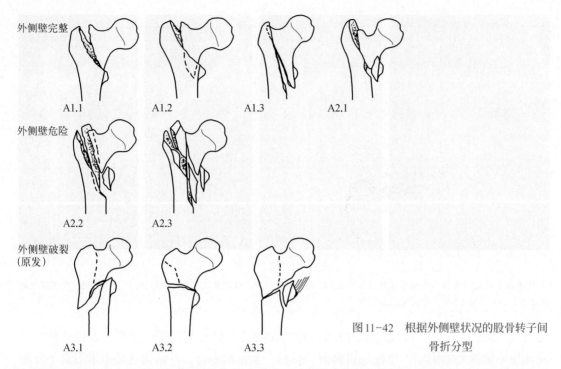

外侧壁完整

A1.1　A1.2　A1.3　A2.1

外侧壁危险

A2.2　A2.3

外侧壁破裂
（原发）

A3.1　A3.2　A3.3

图11-42　根据外侧壁状况的股骨转子间
骨折分型

创髓外钉板系统［如经皮加压钢板（PCCP）］，不建议使用DHS。微创手术尤为重要，术中需减少对附着于外侧壁的软组织进行剥离。股骨头颈内固定物不宜过粗，否则外侧壁骨皮质无法把持住螺钉，会导致内固定失败。如果由于特殊原因（髓腔过细、先天畸形等），仅能使用DHS，则建议加用大转子阻挡钢板以重建外侧壁。

张世民等（2010）回顾分析133例不稳定型顺向股骨转子间骨折（AO/OTA-31A2.2和A2.3），其中DHS固定62例，PFNA固定71例。DHS组有5例发生外侧壁破裂（8.1%），外侧壁破裂均发生在拉力螺钉的钻孔部位，PFNA组无一发生外侧壁破裂。Palm等（2011）回顾分析了311例术前外侧壁完整（AO/OTA-31A1、A2型）的顺向股骨转子间骨折患者，158例应用髓内钉内固定，153例应用DHS内固定，随访1年，结果发现，髓内钉组有6例（4%）需进行翻修手术，9例（6%）发生外侧壁骨折；DHS组有22例（14%）需进行翻修手术，43例（28%）发生外侧壁骨折，并且DHS组术中发生外侧壁医源性骨折的42例患者中有13例（31%）需二次手术翻修。因此，认为髓内钉系统较DHS治疗外侧壁危险型骨折具有更好的临床效果。

Langford等（2011）回顾分析241例股骨转子间骨折（AO/OTA-31A1和A2型，术前外侧壁未破裂）患者，其中141例应用PCCP内固定，有2例发生外侧壁骨折（1.4%），100例应用DHS内固定，有20例发生外侧壁骨折（20%）。因此，作者认为对于外侧壁危险型骨折，采用PCCP内固定较DHS更为稳妥可靠，可有效降低外侧壁骨折发生率，提高骨折稳定性。

3. 外侧壁破裂型　　即原发外侧壁骨折（AO/OTA-31A3型），也代表着前壁皮质的贯通性损伤，其特征是转子间骨折线从股外侧肌嵴以远穿出。

外侧壁破裂型骨折建议首选髓内钉，如果外侧壁骨块移位过大且无法闭合复位，可加用重建钢板进行切开复位。PCCP并未在这一骨折类型中使用，无法提供相关经验。如果骨折极其粉碎，可采用股骨近端锁定钢板或倒置LISS钢板进行内固定，但这属于退而求其次的方法，丧失了头颈骨块的滑动能力。微创髓内钉内固定仍是首选的内固定方式。粉碎且分离移位大的外侧壁骨块，可配合微创环扎、小钢板固定（纵向放置、横向放置）等辅助方法，将其收拢、靠紧。

Kuzyk等（2009）对髓内系统和髓外系统固定反斜型股骨转子间骨折进行生物力学研究，分别用髓内钉、DHS、DCS固定，结果发现髓内钉的最大负荷明显大于DHS和DCS，认为髓内钉较髓外钉板固定反斜型转子间骨折具有更好的生物力学特性，中心固定更符合力学要求。

Kregor等（2005）对髓内系统和髓外系统治疗AO/OTA-31A3型股骨转子间骨折进行循证研究，结果发现髓内钉治疗A3型转子间骨折的固定失败率和二次手术率均明显低于DCS和DHS，而DHS固定失败率和二次手术率过高，不推荐使用。

五、外侧壁危险型的判断

外侧壁破裂型骨折定义相对明确，而外侧壁危险型骨折的定义范畴相对模糊，如何区分外侧壁完整型与危险型，这是一个值得探讨的问题，明确外侧壁"真正"危险的边界有助于判别骨折的稳定性及选择内固定的方式。

外侧壁残留骨质厚度是判断股骨转子间骨折的一项重要指标，能够预测术后外侧壁骨折的发生。Hsu等（2013）将外侧壁残留骨质厚度定义为：在正位X线片上，于股外侧肌嵴下3 cm处做一标记点，然后与股骨干呈135°作一条直线，与转子间骨折线相交，骨折线与外侧壁的两点之间的距离（前后侧的平均值）为外侧壁残留骨质厚度，即使用DHS时主钉钉道从外侧骨皮质到骨折线的长度（图11-43）。Hsu等回顾性分析了208例采用DHS固定的股骨转子间骨折（31A1型骨折97例，31A2型骨折111例）患者，发现A1型骨折中有3例患者发生外侧壁破裂，A2型骨折中有39例患者发生外侧壁破裂，这39例中有19例内固定失败，失败率为48.7%。通过数据分析，发现外侧壁残留骨质厚度<20.5 mm时，对DHS内固定

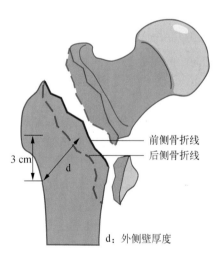

图11-43　外侧壁残留厚度测量示意图
（残留的前侧厚度总是大于后侧厚度）

术后的外侧壁破裂有极高的预示作用，敏感度（82.7%）和特异度（77.8%），曲线下面积（AUC）=0.823。因此提出建议，当外侧壁残留骨质厚度<20.5 mm时，不应当使用DHS固定。Hsu等（2015）在进一步的研究中发现，当A2型骨折的外侧壁厚度<22.4 mm时，使用DHS加大转子阻挡钢板固定，能够有效减小股骨头颈拉力螺钉滑出退钉的距离，可以降低外侧壁破裂的发生率和再次手术率。

Sharma等（2016）根据CT资料对51例31A2型股骨转子间骨折的患者进行图像分析，试图找出外侧壁危险边界，即使用DHS固定时发生外侧壁破裂的骨折线边界位置。在术前CT图像上分别测量并记录股外侧肌嵴以上大转子外壁的高度、股外侧肌嵴下2 cm处与

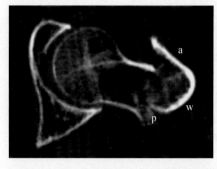

图11-44 沿135°颈干角方向，测量前壁长度（a）和后壁长度（p），前壁长度总是大于后壁长度

股骨干呈135°方向（头颈主钉进钉位置）的皮质环弧长（分为前侧、外侧及后侧三段）（图11-44），然后将术后外侧壁破裂组测得的数据与外侧壁完整组进行统计学比较。结果显示，皮质环周长度中的前侧部分及大转子外壁的高度，在两组间有显著的统计学差异（$P<0.05$），通过数据分析，发现两者长度的临界值分别为前壁长度2.10 cm、大转子皮质高度1.68 cm，小于此临界值术后外侧壁破裂的发生率显著增高。因此建议，当A2型股骨转子间骨折的骨折线距离股外侧肌嵴<1.68 cm（即低位股骨转子间骨折），或者外侧壁皮质环的前侧部分<2.10 cm（相当于前壁残留骨质厚度）时，不应选用DHS固定治疗。

外侧壁危险边界的研究结果，直接改变了AO/OTA学会关于股骨转子间骨折的分型，最新版AO/OTA-2018版分型中将股骨转子间骨折A1型和A2型，根据外侧壁残留骨质厚度进行划分，不再依据是否具有内侧小转子骨块进行划分。

根据目前研究结果，我们将外侧壁"真正"危险的边界定义如下：骨折线与股外侧肌嵴的距离（即在大转子穿出的位置）边界值为16.8 mm，外侧壁残留骨质厚度边界值为20.5 mm。目前研究结果仍不完善，我们认为还应当包括外侧壁冠状位损伤边界，如果能够获得转子区外侧残留面积或残留骨质体积，可能更为准确，以三维形式立体化展现将更为直观。

六、外侧壁冠状位骨折线与立体分类

根据3D-CT重建技术所得到的影像学图像，我们对于股骨转子间骨折的形态学认识愈发全面，能够发现许多X线片获取不到的信息。实际上，股骨转子间骨折大多存在冠状位骨折线，只是由于很难获得优质的股骨近端侧位片，才被我们所忽视。最早在Boyd-Griffin分类中就提及冠状位骨折，如其Ⅱ型为粉碎骨折，主要骨折线仍顺转子间走行，骨皮质有多处碎裂，并且存在冠状面骨折线，复位更难。

Cho等（2017）报告，通过X线片发现股骨转子间冠状位骨折线的发生率为37.8%，而通过CT影像观察到的发生率高达88.4%，在AO/OTA-31A2型中发生率最高为94.5%。根据股骨转子间骨折冠状位骨块累及情况，进一步划分为两种类型。①简单骨折，包含三个亚型：大转子骨块、大小转子骨块、大小转子连同后内侧皮质骨块；②粉碎骨折，包含三个亚型：大转子和小转子两个骨块、大转子骨块和小转子连同后侧皮质骨块、大小转子整体骨块和后内侧皮质骨块。其中，大转子冠状位骨块往往累及部分外侧壁（即后外侧）。

张英琪等（2017）通过骨折地图技术（图11-45），采集96例股骨转子间骨折的CT数据，发现56例有外侧壁后外侧骨块即冠状位骨折，其中A2型71.4%（40例），外侧壁后外侧骨折块平均宽度（10.1±6.0）mm，高度（23.1±11.3）mm，面积（158.5±105.2）mm^2，占外侧壁面积（12.1±8.1）%，骨折线与水平面成角（64.6±14.5）°；A3型28.6%（16例），外侧壁骨折块平均宽度（26.0±7.0）mm，高度（38.8±11.7）mm，面积（860.1±357.0）mm^2，占外侧壁面积（64.5±25.9）%，骨折线与水平面成角（30.2±39.6）°。

冠状位骨折线在股骨转子间骨折中的发生率近90%，并且冠状位骨折线往往累及外侧壁后部，髓内钉固定时，主钉常部分裸露于骨质外。马卓等（2017）认为，除了像AO分型、Evans-Jansen分类等基于正位判断股骨转子间骨折的稳定性外，还应该联合侧位，多角度判断骨折的稳定性。鉴于外侧壁对股骨转子间骨折稳定性的重要作用，可以把外侧壁类比于关节面，根据侧面外侧壁的损伤情况将其分为完整型、部分损伤型、完全损伤型三种类型（图11-46）。伴有冠状位骨块的外侧壁危险型骨折，就属于外侧壁部分损伤

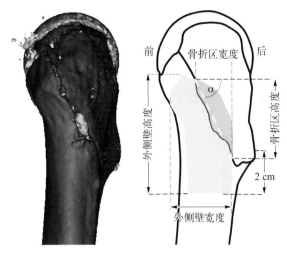

图11-45　外侧壁冠状位骨块测量示意图

型，外侧壁破裂型属于外侧壁完全损伤型，这两者均属于不稳定类型。

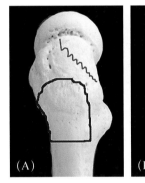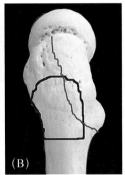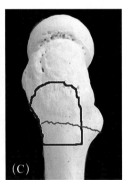

图11-46　侧位外侧壁损伤分型
A.完整；B.部分损伤；C.完全损伤

七、外侧壁破裂型骨折的进一步分类

日本Futamura等（2016）根据骨折线与髂股韧带之间的位置关系，将外侧壁破裂型的股骨转子间骨折（A3型），进一步分为三种类型（图11-47）：①顺向型，外侧壁骨折线向髂股韧带外侧束延伸；②横型，外侧壁骨折线向髂股韧带内侧束延伸；③反斜型，外侧壁骨折线向髂股韧带内外侧束之间延伸。根据CT影像资料，每种类型又可分为四个亚型（图11-48）：沿转子间线、小转子骨块（后内侧缺失）、大转子骨块（后外侧缺失）、"香蕉形"（骨折块同时累及大小转子）。术中有时前方骨块难以复位可能与髂股韧带牵拉有关，必要时需松解部分髂股韧带以获得骨块复位。Futamura等认为，这种新的分型有助于完善对外侧壁破裂型股骨转子间骨折的认识，为进一步精确标准化治疗提供基础。

顾海伦等（2016）根据外侧壁骨折后形态，将其分为三种类型（图11-49），并提出相应的治疗策略：Ⅰ型为单纯外侧壁粉碎，采用PFNA结合螺钉重建外侧壁；Ⅱ型为外侧壁劈裂，采用PFNA结合线缆重建外侧壁；Ⅲ型为外侧壁累及转子下粉碎骨折且内侧股骨距粉碎，无法直接重建外侧壁，先用克氏针临时复位颈干角和冠状面骨块，再用PFNA固定。这是一种标准化治疗的探索，但骨折形态划分偏向于股骨转子下骨折，与股骨转子间

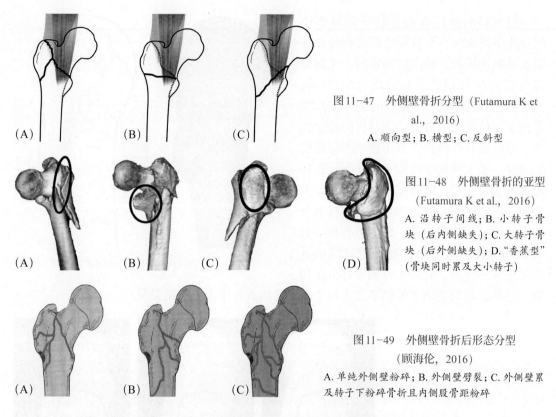

图11-47 外侧壁骨折分型（Futamura K et al., 2016）

A. 顺向型；B. 横型；C. 反斜型

图11-48 外侧壁骨折的亚型（Futamura K et al., 2016）

A. 沿转子间线；B. 小转子骨块（后内侧缺失）；C. 大转子骨块（后外侧缺失）；D. "香蕉型"（骨块同时累及大小转子）

图11-49 外侧壁骨折后形态分型（顾海伦，2016）

A. 单纯外侧壁粉碎；B. 外侧壁劈裂；C. 外侧壁累及转子下粉碎骨折且内侧股骨距粉碎

骨折有部分重叠，这种骨折形态的划分与手术策略的选择有待于进一步验证。

　　总之，在当今股骨转子间骨折的治疗方法中，无论髓外钉板系统还是髓内钉系统，都要经过股骨转子区外侧壁向股骨头颈内打入内植物（拉力螺钉或螺旋刀片）。外侧壁概念的提出，加深了对转子间骨折稳定性的认识，也更加明确地区分了髓内与髓外内固定器械的选择指征，改进了骨折的分类方法。但如何根据外侧壁等参数指标，提出转子间骨折的三维立体分类，将对判断骨折稳定性、选择合理的内植物器械和手术方法，以及预测预后和功能，提供更加精确的指导。

（马　卓　张英琪　卫　祺　张世民）

参考文献

1. 顾海伦，杨军，王维，等，2016. 不稳定型股骨转子间外侧壁骨折的治疗策略. 中华创伤骨科杂志，18（8）：679-684.
2. 李尧，胡传真，茅凌洲，等，2019. 股骨近端防旋髓内钉联合小钢板重建外侧壁治疗AO/OTA 31-A3型股骨转子间骨折. 中国修复重建外科杂志，33（10）：1223-1227.
3. 马卓，张世民，2012. 股骨转子外侧壁研究进展. 国际骨科学杂志，33（4）：221-224.
4. 卫祺，熊文峰，张世民，2020. 转子间骨折中股骨干近侧断面环周皮质的CT影像学测量及其临床意义. 中国临床解剖学杂志，38（6）：639-645.
5. 卫祺，张凯，张世民，2020. 股骨近端外侧壁厚度的概念及研究进展. 中国临床解剖学杂志，38（6）：739-742.
6. 吴克俭，汤俊君，2019. 准确理解股骨转子间骨折"外侧壁". 中国修复重建外科杂志，33（10）：1210-1215.
7. 张世民，马卓，杜守超，等，2016. 股骨近端外侧壁的解剖学研究及其对转子间骨折内固定的意义. 中国临床解剖学杂志，36（1）：39-42.

8. 张世民，祝晓忠，黄轶刚，等，2010. 外侧壁危险型股骨转子间骨折DHS与PFNA治疗的回顾性对比研究. 中国矫形外科杂志，18 (22)：1868−1872.

9. 张世民，2010. 股骨转子间骨折外侧壁概念的提出及其临床意义. 中国矫形外科杂志，18 (17)：1480−1483.

10. Boopalan P R, Oh J K, Kim T Y, et al., 2012. Incidence and radiologic outcome of intraoperative lateral wall fractures in OTA 31A1 and A2 fractures treated with cephalomedullary nailing. J Orthop Trauma, 26(11): 638−642.

11. Fan J, Xu X, Zhou F, et al., 2021. Risk factors for implant failure of intertrochanteric fractures with lateral femoral wall fracture after intramedullary nail fixation. Injury, 52(11): 3397−3403.

12. Fan J, Xu X, Zhou F, 2022. The lateral femoral wall thickness on the risk of post-operative lateral wall fracture in intertrochanteric fracture after DHS fixation: a finite element analysis. Injury, 53(2): 346−352.

13. Futamura K, Baba T, Homma Y, et al., 2016. New classification focusing on the relationship between the attachment of the iliofemoral ligament and the course of the fracture line for intertrochanteric fractures. Injury, 47(8): 1685−1691.

14. Gao Z, Lv Y, Zhou F, et al., 2018. Risk factors for implant failure after fixation of proximal femoral fractures with fracture of the lateral femoral wall. Injury, 49(2): 315−322.

15. Gotfried Y, 2007. Letter to the editor regarding "Integrity of the lateral femoral wall in intertrochanteric hip fractures: an important predictor of a reoperation". J Bone Joint Surg Am, 89(11): 2552−2553.

16. Gotfried Y, 2004. The lateral trochanteric wall: a key element in the reconstruction of unstable pertrochanteric hip fractures. Clin Orthop Relat Res, (425): 82−86.

17. Haidukewych G J, 2009. Intertrochanteric fractures: ten tips to improve results. J Bone Joint Surg Am, 91(3): 712−719.

18. IIaq R U, Manhas V, Pankaj A, et al., 2014. Proximal femoral nails compared with reverse distal femoral locking plates in intertrochanteric fractures with a compromised lateral wall, a randomised controlled trial. Int Orthop, 38(7): 1443−1449.

19. Hsu C E, Chiu Y C, Tsai S H, et al., 2015. Trochanter stabilising plate improves treatment outcomes in AO/OTA 31−A2 intertrochanteric fractures with criticalthin femoral lateral walls. Injury, 46(6): 1047−1053.

20. Hsu C E, Shih C M, Wang C C, et al., 2013. Lateral femoral wall thickness. A reliable predictor of post-operative lateral wall fracture in intertrochanteric fractures. Bone Joint J, 95−B(8): 1134−1138.

21. Im G I, Shin Y W, Song Y J, 2005. Potentially unstable intertrochanteric fractures. J Orthop Trauma, 19(1): 5−9.

22. Kim Y, Bahk W J, Yoon Y C, et al., 2015. Radiologic healing of lateral femoral wall fragments after intramedullary nail fixation for A3. 3 intertrochantericfractures. Arch Orthop Trauma Surg, 135(10): 1349−1356.

23. Kuzyk P R, Lobo J, Whelan D, et al., 2009. Biomechanical evaluation of extramedullary versus intramedullary fixation for reverse obliquity intertrochanteric fractures. J Orthop Trauma, 23(1): 31−38.

24. Langford J, Pillai G, Ugliailoro A D, et al., 2011. Perioperative lateral trochanteric wall fractures: sliding hip screw versus percutaneous compression plate for intertrochanteric hip fractures. J Orthop Trauma, 25(4): 191−195.

25. Ma Z, Chang S M, 2014. Letter to the editor: where is the lateral femoral wall?. Int Orthop, 38(12): 2645−2646.

26. Ma Z, Yao X Z, Chang S M, 2017. The classification of intertrochanteric fractures based on the integrity of lateral femoral wall. Injury, 48(10): 2367−2368.

27. Palm H, Jacobsen S, Sonne-Holm S, et al., 2007. Integrity of the lateral femoral wall in intertrochanteric hip fractures: an important predictor of a reoperation. J Bone Joint Surg Am, 89 (3): 470−475.

28. Palm H, Lysén C, Krasheninnikoff M, et al., 2011. Intramedullary nailing appears to be superior in pertrochanteric hip fractures with a detached greater trochanter. Acta Orthop, 82(2): 166−170.

29. Parker M, Raval P, Gjertsen J E, 2018. Nail or plate fixation for A3 trochanteric hip fractures: a systematic review of randomised controlled trials. Injury, 49(7): 1319−1323.

30. Parker M, 1996. Trochanteric hip fractures. Fixation failure commoner with femoral medialisation, a comparison of 101 cases. Acta Orthop Scand, 67(4): 329−332.

31. Sharma G, Singh R, Gn K K, et al., 2016. Which AO/OTA 31−A2 pertrochanteric fractures can be treated with a dynamic hip screw without developing a lateral wall fracture? A CT-based study. Int Orthop, 40(5): 1009−1017.

32. Song H, Chen S Y, Chang S M, 2020. What should be filled in the blank of 31A2. 1 in AO/OTA−2018 classification. Injury, 51(6): 1408−1409.

33. Sun L L, Li Q, Chang S M, 2016. The thickness of proximal lateral femoral wall. Injury, 47(3): 784−785.

34. Wang R, Zhang H, Wei Q, et al., 2021. Intramedullary nails in combination with reconstruction plate in the treatment of unstable intertrochanteric femoral fractures with lateral wall damage. Int Orthop, 45(11): 2955−2962.

第六节 小转子骨折块

1. 小转子骨折块的生物力学
2. 小转子骨折块的形态学研究
3. 小转子骨折块的内固定方法

股骨小转子位于股骨近端的后内侧，是髂肌和腰大肌的肌腱止点的附着部位，其主要作用是使髋关节前屈和外旋，在下肢固定时，可使躯干前屈。

小转子骨折块作为内侧弓结构的主要组成部分，其重要性在1949年Evans分类中就有体现。在AO/OTA股骨转子间骨折分类系统中，将是否含有小转子骨折块（第三骨块），作为区分A1型（简单骨折，两块）与A2型（粉碎骨折，三块及以上）的标志性特征。

含有小转子骨块的不稳定型转子间骨折，占临床病例的60% ~ 70%。因此，研究股骨小转子骨折块的特征及其生物力学作用、小转子骨块对治疗效果的影响，有重要的实用价值。

一、小转子骨折块的生物力学

股骨近端为一桁架结构，力学传导上受颈干角、前倾角、扭转角的影响。以转子结构为主的股骨近端，后内侧骨皮质的骨小梁向上延伸转化为股骨距，支撑着股骨头。股骨距与股骨近端的3束骨小梁构成了一个合理的负重系统。在生物力学上，后内侧的小转子是抗屈曲、抗内翻应力的最主要部位。

后内侧骨皮质缺损大小与骨折稳定性呈正相关。曹培峰等（2009）的尸体标本生物力学研究发现，股骨小转子缺损（Evans Ⅱ型）和大块广泛缺损（Evans Ⅳ型），会导致股骨外侧皮质的张应力升高，分别增加31%和37%；股骨刚度分别下降29%和51%；股骨抗扭强度分别下降33%和54%；小转子骨块固定后，则外侧的应力集中分别下降25%和28%，刚度提高20%和31%，抗扭强度增加23%和29%，力学性能获得明显恢复。蔡迎峰等（2001）研究认为，小转子缺损后，对侧的张力将大大增加，在Evans Ⅱ型中小转子缺损，对侧张力增加60%；在Ⅳ型中小转子广泛缺损，对侧张力增加370%。Apel等（2010）对Evans Ⅳ型骨折进行了力学分析测试，结果发现，对较大的后内侧骨块，如行解剖复位和内固定，股骨上端承受的平均最大载荷较不进行固定者高出57%；对较小的骨折块进行复位固定，最大载荷可增加17%。所以仅仅依靠内固定材料维持负重，有可能增加骨折端的移位、内固定物松动、断裂、股骨头切割和髋内翻的风险。生物力学研究往往认为，小转子骨块非常重要，小转子骨块的复位固定是重建骨折力学稳定性的关键。

德国Ehrnthaller等（2017）对小转子骨块的生物力学进行了深入研究（图11-50）。将21个股骨配对分为3组，按照31A2的特点截骨制作成顺向不稳定型股骨转子间骨折模型。组1用头髓钉固定（PFNA-Ⅱ），组2用螺旋刀片型动力髋螺钉（DHB）固定，组3在股骨头内增强后用头髓钉固定；每组再按小转子骨块是否固定，分为A（不固定小转子）、B（固定小转子）两个亚组，进行非破坏性的负载实验（200 N和400 N），观测结构的整体强度和股骨头的位移情况。结果发现，在200 N负荷时，复位并固定小转子骨块能降低各组的头颈骨块位移（下降百分比：组1=30%，组2=34%，组3=36%），其中组1和组3的固定与不固定间有显著的统计学差别；在400N负荷时，复位并固定小转子同样能降低头颈骨块的位移（下降百分比：组1=38%，组2=36%，组3=43%），但各组间差异并不明显。进行股骨头增强并头髓钉固定的第3组，稳定性最高。单用骨水泥增强但不复位固定小转子，其强度仅比复位固定小转子低9%。因此，作者建议，如果复位固定小转子不可行（增加额外的创伤），可通过股骨头内的增强来提高稳定性。

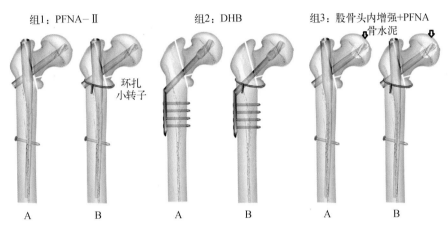

图11-50　小转子捆扎的生物力学研究分组（Ehrnthaller et al., 2017）

组3中，A、B两个模型稳定性都高于组2、组1中的所有模型

二、小转子骨折块的形态学研究

下端尖锐、移位明显的小转子骨块能够造成股部的神经血管损伤。但小转子骨折块的具体形态如何，临床尚缺乏研究。明确小转子骨块的形态特征，对涉及小转子骨块的生物力学研究（造模）、临床骨折内固定方法等，均有指导价值。

1. 资料与方法　　我们收集了58例不稳定型股骨转子间骨折的CT影像资料，先采用3D-CT重建技术，将CT数据导入Mimics软件后，选取骨皮质阈值，对各骨折块进行分割建模，使每个游离骨块具有独立属性；再采用骨折地图技术，通过旋转、平移，对各骨折块进行模拟复位操作（图11-51）；最后在复位的3D-CT图像上，测量与小转子骨折块有

图11-51　在股骨转子间骨折3D-CT影像中，对不同骨折块的分割建模与虚拟复位

A.骨折块分割建模，以不同颜色分别表示不同的骨折块；B.各骨折块的模拟复位；C.复位后小转子中点水平横断面显示三大骨折块

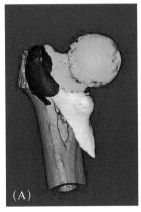
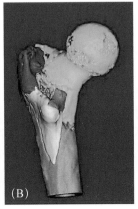
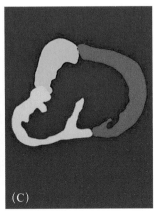

(A)　　(B)　　(C)

关的12个参数，试图对小转子骨折块的形态特征进行完整的描述。

测量指标包括（表11-6，图11-52）：①在小转子中点平面，测量股骨内侧壁宽度、小转子骨块向内侧延伸宽度及内侧壁损伤比例，股骨后壁宽度、小转子骨块向后侧延伸宽度及后壁损伤比例，股骨皮质周长、小转子骨块总宽度及整个股骨皮质损伤比例。②在3D-CT影像中，以小转子下缘平面为基准，测量小转子骨块长度，向小转子下缘以远延伸长度及骨块尖齿角度。

表11-6　有关小转子骨折块的测量指标

项目		定义	描述
1	在小转子中点水平的横断面上测量	内侧壁宽度	前壁与内侧壁转折点到内侧壁与后壁转折点的曲线距离
2		小转子骨块内侧延伸宽度	小转子中点向内侧延伸至骨折点的曲线宽度
3		内侧壁损伤比例	小转子骨块内侧延伸宽度占内侧壁宽度的百分比
4		后壁宽度	内侧壁与后壁转折点到后壁与外侧壁转折点的曲线距离
5		小转子骨块后侧延伸宽度	小转子中点向后侧延伸至骨折点的曲线宽度
6		后壁损伤比例	小转子骨块后侧延伸宽度占后壁宽度的百分比
7		股骨皮质周长	股骨近端骨皮质所形成环形皮质的长度
8		小转子骨块总宽度	后侧延伸宽度加上内侧延伸宽度之和
9		骨块占周长的百分比	小转子骨块总宽度占股骨皮质周长的比例
10	在3D-CT影像上测量	小转子骨块长度	为小转子骨块的最大长度，常为该骨块在后外侧斜边长度
11		小转子骨块远端延伸长度	小转子骨块自小转子下缘最低点向股骨干延伸的长度
12		小转子骨块尖齿角度	小转子骨块向股骨干延伸的前后骨折线交汇处所形成的夹角

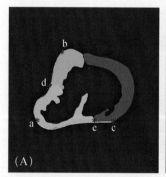
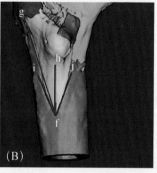

图11-52　小转子骨折块的测量指标

A. 小转子中点水平面上，曲线ab的长度为股骨内侧壁宽度，曲线ac的长度为股骨后壁宽度，曲线ad的长度为小转子骨块内侧延伸宽度，曲线ae的长度为小转子骨块后侧延伸宽度；B. fg为小转子骨块长度，fh为小转子骨块远端延伸长度，fi与fj形成的夹角为小转子骨块尖齿角度

2. 结果　不同影像学分类的一致性问题：根据AO/OTA-A2型亚组分类的定义，先采用X线片影像进行分类，结果为A2.1型9例，A2.2型17例，A2.3型32例；再采用3D-CT影像分类，结果为A2.2型21例，A2.3型37例。对比发现，基于X线片分型的9例A2.1骨折，3D-CT发现除有小转子骨块这一第三骨块外，还存在其他的多个骨块，其中4例划分入A2.2组（图11-53），5例骨折线延伸至小转子下缘1cm以远，划分入A2.3组（图11-54）。3D-CT影像对后方小转子骨块与转子间嵴骨折的关系，观察更为细致。

3. 小转子骨折块的测量参数　在小转子中点的横断面上，小转子骨折块约占股骨皮质周径的1/3，向内侧皮质和后侧皮质的延伸均超过其宽度的50%。在纵径上，小转子骨折块的长度为5～8cm（平均6.5cm），延伸到小转子下缘平面以远平均超过1cm，且骨折尖端形成尖锐的角度（锐角）（表11-7）。

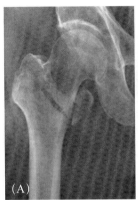
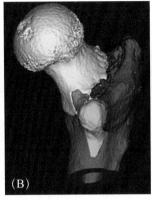
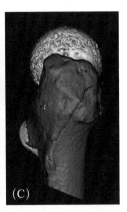

图11-53　3D-CT能发现更精细的骨折影像
A. X线显示为A2.1型骨折；B、C. 3D-CT提示存在多个中间骨块，并且后方大转子及转子间嵴均骨折，划分为A2.2型骨折

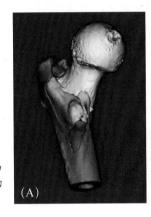
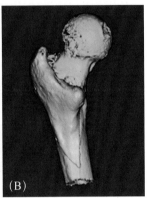

图11-54　后方冠状面骨折块的两种形态
A. 小转子与转子间嵴破裂，两者分离；B. 小转子与转子间嵴甚至大转子后方骨质相连续，形成一巨大的香蕉形骨折块

表11-7　31A2型骨折小转子的参数测量及A2.2与A2.3对比

项　目	31A2	31A2.2	31A2.3	P值
内侧壁宽度（mm）	33.5±4.4	33.2±4.7	33.7±4.3	0.929
小转子骨块内侧延伸宽度（mm）	19.0±5.9	16.4±7.6	20.5±4.0	0.033
内侧壁损伤比例（%）	56.5±14.7	49.0±20.0	60.8±8.3	0.031
后壁宽度（mm）	41.7±5.2	41.3±5.8	41.9±5.0	0.437
小转子骨块后侧延伸宽度（mm）	33.5±9.8	29.0±7.8	36.4±10.0	0.004
后壁损伤比例（%）	81.1±23.2	71.5±21.3	86.5±22.8	0.013
股骨皮质周长（mm）	136.3±13.0	134.3±14.3	137.5±12.3	0.207
小转子骨块总宽度（mm）	52.5±12.1	45.5±11.6	56.5±10.6	0.001
骨块占周长的百分比（%）	38.6±8.2	34.0±8.5	41.2±6.8	0.001
小转子骨块长度（mm）	65.5±19.7	49.4±11.9	73.7±18.6	0.000
小转子骨块远端延伸长度（mm）	14.5±11.2	2.8±3.6	21.2±8.0	0.000
小转子骨块尖齿角度（mm）	62.6±29.8	94.0±23.7	44.7±13.9	0.000

三、小转子骨折块的内固定方法

　　生物力学研究显示，固定小转子骨块对增加股骨近端的强度有非常重要的价值，但临床工作中有许多实际困难，使小转子骨折块的复位与固定难以实现：①目前的内固定

器械并无固定小转子骨折块的功能，需要额外增加固定物（钢丝、钛缆环绕捆扎，拉力螺钉等）；②正常股骨小转子位于后内侧，位置深，小转子骨折块由于髂腰肌的牵拉，往往移位于前内侧，显露复位均十分困难，耗时长，出血多，对身体衰弱的老年人十分不利；③为了复位，过多的显露也容易损伤周围血管，损害骨折部位的血供，影响骨折愈合；④小转子骨块很难做到像生物力学研究那样的解剖复位与坚强固定；⑤拉力螺钉法比较简单，但也仅能在采用侧方钉板系统固定时才可使用，而且老年人的小转子骨块疏松，螺钉固定并不牢靠，术后强大的髂腰肌收缩力量牵拉，容易使其再移位而固定失效；⑥钢丝（或钛缆）环绕捆绑固定（图11-55），但可能损害血供，而且容易松脱滑落；⑦为了防止术后失效，我们对较大的小转子骨块，用剪刀将附着的髂腰肌腱剪断，将游离的小转子骨块复位至后内侧（游离骨块，相当于植骨），以螺钉固定（图11-56）。

　　国内外不少学者曾设计了小转子骨块闭合复位器，试图采用微创的方法，将小转子骨块进行复位和固定（螺钉法或钢丝环扎法）。目前临床很少使用，一根钢丝的单纯环扎也容易从骨块上滑脱而失去固定效果。

　　韩国Kim等（2017）改良Lee等（2005）的钢丝环扎技术，介绍了一种新的上下两根钢丝环扎法，类似糖果的包装纸（图11-57）。通过钢丝引导器，将两股钢丝分别绕过髂

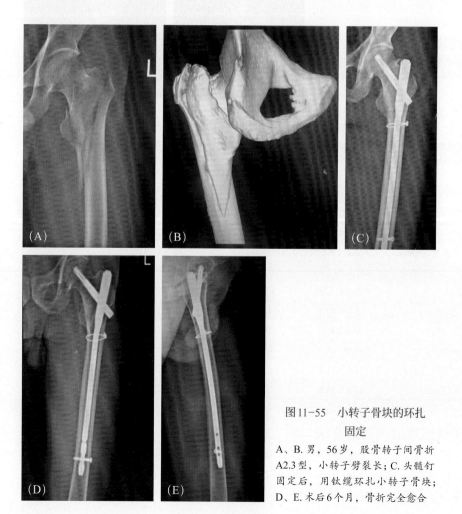

图11-55　小转子骨块的环扎固定

A、B. 男，56岁，股骨转子间骨折A2.3型，小转子劈裂长；C. 头髓钉固定后，用钛缆环扎小转子骨块；D、E. 术后6个月，骨折完全愈合

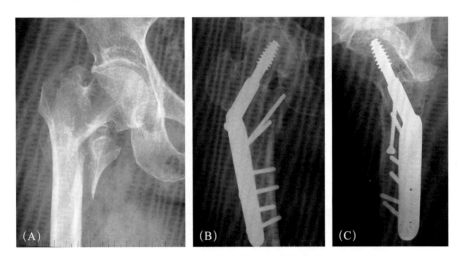

图 11-56　小转子骨折块的拉力螺钉固定

A. 男，78岁，A2.3型骨折；B、C. 在完成DHS固定后，将附着在小转子上的髂腰肌肌腱剪断，复位游离的小转子骨折块，采用由前外向后内的拉力螺钉予以固定

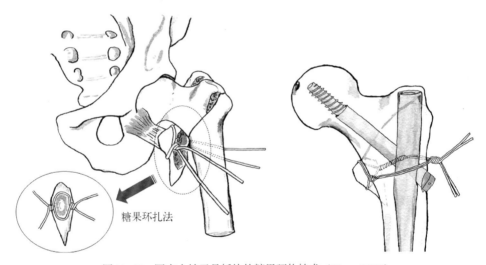

图 11-57　固定小转子骨折块的糖果环扎技术（Kim，2017）

糖果环扎法

　　腰肌肌腱小转子的上下缘，形成套圈样拢住小转子，再将钢丝拉向外侧收紧，能够获得小转子骨块的解剖复位。再按常规进行闭合髓内钉手术。作者对22例患者采用该方法，取得了良好的效果。但作者没有介绍采用该法平均增加了多长的手术时间。

　　虽然小转子对股骨近端的力学稳定性非常重要，但在目前的老年转子间骨折实践中，并不主张固定小转子骨折块，强行尝试固定往往费时费力增加风险，得不偿失。可以通过其他技术方法，增强内固定的稳定性，如提高骨折的复位质量，包括前内侧皮质的支撑复位；在股骨头内使用骨增强剂，提高拉力螺钉（螺旋刀片）与骨的把持力等，同样能够获得优良的稳定性效果。然而，对于年轻患者，为了促使小转子回位愈合，便于以后取出内固定，应该予以回位固定（图11-58）。

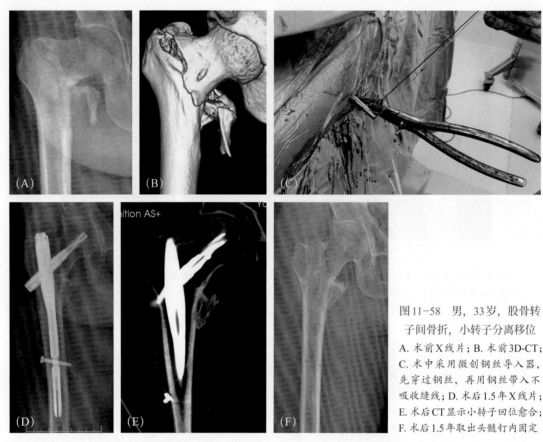

图11-58 男，33岁，股骨转子间骨折，小转子分离移位

A. 术前X线片；B. 术前3D-CT；C. 术中采用微创钢丝导入器，先穿过钢丝，再用钢丝带入不吸收缝线；D. 术后1.5年X线片；E. 术后CT显示小转子回位愈合；F. 术后1.5年取出头髓钉内固定

（张世民　熊文峰）

参考文献

1. 蔡迎峰，陈胜，张维，2001. 股骨小粗隆缺损的生物力学评价及临床意义. 骨与关节损伤杂志，16(3)：178-179.

2. 曹培峰，洪勇平，王以近，等，2009. 股骨小转子缺损及复位固定的生物力学比较. 中国矫形外科杂志，17(22)：1721-1723.

3. 郭晓泽，章莹，肖进，等，2015. 股骨小转子复位固定器的设计与临床应用股骨小转子复位固定器的设计与临床应用. 中国修复重建外科杂志，29(2)：133-137.

4. 吕发明，程国杰，陈平波，等，2011. 老年股骨转子间骨折伴小转子移位大于2 cm行小转子复位固定对髋关节功能的影响：前瞻随机对照. 中国组织工程研究与临床康复，15(52)：9750-9755.

5. 张明，李百通，姚猛，2017. 股骨转子间粉碎性骨折中小转子处理的临床治疗进展. 创伤外科杂志，19(4)：315-318.

6. Apel D M, Patwardhan A, Pinzur M S, et al., 1989. Axial loading studies of unstable intertrochanteric fractures of the femur. Clin Orthop Relat Res (246): 156-164.

7. Ehrnthaller C, Olivier A C, Gebhard F, et al., 2016. The role of lesser trochanter fragment in unstable pertrochanteric A2 proximal femur fractures-is refixation of the lesser trochanter worth the effort?. Clin Biomech (Bristol, Avon), 42: 31-37.

8. Gao Y S, Guo Y J, Yu X G, et al., 2018. A novel cerclage wiring technique in intertrochanteric femoral fractures treated by intramedullary nails in young adults. BMC Musculoskelet Disord, 19(1): 359.

9. Imerci A, Aydogan N H, Tosun K, 2019. The effect on outcomes of the application of circumferential cerclage cable

following intramedullary nailing in reverse intertrochanteric femoral fractures. Eur J Orthop Surg Traumatol, 29(4): 835-842.

10. Kim G M, Nam K W, Seo K B, et al., 2017. Wiring technique for lesser trochanter fixation in proximal IM nailing of unstable intertrochanteric fractures: a modified candy-package wiring technique. Injury, 48(2): 406-413.

11. Lee W C, Chou S M, Tan C W, et al., 2021. Intertrochanteric fracture with distal extension: when is the short proximal femoral nail antirotation too short?. Injury, 52(4): 926-932.

12. Marmor M, Liddle K, Pekmezci M, et al., 2013. The effect of fracture pattern stability on implant loading in OTA type 31-A2 proximal femur fractures. J Orthop Trauma, 27(12): 683-689.

13. Rehme J, Woltmann A, Brand A, et al., 2021. Does auxiliary cerclage wiring provide intrinsic stability in cephalomedullary nailing of trochanteric and subtrochanteric fractures?. Int Orthop, 45(5): 1329-1336.

14. Schopper C, Faschingbauer M, Moeller R T, et al., 2020. Modified candy-package technique vs cerclage technique for refixation of the lesser trochanteric fragment in pertrochanteric femoral fractures. A biomechanical comparison of 10 specimens. Injury, 51(8): 1763-1768.

15. Sharma G, Gn K K, Khatri K, et al., 2017. Morphology of the posteromedial fragment in pertrochanteric fractures: A three-dimensional computed tomography analysis. Injury, 48(2): 419-431.

16. Xiong W F, Zhang Y Q, Chang S M, et al., 2019. Lesser trochanteric fragments in unstable pertrochanteric hip fractures: a morphological study using three-dimensional computed tomography (3D-CT) reconstruction. Med Sci Monit, 25: 2049-2057.

17. Yang A L, Mao W, Wu J G, et al., 2022. When to reduce and fix displaced lesser trochanter in treatment of trochanteric fracture: a systematic review. Front Surg, 9: 855851.

第七节　后壁冠状面骨块

一、后壁冠状面结构的解剖

　　在股骨转子间区域，其解剖学上的后壁结构从上向下依次为：大转子后部、转子间嵴、小转子、后内侧皮质（图11-59）。从后方看，这些结构形成一个弧形、弓向外侧、类似香蕉的形状，其中大转子后部有臀中肌附着，转子间嵴有股方肌附着，小转子有髂腰肌附着。这三个隆起的结构［不含深部的解剖学股骨距（anatomic femoral calcar）］均居于股骨颈后侧皮质之外，属于由肌肉牵拉而形成的牵张结构，本身并不传导体重负荷。

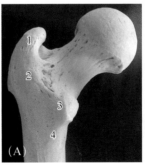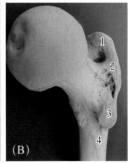

图11-59　股骨转子间的后壁结构
1. 大转子后部；2. 转子间嵴；3. 小转子；4. 后内侧皮质
A. 后面观；B. 后内侧观

　　然而，居于后内侧小转子深部、在髓腔内走行的垂直骨板，即解剖学股骨距，是转子间区域体重负荷传导的力学枢纽。如果解剖学股骨距分离移位，则是不稳定性股骨转子间骨折的最突出特征。Xiong等（2019）对58例老年人股骨转子间骨折的3D-CT研究表明，

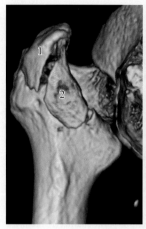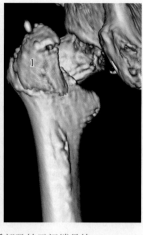

图11-60 大转子后部及转子间嵴骨块
1. 大转子后部；2. 转子间嵴

A2型骨折中的小转子骨块，向上下和内外扩展，在立体结构上均足够大，如在小转子中点的横断面上，小转子骨折块约占股骨皮质周径的1/3，向内侧皮质和后侧皮质的延伸均超过其宽度的50%；在纵径上，小转子骨折块的长度为5～8 cm（平均6.5 cm），延伸到小转子下缘平面以远平均超过1 cm；在深层，约90%的小转子骨块均包含了解剖学股骨距，因此，临床上可以把小转子骨块的出现看成是累及了后内侧的负重结构，即不稳定型股骨转子间骨折。

笔者认为，由于大转子后部和转子间嵴这两个冠状面结构并不参与体重负荷的传导（图11-60），即这两个后壁冠状面结构是否骨折，对头颈骨块与股骨干的连接稳定性并无影响，而且其骨折也不累及螺旋刀片（拉力螺钉）入点的外侧壁皮质，因此，仅包含大转子后部骨折分离或再加上转子间嵴骨折分离的股骨转子间三部分骨折，可以等同于两部分骨折看待，即与AO/OTA-2018版的A1.2型等同。

二、后壁冠状面骨块的类型

按顺向股骨转子间骨折的发生顺序，一级骨折线形成转子间骨折的两个主要骨折块，即近侧的头颈骨块与远侧的股骨干（A1型骨折）；二级骨折线形成后侧的冠状面第三游离骨折块，即包含小转子的后内侧骨块（A2型骨折），小转子骨块可以看成是转子区压力侧拐角交汇处的螺旋蝶形骨块；三级骨折线使后侧的冠状面骨块更加粉碎，即在后侧的四个结构间形成不同组合的进一步分离。在所有的顺向转子间骨折中（A1+A2），含有后侧冠状面第三骨块者占比在70%以上。

Song等（2021）总结了154例顺向股骨转子间骨折（A1/2型）的类型分布（图11-61），按AO/OTA-2018版，A1.2型占26%（两部分骨折），A1.3型占10%（含小转子），A2.1型占20%（后壁包含大小转子的一个大香蕉样骨块），A2.2型占28%（后壁两个骨块，其中之一为小转子），A2.3型占16%（后壁三个及以上骨块，包括小转子）。

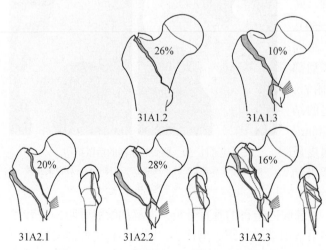

图11-61 顺向股骨转子间骨折的类型分布

　　后壁冠状面骨块的类型依骨折线的不同，有多种组合方式：①后壁冠状面形成一个骨块，可以是一个结构单独骨折（孤立的大转子后部骨块、孤立的小转子骨块），也可以是相邻的两个、三个，甚至四个结构的组合骨折，其中四个结构组成一个后壁冠状面骨块，称为香蕉样骨块，笔者将其填补于AO/OTA-2018版的31A2.1型（图11-62）；②后壁冠状面进一步分离，形成两个骨块，有多种组合方式；③后壁冠状面更加粉碎，形成三个骨块（图11-63）；④后壁冠状面的四个结构均相互分离，形成四个骨块。

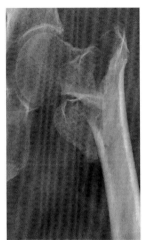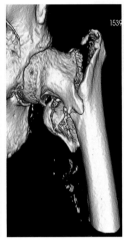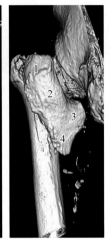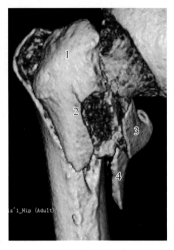

图11-62　后壁香蕉样骨块，包含冠状面的四个解剖结构　　　　图11-63　后壁冠状面粉碎，形成三个骨折块

　　Kim等（2022）将后壁冠状面骨块分为两类，一为小型的冠状面骨块，指下方骨折线从小转子上或小转子本身穿出；二为大型的冠状面骨块，指下方骨折线从后内侧皮质穿出。Kim等总结了头髓钉治疗的A1型（170例）和A2型（293例）骨折共463例，术后外侧壁破裂者22例（均为A2型转化为A3型），其中19例为大型冠状面骨折块者。

　　对骨折稳定性有影响的后壁冠状面骨折，除了累及后内侧的小转子，还有可能累及冠状面的外侧壁，即可以按照是否累及了螺旋刀片（拉力螺钉）入钉通道的外侧皮质，将后壁冠状面骨块分为两类，一是骨块较小，不累及头颈内植物在外侧壁入钉通道处的宽度完整性；二是骨块较大，后侧冠状面骨块累及了入钉通道处外侧壁宽度的完整性，此时打入螺旋刀片（拉力螺钉），往往将后壁冠状面骨块撑开移位（图11-64），有可能影响头髓钉在股骨髓腔内的稳定性。采用新设计的空心环锯进行外侧壁开孔，有可能避免矢状面撑开效应（前后分开）的发生。

　　笔者收集具有术前、术后3D-CT的A2型股骨转子间骨折，按后侧冠状面骨折线是否累及螺旋刀片在外侧壁的入口通道，分为两组。组1为入口通道完整的，共245例，其后壁冠状面骨块较小，骨折线位置高，在小转子中点平面以上穿出；组2为入口通道破裂的，共11例，其后壁冠状面骨块较大，骨折线位置低，在小转子以下穿出。考虑到两组之间的年龄、性别、骨质疏松程度、Baumgaertner复位标准、正位侧位复位模式（正性、中性、负性）等因素，按4:1模式匹配，挑选出组1共44例，与组2进行比较。

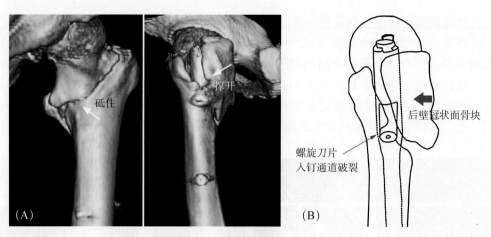

图 11-64 螺旋刀片对后壁冠状面骨块的撑开效应

A. 术后 3D-CT 显示后壁骨块撑开移位；B. 示意图

结果在组 1 和组 2 各有 3 例机械并发症（指内翻、切出、过度退钉，6.9% vs. 27.3%），随访至术后 6 个月的髋股部疼痛发生率分别为 4 例（9.1%）和 8 例（72.7%），两组之间差异均有极显著的统计学意义。在小转子中点水平测量矢状面外侧皮质的前后宽度，当残留宽度 <20 mm 时，出现机械并发症和髋股部疼痛的风险很高（OR=10）。

股骨近端髓腔后壁皮质的缺失，如果再伴有骨折复位不佳（前内下角没有直接接触砥住，残留间隙较大）和（或）髓腔宽大（髓内钉充盈度不足）等因素，则有可能增加头髓钉在髓腔内的摆动效应（矢状面），髓内钉带动头颈骨块一起向后方微动（后陷），容易导致前内侧皮质复位的丢失，从而引起退钉等一系列不良后果，如内固定机械并发症、股骨近端短缩、髋股部疼痛、骨盆力学平衡丧失等。

三、后壁冠状面骨块的有限元研究

选用一名 74 岁的健康老年女性股骨 CT 数据建立模型，按骨折线从前上向后下的走行方向，对后壁及外侧壁进行不同大小和形状的截骨（图 11-65），采用 20 cm 长远端直径

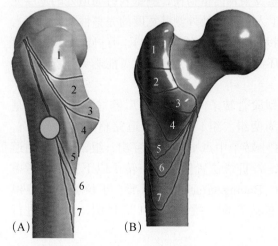

图 11-65 后壁冠状面截骨示意图

1. 转子后部；2. 转子间嵴；3. 上 1/2 小转子；4. 下 1/2 小转子；5. 后内侧皮质延伸 10 mm；6. 后内侧皮质延伸 20 mm；7. 后内侧皮质延伸 40 mm

A. 侧面观，显示外侧皮质的范围；B. 后面观，显示后壁的范围

10 mm的PFNA固定，从股骨头加载2 100 N应力，进行髓内钉稳定性的有限元研究（应力与位移）。

结果发现：①在应力分布上，随着冠状面骨折块累及范围的增加，在相同负荷作用下，股骨和髓内钉的最大应力也逐渐增加，并且髓内钉承担的最大应力在小转子缺失之后明显增加（第4组）。同时髓内钉的最大应力部位也由斜孔的内侧转移至外侧。②在位移上，在冠状面骨折线到达小转子之后（第3组），股骨和髓内钉的位移就有明显增加的趋势，但增加的绝对值相对较小。③在冠状面骨块的后内侧皮质延伸长度上，延伸10 mm组与延伸20 mm组的应力与位移并无显著变化，但延伸20 mm组与延伸40 mm组却有明显改变。④在冠状面骨块的向前扩展上，骨折线累及了螺旋刀片入口通道皮质之后（第5组），对稳定性也有一定影响（表11-8）。

表11-8　不同后壁冠状面截骨范围对头髓钉稳定性的影响

分组	说明	股骨最大应力变化（MPa）	髓内钉最大应力变化（MPa）	股骨最大位移变化（mm）	髓内钉最大位移变化（mm）
第0组	后侧冠状面完整	105.73	317.29	12.480	12.165
第1组	大转子后部	112.03（+5.96%）	320.88（+1.13%）	12.509（+0.23%）	12.196（+0.25%）
第2组	+转子间嵴	114.29（+8.10%）	326.04（+2.76%）	12.516（+0.29%）	12.204（+0.32%）
第3组	+1/2小转子	117.54（+11.17%）	342.30（+7.88%）	12.694（+1.71%）	12.360（+1.60%）
第4组	+全部小转子	126.47（+19.62%）	362.99（+14.40%）	12.870（+3.12%）	12.513（+2.86%）
第5组	+后内侧皮质（延伸10 mm）	129.90（+22.86%）	419.91（+32.34%）	12.887（+3.26%）	12.528（+2.98%）
第6组	+后内侧皮质（延伸20 mm）	131.05（+23.95%）	481.30（+51.69%）	12.949（+3.76%）	12.584（+3.44%）
第7组	+后内侧皮质（延伸40 mm）骨折	145.03（+37.17%）	550.32（+73.44%）	13.400（+7.37%）	13.001（+6.87%）

四、后壁冠状面骨块的处理

当前的股骨转子间骨折治疗理念，对后壁冠状面骨块，常规不做任何处理。这主要是由三方面原因造成的：①认为后侧冠状面骨块的生物力学作用不大，对稳定性影响很小，只要术中加压收紧，获得了前内侧皮质的直接坐实砥住，足以抵抗其摆动扭力，维持骨折复位直至愈合（图11-66）；②目前也没有好的冠状面骨块复位和固定方法，钢丝或钛缆捆扎，对小转子下的后内侧皮质尚较容易、有效，但对小转子及以上结构，由于附着的软组织多，骨块本身为松质骨、容易粉碎等，环扎操作费时费力、效果不佳，很少能获得小转子骨块的解剖复位，对骨折的早期生物力学稳定性帮助不大；③最关键的是，高龄老年患者，全身状况不佳，不允许进行过多过长的手术操作，尽早结束手术、减少出血是确保患者和医疗安全的第一要求。

对累及小转子下方股骨干后内侧皮质的冠状面骨块，也可以施行微创导入钢丝（钛缆）捆扎固定（图11-67）。但由于骨块复位困难，达不到解剖复位，仅是将其向股骨干靠拢，虽然有利于后期的愈合，但对骨折的早期稳定性基本没有帮助。

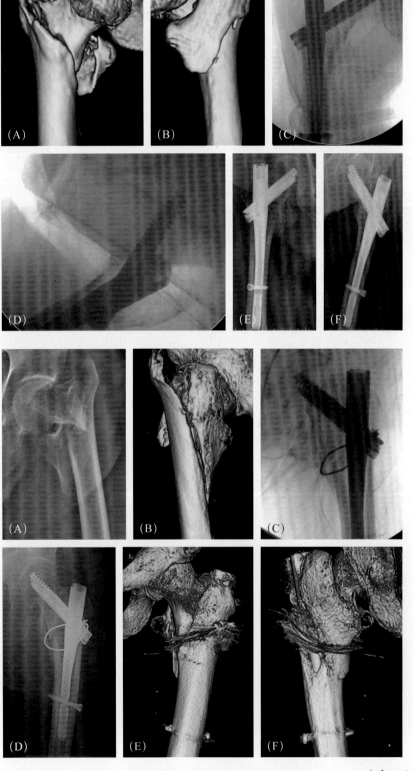

图11-66 女，87岁
A、B. 右股骨转子间骨折，A2.1型，后方冠状面大香蕉样骨块；C、D. 术毕透视，正位获得阳性皮质支撑，侧位获得中性皮质支撑；E、F. 术后1年，患者步行来院随访，骨折愈合良好

图11-67 男，67岁
A、B. 股骨转子间骨折，A2.1型，向转子下延伸较长；C、D. 用钛缆捆扎小转子及后壁冠状面骨块；E、F. 术后3D-CT，后壁冠状面骨块并未获得解剖复位，并且存有较大间隙，早期并不能传导力学负荷，但有利于骨块的回位愈合

（宋　辉　李世杰　张世民）

参考文献

1. 李世杰，张世民，2021. 一种防止大转子外侧壁骨块分离的头髓钉钻孔用空心环钻：中国，202120820176.2021.
2. Chang S M, Hou Z Y, Hu S J, et al., 2020. Intertrochanteric femur fracture treatment in asia: what we know and what the world can learn. Orthop Clin North Am, 51(2): 189−205.
3. Cho J W, Kent W T, Yoon Y C, et al., 2017. Fracture morphology of AO/OTA 31−A trochanteric fractures: A 3D CT study with an emphasis on coronal fragments. Injury Feb, 48(2): 277−284.
4. Kim Y V, Lee K H, Lee H H, et al., 2022. Impact of coronal plane fragments and anterior big neck fragments on the occurrence of perioperative lateral wall fractures in AO/OTA 31−A1, 2 intertrochanteric fractures treated with cephalomedullary nailing. Eur J Trauma Emerg Surg.
5. Ma Z, Yao X Z, Chang S M, 2017. The classification of intertrochanteric fractures based on the integrity of lateral femoral wall: Letter to the editor, Fracture morphology of AO/OTA 31−A trochanteric fractures: A 3D CT study with an emphasis on coronal fragments. Injury, 48(10): 2367−2368.
6. Song H, Chen S Y, Chang S M, 2020. What should be filled in the blank of 31A2.1 in AO/OTA−2018 classification. Injury, 51(6): 1408−1409.
7. Song H, Hu S J, Du S C, et al., 2021. Sub-Classification of AO/OTA−2018 Pertrochanteric Fractures Is Associated With Clinical Outcomes After Fixation of Intramedullary Nails. Geriatr Orthop Surg Rehabil,12(21): 2053−2062.

第八节　股骨转子间骨折的复位质量判断标准

1. 骨折复位质量的重要性　　　　3. 骨折复位质量的判断标准
2. 稳定复位与不稳定复位　　　　4. 几种骨折复位质量判断标准及其比较

　　骨折治疗的三原则是：复位、固定、功能锻炼。骨折复位是开展骨折治疗的第一步。骨折的复位质量是影响治疗效果的第一位前提因素。临床上通常将骨折复位的质量等级分为三类：解剖复位、功能复位、未复位（复位不足、不可接受、不满意）。

一、骨折复位质量的重要性

　　1980年，Kaufer提出股骨转子间骨折内固定后稳定性的五大关键因素：骨骼质量（疏松程度）、骨折形态（粉碎程度）、复位质量（Garden对线指数）、内固定选择、内固定的置放（拉力螺钉在股骨头的位置）。其中前两项是患者本身和损伤本身所决定的，医生无法改变；后三项是与医生的决策和手术技术有关的，应尽力追求达到优良的程度。

　　骨折复位质量的优劣，往往决定了后续的内固定质量，甚至最终的治疗结果。骨折复位质量的影响包括：①骨折复位后的初始稳定性；②后续内固定的质量（如在股骨头内打入拉力螺钉或螺旋刀片的位置）；③通过有限滑动获得二次稳定的可能性（如头颈骨块向外滑动坐实嵌紧）；④过度滑动退缩，则出现复位丢失，或器械移位、螺钉切出、钢板断裂等，需要进行二次翻修手术；⑤能否维持骨盆力学平衡、获得正常步态。

二、稳定复位与不稳定复位

　　股骨近端属于干骺端转换区，其解剖特点是：①近侧的股骨颈较细窄，全部是坚硬的皮质骨，远侧的转子部粗大，皮质骨薄弱而松质骨丰富，即骨折的两端粗细不对等、软硬不对等；②由于颈干角、前倾角和扭转角的存在，导致重力偏心传导，股骨近端具有天然的内翻倾向；③股骨转子区的前方皮质骨厚实，多为简单的骨折线；相反，后方的皮质骨薄弱，且骨折时大多粉碎；因此，即便对两部分骨折（如颈基部骨折）而言，如果复位时依靠后方的皮质来获得骨与骨的对位接触，由于其薄弱，在滑动嵌紧的过程中往往会失去皮质支撑，导致头颈骨块发生过度滑动，骨折复位丢失；④在不稳定型股骨转子间骨折的后内侧，小转子骨块已经分离移位，后侧更是失去了皮质复位的基础，对这类不稳定型骨折，实际上也仅剩下前内侧皮质可供复位支撑；⑤髋股部肌肉强大，静息状态下的收缩力量也十分可观，比如，卧床状态下的直腿抬高，髋部的受力达到体重的1.5倍。因此，无论从结构特点还是受力机制上看，股骨近端骨折具有先天的不稳定性，包括轴向不稳定、旋转不稳定、横向（剪切）不稳定等。

对移位的股骨转子间骨折而言，闭合手法操作很少能够获得骨折的真正解剖学复位（anatomic reduction）。功能复位是指两骨折端虽未恢复正常的解剖关系，但在骨折愈合后对肢体功能无明显影响。对A2型骨折，在不复位固定后内侧小转子骨块（posteromedial lesser trochanter fragment）的情况下（这是常态），均属功能复位。

描述转子间骨折的复位，常用稳定复位、充足复位和不稳定复位、复位不够等概念。所谓稳定复位，就是骨折在复位和使用现代内固定器械（指固定角度的滑动加压类器械）把持之后，能够有承担生理负荷（即负重）的能力；或承担生理性压力负荷而不再移位。也就是说，术后接受头颈骨块沿着内固定器械轴向的有限滑动（称为望远镜效应），即通过有限的股骨颈短缩，使骨折块间相互接触、嵌紧、坐实，促进骨折端的稳定和愈合，即接受骨折的功能复位。因此，承受压力性负荷的内侧弓（medial arch）或前内侧皮质（anteromedial cortex）是否完整，或是否能够通过骨折复位而获得重建，成为判断股骨转子间骨折复位后是否具有力学稳定性的重要因素。

三、骨折复位质量的判断标准

由于不同部位解剖关系的差异，不同骨折的复位质量判断标准也不尽相同。股骨转子间骨折的复位强调恢复头颈骨块与股骨干的稳定关系，包括对线、对位和旋转三部分（表11-9）。①对线是指骨折部位正常解剖轴线的恢复。在髋部骨折手术中通常根据其颈干角和前倾角的恢复来判断骨折对线，广泛采用Garden指数。②对位是指骨折块之间分离程

表11-9 股骨转子间骨折复位的考察指标

项目	指标	描述
对线	Garden指数	正位：骨小梁、颈干角、大转子顶点 侧位：头颈轴线与股骨干轴线
对位	骨块对位 皮质对位	正位：内侧（髓外，外嵌，正性）、中性（平齐）、外侧（髓内，内嵌，负性） 侧位：前侧（髓外、外嵌，正性）、中性（平齐）、后侧（髓内、内嵌，负性）
旋转	股骨干旋转	前倾角变化，复位时过度内旋，前倾角增大
	头颈骨块旋转	屈曲位旋转：头颈骨块下方尖齿转向前方 过伸位旋转：头颈骨块下方尖齿转向后方

度的恢复。如长骨骨干的简单骨折，功能对位只需达到1/3以上即可满足愈合和功能的需要。而关节内骨折为减少术后创伤性骨关节炎的发生，关节面骨块间的对位需<2 mm的台阶。对于股骨转子间骨折的对位，尚存在许多争议。③旋转是指主要骨折块之间的扭转错位。股骨转子间骨折的旋转畸形，包括头颈骨块的旋转（影响骨折端接触面积），分为头颈骨块的屈曲位旋转和过伸位旋转，也包括股骨干的内旋和外旋（影响前倾角）。轻度的旋转错位仅能在术后CT或术中多角度透视中发现。

（一）对线

1. 对线的标准　　判断转子间骨折的对线，广泛采用Garden指数：正位片股骨头内侧骨小梁中央轴线与股骨干内侧皮质之夹角呈160°；侧位片股骨头颈的中央轴与股骨干的中央轴位于一直线，呈180°。在老年患者，由于骨质疏松严重，透视影像常难以分辨股骨头内压力骨小梁轴线，故临床医生通常改以颈干角大小来判断术后正位片上的对线情况，应为130°～135°（图11-68）。

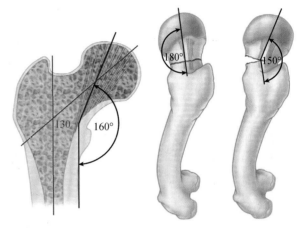

图11-68　股骨转子间骨折的Garden对线

转子间骨折对线复位良好的判断标准是：①正位颈干角正常或轻度外翻（颈干角增加10°以内的外翻复位）；②侧位成角<20°。临床上的正位颈干角，130°～145°均可接受。对线不良包括：①正位颈干角<120°即为内翻（要求更高者<125°），>145°即为外翻；②侧位片>20°的向前或向后成角。

骨折复位之后的侧位成角很少超过20°（>20°则头颈骨块的定位导针很难打入中央或靠近中央），因此，实际工作中应更加关注正位颈干角的恢复，至少要达到正常的角度，超过正常5°～10°达到轻微外翻的位置，则为更好。

2. 对线的判断方法　　正位大转子顶点与股骨头中心呈一个平面，是判断颈干角是否恢复正常的有效指标。如果大转子顶点的水平延长线位于股骨头中心点之上，则是颈干角复位不足的表现。

成人股骨颈干角的解剖学范围为120°～140°，平均127°。但在临床手术中，并不能将颈干角为120°～140°均认为是正常的。由于内固定器械的颈干角均是按照正常解剖数据设计的，且是按照固定的器械引导方向打入体内、组配安装的，因此术中可利用已知的器械颈干角（包括打入股骨头的导针），来判断估计骨折复位的颈干角是属于外翻、解剖或内翻（表11-10，图11-69）。

3. 影像学颈干角的影响因素　　术中透视显示的影像学颈干角，与术中股骨的旋转角度、髋关节的屈伸角度、股骨本身的前倾角大小等也有一定关系。Marmor等（2012）研究发现，人体仰卧时股骨干平均外旋（25.4±10.6）°（80%小于35°）。在外旋小于35°的情况下，测量的颈干角准确性与真实颈干角的差异均小于5°，而且是全部大于真实的颈干角。

表11-10　颈干角不同复位形式的影像学特征

正位颈干角	定　义	影像学特征
外翻复位	骨折复位颈干角大于器械颈干角过度复位	• 在股骨头内，头颈中轴线位于器械中轴线上方 • 螺旋刀片或其导针，经股骨颈的下部打入股骨头的下部 • 内侧皮质过牵张口 • 内侧皮质对位方式：正性/中性
解剖复位	骨折复位颈干角等于器械颈干角完全复位	• 在股骨头内，头颈中轴线与器械中轴线平行、重叠 • 螺旋刀片或其导针，经股骨颈的中部打入股骨头的中部 • 内侧皮质对位方式：中性/正性
内翻复位	骨折复位颈干角小于器械颈干角复位不够，复位不足	• 在股骨头内，头颈中轴线位于器械中轴线下方 • 螺旋刀片或其导针，经股骨颈的下部打入股骨头中部 • 螺旋刀片或其导针，经股骨颈中部打入在股骨头上部 • 出现楔形撑开效应，在髓内钉内侧显露出大转子皮质 • 内侧皮质对位方式：负性/中性

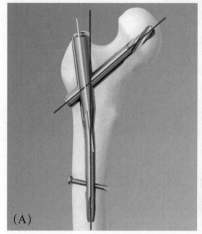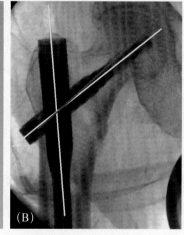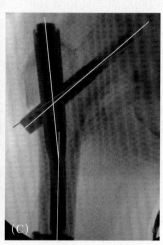

图11-69　利用器械角度估算骨折复位颈干角

A. 头髓钉设计颈干角130°，由于近段有5°外偏角，故近端粗段颈干角为125°；B. 术中透视图像仅显示近段，需以近段器械的125°来估算骨折复位颈干角。外翻复位，骨折颈干角（129°）大于器械颈干角（总的骨折复位颈干角为134°）；C. 内翻复位，骨折颈干角（121°）小于器械颈干角（总的骨折复位颈干角为126°）

　　Kay等（2000）用标本影像测量和数学模拟计算的方法对此进行了研究，发现：①无论股骨干的内旋还是外旋，均会造成测量的影像学颈干角增大；②在股骨内外髁处于水平位、与射线垂直的情况下，股骨干在外旋20°与内旋50°之间，测量的影像学颈干角变化小于5°；③换句话说，如果先消除15°的前倾角，即从前倾角0°开始计算（此时影像学颈干角最小，也是最真实的），则在内旋35°与外旋35°之间，测量的影像学颈干角变化小于5°，且内外旋转对颈干角变化的影响是对称的；④理论上计算旋转对颈干角的影响，可用公式：$NSAp=180°-(180°-NSAo)\times\cos(Rot+FNA)$，其中NSAp为计算的颈干角，NSAo为真实颈干角（在股骨髁水平、与射线垂直的情况下测量），Rot为股骨干旋转角度（内旋为负值，外旋为正值），FNA为真实前倾角。假设一个股骨的真实颈干角是130°，前倾角是15°，将股骨外旋15°，则计算的影像学颈干角是：$NSAp=180°-(180°-130°)\times\cos(15°+15°)=180°-50°\times\cos30°=180°-(50)\times0.866=135.7°$。如果将股骨内旋15°消除自身的前倾角，则计算结果就是原本真实的颈干角为130°（图11-70）。

Parry等（2018）在人造股骨标本插入头髓钉后，通过不同的旋转和屈伸角度进行透视，观察影像学颈干角与真实颈干角的关系，发现在股骨旋转和（或）屈曲不超过20°的情况下，影像学颈干角与真实颈干角差别很小（图11-71）。如果再用器械颈干角（130°）进行等比例修正（修正比例＝器械真实颈干角÷测得的器械影像颈干角），则从影像学判断的颈干角与真实颈干角相差不会超过3°。

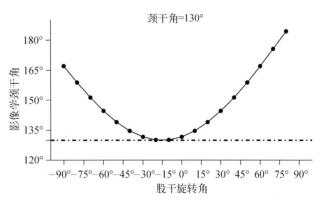

图11-70 股骨旋转对影像学颈干角的影响

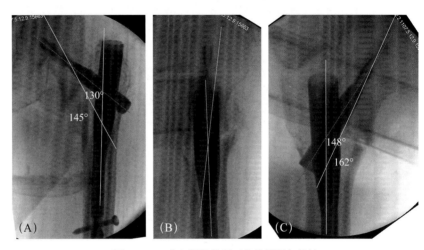

图11-71 术中影像学颈干角的测量与估计

A. 正位透视，螺旋刀片打入在头颈骨块中下，测量骨折复位的颈干角为145°，器械颈干角为130°；B. 标准侧位（轴位）透视，髓内钉与螺旋刀片呈一直线，侧位颈干角10°；C. 将机器旋转40°透视前内侧角斜针（相当于股骨干内旋50°），测量的器械颈干角为148°，骨折复位的颈干角为162°，按等比例修正，则骨折复位颈干角为（130°÷148°×162°=142.3°），与正位测量数值相差很小

Bhashyan等（2018）用标本透视的方法，测量了髋关节屈伸对影像学颈干角的影响，发现无论屈伸角度的大小，其颈干角的变化不超过5°～10°。

4. 颈干角的外翻与内翻 解剖复位虽然令人满意，但对粉碎性骨折和伴有骨质疏松的老年骨折，正位影像的轻度外展复位将使骨折更加稳定（图11-72）。Parker（1993）强调了外展复位（valgus reduction）的重要性，一是能促使内侧的股骨距皮质相互砥着，二是能抵消骨折导致的肢体短缩。此时即便在内侧存有空隙（股距间隙），适当的外展复位也能够对内侧空隙做出很好的代偿。通过几何力学计算可以发现，相对于130°的颈干角而言，重建135°的颈干角，在承担同样的体重下，颈干角增大5°，将使骨折端承受的垂直

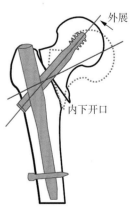

图11-72 颈干角的解剖复位与轻度外展复位

剪切分力减少8%，同时轴线压缩分力增加8%，更有利于骨折端的嵌紧坐实而获得稳定。

　　Marmor等（2016）采用12根股骨（取自6具尸体，平均年龄59岁），制作完全不稳定的骨折模型（头颈骨块与股骨干没有任何皮质接触），头颈骨块仅通过拉力螺钉与股骨干相连。6根用SHS固定，6根用头髓钉固定，分别在中立位、外翻5°、10°、15°、内翻5°、10°、15°位逐渐施加压力（非损毁性压力，最大1 050 N），测定内固定器械所分担的负荷大小。结果发现，无论是SHS还是头髓钉，内固定器械所承受的负荷在内翻位时显著高于中立位，在外翻位时显著低于中立位。如在头髓钉，如以中立位的负荷为100%，则内翻5°时为106.3%，内翻10°时为115.5%，内翻15°时为118.5%，外翻5°时为84.3%，外翻10°时为73.4%，外翻15°时为59.8%。在SHS，如以中立位的负荷为100%，则内翻5°时为111.53%，内翻10°时为138.1%，内翻15°时为159.1%，外翻5°时为85.2%，外翻10°时为63.5%，外翻15°时为42.3%。可见，在内翻畸形时SHS器械所承担的负荷远较头髓钉为大（如内翻15° 159.1% vs. 118.5%）。

　　以颈干角比健康侧减少大于10°为标准，股骨转子间骨折经复位和内固定治疗后，影像学上存在内翻畸形的超过10%。目前已经公认，内翻畸形与一系列的并发症有密切关系，包括器械失败、骨折不愈合、功能恢复差、肢体短缩、步态失衡，也是拉力螺钉切出的重要危险因素。Parker（1993）发现，在内翻复位采用DHS固定的病例中，28%发生拉力螺钉从股骨头切出。新近的研究将颈干角减少超过5°就认作是骨折复位不足。

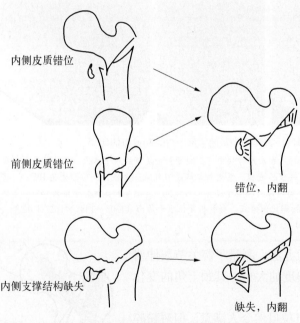

内侧皮质错位

前侧皮质错位

错位，内翻

内侧支撑结构缺失

缺失，内翻

图11-73　1949年Evans强调内侧弓皮质错位和缺失，容易出现髋内翻

（二）对位

　　早在1949年，Evans即观察到前、内侧皮质的错位和缺失，对内固定后髋关节内翻的发生有重要影响（图11-73）。从文章的示意图中可以发现，Evans已经注意到了股骨干内移与前移（也就是反向的头颈骨块外移与后移）的不良影响。

　　股骨转子间骨折的对位判断标准，学者们的观点差异较大，大致可以分为两种：①骨块对位理论；②皮质对位理论。

　　判断转子间骨块的对位，以前常采用的标准是一个皮质厚度，即3～5 mm。对位在一个皮质的厚度之内为"好"，超出一个皮质的厚度则为"差"，而不管皮质的相互方位（内外、前后）。需要指出的是，描述骨块之间的对位，往往需要两个指标，即横向错位（皮质台阶，cortical step）与骨折间隙（fracture gap），前者指两骨块在垂直方向的皮质错位，后者指两骨块在轴向长度上的分离间隙。

　　（1）正位影像判断对位：判断皮质对位质量，以前仅强调正位影像，观察的是内侧皮质的复位情况。因为头颈骨块是沿着拉力螺钉的轴线（多为130°或135°），斜向外侧滑动，因此，头颈骨块与股骨干两皮质之间的方位情况，也需要考虑。1988年，瑞典Larsson等提出股骨转子间骨折的内侧皮质复位的重要性，以3 mm为界，评价术后第一次摄片的内侧皮质复位情况。股骨干与头颈骨块的内侧皮质错位不超过3 mm为解剖对位，股骨干内侧皮质位于头颈骨块内侧超过3 mm为内侧对位，股骨干内侧皮质位于头颈骨块外侧超过3 mm为外侧对位（图11-74）。同样，也按照3 mm为界，对前侧皮质的复位质量进行分类，包括前侧对位、解剖对位和后侧对位。

1990年，英国医生Davis等在判断骨折的复位质量时，同时测量了内侧皮质（不区分内外）和前侧皮质的错位程度（不区分前后），以5 mm为界（图11-75）。Davis总结了230例患者，内固定失败率为16.5%，其中75%为拉力螺钉从股骨头切出。Davis发现，除了拉力螺钉在股骨头内的位置，内侧皮质的复位质量也非常重要，内侧皮质错位<5 mm组，拉力螺钉的切出率为7%（8/108），>5 mm组切出率为20%（16/82），两组对比有极显著的统计学差异。而前侧皮质错位程度（<5 mm组10/78，>5 mm组14/112），对拉力螺钉的切出率没有影响，两组均为13%。

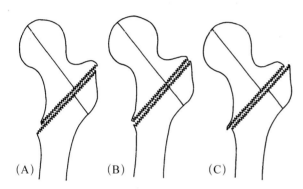

图11-74 股骨干内侧皮质的对位等级（Larsson, 1988）
A. 位于内侧；B. 平齐（3 mm内）；C. 位于外侧

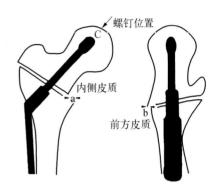

图11-75 皮质错位的观测（Davis, 1990）
a. 内侧皮质错位；b. 前侧皮质错位；c. 钉尖与最近的软骨下骨距离

韩国Rha等（1993）总结62例DHS治疗的股骨转子间骨折，男25例女37例，平均年龄70.4岁，平均随访13.2月，以拉力螺钉后退短缩超过15 mm为过度滑动（excessive sliding），结果发现有10例失败（16.1%），其中2例拉力螺钉向内穿入关节腔，8例拉力螺钉过度滑动。过度后退滑动除了与老年骨质疏松、不稳定型骨折等有关外，作者特别分析了内固定后骨折端的对位类型与失败的关系（图11-76）。①在正位片，将远侧股骨干与股骨颈的对位分为3种类型，平滑的解剖型（32例中1例过度滑动，占3.1%）、远侧内移型（21例中8例过度滑动，占38.1%）、远侧外移型（9例中1例过度滑动，占11.1%）；②在侧位片，将远侧股骨干与股骨颈的对位也分为3种类型，平滑的解剖型（31例中1例过度滑动）、远侧前移型（21例中8例过度滑动，占38.1%）、远侧后移型（10例中1例过度滑动）。综合考虑正侧位片的骨折端对位情况，在远侧股骨干同时内移和前移的12例中，有7例（58.3%）发生过度滑动。

日本学者Ochi等（越智龙弥，2001）总结128例患者资料，在术后即刻的正位影像上，按头颈骨块内侧皮质与股骨干内侧皮质的位置关系（图11-77，表11-11），将其分为三类五度。其中5度对位者14例，术后8例发生内固定失败（57%），4度对位者6例，1例（17%）发生失败。

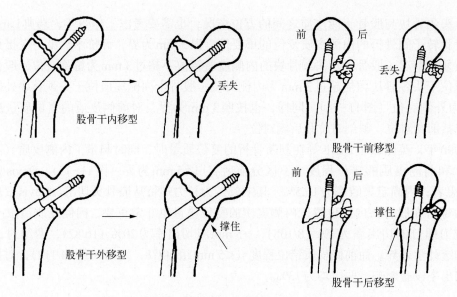

图11-76 骨折端对位类型与过度滑动的关系 (Rha et al., 1993)

A. 正位；B. 侧位

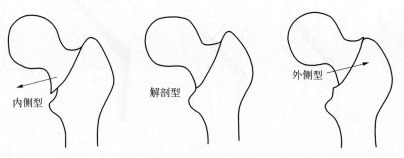

图11-77 头颈骨块内侧皮质的对位分类 (Ochi, 2001)

表11-11 内侧皮质对位分类

内侧型	1度	头颈骨块内侧皮质位于股骨干内侧皮质内侧，距离超过5 mm
	2度	位于内侧，距离2～4 mm
解剖型	3度	两皮质解剖学对齐
外侧型	4度	位于外侧，距离2～4 mm
	5度	位于外侧，超过5 mm

　　张世民等（2014中文，2015英文）研究了术后即刻内侧皮质的位置关系对术后3月股骨颈长度和颈干角的影响。结果发现，与健侧对比，股骨颈干角的丢失在内侧皮质正性支撑组（89例）、中性支撑组（26例）和负性支撑组（12例）分别为平均0.7°、4.8°和8.9°，股骨颈长度的丢失分别为平均2.4 mm、3.5 mm和6.7 mm。负性组（即失去皮质支撑）丢失最多（平均8.9°和6.7 mm），有显著性统计学差异。

　　我们特意将术中透视观察到的内侧皮质平齐称为"中性对位（neutral apposition）"而不是解剖对位。这是因为，术中C臂机透视的分辨率有限，皮质错位在2 mm内很难分辨清楚，中性对位组实际上包含了轻微的正性对位、真正的解剖对位和轻微的负性对位3类情况混在一起。轻微的负性对位在骨折端吸收后，容易演变为真正的负性对位，致使头颈骨块失去股骨干皮质的支撑，发生内翻与股骨颈短缩。在该组术后即刻为中性对位的26例中，有5例（19.2%）在随访中演变为负性对位，头颈骨块退缩明显，颈干角与股骨颈长度均减少。

（2）侧位影像判断对位：虽然历史上曾有医生（如Larsson，1988；Davis，1990）提出观测前侧皮质的复位质量，但其重要性并未得到认识。近10多年来，不少学者强调侧位影像的重要性，观察的前侧皮质的复位质量和错位情况。

日本Ikuta（生田拓也，2002）对77例患者，按照头颈骨块前方皮质与股骨干前方皮质的位置关系，将侧位的复位质量分为3种类型（图11-78）。A型（anterior）：头颈骨块的前侧皮质位于股骨皮质的前方；N型（neutral）：两者皮质对齐；P型（posterior）：头颈骨块的前侧皮质位于后方。P型意味着没有获得前侧皮质的接触支撑，很有可能会发生过度滑动、复位丢失。

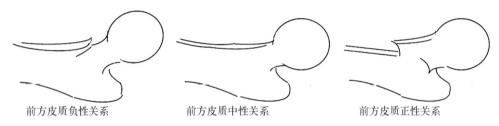

前方皮质负性关系　　　　前方皮质中性关系　　　　前方皮质正性关系

图11-78　前方皮质的对位关系（生田拓也，2002）

Tsukada等（2012）报道前侧皮质复位质量与头颈骨块滑动距离的关系，解剖对位者52例，术后平均滑动（4.5±4.9）mm，前侧对位者30例，平均滑动（7.8±5.6）mm，后侧对位者46例，平均滑动（11.1±6.0）mm。头颈骨块的前侧皮质位于股骨干皮质后方者（后侧对位），术后滑动距离显著大于解剖对位和前侧对位。

Ito等（2015）报道177例（男29，女148）平均年龄84岁，头髓钉术后随访3月以上的患者，结果发现，正位片内侧对位者平均滑动3.5 mm，解剖对位者滑动3.9 mm，外侧对位者滑动4.3 mm；侧位片前方对位者平均滑动3.4 mm，中性对位者滑动2.6 mm，后方对位者滑动5.9 mm。可见前侧皮质后方对位组的滑动丢失距离最大，显著高于中性对位组和前方对位组，而前方对位和中性对位两者之间没有差别。Ito进一步分析，在正位片内侧对位的情况下，侧位片出现前方对位者的滑动距离为3.2 mm，中性对位的滑动距离为3.4 mm，后方对位的滑动距离为5.7 mm；同样，在正位片中性对位组，侧位片显示为前方对位者滑动距离为3.4 mm，中性对位者为2.1 mm，后方对位者为6.5 mm。因此，侧位显示为后方对位者，无论正位片显示如何，其滑动距离均显著为大。

Chang等（2018）收集了28例同时具有完整术中透视和术后3D-CT影像资料的患者，男7例女21例，平均年龄81.6岁。结果发现，术中正位透视，内侧皮质正性对位者24例（85.7%），中性对位者4例，负性对位者0例；侧位透视，前侧皮质正性对位者1例，中性对位者20例（71.4%），负性对位者7例。术后3D-CT影像可360度全方位旋转，准确观察前内侧皮质的对位情况。结果发现，真正获得前内侧皮质接触者（正性＋中性）18例（64.3%），10例皮质对位丢失。侧位透视为负性的7例，无论其正位对位如何，最终6例（85.7%）失去了皮质支撑。因此，侧位透视的前侧皮质负性对位，对术后的复位丢失有很高的预测性，建议术中应该再次纠正，将其复位至中性或正性对位。

（三）旋转的判断

转子间骨折复位中的旋转畸形（旋转对线不良），有两种表现：①前倾角的改变，多是由于复位过程中股骨干的旋转造成；②头颈骨块本身的旋转。

法国Ramanoudjame等（2010）对40例患者，用术后CT（包括股骨髁与股骨近端）研究了转子间骨折内固定术后的前倾角变化，与健侧对比，以变化大于15°为异常（旋转对线不良），结果发现，正常侧前倾角平均为（14.2±5.6）°，手术侧平均为（23±16.8）°，约40%患者出现前倾角的变化，绝大多数是前倾角的增大，这是由于手法复位时将股骨干过度内旋造成的。内旋使前侧皮质相互靠近接触，增加稳定性，促进骨折愈合。作者报道轻度的内旋畸形，对患者功能没有影响。

韩国Kim等（2015）用CT扫描研究了109例采用头髓钉固定的老年股骨转子间骨折，发现健侧的前倾角平均为11.7°，手术侧旋转对线不良的有28例（25.7%），平均旋转角度为20.78°（−31.28°～27.18°），其中19例为过度内旋，9例为过度外旋。作者统计发现，不稳定型骨折和延误手术治疗，是发生旋转对线不良的两个危险因素。但轻度的旋转对线不良，对骨折愈合和功能评分没有影响。

头颈骨块本身的旋转，包括屈曲位旋转（下方骨折尖齿转向前方）和过伸位旋转（下方骨折尖齿转向后方）。屈曲位旋转对线不良，在侧位影像上往往表现为头颈骨块的正性皮质错位或前方皮质成角隆起，超过1个皮质厚度（或5 mm）应予以纠正。过伸位旋转对线不良，在侧位影像上往往表现为头颈骨块的负性皮质错位或前方皮质成角凹陷，往往意味着复位不佳，应予以继续纠正。头颈骨块的旋转度数大小和对功能效果的影响，目前尚未有文献报道。

四、几种骨折复位质量判断标准及其比较

历史上许多学者提出过股骨转子间骨折的对位判断标准（表11-12）。Sernbo等（1988）的标准：任何方向骨块之间的分离<5 mm。Baumgaertner等（1995）的标准：任何骨折块之间移位<4 mm。Fogagnolo等（2004）的标准：主要骨块（头颈与干）在正、侧位X线片上对合部分>80%、短缩<5 mm。Kyle等（2005）指出，侧位片上骨块对合部分应大于50%。

表11-12 几种不同复位标准的判断参数

复位标准	对 线		对 位		
	正位片	侧位片	骨折间隙	水平位移	骨块之间方位关系
Serbo标准	Garden对线	Garden对线	<5 mm	/	/
Baumgaertner标准	Garden对线	Garden对线	<4 mm	/	/
Fogagnolo标准	Garden对线	Garden对线	短缩<5 mm	对合>80%	/
Kyle标准	Garden对线	/	/	对合>50%	/
Pinto标准	Garden对线	Garden对线	<4 mm	<4 mm	/
Kim标准	Garden对线	Garden对线	<1个皮质厚度	/	/
Chang标准	Garden对线	Garden对线	<1个皮质厚度	内侧<1个皮质厚度、前侧<半个皮质厚度	正性、中性、负性
Choo标准	Garden对线	Garden对线	<1个皮质厚度	<1个皮质厚度	/

然而，我们认为在股骨转子间骨折中，头颈骨块与股骨干骨块的对合面是两个中空的椭圆形（非实心），外周的骨皮质宽度仅有 3～5 mm，以对合面积来判断骨块间的水平位移显然不是一种理想的方法。Pinto（2010）指出，骨块间的水平位移应控制在 4 mm 以内。Kim 等（2015）认为，正侧位片上的骨折间隙应小于一个皮质厚度。综上所述，基于骨块对位理论，多数观点认为骨折间隙应控制在 3～5 mm 以内。不同之处在于这个间隙标准是对所有骨块，还是仅对主要骨块（头颈与干）。目前股骨转子间骨折的头髓钉治疗中，小转子骨块通常不予复位，所以对于目前转子间骨折对位的判断应针对主要骨块，而非所有骨块。

1. Sernbo 标准（1988）　①对线：正位片中解剖复位或 10°以内的外翻成角，侧位片中 20°以内的前后成角。②对位：任何方向上的骨折间隙均<5 mm。同时达到①②项的复位质量为可接受。

2. Baumgaertner 标准（1995）　①对线：正位片上解剖对线或轻微外翻对线和侧位片上 20°以内的前后成角。②对位：任何骨块之间的骨折间隙均≤4 mm（表 11-13）。同时达到①②项的复位质量为良好，达到任意一项者为可接受，①、②项均没有达到为复位质量差。

表 11-13　Baumgaertner（1995）股骨转子间骨折复位质量标准

复位质量	对线：Garden 指数	对　　位
好	正位：正常或略外展 侧位：成角<20°	任何骨块间的分离错位<4 mm
可接受	仅符合对线或对位的一项	
差	对线和对位均不符合	

3. Fogagnolo 标准（2004）　①对线：正位片上的解剖复位或轻度外翻成角，侧位片上 20°以内的前后成角。②对位：主要骨块在正、侧位片上对合部分>80% 且骨折短缩<5 mm。同时符合①、②项者为良好，达到任意一项者为可接受，两项均没有达到为复位质量差。

4. Kyle 标准（2005）　正位片上轻度外翻复位和侧位片上主要骨块对位>50%，复位质量为可接受。

5. Pinto 标准（2010）　正位片上颈干角为 125°～145°，侧位片上 20°以内的成角，且骨折间隙与骨块间的水平位移都<4 mm 的复位，为可接受的复位质量。

6. Kim 标准（2015）　①正位片上解剖复位或轻度外展复位，侧位片上 20°以内的前后成角；②正位片上内侧皮质骨折间隙小于 1 个皮质厚度；③侧位片上前方皮质骨折间隙小于 1 个皮质厚度。同时满足①②③项为复位质量良好，满足①项的同时满足②③任意一项为复位质量可接受，不能满足 A 项为复位质量差。

7. Chang 标准（2015）　骨折对线上：①正位片上解剖复位或轻度外展；②侧位片上<20°前后成角。骨折对位上：③正位片上内侧皮质正性或中性支撑；④侧位片上前侧皮质平滑对位（半个皮质厚度以内的侧方移位）。①②③④各计一分，达到 4 分为复位质量良好，3 分为可接受，≤2 分为复位质量差（表 11-14）。

8. Choo 标准（2017）　骨折对线上：①正位片上解剖复位或轻度外展；②侧位片上<20°前后成角。骨折对位上：③正位片上内侧皮质错位小于一个皮质厚度；④侧位片上前侧皮质皮质错位小于一个皮质厚度。复位质量判断：好，对线与对位的两项标准均达到；可接受，对线两项达到，且对位一项达到；差：对线仅一项达到或对位两项均未达到。

表11-14　Chang股骨转子间骨折复位质量标准（张世民，2015）

Garden对线	正位	颈干角正常或略外展	1
	侧位	<20°	1
前内侧皮质对位	正位	内侧皮质：正性或中性支撑	1
	侧位	前侧皮质：平齐	1
复位等级	优：4分；可接受：3分；差：2分及以下		

目前文献中以Baumgaertner标准应用较多，该标准要求任何骨块之间的骨折间隙均≤4 mm。目前股骨转子间骨折的头髓钉治疗中，小转子骨块通常不予复位，在AO/OTA-31A2.2型和31A2.3型骨折中，复位质量最多仅能达到可接受的程度（无法满足Baumgaertner对位标准），这意味着Baumgaertner标准可能并不适用于目前的临床需要。Chang等（2015）的标准，进一步指出了主要骨块之间方位关系的重要性。这也是评估骨折复位质量从骨块对位到皮质对位的理念转变。Mao等（2019）回顾了127例股骨转子间骨折患者资料，发现Chang标准在预测力学并发症方面明显优于Baumgaertner标准，并指出了二者之间的差异：①Baumgaertner在对线方面，没有区别正位、侧位或正侧位兼有；②Chang法强调头颈骨块的方位（正性、中性、负性）是一巨大进步；③由于人种、性别和身高的不同，Chang法采用一个皮质厚度（对内侧）和半个皮质厚度（对前侧），较Baumgaertner法笼统的4 mm更为合理。

笔者认为，在股骨转子间骨折的复位质量上：①对线方面，应接受正侧位片上的Garden对线；②对位方面，主要骨块之间的骨折间隙应控制在1个皮质厚度之内，并且做到前内侧皮质非负性对位；③仅满足骨折对位而对线不良（颈干角内翻），属于复位质量差；④从临床实践来看，侧位成角很少有超过20°的情况（即侧位对线均属满意），因此在考察骨折复位质量对结果的影响时，可以仅考虑3个因素，即正位颈干角、正位皮质对位关系、侧位皮质对位关系。

完整准确地描述一个骨折的复位质量，必须讲清三要素：时间、方法、部位（表11-15），不同研究之间才具有相互比较的基础。

表11-15　完整描述骨折复位质量的三要素

项　目	要　素	说　明
时间	何时的复位质量？何时采集的图像？	1. 手法复位，插钉前　2. 插钉过程中 }术中复位丢失 3. 术毕即刻，患者仍在牵引床上 4. 术后随访　5. 骨折愈合后 }术后复位丢失
方法	何种影像技术？	荧光透视，C臂机，G臂机 术毕透视三维成像（术中CT） 数字化摄片 术后CT，三维成像（3D-CT）
部位	整个骨块的复位？前内侧皮质的复位？	何种评判方法？ Baumgaertner法？ Chang法？

（张世民　胡孙君　杜守超　李世杰）

参考文献

1. 李世杰，杜守超，张世民. 股骨转子间骨折复位质量判断标准的研究进展. 中华创伤骨科杂志，2022，24（9）：793-798.

2. Abram S G, Pollard T C, Andrade A J, 2013. Inadequate three-point proximal fixation predicts failure of the Gamma nail. Bone Joint J, 95-B(6): 825-830.

3. Andruszkow H, Frink M, Frömke C, et al., 2012. Tip apex distance, hip screw placement, and neck shaft angle as potential risk factors for cut-out failure of hip screws after surgical treatment of intertrochanteric fractures. Int Orthop, 36(11): 2347-2354.

4. Bhashyam A R, Rodriguez E K, Appleton P, et al., 2018. The effect of hip positioning on the projected femoral neck-shaft angle: a modeling study. J Orthop Trauma, 32(7): e258-e262.

5. Boese C K, Dargel J, Oppermann J, et al., 2016. The femoral neck-shaft angle on plain radiographs: a systematic review. Skeletal Radiol, 45(1): 19-28.

6. Carr J B, 2007. The Anterior and medial reduction of intertrochanteric fractures: a simple method to obtain a stable reduction. j orthop trauma, 21(7): 485-489.

7. Chang S M, Hou Z Y, Hu S J, et al., 2020. Intertrochanteric femur fracture treatment in asia: what we know and what the world can learn. Orthop Clin North Am, 51(2): 189-205.

8. Chang S M, Zhang Y Q, Du S C, et al., 2018. Anteromedial cortical support reduction in unstable pertrochanteric fractures: a comparison of intra-operative fluoroscopy and post-operative 3D CT reconstruction. Int Orthop, 42(1): 183-189.

9. Chang S M, Zhang Y Q, Ma Z, et al., 2015. Fracture reduction with positive medial cortical support: a key element in stability reconstruction for the unstable pertrochanteric hip fractures. Arch Orthop Trauma Surg, 135(6): 811-818.

10. Chen S Y, Tuladhar R, Chang S M, 2020. Fracture reduction quality is more important than implant choice for stability reconstruction in two-part intertrochanteric femur fractures. J OrthopTrauma, 34(6): e227-228.

11. Choo S K, Oh H K, Ko H T, et al., 2017. Effectiveness of controlled telescoping system for lateral hip pain caused by sliding of blade following intramedullary nailing of trochanteric fracture. Injury, 48(10): 2201-2206.

12. Davis T R, Sher J L, Horsman A, et al., 1990. Intertrochanteric femoral fractures. Mechanical failure after internal fixation. J Bone Joint Surg Br, 72(1): 26-31.

13. Fogagnolo F, Kfuri M J, Paccola C A, 2004. Intramedullary fixation of pertrochanteric hip fractures with the short AO-ASIF proximal femoral nail. Arch Orthop Trauma Surg, 124(1): 31-37.

14. Furui A, Terada N, 2017. Analysis of the postoperative displacement of trochanteric fractures on lateral view radiographs. Acta Med Okayama, 71(4): 269-277.

15. Goto K, Murakami T, Saku I, 2022. Postoperative subtype P as a risk factor for excessive postoperative sliding of cephalomedullary nail in femoral trochanteric fractures in old patients: a case series of 263 patients using computed tomography analysis. Injury, 53(6): 2163-2171.

16. Ikuta T, 2002. Classification of trochaneric fracture of the femur. Kossetsu, 24(1): 158-162.

17. Ito J, Takakubo Y, Sasaki K, et al., 2015. Prevention of excessive postoperative sliding of the short femoral nail in femoral trochanteric fractures. Arch Orthop Trauma Surg, 135(5): 651-657.

18. Kaufer H, 1980. Mechanics of the treatment of hip injuries. Clin Orthop Relat Res, (146): 53-61.

19. Kay R M, Jaki K A, Skaggs D L, 2000. The effect of femoral rotation on the projected femoral neck-shaft angle. J Pediatr Orthop, 20(6): 736-739.

20. Kim T Y, Lee Y B, Chang J D, et al., 2015. Torsional malalignment, how much significant in the trochanteric fractures?. Injury, 46(11): 2196-200.

21. Kozono N, Ikemura S, Yamashita A, et al., 2014. Direct reduction may need to be considered to avoid postoperative subtype P in patients with an unstabletrochanteric fracture: a retrospective study using a multivariate analysis. Arch Orthop Trauma Surg, 134(12): 1649-1654.

22. Kyle R F, Ellis T J, Templeman D C, 2005. Surgical treatment of intertrochanteric hip fractures with associated femoral neck fractures using a sliding hip screw. J Orthop Trauma, 19(1): 1-4.

23. Larsson S, Friberg S, Hansson LI, 1990. Trochanteric fractures. Influence of reduction and implant position on impaction and complications. Clin Orthop Relat Res, (259): 130-139.

24. Mao W, Ni H, Li L, et al., 2019. Comparison of baumgaertner and chang reduction quality criteria for the

assessment of trochanteric fractures. bone joint res, 8(10): 502−508.

25. Marmor M, Guenthner G, Rezaei A, et al., 2021. Reporting on quality of reduction and fixation of intertrochanteric fractures-a systematic review. Injury, 52(3): 324−329.

26. Marmor M, Liddle K, Buckley J, et al., 2016. Effect of varus and valgus alignment on implant loading after proximal femur fracture fixation. Eur J Orthop Surg Traumatol, 26(4): 379−383.

27. Marmor M, Nystuen C, Ehemer N, et al., 2012. Accuracy of in situ neck-shaft angle and shortening measurements of the anatomically reduced, varus malreduced and shortened proximal femur: can we believe what we see on the postoperative films?. Injury, 43(6): 846−849.

28. Ochi R, Nakano T, Abe Y, et al., 2001. Loss of reduction after internal fixation by compression hip screw for femoral trochanteric fractures. Kossetsu , 23(2): 408−411.

29. Parker M J, 1993. Valgus reduction of trochanteric fractures. Injury, 24(5): 313−316.

30. Parry J A, Barrett I, Schoch B, et al., 2018. Validation of neck-shaft angle correction after cephalomedullary nail fixation. J Orthop Trauma, 32(10): 505−507.

31. Ramanoudjame M. Guillon P, Dauzac C, et al., 2010. CT evaluation of torsional malalignment after intertrochanteric fracture fixation. Orthopaed Trauma Surg Res, 96(8): 844−848.

32. Rha JD, Kim YH, Yoon SI, et al., 1993. Factors affecting sliding of the lag screw in intertrochanteric fractures. Int Orthop, 17(5): 320−324.

33. Sernbo I, Johnell O, Gentz C F, et al., 1988. Unstable intertrochanteric fractures of the hip. Treatment with Ender pins compared with a compression hip-screw. J Bone Joint Surg Am, 70(9): 1297−1303.

34. Tsukada S, Okumura G, Matsueda M, 2012. Postoperative stability on lateral radiographs in the surgical treatment of pertrochanteric hipfractures. Arch Orthop Trauma Surg, 132(6): 839−846.

35. Tsukada S, Wakui M, Yoshizawa H, et al., 2016. Three-dimensional computed tomographic analysis for comminution of pertrochanteric femoral fracture: comminuted anterior cortex as a predictor of cutting out. Open Orthop J, 10: 62−70.

36. Yoon Y C, Oh C W, Sim J A, et al., 2020. Intraoperative assessment of reduction quality during nail fixation of intertrochanteric fractures. Injury, 51(2): 400−406.

第九节　前内侧皮质支撑复位

　　骨折复位是开展骨折治疗的第一步。骨折的复位质量是影响治疗效果的第一位前提因素。临床上通常将骨折复位的质量等级分为三类：解剖复位、功能复位、未复位（复位不足、不可接受、不满意）。在闭合手法复位微创插入头髓钉固定的当代，股骨转子间骨折的功能复位是临床的主流。

一、股骨转子间骨折的功能复位

　　股骨近端属于干骺端转换区，有如下几个特点：①近侧的股骨颈较细窄，全部是坚硬的皮质骨，远侧的转子部粗大，皮质骨薄弱而松质骨丰富，即骨折的两端：粗细不对等、软硬不对等；②由于颈干角、前倾角和扭转角的存在，导致重力偏心传导，使股骨近端具有天然的内翻倾向；③股骨转子区的前方皮质骨较厚实，且多为简单的骨折线；相反，后方的皮质骨薄弱，且骨折时大多粉碎；因此，即便对二部分骨折（如颈基部骨折）而言，如果复位时依靠后方的皮质来获得骨与骨的对位接触，由于其薄弱，在滑动嵌紧的过程中往往会失去皮质支撑，导致头颈骨块发生过度滑动，骨折复位丢失；④在不稳定型股骨转子间骨折（31A2型），后内侧的小转子骨块已经分离移位，后侧更是失去了皮质复位、对位的基础，对这类不稳定型骨折，实际上也仅剩下前内侧皮质可供复位支撑；⑤髋股部肌肉强大，静息状态下的收缩力量也十分可观，比如，卧床状态下的直腿抬高，髋关节的受力达到患者体重的1.5倍。

　　综合上述因素，无论从结构特点还是受力机制上看，股骨近端骨折具有先天的不稳定性，包括轴向不稳定、旋转不稳定、横向（剪切）不稳定等。

　　骨折复位是骨折治疗的第一位前提因素。由于转子间骨折两端的不对称性，在闭合复位的条件下，股骨转子间骨折很难也很少能获得真正的解剖复位。如果再伴有粉碎和骨折块分离（如小转子骨块移位），骨折断端有缺损，获得解剖学复位更是不可能。因此，转子间骨折绝大多数仅能获得功能性对位。因此，股骨近端骨折的现代内固定治疗，多是采用滑动型内固定器械，术后接受头颈骨块沿着内固定器械的有限滑动（称为望远镜效应），即通过有限的股骨颈短缩，使骨折块间相互接触、坐实，促进骨折端的稳定和愈合，即接受骨折的功能复位。

二、股骨转子间骨折的二次稳定

　　骨块间的密切接触（加压），是骨折复位后稳定和加速愈合的前提。股骨转子间骨折的密切接触，可通过头颈骨块的向外滑动（沿着内植物提供的轴向）来获得。滑动可通过两个途径来实现：①术中在牵引床上，利用手术器械，如拉力螺钉将头颈骨块向外牵拉，或侧方套筒将股骨干外侧皮质向内挤压，进行骨块之间的收紧加压，属即刻静态加压，获得的稳定为初始稳定。术中直接收紧加压有两个特点，一是在控制体位的情况下进行，滑动的方向容易控制，即沿拉力螺钉或螺旋刀片的轴向加压，二是属于一次性加压，如果该一次性术中加压能直接消除骨折间隙，使头颈骨块与股骨干直接接触砥住，则就不需要术后的再次滑动，术中直接获得了骨折端的稳定。②术后通过大腿的肌肉收缩或负重，通过器械的滑动机制，对骨块进行挤压，该滑动是持续性的，属动态逐渐加压，使头颈骨块与股骨干逐渐砥住坐实，获得的稳定为二次稳定。

　　适当的、可控的滑动，有利于粉碎的骨折沿拉力螺钉（或螺旋刀片）的轴向（大多数DHS器械为135°，大多数头髓钉为130°，但InterTAN为125°）相互坐实，头颈骨块与股骨干前内侧皮质，相互接触、砥住，达到前内侧皮质的支撑复位，获得骨折的"二次稳定"，对抗轴向压力和旋转扭力（图11-79）。如果前内侧皮质没有得到相互支撑砥住，则头颈骨块将继续向外滑移后退，直至砥住髓内钉主杆或外侧壁。

　　如何获得可靠的功能性复位，使头颈骨块与股骨干之间的皮质对位关系在滑动中不至于相互错位偏离，维持住直至骨折愈合，是临床研究的热点。

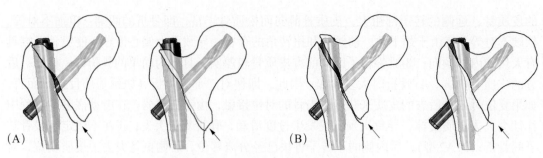

图11-79 内侧皮质的相互关系（Chang，2015）

A. 内侧皮质滑动后相互砥住，为皮质正性支撑，也提示头颈骨块复位在轻微外展位；B. 内侧皮质滑动后没有砥住，为皮质负性支撑（没有皮质支撑），也提示头颈骨块复位在轻微内翻位

三、前内侧皮质支撑复位的重要性

笔者采用正常股骨近端标本的CT扫描数据进行三维重建，再将其导入Mimics软件，顺沿股骨转子间线的方向做斜切面（模拟骨折线走形），用外切圆法将该斜断面分为角度相等的12份，每份30°角。计算环周皮质的平均厚度、密度和强度（密度与面积相乘之积）。再以前内下角的顶点（p点）为基准，将向前后各30°设定为前内下角皮质的面积，计算该区域占环周皮质强度的百分比。再将小转子骨块去除（占环周皮质的40%），计算在A2型骨折中，该前内下角区域占剩余环周皮质的百分比（图11-80）。共测量30例，计算其平均值，结果发现：①在皮质厚度上，前内侧角皮质是环周皮质厚度平均值的2.4倍；②在皮质面积上，前内侧角区域是环周皮质面积总值的27.3%，是小转子骨块分离移位后剩余皮质面积总值的44.7%；③在皮质强度上，前内侧角区域是环周皮质强度总值的35.0%（超过1/3），是小转子骨块分离移位后剩余皮质强度总值的47.7%（≈1/2）。可见，在范围上仅占1/6弧度的前内侧角皮质，不仅居于传导压力负荷的内侧（位置），而且也具有相应的强度（功能），这是符合骨骼结构与功能相适应的Wolff定律的。

顺向不稳定型股骨转子间骨折，AO/OTA分型包括A2.2和A2.3，其显著特征是存在后内侧分离移位的小转子骨块，主要骨折线走行为顺转子间的内下至外上，常伴有部分大

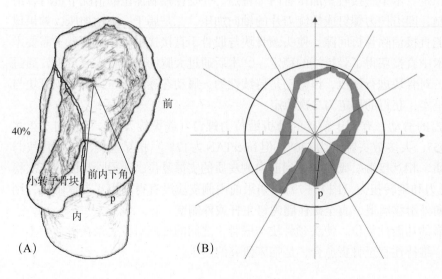

图11-80 前内下角皮质厚度、面积和强度（%）的模拟计算

p为前内下角

A. 顺转子间线斜断面；

B. 前内下角皮质占1/6弧度

转子骨块也向后移位。笔者将股骨转子区域的皮质分成前壁、后壁、内侧壁和外侧壁，在不稳定A2型股骨转子间骨折，大转子形成的后壁和后内侧小转子骨块已经分离移位（且不复位固定），所以，转子区域能够支撑头颈骨块的皮质仅剩下前壁和残余的内侧壁。而骨干残余的内侧壁，常为后下至前上走行的斜面，仅靠残余的斜面内侧壁很难获得皮质支撑，而残余内侧壁与前壁转弯处的皮质在骨折发生时极少粉碎，笔者将其称为"前内下角（anteromedial inferior corner）"，这是功能复位时皮质与皮质相互接触砥住的关键位置（图11-81）。

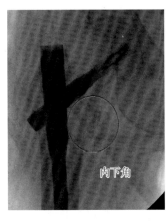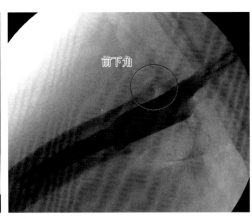

图11-81　前内侧角皮质相互接触砥住，是获得支撑复位的关键

在转子间骨折中，远侧股骨干骨折线围成椭圆形的断口平面，因小转子骨块分离移位，上方头颈骨块的断口平面小于下方骨干的断口平面，且头颈骨块沿着螺旋刀片滑动方向与下肢机械轴方向不一致，所以头颈骨块容易滑动进入（掉落入）宽大的骨干断口平面。对不稳定型股骨转子间骨折，目前主流采用闭合复位髓内固定，不再强调对后内侧小转子骨块的复位。因此，前内侧角的皮质支撑复位就显得极其重要，如果转子间骨折复位没有达到皮质支撑复位，头颈骨块会向髓腔过度滑动。如果早期发现过度滑动，避免负重，骨折有可能最终愈合，但增加了卧床的并发症；如果未能发现过度滑动而继续负重活动，头颈骨块会继续滑动直到接触髓内钉的主钉，后者给予外侧支撑，相当于"金属外侧壁"，则出现股骨颈短缩，髓内钉主钉受力增加，骨折端未能皮质接触加压，愈合缓慢，甚至出现螺旋刀片切出、主钉疲劳断裂。因此，前内侧角的皮质支撑复位，既能保留骨块间的滑动加压促进骨折愈合，又限制其过度滑动，这是防止治疗失败的关键。

四、皮质支撑复位的分类

1988年，瑞典Larsson等首先提出股骨转子间骨折的内侧和前侧皮质复位的重要性，以3 mm为界，评价术后第一次摄片中前内侧皮质复位情况。股骨干与头颈骨块的内侧皮质错位不超过3 mm为解剖复位，股骨干内侧皮质位于头颈骨块内侧超过3 mm为内侧复位，股骨干内侧皮质位于头颈骨块外侧超过3 mm为外侧复位。该标准的缺陷：一是采用术后摄片观测，这可能是已经滑动后的状况，对医生手术中的指导价值不大，也没有手术中调整的机会；二是解剖复位的3 mm界限，没有考虑方向性，内外均可；三是忽略了影像分辨率的问题。

以色列Gotfried（2013）在治疗移位型股骨颈头下型骨折时，提出了"非解剖的正性皮质支撑复位"概念，即在侧位透视获得180°对线的基础上，在正位将上方头颈骨块的内侧皮质在轻度外展位，复位于下方股骨颈内侧皮质的外侧，形成"下托上"的皮质非解剖对位，如此则限制了头颈骨块向下方的过度滑动。张英琪等（2013）用几何力学的方法解释了这一复位方法的优势（图11-82）。

笔者在2014年依据前内侧皮质的位置关系，提出了股骨转子间骨折的正性皮质支撑复位，与股骨颈骨折的正性支撑复位要求正好相反。这是因为，股骨转子间骨折的头颈骨块，其滑动移位方向主要是向外退缩塌陷，获得头颈骨块内侧皮质与股骨干内侧皮质的"上盖下"复位关系后，在头颈骨块向外向下滑动、内侧皮质相互接触砥住坐实之后，头颈骨块即获得了"二次稳定"，不再滑动，为骨折的愈合创造了良好的力学环境。

笔者将骨折复位后正位片上头颈骨块内侧皮质与股骨干内侧皮质的位置关系分为3种（表11-16，图11-83）：①正性皮质支撑，上方头颈骨块的内侧皮质遮盖在下方股骨干内侧皮质之上（髓腔外，即上包下）；如此，股骨干内侧皮质对头颈骨块内侧皮质有支撑作

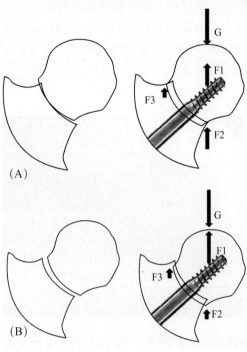

图11-82 股骨颈骨折的皮质支撑复位（Zhang, 2013）

G为体重，F1为骨-螺钉界面承受力，F2、F3为皮质-皮质界面承受力

A.正性支撑；B.负性支撑

表11-16 皮质对位的定义

前内侧皮质	描 述	说 明
正性支撑 （positive support）	内侧皮质：正位透视上，头颈骨块的内侧皮质位于股骨干内侧皮质的内上方，即上方头颈骨块的内侧皮质遮盖在下方股骨干内侧皮质之上（上包下）。	髓外对位，端侧对位，皮质外嵌 颈干角外翻或解剖 头颈骨块经有限的滑动之后，其内侧皮质与股骨干内侧皮质相互接触、砥着 过度复位
	前侧皮质：侧位透视上，头颈骨块的前侧皮质位于股骨干前侧皮质的前方。	
中性支撑 （neutral support）	内侧皮质：正位透视上，头颈骨块与股骨干二者的内侧皮质在透视上获得完全对位。	端端对位 颈干角解剖、外翻或内翻
	前侧皮质：侧位透视上，头颈骨块的前侧皮质与股骨干前侧皮质平齐（半个皮质厚度以内的侧方移位）。	由于透视影像的分辨力不强，1～2 mm皮质错位并不能反映出来；在骨折端吸收后，部分中性支撑有可能转变为负性支撑而导致头颈骨块过度退缩
负性支撑 （negative support, no support）	内侧皮质：正位透视上，上方头颈骨块的内侧皮质位于下方股骨干内侧皮质的外上方（下包上），股骨干内侧皮质对头颈骨块没有支撑作用。	髓内对位，皮质内嵌，皮质后陷 颈干角内翻或解剖 负性支撑实际上是头颈骨块失去了股骨干的皮质支撑，属骨折的不稳定复位
	前侧皮质：侧位透视上，头颈骨块的前侧皮质位于股骨干前侧皮质的后方（超过半个皮质，髓腔内）。	复位不足

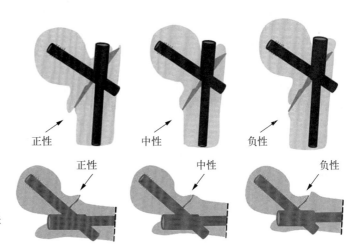

图 11-83 内侧皮质和前侧皮质对位关系简图

用,头颈骨块经有限的滑动之后,其内侧皮质与股骨干内侧皮质相互接触、砥住,股骨干内侧皮质能限制头颈骨块沿拉力螺钉轴线向外侧的过度退缩。②负性皮质支撑,即无皮质支撑,上方头颈骨块的内侧皮质位于下方股骨干内侧皮质的外上方(髓腔内,即下包上),股骨干内侧皮质对头颈骨块内侧皮质没有支撑作用,不能阻挡头颈骨块向外侧的退缩滑动,头颈骨块将一直退缩至遇到髓内钉主杆的阻挡;而如果是侧板固定系统(如DHS),头颈骨块将一直向外退缩至遇到股骨外侧壁皮质的阻挡,内侧皮质负性支撑实际上是头颈骨块失去了股骨干的皮质支撑,属骨折的不稳定复位。③中性皮质支撑,两者的内侧皮质在影像学透视上获得完全的平滑对位,但由于透视影像的分辨力不强,2 mm以内皮质错位并不能反映出来,在骨折端吸收后,中性支撑有可能转变为负性支撑而导致头颈骨块过度退缩。

侧位片上,头颈骨块前侧皮质与股骨干前侧皮质的对位关系也分为3种:①正性支撑,头颈骨块的前侧皮质位于骨干前侧皮质的前方(髓腔外);②负性支撑,即丧失皮质支撑,头颈骨块的前侧皮质位于骨干前侧皮质的后方(髓腔内);③中性支撑,即两者的前侧皮质在影像学透视上获得平滑对位。

前内下角的皮质对位关系,与头颈骨块的内外翻(颈干角)有很强的对应关系。笔者对100例术毕即刻透视影像进行目测分析,画出头颈骨块中轴线与螺旋刀片轴线进行对比,结果发现,颈干角外翻复位者大多均伴随着内侧皮质的正性/中性对位,两者之间是相辅相成、相互影响的;颈干角内翻复位者大多对应着内侧皮质的负性/中性对位,而颈干角解剖复位者在内侧皮质的三种对位关系中均有(表11-17)。

笔者认为,判断股骨转子间骨折的复位质量,可参考下列标准:①对线方面,应接受正侧位片上的Garden对线指数;②对位方面,在头颈骨块与股骨干的前内侧皮质之间,骨

表 11-17 术毕即刻正位透视的颈干角与内侧皮质对位关系(100例)

正位颈干角(例数)	内侧皮质对位关系		
	正 性	中 性	负 性
外翻复位(74)	62	12	—
解剖复位(15)	8	4	3
内翻复位(11)	—	7	4

折间隙应控制在1个皮质厚度之内，并且做到前内侧皮质非负性对位；③仅满足骨折对位而对线不良（颈干角内翻），属于复位质量差；④从临床实践来看，头颈骨块的侧位成角很少超过20°（即侧位对线均属满意），因此考察骨折复位质量对结果的影响，可以忽略侧位对线，仅考虑3个因素，即正位颈干角、正侧位皮质对位关系，其中正位颈干角恢复正常或略外展，是获得满意复位的前提条件。

正如颈干角的轻度外翻（5°～10°）是骨折对线的过度复位一样，正性支撑是前内下角皮质的过度复位（over-reduction），其机制主要与局部的解剖学特点有关，即由于颈干角的存在，骨折具有先天的内翻倾向和滑落短缩的趋势，需要"人为的、故意的"外翻复位和皮质支撑砥住予以弥补。

五、皮质支撑复位的临床应用效果

2014年，笔者回顾性分析了127例AO/OTA-31A2患者，其中男32例，女95例，平均年龄（78.7±15.5）岁，PFNA-II内固定111例，Gamma-3内固定16例。所有患者均在入院后按照"老年髋部骨折治疗流程"，进行常规化验检查和器官功能评估，争取在48小时内完成手术。术后根据患者的影像学情况，将皮质对位关系分为正性、中性和负性三组（图11-84），比较内侧皮质正性、中性和负性支撑三组患者的基线状况、术后颈干角、股骨颈长度变化、康复进程和功能恢复情况。

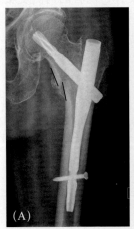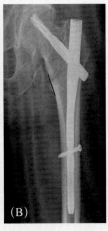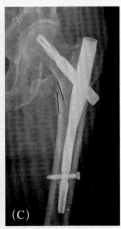

图11-84 术后内侧皮质对位关系
A. 正性对位（头颈骨块轻微外展复位）；B. 中性对位（解剖复位）；C. 负性对位（头颈骨块轻微内翻复位）
相对于原始的解剖状态而言，颈干角的轻度外翻和内下皮质的正性支撑，均属骨折的过度复位

对所有患者均进行了影像学等级判断和两个自填量表进行功能随访，时间分别为术后3、6个月：①基本日常生活活动（BADL），包括吃饭、穿衣、洗漱、如厕4个项目，分5个等级（0～4分），满16分；②行走活动能力（Parker-Palmer法），包括室内行走、室外行走和外出访友购物3个方面，分4个等级（0～3分），满分9分。

内侧皮质正、中、负性支撑三组患者在年龄、性别比、骨折前的基本日常生活能力、步行活动能力、手术危险度分级、内科合并症数目、骨质疏松Singh指数、术中骨折复位质量以及螺旋刀片（拉力螺钉）的置放（TAD）等基线方面，均无明显统计学差别。术后3个月影像学随访，皮质正性支撑组的颈干角和股骨颈长度丢失最少（平均0.7°和2.4mm），而负性支撑组丢失最多（平均8.9°和6.7mm），有显著性统计学差异（表11-18）。

表11-18　术后随访颈干角与股骨颈长度的变化（与健侧对比）

	颈干角的丢失（术后3月）	股骨颈长度的丢失（术后3月）
正性支撑组（89例）	0.7°	2.4 mm
中性支撑组（26例）	4.8°	3.5 mm
负性支撑组（12例）	8.9°	6.7 mm

正性支撑组能早期下地负重行走，康复进程较快，且髋股部疼痛不适发生率（9.0%）较负性支撑组（16.7%）为低。

对于术中皮质平滑对位的中性支撑组，由于术中C臂机透视的分辨率限制，中性支撑组实际上包含了轻微的正性支撑、真正的解剖支撑和轻微的负性支撑3类情况混合在一起。轻微的负性支撑在骨折端吸收后，容易演变为真正的负性支撑，致使头颈骨块发生内翻与股骨颈短缩。在本组术后即刻正位摄片显示为中性支撑的26例中，有5例（19.2%）在随访中演变为负性支撑，头颈骨块退缩明显，颈干角与股骨颈长度均减少，致使该组的平均功能评分低于正性支撑组。

六、术毕即刻透视影像与术后随访皮质支撑的关系

内侧和前侧皮质对位关系，在不同的时间点可以通过不同的成像方法予以评估：①术中，多采用C臂机或G臂机的荧光透视（正位、侧位、前内侧斜位3个角度或多角度）；②术毕即刻（此时患者仍在牵引床上），多采用荧光透视（多角度）、X线摄片或3D-CT；③术后随访，在返回病房后或门诊随访中，多采用X线摄片或3D-CT。此外，影像拍摄的时间点（患者离开牵引床后，其骨折端位置就可能发生改变）、拍摄技术（拍摄角度、患者体位）以及拍摄机器性能（影像学清晰度、分辨率）等因素，可能对结果判断产生较大影响。但临床实际工作中，术中、术毕即刻多采用C臂机荧光透视，术后随访多采用X线摄片。因此，临床运用与研究过程中，必需考虑到这些影像和时间因素产生的影响。

目前对股骨转子间骨折复位质量的判断主要依赖于术中C臂透视的正侧位影像，其是否能够真实反映滑动后骨折在三维立体上的稳定性，或根据术毕即刻的透视影像预测最终的治疗结果，并不清楚。如何既保留头颈骨块向外的滑动功能，又限制其过度的滑动而获得骨折的最终愈合，是治疗获得成功的关键。不稳定转子间骨折术后，头颈骨块的滑动可导致前/内侧皮质的对位关系发生变化（图11-85）。

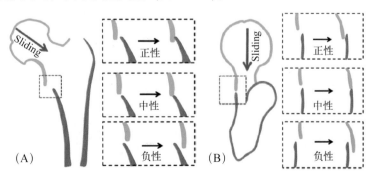

图11-85　不稳定转子间骨折术后头颈骨块滑动后皮质变化（Chang，2018）
A. 内侧皮质对位关系变化；B. 前侧皮质对位关系变化

　　术后3D-CT表面成像，能够将图像进行各个角度的360°旋转，全方位地观察骨折的对位情况，能够直接观察到前内侧皮质是否接触砥住，重点在于内侧皮质与前侧皮质转弯处的"前内下角"的皮质接触情况（图9-5），是判断皮质对位情况的"金标准"。根据前内侧皮质是否接触分为两种等级，有接触真砥住、无接触未砥住。

　　杜守超等（2018）回顾性总结了采用头髓钉（PFNA-Ⅱ）治疗顺向不稳定股骨转子间骨折，收集同时具有完整术毕即刻透视（患者仍在牵引床上）和术后3D-CT影像资料的病例共63例，男22例，女41例，平均年龄82.3岁（61～98）岁。骨折按AO/OTA分型，A2.2型有26型，A2.3型有37例，将前/内侧皮质对位关系在术毕即刻透视影像与术后3D-CT影像作对比分析，探讨二者的准确性和一致性。总体而言，经术后3D-CT观察，63例患者中有37例（58.7%）获得了前内侧角的皮质接触砥住（图11-86～图11-88）。

　　将透视影像与3D-CT影像对比分析，术毕即刻侧位透视为负性对位的23例，术后3D-CT观察获得前内侧皮质支撑仅5例（21.7%）；侧位透视为中性支撑对位的36例，术后3D-CT观察获得前内侧皮质支撑28例（77.8%）。卡方检验，两者有明显的统计学差别

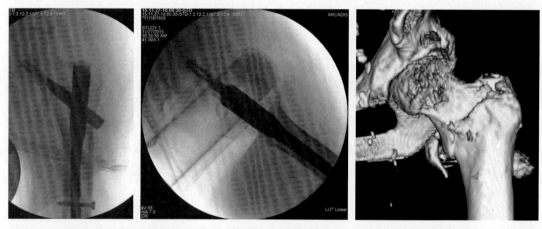

图11-86　女，89岁。左股骨转子间骨折（31A2.2）；术中透视示内侧皮质正性支撑，前侧皮质中性支撑；术后
3D示真正的前内侧皮质支撑

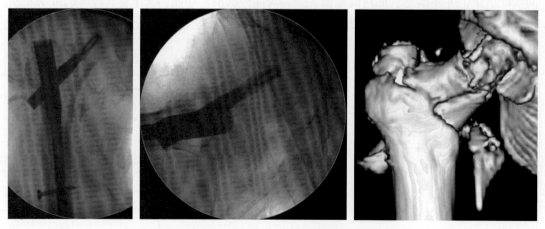

图11-87　女，78岁。右股骨转子间骨折（31A2.2）；术中透视示内侧皮质中性支撑，前侧皮质中性支撑；术后
3D示前内侧皮质未砥住，未获得皮质支撑

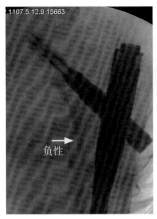
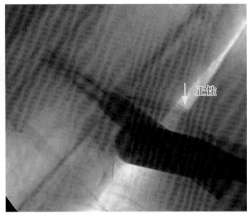
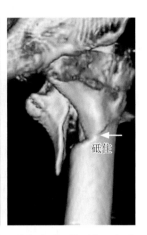

图11-88 男，81岁。右股骨转子间骨折（31A2.3）；术中透视示内侧皮质负性对位，前侧皮质正性对位；术后
3D示前侧皮质砥住，获得了皮质支撑。患者术后1周下地站立练习行走

（χ^2=17.9，$P<0.05$）。侧位透视为正性支撑的仅4例，术后3D-CT观察全部获得前内侧皮质
支撑（100.0%）。侧位透视为中性或正性支撑复位的共40例，术后3D-CT观察获得前内侧
皮质支撑32例（80.0%），与侧位透视负性复位组行卡方检验，两者也有明显的统计学差
别（χ^2=20.5，$P<0.05$）。

分析术毕即刻透视影像与术后3D-CT影像不完全一致的原因，可分为两种情况：①透
视分辨率较低，可能造成对术毕透视影像结果的误判；②颈骨块在滑动中的变化，导致最
终结果的改变。第一种情况，C臂透视机屏幕的影像分辨力有限，2 mm皮质错位并不能
被分辨出。所谓的透视影像下的"解剖复位"，实际上包含着精确的皮质解剖对位、轻微
的正性对位和轻微的负性对位，这3种情况在透视下很难区分。轻微的负性关系，在术后
CT精确观察下可能转变为真正的负性对位。在不稳定转子间骨折，由于小转子骨块的分
离移位，仅将前内侧皮质对齐就称为"解剖复位"也不妥当。因此，笔者用"中性支撑复
位"代替"解剖复位"。在骨折端吸收后，中性支撑有可能转变为负性关系而导致头颈骨
块过度退缩。第二种情况，头颈骨块在滑动中的变化，受多种因素的影响：①滑动阻力，
头颈骨块内植物（拉力螺钉或螺旋刀片）连接于髓内钉，其滑动的启动阻力是连接于侧板
套筒的3倍。②滑动方向，内植物的轴向可能与头颈骨块的轴向并不一致，或内植物在股
骨头内发生了位移（向上切割）。③滑动距离，头颈骨块与股骨干之间残留的股距间隙不
应超过1个皮质的厚度（4～5）mm，否则需要很大的滑动距离才能相互接触砥住。④滑
动中头颈骨块的旋转，头颈骨块的旋转并不少见，当为屈曲位旋转时，下方的骨折尖齿向
前移位，容易获得前侧皮质的接触砥住；当头颈骨块为伸直位旋转时，下方的骨折尖齿向
后移位，滑落入髓腔之中，容易失去前侧皮质的接触砥住。⑤滑动中头颈骨块的倾斜和摆
动，也能引起两骨块的位置改变。⑥股骨干的外旋，这在术后的患者体位中并不少见。股
骨干外旋促使前方骨折线有张口的趋势，这将导致前方骨折线产生台阶和间隙，或使原有
的台阶和间隙增大，容易丧失前侧皮质对位。

由于透视分辨率低和滑动中的变化，术毕即刻透视影像与术后3D-CT有时不一致。根
据笔者的统计结果，侧位透视为负性关系时，无论正位透视为正性还是中性支撑，术后
3D-CT上前内侧皮质获得支撑的概率仅为21.7%。出现这么低概率的原因，笔者认为是前

侧皮质没有获得支撑，仅靠残余的狭窄的内侧皮质前部，很难获得有效的支撑，而且也不可靠，容易丢失。侧位透视为中性或正性支撑复位时，术后获得前内侧角皮质支撑的概率为80.0%。可见，侧位片上的前侧皮质获得支撑很重要。在正位和侧位透视均为中性皮质支撑的15例中，有5例（33.3%）术后3D-CT显示并未获得前内侧角皮质的接触砥住，所以这种前/内侧双"皮质平滑"的组合，实际上并非全部为"解剖复位"，术后有较高的丢失率（负性转变率）。

皮质对位关系的区分依赖于术者的经验、透视机的分辨率，从临床实践来看，术中容易获得内侧皮质正性支撑复位。一方面，牵引对骨折端有张开作用，股骨干容易位于头颈骨块的远侧；另一方面，插入头髓钉时，在内侧的头颈骨块与外侧壁之间有撑开效应，外侧壁连带股骨干向外侧移动撑开，使股骨干内侧皮质位于头颈骨块内侧皮质的外侧，即获得正位透视的正性支撑。然而，术中获得前侧皮质正性支撑复位并不容易，可能由于坚韧的髂股韧带限制了头颈骨块的向前移动，所以达到前侧皮质的平滑对位即属优秀，避免出现负性对位的情况。需要说明的是，超过一个皮质厚度的侧位正性对位，往往提示着头颈骨块的过度屈曲位旋转，头颈骨块的下方尖齿，由于过度屈曲，可能已经偏离了具有"厚、硬、强"特点的股骨干前内下角皮质区域，对头颈骨块的支撑力量也将大为降低。

总之，对于不稳定型顺向股骨转子间骨折，获得前内侧角皮质对皮质的支撑，能够阻挡头颈骨块的过度滑动，实现皮质间加压促进骨折愈合。重视术中侧位透视，前侧皮质为负性关系时，术后容易失去皮质支撑，属于复位不足，应该在术中继续予以纠正；前侧皮质为正性（多为头颈骨块旋转引起）或中性皮质对位关系，术后容易获得前内侧皮质支撑（表11-19）。

表 11-19　头颈骨块与股骨干三种皮质对位形式的比较

	正性皮质对位 Positive cortical apposition	中性皮质对位 Neutral cortical apposition	负性皮质对位 Negative cortical apposition
正位透视	• 头颈骨块内侧皮质位于股骨干内上方（≤1皮质厚度） • 颈干角轻度外翻 • 头髓钉手术，内侧正性容易得到	• 头颈骨块与股骨干平滑对齐 • 颈干角正常或轻度外翻 • 真正的解剖复位很难得到	• 头颈骨块位于股骨干内侧皮质外侧 • 颈干角内翻 • 属骨折复位不足，失去皮质支撑
侧位透视	• 头颈骨块前侧皮质位于股骨干前侧皮质的前方，超过半个皮质厚度（>2 mm） • 侧位正性少见，多由头颈骨块屈曲位旋转（尖齿向前）引起	• 前侧皮质平滑，或台阶小于半个皮质厚度（≤2 mm，不论前后方向） • 侧位中性多见	• 头颈骨块前侧皮质位于股骨干前侧皮质的后方，超过半个皮质（>2 mm） • 侧位负性，皮质后陷多见
预测皮质对位趋势	• 正性皮质对位，皮质外嵌对位，髓腔外对位，端-端对位 • 非解剖的功能复位，过度复位，稳定复位，充足复位，满意复位，可接受复位	• 皮质解剖对位，端-端对位，或滑动后皮质对位丢失变为负性 • 包含3种亚型，并非真正的解剖复位	• 滑动后将陷落入髓腔，失去皮质对位 • 复位不良，复位不足，不稳定复位，不满意，不可接受
术后3D-CT全景观察	• 前内下角的端侧皮质对位 • 端侧砥住	• 解剖对位，前内下角的皮质端端砥住，最佳	• 前内下角无皮质接触 • 头颈骨块滑落入髓腔内，内翻，后陷

（续表）

	正性皮质对位 Positive cortical apposition	中性皮质对位 Neutral cortical apposition	负性皮质对位 Negative cortical apposition
临床效果	• 术后滑动，皮质嵌紧，二次稳定 • 维持正常的颈干角、股骨颈长度	• 术后不再滑动退缩，解剖位愈合，最佳 • 或转变为负性	• 头颈骨块由髓内钉主杆支撑，或外侧壁（骨性，金属）支撑，最终愈合 • 内翻、塌陷、退钉、股骨颈短缩等并发症 • 内固定失败

Chen等（2020）通过股骨近端标本的多角度透视演示，提出前内侧倾斜30°的切线位透视观察前内侧皮质对位情况（图11-89）。术中将C臂机放于两腿之间的裆部，术毕透视时，调整C臂机角度，在将头髓钉（螺旋刀片和髓内钉主杆）显示为一条直线的基础上，再内旋C臂机30°透视，能消除大转子、转子间线前外侧结节的遮挡，清晰地显示出前内侧角切线位。

在98例患者中，采用正位透视，术中判断内侧皮质的复位质量为：79例正性，19例中性，0例负性；采用侧位透视，术中判断前侧皮质的复位质量为：2例正性，68例中性，28例负性；采用斜位透视（图11-90），术中判断前内侧皮质的复位质量为：22例正性，51例中性，25例负性。

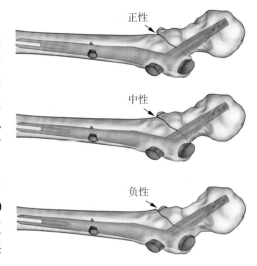

图11-89　前内侧30°切线位透视的正性、中性与负性

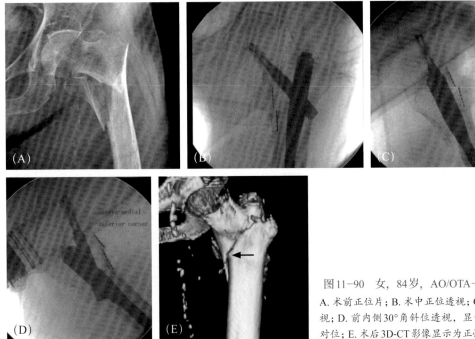

图11-90　女，84岁，AO/OTA-A2.3型骨折
A. 术前正位片；B. 术中正位透视；C. 术中侧位透视；D. 前内侧30°角斜位透视，显示为皮质正性对位；E. 术后3D-CT影像显示为正性支撑

术后3D-CT影像，经360°旋转全角度观察，最终前内侧皮质砥住者62例（62/98，63.3%），未砥住者36例（36/98，36.7%）。在这62例前内侧皮质砥住者中，有46例（46/62，74.2%）存在头颈骨块的向前屈曲位旋转（旋转角度<15°），因此头颈骨块的屈曲位旋转可以看作是前内侧皮质砥住的一个重要因素。

术中透视与术后3D-CT对骨折复位质量判断的符合率，分别为正位63.3%（62/98）、侧位79.6%（78/98）、斜位86.7%（85/98），各透视方法之间具有显著性统计学差异（$P<0.001$）。其中，在斜位透视与术后3D-CT符合率对比发现，在正性组中，21例（21/22，95.5%）相符；中性组中，40例（40/51，78.4%）相符；负性组中，24例（24/25，96%）相符（表11-20）。斜位透视结果表明，中性对位组存在一定比例（约20%）术后出现前内侧皮质对位再丢失的现象。

表11-20 术中透视与术后3D-CT的前内侧皮质对位关系

术中透视				术后3D-CT	
正位	侧位	斜位	病例数	前内侧皮质砥住例数	前内侧皮质未砥住例数
正性	正性	正性	2	2 (100%)	0 (0%)
正性	正性	中性	16	16 (100%)	0 (0%)
正性	中性	中性	35	31 (88.6%)	4 (11.4%)
正性	中性	负性	5	1 (20%)	4 (80%)
正性	负性	正性	4	3 (75%)	1 (25%)
正性	负性	中性	8	3 (37.5%)	5 (62.5%)
正性	负性	负性	9	0 (0%)	9 (100%)
中性	中性	中性	8	6 (75%)	2 (25%)
中性	中性	负性	4	0 (0%)	4 (100%)
中性	负性	负性	7	0 (0%)	7 (100%)
			总计：98	62	36

由于术中透视正性对位和中性对位都是能被接受的对位治疗，因此，对前内侧皮质的负性对位与非负性对位进行了比较（表11-21）。结果表明，斜位透视的皮质对位情况决定了最终前内侧皮质是否砥住，即：术中斜位透视发现前内侧皮质对位成负性关系，无论内侧及前侧皮质对位如何，都将高度预测其术后皮质失去支撑（24/25，96%）；相反，术中斜位透视发现前内侧皮质对位成非负性关系，与术后最终皮质接触砥住具有高度的相关性（61/73，83.6%）。因此30°斜位透视可以看作是皮质是否砥住的一个独立预测因素，在

表11-21 术中透视与术后3D-CT前内侧皮质对位的4种组合

术中透视				术后3D-CT	
正位	侧位	斜位	病例数	前内侧皮质砥住数	前内侧皮质未砥住数
非负性	非负性	非负性	61	55 (90.2%)	6 (9.8%)
非负性	非负性	负性	9	1 (11.1%)	8 (88.9%)
非负性	负性	非负性	12	6 (50%)	6 (50%)
非负性	负性	负性	16	0 (0%)	16 (100%)
			总计：98	62	36

统计学上具有显著性差异（$P<0.001$）。

总结近年来的临床研究结果，可以得出以下结论：①术毕即刻的内侧皮质正性支撑，可以获得良好的力学稳定性，后期多维持在正性或演化为中性，转变为负性的丢失率较低；②术毕即刻的内侧皮质中性支撑，后期丢失率较高，是否应该接受内侧皮质的中性支撑对位，逐渐受到了学术界的质疑；③术毕即刻的前侧皮质的正性支撑或中性支撑，都有较好的稳定性，后期丢失率低；④早期的皮质支撑理论研究，多应用于内侧皮质，而现在前侧皮质的重要性也已逐渐获得认可；⑤术中使用30°斜位透视片可以更直接、准确地观察前内侧皮质对位关系，对预测最终结果更有优势。

七、前内侧皮质支撑的基础实验研究

有限元分析（finite element analysis，FEA）是基于近代计算机的进步而快速发展起来的一种用于分析力学结构强度的运算方法，其在骨科的内固定器械改进、个体化术前设计、手术教培辅助等方面已经得到了广泛的运用。2018年，Furui等针对性研究了前侧皮质支撑，使用1名95岁患者的股骨CT构建了转子间骨折模型，并求解最大位移与冯米塞斯应力（von Mises stress，VMS）作为结局评估指标，指出术后即刻前侧皮质负性支撑、中性支撑的力学稳定性都不如正性支撑，而其并未探讨内侧皮质支撑的重要性。Shao等（2021）使用1名65岁患者的股骨CT数据，建立A2型骨折有限元模型，在PFNA－Ⅱ固定下施加700N的负荷，研究9种皮质对位关系的稳定性问题，结果同样得出了负性皮质对位结构稳定性最低的结论，其力学稳定性：正性支撑＞中性支撑＞负性支撑。这些研究是很好的开端，也仍有待改进之处：样本量过小（仅使用单个股骨CT样本）、模型设计与临床实际不够符合等。

生物力学测试（biomechanical testing）是广泛运用于骨科力学分析的实物实验方法，其在前内侧皮质支撑复位方面有一定的应用。Park等（2018）对8对老年股骨（平均年龄76.8岁）进行生物力学实验，对比股骨近端前内侧皮质正性支撑复位与负性支撑复位对稳定性的影响，发现正性组轴向刚度平均值较负性组高27.3%（422.7 N/mm vs. 332.0 N/mm），承受的最大轴向负荷平均值高44.9%（2 848.7 N vs. 1 966.5 N），达到内固定失败所承受的总能量平均值高89.6%（27 969.9 N·mm vs. 14 751.0 N·mm）。可以看出，前内侧皮质的正性支撑复位在力学稳定性方面更优秀。另外，试验中所有负性支撑组内固定失败均表现为股骨头内翻并沿螺旋刀片向髓内滑动；而正性支撑组最终失败时主要表现为头颈骨块旋转。这也提示了头颈骨块内翻是负性支撑复位力学稳定性失效的主要形式。李双等（2019）将27个人造Synbone股骨分成不同对位的9种组合，每种3个标本，进行生物力学实验研究，结果显示，正/正组屈服载荷最大，平均4 967 N，其次分别为正/中组（内侧正性支撑，前侧中性支撑）、正/负组、中/正组、中/中组、中/负组、负/正组、负/中组，负/负组标本的屈服载荷最小，为1 333 N。在2 100 N的垂直压力下，正/正组、正/中组、中/正组、中/中组生存时间均超过180 s，负/正组平均生存时间为22.7 s，负/中组平均生存时间为5.3 s，负/负组的生存时间为0 s。可以看出，在维持骨折术后稳定性方面，内侧皮质支撑起主要作用，前侧皮质起次要作用。当两者均达到正性对位时骨折稳定性最佳，而前侧皮质负性支撑是内固定力学稳定性丢失最重要危险因素。Ling等（2021）利用18

个人造股骨标本构建A2.2骨折模型，分析了屈服载荷、刚度、最大位移、颈干角变化等多项指标，得出内侧皮质的力学稳定性：中性支撑＞正性支撑＞负性支撑。可见，稳定性最差的皆是负性支撑，但正性支撑与中性支撑孰优孰劣仍存在分歧，且前侧皮质支撑与内侧皮质支撑的重要性孰高孰低也没有进一步探究。此外，现有生物力学测试使用的标本大多是人造股骨模型，股骨尸体标本的研究较少。

八、前内侧皮质支撑复位的推广应用

前内侧皮质支撑复位的观点提出之后，国内外许多学者进一步对比研究了正性、中性和负性皮质关系的效果，包括生物力学、放射影像和临床功能等，均得出了负性皮质关系效果较差的结论。目前股骨转子间骨折前内侧皮质支撑复位理论，已经得到了国内外临床医生的广泛认可，并应用于临床实践中。

卫禛等（2019）对国内外有关皮质对位的临床资料进行了收集和综述，发现在颈干角维持和股骨颈长度方面，正性对位者优于中性对位者，而负性对位者的颈干角和股骨颈长度丢失最多且并发症较高。

Lim等（2021）曾对前内侧皮质支撑复位的临床应用进行了系统综述和Meta分析，共纳入8项研究1363例患者，结果发现负性对位组比非负性组，具有更大的滑动后退距离、更多的颈干角内翻畸形和更高的骨折不愈合率。但是很难得出正性组和中性组哪种更好更优的结论。

Kristan等（2021）对92例患者的研究，发现术后即刻的阳性对位者，在骨折愈合的过程中有逐渐转化为解剖对位的趋势（内侧、前侧均约1/3的比例）；而术后即刻的中性对位者，后期转化为负性者不在少数（内侧约1/3、前侧约1/7的比例）。也就是说，①术后即刻的内侧皮质中性，约1/3在后期将变为负性，失去皮质支撑，将导致更多的股骨颈短缩、颈干角内翻；②而术后即刻的正性，无论在内侧前侧，后期变为负性者比例很少（<10%）。这一研究充分说明了术毕即刻的正性皮质对位比中性对位好的现象（转变为负性比率低），其原因与术后头颈骨块的二次滑动方向有关：向外向下向后。作者总结出三个要点：①内固定后，术后即刻的侧位X线图像，对预测放射学和功能结局具有决定性作用，即侧位更重要（前侧皮质）；②前皮质复位的初始位置不佳，预示着后期的颈干角内翻和内侧皮质支撑丢失；③行走能力和内固定失败率与术后6个月的皮质位置显著相关。

茆玮等（2022）总结了前内侧皮质支撑复位的研究进展，认为其是一种特殊的适用于转子间骨折的功能性支撑复位方法，综合考虑了股骨近端颈干角的结构特殊性及内固定器械的动态滑动机制，且并不增加手术医生的操作难度。但目前的研究，多为小样本量、单中心的回顾性研究，尚需大样本、多中心、高质量的前瞻性研究甚至随机对照试验，才能得出更可靠、可信的结论（表11-22）。

九、正性支撑与中性支撑的争论

目前普遍的观点认为，任何负性的皮质对位，无论是在内侧还是前侧，都可能在二次

表11-22 前内侧皮质支撑复位的研究汇总

	正性支撑 vs. 中性支撑（稳定性）	前侧支撑 vs. 内侧支撑（重要性）	中性支撑 vs. 解剖复位（定义）	说 明
基础研究				
有限元分析	正性＞中性	无明确结论	中性＝解剖	样本量小，骨折模型与实际不符
生物力学测试	存在争议	存在争议	中性＝解剖	人造骨骼标本，缺乏骨质疏松型尸体标本研究
临床研究				
回顾性研究	前侧：正性＝中性内侧：尽量正性	存在争议	中性≠解剖	多为小样本量、单中心研究、回顾性
前瞻性研究	无相关研究	无相关研究	无相关研究	无相关研究

滑动后导致最终的皮质支撑丢失。然而，对于正性皮质对位和中性皮质对位孰优孰劣的争论，应该从不同的方面进行分析解答：①在最终的丢失比率上，比较不同时间点和不同影像技术方法（如尚未离开牵引床的术毕即刻透视；离开牵引床之后的拍片；返回病房几天之后的拍片或3D-CT），与最终愈合的皮质对位变化率，即哪种转变为负性的比率更少，这需要大宗病例的对比观察；②在力学强度上，对已经获得了正性或解剖支撑的病例，哪种的支撑效力更强，这需要生物力学实验研究。

Li等（2021）与Kristan合作，利用其原始病例资料，进一步分析了术后即刻前内侧皮质对位与最终效果的关系，计算术后即刻至术后6个月皮质支撑模式的变化比率。①从单独的正位或侧位来看（表11-23），在内侧，正性皮质支撑的负性变化率（即随访中皮质支撑丢失）为9%，而中性皮质支撑的负性变化率为34.8%。在前侧，正性皮质支撑的负性变化率为5.3%，而中性皮质支撑的负性变化率为14%。结果表明，术后即刻影像中的中性皮质支撑，在随访中有较高的皮质支撑丢失率。②从组合的正侧位来看（表11-24），共有9种组合模式。内侧、前侧中的任意一个为负性关系，则表示皮质支撑丢失。内侧/前侧皮质对位为正性/非负性模式时，在6个月的随访中，前侧和内侧皮质均无一例转变为负性。在中性/非负性模式时，32.5%的病例在6个月后，前侧皮质和/或内侧皮质变为负性。另一方面，在内侧/前侧皮质非负性/正性模式时，12.5%的病例在6个月后至少一

表11-23 内侧或前侧皮质对位关系预测最终效果

术后即刻皮质对位关系（例数）	术后6个月的最终皮质关系（改变率%）		
	正 性	中 性	负 性
内侧皮质			
正性（23）	13	8（34.8%）	2（9%）
中性（46）	3	27	16（34.8%）
负性（23）	3	6	14
前侧皮质			
正性（19）	11	7（36.8%）	1（5.3%）
中性（50）	4	39	7（14%）
负性（23）	3	5	15

表11-24 前内侧组合皮质对位关系预测最终效果

术后即刻前内侧皮质对位关系组合		术后6个月最终皮质关系（改变率）	
正位/侧位的皮质关系	例 数	前侧或内侧的任一负性（例数）	负性改变率（%）
正性/正性	2	0	0
正性/中性	15	0	0
中性/正性	14	2	14.30%
中性/中性	26	11	42.30%
正性/非负性	17	0	0
中性/非负性	40	13	32.50%
非负性/正性	16	2	12.50%
非负性/中性	41	11	26.80%

侧变为负性。在非负性/中性模式时，26.8%的病例6个月后至少一侧转为负性。此外，在临床实践中可接受的四种皮质对位模式中（正性/正性、正性/中性、中性/正性、中性/中性），中性/中性皮质对位模式，更有可能在6个月的术后随访中发生复位丢失（42.3%）。

从术后即刻的正位、侧位以及后期随访图像来看，越来越多的证据表明，由于头颈骨块具有向外下方滑动的机制，其皮质对位模式有从正性变为中性和从中性变为负性的趋势。对术后即刻的透视影像，可以总结出下列结论：①正性/正性和正性/中性两种内侧/前侧皮质对位模式，可以预示最终的真性皮质支撑；②任何负性对位，尤其是侧位的前侧皮质负性对位（头颈骨块后沉），都对术后前内侧皮质支撑的丢失具有高度预测性；③在内侧皮质中性对位的患者中，有1/3的概率将出现最终皮质支撑丢失；④前侧和内侧皮质均为中性对位的病例，有1/2的概率将出现最终皮质支撑丢失。

十、中性支撑与解剖复位的异同

在临床研究中，皮质的中性支撑并不能与解剖复位画上等号。最初，张世民等（2014/2015）提出皮质支撑理论时，发现内侧皮质正性支撑组的颈干角变化、股骨颈长度变化、功能评分等指标要优于中性支撑组，当时对这种情况的解释是：由于术中透视机器的分辨率限制，内侧皮质中性支撑组实际上包含了轻微正性支撑、真正解剖复位和轻微负性支撑3类情况，轻微负性支撑的力学稳定性差，但却被划入了中性支撑组，从而导致该组的临床指标差于正性支撑组。此外，后续诸多临床研究中，内侧皮质正性支撑的临床指标都要优于中性支撑，这些研究也引用了上述解释，即中性支撑不等于解剖复位，其中可能包含轻微的负性支撑。

在基础研究中，骨折模型设计精确度高，无论是有限元分析还是生物力学测试，头颈骨块前内侧皮质与股骨干前内侧皮质都可以做到绝对平齐对位（即0 mm位移），实际上中性支撑的模型设计就等于真正的前内侧皮质解剖复位。而在部分基础研究结果中，内侧皮质正性支撑的力学稳定性优于中性支撑，其实质是提示了内侧皮质"人为的"正性支撑优于"天然的"解剖复位。这是一个具有挑战性的结论，但也具备合理性，因为滑动加压是转子间骨折复位内固定的基本原理，即使术中实现了真正的解剖复位，在离开牵引床后肌肉收缩、骨折端骨质吸收、功能锻炼等多重因素下，解剖复位的骨折端也同样可能发生滑动，并且只需轻微的滑动便可使内侧皮质解剖复位转变为负性支撑。而内侧皮质正性支撑经过轻微的滑动后，仍然可以保持正性支撑形态或转变为解剖复位形态。

因此，在临床研究中，中性支撑是轻微正性支撑、真正解剖复位和轻微负性支撑3类情况的集合，仅凭临床研究还不足以对正性支撑与解剖复位的优劣做出研判。在基础研究中，中性支撑等于解剖复位，所以高质量、多角度的基础研究，是一个很好的对比正性支撑与解剖复位的手段。

十一、总结与展望

前内侧皮质支撑复位被誉为近20年来转子间骨折治疗的三大理论进展之一（其他两项为：尖顶距、外侧壁），目前已经得到了国内外同道的广泛认可（表11-25）。

表11-25　股骨转子间骨折的三大理论进展

年份	作者	杂志	主题	至2022年10月12日，在SCI核心集的被引总量	年均被引频次
1995	Baumgaertner	JBJSam	尖顶距	701	25.25
2004	Gotfried	CORR	外侧壁	129	6.79
2015	Chang	AOTS	正性皮质支撑	85	10.63

前内侧皮质支撑复位属于一种特别适用于股骨转子间骨折的功能性支撑复位形式，与这一部位存在特殊的颈干角且使用各种具有动态滑动机制的内固定装置相关（髓内、髓外）。术后通过有限的轴向滑动，达到前内下角的皮质支撑，在头颈骨块和股骨干之间实现砥住坐实，获得二次稳定，对于维持正常的股骨颈干角和股骨颈长度、促进骨折愈合进而恢复良好的功能创造了条件。

前内侧皮质支撑复位在临床上，仍有一些问题尚不明确，需要进一步研究。

（1）如何看待透视下的皮质中性对位（并非解剖复位）问题。"非阴性"和"非阳性"概念的提出，即是这一临床争议的表现，前者将中性归于好的一类（接受），后者将中性归于差的一类（不接受）。

（2）规范使用骨折"解剖复位"这一术语。在结构上，是整体头颈骨块的解剖复位，还是仅前内侧皮质的解剖复位？方法上，是透视下的解剖复位、摄片下的解剖复位，还是经3D-CT证实的解剖复位？时间上，是术中、术毕即刻（仍在牵引床上）、在麻醉恢复室、返回病房后、出院后随访的解剖复位，还是后期的骨折解剖位愈合？在股骨转子间骨折，临床所说的骨折解剖复位，在结构上往往仅指前内侧皮质，在时间和方法上往往是指术毕即刻的透视、术后早期（住院阶段）的摄片，以及随访中的摄片。在大多数情况下，临床医生所说的解剖复位，实际上就是影像学上"平滑的中性支撑"。

（3）从术后皮质对位丢失率的角度看，由于头颈骨块向"外-下-后"方经有限滑动达到二次稳定，正性支撑会向中性支撑转变，中性支撑也会进一步向负性支撑转变。术毕即刻透视下的平滑中性对位（前侧和内侧皮质），尤其内侧皮质，很容易向负性转变，最终造成皮质支撑的丢失。而正性支撑的负性转变率较低，也就是说，正性支撑的容错率要高于中性支撑。

（4）在术中复位时，没有必要刻意追求解剖复位（中性支撑），正性支撑足以满足患者的功能恢复和早期下地活动的要求，且更为可靠（术后皮质支撑丢失率低）。

（5）从生物力学的角度看，中性支撑在前内下角皮质处属于解剖复位，能够恢复更好的正常解剖结构；而正性支撑往往具有更好的颈干角和偏距，生物力学功能可能更好。因此，正性与中性的功能恢复方面，孰优孰更优尚需进一步研究。但也要认识到，中性支撑更容易出现复位丢失的现象，而一旦丢失，则生物力学功能较差。

（6）相对于解剖状态而言，颈干角的轻度外翻和内下皮质的正性支撑，均属骨折的轻微过度复位（over-reduction）。这种"人为的、故意的"过度复位状态，对局部的先天内翻倾向和滑动短缩趋势，具有更强的抵抗力，进而也具有更好的稳定性。

（7）轻微过度复位的指标有二：一是在对线上，指颈干角10°之内的轻微外翻；二是在对位上，指前内下角一个皮质厚度之内的正性支撑。

（8）在目前的临床实践中，正性、中性皮质对位均应接受。这方面的确切结论，尚需大样本临床资料的详细对比研究。

（张世民　张英琪　茆　玮　胡孙君　杜守超）

参考文献

1. 杜守超，熊文峰，张世民，等，2019. 股骨转子间骨折头髓钉固定术后头颈骨块旋转角度的测量及其临床意义. 中国修复重建外科杂志，33（10）：1228-1233.
2. 杜守超，张世民，张英琪，等，2018. 不稳定股骨转子间骨折前内侧皮质支撑复位的影像学研究. 中国矫形外科杂志，26（18）：1633-1638.
3. 李双，张世民，张立智，等，2019. 不同组合前内侧皮质支撑复位对股骨转子间骨折髓内钉术后稳定性影响的生物力学研究. 中华创伤骨科杂志，21（1）：57-64.
4. 汪祥，周业金，李业奎，等，2021. 股骨近端防旋髓内钉近端滑动加压正性支撑复位治疗老年股骨转子间骨折. 中国组织工程研究，25（27）：4361-4367.
5. 王欣，张英琪，张世民，等，2019. 股骨转子间骨折前内侧角骨皮质形态的影像学研究. 中国修复重建外科杂志，33（10）：1260-1264.
6. 王跃挺，张琳袁，龚伟华，等，2021. 老年转子间骨折股骨近端防旋髓内钉内固定术后骨折断端阳性支撑与阴性支撑短期疗效比较. 中华骨与关节外科杂志，14（3）：205-209.
7. 卫祺，陈时益，张世民，2019. 股骨转子间骨折治疗中前内侧皮质正性支撑复位的研究进展. 中国修复重建外科杂志，33（10）：1216-1222.
8. 冼树强，李学良，潘德悦，2018. 阳性支撑对股骨粗隆间骨折内固定效果的影响. 创伤外科杂志，20（10）：770-773.
9. 张世民，胡孙君，杜守超，等，2019. 股骨转子间骨折的稳定性重建概念演化与研究进展. 中国修复重建外科杂志，33（10）：1203-1209.
10. 张世民，张英琪，李清，等，2014. 内侧皮质正性支撑复位对老年股骨粗隆间骨折内固定效果的影响. 中国矫形外科杂志，22（14）：1256-1261.
11. Chang S M, Hou Z Y, Hu S J, et al., 2020. Intertrochanteric femur fracture treatment in Asia: what we know and what the world can learn. Orthop Clin North Am, 51(2): 189-205.
12. Chang S M, Zhang Y Q, Du S C, et al., 2018. Anteromedial cortical support reduction in unstable pertrochanteric fractures: a comparison of intra-operative fluoroscopy and post-operative three dimensional computerised tomography reconstruction. Int Orthop, 42(1): 183-189.
13. Chang S M, Zhang Y Q, Ma Z, et al., 2015. Fracture reduction with positive medial cortical support: a key element in stability reconstruction for the unstable pertrochanteric hip fractures. Arch Orthop Trauma Surg, 135(6): 811-818.
14. Chen S Y, Chang S M, Tuladhar R, et al., 2020. A new fluoroscopic view for evaluation of anteromedial cortex

reduction quality during cephalomedullary nailing for intertrochanteric femur fractures: the 30° oblique tangential projection. BMC Musculoskelet Disord, 21(1): 719.

15. Chen S Y, Tuladhar R, Chang S M, 2020. Fracture reduction quality is more important than implant choice for stability reconstruction in two-part intertrochanteric femur fractures. J OrthopTrauma, 34(6): e227−228.

16. Cho M R, Lee J H, Kwon J B, et al., 2018. The effect of positive medial cortical support in reduction of pertrochanteric fractures with posteromedial wall defect using a dynamic hip screw. Clinics in Orthopedic Surgery, 10: 292−298.

17. Gotfried Y, Kovalenko S, Fuchs D, 2013. Nonanatomical reduction of displaced subcapital femoral fractures (Gotfried reduction). J Orthop Trauma, 27(11): e254−259.

18. Ito J, Takakubo Y, Sasaki K, et al., 2015. Prevention of excessive postoperative sliding of the short femoral nail in femoral trochanteric fractures. Arch Orthop Trauma Surg, 135(5): 651−657.

19. Jia X, Zhang K, Qiang M, et al., 2020. The accuracy of intraoperative fluoroscopy in evaluating the reduction quality of intertrochanteric hip fractures. Int Orthop 44(6): 1201−1208.

20. Kristan A, Benulič Č, Jaklič M, 2021. Reduction of trochanteric fractures in lateral view is significant predictor for radiological and functional result after six months. Injury, 52(10): 3036−3041.

21. Lee S R, Kim S T, Yoon M G, et al., 2013. The stability score of the intramedullary nailed intertrochanteric fractures: stability of nailed fracture and postoperative patient mobilization. Clin Orthop Surg, 5(1): 10−18.

22. Li J, Zhang L, Zhang H, et al., 2019. Effect of reduction quality on post-operative outcomes in 31−A2 intertrochanteric fractures following intramedullary fixation: a retrospective study based on computerised tomography findings. Int Orthop, 43(8): 1951−1959.

23. Li S, Sun G X, Chang S M, et al., 2017. Simulated postoperative weight-bearing after fixation of a severe osteoporotic intertrochanteric fracture. Int J Clin Exp Med, 10(5): 8544−8554.

24. Li S J, Kristan A, Chang S M, 2021. Neutral medial cortical relation predicts a high loss rate of cortex support in pertrochanteric femur fractures treated by cephalomedullary nail. Injury, 52(11): 3530−3531.

25. Lim E J, Sakong S, Son W S, et al., 2021. Comparison of sliding distance of lag screw and nonunion rate according to anteromedial cortical support in intertrochanteric fracture fixation: a systematic review and meta-analysis. Injury, 52(10): 2787−2794.

26. Marmor M, Liddle K, Pekmezci M, et al., 2013. The effect of fracture pattern stability on implant loading in OTA type 31−A2 proximal femur fractures. J Orthop Trauma, 27(12): 683−689.

27. Shao Q, Zhang Y, Sun G X, et al., 2021. Positive or negative anteromedial cortical support of unstable pertrochanteric femoral fractures: a finite element analysis study. Biomed Pharmacother, 138: 111473.

28. Song H, Chang S M, Hu S J, et al., 2022. Calcar fracture gapping: a reliable predictor of anteromedial cortical support failure after cephalomedullary nailing for pertrochanteric femur fractures. BMC Musculoskelet Disord, 23(1): 175.

29. Tian K W, Zhang L L, Liu C, et al., 2020. The positive, neutral, and negative cortex relationship in fracture reduction of per/inter-trochanteric femur fractures. Int Orthop, 44(11): 2475−2476.

30. Tsukada S, Okumura G, Matsueda M, 2012. Postoperative stability on lateral radiographs in the surgical treatment of pertrochanteric hip fractures. Arch Orthop Trauma Surg, 132(6): 839−846.

31. Tsukada S, Wakui M, Yoshizawa H, et al., 2016. Three-dimensional computed tomographic analysis for comminution of pertrochanteric femoral fracture: comminuted anterior cortex as a predictor of cutting out. Open Orthop J, 10: 62−70.

32. Xiong W, Hu S J, Chang S M, 2017. Avoiding over-telescoping to improve outcomes in cephalomedullary nailing. Injury, 48(11): 2608−2609.

33. Yamamoto N, Imaizumi T, Noda T, et al., 2022. Postoperative computed tomography assessment of anteromedial cortex reduction is a predictor for reoperation after intramedullary nail fixation for pertrochanteric fractures. Eur J Trauma Emerg Surg, Eur J Trauma Emerg Surg, 48(2): 1437−1444.

34. Zhang Y Q, Chang S M, 2013. The mechanism of "Gorfried reduction" in femoral neck fractures. J Orthop Trauma, 27(12): e291.

35. Zhou K, Chang S M, 2020. Letter to the editor on: "proximal femoral shortening and varus collapse after fixation of "stable" pertrochanteric femur fractures". J Orthop Trauma, 34(12): e464−466.

第十节 股骨近端髓内钉的大转子进钉点

股骨近端髓内钉已广泛应用于股骨转子间骨折的治疗，与侧方钉板固定相比，髓内固定的优点：①闭合插钉，不显露骨折端，对软组织和骨的血供损伤小；②髓内固定，中心负荷，力学性能好。目前，这类髓内钉设计近端多带有4°～7°的外偏角，适合从大转子处开口进钉。近端进钉点的位置，将直接影响髓内钉主钉的安放位置和方向，是决定手术成败的起始关键因素。不恰当的进钉点将会造成术中、术后的一系列并发症，如医源性骨折、髓内翻畸形、股骨头缺血坏死、异位骨化、髋关节外展功能障碍、髋股部疼痛、大转子疼痛综合征等。因此选择正确的进钉点，对顺利插钉、恢复正常解剖和力学结构、减少对骨和软组织的医源性损伤等，均有重要的临床意义。

一、大转子解剖

1. 大转子的骨性解剖 股骨大转子是指股骨近端的外侧隆起，近似梯形或矩形，内侧基底部与股骨颈相邻。Pfirrmann等（2001）应用MRI测量并分析股骨大转子结构，将股骨大转子分为四个面：前壁、外壁、后上壁、后壁（图11-91）。

大转子内侧有两个凹陷，偏前为梨状窝，是梨状肌止点，较浅；偏后为转子窝（trochanteric fossa），是闭孔外肌止点，较深（图11-92）。梨状窝位于大转子后极偏前约2 cm处，转子窝紧贴大转子后极。

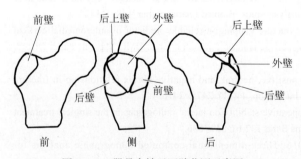

图11-91 股骨大转子四壁分区示意图

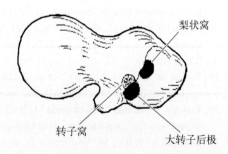

图11-92 梨状窝与转子窝位置关系示意图

大转子的形态学变异，对入钉点有一定的遮挡。Grenchenig（2006）从上方将大转子对转子窝入钉点的遮盖分为4类：①大转子向后侧弯曲，入钉点不受任何遮盖；②大转子向内侧弯曲，对入钉点无遮盖；③大转子向内侧弯曲，对入钉点有部分遮盖；④大转子向内侧弯曲，完全遮盖入钉点（图11-93）。

2. 大转子的软组织附着 髋关节外展、外旋肌群多止于股骨大转子，其中臀中肌、臀小肌止于大转子外侧，梨状肌、闭孔内肌、上下孖肌、闭孔外肌止于大转子内侧。Robertson等（2008）解剖发现臀中肌止点可分为两部分，后部止于大转子后上壁，外侧

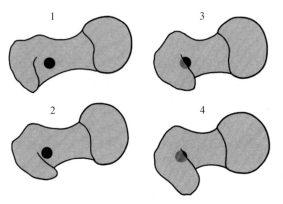

图 11-93 大转子形态变异对入钉点的遮盖

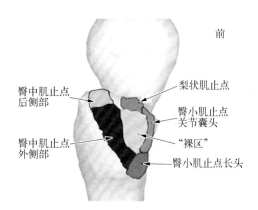

图 11-94 臀中肌、臀小肌止点示意图

部止于大转子外壁。Beck 等（2000）解剖发现臀小肌止点分为两部分，内部（关节囊头）止于关节囊，外部（长头）止于大转子前壁外侧，呈卵圆形（图 11-94）。梨状肌止于大转子内侧梨状窝，闭孔外肌止于大转子内侧转子窝，闭孔内肌、上下孖肌联合止于转子窝前方。旋股内侧动脉分为深、浅两支，其中深支为旋股内动脉主干的直接延续，提供股骨头的主要血供，在大转子基底部附近发出分支，与臀上动脉、臀下动脉吻合。

二、大转子与梨状窝作为进钉点的比较

股骨髓内钉的进钉点选择，历史上一直在转子窝和梨状窝之间改变。

早期髓内钉均为直型，用于治疗骨干骨折。股骨直型顺向髓内钉最早由德国医生 Kuntscher 设计发明，1939 年应用于股骨干骨折治疗，并建议以大转子顶点为进钉点。Bohler 于 1949 年也报道认为，应以大转子顶点为进钉点，并提出以大转子顶点中后 1/3 为最佳。然而在冠状面上，大转子顶点不处于股骨干髓腔延长轴上，直型钉插入过程中的偏心操作可能会引起股骨干骺端内翻（髋内翻）或股骨干内侧皮质破裂；矢状面上，股骨有一解剖学前弓，强力插入直型钉可能会造成股骨干前侧皮质穿透破裂。因此，Hansen 和 Winquist 于 1979 年提出偏内侧的大转子与股骨颈结合部为最佳进钉点；McMaster 则认为大转子内侧梨状窝是最佳进钉点。Kempf 等于 1985 年总结提出，应依据骨折部位选择进钉点，对股骨干中段及远段骨折，以大转子顶点为进钉点；对股骨近段骨折，以梨状窝为进钉点。之后，以梨状窝为进钉点的股骨髓内钉在临床上广泛应用约 20 年。

梨状窝的位置更接近股骨干长轴，在此置入直的髓内钉更符合中心固定，而降低医源性并发症的概率，尽管如此，医源性股骨颈骨折、髋关节感染、股骨头缺血性坏死、大转子疼痛和髋外展力量减弱等并发症仍有不断报道。20 世纪末，随着髓内钉设计的改进，髓内钉的近端带有外偏角，针对肥胖患者从大转子进针更易操作，因此以大转子顶点作为最佳进针点的观点又重新回到了骨科医师的视野。

以大转子顶点为进钉点，相对于梨状窝，能更有效地起到三点固定的作用，加强抗旋稳定性，可以减少手术切口长度，缩短手术时间，减少术中透视次数。大转子顶点位置相对于梨状窝较表浅，且更偏外，容易触摸定位，无论患者是仰卧或侧卧，术者从侧方操作时更容易成功，这对于肥胖患者更为重要。从大转子顶点进钉所造成的软组织损伤明显减

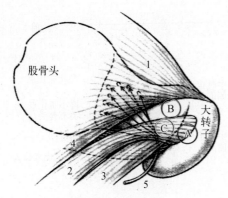

图11-95 股骨近端上面观不同入钉点对血管的损伤 (Dora, 2001)

1. 臀中肌; 2. 梨状肌; 3. 闭孔外肌; 4. 闭孔内肌; 5. 旋股内侧动脉。

少，损伤血管的概率相对较低（特别是旋股内侧动脉深支），从而可减少股骨头坏死的发生率。Dora等（2001）和Ansari Moein等（2005）均在尸体上分别以梨状窝和大转子顶点为进钉点对照研究软组织损伤情况，发现以梨状窝为进钉点时髋外展肌群和旋股内侧动脉深支损伤的发生率大于大转子顶点。旋股内侧动脉深支沿闭孔外肌下缘走行，由后向前穿过闭孔外肌腱和闭孔内肌腱，在大转子内侧约15 mm处分成2～6个分支，从股骨颈后上方的关节囊返折，经"骨-软骨交界处"进入股骨头（图11-95）。A为大转子顶点入钉，B为大转子顶点内侧偏前入钉（梨状肌腱前方），C为大转子顶点内侧偏后入钉（梨状肌腱止点）。三种入钉点造成血管或其分支损伤的概率分别为：A点入钉20%，B点入钉0%，C点入钉100%。闭合插钉操作，总的损伤概率为50%。

尽管梨状窝作为股骨髓内钉的进钉点已经很多年，但临床医生对于梨状窝的认识仍不清楚，经常混淆梨状窝和转子窝的解剖位置，但在很多文章和书籍中，错误地将转子窝标示为梨状窝，实际上两者在矢状面上相差近2 cm，转子窝位于股骨髓腔轴线上，是直型股骨髓内钉的进钉点。Labronici等（2016）曾对参加AO创伤培训班的100名骨科医生进行问卷调查，结果发现，尽管有80人认为梨状窝是股骨顺行髓内钉的进钉点，但其中78人将转子窝与梨状窝相混淆，误将转子窝的解剖位置认作是梨状窝。因此，梨状窝作为进钉点并不易辨别与定位。

三、大转子顶点进钉点的选择

以大转子顶点为股骨近端髓内钉进钉点更具临床优势，但在操作中往往触摸到大转子高崤，那么在正侧位上如何选择进钉点位置，还需要一定的临床经验。

1. 正面观的选择 Ostrum等（2005）针对股骨近端髓内钉进钉点位置进行解剖学研究，分别从大转子顶点、大转子顶点偏内2～3 mm及偏外2～3 mm三个位置进钉，结果发现从大转子顶点进针会有轻度的髋内翻，从大转子顶点偏外进钉会造成髋外翻，并且在操作过程中会加大骨折端间隙，因此，认为以大转子顶点偏内侧为最佳进钉点。Streubel等（2011）应用股骨近端髓内钉模板，在50例健康人的髋关节正位片上定位进钉点，测量结果为进钉点距大转子顶点平均偏内3 mm（内16 mm～外8 mm），其中70%的进钉点位于大转子顶点偏内。

Haidukewych（2009）认为股骨近端髓内钉进钉点应在大转子顶点稍偏内侧，由于臀部较大体积的软组织和手术者偏外的操作轨迹，大转子开口在扩髓插钉过程中往往逐渐向外侧扩大成椭圆形，这就可能导致髓内钉的放置位置偏外，相应地就会引起头颈骨块内翻、在股骨头内打入的拉力螺钉位置偏上、髓内钉挤压外侧壁、出现撑开效应等。Tao等（2013）认为，在大转子顶点偏内（约5 mm）进钉，即使形成逐渐向外扩的椭圆形骨洞，也与髓内钉的外偏角相适应（图11-96）。

曾有推荐大转子偏外的位置作为最佳进针点，理由是其可避免损伤髋关节和支持带动脉，但目前研究显示这一推荐理由并不确切。因此，我们认为在正面观上以大转子顶点稍偏内（<5 mm）为进钉点的最佳选择。

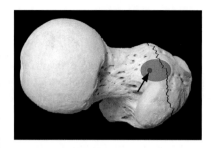

图11-96　箭头：大转子顶点稍偏内，阴影区：扩髓后偏外形成的正确孔道

2. 侧面观的选择　　大转子顶点多位于大转子高峰后方，臀中肌主要止于股骨大转子的后外侧，前半部分较薄，向后延伸时逐渐增厚，以大转子顶点为进钉点较靠近臀中肌后侧缘，而大转子高峰前1/3和后2/3交界处进钉点较靠近臀中肌前侧缘。因此，为减少对臀中肌的损伤，以大转子高峰前中1/3为进钉点更适宜。股骨在解剖上存在明显的前弓，而大转子顶点偏后。为了主钉插入髓腔，从大转子顶点进钉较从大转子高峰前中1/3处进钉，远端钉尖部更容易与股骨前皮质撞击。因此，我们认为在侧面观上以大转子高峰前中1/3处为进钉点的最佳选择。

3. 大转子"裸区"　　虽然从大转子顶点进钉对软组织的损伤较从梨状窝进钉明显减少，但仍存在臀中肌的损伤。McConnell等（2003）研究发现，从大转子顶点进钉造成臀中肌止点损伤，其损伤范围占总面积的27%。Gardner等（2008）解剖研究发现，股骨大转子外壁存在一无肌腱覆盖的"裸区"，该区域前方与臀小肌止点相邻，后方与臀中肌止点相邻，近似圆形，直径约为21 mm，该区域中心位于大转子顶点下方11 mm和大转子中线偏前5 mm的交点处，面积约为354 mm²。从"裸区"进钉可避免臀中肌止点损伤。Paul等（2012）以"裸区"作为进钉点插入髓内钉，获得较好的临床结果，尤其术后对臀中肌肌力的影响较小。但以"裸区"为进钉点的临床报告很少，仅此一篇文献报道。

（马　卓　李　双　张世民）

参考文献

1. 马卓，张世民，2013. 股骨顺向髓内钉大转子进钉点研究进展. 国际骨科学杂志，34（3）：171-173，177.

2. Ansari Moein C, Verhofstad M H, Bleys R L, et al., 2005. Soft tissue injury related to choice of entry point in antegrade femoral nailing: piriform fossa or greater trochanter tip. Injury, 36(11): 1337-1342.

3. Ansari Moein C M, Gerrits P D, Duis H J, 2013. Trochanteric fossa or piriform fossa of the femur: Time for standardised terminology? . Injury, 44(6): 722-725.

4. Beck M, Sledge J B, Gautier E, et al., 2000. The anatomy and function of the gluteus minimus muscle. J Bone Joint Surg Br, 82(3): 358-363.

5. Byun Y S, Jung G H, 2016. Three-dimensional correlation between trochanteric fossa and the ideal entry point for antegrade femoral nailing. Injury, 47(11): 2539-2543.

6. Chang S M, Song D L, Ma Z, et al., 2014. Mismatch of the short straight cephalomedullary nail (PFNA-II-II) with the anterior bow of the femur in an asian population. J Orthop Trauma, 28(1): 17-22.

7. Dora C, Leunig M, Beck M, et al., 2001. Entry point soft tissue damage in antegrade femoral nailing: a cadaver study. J Orthop Trauma, 15(7): 488-493.

8. Gardner M J, Robertson W J, Boraiah S, et al., 2008. Anatomy of the greater trochanteric 'bald spot'. a potential portal for abductor sparing femoral nailing?. Clin Orthop Relat Res, 466(9): 2196-2200.

9. Kale S P, Patil N, Pilankar S, et al., 2006. Correct anatomical location of entry point for antegrade femoral nailing. Injury, 37(10): 990-993.

10. Labronici P J, Dos Santos Filho F C, Pires R E S, et al., 2016. Where is the true location of the femoral piriform

fossa?. Injury, 47(12): 2749-2754.

11. Lakhwani O P, Mittal P S, Naik D C, 2014. Piriformis fossa - an anatomical and orthopedics consideration. J Clin Diagn Res, 8(3): 96-97.

12. McConnell T, Tornetta P, Benson E, et al., 2003. Gluteus medius tendon injury during reaming for gamma nail insertion. Clin Orthop Relat Res(407): 199-202.

13. Ostrum R F, Marcantonio A, Marburger R, 2005. A critical analysis of the eccentric starting point for trochanteric intramedullary femoral nailing. J Orthop Trauma, 19(10): 681-686.

14. Papadakis S A, Shepherd L, Babourda E C, et al., 2005. Piriform and trochanteric fossae. A drawing mismatch or a terminology error? A review. Surg Radiol Anat, 27(3): 223-226.

15. Paul O, Barker J U, Lane J M, et al., 2012. Functional and radiographic outcomes of intertrochanteric hip fractures treated with calcar reduction, compression, and trochanteric entry nailing. J Orthop Trauma, 26(3): 148-154.

16. Pfirrmann C W, Chung C B, Theumann N H, et al., 2001. Greater trochanter of the hip: attachment of the abductor mechanism and a complex of three bursae-MR imaging and MR bursography in cadavers and MR imaging in asymptomatic volunteers. Radiology, 221(2): 469-477.

17. Robertson W J, Gardner M J, Barker J U, et al., 2008. Anatomy and dimensions of the gluteus medius tendon insertion. Arthroscopy, 24(2): 130-136.

18. Streubel P N, Wong A H, Ricci W M, et al., 2011. Is there a standard trochanteric entry site for nailing of subtrochanteric femur fractures. J Orthop Trauma, 25(4): 202-207.

19. Tao Y L, Ma Z, Chang S M, 2013. Letter to the editor: does PFNA II avoid lateral cortex impingement for unstable peritrochanteric fractures? . Clin Orthop Relat Res, 471(4): 1393-1394.

第十一节　插入头髓钉引起的楔形撑开畸形

1. 楔形撑开效应的提出　　4. 预防楔形撑开畸形的方法
2. 楔形撑开效应的产生机制　5. 总结
3. 临床意义

经股骨大转子插入头髓钉（cephalomedullary nail，CMN）已经成为临床治疗老年股骨转子间骨折的主流。髓内钉的大量使用导致出现了一种特有的操作技术并发症，即楔形撑开效应，导致股骨干向外移位和头颈骨块内翻旋转。楔形效应的存在，可能改变正常的髋关节生物力学和功能效果。

一、楔形撑开效应的提出

"楔形效应"（wedge-effect）的概念，最早由美国医生Azer等在2010年OTA年会上提出。他们对55例采用头髓钉治疗的转子间骨折患者，进行了为期3年的跟踪随访，通过影像学手段，测量患者双侧的髋外展肌有效力臂（effective abductor lever arm，EALA，从股骨头中心点至股骨干外侧皮质的距离）。结果发现，髓内钉治疗的患侧EALA相对健侧有所增大，平均增加8.4 mm。外展肌力臂增大在传统的髓外钢板固定中是极少出现的。作者分析认为，这一改变是插入头髓钉导致的股骨干外移的结果，并将这一现象称为"楔形效应"，即从大转子顶点插入粗大的髓内钉本身所导致的股骨干相对外移（图11-97）。

胡孙君等（2013）报道采用PFNA-Ⅱ治疗股骨颈基底部骨折，也发现了这一现象，

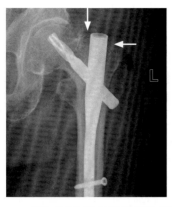

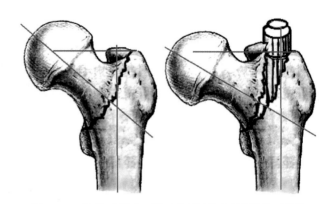

图11-97　插入头髓钉导致的楔形撑开效应，引起头颈骨块内翻，骨折复位颈干角减小

图11-98　"V"字效应，导致头颈骨块内翻和股骨干外移

称其为"V"字效应（图11-98），即在头颈骨块与股骨干之间的楔形撑开，可能导致股骨干外移和头颈骨块内翻旋转。

　　美国O'Malley等（2015）报告其研究小组的工作（包括首次报道的Azer医生），对46例平均年龄77岁的股骨转子间骨折患者（其中50%为不稳定型骨折），采用头髓钉内固定治疗。手术中，髓内钉的入口扩髓比髓内钉直径大1.5mm。所有患者均进行了3年随访。通过影像学资料，对比患者双侧髋关节参数，结果发现：与健侧相比，经髓内钉治疗的一侧不但发生了股骨干外移（平均7mm，范围0～30mm），还发生了股骨颈内翻（患侧平均129°，健侧平均133°，平均内翻4°），两个参数在患侧与健侧之间均有极显著的统计学差异（图11-99）。尽管患侧髋部存在一定畸形，但所有病例均获得骨性愈合，轻度的撑开和内翻，并不影响髋关节的功能评分，即轻度的楔形撑开畸形

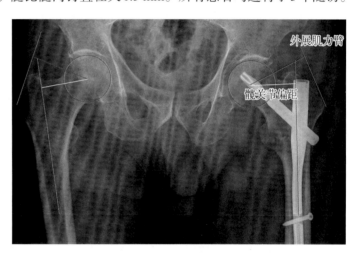

图11-99　测量股骨头中心与股骨干髓腔中心的垂直距离（偏距），外展肌力臂

（wedge-open deformity）并不影响临床效果。

　　Mingo-Robinet等（2021）回顾分析了369例使用PFNA或Gamma-3治疗的髋部骨折患者，发现55例（14.9%）有颈干角内翻畸形，其中35例（9.48%）存在医源性颈干角减小，即手术插钉导致的楔形撑开效应发生率约10%。楔形撑开畸形在术中透视影像上有两个特征：①股骨大转子内移征象（medialized GT sign，即在髓内钉主杆内侧能看到大转子皮质）；②颈干角减小，由于骨折复位的颈干角不足，导针沿固定角度打入的头颈内植物（或其导针）上移，即头钉轴线与头颈骨块轴线交错上移（cross wire sign，跨线征），表明骨折复位的颈干角小于器械颈干角（多为130°）。

二、楔形撑开效应的产生机制

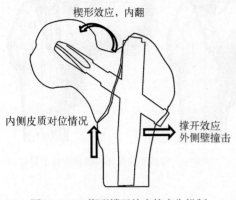

图 11-100 楔形撑开效应的产生机制

楔形撑开畸形的发生主要与扩髓建立骨洞通道时没有磨除股骨颈外上方坚硬的皮质骨有关。Butler等（2017）认为，顺向股骨转子间骨折的骨折线，经大转子向小转子方向延伸，大转子结构受到破坏，而股骨颈外上方延伸隆起的皮质骨，仍与股骨颈保持相连。在扩髓时，内侧坚硬的股骨颈外上方皮质会阻挡扩髓钻的进入，而是更多地向外磨除大转子侧的松软骨质。因此，扩髓建立的骨洞通道即是偏外的。当插入髓内钉时，偏外的骨洞通道导致入钉点外移，内侧坚硬的股骨颈外上方皮质，向外推顶粗大的髓内钉主杆，再通过股骨近端外侧壁骨质的传导，引起股骨干外移（撑开效应）；同时金属髓内钉也反向挤压内上方的股骨颈皮质，导致头颈骨块向内旋转，出现内翻畸形（楔形效应）（图11-100）。

髓内钉操作的理想情况应该是，无论在插入导针、扩髓器或髓内钉时，都应保证这些器械的操作轴线与股骨髓腔的轴线相一致。但事实上有许多因素会干扰医生获得一致的轴线。李双等（2016）进行了总结，包括：①骨折的形态特征，有些骨折仅能在下肢外展位获得复位，内收位插钉将使复位丢失。术中为了尽可能维持骨折的复位，医生采取了折中的办法；②老年人脊柱僵硬，不能向对侧弯曲以让出插钉的操作空间；③手术时外科医生站在侧方，操作轴线本身即偏向外侧；④臀部肥厚软组织和手术铺巾，阻碍操作轴线向中心靠拢；⑤皮肤切口的部位及大小。当扩髓器或髓内钉的轴线与股骨干的轴线不能保持一致而偏向外侧时，难以磨除内侧的股骨颈皮质，即很可能出现"楔形撑开效应"。

三、临床意义

临床研究发现，不论骨折类型和复位质量如何，不佳的入钉点开口，均会导致楔形撑开效应的出现。

张世民等（2015）报道，应对"楔形撑开效应"分开看待。①撑开效应在一个皮质的厚度（或4～5 mm）是可以接受甚至可能是更好的，因为轻微的撑开效应为获得内侧皮质的正性支撑复位提供了前提，留出了滑动空间，允许头颈骨块沿着拉力螺钉/螺旋刀片的轴向向外滑动，达到内侧皮质对皮质的接触而获得二次稳定。撑开效应也增加了髋关节的外展偏距（offset）和外展肌的力臂，完成同样的下肢外展功能所需要的肌力则相应地降低，这在经大转子插钉、损害臀中肌结构的情况下，可以作为一种补偿机制。当然，过度的撑开将增加头颈骨块与股骨干之间的间隙距离，需要更多的滑动和更长的愈合时间。②楔形效应导致的头颈骨块的旋转内翻却是不可接受的，超过5°的内翻，可能预示着较高的失败率（拉力螺钉切出等）和功能不佳（无力、跛行等）。内翻畸形与一系列的并发症有密切关系，包括器械失败、骨折不愈合、功能恢复差、肢体短缩、步态失衡，也是拉力螺钉切出的重要危险因素。

髋关节几何力学分析发现，当颈干角为135°时，剪切分力为髋关节受力的40.7%，颈干角为130°时剪切分力为48.5%，颈干角为125°时剪切分力为55.9%。颈干角每减少5°，骨折端的剪切分力即增加8%。Marmor等（2016）采用6根股骨，制作完全不稳定的骨折模型（头颈骨块与股骨干没有任何皮质接触），头颈骨块仅通过拉力螺钉与股骨干相连。用头髓钉固定，分别在中立位，外翻5°、10°、15°和内翻5°、10°、15°位逐渐施加压力（非损毁性压力，最大1 050 N），测定内固定器械所分担的负荷大小。结果发现，内固定器械所承受的负荷在内翻位时显著高于中立位，在外翻位时显著低于中立位。使用头髓钉时，如以中立位的负荷为100%，则内翻5°时为106.3%，内翻10°时为115.5%，内翻15°时为118.5%，外翻5°时为84.3%，外翻10°时为73.4%，外翻15°时为59.8%。可见，骨折处于内翻位时，内固定器械将承担更多的应力，容易导致器械相关并发症和内固定失败。

四、预防楔形撑开畸形的方法

预防楔形撑开效应最基本的手段是建立理想的髓内钉入口通道，磨除股骨颈外上方的坚硬皮质，保证髓内钉的轴线与股骨髓腔的轴线一致。注意下列手术技巧，对建立理想的骨洞通道有很大帮助。

（1）用好扩髓钻保护套筒：使用操作器械中的扩髓钻保护套筒（保护软组织），将其向内侧抵住，防止扩髓中向外移动（图11-101）。或者将扩髓钻套筒有意地向内侧偏斜，引导粗大的扩髓钻磨除股骨颈外上方的皮质。需注意此处扩髓仅需深入1～2 cm，即打开入钉点的皮质通道即可，其他髓内通道无须扩髓，因为老年人转子区松质骨的骨小梁稀疏，可以很容易地插入。

（2）偏内开口与扩髓：髓内钉的操作手册建议的尖锥开口点是，正位的大转子顶点，侧位的大转子前中1/3交界。陶友伦等（2013）建议，在正位上将尖锥开口点向内移动5 mm，即从大转子内侧壁开口。经该处插入导针，则在扩髓时容易磨除头颈骨块的外上方皮质（图11-102）。而且手术医生站在外侧，偏心操作的扩髓轨迹不可避免地将逐渐向外移动，形成一个椭圆形的骨洞通道，足以容纳髓内钉粗大的近段。由于偏内开口，内侧

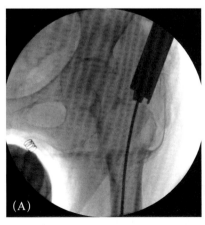
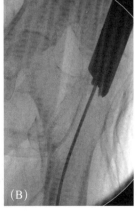
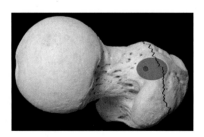

图11-101 用好扩髓钻保护套筒，磨除坚硬的股骨颈外上皮质
A.将保护套筒用力向内；B.偏内开口的保护套筒

图11-102 偏内开口

的坚硬皮质已被磨除，即可消除其推顶挤压作用，避免楔形撑开畸形的发生。偏内开口也得到了解剖学的证实。Chon等（2017）采用108个韩国人股骨标本，经1 mm层厚CT扫描后建立3D股骨及髓腔模型，再将PFNA－Ⅱ以最佳适配性模拟植入股骨髓腔，反向观测其最佳的入钉点位置。结果发现，理想的入钉点位于大转子顶点内侧平均2.38 mm（标准差3.53 mm）。

（3）避免将尖锥开口器插在大转子的骨折线中：因为骨折线是最薄弱的部位，跟随导针进入的扩髓器首先磨除的是疏松的大转子部分，为了磨除坚硬的头颈骨块外上方皮质，可采用下列方法：①用甲状腺拉钩或折弯的重建钢板插在骨折线中并向内推压，该金属结构将能避免扩髓器磨除松软的大转子骨质而使其向内扩髓，磨除股骨颈外上方的坚硬皮质。②将扩髓器套在血管钳的圆孔把手上，向内推顶，以磨除坚硬的股骨颈皮质（图11-103）。③用顶棒抵住大转子外侧壁，防止骨折线分离，致使扩髓器滑入骨折间隙。④用手指摸清股骨颈外上方的皮质，用咬骨钳予以咬除或咬碎。

（4）在扩髓时将骨折端过度牵引，将头颈骨块的外上方特别突出地显示出来（Hak，2011）：插入导针时即容易紧贴头颈骨块的外缘（图11-104），用扩髓器在紧靠头颈骨块的位置开辟骨洞孔道，即能磨除头颈骨块外上方的皮质骨，形成合适的髓内钉通道。

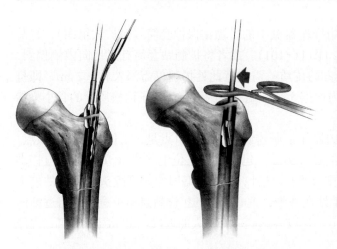 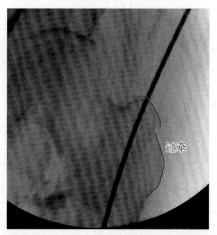

图11-103　金属保护外侧大转子（重建钢板，血管钳）　　图11-104　过牵使股骨颈外上方皮质突出
显示，容易磨除

（5）使用管状空心钻头扩髓器或环锯钻头的扩髓器，代替实心钻头的扩髓器（Butler，2018）：因为环锯钻头在导针的引导下，能减少扩髓过程中产生的偏移现象，扩髓时环锯是逐渐移除路径上的骨质，从而建立理想的骨洞通道。

（6）移开肥厚的软组织：切口周围的肥厚软组织（下坠的皮下脂肪）往往干扰对大转子顶点的感知，阻碍套筒向内插入。当患者腹部脂肪肥厚时，应采用胶布予以拉向对侧，切口扩大上移一些。

我们认为，在长约3 cm的皮肤切口中，用好扩髓钻保护套筒是磨除头颈骨块外上方皮质的关键。因为在插入该保护套筒之后，很少有空间能再插入其他器械（比如大转子保护钢板等）。必须使用其他器械时，也往往需要延长皮肤切口。使用偏内开口的保护套筒，能更容易磨除内侧的骨质，可能是一个有效的解决办法。

五、总结

无论是转子间骨折还是股骨颈基底骨折，经大转子扩髓和插入髓内钉，其粗大的近侧段均有可能导致楔形撑开畸形。轻度的楔形撑开效应并不增加手术的失败率和并发症，但过度的内翻（>5°）往往预示着效果不佳。避免楔形撑开畸形的发生，关键在于磨除股骨颈外上方的坚硬皮质，这样才能建立理想的骨洞通道，提高髓内钉与扩髓通道的匹配性。

（李　双　卫　祺　熊文峰　张世民）

参考文献

1. 陈时益，张世民，2021. 一种新式的股骨转子间骨折入钉点扩髓保护套筒：中国，202020467442.
2. 马卓，张世民，2013. 股骨顺向髓内钉大转子进钉点研究进展. 国际骨科学杂志，34(3)：171-173, 177.
3. Butler B A, Selley R S, Summers H D, et al., 2018. Preventing wedge deformities when treating intertrochanteric femur fractures with intramedullary devices: a technical tip. J Orthop Trauma, 32(3): e112-e116.
4. Chang S M, Hou Z Y, Hu S J, et al., 2020. Intertrochanteric femur fracture treatment in Asia: what we know and what the world can learn. Orthop Clin North Am, 51(2): 189-205.
5. Chang S M, Zhang Y Q, Ma Z, et al., 2015. Fracture reduction with positive medial cortical support: a key element in stability reconstruction for the unstable pertrochanteric hip fractures. Arch Orthop Trauma Surg, 135(6): 811-818.
6. Chon C S, Kang B, Kim H S, et al., 2017. Implications of three-dimensional modeling of the proximal femur for cephalomedullary nailing: an Asian cadaver study. Injury, 48(10): 2060-2067.
7. Hak D J, Bilat C, 2011. Avoiding varus malreduction during cephalomedullary nailing of intertrochanteric hip fractures. Arch Orthop Traum Surg, 131(5): 709-710.
8. Hu S J, Yu G R, Zhang S M, 2013. Surgical treatment of basicervical intertrochanteric fractures of the proximal femur with cephalomeduallary hip nails. Orthop Surg, 5(2): 124-129.
9. Hwang J, Hadeed M, Sapp T, et al., 2021. Varus displacement of intertrochanteric femur fractures on injury radiographs is associated with screw cutout. Eur J Orthop Surg Traumatol, 31(4): 683-687.
10. Li S, Yao X Z, Chang S M, 2016. Comments on: does the PFNA™ nail limit impaction in unstable intertrochanteric femoral fracture? A 115 case-control series, published by M. Hélin A. et al. Orthop Trauma Surg Res, 102 (4): 533-534.
11. Marmor M, Liddle K, Buckley J, et al., 2016. Effect of varus and valgus alignment on implant loading after proximal femur fracture fixation. Eur J Orthop Surg Traum, 26(4): 379-383.
12. Mingo-Robinet J, Gonzalez-Alonso C, Alonso Del Olmo J A, 2021. Fluoroscopic landmarks to recognize iatrogenic varus displacement (wedge effect) during cephalomedullary nailing of intertrochanteric fractures. Injury, 52(Suppl 4): S47-S53.
13. O'Malley M J, Kang K K, Azer E, et al., 2015. Wedge effect following intramedullary hip screw fixation of intertrochanteric proximal femur fracture. Arch Orthop Trauma Surg, 135(10): 1343-1347.
14. Parker M J, 1993. Valgus reduction of trochanteric fractures. Injury, 24(5): 313-316.
15. Prasarn M L, Cattaneo M D, Achor T, et al., 2010. The effect of entry point on malalignment and iatrogenic fracture with the Synthes lateral entry femoral nail. J Orthop Trauma, 24(4): 224.
16. Tao Y L, Ma Z, Chang S M. Does PFNA II avoid lateral cortex impingement for unstable peritrochanteric fractures?. Clin Orthop Relat Res, 2013, 471(4): 1393-1394.
17. Yen S H, Lu C C, Ho C J, et al., 2021. Impact of wedge effect on outcomes of intertrochanteric fractures treated with intramedullary proximal femoral nail. J Clin Med, 10(21): 5112.

第十二节　头髓钉中的内锁螺钉

股骨转子间骨折的内固定治疗，髓内钉系统已经成为近年来的临床主流。用于股骨转子间骨折的髓内钉，有三个基本的组成部件：①插入股骨近端髓腔的主钉。②头颈骨块内植物：包括单枚植入物（粗大的拉力螺钉或螺旋刀片）和两枚独立螺钉（或交互咬合在一起）。③远侧交锁螺钉。这类髓内钉称为头髓钉。目前常用的头髓钉有Gamma-3（史赛克）、ZNN（捷迈）、PFNA－Ⅱ（辛迪斯）、InterTAN（施乐辉）、APFN（大博）、TFNA（强生/威高）、3A-Nail（爱湃斯）等。除PFNA－Ⅱ外，头髓钉粗大主钉的尾部都有内芯锁定螺钉（set screw），简称内锁螺钉，也称为平头螺钉、防旋螺钉、固定螺钉、内芯稳定螺钉等。

内锁螺钉在头颈内植物（拉力螺钉或螺旋刀片）植入后，于主钉尾部安装，通过拧紧或放松，对头颈内植物进行半挤压（防止旋转、保留滑动）或全挤压（在防止旋转的基础上，进一步防止滑动）。内锁螺钉的初始作用是防止头颈内植物的旋转，术中是否拧紧内锁螺钉消除滑动，从而进一步防止螺钉后退、股骨颈短缩等并发症，临床上仍有不少争议。

1.内锁螺钉的历史　　内锁螺钉最早出现在史赛克第一代Gamma钉中，目前Gamma-3仍然延承了这一技术。固定股骨头颈骨块的单枚粗大拉力螺钉，本身的加压作用很好，但其圆柱形的杆部在主钉斜孔中没有防止旋转的能力。为了防止拉力螺钉在主钉斜孔中的旋转且保留其向外侧滑动后退、骨块间嵌紧坐实、获得二次稳定和促进骨折愈合的能力，进行了两个工艺改造：①在拉力螺钉杆部增加了相隔90°的4个凹槽；②增加内锁螺钉的使用。Gamma-3内锁螺钉的头端与体部螺纹之间有一聚乙烯隔层，起到弹性阻尼作用，拧紧后二者之间不会出现刚性卡死。术中将内锁螺钉拧紧、抵住拉力螺钉的沟槽之后，再回退1/4圈，此时内锁螺钉的头部仍深入在凹槽之中，但并未抵住拉力螺钉杆部，能起到防止旋转、保留滑动的作用。Gamma钉的内锁螺钉是实心的，由医生术中手工安装，并非预先置入在髓内钉主钉之中。

2.内锁螺钉的种类及作用　　目前除辛迪思公司的传统PFNA－Ⅱ之外，多种头髓钉均配有内锁螺钉，这与近年来的头颈骨块内植物一体化设计有关。内锁螺钉的形态结构各不相同，其头端形状有尖钝头、平头、单足、双足等类型（图11-105）。Gamma-3的内锁螺钉并非全金属的刚性，头端呈尖钝头，中间的聚乙烯部分能吸收应力发生蠕变，不容易松动。捷迈公司带前弓弧度的自然钉（ZNN），其内锁螺钉形态与Gamma-3的相似，头端呈尖钝头。Gamma-3和ZNN的内锁螺钉均是实心的，工厂未预置在主钉中，需要医生在术中安装。拧紧内锁螺钉后都能防止拉力螺钉滑动及旋转；若再稍微拧松，则能起到防止旋转、保留滑动的作用。

InterTAN、3A-Nail、TFNA和APFN等的内锁螺钉是空心的，工厂已经预先放置在主钉尾部，术中插入螺丝刀直接拧紧即可。InterTAN的内锁螺钉为全金属结构，头端为平头圆柱形，拧紧后，仅有内侧边缘与拉力螺钉接触，防止拉力螺钉的滑动及旋转。3A-Nail的一体化螺旋刀片或拉力螺钉，其杆部采用相对密集的凹凸细螺纹设计，内锁螺钉也为匹配的细螺纹，虽然术中不用考虑沟槽角度的问题，但细纹设计的浅薄沟槽使螺旋刀片或拉力螺钉杆部在保留滑动和对抗旋转的区分界限很小，即拧紧内锁螺钉抗旋转，往往也同时限制了螺旋刀片后退滑动的功能；若保留滑动而未完全拧紧，则浅薄沟槽的抗旋转作用较

图11-105　头髓钉中的内锁螺
钉类型

A. 史赛克Gamma-3内芯锁定螺
钉，1内锁螺钉，2拉力螺钉杆上
的沟槽；B. 捷迈ZNN内锁螺钉示
意图；C. 施乐辉InterTAN内锁螺
钉示意图，仅有内侧边缘与拉力
螺钉接触；D. 爱湃斯3A-Nail的
内锁螺钉；E. 强生TFNA内锁螺
钉，一体化螺旋刀片或拉力螺钉
的侧方沟槽，内锁螺钉的头端呈
单足，向下插入到螺旋刀片或拉
力螺钉的侧方沟槽，为了显示清
楚，将内锁螺钉放在外面；F. 大
博APFN内锁螺钉，一体化螺旋
刀片的上方沟槽，内锁螺钉的头
端呈双足

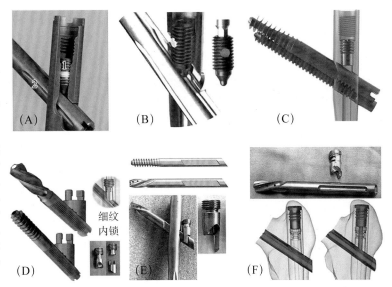

弱。TFNA的一体化螺旋刀片或拉力螺钉杆部采取侧面沟槽设计，内锁螺钉上部为螺丝结构，下部为斜面卡口且伸出一足，伸出的金属足部插入一体化螺旋刀片的侧面，起到防旋作用，而其斜面卡口同时起到防旋和防后退作用。APFN的一体化螺旋刀片上方有一沟槽，内锁螺钉头端呈双足状。当完全拧紧内锁螺钉时，内锁螺钉的双足仅伸入到螺旋刀片的凹槽当中，并不能压紧螺旋刀片，此时仅起到防止旋转的作用（螺旋刀片可在凹槽段自由滑动，但不能向外完全退出或向内进入盆腔）。配合使用的尾帽分为固定型和滑动型两种。滑动型仅起稳固内锁螺钉作用，而固定型长尾帽的头端可穿过空心内锁螺钉，进一步挤压螺旋刀片，使其卡紧在主钉斜孔中，起到防止滑动的功能。

3. 使用内锁螺钉的厂家建议　　PFNA-Ⅱ没有内锁螺钉，螺旋刀片的刀头和体部外套是相互分开的两个结构，螺旋刀头在股骨头内有防旋作用，体部外套呈椭圆的柠檬形，在主钉的斜孔内也有防旋作用。二者从敲入前逆时针旋转的解锁状态，到敲入后再顺时针拧紧的锁定状态，本身有5 mm的轴向加压功能，但不限制螺旋刀片在主钉斜孔中的滑动。

Gamma-3和ZNN的内锁螺钉，在厂家的说明书中是必须使用，而不是选用。内锁螺钉的尖端应位于拉力螺钉干部的4个沟槽之一，完全拧紧后能防止拉力螺钉的旋转和滑动。两者的操作手册建议，先完全拧紧，再回旋1/4圈，则能保证股骨头的拉力螺钉在主钉斜孔中不再旋转，但可以向外滑动，以获得骨折端的动力加压，促进骨折愈合。手册特别强调回旋不要超过1/4圈，以防抗旋作用丧失。

TFNA的内锁螺钉，操作手册建议，先拧紧后再回旋1/2圈（处于半锁定状态），能保证拉力螺钉或螺旋刀片不再旋转，但可以向外滑动，即对抗旋转，保留滑动；若完全拧紧内锁螺钉，则起到防旋转和防滑动。3A-Nail的内锁螺钉，拧紧在半锁定状态，保证拉力螺钉或螺旋刀片不再旋转，但保留滑动；若完全拧紧，可消除滑动。

APFN的内锁螺钉必须使用，拧紧后仅能防止螺旋刀片旋转。是否保留滑动，需结合尾帽来选择。使用固定型的长尾帽，能穿过内锁螺钉进一步压紧螺旋刀片，阻止滑动；若使用滑动型尾帽（即短尾帽），则仅起封闭端口和稳定内锁螺钉的作用，保留螺旋刀片的滑动。

InterTAN的双咬合螺钉在股骨头内本身就有抗旋转作用，而且双钉在主钉的斜孔上呈葫芦形，也具有抗旋转的能力。操作手册指出，预先置入的内锁螺钉可选择使用，在必要时拧紧，可以消除术后头颈骨块的滑动。是否拧紧锁住，决定权在手术医生。

4. 内锁螺钉使用的争议　　头颈骨块通过拉力螺钉或螺旋刀片把持固定后，为了提高其稳定性，必须限制头颈骨块的旋转。旋转可发生在两个部位：①股骨头与内植物之间，这由两者之间的把持力决定（骨小梁密度，内植物直径、形状等）；②头颈骨块内植物的杆部与髓内钉的斜孔交汇处。

有的头颈内植物杆部与主钉斜孔之间本身就具有抗旋转的能力（非单一圆形），如PFNA-Ⅱ的斜孔为椭圆的柠檬形，InterTAN的斜孔为两个融合的大半圆（葫芦形）。头颈内植物杆部与主钉斜孔呈单一圆形，如Gamma-3、ZNN、APFN、TFNA和3A-Nail，内植物杆部在斜孔中不具备抗旋转能力，所以内锁螺钉必须使用，以提供抗旋转稳定性。内锁螺钉的半挤压状态，是在防止旋转基础上保留滑动；拧紧全挤压，则在防止旋转基础上，进一步防止滑动。

内锁螺钉形态各异，通过对头颈内植物的杆部（多配有凹槽）进行制动，控制其在髓内钉斜孔中的旋转和（或）滑动。有的内锁螺钉仅有抗旋转作用，保留滑动；有的既能抗旋转，又能抗滑动。可见，对内锁螺钉使用上的抗旋转功能并无争议；争议主要体现在是否保留头颈内植物在主钉斜孔的滑动功能，也就是头颈骨块的滑动功能。头颈骨块是否滑动，对股骨转子间骨折愈合有着不同的影响（表11-26）。

表11-26　内锁螺钉拧紧锁定与不拧紧的优缺点

	内锁螺钉拧紧，防旋转且防滑动	内锁螺钉不拧紧，防旋转但保留滑动
优点	消除滑动，变为静态结构，维持股骨颈长度	保留滑动，持续动态加压，促进愈合
缺点	骨折端可能存在间隙，影响愈合	拉力螺钉后退，股骨颈可能短缩
后果	骨折愈合并发症（骨不连、延迟愈合、器械疲劳断裂），需再次手术翻修	骨折愈合，但螺钉后退，股骨颈缩短，偏距减少，力臂降低，双下肢不等长，绝大多数不需再次手术

如何维持股骨颈长度，临床上有两种方法：①术中将内锁螺钉拧紧锁牢，将髓内钉转化成静态的髓内固定器械，形成角稳定支架，则不再提供骨折部位发生二次滑动、嵌压坐实的机会，但可能影响骨折愈合；或由于内植物承受主要应力，可能出现器械疲劳断裂。②不拧紧内锁螺钉，限制头颈骨块旋转但保留其滑动，依靠前内侧皮质支撑砥住，防止过度滑动，强调骨折的复位质量。目前股骨转子间骨折主流采用闭合复位头髓钉内固定，不强调对后内侧小转子骨块的复位，转子区域能够支撑头颈骨块的皮质仅剩下前壁和残余的内侧壁。李双等通过生物力学试验发现，在股骨转子间骨折术后稳定性方面，内侧皮质支撑起主要作用，前侧皮质支撑起次要作用。前内侧角骨皮质最厚、密度最实、强度最高，能够支撑头颈骨块，有效阻挡头颈骨块向髓腔滑动而出现肢体短缩。

股骨转子间骨折经复位固定后，获得头颈骨块与股骨干之间的密切接触，有两种模式：一是在术中，医生使用器械主动收紧加压，缩小骨折间隙，属于一次性静态加压，获得骨折的初次稳定；二是在术后，患者通过大腿的肌肉收缩、下肢负重，头颈骨块沿其内植物的轴向，向外下进行二次滑动（望远镜效应或股骨干的相对内移）使骨块间嵌紧（impaction），有利于头颈骨块与股骨干相互坐实，属于持续性动态加压，获得二次稳定。

Zhu等（2012）将股骨转子间骨折分为A组（AO/OTA-31A1）、B组（AO/OTA-31A2.1）、C组（AO/OTA-31A2.2和31A2.3），均使用Gamma-3固定，三个组在滑动模式和非滑动模式下，骨折平均愈合时间无明显差异；滑动距离在三组间有显著差异，转子间区域骨折粉碎越重，滑动距离越大。作者指出，在某些情况下，高度粉碎的A1和A2骨折可以通过拧紧内锁螺钉消除滑动获得更好的效果。Ricci等（2019）强调在治疗两部分股骨转子间骨折中，采用InterTAN固定时不使用内锁螺钉；采用TFN治疗时不能将内锁螺钉完全拧紧，保留至少10 mm的动态滑动距离，作者认为，使用动态加压的机制，容易促进骨折愈合。陈宾等（2019）通过临床病例发现，滑动加压技术治疗老年股骨转子间骨折，具有缩小骨折端间隙、骨折愈合快、术后并发症少等优点。Du等（2021）在临床上总结4例头髓钉术后骨不愈合病例，均将InterTAN的内锁螺钉拧紧并锁定，头颈骨块失去二次滑动，内侧间隙持续存在而不愈合。

内锁螺钉使用时，还要注意其损坏导致防旋和防滑失效。对于事先预置的内锁螺钉，将主钉与近端瞄准器连接后，目测或使用头颈内植物检查主钉斜孔，以确保内锁螺钉没有过早地沉入主钉斜孔。Klima（2021）报道TFNA内锁螺钉的锁定叉从基部断裂，锁定机制（防旋和防滑）失效，导致不受控制的塌陷、股骨近端过度缩短及螺旋刀片旋转不稳定而失败，需要早期翻修。

5. 滑动加压与骨折愈合 从20世纪早期的角钢板到21世纪早期的锁定钢板，历史经验一再证明，"术中主动加压、缩小间隙；术后持续滑动、嵌压坐实"，是DHS治疗股骨近端骨折的精髓（股骨颈、转子间骨折）。大量关于股骨转子间骨折治疗方法的临床系统回顾和Meta分析已经确切表明，动态滑动机制的内固定器械，较不能滑动的静态固定系统，其在骨折愈合方面的并发症发生率显著较低，极大地降低了二次翻修手术的比例。

我们认为，获得骨折端的接触嵌紧是加速骨折愈合的先决条件；骨折端及早坐实砥住，也是维持股骨颈长度的确切方法。若术中能够将股骨转子间骨折块前壁和内侧壁解剖复位，使骨块接触紧密，则可将内锁螺钉拧紧，维持股骨颈长度。但在常见的顺向转子间骨折中，手法闭合复位，难以实现股骨转子间骨折的精准解剖复位，另外骨折愈合过程中伴随的骨折端吸收现象，在骨折端会存留间隙。因此，内锁螺钉不完全拧紧，防旋但保留术后二次滑动，能消除骨折端的残留间隙，既能促进骨折愈合（生物学优势），又能分担负荷（力学优势）。也就是说，术后二次滑动，弥补了手术过程中的一些技术性不足。另外，拧紧锁牢内锁螺钉的目的是维持股骨颈的长度，从而提高骨折复位质量，获得前内侧角皮质支撑复位，是一种更安全、更有效的防止过度滑动的生物力学方法。头颈骨块与股骨干的间隙是判断骨折复位质量的重要指标之一，残留间隙超过一个皮质厚度（4～5 mm），常被认为是复位不良。Song等（2022）分析159例具有完整影像资料的A1和A2型骨折患者，术后3D-CT证实46例（29%）失去了前内侧皮质支撑，测量术毕即刻透视图像的股距间隙（前内下角皮质间隙），并经回归分析，发现内侧间隙4.2 mm和前侧间隙3.8 mm是预测术后骨折复位丢失的阈值界限。因此，通过滑动缩小骨折间隙（术中、术后），是获得良好效果的关键之一。

内锁螺钉的基本作用是防止头颈内植物在主钉斜孔中的旋转。是否保留滑动功能，需要考虑骨折类型、复位质量等因素（图11-106，图11-107）。

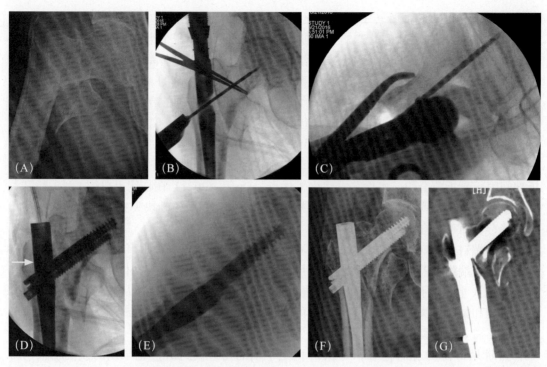

图11-106 内锁螺钉拧紧锁定，术后不滑动

A. 女，74岁，31A2.2型骨折。术前骨折X线片；B、C. 术中经皮器械复位，获得前侧皮质对位；D、E. 术后骨折复位良好，内固定位置良好，但残留的骨折间隙较大，内锁螺钉拧紧锁死；F. 术后4个月骨折尚未愈合，内下股距处间隙明显；G. 术后7个月CT显示骨折不愈合，骨折端硬化

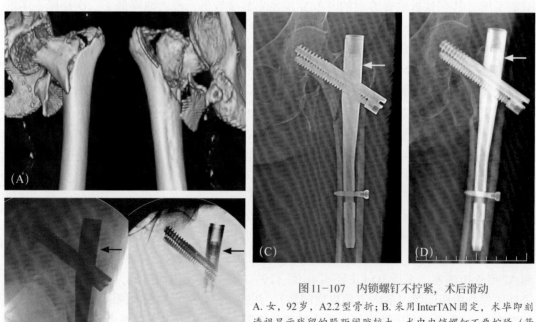

图11-107 内锁螺钉不拧紧，术后滑动

A. 女，92岁，A2.2型骨折；B. 采用InterTAN固定，术毕即刻透视显示残留的股距间隙较大，术中内锁螺钉不要拧紧（箭头），目的是保留滑动功能；C. 术后1周，头颈骨块滑动后退，骨折间隙缩小；D. 术后2.5个月，前内侧皮质没有砥住，虽然滑动后退较多，刺激外侧软组织，但骨折最终愈合（在髓腔内负性位置下愈合）

(1) 从骨折类型上考虑：①对常规斜型的股骨转子间骨折（A1、A2型），术后需要头颈骨块向外滑动，才能与股骨干嵌紧坐实，获得二次稳定性和骨折愈合，因此上方的内锁螺钉不能拧紧锁死，需保留滑动，但下方的远侧交锁螺钉应选静力模式。②对简单的A3型骨折（反斜型、横形），由于头颈骨块和近侧转子成一整体，本身无须滑动，上方的内锁螺钉是否拧紧并无区别，可以拧紧锁死（拧紧似乎更放心）；但下方的交锁螺钉需选动力模式，以利于股骨干向上滑动、皮质嵌插。③对转子下骨折者，头颈骨块本身无滑动，内锁螺钉同样可以拧紧锁死，下方的交锁螺钉选动力模式，以利于其向上滑动。④对全转子间骨折者，骨折粉碎严重或骨折累及了拉力螺钉在外侧壁入口者，难以获得可靠的前内侧皮质支撑，建议将上方的内锁螺钉拧紧，形成内支架（类似锁定桥接钢板），但下方的交锁螺钉选动力模式，以利于其向上滑动，促进皮质接触。

(2) 从骨折复位质量上考虑：①对在术中获得了优秀的骨折复位质量、骨折端已经嵌紧坐实、相互砥住，获得了良好的初始稳定性，不需要术后再启动滑动功能的二次稳定，则拧紧或不拧紧内锁螺钉均可。②对术中骨折复位质量尚未达到精准对合、嵌紧坐实者（这应该是大多数），建议不要拧紧内锁螺钉，仅抗旋转，不防滑动，使头颈骨块呈动态滑动，将能够促进骨折愈合，但有发生股骨颈缩短的风险。

两害相权取其轻。在退钉与骨折不愈合的风险方面，笔者更倾向于接受有限的股骨颈短缩、退钉等，这些属于次要并发症范畴，绝大多数不需要再次手术干预；而不是骨折不愈合、股骨头切出或内植物断裂等，这些属于严重并发症或治疗失败，需要再次手术干预。

6. 静态头髓钉　如果在术中将内锁螺钉拧紧和锁死，则将其转化成一静态的髓内固定装置，即静态头髓钉（static cephalomedullary nail），不再为头颈骨块提供滑动嵌压、塌陷坐实的机会，临床中有的病例也取得了较好的效果。文献中也有不同类型的静态型头髓钉应用报告（图11-108）。

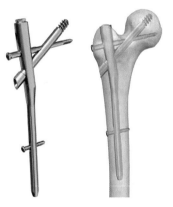

图11-108　三角支撑固定，属于静态型头髓钉的固定机制

分析静态型头髓钉也能取得较好治疗效果的原因，可能包括以下几条：①股骨转子间属于干骺端骨折，血供丰富，容易愈合。②特别强调骨折复位质量（包括对线、对位）和头颈螺钉的安放位置要好。③术中主动收紧、缩小了骨折间隙。④髓内钉负荷轴线内移，比髓外钢板具有更高的抵抗力，且主钉近段粗大，因此静态髓内钉的失败风险也较静态侧板系统为低。⑤头髓钉的各个部件，并非完全严丝合扣，相互之间也有少量的微动（否则就不能在导向器下盲法打入），在髓腔内也存在或多或少的摆动。⑥InterTAN的内锁螺钉属刚性压迫，仅在内侧缘与拉力螺钉接触，面积小，容易出现疲劳松动，临床经常看到在拧紧内锁螺钉的情况下，也出现了拉力螺钉的滑动后退现象。⑦我国患者术后卧床时间长，下地负重晚，早期并未对髋关节施加过多的负荷。⑧治疗效果取决于髓内钉的疲劳强度与干骺端骨折愈合速度之间的"赛跑"。⑨在综合考虑患者骨质疏松程度、内固定手术质量和晚期下地负重的情况下，也能取得较好的效果。⑩静态头髓钉的确切治疗效果，尤其与动态髓内钉的对比，还需临床大样本（至少500例）的前瞻性随机盲法对照研究。

7. 总结　内锁螺钉的功能，是在主钉斜孔的部位，从上方（和侧方）作用于头颈骨块内植物的杆部，起到防止该内植物（及其固定的头颈骨块）旋转的作用。在内锁螺钉的使用方面，首先要熟悉不同器械公司的髓内钉固定机制，必须保证其防旋作用，这是没有争议的。再根据骨折类型和术中骨折复位质量，考虑是否保留其滑动功能，以此来决定是否完全拧紧内锁螺钉。由于股骨转子间骨折闭合手法操作，很难实现精准解剖复位，骨折端往往存留间隙；骨折的愈合过程也伴随着骨折端的吸收过程，在有的病例中会使骨折端间隙扩大；因此，对常见的顺向股骨转子间骨折，应提高骨折复位质量（获得前内侧皮质支撑），内锁螺钉发挥其抗旋转作用，保留滑动来消除骨折间隙，促进愈合。

（杜守超　胡孙君　王秀会　张世民）

参考文献

1. 陈宾，林凤飞，林朝晖，等，2019. 股骨近端防旋髓内钉滑动加压技术治疗老年股骨转子间骨折. 中华创伤骨科杂志，21（9）：764-770.

2. 杜守超，张世民，张英琪，等，2018. 不稳定股骨转子间骨折前内侧皮质支撑复位的影像学研究. 中国矫形外科杂志，26（18）：1633-1638.

3. 李双，张世民，张立智，等，2019. 不同组合前内侧皮质支撑复位对股骨转子间骨折髓内钉术后稳定性影响的生物力学研究. 中华创伤骨科杂志，21（1）：57-64.

4. 张殿英，2020. "杠杆-支点重建"理论重新认识股骨转子间骨折内固定的过去和未来. 中华创伤骨科杂志，22（10）：841-845.

5. 张世民，胡孙君，杜守超，等，2019. 股骨转子间骨折的稳定性重建概念演化与研究进展. 中国修复重建外科杂志，33（10）：1203-1209.

6. 张英泽，王海程，陈伟，等，2021. 三角支撑固定：股骨转子间骨折手术的革新——来自生物力学研究的证据. 中华创伤骨科杂志，23（6）：461-466.

7. 朱燕宾，陈伟，叶丹丹，等，2021. 股骨近端N三角理论及股骨近端仿生髓内钉（PFNB）的设计理念. 中华老年骨科与康复电子杂志，7（5）：257-259.

8. Ding K, Zhu Y, Li Y, et al., 2022. Triangular support intramedullary nail: a new internal fixation innovation for treating intertrochanteric fracture and its finite element analysis. Injury, 53(6): 1796-1804.

9. Du S C, Wang X H, Chang S M, 2021. The pre-loaded set-screw in InterTAN nail: should it be tightened or not tightened in pertrochanteric hip fractures. Geriatr Orthop Surg Rehabil, 12: 2151459321990640.

10. Klima M, 2021. Bent or broken: analysis of set screw fracture in the TFNa implant. J OrthopTraumatol, 22(1): 31.

11. Li S J, Kristan A, Chang S M, 2021. Neutral medial cortical relation predicts a high loss rate of cortex support in pertrochanteric femur fractures treated by cephalomedullary nail. Injury, 52(11): 3530-3531.

12. Parker M J, Bowers T R, Pryor G A, 2012. Sliding hip screw versus the Targon PF nail in the treatment of trochanteric fractures of the hip: a randomised trial of 600 fractures. J Bone Joint Surg Br, 94(3): 391-397.

13. Ricci M, McAndrew C, Miller A, et al., 2019. Are two-part intertrochanteric femur fractures stable and does stability depend on fixation method?. J Orthop Trauma, 33(9): 428-431.

14. Song H, Chang S M, Hu S J, et al., 2022. Calcar fracture gapping: a reliable predictor of anteromedial cortical support failure after cephalomedullary nailing for pertrochanteric femur fractures. BMC Musculoskelet Disord, 23(1): 175.

15. Tian K W, Zhang L L, Liu C, et al., 2020. The positive, neutral, and negative cortex relationship in fracture reduction of per/inter-trochanteric femur fractures. Int Orthop, 44(11): 2475-2476.

16. Wang H, Yang W, Ding K, et al., 2022. Biomechanical study on the stability and strain conduction of intertrochanteric fracture fixed with proximal femoral nail antirotation versus triangular supporting intramedullary nail. Int Orthop, 46(2): 341-350.

17. Xiong W F, Hu S J, Chang S M., 2017. Avoiding over-telescoping to improve outcomes in cephalomedullary nailing. Injury, 48(11): 2608-2609.

18. Zhu Y, Meili S, Zhang C, et al., 2012. Is the lag screw sliding effective in the intramedullary nailing in A1 and A2 AO-OTA intertrochanteric fractures? A prospective study of sliding and none-sliding lag screw in Gamma-Ⅲ nail. Scand J Trauma ResuscEmerg Med, 20: 60.

第十三节　短型头髓钉治疗股骨转子间骨折的远侧交锁螺钉

1. 远侧交锁螺钉的生物力学研究
2. 远侧交锁螺钉的临床应用
3. 远侧交锁螺钉的操作难点与解决方法
4. 远侧交锁螺钉的并发症
5. 总结及建议

　　股骨头髓钉在结构上由三部分组成：①髓内钉主钉：分为插入股骨髁部的全长头髓钉和不超过股骨前弓顶点的短型头髓钉；②近侧头颈骨块固定物：包括单枚植入物（粗大的拉力螺钉或螺旋刀片）和多枚植入物（2枚较细的螺钉）；③远侧的交锁螺钉。针对近侧头颈骨块固定物的生物力学及其并发症研究已有很多，如评定内植物在股骨头内位置的尖顶距、Parker比例，内植物失败的螺钉切出、螺旋刀片穿透或切入等。近年对远侧交锁螺钉的生物力学及其并发症研究也逐渐增多，取得了一些进展。

　　对全长髓内钉（插到股骨髁），均需常规使用远侧交锁螺钉，且一枚置入在静态位，另一枚置入在动态位。全长钉的远侧交锁螺钉可以在电磁导航下置入，也可以在体外框架下置入（可能不准），或在透视下徒手置入。对短型头髓钉，多数远侧仅设计一个卵圆孔，一枚交锁螺钉可通过斜向打入使其处于静态位，或者横向打入使其处于动态位。

一、远侧交锁螺钉的生物力学研究

　　头髓钉的远侧交锁螺钉有静力交锁和动力交锁两种固定方式。静力交锁螺钉在正常情况下承担轴向负荷传导力（内侧压力、外侧张力）和横向扭转力的作用；动力交锁螺钉仅承担扭转力的作用。如果通过术中复位能使头颈骨块与股骨干的皮质相互接触，那么头髓钉承受的压力将主要通过骨皮质传导；然而，如果骨折断端的骨皮质连续性未能恢复，轴向压力则将通过主钉传导至远侧的交锁螺钉。

　　Rosenblum等（1992）采用标准型Gamma钉固定10例成人股骨转子间骨折标本，比较了远端使用或不使用交锁螺钉对股骨近端应力分布的影响。在生物力学试验机上对股骨近端施加1 800 N的轴向载荷，结果显示无论在稳定型骨折模型（两部分骨折）还是不稳定型骨折模型（四部分骨折），远端交锁螺钉使用与否均不会改变股骨近端骨皮质的应力分布。Mathias等（1995）用长型IMHS钉固定10例不稳定型股骨转子间骨折标本，在股骨近端施加1 400 N的轴向载荷，结果同样发现有无远端交锁螺钉并不影响股骨近端和远端皮质所承受的应力。

　　近来研究则将关注点投向远端交锁螺钉对股骨近端扭力载荷的影响。Kane等（2013）采用10具骨质疏松女性股骨标本，模拟股骨转子间稳定型骨折并进行配对研究，插入长型髓内钉后，对比使用与不使用远端交锁螺钉对股骨近端扭矩刚度的影响，结果表明，两者之间无显著性差异。Gallagher等（2013）则分别测量了11具股骨转子间不稳定型骨折标本，采用长型Gamma钉固定后，对比使用或不使用远端交锁螺钉情况下，股骨近端所能承受的最大扭矩荷载。结果发现，使用远端交锁螺钉组平均最大扭矩荷载为57.9 N·m，不使用组仅为29.1 N·m，两组差异有统计学意义（$P=0.001$）。当发生内固定失效时，使用远端交锁螺钉组的11具标本中有6具发生在近端的头颈螺钉入钉点的骨皮质处，5具发生在远端的交锁螺钉水平；而在不使用组，11具标本均发生在股骨近端。作者认为，对于不稳定型股骨转子间骨折，使用远端交锁螺钉能提供额外的内固定稳定性，能更有效地传导和分散作用于股骨近端的扭力载荷，使得股骨近端的最大扭矩荷载显著增加。

Nicolas等（2010）的有限元研究表明，远端交锁螺钉的应用可分担短型头髓钉所承受的荷载；将交锁螺钉向近端移动能减少远侧主钉钉尖所受应力，但会增加近侧头颈螺钉所受应力。合理设计交锁螺钉的位置能够平衡主钉与头颈螺钉所承受的应力，以减少主钉与头颈螺钉结合处断钉（斜孔部位）和主钉尖远端骨折的发生。

Lacroix等（1995）为了研究Gamma钉远侧交锁螺钉处骨折的发生机制，对10具尸体的股骨施加扭转载荷，直至发生骨折。结果显示，打入一个远侧交锁螺钉后，发生骨折的平均载荷减少了35.7%，即股骨对扭转力量的抵抗下降了约1/3。因此，作者提出，应该避免增加额外的远侧钻孔，因为这将使附近骨皮质承受的应力增加，易导致经交锁螺钉部位的骨折发生。

可见，远侧交锁螺钉的主要作用包括：①维持股骨长度，防止骨块下沉；②控制股骨干旋转；③分担主钉的应力负荷；④增加"股骨－髓内钉复合体"的整体扭矩刚度；⑤控制髓内钉在宽大髓腔内的摆动。我们分析，对于稳定型的两部分顺向股骨转子间骨折，首先，通过良好的闭合复位，骨块间皮质充分对位嵌合，愈合期间骨折端的滑动短缩非常有限；其次，股骨外侧皮质存留较多，使用头颈螺钉（螺旋刀片）经主钉斜孔固定后，能够获得头颈骨块与股骨干之间的旋转稳定；再者，由于皮质对位好，股骨近端承重应力大部分通过内侧骨皮质向远端传导，头髓钉本身所受轴向荷载减少。在不使用远端交锁螺钉的情况下，"股骨－髓内钉复合体"的失效荷载强度已超过了股骨近端在生理状态下的所受负荷。因此对于这类稳定型二部分骨折，可以考虑不使用远端交锁螺钉。而对于不稳定型的股骨转子间骨折，由于骨折端粉碎、间隙增多，头颈骨块经二次滑动、嵌紧坐实后，股骨短缩明显；头颈螺钉（螺旋刀片）穿过薄弱的股骨外侧皮质，对股骨干旋转的控制力有限；骨折端皮质对位不充分，早期负荷主要由头髓钉承担，则要求内固定物整体有更高的失效荷载强度。因此，治疗这类不稳定型的三、四部分骨折，必须使用远端交锁螺钉。

二、远侧交锁螺钉的临床应用

目前临床上采用头髓钉治疗股骨转子间骨折，几乎是常规植入远侧交锁螺钉。争议主要集中在静态交锁和动态交锁的选择，以及后期是否需要动力化等方面。但近年有趋势对于稳定型转子间骨折，尝试不使用远侧交锁螺钉。Ozkan等（2009）报道了24例股骨转子间骨折患者，平均年龄74岁；AO分型A1型8例，A2型16例；采用PFN治疗（股骨头内2枚螺钉），远侧不使用交锁螺钉；术后在患者能耐受前提下，早期全负重活动。结果所有患者骨折均愈合，平均愈合时间14周；未发生股骨头内螺钉切出、骨折延迟愈合或不愈合；1例出现股骨头内2枚螺钉的反"Z"字现象，手术取出后疼痛缓解；术后Harris功能评分优良14例，可9例，差1例；Barthel活动功能评分17例达良好。作者认为，对稳定型股骨转子间骨折，股骨头内的2枚螺钉能够控制头颈骨块的旋转；经完整的股骨外侧皮质打入，能够控制股骨干的旋转。Skala-Rosenbaum等（2010）回顾性调查了118例病例，骨折分型同样为AO分型A1及A2，采用PFH-Medin（股骨头内两枚螺钉），其中44例植入远端交锁螺钉，74例不植入。术后至少12个月随访，两组患者在功能评分，骨折愈合时间上均无显著差异。Vopat等（2014）采用Gamma长钉治疗107例稳定型股骨转子间骨折患者（AO分型A1），其中56例使用远端交锁螺钉，51例不使用。两组术后并发症无显著差异。Caiaffa等（2016）报告一项欧洲多中心随机对照研究，同样显示对于股骨转子间稳定型骨折（AO分型31A1-A2），使用与否远端交锁螺钉对于患者术后一年行走功能、SF-36、VAS评分、总体满意度均没有显著性差异。两组患者在术后死亡率和住院时间也没有差异。国内张英泽院士团队（2015）也开展了此方面研究，他们采用前瞻性随机对照方法共纳入70例65岁以上患者，骨折类型为AO分型31A1和A2，结果两组在骨折愈合和术后并发症没有显著差异。不使用远侧交锁螺钉时并不是没有并发症，Skala-Rosenbaum等（2016）进行了一项包含849名患者的前瞻性研究，结果显示，在AO分型31A1和A2骨折的髓内钉治疗中，与远侧动力交锁模式相比，不使用远侧交锁螺钉时发生内植物周围骨折的概率增加了85.7%。我们认为，对于稳定型股骨转子间骨折，采用头髓钉内固定治疗，如果髓内钉远段的充盈度较好，远端不使用交锁螺钉也是一种可靠和可以接受的方法（图11-109）。而且由于不需要植入交锁螺钉，可以减少手术及麻醉时间、术中出血、X线暴露，减少医疗花费，避免与交锁螺钉有关的并发症等。

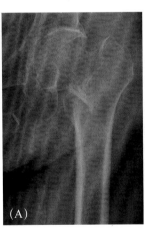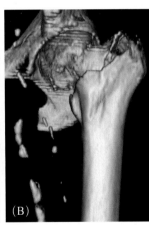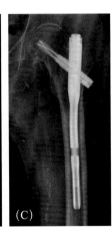

图11-109　女，82岁
A.左侧股骨转子间骨折，A1.2型；B.外侧壁完整；C.头髓钉固定，远段充盈度良好，不打远侧交锁螺钉

(A)　(B)　(C)

目前对髓内钉远侧交锁方式的选择仍缺乏共识，而且比较静态交锁和动态交锁模式的临床证据很少。我们根据骨折端的稳定性（长度稳定性、旋转稳定性），归纳了远侧交锁螺钉的临床使用原则（表11-27）。

西班牙Hernández-Pascual等（2021）总结了Gamma-3治疗股骨转子间骨折的远侧交锁螺钉使用经验，其的使用原则是：在稳定型骨折（A1和A2.1）推荐采用动态交锁，在不稳定型骨折（A2.2及以后）推荐采用静态交锁。经长期随访（随访至骨折愈合或治疗失败），两组仅在轻度并发症方面有所差异，即静态交锁组在股骨颈短缩、拉力螺钉后退（>1 cm）等方面发生率较高。另外作者也发现，在动态交锁组中仅有21%是在8周内真正出现了动态的效果。

印度Shivashankar等（2021）在其头髓钉的10条推荐中认为，虽然将远侧交锁螺钉置于静态位预后很好，但在少部分人，骨的吸收比正常人可能会更多一些，往往需要在6

表 11-27 远侧交锁螺钉的使用原则

分　类	推　荐
稳定型骨折 (31A1, 长度与旋转均稳定)	1. 无须将远端交锁螺钉作为常规选择; 2. 对于宽大髓腔、较大的后内侧碎片、后壁粉碎性骨折、术中医源性外侧壁骨折等患者, 无论原始的骨折类型如何, 都应该使用远侧交锁螺钉, 以提高固定的稳定性
长度稳定型骨折 (部分 31A2, 及螺旋刀片入口冠状面皮质完整)	1. 短钉仅用一枚交锁螺钉而不是两枚, 以防止应力集中、皮质弱化和大腿疼痛的发生; 2. 在骨折复位和打入股骨头拉力螺钉之后, 如果骨折与旋转插入的髓内钉能作为一个整体移动, 则可随意选择锁定模式 (静态、动态); 3. 否则应将远侧交锁螺钉置于动力交锁模式
不稳定型骨折 (31A3 和部分 31A2, 长度与旋转均不稳定)	1. 静态交锁模式可以防止骨折移位和肢体短缩; 2. 推荐动态交锁模式, 可以减少远端皮质肥大、大腿疼痛和继发性骨折的风险, 并允许在负重的情况下对骨折进行加压

周之后再进行动力化。与其这样进行二次手术, 还不如一开始在手术的当天, 就将远侧交锁螺钉打在动力位。因此, 为了安全起见, 他们建议将所有的远侧交锁螺钉都打在动力位。

三、远侧交锁螺钉的操作难点与解决方法

短型头髓钉的远侧交锁螺钉在体外导向器下植入, 因距离短, 髓内钉在体内变形小, 一次性植入准确性较高; 但交锁螺钉是在股骨干上打入, 螺钉处有应力集中, 易出现经过交锁螺钉孔的二次骨折。对长型头髓钉, 由于髓内钉的变形和体外导向器的偏差, 一次性植入远侧交锁螺钉的准确性显著下降, 有时需徒手操作, 显著延长了手术时间, 增加患者麻醉时间, 对于有多项内科合并症的老年患者尤其不利; 目前绝大多数情况的置钉过程均需 X 线多次透视确认, 意味着患者及手术室医护人员将遭受更多电离辐射。既往有文献报道, 采用所谓徒手置钉技术, 但是具体操作因各厂家产品不同而有所不同, 并且与术者个人经验有关, 学习曲线长, 可重复性较低。新近出现的电磁导航置钉技术, 有置钉准确、快速和无须 X 线透视等优点, 应用前景良好, 但价格较为昂贵。

四、远侧交锁螺钉的并发症

相较于近侧头颈骨块的内植物, 远侧交锁螺钉的并发症并不常见。其并发症主要包括: ①由于操作不当, 置入远端交锁螺钉时损伤位于股骨内侧的股动脉及其分支导致术后血肿 (图 11-110)、动静脉瘘或假性血管瘤形成; ②交锁螺钉处应力集中, 在 X 线影像上表现为皮质增生肥大 (图 11-111), 约 10% 的患者因远端应力集中而导致大腿疼痛, 易发生二次骨折 (图 11-112); ③交锁螺钉断裂, 髓内钉获得自然动力化。其中以血管损伤最容易被忽略。血管损伤多为急性, 但也可是迟发性。Bose 等 (2006) 报道 1 例 11 岁患儿因股骨干骨折接受长型头髓钉治疗, 股骨远端采用 2 枚交锁螺钉固定, 术后 4 年出现大腿远端内侧肿胀, 经 MRI 检查确诊为假性血管瘤形成, 2 枚交锁螺钉钉尖均位于血管瘤内。Riina 等 (1998) 的解剖学研究显示, 股动脉全程走行于大腿内侧, 平均有 15 条分支血管,

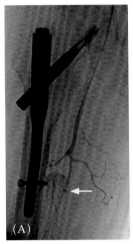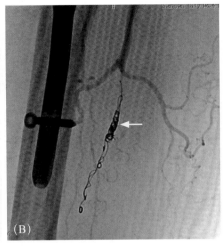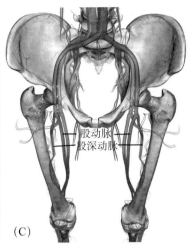

(A)　　　　　　　　(B)　　　　　　　　(C)

图11-110　男，81岁，股骨转子间骨折PFNA术后，患肢大腿持续性肿胀疼痛，张力增加

A.予以血管造影，发现在远侧交锁螺钉平面，股深动脉的一个分支破裂出血，造影剂外溢（箭头），回顾手术，可能是术中电站打入太深、电钻头部损伤血管所致；B.对破裂血管进行栓塞；C.股骨血管示意图

散布于股骨各水平面。因此，不论是应用短型钉或长型钉，不同水平植入的远端交锁螺钉均有可能伤及内侧血管。

　　在实际手术操作中，出于骨折复位和术中方便插入主钉的需要，患侧大腿被置于内收内旋位。Yang等（2004）报道采用血管彩超技术，测量了59例大腿分别在中立位、内收20°和内收20°联合内旋20°三种体位下，股浅动脉在会阴以远8～9 cm平面至股骨的距离，结果分别为20.28 mm、11.85 mm和9.53 mm；大腿内收内旋位显著缩短了股浅动脉与股骨干间的距离，增加了术中损伤风险。作者建议在植入远端交锁螺钉时，将患肢恢复中立位，可减少损伤股内侧血管的概率。该研究小组2013年

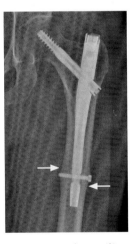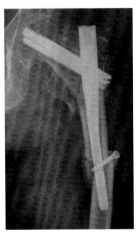

图11-111　女，60岁，Gamma钉术后8年，远侧交锁螺钉导致应力集中，刺激皮质骨增生肥大

图11-112　经远侧交锁螺钉的二次骨折

报道利用CTA检查获取40例下肢未骨折患者的双侧股骨及大腿动脉影像资料，测量了大腿中立位下PFNA-Ⅱ（200 mm、300 mm）和ITST（180 mm、300 mm）共2种品牌4种规格的头髓钉，观察其远端交锁螺钉与股浅和股深动脉之间的关系。结果显示两组短钉的远端交锁螺钉与股深动脉之间距离最近，平均仅10 mm［PFNA-Ⅱ 200 mm（9.87±5.83），ITST 180 mm（9.24±4.74）］，易导致医源性损伤；两者与股浅动脉的距离较远，损伤风险相对较小。对于两组长钉而言，股浅动脉在远端交锁螺钉水平已位于股骨后侧，故不易被损伤。

　　头髓钉治疗股骨转子间骨折致股血管损伤是较为少见的并发症，损伤机制为术中钻头或交锁螺钉头损伤位于股骨内侧的股血管所致；预防的关键是提高警惕性，注重手术细节。在准备打入交锁螺钉前可将患肢恢复至中立位，使股血管远离股骨；钻孔时避免钻头

突破股骨内侧皮质后进一步深入；选用合适长度的交锁螺钉，其钉尖穿出股骨内侧皮质长度控制在5 mm左右。以上几点在短型髓内钉使用中更应注意。此外，对于术后早期不能解释的患肢肿胀，尤其肿胀位于大腿的交锁螺钉水平，要警惕血管损伤可能。通过血管彩超、DSA等检查可明确诊断、及时治疗。

五、总结及建议

目前头髓钉是治疗股骨近端骨折的常规方法之一。根据目前的生物力学基础研究与临床资料分析，我们对远侧交锁螺钉的使用提出如下建议：①应常规植入远侧交锁螺钉；②对稳定型转子间骨折（AO分型A1、A2.1型），因头颈骨块的拉力螺钉（螺旋刀片）穿过近端仍完整的股骨外侧皮质，对股骨干有防旋作用，可不植入远侧交锁螺钉，但建议使用相对较长的短型头髓钉（20 cm）；③对不稳定型转子间骨折（A2.2、A2.3、A3型）或转子下骨折，必须植入远侧交锁螺钉，防止股骨干出现旋转畸形；④对稳定型转子间骨折，建议植入静态交锁螺钉，而对不稳定型转子间骨折和转子下骨折，建议在动态位植入；⑤近来的研究，似乎更倾向于将远侧交锁螺钉置入在动态位，而不管骨折类型如何，目的一是发挥交锁螺钉的防旋作用，二是允许其向近端加压，进一步缩小骨折间隙，促使皮质及早砥住，分担负荷并促进愈合。

（李　清　王晓旭　张世民）

参考文献

1. 李清，张世民，2014. 头髓钉治疗股骨粗隆间骨折远侧交锁螺钉的研究进展. 中国修复重建外科杂志，28（9）：1179-1182.
2. Arlettaz Y, Dominguez A, Farron A, et al., 2012. Distal locking of femoral nails: evaluation of a new radiation-independent targeting system. J Orthop Trauma, 26(11): 633-637.
3. Bose D, Hauptfleisch J, Mcnally M, 2006. Delayed pseudoaneurysm caused by distal locking screw of a femoral intramedullary nail: a case report. J Orthop Trauma, 20(8): 584-586.
4. Bostrom M P, Lyden J P, Ernberg J J, et al., 1995. A biomechanical evaluation of the long stem intramedullary hip screw. J Orthop Trauma, 9(1): 45-52.
5. Buruian A, Silva Gomes F, Roseiro T, et al., 2020. Distal interlocking for short trochanteric nails: static, dynamic or no locking? Review of the literature and decision algorithm. EFORT Open Rev, 5(7): 421-429.
6. Caiaffa V, Vicenti G, Mori C, et al., 2016. Is distal locking with short intramedullary nails necessary in stable pertrochanteric fractures? A prospective, multicentre, randomized study. Injury, 47 (Suppl 4): S98-S106.
7. DeCasas R, Lazaro F J G, Garcia-Rayo M R, et al., 1995. Arteriovenous fistula after interlocking nailing of the femur: a case report. J Trauma, 38(2): 303-304.
8. Efstahopoulos N, Nilolaou V S, Xypnitos F N, et al., 2010. Investigation on the distal screw of a trochanteric intramedullary implant(Fi-nail) using a simplified finite element model. Injury, 41(3): 259-265.
9. Gallagher D, Adams B, El-Gendi H, et al., 2013. Is distal locking necessary? A biomechanical investigation of intramedullary nailing constructs for intertrochanteric fractures. J Orthop Trauma, 27(7): 373-378.
10. Han C D, Lee Y H, Yang K H, et al., 2013. Relationship between distal screws and femoral arteries in closed hip nailing on computed tomography angiography. Arch Orthop Trauma Surg, 133(3): 361-366.
11. Kane P M, Vopat B, Paller D, et al., 2013. Effect of distal interlock fixation in stable intertrochanteric fractures. Othopedics, 36(7): e859-864.
12. Li X, Zhang L, Hou Z, et al., 2015. Distal locked and unlocked nailing for perthrochanteric fractures--a prospective

comparative randomized study. Int Orthop, 39(8): 1645−1652.

13. Ozkan K, Unay K, Demircay C, et al., 2009. Distal unlocked proximal femoral intramedullary nailing for intertrochantetic femur fractures. Int Orthop, 33(5): 1397−1400.

14. Shivashankar B, Keshkar S, 2021. Intertrochanteric fractures: ten commandments for how to get good results with proximal femoral nailing. Indian J Orthop, 55(3): 521−524.

15. Skála-Rosenbaum J, Džupa V, Bartoška R, et al., 2016. Distal locking in short hip nails: cause or prevention of peri-implant fractures?. Injury, 47(4): 887−892.

16. Vopat B G, Kane P M, Truntzer J, et al., 2014. Is distal locking of long nails for intertrochanteric fractures necessary? A clinical study. J Clin Orthop Trauma, 5(4): 233−239.

17. Whatling G M, Nokes L D M, 2006. Literature review of current techniques for the insertion of distal screws into intramedullary locking nails. Injury, 37(2): 109−119.

18. Yan W S, Cao W L, Sun M, et al., 2020. Distal locked or unlocked nailing for stable intertrochanteric fractures? A meta-analysis. ANZ J Surg, 90(1−2): 27−33.

第十四节　短型头髓钉的术后摆动

1. 短型头髓钉的术后摆动　　　　3. 术后摆动的预防方法
2. 术后摆动的危险因素

　　在AO内固定方法的分类中，髓内钉属于相对稳定的内固定器械。现代髓内钉的特点是能闭合微创插入骨髓腔，通过髓内钉与骨皮质内壁的摩擦，获得骨折内固定的整体稳定，因此需要对骨髓腔进行扩大（扩髓），才能插入尽可能粗的髓内钉，而且需要在骨折的远近端均进行交锁固定，有时尚需配合阻挡钉技术，进一步提高轴向和旋转的稳定性。

　　大多数股骨转子间骨折（31A）均可采用短型头髓钉治疗，其中的髓内钉主杆插入股骨髓腔，拉力螺钉或螺旋刀片打入股骨头，二者通过髓内钉的斜孔相互连接在一起。文献对髓内钉与头颈骨块之间的稳定性，已有许多研究；但对髓内钉与股骨髓腔之间的稳定性，研究很少。其实，这两个稳定性是相互影响的，髓内钉在股骨髓腔内的摆动，会干扰头颈骨块与股骨干之间的稳定性。注水膨胀型髓内钉可以充满髓腔，能防止髓内钉的摆动。

一、短型头髓钉的术后摆动

　　在老年股骨转子间骨折的短型头髓钉内固定中，有许多特殊因素影响髓内钉与骨的整体稳定性：①短型头髓钉粗大的近段直径为15.5～17.0 mm，长度在10 cm左右（可到达小转子水平）；远段直径为9.0～12.0 mm。短钉总长度为16.5～24.0 cm；②股骨转子间骨折属于近侧的干骺端骨折，髓腔宽大，即便是粗大的髓内钉近段也难以充满髓腔；③髓内钉近侧的粗段，其直径和长度是统一且固定的，为了适用于所有人，其设计尺寸必须留有余地，也不会充满髓腔；④目前在老年人均不进行骨干扩髓，以防止进一步降低其强度，减少二次骨折的发生概率，因此髓内钉远段也均不会充满髓腔；⑤主钉插入髓腔后，近侧的头颈螺钉和远侧的交锁螺钉，均是在框架导向器下打入，髓内钉各部件之间并非严丝合缝，允许存在一定的空余和偏差，但仍能经皮成功打入（微动，0.5～1 mm）；⑥绝大多数股骨转子间骨折均使用短钉固定，远侧仅用一枚交锁螺钉；⑦对于身体衰弱的老年人，要求手术简单、快速、微创、稳定，不允许对骨折进行过多精细的操作，以减少手术时间，减少对机体的干扰。

因此，转子间骨折在头髓钉固定之后，骨与髓内钉之间仍存在一定的微动，允许通过术后的二次滑动来获得稳定，包括：①头颈骨块沿内植物轴向向外滑动（称为望远镜效应），这有利于骨块的相互接触坐实和皮质的支撑砥住，获得骨折的二次稳定；如果没有获得皮质的支撑砥住，头颈骨块将继续滑动，直至与髓内钉主杆砥住而停止，此时拉力螺钉可能因过度滑动而后退，刺激大腿外侧软组织，同时股骨颈短缩、髋关节偏距缩短，导致力学功能下降，也容易发生拉力螺钉从股骨头的切出。②头颈骨块在髓内钉的带动下，以远侧交锁螺钉为枢纽轴点，通过近段髓内钉带动头颈骨块一起发生内外方向（冠状面，图11-113）和前后方向（矢状面，图11-114）的摆动，这种钟摆样运动往往引起骨折复位程度的改变，失去前内侧皮质的支撑砥住，导致头颈骨块过度滑动、内翻畸形甚至出现内固定失败等并发症。在头颈骨块与股骨干重新嵌紧坐实之后，摆动效应即消失。影像学表现往往是头颈骨块向后移位（前侧皮质后陷）、近侧的髓内钉主杆贴近后侧皮质、而远侧的钉尖向前抵住股骨干前侧皮质。至此，近侧的摆动效应才消失，骨折端逐渐稳定而愈合。摆动效应也称往返运动、风挡雨刮效应或摆尾效应。因此，股骨转子间骨折经头髓钉固定之后，其颈干角和股骨颈长度均有一定程度的减小。

短型头髓钉的摆动效应，最早由笔者在2019年的《老年髋部转子间骨折》第一版中提出，2020年在文献中也进行了介绍，进行了初步临床研究，提出了通过改进髓内钉设计以减少术后摆动的设想，并申请了专利。

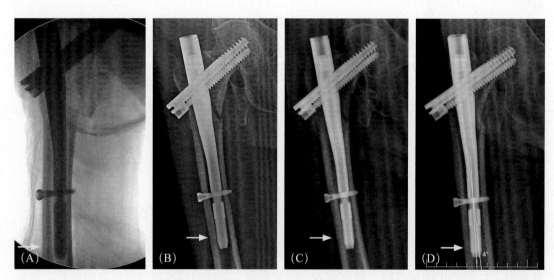

图11-113 女，91岁。A2.2型股骨转子间骨折，采用长18 cm远段直径10 mm的头髓钉固定。术后在压力负荷作用下，以远侧交锁螺钉为轴点，头颈骨块带动髓内钉出现冠状面摆动，钉尖向外侧移动，致使整体颈干角减小
A. 术后即刻透视，此时患者仍在牵引床上（注意箭头所指钉尖位置）；B. 术后1周；C. 术后4周，患者下地活动之前；D. 患者下地站立行走，术后10周随访摄片，内侧皮质在负性位下愈合，测量摆动角度为4°

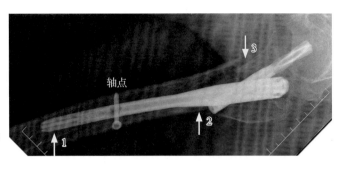

图11-114　头髓钉术后的矢状面摆动，导致前侧皮质对位的丢失。远侧交锁螺钉类似杠杆的支点（轴点）
1.远侧钉尖向前摆动；2.近侧主钉向后摆动；3.前侧皮质后陷，复位丢失

二、术后摆动的危险因素

容易出现术后头髓钉摆动的因素如下。①骨骼特征：宽大髓腔，直筒状髓腔；Dorr分类的C型髓腔，占全部患者的10%～15%，多见于老年女性。C型宽大髓腔无论对人工关节的股骨柄固定还是髓内钉固定，都是一个显著的不稳定因素。②骨折特征：骨折累及到小转子及其下方后内侧皮质，后壁大的或粉碎的冠状面骨块（即A2型）（图11-115），或累及到小转子平面的内外贯通骨折（即A3型）（图11-116）。③髓内钉因素：包括多个方面，髓内钉远段太细，在骨干髓腔内的充盈度低（冠状面、矢状面）；交锁螺钉远侧的钉尖长度太短，

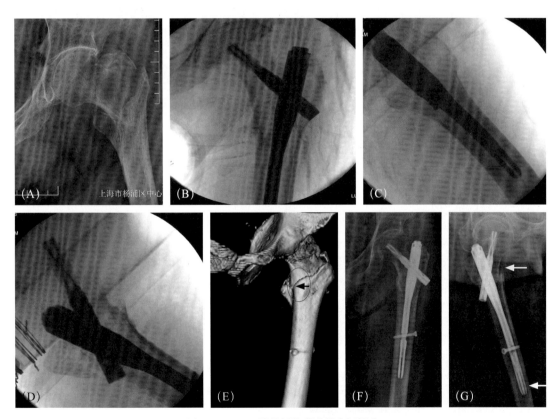

图11-115　A2型骨折的术后髓内钉摆动
A.女，87岁，A2.1型骨折；B～D.插入20 cm长、远段直径10 mm的头髓钉固定，术毕即刻正位、侧位、前内侧斜位透视，显示为骨折复位质量良好；E.术后1周3D-CT显示前内侧皮质对位丢失；F、G.术后半年随访，头颈骨块有过度滑动后退和内翻，箭头显示头髓钉摆动导致的钉尖撞击和复位丢失

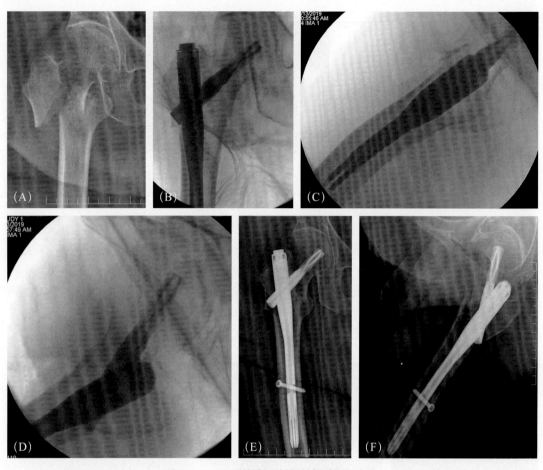

图 11-116 A3 型骨折，短钉的摆动更易发生

A. 女，89 岁，A3 型骨折；B ～ D. 采用长 20 cm 直径 10 mm 的头髓钉固定，术中骨折复位质量良好；E、F. 术后由于髓内钉摆动，皮质对位丢失

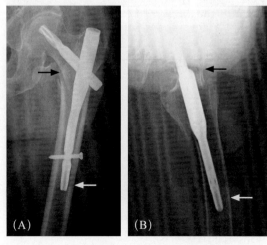

图 11-117 短型头髓钉在宽大髓腔的摆动

A. 冠状面摆动，导致内侧皮质对位丢失，头颈骨块内翻；
B. 矢状面摆动，导致前侧皮质对位的丢失，头颈骨块后移

轴点至远侧钉尖与轴点至近侧后方骨折线的距离之比，即是前后摆动的放大系数，钉尖太短（如 17 cm 的超小型头髓钉）将放大近侧的摆动幅度；髓内钉斜孔下的粗大部分长度不够，小转子下缘的漏斗样髓腔充盈度不足（图 11-117）。④骨折复位后的残留间隙：术毕即刻头颈骨块与股骨干之间尚未收紧坐实，仍存有间隙（尤其前内下角的股距间隙），致使骨块之间的摩擦力不足以对抗髓内钉的摆动力。⑤皮质对位关系：皮质对位的影响，如果使前内下角皮质对位处于正性关系，则为头髓钉的摆动储存了预留量；如果处于中性关系，则摆动之后就容易出现皮质对位丢失而转化为负性。

⑥多种因素混合存在：髓内钉的术后摆动更容易发生，引起一系列后续问题。

轻微的头髓钉摆动，可能对骨折的术后稳定性并无不良影响，但太多的摆动将导致骨折复位质量的丢失。头髓钉的冠状面摆动将导致近侧的头颈骨块内翻，颈干角减小，远侧的钉尖与股骨干外侧皮质接触撞击；髓内钉的矢状面摆动将导致近侧的头颈骨块后移，引起前方皮质后陷，同时远侧钉尖前移与股骨干前方皮质接触撞击（图11-118）。如果头颈骨块不再向外滑动，骨折将在此位置愈合；如果头颈骨块继续滑动，则将引起皮质对位的丢失、头颈骨块的内翻塌陷，导致股骨颈短缩、螺旋刀片后退，同时颈干角减小，骨盆的力学平衡丧失。

目前的头髓钉近侧粗大段直径基本为16 mm左右，远段直径为9～12 mm。提高髓内钉在股骨髓腔里的充盈度，对减少髓内钉的术后摆动具有重要意义。笔者（2022）报道了短型头髓钉远段充盈度与骨折复位丢失的关系（图11-119），纳入122例采用PFNA-Ⅱ（长度19.5 cm直径10 mm）治疗的顺向股骨转子间骨折（31A1/2型），且术毕即刻透视骨折复位良好的患者（女性88例，男性34例；平均年龄为83.0岁，均无负性对位者），根据术后3D-CT全角度观察的前内侧皮质对位关系，分为两组：第一组前内下角获得皮质支撑（阳性或解剖对位），第二组前内下角失去皮质支撑（阴性对位）。结果84例（69%）为第一组，38例（31%）为第二组。第二组的颈干角内翻（减少≥10°）和头颈骨块过度滑动（≥10 mm）均较第一组有显著性差别。比较两组患者的基线资料、骨折特征、复位质量和内固定参数等，经单因素回归分析，发现两组间在骨折分类、复位质量、侧位Parker比例和正侧位的髓腔充盈度等方面，有显著的统计学差别。进一步的多因素Logistic回归分析显示，两组之间仅在术毕即刻透视的骨折复位质量（$P<0.001$）和侧位髓内钉远段充盈

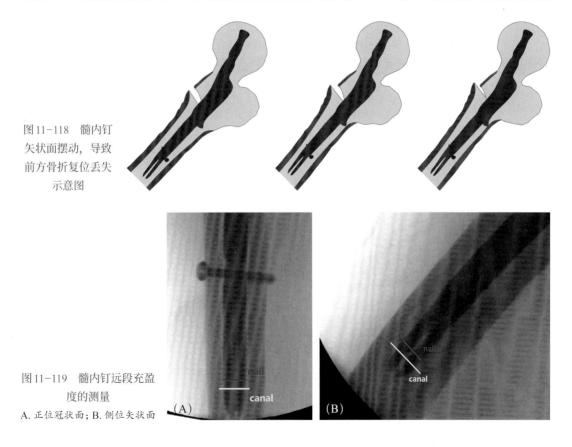

图11-118 髓内钉矢状面摆动，导致前方骨折复位丢失示意图

图11-119 髓内钉远段充盈度的测量
A. 正位冠状面；B. 侧位矢状面

度（$P<0.001$）两个指标上，具有极显著的统计学差异。即骨折复位质量和侧位的髓内钉充盈度，是前内侧皮质复位丢失的两个重要危险因素。当侧位远端充盈度阈值为53%时，预测前内侧皮质复位丢失的敏感性为89.3%，特异性为78.9%。

George等（2022）回顾性分析了71例采用短型头髓钉（170 cm的TFNa，180 cm的InterTAN）治疗的股骨转子间骨折，其中7例（10%）术后髓内钉冠状面摆动>4°。与摆动≤4°组比较，摆动超过4°组具有以下特点：①远段钉/髓腔充盈度更小（0.54：0.74，$P<0.001$）；②宽大髓腔比例更多（Dorr C型，57%：14%，$P=0.025$）；③拉力螺钉砥住外侧皮质的发生率更低（29%：73%，$P=0.026$）；④尖顶距值更小（13.4 mm：18.5 mm，$P=0.042$）；⑤颈干角内翻度数更大（6.2° vs. 1.3°，$P<0.001$）。作者得出结论，髓内钉远段过低的充盈度和过小的尖顶距是发生髓内钉摆动的危险因素，也增加头颈骨块的内翻角度。

三、术后摆动的预防方法

提高髓内钉在股骨髓腔里的充盈度（包括近侧段和远侧段），减小髓内钉的摆动效应，对提高术后"骨-内植物"结构的整体稳定性具有重要意义（表11-28）。目前临床在髓内钉的型号选择方面，遵循的原则是：在不进行骨干扩髓的前提下，徒手插入远侧段尽可能粗的髓内钉。然而，位于近侧干骺端的髓内钉粗大段，对髓腔的充盈度可能更为重要。现有髓内钉的设计，其近侧粗大段在拉力螺钉斜孔下的长度普遍不足，对小转子平面下的喇叭口样漏斗形髓腔充盈不够（图11-120），如果再伴有后侧的冠状面骨折（A2型），或内外侧皮质贯通横断（A3型），或髓腔宽大的类型，则更容易出现较大幅度的摆动。

表11-28 控制短型头髓钉摆动的方法及其特点

	方 法	问题与困难	说 明
1.	提高骨折复位质量	术中就加压收紧，使头颈骨块与股骨干直接嵌紧砥住，不再滑动，也不会再摆动晃动。这是最理想的方法，但大多数患者术中并未得到直接的嵌紧砥住	需要通过术后的二次滑动，获得二次稳定，这是目前动力型内植物的精髓
2.	采纳股距尖顶距的理念	将股骨头的拉力螺钉打在中下部，髓内钉近侧的粗大段也相应地插入较深	仅能进一步插深1 cm左右
3.	选用能徒手插入的远段尽可能粗的髓内钉	估计不准，有时仍太细，有时太粗插不进	太粗的髓内钉需要拔出、更换细钉再重新插入；或骨干扩髓后，再重新插入。增加操作时间，扩髓增加二次骨折概率
4.	远侧交锁圆孔远侧交锁椭圆孔	静力交锁，对冠状面摆动有限制，对矢状面无限制动力交锁，对冠状面和矢状面的摆动，均无限制	一个交锁螺钉不能防止矢状面摆动
5.	两个交锁螺钉	在股骨干打两个交锁螺钉，可以防止摆动，但增加股骨干二次骨折的概率	增加手术操作时间
6.	全长髓内钉，插到股骨髁	器械费用增加，远侧交锁无导向，徒手交锁费力耗时，增加手术时间和出血量	长钉的缺点
7.	增加交锁螺钉远侧的钉尖长度	钉尖与皮质（外侧、前侧）接触撞击，摆动停止，钉尖刺激皮质，大腿疼痛，二次骨折	需要在短钉上增加前弓设计
8.	改进髓内钉设计：增加近侧粗大段的斜孔下长度，充盈漏斗区，喇叭口区	①近侧的粗大段加长，新的数据，②短钉远段带前弓，③钉尖加长，④钉尖十字开槽，增加弹性，⑤远侧两个交锁螺钉孔（备用）	提高髓内钉与髓腔的充盈度与匹配性，在一定程度上弥补医生手术技术的不足

临床经验已经证明，采用颈干角轻度外翻和前内侧皮质正性支撑的"过度复位"（over-reduction）方法，对术后摆动引起的骨折复位丢失有良好的抵抗和弥补作用。

股骨髓腔无论内外的冠状面还是前后的矢状面，都是由近向远逐渐减少的，而且是从冠状面的椭圆形逐渐向下演变为矢状面的椭圆形。在小转子中点平面（T0）髓腔的内

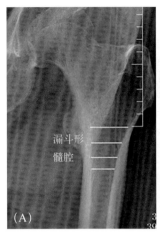
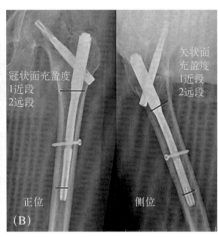

图 11-120 股骨近段髓腔的特征

A.股骨近端髓腔起始处的喇叭口样漏斗形髓腔；B.目前临床应用的头髓钉，在近侧的漏斗形髓腔均充盈不足（冠状面，矢状面）

外径人于前后径，向下在T-20 mm处两者基本相等，至T-30 mm处前后径开始超过内外径，直至峡部仍是前后径大于内外径。股骨髓腔的这一形态学特征，对短型头髓钉更有意义，因为头髓钉的矢状面摆动对骨折复位质量的丢失影响更大。增加近侧粗大段的斜孔下长度，使粗大的近段能充盈髓腔起始的喇叭口样漏斗区，会提高髓内钉的术后稳定性（图11-121）。

因此，研究头髓钉术后发生摆动的危险因素及其内在机制，改进髓内钉的设计，提高其近段在小转子下漏斗形髓腔的充盈度，可能是提高髓内钉术后稳定性、减少摆动和复位丢失的有效途径。笔者开展了这方面的初步研究，探讨了预测头髓钉术后摆动的危险因素，设计了新式头髓钉并申请了专利，增加了近侧粗大段在螺旋刀片斜孔下的距离，提高了对漏斗状髓腔的充盈度（图11-122）。

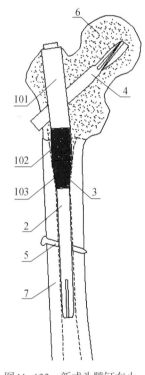

图 11-122 新式头髓钉在小转子平面漏斗状髓腔的充盈度

新设计的头髓钉，增加了近侧粗大段在斜孔下的长度，改善了冠状面和矢状面的充盈度

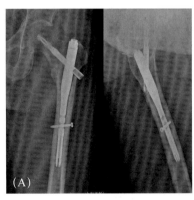
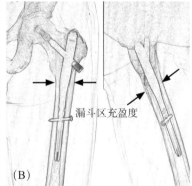

图 11-121 通过提高近侧喇叭口样漏斗区的充盈度，提高髓内钉的术后稳定性

A.爱湃斯头髓钉，斜孔下的粗大段较长；B.漏斗区充盈示意图

（张世民 宋 辉 李世杰）

参考文献

1. 杜心如，卢世璧，2006. 股骨上段髓腔角度几何形态学研究. 中国临床解剖学杂志（5）：506-509.
2. 张世民，胡孙君，杜守超，等，2022. 一种用于治疗股骨转子间骨折的髓内钉：中国，202121217296.
3. Ceynowa M, Zerdzicki K, Klosowski P, et al., 2020. The early failure of the gamma nail and the dynamic hip screw in femurs with a wide medullary canal. A biomechanical study of intertrochanteric fractures. Clin Biomech (Bristol, Avon), 71: 201-207.
4. Chang S M, Hou Z Y, Hu S J, et al., 2020. Intertrochanteric femur fracture treatment in Asia: what we know and what the world can learn. Orthop Clin North Am, 51(2): 189-205.
5. Cheung Z B, Selverian S, Barbera J, et al., 2020. The effect of nail diameter on proximal femoral shortening after internal fixation of pertrochanteric hip fractures with short cephalomedullary nails. J Orthop, 22: 358-361.
6. Dorr L D, Faugere M C, Mackel A M, et al., 1993. Structural and cellular assessment of bone quality of proximal femur. Bone, 14(3): 231-242.
7. Durusoy S, Paksoy A E, Korkmaz M, et al., 2021. The effect of medullary fill on varus collapse in AO 31A3 intertrochanteric (reverse obliquity) fracture treated with cephalomedullary nails. Orthop Traumatol Surg Res, 107(3): 102804.
8. Ehlinger M, Favreau H, Eichler D, et al., 2020. Early mechanical complications following fixation of proximal femur fractures: from prevention to treatment. Orthop Traumatol Surg Res, 106(1S): S79-S87.
9. George A V, Bober K, Eller E B, et al., 2022. Short cephalomedullary nail toggle: a closer examination. OTA International, 5(1): e185.
10. Laine H J, Lehto M U, Moilanen T, 2000. Diversity of proximal femoral medullary canal. J Arthroplasty, 15(1): 86-92.
11. Noble P C, Alexander J W, Lindahl L J, et al., 1988. The anatomic basis of femoral component design. Clin Orthop Relat Res (235): 148-165.
12. Rinehart D B, O'Neill D E, Liu J W, et al., 2021. Does size matter for cephalomedullary nails in geriatric intertrochanteric fractures?. J Orthop Trauma, 35(6): 329-332.
13. Song H, Chang S M, Hu S J. et al., 2022. Low filling ratio of the distal nail segment to the medullary canal is a risk factor for loss of anteromedial cortical support: a case control study. J Orthop Surg Res, 17(1): 27.
14. Tisherman R T, Hankins M L, Moloney G B, et al., 2021. Distal locking of short cephalomedullary nails decreases varus collapse in unstable intertrochanteric fractures - a biomechanical analysis. Injury, 52(3): 414-418.

第十五节　股骨转子间骨折头髓钉手术的隐性失血

1. 隐性失血的认识历史
2. 隐性失血的机制
3. 围手术期隐性失血量的计算
4. 影响转子间骨折隐性失血量的相关因素
5. 使用氨甲环酸减少转子间骨折的隐性失血
6. 总结

　　随着人口结构老龄化的进展，老年髋部骨折的发生数量逐渐升高，Cooper（1992）估计到2050年，全球髋部骨折的人数可能达到630万。转子间骨折是髋部骨折的主要类型之一，为避免长期卧床相关并发症、减轻患者痛苦、早期活动，对股骨转子间骨折，目前主张早期手术内固定进行治疗。股骨转子间骨折患者围手术期失血过多可能导致严重的贫血，从而进一步引起相关并发症（心血管并发症、消化道溃疡、肾功能衰竭等），增加输血率、术后感染及功能障碍的概率，延长住院时间，甚至增加患者死亡率。因此对于围手术期循环血量的管理显得尤为重要。随着手术技术和手术器械的发展和提高，手术对患者创伤越来越小，术中出血越来越少，手术时间也越来越短。但在治疗过程中，临床医生常常观察到患者在围手术期会出现与术中出血量明显不符的贫血。这提示在围手术期有大量的隐性失血存在。

一、隐性失血的认识历史

隐性出血（hidden hemorrhage）的概念早在1966年就有学者提出，亦称不可见出血（invisible hemorrhage），是相对于肉眼可见的显性出血（visible hemorrhage）而言的。Pattison等（1973）发现膝关节置换术后，患者存在着与术中出血不相符的严重贫血，推测有不可见的血液丢失存在。

隐性失血（hidden blood loss）的概念最早由Sehat等（2000）应用于骨科，他们观察到全膝关节置换的患者，术后血红蛋白含量总比根据术中出血估算得更低，认为原因是没有正确地估计出血量，除术中可以看到的出血以及术后负压引流的出血外，还忽略了软组织间的渗血以及由于各种溶血反应造成的血红蛋白丢失。通过分析63例全膝关节置换的患者，发现总出血量平均1 474 mL，其中显性出血739 mL，隐性失血735 mL，各占50%。

近年来临床医生在髋部骨折中也观察到类似现象，以往认为，股骨颈骨折行髋关节置换手术由于创伤大，需要常规使用抗凝药物，围手术期出血多，而股骨转子间骨折多使用微创手术治疗，出血可能相对较少。2006年，丹麦Foss和Kehlet最早将隐性失血的概念应用于股骨转子间骨折的头髓钉内固定，他们总结47例股骨近端髓内钉的围手术期隐性失血，在1 400 mL左右。国内祝晓忠等（2010）最早进行了老年髋部骨折的隐性失血研究，并指出使用PFNA治疗股骨转子间骨折，虽然有创伤小、术中出血少、手术时间短等特点，但围手术期平均出血量可高达937 mL，其中81.96%是隐性失血。围手术期隐性失血对于患者预后的影响越来越受到临床医生的重视。

二、隐性失血的机制

隐性失血由多方面因素导致，需要全方面地考虑和分析。股骨转子间骨折属于关节外干骺端骨折，血供丰富出血较多。Erskine等（1981）认为隐性失血主要原因是骨折端出血大量渗入组织间隙或淤积在关节腔内，McManus等（1987）使用放射性同位素证实这一观点。股骨转子间关节骨折患者围手术期为预防深静脉血栓常常使用低分子肝素、利伐沙班等抗血栓药物，这类药物影响凝血功能从而导致出血量的增加。有研究观察到，髋部骨折患者术中行自体血回输不能有效升高血红蛋白水平，纠正贫血效果远低于预期，考虑是由于红细胞发生溶血导致，Bao等（2013）报道在创伤后内环境改变，产生大量自由基可与红细胞细胞膜中不饱和脂肪酸发生过氧化反应，增加细胞膜通透性，导致红细胞肿胀破裂引起溶血。转子间骨折手术近年来多采用髓内钉治疗，扩髓过程中可导致髓内隐性出血的增加。

三、围手术期隐性失血量的计算

围手术期显性失血主要包括术中出血和术后引流，容易估测。但隐性失血多为软组织间渗血，难以估计，需要通过总出血量减去显性出血量间接计算。

Gross方程提供了计算隐性失血的数学方法如下。

·机体总血红细胞丢失量＝术前血容量（preoperative blood volume，PBV）×（术前红细胞压积－术后红细胞压积）。

·术前血容量（PBV）可以通过Nadler公式进行计算：PBV=k1×身高^3+k2×体重+k3。其中：男性患者k1=0.366 9，k2=0.032 19，k3=0.604 1；女性患者k1=0.356 1，k2=0.033 08，k3=0.183 3。

·总失血量＝总红细胞丢失量/平均红细胞压积，

·围手术期隐性失血量＝总失血量－显性失血量。

上述方法在过去十余年成为估计围手术期隐性失血的通用方法。

四、影响转子间骨折隐性失血量的相关因素

1. 骨折类型的影响 股骨转子间骨折的隐性失血量与骨折类型有关。髋部骨折可分为关节囊内骨折（股骨头骨折、股骨颈骨折）和关节囊外骨折（股骨转子间骨折、股骨转子下骨折）。关节囊内骨折由于血供有限，骨折部位多为皮质骨，加之关节囊内压力的限制，失血量相对较少；关节囊外骨折出血不受关节囊的限制，可沿组织间隙不断外渗，失血量较多，尤其是转子间骨折，骨折线位于血供丰富的松质骨，可引起大量出血导致严重贫血。Smith等（2011）通过回顾性分析68例关节内骨折和50例关节外骨折，发现关节外骨折相比关节内骨折，平均术前血红蛋白含量更低，手术前后血红蛋白下降更多，从一个侧面说明了关节外骨折的总失血量明显多于关节内骨折。Harper等（2017）做了更加详细的分析，回顾304个髋部骨折患者，发现从受伤到手术当天，关节内骨折血红蛋白下降值的中位数为0.6 g/dL，关节外骨折血红蛋白下降值的中位数为1.1 g/dL，有明显差异。术前输血率关节外骨折组明显高于关节内骨折组（18.6% vs. 4.5%）。Li等（2018）单独分析老年股骨转子间骨折，发现转子间骨折隐性失血占到总失血量的86.8%～89.4%，骨折导致的术前隐性失血达到总失血量的约50%。进一步说明髋部骨折失血量关节外骨折多于关节内骨折，且失血主要由于损伤本身造成而不是手术。因此在发生髋部骨折的患者，尤其是关节外骨折的患者，要重视隐性失血量较大引起严重贫血的可能，尤其在老年患者更为危险，需要密切观察，及时调整补充。

2. 手术方式的影响 对于同一骨折类型，围手术期隐性失血量与手术方式也密切相关。对于股骨转子间骨折，髓外固定比髓内固定出血少，且术后电解质紊乱、低蛋白血症的发生率低。Yang等（2017）对常用的手术方式进行了对比，发现在Gamma-3、PFNA和InterTAN三者中，使用InterTAN的患者在围手术期总失血量和隐性失血量明显多于其他两组，但Gamma-3和PFNA组总失血量和隐性失血都没有明显差异。这可能是由于三种内固定物的设计不同，InterTAN较另外两种手术方式需要更加充分地扩髓，梯形的近端较难插入骨髓腔，手术较为复杂，骨折端需要两枚螺钉固定防旋，从而需要更长的手术时间，以上原因均可能引起术中出血量的增加。另有多项研究表明PFNA和DHS相比，PFNA的隐性失血更多，虽然DHS术中显性出血更多，但总失血量DHS比PFNA少。

3. 患者基础情况的影响 股骨转子间骨折隐性失血还与患者自身的一般情况及基

础疾病有关。通过对病例进行详细的分析，术后无引流、BMI<25、尿比重<1.020、手术方式、血白蛋白<30 g/L、术前使用阿司匹林等抗凝药物、术中血压偏低、术前溃疡出血病史都是围手术期失血量增加的独立危险因素。对于有高危因素的患者，更应该重视围手术期隐性失血引起的贫血情况，及时处理。但也有研究指出，术前使用阿司匹林、氯吡格雷等抗栓药物，虽然可能引起总失血量的增加，但并不会增加患者ASA等级、术中出血量、术后并发症和死亡率，不需要因为这个原因推迟手术，反而及时手术可以给患者带来更好的治疗效果。

五、使用氨甲环酸减少股骨转子间骨折的隐性失血

氨甲环酸（tranexamic acid，TXA）作为抗纤维蛋白溶解的一线药物，是赖氨酸合成衍生物，它通过可逆性阻断纤溶酶原分子上的赖氨酸结合点，使纤溶酶原失去与纤维蛋白结合的能力，从而使纤溶活性受到限制，发挥抗纤维蛋白溶解作用，降低血凝块的分解，达到止血的目的。

TXA的使用在择期的髋膝关节置换术取得了良好的效果，能够减少患者的失血和输血率。然而，氨甲环酸在其他骨科领域（创伤、脊柱）的应用是否有效和安全，却不太清楚。有的研究也表明TXA的使用可能会增加患者发生深静脉血栓形成的风险。TXA可以静脉注射或局部注射，而且两种方法似乎有相似的功效。然而，局部注射TXA对肾功能不全、心脏病或有深静脉血栓病史的患者可能更安全。

赵良军等（2016）在髋关节局部注射TXA，同样能够达到减少围手术期隐性失血的目的。笔者团队对转子间骨折失血的研究发现，骨折本身导致的失血为600～1 000 mL，头髓钉手术造成的显性失血约在100 mL，插入头髓钉手术造成的隐性失血约在600 mL，合计总的失血量约在1 500 mL以上。缝合前局部使用TXA 1 g注入伤口和髓腔，能减少术后隐性失血约120 mL。

Witmer等（2022）对490名老年髋部骨折患者进行了回顾性对比研究，其中252名在闭合深筋膜后，使用注射器将2 g的TXA与50 mL生理盐水混合，将其注入深筋膜下和真皮层，确保不漏出伤口。结果发现，接受TXA治疗的患者与未接受TXA治疗的患者输血率有显著的统计学差异（分别为33% vs. 43%，$P=0.034$）；而静脉血栓栓塞的发生率（0.4% vs. 0.8%，$P=0.526$）、感染率（0.4% vs. 0.4%，$P=0.965$）均无显著差异。回归分析显示TXA的使用减少了31%的术后输血需求（$OR=0.688$，$P=0.045$）。可以看出，局部注射TXA可显著减少术后输血的需要，但患者发生并发症的风险并没有增加。然而Yee等（2022）对121例患者开展随机对照研究，在关闭伤口后，实验组通过引流管注入10 mL（1 g）TXA，对照组注入10 mL生理盐水，结果两组在术后3天内的总失血量、引流量、需要输血的比例等均无差别，随访3个月两组的血栓事件和死亡率也没有差别。

六、总结

股骨转子间骨折隐性失血逐年受到临床医生的重视，正确预估围手术期失血量并做好相应的处理，对取得良好的治疗效果、改善患者预后尤为重要。股骨转子间骨折（骨折本

身及髓内钉手术）多伴随有大量隐性失血，临床医生需要密切监测血常规，正确估计患者隐性失血量，必要时采取相应措施。氨甲环酸被证实可有效减少股骨转子间骨折围手术期隐性失血量，但其局部使用的安全性尚有待大样本研究进一步明确。术前输血可改善贫血，降低相关并发症出现的概率，有利于安全手术。应用促红细胞生成素也有一定的效果，但显效较慢。自体血回输的指征和疗效仍需进一步研究。在正确估计股骨转子间骨折隐性失血并做出相应处理的前提下，根据不同患者特点，个性化选择合适的手术方式，才能够提升医疗效果，改善患者预后。

（马　卓　祝晓忠　亓一鸣　张世民）

参考文献

1. 李顺东，许超，童培建，2014. 髋部手术围手术期隐性失血的研究进展. 中国骨伤，27(10)：882-886.

2. 赵良军，劳山，赵劲民，等，2016. 局部应用氨甲环酸对全髋关节置换术围手术期隐性失血的影响. 中华创伤骨科杂志，18(11)：945-949.

3. 祝晓忠，张世民，王欣，等，2010. 老年股骨转子间骨折PFNA内固定的隐性失血. 中国矫形外科杂志，18(17)：1423-1426.

4. Baskaran D, Rahman S, Salmasi Y, et al., 2018. Effect of tranexamic acid use on blood loss and thromboembolic risk in hip fracture surgery: systematic review and meta-analysis. Hip Int, 28(1): 3-10.

5. Cai L, Wang T, Di L, et al., 2016. Comparison of intramedullary and extramedullary fixation of stable intertrochanteric fractures in the elderly: a prospective randomised controlled trial exploring hidden perioperative blood loss. BMC Musculoskelet Disord, 17(1): 475.

6. Foss N B, Kehlet H, 2006. Hidden blood loss after surgery for hip fracture. J Bone Joint Surg Br, 88(8): 1053-1059.

7. Harper K D, Navo P, Ramsey F, et al., 2017. "Hidden" preoperative blood loss with extracapsular versus intracapsular hip fractures: what is the difference?. Geriatr Orthop Surg Rehabil, 8(4): 202-207.

8. Lei J, Zhang B, Cong Y, et al., 2017. Tranexamic acid reduces hidden blood loss in the treatment of intertrochanteric fractures with PFNA: a single-center randomized controlled trial. J Orthop Surg Res, 12(1): 124.

9. Li R Y, Xie T, Zhao Y K, et al., 2022. Oral versus intravenous tranexamic acid in elderly patients with intertrochanteric fracture undergoing proximal femur intramedullary nailing: a prospective cohort study. J Orthop Translat, 34: 85-90.

10. Liu W, Deng S, Liang J, 2021. Tranexamic acid usage in hip fracture surgery: a meta-analysis and meta-regression analysis of current practice. Arch Orthop Trauma Surg, 142(10): 2769-2789.

11. Qi Y M, Wang H P, Li Y J, et al., 2019. The efficacy and safety of intravenous tranexamic acid in hip fracture surgery: a systematic review and meta-analysis. J Orthop Translat, 19: 1-11.

12. Tian S, Shen Z, Liu Y, et al., 2018. The effect of tranexamic acid on hidden bleeding in older intertrochanteric fracture patients treated with PFNA. Injury, 49(3): 680-684.

13. Witmer D, Solomito M J, Kumar M, et al., 2022. Efficacy and safety of locally injected tranexamic acid in hip fracture patients: a retrospective review. J Orthop Trauma, 36(3): 147-151.

14. Xiao C, Zhang S, Long N, et al., 2019. Is intravenous tranexamic acid effective and safe during hip fracture surgery? An updated meta-analysis of randomized controlled trials. Arch Orthop Trauma Surg, 139(7): 893-902.

15. Yang X, Wu Q, Wang X, 2017. Investigation of perioperative hidden blood loss of unstable intertrochanteric fracture in the elderly treated with different intramedullary fixations. Injury, 48(8): 1848-1852.

16. Yee D K, Wong J S H, Fang E, et al., 2022. Topical administration of tranexamic acid in elderly patients undergoing short femoral nailing for intertrochanteric fracture: A randomised controlled trial. Injury, 53(2): 603-609.

第十六节　使用生物材料增强内固定效果

1. 在股骨头应用增强材料的历史
2. 骨增强材料的特点
3. 股骨头增强的生物力学研究
4. 股骨头增强的临床应用
5. 存在问题

股骨转子间骨折好发于老年骨质疏松患者，股骨头内植物（femoral head implants，包括拉力螺钉和螺旋刀片等）的固定强度也与骨质疏松程度紧密相关。尽管在设计理念上，螺旋刀片较拉力螺钉对骨质疏松性骨的把持力更具优势，但在严重骨质疏松患者的骨折治疗中，两者都有不少失败病例的文献报道。因此，对这类严重骨质疏松的患者，可以对股骨头内植物辅以生物材料进一步增强松质骨的承载能力，扩大骨与内植物的接触和应力承载面积，提高固定强度和固定效果。

增强内植物在股骨头内把持力的方法，可分为以下几个方面：①改进内植物器械设计，如增加可扩展的尖齿、使用可膨胀的螺钉；②对内植物进行表面涂层处理，如HA涂层，增加粗糙面和骨长入的可能性；③在股骨头内注射不可吸收的凝固材料，主要是聚甲基丙烯酸甲酯（PMMA，骨水泥）；④在股骨头内注射可吸收的钙固化材料（硫酸钙、磷酸钙等）。

一、在股骨头应用增强材料的历史

追溯历史，最早且仍在股骨转子间骨折中经常使用的骨增强材料，应为聚甲基丙烯酸甲酯（polymethylmethacrylate，PMMA，骨水泥）。早在1877年，Fittig和Paul就介绍过PMMA，1936年，在市场上就可以购买到作为树脂玻璃替代品的PMMA。PMMA首先在牙科和眼科应用。20世纪60年代早期，PMMA开始作为假体和骨的连接材料，被应用于髋关节置换术。20世纪70年代，Harrington等（1975）对42例不稳定的股骨转子间四部分骨折，行开放性填充黏稠的PMMA，提高内固定强度，38例获得9~37个月的随访，1例因骨水泥没有填充到股骨头部而发生移位，进行再次手术，其余骨折都获得了良好的愈合。Bartucci等（1985）回顾性研究了82例股骨转子间骨折，其中56例获得随访（28例解剖复位内固定平均随访26个月，另外28例辅助骨水泥固定平均随访34个月），尽管注射PMMA的患者内固定失败例数减少，但在随访中的功能更差，原因并不清楚。后来的研究注意到，应在股骨头部注射骨水泥，需避开骨折区域。

20世纪80年代美国Brown和Chow最早提出应用磷酸钙骨水泥（Calcium Phosphate Cement，CPC）。CPC是由一种或几种磷酸钙盐粉末的混合物，与调和用的液相发生水化反应，在生理条件下能自行固化，得到与人体骨组织相近的固化产物"羟基磷灰石或透钙磷灰石"。Mermelstein等（1996）用犬的股骨，检测采用磷酸钙固定后与固定前的抗拔出强度［固定后（1 159±278）N；固定前（678±297）N］、刚度［（1 990±569）N/mm；（1 519±609）N/mm］、螺钉固定失败时所需的能量［（467±180）N·mm；（278±140）N·mm］，结果发现磷酸钙骨水泥能明显增强螺钉近2倍的抗拔出强度。Moore等（1997）以人尸体的股骨近端制作转子间骨折模型，比较磷酸钙和PMMA两种不同的骨水泥对拉力螺钉的增强效果，发现两者的抗切出能力并没有明显差别，磷酸钙骨水泥在股骨转子间骨折中显示了更好的固定效果。

为了更好地增强骨水泥固定强度，还有研究者对内植物进行改进设计。Tronzo等（1987）设计出带侧孔的拉力螺钉，使注射的PMMA可以经侧孔渗出至股骨头部。Kammerlander等（2011）使用螺旋刀片带有孔洞的PFNA，通过螺旋刀片前端的孔洞在股骨头内注入骨水泥，孔洞可以使骨水泥在股骨头的分布更好。术后X线显示，骨水泥围绕螺旋刀片上部的中心分布。术后平均随访4个月，患者没有发生任何与骨水泥相关的并发症，螺旋刀片没有切出和迁移。

对内植物进行涂层处理，如对拉力螺钉进行HA涂层，是另一种增强内固定强度的方法。Moroni等（2004）应用DHS治疗120例（AO分型A1或A2）骨质疏松的老年转子间骨折，随机分成两组，发现有HA涂层的拉力螺钉组，临床效果优于没有涂层的拉力螺钉组，且没有切出并发症发生。

二、骨增强材料的特点

理想的骨增强替代材料，应具有以下特点：①孔隙填充能力；②结构支撑能力；③骨传导能力；④骨诱导能力；⑤成骨能力；⑥致病性最小；⑦成本和效益；⑧量大无使用限制。当前尚没有任何一种骨增强材料能同时满足所有的要求（表11-29）。

表11-29　骨增强材料的特点

	孔隙填充	结构性	骨诱导	骨传导	成骨	致病性小	成本低	使用无限制
ATBG	+++	+	+++	+++	+++	+	+	+
S-ALG	+++	+++	*	+++	*	+++	+++	*
NS-ALG	+++	+	+	+++	+	+++	+++	+
DBM	+++	*	+++	+++	*	+++	*	*
CaP	+++	+++	+	+++	+	+++	+	+++
CaS	+++	+++	*	+++	*	+++	*	+++
PMMA	+++	+++	+++	+	*	+++	+++	+++

注：ATBG＝自体骨移植，S-ALG＝骨移植，NS-ALG＝非结构性同种异体移植物，DBM＝脱钙骨基质，CaP＝磷酸钙，CaS＝硫酸钙，PMMA＝聚甲基丙烯酸甲酯，+++＝强优势，+＝弱优势，*＝无优势。

通常认为，骨增强替代材料最好能随着时间的推移而被人体逐渐吸收和取代。然而，对于骨质疏松的老年人，机械承重能力的维持远比骨重塑重要。因此，对于老年人骨增强替代材料的选择，首先要考虑其机械承载能力和稳定性。目前有许多种类的生物材料可供临床选择应用，常用的包括羟基磷灰石、PMMA、生物玻璃、硫酸钙、磷酸钙等。

骨增强复合材料有各自的力学和生物学特点，在治疗特定骨折时，应根据最主要的目的和患者的特点，进行个性化的选择。①多孔羟基磷灰石是一种优良的骨长入引导支架，但生物降解速度很慢。②生物活性玻璃的成分具有骨结合和骨引导作用，有利于骨形成、愈合、刺激血管生成和抗菌活性。用含钠、钙和磷酸盐的硅酸盐玻璃制成的颗粒，也用于填充胫骨平台骨折的软骨下缺陷。③硫酸钙本身的降解速度很快，脆性较大，但改性的可注射硫酸钙，具有与松质骨相似的抗压强度，不同硫酸钙构型之间的强度差异很大，由于密度不同，α构象比β构象强度更高。④PMMA在老年人临床应用最为广泛，但也有潜在的缺陷，包括固化时的放热反应、渗入骨折间夹层影响愈合，以及在需要翻修时，移除骨水泥和内植物的巨大困难。⑤钙磷酸盐模拟骨骼的矿物成分，当以注射形式使用时，在体内形成一个磷灰石，在几分钟之内达到比正常松质骨更高的抗压强度。磷酸钙尚具有骨传导功能，随着时间的推移会逐渐重塑。可注射的磷酸钙盐化合物在胫骨平台骨折中的使用最广泛，用于填充骨缺损，维持关节面的抬高。

三、股骨头增强的生物力学研究

在骨生物增强材料的应用中，以磷酸钙和PMMA两者最为常用。Moore等（1997）以尸体的股骨近端制作转子间骨折的模型，比较磷酸钙和PMMA两种不同的骨水泥对拉力螺钉的增强效果，结果发现，在磷酸钙水泥固定组，强度提高15.8%［从（1 354±632）N至（1 568±320）N］；在PMMA组，强度提高了26.8%，从（1 477±526）N到（1 834±225）N；两者的抗切出耗能均明显提高（平均41%，$P<0.05$），磷酸钙水泥组从（2 399±1 186）增加到（3 378±857）N·mm；PMMA组从（2 635±1 113）增加到（3 741±426）N·mm；而刚度仅有轻微改变，PMMA组略有提高（6.2%），从（481±180）增加到（511±92）N/mm；磷酸钙组则略有下降（10%），从（457±201）降低到（411±663）N/mm。两种增强方法对拉力螺钉的抗切出能力并没有明显的差别。由于磷酸钙骨水泥可逐渐吸收且能促进骨生长，可能会在股骨转子间骨折的治疗中显示出更好的效果和前景。

Erhart等（2012）对新鲜冷冻的尸体股骨近端骨折的模型进行研究，股骨头采用PFNA螺旋刀片固定、以骨水泥增强后，其旋转稳定性明显提高；对于初次固定失败后，更换螺旋刀片翻修并进行骨水泥增强，翻修后的抗拔出强度高于初始固定的强度。Sermon等（2014）应用聚氨酯泡沫构建股骨转子间骨折模型，以PFNA螺旋刀片进行固定，用PMMA予以增强。结果发现，当骨水泥聚集在螺旋刀片的尖端和上方时，螺旋刀片能承受更大的应力负载，获得更佳的生物力学结果，同时也可减少骨水泥的置入量，降低骨水泥渗漏的风险或对软骨损害。

四、股骨头增强的临床应用

对股骨头内的拉力螺钉或螺旋刀片辅助以骨水泥增强固定（图11-123），在临床应用中也获得了良好的结果（图11-124）。

Gupta等对64例转子间骨折患者应用PMMA增强DHS内固定治疗（60例获最后随访，平均年龄72岁，60～94岁），平均随访18个月（12～24个月），所有患者骨折愈合，平均愈合时间13.8周（12～16周）。患者早期承重后，没有发生头内翻及螺钉的切出等并发症。Mattsson等（2005）对112例不稳定的转子间骨折患者行DHS内固定治疗（55例行可吸收磷酸钙增强拉力螺钉，57例仅行内固定治疗），以VAS评分和SF-36评分随访两组，

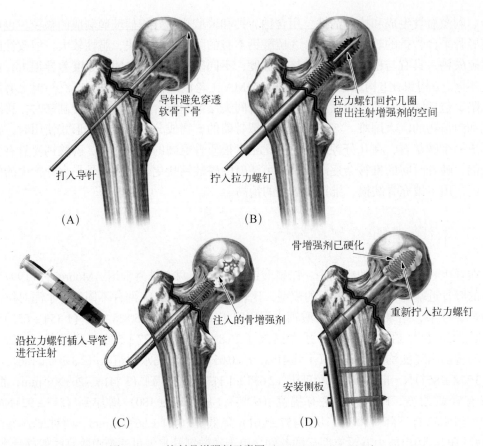

图 11-123 注射骨增强剂示意图 (Haidukewych，2004)

A. 经骨折端向股骨头内打入导针，注意不要穿透股骨头；B. 沿导针拧入拉力螺钉后，回拧几圈螺纹，使螺钉后退；C. 通过拉力螺钉注入骨增强剂；D. 骨增强剂硬化，拉力螺钉再次拧入股骨头及增强替代物内。外侧侧板内固定

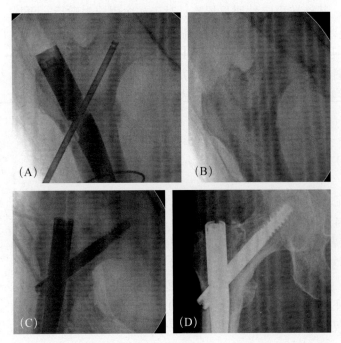

图 11-124 翻修术使用骨增强剂

A. 硫酸钙骨水泥注射针；B. 注射后影像；C. 拉力螺钉拧入；D. 术后影像

女，87岁，股骨干二次骨折翻修，使用可注射的硫酸钙增强股骨头内拉力螺钉的固定强度

磷酸钙增强内固定组生物力学强度更大，患者早期负重，更好地减轻了患者的疼痛，更好地提高了患者的功能。

Dall'Oca等（2010）采用Gamma钉治疗老年股骨转子间骨折，使用和不使用骨水泥辅助组各40例，对比研究发现，使用骨水泥增强组能提高螺钉的应力稳定性，有利于患者的早期康复。除一例因引导钢针穿出股骨头，导致少量骨水泥渗漏外，无其他并发症。Namdari等（2013）对7篇文献进行系统回顾，共280例为拉力螺钉内固定增强治疗，175例为无增强治疗，结果发现没有进行骨水泥增强内固定组的失败率，是进行增强内固定组的10.8倍。

Kammerlander等（2011）治疗59例骨质疏松性转子间骨折，女性45例，平均年龄84.5岁，应用前端带微孔的螺旋刀片进行固定，通过螺旋刀片前端的裂孔注入约3.8～4.2 mL骨水泥予以增强，在术中和术后的X线中，骨水泥围绕螺旋刀片的上部呈中心性分布；结果所有病例平均4个月达到骨折愈合，临床功能优良。后来Kammerlander等（2014）对同样治疗的62例患者进行了15个月随访，患者没有发生任何与骨水泥相关的并发症，骨水泥增强治疗能够预防螺旋刀片的切出和迁移。Neuerburg等（2016）以骨水泥增强固定PFNA的螺旋刀片，治疗110例平均年龄85.3岁的老年股骨转子间骨折，72例获得平均15.3个月随访，所有骨折均愈合，约60%的患者能很快恢复到骨折前的活动水平。没有发现与骨水泥相关的并发症。

Mitsuzawa等（2022）对骨水泥在股骨头内的三维分布进行了研究，发现注射骨水泥后，内植物的表面积是原来的2倍，体积是原来的3倍。骨水泥能极大地限制内植物的微动，减轻疼痛，有助于加快患者的早期康复。

应用骨长入涂层，如对拉力螺钉或螺旋刀片进行HA涂层，同样能起到增强固定的效果。Moroni等（2004）应用标准的4孔DHS治疗120例骨质疏松的老年转子间骨折（A1和A2型），随机分成两组，组一采用普通拉力螺钉固定，股骨颈干角从平均134°，术后6个月下降到127°，有4例发生螺钉切出；组二采用具有HA涂层的拉力螺钉固定，股骨颈干角从平均134°，术后6个月下降到133°，没有螺钉切出的发生。

对髋部骨折初次内固定失败的老年患者，骨质疏松和骨的丢失更加严重，再次以内固定进行翻修治疗时，骨水泥增强能在一定程度上弥补骨量的丢失，提高内植物在股骨头内的把持力。Alexander等（2014）报道了10例内固定失败患者，在去除初始内固定物后，以骨水泥增强PFNA进行翻修手术，平均注入5.3 mL骨水泥，随访5.4个月，8例获得随访的患者骨折均愈合（2例死亡而排除），没有发生任何与手术相关的并发症。

五、存在问题

Wu等（2012）应用骨水泥强化DHS治疗67例股骨转子间骨折，没有发现拉力螺钉的切出，但并发症发生率为8.9%，主要与骨折延迟愈合、不愈合及内固定失效有关。由于存在骨水泥渗漏，破坏骨折愈合等风险，增强技术可能并不适用于那些发生内植物向上切出或向内穿出的翻修手术。

需要警惕与骨水泥应用相关的骨水泥渗漏、骨折延迟愈合、不愈合、股骨头坏死，以及翻修时的螺钉与骨水泥的去除困难等情况。正是由于这些风险，尤其翻修时的巨大困

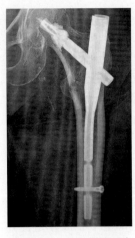

图11-125　打入螺旋刀片
后的股骨头骨水泥增强

难,不少学者反对使用不可吸收骨水泥(PMMA)进行增强。如何增强可吸收骨水泥的生物力学性状,提高其抗旋转和抗剪切力能力,需要医工联合进一步研究。

随着社会的老龄化加重,股骨转子间骨折的发生率逐年增加,骨折患者的骨质疏松程度也在逐渐加重。在股骨头的初始固定中应用骨增强技术的指征仍有争议。目前的基础和临床研究证实,采用骨生物材料来增强内植物的固定强度,具有良好的机械性能和效果,对老年患者及早进行下地负重及避免并发症,起到积极的促进作用(图11-125)。随着骨生物材料的改进和发展,骨替代增强材料有望在极度疏松的老年股骨转子间骨折的治疗中发挥重要作用。

（张立智　王　欣　张世民）

参考文献

1. 张立智,胡孙君,杜守超,等,2015.股骨头内螺旋刀片与拉力螺钉的特点对比和生物力学的研究进展.中国临床解剖学杂志,33(5):608-611.

2. 张立智,李双,张世民,2015.股骨头内螺旋刀片与拉力螺钉的临床应用对比研究进展.中华创伤骨科杂志,17(11):1002-1105.

3. Haidukewych G J, Jacofsky D J, 2004. Orthobiologics for hip fracture management: state-of-the-art. Tech Orthop, 19(3): 163-170.

4. Kammerlander C, Doshi H, Gebhard F, et al., 2014. Long-term results of the augmented PFNA: a prospective multicenter trial. Archives of orthopaedic and trauma surgery, 134(3): 343-349.

5. Kammerlander C, Neuerburg C, Verlaan J J, et al., 2016. The use of augmentation techniques in osteoporotic fracture fixation. Injury, 47(Suppl 2): S36-43.

6. Mitsuzawa S, Matsuda S, 2022. Cement distribution and initial fixability of trochanteric fixation nail advanced (TFNA) helical blades. Injury, 53(3): 1184-1189.

7. Moroni A, Faldini C, Pegreffi F, et al., 2004. HA-coated screws decrease the incidence of fixation failure in osteoporotic trochanteric fractures. Clin Orthop Relat Res (425): 87-92.

8. Namdari S, Rabinovich R, Scolaro J, et al., 2013. Absorbable and non-absorbable cement augmentation in fixation of intertrochanteric femur fractures: systematic review of the literature. Arch Orthop Trauma Surg, 133(4): 487-494.

9. Yee DKH, Lau W, Tiu KL, et al., 2020. Cementation: for better or worse? Interim results of a multi-centre cohort study using a fenestrated spiral blade cephalomedullary device for pertrochanteric fractures in the elderly. Arch Orthop Trauma Surg, 140(12): 1957-1964.

第十七节　股骨前弓与头髓钉

人类的进化使股骨出现了向前外侧凸出的弓形弧度 (antero-lateral bowing)，尤其前弓弧度比较明显。正常人的股骨前弓角在 (10.6 ± 1.8)°，外弓角一般 <3°。

股骨前弓弧度的大小，受性别、年龄、身材、种族等因素的影响，身材矮小、女性、老年、亚洲人种的股骨前弓角度较大。股骨前弓角的存在是开展股骨髓腔内植入物 (intramedullary implants，包括关节和髓内钉) 手术必须考虑的问题之一。在进行股骨近端髓内钉固定或人工髋关节置换时，当股骨前弓角度较大，与股骨假体柄或髓内钉不匹配时，会出现插入困难、医源性骨折或后期大腿疼痛等并发症。

一、股骨前弓弧度

股骨前弓角是指股骨在矢状面上向前弯曲的角度。其测量方法是：在标准的股骨侧位 X 线片上 (内外侧髁后关节面完全重叠) 划出股骨髁长轴线，并经该线中点作垂线，然后划出股骨上段的股骨干轴线，该轴线与股骨髁垂线的夹角即为股骨前弓角 (图 11-126)，正常为 (10.6 ± 1.8)°。

股骨前弓弧度有多种的测量方法，包括骨骼干燥标本直接测量、骨骼干燥标本照相后画线测量、侧位 X 线片画线测量、CT 扫描及 3D 图像测量。

股骨前弓弯曲的大小常用弧度半径 (radius of curvature，ROC) 来表示，半径与弯曲角度之间成反比关系，即半径越小，意味着前弓角度越大 (表 11-30)。

Harper 和 Carson (1987) 通过 14 对 (28 个) 人体股骨标本的直接测量，得出股骨前弓的平均半径为 114 cm。Zuber 等 (1988) 利用定制的模板测量 100 例股骨标本，发现股骨前弓的平均半径是 109 cm。Egol 等 (2004) 采用照相法测量研究了 892 例股骨标本，得出股骨前弓的平均半径为 120 cm。Buford 等 (2014) 采用 CT-3D 图像测量，发现依据股骨前侧皮质测得的弧度半径 (皮质弧度半径) 与依据股骨髓腔测得的弧度半径 (髓腔弧度半径) 并不一致，既有前者大于后者的情况，亦有后者大于前者的情

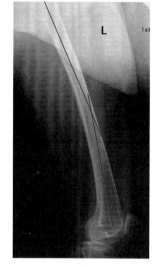

图 11-126　股骨前弓角度的测量

表 11-30　部分股骨前弓半径的测量数据

作者（年份）	方法	标本数量	前弓半径
Harper 与 Carson（1987）	股骨实物标本	14 对（28 个）	114 cm
Zuber 等（1988）	实物标本	100 个	109 cm
Egol 等（2004）	实物照相	892	120 cm
Maratt 等（2014）	3D-CT	1 911 例（3 822 个股骨）	髓腔弧度半径（112 ± 26）cm，前侧皮质弧度半径（145 ± 55）cm
Chapman 等（2015）	3D-CT	75 例	前弓角，近段 4.4°，近中段 3.7°，远中段 1.8°，远段 4.5°
Su 等（2015）	3D-CT	426 例中国人股骨	平均（971.44 ± 211.68）mm，男性（1 015.72 ± 212.19）mm，女性（872.81 ± 174.57）mm

况。Maratt 等（2014）用CT-3D重建研究了1 911例（3 822个股骨）股骨前弓弧度，发现髓腔弧度半径平均为（112±26）cm，前侧皮质弧度半径平均为（145±55）cm，而且前弓弧度与股骨长度呈正相关，即股骨越长，弧度半径越大，则股骨越直，而与性别、年龄、种族、体重指数、皮质厚度等没有关系。Chapman 等（2015）通过75例正常人股骨的CT三维重建图像，将股骨分为等长的4段，由近及远测得的股骨前弓角分别是：近段平均为4.4°，近中段3.7°，远中段1.8°，远段4.5°。Su 等（2015）用3D-CT重建测量426例中国人的股骨髓腔前弓半径，平均为（971.44±211.68）mm，男性（1 015.72±212.19）mm，女性（872.81±174.57）mm，女性前弓明显较男性为大。Tucker 等（2016）研究了919例左侧股骨的CT-3D重建图像，发现老年人（80岁以上）与年轻人（40岁以下）相比，其股骨前侧皮质减薄达1.5 mm，后侧皮质减薄达2 mm；老年人的股骨峡部（从近端开始，股骨长度的44.6%）较青壮年（39.9%）更向远侧，而且峡部的长度也更短一些（青壮年占股骨长度的5%）。Biçer 等（2016）研究了84根土耳其人的股骨标本，发现76例（91.6%）股骨前弓半径为0.5～1.5 m，<1 m者38例（45.8%），而>1.5 m仅7例（8.4%）。Abdelaal 等（2016）对132例平均年龄47岁的日本人股骨进行CT-3D重建，通过计算发现股骨近、中、远三段的矢状面前弓半径分别是581 mm、188 mm和161 mm，冠状面外弓半径分别是528 mm、5 092 mm和876 mm，总的股骨前弓半径是175 mm，外弓半径是2 640 mm。可以看出，经常跪式生活的日本人，其股骨前弓更大。作者同时发现股骨前弓弧度在年龄、性别和股骨长度上并无显著差别。

二、股骨前弓与长型头髓钉

长型髓内钉（long nail）是指钉的远端一直插入到股骨髁部的髓内钉，亦称股骨全长髓内钉（full-length nail）。在股骨转子间骨折中，股骨的前弓弧度并没有中断，因此长型髓内钉一定要自身带有弧度，才能安全地从股骨近端插入至远侧髓腔。这与股骨干骨折不同，股骨干骨折时，股骨前弓弧度从中段断裂，如果插入直的髓内钉（如早期的梅花形Kuntcher钉），可通过骨折端的矢状面角度变化（矢状面成角），来适应髓内钉的形状，而轻微的矢状面成角（<10°）与下肢的关节运动轴一致，对功能并无不良影响。

目前的长型髓内钉，前弓半径多为150～300 cm。临床研究发现，使用这类髓内钉，远侧钉尖多数都位于股骨远端髓腔的前方，与前侧皮质接触撞击的并不少见，甚至穿透皮质者亦有报道，即目前髓内钉的前弓弯曲度均与股骨不太匹配（即弯曲度不足）。Egol 等（2004）比较了临床使用的8种股骨髓内钉弧度半径（186～300 cm）、3种长柄髋关节假体的弧度半径（130～200 cm）与股骨前弓平均半径的关系，发现髓内钉的弯曲弧度均小于股骨前弓的弧度，二者明显不匹配，认为应当增加髓内钉的弯曲弧度，以适应半径更小的股骨前弓，减少术中术后并发症的发生。Roberts 等（2012）采用长钉治疗150例骨折，术后发现25%的钉尖与前侧皮质有撞击。Bazylewicz 等（2013）采用弧度半径为180 cm的长型髓内钉治疗214例股骨近端骨折，发现80%的钉尖位于髓腔前方，其中16%进入股骨前侧皮质3 mm以内，1例钉尖穿透前方皮质。Collinge 和 Beltran（2013）比较了两种弧度半径的髓内钉（150 cm者32例，200 cm者26例），发现半径150 cm者与股骨前弓弧度更为适配。Schmutz 等（2016）在63个CT重建的股骨模型上（31个欧美人，32个亚洲人，平均年龄77岁，平均身高158.5 cm），使用软件模拟，分别插入前弓半径为1.5 m的Gamma-3和弧度半径为1.0 m的TFNA，结果发现，远端钉尖偏前者在Gamma-3为87%，在TFNA为74%，钉尖居中者在Gamma-3为11%，在TFNA为21%。即弧度半径为1米的TFNA与股骨髓腔弧度更为适配。Sarai等（2022）介绍一种采用旋转侧位摄片发现钉尖撞击或穿透的技术方法（图11-127）。

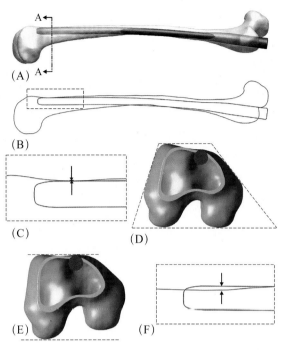

图11-127　通过股骨旋转显示钉尖与前侧皮质的关系
(Sarai，2022)

A. 股骨全长钉插入髓腔，侧位显示两侧股骨髁后缘平齐；B. 侧位影像示意图，显示钉尖似乎与前皮质撞击；C. 钉尖局部放大；D. 横断面3D-CT图像，由于皮质骨的梯形重叠，侧位难以发现钉尖是否穿透；E. 将股骨内旋（注意股骨后髁），即获得前侧皮质的切线位，可清晰地显示出钉尖穿透；F. 局部放大示意图

三、股骨前弓与短型头髓钉

大多数股骨转子间骨折（A1型与A2型）均可采用短型头髓钉固定。短型头髓钉的设计理念，是采用钉长不超过股骨前弓顶点的髓内钉固定转子间骨折，由此插钉所经过的弧度较小，使用直型钉亦不至于出现明显的问题。其优点是左右侧通用，而且远侧交锁距离短，准确性高，手术方便。

但临床实践发现，短的直型钉在部分身材矮小的人种中（如东南亚）仍有较高的钉尖与前侧皮质撞击发生。股骨转子间骨折时，股骨的前弓完整，对髓内钉的形状无任何适应调整作用。因此，不匹配的髓内钉在插入髓腔时，会遇到明显的阻力，而且髓内钉的钉尖容易与股骨干前侧皮质接触、碰撞，甚至穿出，导致医源性骨折（图11-128）。钉尖刺激在后期则容易引起股部疼痛，甚至由于受力点集中，容易发生股骨干的二次骨折（图11-129）。

四、钉尖撞击的影响因素

从股骨近端插入髓内钉，是否出现钉尖撞击，与下列因素有关：①股骨长度；②股骨髓腔内径；③股骨前弓程度；④髓内钉直径；⑤髓内钉长度；⑥髓内钉插入深度；⑦在大转子的入钉点部位（前中后）；⑧骨折的复位质量（内外翻、前后倾）；⑨股骨头内拉力螺钉（螺旋刀片）的部位（上下、前后，即TAD）。可见，属于不可控解剖因素的有3条，髓内钉选择的因素有2条，属于手术医生可控的操作因素有4条，即复位质量、入钉点、插入深度、股骨头内螺钉的位置，且这几个因素是相互影响的。

其中在大转子的入钉点部位，对钉尖位置影响较大。因为髓内钉需要通过小转子下缘这一矢状面髓腔最狭窄的部位，所以如果在大转子处偏后插钉，钉尖往往向前突出，容易

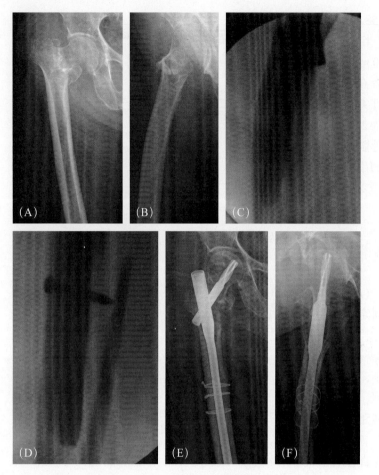

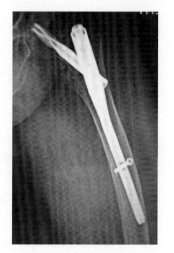

图11-128 女，78岁，直型短钉导致术中医源性骨折
A、B.术前骨折正侧位片；C.采用PFNA-Ⅱ（24 cm长）固定，术中插入困难，轻敲后深度到位，侧位透视显示钉尖抵触前侧皮质；D.拧入交锁螺钉后正位透视，发现股骨干医源性骨折；E、F.术中更换长型头髓钉固定

图11-129 20 cm长PFNA-Ⅱ，钉尖明显刺激股骨干前外侧皮质

发生钉尖与前侧皮质的撞击；而如果入钉点部位偏前，则钉尖向后突出，不容易发生与前侧皮质的撞击。因此，建议在大转子处偏前插钉（图11-130）。虽然手术医生均认识到，在矢状面偏前插入髓内钉有助于消除钉尖与股骨前侧皮质的撞击，但实际手术中并不容易实现，其影响因素主要包括：微创小切口手术，大转子骨折移位等，难以确定真正的大转子部位。

如果短型头髓钉与股骨前弓之间存在着明显的不匹配，将影响术中的插钉过程，可能

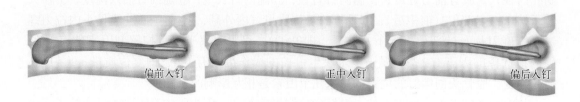

偏前入钉　　　　　　正中入钉　　　　　　偏后入钉

图11-130 入钉点与钉尖位置的关系

会导致髓内钉的嵌塞、插入困难，髓内钉弯曲变形交锁不准、术中隐匿性骨折、术中钉尖穿透前侧皮质、造成术中医源性骨折等。术后如果存在钉尖与股骨前侧皮质的接触刺激，发生摩擦撞击，应力集中，可能会导致再次骨折；过多地刺激前侧皮质，亦可能发生穿透而缓慢疲劳骨折，或出现大腿前方的股部疼痛，影响生活质量。

五、短型头髓钉与中国人股骨髓腔适配性的研究

（一）病例资料

收集2009年8月～2010年12月收治的158例股骨转子间骨折的影像学资料，均采用PFNA-Ⅱ治疗（图11-131）。男35例，女123例；左109例，右49例；平均年龄77.2岁（65～94岁）。按AO/OTA分型：A2型123例，A3型35例；按Evans-Jensen分型：Ⅰ型11例，ⅡA型89例，ⅡB型40例，Ⅲ型15例，Ⅳ型3例。采用的髓内钉长度：超小型（钉长17 cm）38例，小型（钉长20 cm）115例，标准型（钉长24 cm）5例。远段直径均为10 mm。

（二）测量方法

收集患者术后2周内的侧位向X线片，测量影像学参数，方法如下。

1. 远端钉尖与股骨前侧皮质的关系比对　在侧位X线片以股骨髓腔中央为基线

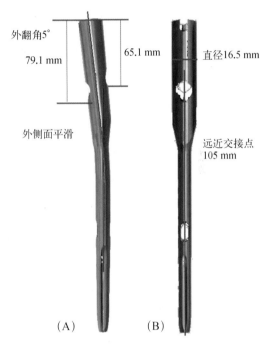

图11-131　小型PFNA-Ⅱ（钉长20 cm）的参数

参考前方皮质厚度，根据自创的分类法将远端钉尖的位置划分为5级（表11-31，图11-132）。相对于钉尖在股骨髓腔中央偏前的位置，少数钉尖位于股骨髓腔中央偏后者依据其偏后的程度，相应地在5级标准前加"-"。髓腔中央的定义方法：在髓内钉远端钉尖平面，先作股骨长轴的轴线，再经钉尖作一股骨长轴的垂线，该垂线与股骨前后皮质交点的中点，即为该平面的髓腔中央。

2. 测量将偏前的钉尖后移于髓腔中央时所需的距离　先确定比例尺，已知PFNA-Ⅱ

表11-31　股骨近端髓内钉末端钉尖在髓腔内的位置分级

等　级	描　述
0	位于股骨髓腔中央
1	偏前，但与股骨前皮质无接触
2	与股骨前侧皮质有接触，＜皮质直径的1/3
3	＞皮质直径的1/3，但＜2/3
4	＞皮质直径的2/3
5	从前方皮质穿出

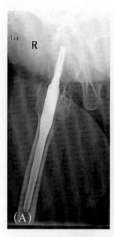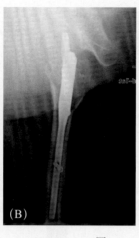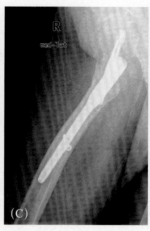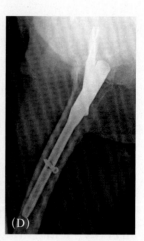

图 11-132 钉尖位置分级

A.钉尖位于股骨髓腔中央，为0级；B.钉尖偏前，但与股骨前侧皮质无接触，为1级；C.钉尖与股骨前侧皮质有接触，<皮质直径的1/3，为2级；D.钉尖与前方皮质撞击，>皮质直径的1/3，但<2/3，为3级

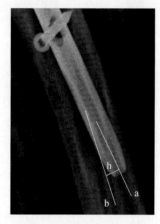

图 11-133 股骨髓腔中央线

a.髓内钉中轴线；b.股骨髓腔中央线；h.二者在钉尖平面的垂直距离

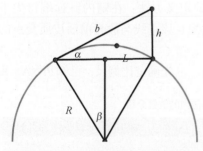

图1-134 三角几何法计算示意图

b为钉长减去PFNA-Ⅱ拐点以上的长度，即（钉长105 mm）；h为将偏前的钉尖后移位于股骨髓腔中央时所需距离（取平均值）；α为将原直型钉改良为弧形钉后在拐点处的切线角；L为弧形钉的弦长；髓内钉弧度为2β，弧度半径为R

近端钉尾直径为16.5 mm，用Photoshop软件中的"度量工具"测量出近端钉尾在其中对应的"像素"长度，用近端钉尾的真实长度（16.5 mm）除以"像素"长度即为比例尺，待最后测量完成后再换算为对应的长度单位。先在髓内钉远端画出髓内钉中轴线，再画出股骨髓腔中轴线，在远端钉尖水平测量两中轴线之间的垂直"像素"距离（图11-133）。用比例尺将像素距离换算为髓内钉尖所要后移的真实距离。

3.计算钉尖后移于髓腔中央时所需的髓内钉弯曲弧度 用三角几何法计算，方法如下（图11-134）。

由勾股定理，得$L=\sqrt{b^2-h^2}$，$\sin\alpha=h/b$，$\sin\beta=L/2R$，又$\alpha=\beta$，$\sin\alpha=\sin\beta$，$h/b=L/2R$，故$R=bL/2h$。$\beta=\arcsin h/b$。

（三）结果

通过影像学测量发现（表11-32～表11-34）：①直型钉越长，钉尖与股骨前侧皮质接触撞击的比例越高，触碰程度越大。对最常用的长200 mm直径10 mm的头髓钉，钉尖位于髓腔前方者占70%，与股骨前侧皮质有接触撞击者占40%。②钉尖偏前等级越大，后移至髓腔中央所需的距离就越大；直型钉越长，所需后移的距离也越大。对长200 mm直径10 mm的头髓钉而言，钉尖需要后移1.8 mm。

表11-32 远端钉尖与股骨前侧皮质的关系

钉长 (cm)	例数 (例)	钉尖位置等级							等级和	平均等级
		-1	0	1	2	3	4	5		
17	38	3	10	20	4	1	0	0	28	0.74
20	115	7	19	43	38	8	0	0	136	1.18
24	5	0	1	0	2	2	0	0	10	2.00

表11-33 远端钉尖后移至股骨髓腔中央所需的距离

钉长 (cm)	钉尖位置等级，($\bar{x} \pm s$, mm)			合计 ($\bar{x} \pm s$, mm)
	1级	2级	3级	
17	1.023 ± 0.179	2.868 ± 0.178	3.671 ± 0	1.424 ± 0.179
20	1.242 ± 0.390	2.495 ± 0.439	3.971 ± 0.347	1.768 ± 0.392
24	–	1.641 ± 0.117	3.271 ± 0.288	2.456 ± 0.202

表11-34 远端钉尖后移至股骨髓腔中央时需要的弧度和弧度半径

钉长 (cm)	弯型髓内钉的弧度 ($\bar{x} \pm s$) (min～max)	弯型髓内钉的半径 ($\bar{x} \pm s$) (min～max)
17	2.51 ± 2.40 (1.80～6.48)	1 483 ± 818 (575～2 065)
20	2.13 ± 1.65 (1.50～4.79)	2 329 ± 1 293 (1 135～3 633)
24	2.09 ± 0.98 (1.39～2.78)	3 710 ± 1 957 (2 785～5 553)

③直型钉越长，所需的弯曲弧度越小，对应的弧度半径越长（二者成反比关系）。对长200 mm直径10 mm的头髓钉而言，弧度半径为120 cm比较合适。

（四）研究结论

直的短型头髓钉与股骨髓腔并不适配。笔者等的研究发现，采用长200 mm直径10 mm的PFNA-Ⅱ治疗股骨转子间不稳定骨折，钉尖位于髓腔前方者占70%，与股骨前侧皮质有接触撞击者占40%，建议对短型头髓钉，也要自带前弓弧度，并且计算了最佳的弧度半径。

南美哥伦比亚的Pena等（2015）用短的直型头髓钉，治疗平均年龄为78岁的西班牙裔人的股骨转子间骨折，发现钉尖与前侧皮质撞击的发生率为70%（55/78），高于带弧度长钉的30%（23/78）。作者同时报道了6例钉尖穿透股骨干前侧皮质，并且认为，无论短钉还是长钉，均要加大前弓弧度，即制造半径更小的髓内钉。

六、带前弓弧度的短型头髓钉

通过外科医生手术技术的改进（如优秀的骨折复位、大转子偏前插钉等），可以减少髓内钉与股骨前弓不匹配的现象，但毕竟对术者的操作技巧要求很高。通过器械改进，可以降低技术门槛，使普通的手术者亦能优良地完成头髓钉内固定手术，减少器械并发症的发生。

笔者等改进设计的新型股骨转子间骨折髓内钉（FITN），属于头髓钉系列，于2011年获得国家专利，由山东威高骨科医疗器械公司生产。其主要特点（图11-135）：①近段

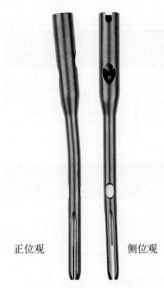

正位观　　　　侧位观

图 11-135　带前弓弧度的股骨转
子间髓内钉（第一代，威高）

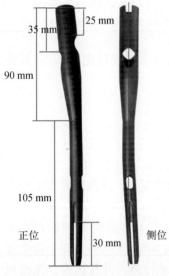

35 mm　25 mm

90 mm

105 mm

正位　　　　　　侧位

30 mm

图 11-136　带前弓弧度的股骨转
子间髓内钉（第二代，贝思钉）

钉长 10 cm，直径 16.5 mm，冠状面外偏角 5°，配有高度分别为 0、5、10 mm 的尾帽，与直型钉相比钉尾高度缩短了 5 mm，以减少钉尾突出大转子。②远段钉长和直径分别有 2 种，钉长 6.5 cm 和 9.5 cm，直径 9 mm 和 10 mm，该远段钉长在矢状面带有前弓弧度，半径为 120 cm，以减少钉尖与股骨前侧皮质撞击。整个钉长为 16.5 cm 和 19.5 cm，与直型钉相比，钉尖水平分别后移 1.5 mm 和 1.8 mm。③远端的钉尖部位为"十"字开槽设计成 4 个叶片，具有一定弹性，可向中央靠拢，进一步增强了对股骨外侧弓和/或股骨前弓的调节适应能力。④带前弓的头髓钉需分左右侧，其体外导向器亦分左右设计。

经过临床实践，笔者等提出了第二代产品的设计改进，由北京贝思达生物科技公司生产，称为贝思钉（图 11-136）：①近端钉尾缩短 5 mm，总钉长 195 mm，斜孔上移 3 mm，因此近端总体减少了 8 mm，②前弓弧度半径为 110 cm，与直钉相比，钉尖后移 2.0 mm，③钉尖十字开槽，长度 30 mm，增加弹性。

在获得伦理委员会批准后，笔者在 2015 年 11 月开始进行临床试用。2017 年底，临床应用近 100 例。对早期 50 例中新式髓内钉与股骨髓腔的匹配性进行了影像学测量，包括 3 个参数。

（1）髓内钉在大转子的矢状面入钉点：术中在透视侧位像时，通过调整 C 臂机角度，使近段粗大的髓内钉主杆与穿过其斜孔的螺旋刀片完全重叠成一直线，获得真正的侧位透视像（图 11-137）。观察髓内钉主杆与股骨前、后方内皮质之间的空隙大小，作为髓内钉在矢状面（前后方向）入钉点的评判方法，将其分为 3 个等级：入钉点偏前，前方间隙小于后方间隙；入钉点居中，前后间隙相等；入钉点偏后，前方间隙大于后方间隙。

（2）远端钉尖与股骨前侧皮质关系（图 11-138）：方法如前。将远端钉尖的位置划分为 6 个等级：0 级位于髓腔中央，1 级偏前但与皮质无接触，2 级与皮质有接触但小于其厚度的 1/3，3 级小于皮质厚度的 2/3，4 级大于皮质厚度的 2/3，5 级穿出皮质。钉尖偏前为（+），偏后为（-）。

（3）近端钉尾突出大转子外侧皮质的高度（图 11-139）：在正位 X 线片上，先确定度量比例尺，方法如下已知近端钉尾直径为 16.5 mm，用 Photoshop 软件中的"度量工具"测量出近端钉尾在其中对应的"像素"长度，用近端钉尾的真实长度（16.5 mm）除以"像素长度"即为比例尺，待最后测量完成后再换算为对应的长度单位。画出大转子边界的弧形轮廓，确定其与髓内钉外侧缘的交汇点，测量钉尾至此交汇点的"像素距离"。用比例尺将"像素距离"换算为钉尾突出大转子的真实距离。钉尾突出高度划分为 3 个等级：0 级

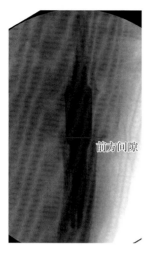
图11-137　在真正的股骨颈侧位测量髓内钉的入钉点

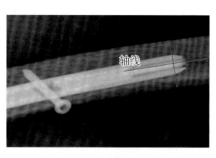
图11-138　远端钉尖与前侧皮质关系的测量

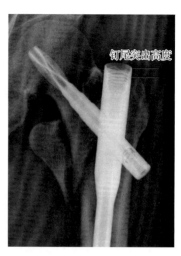
图11-139　钉尾突出大转子外侧皮质高度的测量

不高出皮质，1级突出≤5 mm，2级突出>5 mm。

　　早期50例患者的应用结果说明，新设计的带前弓弧度的头髓钉（长19.5 cm，半径120 cm）与股骨前弓的适配性良好，钉尖偏前的发生率和发生程度较直型钉均显著降低，基本可以避免钉尖与前侧皮质撞击的发生（表11-35）。在50例患者中仅有2例（6%）钉尖与前侧皮质轻度接触（+2级），该患者髓腔较细，采用远段直径9 mm、长19.5 cm的头髓钉，且入钉点偏后，致使钉尖与股骨前侧皮质有轻度撞击。

表11-35　新型股骨转子间骨折髓内钉的临床应用（50例）

项　目	等　级	病例数	占比（%）
入钉点位置	偏前	5	10%
	居中	38	76%
	偏后	7	14%
远端钉尖位置	位于髓腔中央（0级）	32	64%
	偏前但与皮质无接触（+1级）	13	26%
	偏后但与后侧皮质无接触（-1级）	2	4%
	偏前与皮质接触（+2级）	3	6%
近端钉尾高度	不突出大转子外侧皮质（0级）	15	30%
	突出高度≤5 mm（1级）	29	58%
	突出高度>5 mm（2级）	6	12%

　　新改进设计的髓内钉，无论在钉尖还是在钉尾方面，在中国老年人均较原PFNA-Ⅱ具有更好的匹配性（表11-36）。

　　该髓内钉自身不带前倾角，但并不影响对头颈骨块在含有前倾角的解剖位置进行固定（图11-140）。术中将髓内钉略微外旋，即可将螺旋刀片的定位导针打入股骨头的侧位正中，此时矢状面带有前弓弧度的髓内钉，经过轻微外旋，更能适应冠状面的股骨外侧弓，同时满足股骨前弓与外弓的需要，二者匹配性更好。

　　新设计的短型股骨转子间骨折髓内钉，通过增加前弓弧度（r=110 cm）、钉尖十字开

表 11-36　FITN 与 PFNA-Ⅱ 的比较

	FITN	PFNA-Ⅱ
器械参数	全长 195 mm，近段长 100 mm 近侧外偏角 5° 远段直径 10 mm 螺旋刀片颈干角 130° 矢状面弧度半径 r=120 cm 钉尖十字开槽	全长 200 mm，近段长 105 mm 近侧外偏角 5° 远段直径 10 mm 螺旋刀片颈干角 130° 没有前弓，直钉 无开槽
钉尖撞击	4%（2/50）	40%（46/115）
钉尾突出 >5 mm	12%（6/50）	60.8%（31/51）

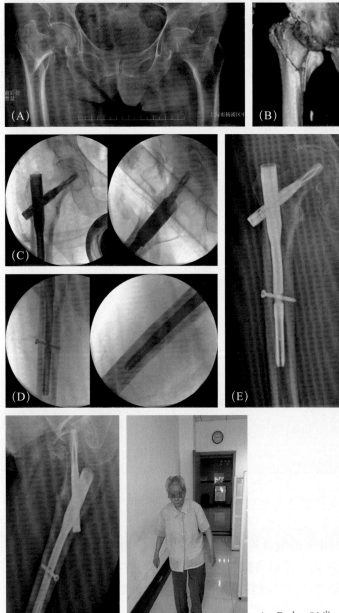

图 11-140　典型病例

A、B. 女，84 岁，A2.2 型股骨转子间骨折；C、D. 术中正侧位透视；E、F. 术后摄片；G. 术后 1 个月行走

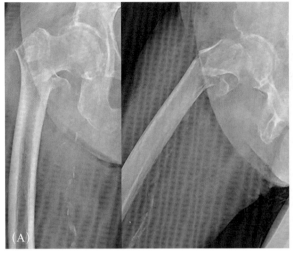
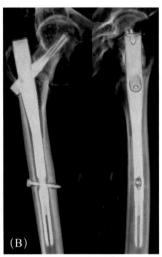

图11-141　女，96岁，A2.2型骨折

A. 骨折正侧位片；B. 贝思钉内固定后，CT透明化处理显示头髓钉的匹配性

槽、缩短钉尾高度等处理，与国人的股骨形态学匹配性良好，有助于减少器械并发症的发生，值得临床推广应用（图11-141）。

美国捷迈公司设计生产的ZNN（长21.5 cm），同时带有前弓（半径127.5 cm）和前倾角（15°），以适应股骨的前弓弧度和骨折的解剖复位，但其近侧粗大部分直径较细（15 mm），且增加了防旋螺钉孔，Fine等（2017）报道随访一年其断钉率达到5%。

七、股骨外侧弓与短型头髓钉

Lasam等（2013）观测韩国老年人，发现77%具有股骨外侧弓。Kim等（2015）研究了316例韩国老年人股骨，发现42例（13.3%）存在明显的冠状面角度（指角度>3°），其中37例（11.7%）为向外侧弓，5例（1.6%）为向内侧弓。Abdelaal等（2016）测量日本人总的股骨外弓半径为2 640 mm，近、中、远段分别为528 mm、5 092 mm和876 mm，因此亚洲人的股骨外侧弓问题（膝内翻的关节外原因之一）似乎也不容忽视。

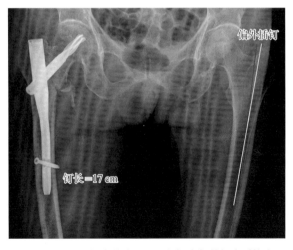

图11-142　入钉点外移，可避免钉尖与外侧皮质撞击

如果股骨有明显的外侧弓（在亚洲人并不少见），则手术中将髓内钉在大转子的入钉点略微外移，可避免钉尖与外侧皮质的撞击（图11-142）。将髓内钉的钉尖进行十字开槽，增加其弹性，也是避免出现不匹配并发症的方法之一。

当然，明显外弓和（或）前弓的病例（属于股骨干畸形），并不适合髓内钉固定，应选择髓外钢板系统。

（张世民　杜守超　胡孙君）

---------- 参考文献 ----------

1. 宋德磊，张世民，2012. 亚洲型股骨近端防旋髓内钉与国人股骨前弓匹配性的影像学研究. 中华创伤骨科杂志，14(2)：103-107.

2. Chang S M, Hou Z Y, Hu S J, et al., 2020. Intertrochanteric femur fracture treatment in Asia: what we know and what the world can learn. Orthop Clin North Am, 51(2): 189-205.

3. Chang S M, Hu S J, Ma Z, et al., 2018. Femoral intertrochanteric nail (fitn): a new short version design with an anterior curvature and a geometric match study using postoperative radiographs. Injury, 49(2): 328-333.

4. Chang S M, Song D L, Ma Z, et al., 2014. Mismatch of short straight cephalomedullary nail (PFNA-II) with the anterior bow of the femur in Asian population. J Orthop Trauma, 28(1): 17-22.

5. Chapman T, Sholukha V, Semal P, et al., 2015. Femoral curvature variability in modern humans using three-dimensional quadric surface fitting. Surg Radiol Anat, 37(10): 1169-1177.

6. Egol K A, Chang E Y, Cvitkovic J, et al., 2004. Mismatch of current intramedullary nails with the anterior bow of the femur. J Orthop Trauma, 18(7): 410-415.

7. Fine N F, Sexton S A, Williams D H, 2017. The learning curve with a new cephalomedullary femoral nail. Injury, 48(7): 1575-1578,

8. Kanawati A J, Jang B, McGee R, et al., 2014. The influence of entry point and radius of curvature on femoral intramedullary nail position in the distal femur. J Orthop, 11(2): 68-71.

9. Maratt J, Schilling P L, Holcombe S, et al., 2014. Variation in the femoral bow: a novel high-throughput analysis of 3922 femurs on cross-sectional imaging. J Orthop Trauma, 28(1): 6-9.

10. Peña O R, Gómez Gélvez A, Espinosa K A, et al., 2015. Cephalomedullary nails: factors associated with impingement of the anterior cortex of the femur in a hispanic population. Arch Orthop Trauma Surg, 135(11): 1533-1540.

11. Roberts J W, Libet L A, Wolinsky P R, 2012. Who is in danger? Impingement and penetration of the anterior cortex of the distal femur during intramedullary nailing of proximal femur fractures: preoperatively measurable risk factors. J Trauma Acute Care Surg, 73(1): 249-254.

12. Sarai H, Schmutz B, Schuetz M, 2022. A simple method to improve detection of femoral nail abutment in the distal femur: a computer modeling study. Clin Orthop Relat Res, 480(7): 1414-1422.

13. Schmutz B, Amarathunga J, Kmiec S Jr, et al., 2016. Quantification of cephalomedullary nail fit in the femur using 3D computer modelling: a comparison between 1.0 and 1.5m bow designs. J Orthop Surg Res, 11(1): 53.

14. Shin Y S, Chae J E, Kang T W, et al., 2017. Prospective randomized study comparing two cephalomedullary nails for elderly intertrochanteric fractures: Zimmer natural nail versus proximal femoral nail antirotation II. Injury, 48 (7): 1550-1557.

15. Su X Y, Zhao Z, Zhao J X, et al., 2015. Three-dimensional analysis of the curvature of the femoral canal in 426 Chinese femurs. Biomed Res Int, 2015: 318391.

16. Tucker D, Surup T, Petersik A, et al., 2016. Full circle: 3D femoral mapping demonstrates age-related changes that influence femoral implant positioning. Injury, 47(2): 471-477.

第十八节 股骨头内植物的向上切出

1. 拉力螺钉的发展历史
2. 拉力螺钉的结构特点
3. 拉力螺钉的生物力学

4. 拉力螺钉失败的模式
5. 预防拉力螺钉切出的方法

在股骨头内安放粗大的可滑动的内植物（包括单根的拉力螺钉、螺旋刀片、双根组合的拉力螺钉等），是股骨转子间骨折治疗历史上的巨大进展。但术后与内固定相关的并发症，发生率并不低，早期Davis等（1990）报道DHS的器械并发症发生率高达16.5%。近来随着认识与研究的提高，与内固定相关的器械并发症发生率为1%～5%。其中拉力螺钉从股骨头内向上切出约占所有器械并发症的3/4。

　　螺旋刀片的临床应用始于2004年。打入螺旋刀片时能压实骨小梁，更加适合于骨质疏松的老年患者，但螺旋刀片的向上切出也时有发生。双组合的拉力螺钉（如InterTAN）也能从股骨头切出。可见，切出并发症的发生，除了与内植物的类型有关，更与内植物外的其他因素相关（如骨折的粉碎程度、骨质疏松程度、骨折复位、内植物的安放位置等）。

一、拉力螺钉的发展历史

　　1951年Pohl与Kuntscher合作，在德国设计了滑动拉力螺钉，由2孔的侧方钢板和135°角的钢板套筒构成，随后Schumpelick等（1955）报道了其临床应用经验。Pohl的发明启发了Richard公司，在20世纪50年代末改良了动力螺钉，也就是经典的Richard钉。Calwson等（1964）首先报道用于治疗股骨转子间骨折，并得到了广泛认可，至20世纪70年代，几乎被认为是治疗股骨转子间骨折的经典方法。粗大的拉力螺钉套入侧方钢板将头颈骨块与股骨干固定为一体，具有静力及动力滑动加压的作用，称为动力髋螺钉（DHS）或滑动髋螺钉（SHS），临床应用中取得显著的效果。

　　配合髓内钉使用的股骨头拉力螺钉以Gamma钉为代表。Gamma钉的设计最早源于欧洲，于1988年在临床试用，结合了滑动拉力螺钉与髓内固定的优点，目前已发展至第3代（Gamma-3），至2007年临床使用量已超过100万。

　　连接于侧板套筒的拉力螺钉，如DHS，其螺纹直径（12 mm）较连接于髓内钉的螺纹直径（10.5 mm）为粗，因为侧板内固定系统是先打入拉力螺钉，再套上侧方钢板；而头髓钉手术，是先插入髓内钉，再经其斜孔打入拉力螺钉（图11-143）。

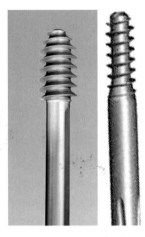

图11-143　用于侧板系统的拉力螺钉（12 mm），螺纹直径较用于髓内钉的粗（10.5 mm）。同样，用于侧板系统的螺旋刀片，直径也较用于髓内钉的粗

二、拉力螺钉的结构特点

　　股骨头内的拉力螺钉与螺旋刀片，具有不同的形态几何学特点（表11-37）。

表11-37　Gamma-3的拉力螺钉和PFNA-Ⅱ的螺旋刀片的特征比较

	拉力螺钉	螺旋刀片
股骨头内植入物	8圈螺纹，长度70～120 mm，以5 mm递减；螺钉直径10.5 mm，每转1/4圈，TAD减少1.6 mm	刀头直径10.3 mm，杆直径9 mm，套筒12.1 mm，螺旋刀片长度75～120 mm
头部特征	钝头	头相对尖锐
接触面积	轴向接触面积大，约300 mm^2	刀片周围接触面积大，约75 mm^2
对周围骨的作用	去除松质骨	压紧松质骨
置入方式	拧入	敲入
移位方向	向上切出	向内穿透

（续表）

	拉力螺钉	螺旋刀片
防旋机制	侧板系统加用一枚防旋螺钉，髓内钉系统采用一枚防旋转螺栓，拧入拉力螺钉凹槽内	本身含有内锁定机制，具有抗旋转功能
抗切割、抗旋转	较弱	较强
骨折断端的加压方式	通过螺钉拧入实现骨折断端早期的静力加压，后期通过滑动获得动力加压	对骨折断端无直接加压作用，通过术后早期自主无痛活动来达到动力加压

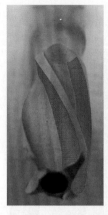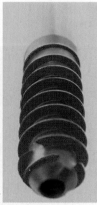

图11-144　螺旋刀片和拉力螺钉与骨的轴向接触面积不同（Born et al., 2011）

左侧显示螺旋刀片与骨的轴向接触面积为75 mm²，右侧显示拉力螺钉与骨的轴向接触面积为300 mm²

三、拉力螺钉的生物力学

Born等（2011）研究了拉力螺钉与螺旋刀片的生物力学特性。Gamma-3的拉力螺钉轴向接触面积是300 mm²，每旋入一圈，都使得接触表面积增加；也就是说，螺钉整个轴向接触面积大约是螺旋刀片的4倍，向内侧的轴向迁移阻力更高（图11-144）。另外，应用旋转控制设计提高了应力作用下螺钉与骨之间的旋转阻力和抗扭转强度，使得螺钉螺纹的锐利端和上下方骨质的接触相对固定。不同的迁移阻力与迁移模式紧密相关，Born等（2011）的研究证实，在循环性应力负载的作用下，拉力螺钉的位移方式主要向近侧（上方）的头部移动，因此拉力螺钉失败的方式是螺钉向上切出股骨头。

四、拉力螺钉失败的模式

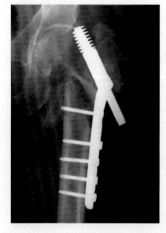

图11-145　拉力螺钉向上切出

拉力螺钉轴向接触面积较大，螺纹的锐利端和上下方骨质的接触相对固定，根据生物应力和临床观察研究结果，拉力螺钉向上切出股骨头是最常见的与应力有关的并发症（图11-145）。Davis等（1990）分析了230例转子间骨折患者，骨折复位后以髋部滑动螺钉（SHS）或Kuntscher Y形钉固定，总体的失败率是16.5%，股骨头内发生螺钉切出占了3/4。Bojan等（2013）总结了头髓钉治疗的3 066例转子间骨折，原发性切出的发生率为1.85%。

拉力螺钉从股骨头切出的危险因素主要包括：①骨折类型，反映了骨折的粉碎程度和内在的稳定性，切出在A2.3型、A3.3型和B2.1型发生较多，目前多在5%左右；②骨折复位质量，复位不够者发生率高；③拉力螺钉安放位置，即尖顶距与股距尖顶距；④骨质疏松程度，严重骨质疏松者螺钉把持力差；⑤下地站立负重时间；⑥中央固定的头髓钉比髓外侧板系统低。但最重要的是三点：骨折类型、复位质量、拉力螺钉安放位置。

Bojan等（2013）对应用Gamma钉治疗的3 066名连续的转子间骨折患者进行回顾

性的分析研究显示，术后随访发现并发症有189例（6.2%），71例（2.3%）患者发生内固定物切出。排除了股骨头缺血性坏死、病理性骨折等因素，其中57例为原发性切出（1.85%，平均年龄为82.6岁，79%为女性）。发生拉力螺钉切出的危险因素包括：严重粉碎的不稳定型骨折（A3.3型）或颈基部骨折（B2.1型）占41例（71.9%），骨折复位不够44例占切出总数的77.2%，拉力螺钉位置不理想42例占切出总数的73.7%。另外，术后发生股骨干骨折有19例（0.6%），113例（3.7%）发生了其他并发症，如感染、延迟愈合/不愈合、股骨头缺血坏死、远端交锁螺钉失败等。由于存在骨质疏松，大部分切出发生在女性。Valentini等（2014）随访研究也显示，在其连续治疗的630例转子间骨折患者中，16例发生了切出（5例男性，11例女性），当然，女性患者本身所占比例也高。

　　日本Fujii等（2017）总结了8例采用PFNA治疗而出现螺旋刀片切出的病例，并按照1∶6的配对方法收集了48例没有切出的患者，对6个因素进行了对比研究，结果发现TAD≥20 mm是发生切出最主要的危险因素，单因素分析其OR为18.3，调整后的多因素分析其OR为12.4，显著高于骨折复位和螺旋刀片位置（单因素分析均为14.3，多因素分析均为7.0）。

　　除了拉力螺钉的切出，也有拉力螺钉向内侧迁移（medial perforation），如从中央穿透股骨头进入髋关节，甚至穿透骨盆进入盆腔的相关文献报道。螺旋刀片的失败方式主要是向内侧穿透，但向上切出也并不少见（图11-146）。值得注意的是，不论哪种内固定方式，临床应用中发生内固定的迁移，除了与植入物的设计相关外，还可能与骨的强度、骨折类型、复位质量、手术技术和植入物放置的位置等多种因素有关。

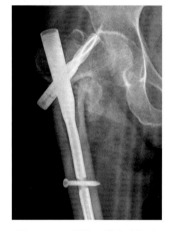

图11-146　螺旋刀片向上切出

五、预防拉力螺钉切出的方法

　　在尖顶距的概念出现以前，拉力螺钉切出股骨头是临床上最常见的内植物失败形式，约占所有失败的75%。但在临床广泛接受了尖顶距的概念之后，切出的发生率有了显著的下降。除了骨折类型（粉碎）、骨骼质量（严重骨质疏松）等不可改变因素外，手术医生术中应考虑在骨折的复位质量、拉力螺钉的安放位置、是否采用股骨头内增强技术等可操控因素上，进行努力。

　　对于螺钉切出的预防，首要的是骨折的复位质量。Fang等（2015）对AO/OTA-31A1型或A2型股骨转子间骨折进行研究，197例DHS螺旋刀片的患者和242例传统DHS拉力螺钉患者比较，螺旋刀片设计可降低植入物在股骨头内迁移的风险，并不能降低切出和再手术的发生率。无论采用何种内固定方式，复位质量差是决定内固定失败的独立危险因素。Murena等（2018）回顾分析了813例股骨转子间骨折患者，男∶女=1∶4，平均年龄是84.7岁，18例（2.2%）发生了螺钉的切出；研究提示，好的复位质量和正确的放置拉力螺钉位置有助于降低切出的发生率。

　　尽管头钉的最佳置放位置仍存在争议，研究显示，内固定物应避免放置在上方、前方和后方的位置。Kuzyk等（2012）对Gamma-3拉力螺钉固定时的5个位置（上方、下方、前方、后方和中心位置）进行比较发现，正位X线上螺钉放置在下方（以股骨距为参照线的尖顶距最小）生物应力强度最大，侧位X线上螺钉放置在中央（侧位片上尖顶距最小）承受负载强度最大。这可能是因为下方放置拉力螺钉具有最高的轴向与扭转强度，前方和后方放置拉力螺钉强度最低，易导致固定的失败。

关于拉力螺钉尖顶距值的范围，中心置入拉力螺钉，目前多推荐尖顶距应为10～25 mm，最佳值为20 mm，25 mm可作为预测拉力螺钉是否切出的阈值。偏下置入螺钉采纳股距尖顶距的概念可能更为合适，但仍需生物力学和临床研究进一步证实。从解剖上来看，股骨头软骨的厚度为2～3 mm，其软骨下骨的厚度为1～2 mm，二者之和可视为5 mm，螺钉尖端不应太靠近软骨下骨，以免损害软骨的营养。尖顶距在正、侧位均应>5 mm，合计尖顶距>10 mm。Huang等（2014）对6项研究中759例患者进行Meta分析研究显示，拉力螺钉和螺旋刀片在具有良好的尖顶距且在头颈部中心的安全区范围内时，二者发生切出等并发症的发生率相似，术后功能也无明显区别。文献报道，早期拉力螺钉的切出率为8%～23%，通过改进手术技巧和有意识地加强尖顶距的应用，切出率降至1.6%～3.0%。

应力负载下，头颈钉固定强度与骨质量和骨质疏松的程度紧密相关。有研究者提出，对头颈钉辅以骨水泥固定能进一步增强松质骨的承载应力的能力，减少螺钉在松质骨内的应力，扩大应力承载面积，增强头颈钉固定的强度。Paech等（2010）的研究显示，对骨质疏松性骨折应用生物高聚物对拉力螺钉进行强化固定时，能明显地增强轴向负荷，降低螺钉切出的风险。

术者在处理转子间骨折时，不仅要考虑内固定设计，还应仔细进行术前的影像学检查，对主要骨折的形态和骨折类型进行分析评估，固定前对骨折端尽可能地解剖复位，获得良好的骨折端稳定性，充分发挥内固定最佳生物力学强度，增强骨和内植物间的固定强度，尽最大可能避免螺钉切出并发症的发生。

（张立智　张世民）

参考文献

1. 李双，张立智，张世民. 尖顶距与股距尖顶距的研究进展. 中华创伤骨科杂志，2016，18（8）：733-736.
2. 张立智，胡孙君，杜守超，等，2015. 股骨头内螺旋刀片与拉力螺钉的特点对比和生物力学的研究进展. 中国临床解剖学杂志，33（5）：608-611.
3. 张立智，李双，张世民，2015. 股骨头内螺旋刀片与拉力螺钉的临床应用对比研究进展. 中华创伤骨科杂志，17（11）：1002-1005.
4. Bojan A J, Beimel C, Taglang G, et al., 2013. Critical factors in cut-out complication after Gamma Nail treatment of proximal femoral fractures. BMC Musculoskelet Disord, 14: 1.
5. Born C T, Karich B, Bauer C, et al., 2011. Hip screw migration testing: first results for hip screws and helical blades utilizing a new oscillating test method. J Orthop Res, 29(5): 760-766.
6. Fang C, Lau T W, Wong T M, et al., 2015. Sliding hip screw versus sliding helical blade for intertrochanteric fractures: a propensity score-matched case control study. Bone Joint J, 97-B(3): 398-404.
7. Fujii T, Nakayama S, Hara M, et al., 2017. Tip-apex distance is most important of six predictors of screw cutout after internal fixation of intertrochanteric fractures in women. JBJS Open Access, 2(4): e0022.
8. Huang X, Leung F, Liu M, et al., 2014. Is helical blade superior to screw design in terms of cut-out rate for elderly trochanteric fractures? A meta-analysis of randomized controlled trials. Eur J Orthop Surg Traumatol, 24(8): 1461-1468.

9. Kuzyk P R, Zdero R, Shah S, et al., 2012. Femoral head lag screw position for cephalomedullary nails: a biomechanical analysis. J Orthop Trauma, 26(7): 414−421.

10. Li S, Chang SM, Niu WX, et al., 2015. Comparison of tip apex distance and cut-out complications between helical blades and lag screws in intertrochanteric fractures among the elderly: a meta-analysis. J Orthop Sci, 20(6): 1062−1069.

11. Murena L, Moretti A, Meo F, et al., 2018. Predictors of cut-out after cephalomedullary nail fixation of pertrochanteric fractures: a retrospective study of 813 patients. Arch Orthop Trauma Surg, 138(3): 351−359.

12. Wang Z, Liu Y, Li S, et al., 2020. How to get better TAD? Relationship between anteversion angle of nail and position of femoral neck guide pin during nailing of intertrochanteric fractures. BMC Musculoskelet Disord, 21(1): 512.

第十九节　股骨头内植物的向内穿透

1. 螺旋刀片向内穿透的定义及发生率　　3. PFNA螺旋刀片向内穿透的影响因素
2. PFNA螺旋刀片向内穿透的发生机制　　4. 挽救措施

　　在治疗股骨转子部骨折的内固定中，头髓钉具有力臂短、强度大、创伤小等优势。股骨近端防旋髓内钉（PFNA）是AO内固定学会在2004年发明的一种新型头髓钉，它将头颈部的固定方式，由拉力螺钉改为1枚螺旋刀片，而且通过敲击"挤入"股骨头，减少了骨量的丢失。PFNA不但保留了传统头髓钉的优点，还提高了抗旋转和抗内翻能力，尤其适用于老年骨质疏松患者，取得了良好的临床疗效。随着PFNA临床应用的增多，一种与螺旋刀片特别相关的并发症逐渐引起人们的重视：螺旋刀片向内移位，穿透股骨头，甚至穿透髋臼进入骨盆（图11-147）。

一、螺旋刀片向内穿透的定义及发生率

　　头颈内植物（包括拉力螺钉和螺旋刀片）移位，是导致头髓钉内固定失败最常见的并

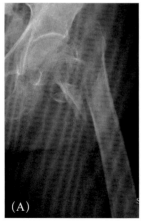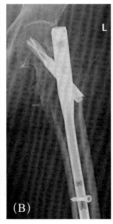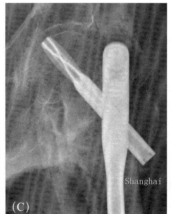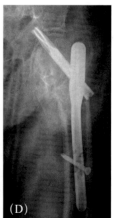

图11-147　女，88岁，股骨转子间骨折内固定术后，发生螺旋刀片中心穿透

A. 术前；B. 术后1周；C. 术后3个月；D. 术后6个月

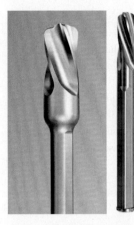

图11-148 侧板系统的螺旋刀片（13 mm）较头髓钉的螺旋刀片（10.5 mm）直径粗大

发症。头颈螺钉的移位有两种不同的方式：一种是伴随着头颈骨块的内翻和（或）旋转移位，头颈螺钉向前上方切出股骨头；而另一种情况，没有明显的内翻和（或）旋转，螺旋刀片沿头颈轴向内移位，向内穿透（cut-through，中心穿透 central perforation，轴向迁移 axial migration，向内迁移 medial migration，内侧切出 medial cut-out）股骨头，甚至穿透髋臼进入骨盆。"Cut-in"一词，最早由以色列 Acker 等在2017年中使用，介绍了2例患者，并做了文献复习，至2016年共有51例。新加坡 Yam 等（2020）报道4个医院的1 027例 PFNA 中有23例发生切入穿透，发生率是很高的（2.2%）。

螺旋刀片向内穿透，主要发生在头髓钉中，侧板系统的螺旋刀片尚无向内穿透的报道（图11-148）。

螺旋刀片与拉力螺钉设计不同：①螺旋刀片头端横截面小、相对尖利；②螺旋刀片虽然与 Gamma-3 的拉力螺钉直径接近（螺旋刀片11 mm，拉力螺钉10.5 mm），但与骨接触的轴向面积，只有拉力螺钉的1/4；③螺旋刀片通过敲击"挤入"股骨头，其周围的骨质被压缩变得致密，但尖端比侧翼更易于切割骨质。很多力学实验证实，螺旋刀片对抗股骨头内翻的能力更强，但易于沿纵轴内移而向内穿透股骨头。

PFNA 螺旋刀片向内穿透的发生率报道不一。Brunner 等（2008）报告的发生率最高，他们采用 PFNA 治疗12例股骨转子间骨折患者，有3例（25%）发生了螺旋刀片穿透股骨头，由于是早期应用经验，并且病例数较少，不具有代表性。Simmermacher 等（2008）采用 PFNA 治疗315例不稳定型股骨转子间骨折患者，其中4例（1.3%）患者发生螺旋刀片穿入髋臼。Frei 等（2012）报告采用 PFNA 治疗210例股骨转子间骨折患者，在获得随访的112例患者中有7例（6.3%）发生螺旋刀片穿出股骨头。

Chapman 等（2018）回顾性总结了采用转子固定髓内钉（trochanteric fixation nail，TFN）治疗的126例患者，71例配合螺旋刀片，55例配合拉力螺钉，统计失败的发生率（失败是指骨折不愈合、内植物切出、需要翻修手术），结果发现7例失败均出现于螺旋刀片组（9.9%），其中5例为螺旋刀片向内穿透，2例为螺旋刀片向上切出。然而，TAD 值在螺旋刀片组与拉力螺钉组之间或在失败组与未失败组之间，均无统计学差别。作者认为，尽管骨折复位和内植物 TAD 均符合要求，但螺旋刀片的本身特性使其较拉力螺钉更容易发生失败。

拉力螺钉在股骨头内的移位，主要是向上切出，向内穿透罕见。Thein 等（2014）总结文献报道，共有6个拉力螺钉向内穿透股骨头的病例。

二、PFNA螺旋刀片向内穿透的发生机制

轴向切割可能与螺旋刀片滑动机制障碍、再次外伤、慢性低毒感染等因素有关。根据螺旋刀片与主钉的位置关系，可将螺旋刀片向内穿透分为相对内移和真正内移两种情况。

1. 相对内移　螺旋刀片与主钉的相对位置没有明显改变，股骨头颈短缩造成螺旋刀片穿出股骨头（图11-149）。PFNA 在设计上，允许螺旋刀片在主钉斜孔内，沿着轴线有

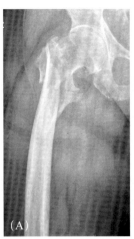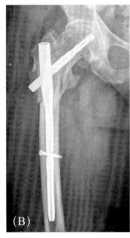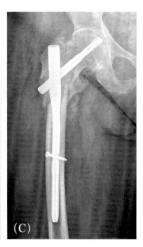

图11-149　螺旋刀片的相对内移（Brunner A，et al.，2016）

A.女，84岁，A2型股骨转子间骨折；B.PFNA内固定术后X线；C.术后4周发现，螺旋刀片与主钉位置无明显改变，螺旋刀片向内穿透股骨头

一定程度的滑动度，目的是负重时在骨折端产生一定的轴向加压。如果螺旋刀片在主钉斜孔中的滑动机制障碍，或者骨折端骨质缺损或吸收明显，头颈短缩超过了螺旋刀片向外滑动的程度，螺旋刀片会切割向外移动的骨质而穿出股骨头，即螺旋刀片发生了相对内移。Frei等（2012）报告了7例PFNA螺旋刀片向内穿透的病例，其中5例是由于螺旋刀片在主钉上的滑动障碍造成的相对内移。Cheung等（2011）报告了1例螺旋刀片穿入髋臼的患者，在行翻修术时发现，螺旋刀片置入过深，轴杆尾部被股骨近端外侧的骨皮质阻挡，螺旋刀片无法向外滑动。为了防止类似情况发生，他们建议加长螺旋刀片轴杆尾部在股骨皮质外的距离，但这会导致大腿外侧不适，尤其是在患者侧卧时。

2. 真正内移　　指螺旋刀片相对于主钉发生了真正的内移（图11-150），也有学者称之为"主动内移"，具体机制还不十分明确。只有少数几例报道患髋有再次跌倒或撞击史，其他大部分的临床文献报道，都明确否认有新的髋部外伤史。

Weil等（2008）提出"往返微振"学说（toggle motion）来解释螺旋刀片的内移：螺旋刀片尾部的轴杆在髓内钉的斜向滑动孔内，除了可以滑动外，还存在上、下的微动。当患肢每次负重时，下肢向上传导的反作用力，使髓内钉滑动孔对螺旋刀片轴杆发生一次向上

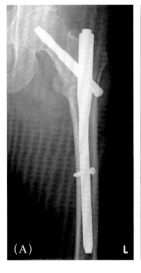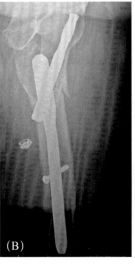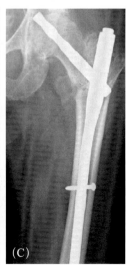

图11-150　螺旋刀片的真正内移（Brunner A，et al.，2008）

A、B.女，67岁，A2型转子间骨折PFNA内固定术后，正侧位X线片；C.术后6周发现，螺旋刀片向内移位，穿出股骨头进入髋臼

的推顶和逆时针旋转，虽然每次推顶的程度微小，但数目巨大，可能使沿头颈轴线的内移分力切割骨质，造成其微小"疲劳骨折"。当足离地时该反作用力消失，髓内钉滑动孔回复到原位，但螺旋刀片与骨之间的摩擦力会把持住螺旋刀片，使其卡在新的位置上（图11-151）。就像一个防倒转的齿轮（称为棘轮），每行一步都把螺旋刀片向股骨头内微微推进，但不能反向后退（棘轮效应，ratcheting mechanism）成百上千次的累积最终穿透股骨头、甚至髋臼（图11-152）。他们的力学模型显示，只有大转子外侧壁不完整并缺乏股骨距支撑的转子部骨折，才会发生"往返微振"效应。Law 等（2020）对取出的螺旋刀片进行电镜观察，能在其下表面观察到"重复线状排列、具有规则性间距的横向金属划痕"（图11-153）。

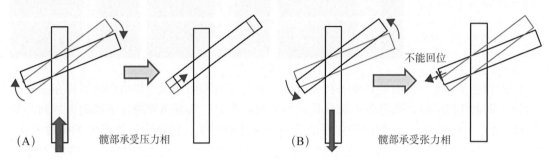

图 11-151　往返微振示意图

A. 在站立行走的下肢负荷压力期，髓内钉主杆上传的压力经斜孔作用于螺旋刀片，使螺旋刀片发生顺时针旋转，在螺旋刀片上产生一个向内进动的趋势；B. 在站立行走的下肢去负荷张力期，下肢重量产生的张力经斜孔作用于螺旋刀片，使螺旋刀片发生逆时针旋转，在螺旋刀片上产生一个向外回位的趋势

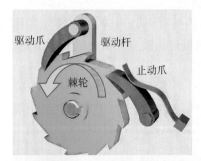

图 11-152　棘轮效应的单向旋转示意图

棘轮（ratchet）是一种在外缘或内缘具有刚性齿形表面或摩擦表面的圆形轮盘。当驱动摇杆做逆时针摆动时，驱动爪便插入棘轮的齿槽中，推动棘轮转过一个角度作步进运动，此时，止动爪在棘轮的齿背上滑过；当驱动杆做顺时针摆动时，止动爪阻止棘轮沿顺时针方向回转，而驱动爪却能够在棘轮齿背上滑过，故棘轮静止不动。这种啮合棘轮的特点是只能向一个方向旋转，而不能倒转。这样，当驱动杆作连续往复摆动时，棘轮便作单向的间歇运动

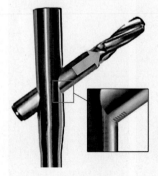

图 11-153　往返微振导致螺旋刀片下表面经过主钉斜孔时，形成具有规则间距的重复性横向金属划痕（红色线条）

Yam 等（2020）总结了23例患者的资料，并进行了生物力学研究，认为骨折的外翻复位可以降低向上切出的风险，但增加了螺旋刀片尖端骨-内植物界面的应力，易于发生螺旋刀片的向内切入。Law 等（2021）将12根人造股骨分为2组，每组6根，分别采用PFNA和DHS固定，然后施加双向往返负荷（压力相600 N，张力相120 N，频度2 Hz，共5 000次），实验结束后测量头颈骨块内植物的内移距离。结果发现，PFNA组平均为（4.56 ± 0.69）mm，DHS组为（1.17 ± 0.69）mm，两组差异有极显著的统计学意义（$P<0.001$），作者提出，髓内钉更易发生股骨头内植物的轴向内移。但PFNA使用的螺旋刀片与DHS使用的拉力螺钉，二者有明显的不同。

三、PFNA螺旋刀片向内穿透的影响因素

PFNA螺旋刀片向内穿透受诸多因素影响，如骨折类型、骨的质量、手术操作、复位质量及术后负重等，其中外翻复位、严重骨质疏松、螺旋刀片尖锐的形状、在股骨头内位置欠佳、术后过早负重，容易导致切入的发生。

1. 骨折类型　　不稳定型股骨转子间骨折，尤其是股骨近端内侧壁缺乏支撑并伴有大转子不完整的骨折，易于发生螺旋刀片的内移。Weil等（2008）通过力学实验证实，在股骨距完整的情况下，不会发生"往返微振"效应，螺旋刀片不会向内移动。

大转子外侧壁对预防内固定失败也具有重要作用，完整的外侧壁对髓外固定可起到防止股骨内移的支撑作用；对于髓内固定，外侧壁是骨折端重要的锚固及后期有效愈合部分。Weil等（2008）报告采用转子固定钉治疗不稳定型股骨转子部骨折患者，有8例患者螺旋刀片向内移位，其中7例骨折累及大转子并伴有股骨近端后内侧碎裂。其他螺旋刀片向内穿透的患者涉及的骨折分型也都是不稳定型（AO分型为A2型或A3型）。

2. 骨的质量　　骨质疏松、反复打入导针或头颈部过多扩髓等不当操作都会导致骨对内固定物的把持力下降，易发生内固定失败。Bonnaire等（2007）评估骨质疏松对拉力螺钉在股骨头切出率的影响，他们以双能X线吸收仪测量，发现骨密度<0.6 g/cm³的患者内固定失败率较高。Brunner等（2008）报告了1例最年轻（67岁）的患者，有长期酗酒史，在翻修手术中发现螺旋刀片周围有低毒细菌感染。到目前为止，检索到的PFNA螺旋刀片向内穿透的临床文献报道，患者年龄分布在67～89岁，虽然没有测量每例患者的骨密度，但可以认为都存在不同程度的骨质疏松。

3. 螺旋刀片的位置　　同拉力螺钉一样，螺旋刀片在股骨头内应该避开骨质薄弱的内上象限，并保持合适的尖顶距，是预防固定失败的重要因素之一。尖顶距概念的提出，最初是评估拉力螺钉在股骨头内位置的优劣，多数学者推荐螺钉尖端在正、侧位上都位于股骨头中心，并且尖顶距<25 mm。但螺旋刀片与拉力螺钉的设计不同，尖端更易切割骨质，容易轴向内移，以拉力螺钉尖顶距的标准来衡量螺旋刀片也许不太合适。Mereddy等（2009）报告PFNA治疗62例不稳定型股骨转子间骨折患者，螺旋刀片的目标位置位于股骨头中心，平均尖顶距为12 mm（4～34 mm），有2例患者螺旋刀片穿出股骨头，这2例螺旋刀片的位置都位于股骨头前上方。Brunner等（2008）报告的3例螺旋刀片穿出股骨头患者中，2例患者的尖顶距<20 mm。Frei等（2012）认为，螺旋刀片在前后位投影上位于中轴偏下，侧位片居中，适当增大螺旋刀片尖端至关节面的距离（至少1 cm）可以降低螺旋刀片穿出的发生率。Zhou等（2011）建议，PFNA螺旋刀片尖端应该位于股骨头中心，尖顶距为20～25 mm较好。Nikoloski等（2013）在一个回顾性临床研究中，探讨螺旋刀片移位与尖顶距的关系，在得到随访的97例病例中，有6例（6.2%）发生了螺旋刀片的移位，并且与尖顶距有明显关系：尖顶距<25 mm的病例组中，螺旋刀片发生2例向内穿透、1例向上切出；在尖顶距20～30 mm的病例组中，没有螺旋刀片移位的发生；而尖顶距>30 mm的病例中发生3例向上切出。他们认为尖顶距<25 mm的标准不适用于PFNA螺旋刀片，并建议螺旋刀片的尖顶距应该在20～30 mm范围内。

4. 术后负重时间　　理论上髓内钉弯矩短、强度大，患者可以早期负重。但对于内侧壁缺乏支撑、有骨质缺损的不稳定型骨折，早期负重的应力几乎完全由内固定物承受，

在数以万计的循环应力下，易发生内固定失败。很多临床研究显示，患者术后早期负重易导致螺旋刀片向内穿透（一般发生在术后3周至6个月），如Frei等（2012）的研究中，所有的患者都允许在术后第2天就负重。杨欢等（2011）认为，术后开始负重时间是股骨转子间骨折内固定失败的因素之一，对于AO分型2.2型以上的骨折，即使内固定物位置良好，开始负重时间也应该在术后2个月。Zhou等（2011）总结了500多例采用PFNA固定的股骨转子周围骨折患者，没有发生向上切出和向内穿透的并发症，除了恰当的骨折复位与固定等原因外，术后较晚开始负重（术后1个月）也是重要因素。

四、挽救措施

PFNA螺旋刀片向内穿透的发生率不高，临床治疗效果也以个案报道多见。学者们提出多种挽救措施：更换螺旋刀片；更换螺旋刀片并以骨水泥加强；重新更换髓内钉；全髋关节置换（THA）。由于螺旋刀片向内穿透股骨头，往往骨折没有明显内翻、旋转移位，如果还未累及髋臼，有些医生选择更换较短螺旋刀片这类简单快捷的方法，但再次失败比率较高。

Brunner等（2016）进行了一项多中心回顾性临床研究：螺旋刀片移位后，比较不同挽救手术方法的疗效，对于向内穿透的病例，尽管骨折没有明显移位，更换螺旋刀片比较简单，但翻修术后的失败率高达50%，采用更换螺旋刀片并以骨水泥加强的方法，失败率也达33%，只有全髋关节置换（THA）取得了良好的疗效。因此作者推荐THA为挽救螺旋刀片移位的有效方法。

PFNA螺旋刀片内移穿透股骨头是一种少见、后果严重的并发症，受骨折类型、骨骼质量、手术操作、复位质量及术后负重等多种因素的影响，需要进一步的生物力学和临床研究来阐明其确切的发生机制。良好的骨折复位、螺旋刀片前后位、侧位投影都置于股骨头中心（或前后位投影位于中轴偏下）、合适的尖顶距（20～25 mm/20～30 mm）、不稳定型骨折术后不要过早负重，可能降低这一并发症的风险。全髋关节置换是可靠的挽救措施。新近出现的转子固定髓内钉（trochanteric fixation nail，TFN），其螺旋刀片为一体化设计（图11-154），敲入之后螺旋刀片自动旋转180°，其带有沟槽的一面，正好位于上方，通过髓内钉尾部拧入的螺钉，即可控制其旋转或过度滑动，防止了螺旋刀片的逐渐进动而穿透，且螺旋刀片尾部为45°斜面，与股骨外侧皮质平行，减少了尾部的突出和对股外侧肌等软组织的刺激。另外，在传统螺旋刀片，略微增加其内六角螺丝帽的直径（超过髓内钉斜孔直径），也能防止螺旋刀片过度地向内移位，即使穿透股骨头也不至于进入盆腔。

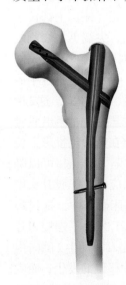

图11-154 转子固定髓内钉，螺旋刀片上的沟槽能防止其过度滑动或穿透

对敲入式的刀片型股骨头内植物，基础与临床研究也对其提出了不少形态与构造的改进方法，包括叶片数目（3个、4个、5个）、叶片之间关系（对称、不对称）、叶片是否螺旋（螺旋型、直线型）、叶片与杆的粗细（直径相等、直径更细）等（图11-155）。

预防螺旋刀片切入的推荐措施包括：骨折解剖复位（既不内翻，

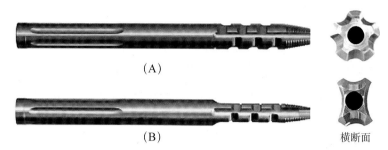

图11-155　两种非螺旋的刀片型股骨头内植物，刀头与杆部一体化，敲入时不发生旋转

A.刀片头部为凹凸状，横断面为5瓣的梅花型；B.刀片头部较细，横断面为中部凹陷的长方形。用于骨量较好的年轻人，愈合后取钉容易拔出

也不外翻），骨质疏松患者置入螺旋刀片前不使用阶梯式钻头，螺旋刀片置入位置准确（中心－中心或偏下－中心），对于严重骨质疏松且稳定型骨折患者，加强监护随访，可以降低切入的风险。

（李海丰　茆　玮　张世民）

参考文献

1. 李海丰，张世民，2013. 股骨近端防旋髓内钉螺旋刀片向内穿出的研究进展. 中华创伤骨科杂志，15(5)：442-444.

2. Acker A, Portnoy L, Ohana N, et al., 2017. "Cut-In" phenomenon-the rare and secret complication of proximal femoral nails-2 case reports and review of literature. Ann Orthop Rheumatol, 5(2): 1083.

3. Born C T, Karich B, BauerC, et al., 2011. Hip screw migration testing: first results for hip screws and helical blades utilizing a new oscillating test method. J Orthop Res, 29(5): 760-766.

4. Brunner A, Büttler M, Lehmann U, et al., 2016. What is the optimal salvage procedure for cut-out after surgical fixation of trochanteric fractures with the PFNA or TFN? A multicentre study. Injury, 47(2): 432-438.

5. Chang S M, Zhang Y Q, Ma Z, et al., 2015. Fracture reduction with positive medial cortical support: a key element in stability reconstruction for the unstable pertrochanteric hip fractures. Arch Orthop Trauma Surg, 135(6): 811-818.

6. Chapman T, Zmistowski B, Krieg J, et al., 2018. Helical blade versus screw fixation in the treatment of hip fractures with cephalomedullary devices: incidence of failure and atypical 'medial cutout'. J Orthop Trauma, 32(8): 397-402.

7. Frei H C, Hotz T, Cadosch D, et al., 2012. Central head perforation, or "cut through," caused by the helical blade of the proximal femoral nail antirotation. J Orthop Trauma, 26(8): e102-107.

8. Kim C H, Kim H S, Kim Y C, et al., 2021. Does the helical blade lead to higher rates of fixation failure as compared to lag screw in the cephalomedullary nailing treatment of hip fractures? a systematic review and meta-analysis. J Orthop Trauma, 35(8): 401-407.

9. Law G W, Wong Y R, Gardner A, et al., 2021. Intramedullary nailing confers an increased risk of medial migration compared to dynamic hip screw fixation in unstable intertrochanteric hip fractures. Injury, 52(11): 3440-3445.

10. Law G W, Wong Y R, Yew A K, et al., 2019. Medial migration in cephalomedullary nail fixation of pertrochanteric hip fractures: A biomechanical analysis using a novel bidirectional cyclic loading model. Bone Joint Res, 8(7): 313-322.

11. Li S, Chang S M, Niu W X, et al., 2015. Comparison of tip apex distance and cut-out complications between helical blades and lag screws in intertrochanteric fractures among the elderly: a meta-analysis. J Orthop Sci, 20(6): 1062-1069.

12. Strauss E, Frank J, Lee J, et al., 2006. Helical blade versus sliding hip screw for treatment of unstable intertrochanteric hip fractures: a biomechanical evaluation. Injury, 37(10): 984-989.

13. Takigami I, Ohnishi K, Ito Y, et al., 2011. Acetabular perforation after medial migration of the helical blade through the femoral head after treatment of an unstable trochanteric fracture with proximal femoral nail antirotation (PFNA): a case report. J Orthop Trauma, 25(9): e86- e89.

14. Thein E, De Cannière A, Burn A, et al., 2014. Medial migration of lag screw after gamma nailing. Injury, 45(8): 1275-1279.

15. Weil Y, Gardner M, Mikhail G, et al., 2008. Medial migration of intramedullary hip fixation devices: a biomechanical analysis. Arch Orthop Trauma Surg, 128(2): 227-234.

16. Yam M, Kang B J, Chawla A, et al., 2020. Cephalomedullary blade cut-ins: a poorly understood phenomenon. Arch Orthop Trauma Surg, 140(12): 1939-1945.

17. Zhou J Q, Chang S M, 2012. Failure of PFNA: helical blade perforation and tip-apex distance. Injury, 43(7): 1227-1228.

第二十节 髓内钉术后的大转子痛

1. 大转子疼痛综合征
2. 髓内钉导致的大转子痛
3. 头髓钉钉尾突出高度的研究

一、大转子疼痛综合征

大转子及其周围疼痛临床并不少见。疼痛在髋关节外展时更为明显，亦称髋外展痛，属于大转子疼痛综合征（greater trochanteric pain syndrome）的范畴（图11-156）。Del Buono等（2012）总结发现，该病的人群发生率为10%～25%，多见于40～60岁，女性多于男性（男/女=4/1），在下肢不等长和腰背痛者发病率可达35%。其特征是：①髋关节外侧的持续性酸胀疼痛，并沿大腿外侧向下放射至膝部或膝以下，有些也影响臀部；②压痛点多在大转子的后外侧；③下肢抗阻力外展时诱发疼痛；④4字征试验阳性，即屈曲-外展-外旋-后伸髋关节诱发疼痛或不能完成；⑤特伦德伦堡试验（Trendelenburg test）阳性，说明外展肌力受损。大转子疼痛综合征的原因包括：大转子滑囊炎（大转子周围有3～4个滑囊）、臀中肌止点的肌腱炎、臀中肌肌肉损伤、髂胫束与大转子摩擦（弹响髋）。

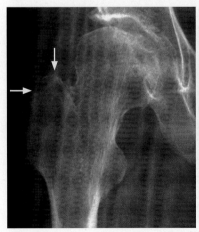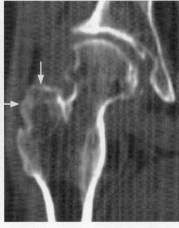

图11-156 大转子疼痛综合征 女，64岁，髋关节外侧疼痛1年，卧床休息时亦痛，局部有压痛。X线片见大转子处稀疏，形状不规整，上方似有游离体（异位骨化），臀中肌止点处骨质毛糙。CT显示大转子骨质似有萎缩。患者经一次封闭后，疼痛症状消失，行走自如

二、髓内钉导致的大转子痛

髓内钉手术由于破坏、刺激了大转子顶点区域的骨骼和软组织，术后伴有疼痛者不在少数，发生率约20%。主要原因是：①插钉引起的臀中肌肌肉损伤；②臀中肌止点损伤，导致止点肌腱炎；③髓内钉钉尾突出，刺激周围软组织；④大转子碎骨片移位、骨化（图11-157）；⑤髂胫束与移位的大转子摩擦，髂胫束与高出的钉尾摩擦撞击。

在股骨转子间骨折的病例，大多数髋外展痛是由插钉手术破坏了大转子顶点的臀中肌肌腱所造成的。臀中肌肌腱的损伤程度，也受入钉点部位、髓内钉近端直径的影响。对周围组织的刺激，可能来源于突出的钉尾（end projection）或术后的异位骨化和瘢痕增生。髓内钉的钉尾突出大转子太多，会持续刺激周围的软组织，是诱发疼痛的重要原因之一（图11-158）。Moein（2008）指出，选择正确的进钉点和仔细的手术技术，可以预防该并发症的发生。如果是由钉尾过高引起，则在骨折愈合后，应将髓内钉取出。

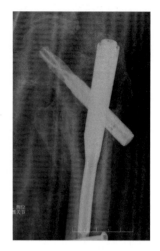

图11-157 头髓钉术后大转子周围骨化，引起大转子疼痛

三、头髓钉钉尾突出高度的研究

收集采用PFNA-Ⅱ治疗的61名老年股骨转子间骨折患者，术后2周内骨盆平片。纳入标准为按照标准大转子顶点进针操作的PFNA-Ⅱ术后骨盆平片。排除标准：①摄片时股骨过度旋转；②进针点位于梨状窝；③进针点位于大转子外侧；④青壮年、病理性股骨转子间骨折。共51例入选本实验：男19例（37.3%），女32例（62.7%）；年龄66～92岁，平均78.6岁；左侧27例，右侧24例。受伤机制均为家庭生活跌倒的低能损伤。

测量方法：以主钉近端直径AB 16.5 mm作为参考标尺，确定像素距离。根据股骨头形态拟合出一个圆形，圆心O为股骨头中心，l为通过股骨头中心的头颈轴线，n为通过股骨距并与直线l平行的直线，m为螺旋刀片轴线（图11-159）。各指标测量如下。

（1）外侧突出高度：A点为主钉近端外侧顶点，C点为大转子外侧顶点，线段AC长度为钉尾外侧突出高度。

（2）正位Parker比例：过圆心O点与头颈轴线l垂直的线与圆相交于E和F，与螺旋刀片轴线m相交于G。线段EG与线段EF的比值（EG/EF）即为正位Parker比例，Parker比例越小，表明螺钉位置越靠下方。

（3）正位尖顶距（TAD）：H点为螺旋刀片尖点，头颈轴线l

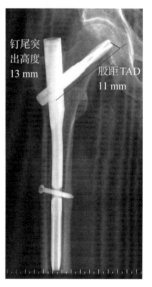

图11-158 钉尾突出太多，高出大转子骨面13 mm，刺激周围软组织，引起大转子疼痛

主要原因是头髓钉的近段高度与大转子高度不匹配。采纳Cal-TAD的观点，将螺旋刀片偏下放置（中下1/3），可以降低髓内钉尾部在大转子的突出高度，但过低则影响固定的稳定性

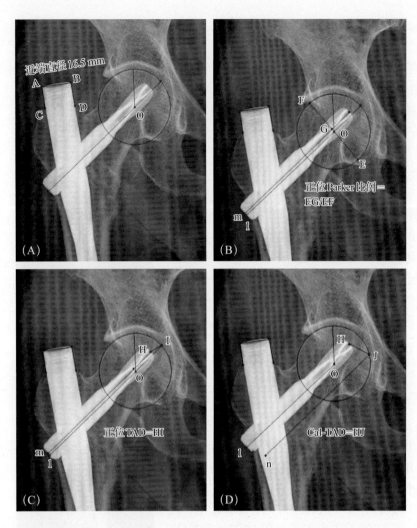

图11-159 头髓钉钉尾突
出高度的测量

A.钉尾突出高度（AC）测量,
以近端直径（AB）为像素比
例尺；B. 正位Parker比例计算
(ratio=EG/EF)；C. 正位TAD
的测量；D. 正位Cal-TAD的
测量

与圆周相交于I点, 线段HI长度即为正位TAD。

（4）正位股距尖顶距（Cal-TAD）：通过股骨距、与头颈内侧皮质相切、平行头颈轴线
的直线n与圆周相交于J点, 线段HJ长度即为正位Cal-TAD。

在51例中, 有45例（87.8%）钉尾突出于大转子骨面, 2例主钉钉尾下陷于骨内
（3.9%）, 4例与骨面平齐（7.9%）。钉尾的平均突出高度为（6.25±4.67）mm, 男性为
（4.84±4.38）mm, 女性为（7.09±4.70）mm（表11-38）。以5 mm为界限进一步将突出高
度细分, 共有31例（60.8%）突出高度超过5 mm, 其中男性8例（突出率42.1%）, 女性
23例（74.2%）, 男女之间突出率有统计学差异（χ^2=4.432, P=0.035）。这可能与男女的身
高差异（反映了股骨的长度差异）有关。

Parker比例反映了螺旋刀片在股骨头内位置的高低, 位置越高Parker比例越大。钉尾

表11-38 钉尾突出高度的测量结果

	男性（18例）	女性（33例）	合 计
钉尾外侧突出高度（mm）	4.84±4.38	7.09±4.70	6.25±4.67
均数±标准差（范围）	（-4.56～13.83）	（-4.55～17.34）	（-4.56～17.34）

的突出高度与Parker比例呈正相关，相关系数为$r=0.394$，$P=0.004$，即螺旋刀片在股骨头内位置越偏上，钉尾的突出高度就越大；螺旋刀片的位置越偏下，钉尾的突出高度就越小（表11-39）。因此，术中估计钉尾突出较高者，应将髓内钉插入再深一点，即接受Cal-TAD的理念，将螺旋刀片放置在股骨头的中下1/3。

表11-39　将Parker比例以50为界分为两组进行比较

	Parker比例<50（23例）	Parker比例≥50（28例）
钉尾外侧突出高度（cm） 均数±标准差（范围）	3.26±3.37	8.71±4.16

我们新设计的带前弓弧度的股骨转子间骨折髓内钉（FITN），将近段长度从105 mm减少到100 mm，钉尾高出大转子的比例（指高出5 mm以上），从PFNA-Ⅱ的60.8%（46/115）下降至12%（6/50），有利于防止大转子疼痛综合征的发生。

（张世民　姚喜州）

参考文献

1. 熊良平，张世民，2013. 亚洲型股骨近端髓内钉术后影像学测量. 同济大学学报（医学版），34（4）：72-75.
2. Disantis A E, Martin R L, 2022. Classification based treatment of greater trochanteric pain syndrome (gtps) with integration of the movement system. Int J Sports Phys Ther, 17(3): 508-518.
3. Hu S J, Chang S M, Ma Z, et al., 2016. PFNA-Ⅱ proximal end protrusion over the greater trochanter in the Asian population: a postoperative radiographic study. Indian J Orthop, 50(6): 641-646
4. Segal N A, Felson D T, Torner J C, et al., 2007. Greater trochanteric pain syndrome: epidemiology and associated factors. Arch Phys Med Rehabil, 88(8): 988-992.
5. Williams B S, Cohen S P, 2009. Greater trochanteric pain syndrome: a review of anatomy, diagnosis and treatment. Anesth Analg, 108(5): 1662-1670.

第二十一节　股骨内植物术后的二次骨折

1. 二次骨折的定义
2. 初次脆性骨折后的二次骨折
3. 二次骨折后的骨质疏松治疗
4. 对侧髋部二次骨折
5. 同侧股骨二次骨折
6. 股骨内植物间（假体间）骨折

随着经济条件的改善、医疗技术的进步和老年人治疗要求的提高，我国多数老年人骨折都能得到恰当的治疗，对髋部骨折绝大多数采取手术治疗。然而，由于人均寿命的显著延长，老年人机体衰弱进一步发展，初次骨折后再发骨折的风险更高，治疗也更加困难，严重影响老年人的生活质量。

一、二次骨折的定义

老年人初次骨折后的二次骨折（secondary fracture，subsequent fracture）或再骨折

(refracture)，在临床上有四个不同的含义（表11-40）：①是指老年人发生初次骨质疏松骨折后，全身任何部位再次发生骨折，如椎体压缩骨折后，过一段时机再次发生桡骨远端骨折或者椎体骨折发生后再次发生髋部骨折；②一侧发生髋部骨折后，过一段时间再次发生对侧的髋部骨折；③一侧发生髋部骨折后，过一段时间再次发生同侧肢体的股骨骨折，即内植物周围骨折（包括人工关节假体周围骨折）；④患者先前由于骨关节炎（或骨折）进行过膝关节和（或）髋关节置换（或内固定），再次骨折发生在两个股骨远近两个假体和（或）内植物之间（内植物间骨折、假体间骨折），如股骨假体柄与人工膝关节表面假体之间的骨折、股骨近端髓内钉与人工膝关节表面假体之间的骨折、近端DHS与远端LISS之间的骨折等。前两类骨折可以按常规治疗，关注的重点是如何预防骨质疏松和跌倒；后两类骨折临床经验尚不多，需要进一步考虑如何治疗的问题。

表11-40　老年人二次骨折的含义

	初次骨折	二次骨折	处理
1.	老年骨质疏松骨折，主要指椎体骨折、髋部骨折、桡骨远端骨折和肱骨近端骨折	全身任何部位再次发生骨折	• 抗骨质疏松治疗 • 预防跌倒措施 • 具体骨折的针对性治疗
2.	一侧髋部骨折	对侧髋部再次发生骨折	• 抗骨质疏松治疗 • 预防跌倒措施 • 髋部骨折常规治疗
3.	一侧髋部骨折	同侧股骨再次发生骨折，属于内植物周围骨折（包括人工关节假体）	• 抗骨质疏松治疗 • 预防跌倒措施 • 按股骨假体周围骨折治疗（内植物周围骨折）
4.	一侧股骨（髋、膝）人工关节和（或）骨折内固定术后	同侧股骨再次发生骨折，发生在两个内植物和（或）假体之间，属内植物（或假体）间骨折	• 抗骨质疏松治疗 • 预防跌倒措施 • 按股骨内植物（或假体）间骨折治疗

二、初次脆性骨折后的二次骨折

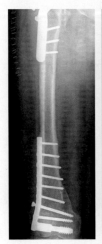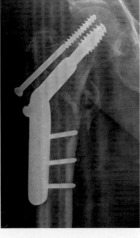

图11-160　同侧股骨二次骨折

女，68岁，股骨远端骨折2年后，再次发生同侧股骨转子间骨折

骨质疏松症易导致脆性骨折的发生，初次骨折后依然存在二次骨折的风险（图11-160）。罹患脆性骨折的最好预测因素是先前患有脆性骨折。初次骨折类型主要包括：股骨近端骨折、胸腰椎压缩性骨折、桡骨远端骨折和肱骨近端骨折。骨质疏松患者由于骨的质量差，术后植入内固定物的牢固程度差，易松动移位，愈合过程就会相对一般骨折迟缓；加之行动不便，导致生活质量大大下降，再次骨折的风险也会明显增大，形成恶性循环。

Johnell等（2006）报道发生过一次骨质疏松性骨折的患者，再次发生二次骨折的概率比同龄人要高出2～9倍，并且二次骨折中以髋部骨折最多见，约占半数以上。Bynum等（2016）

在全美的观察性队列研究表明，无论哪种类型的初次骨折，其后一年内发生二次骨折的风险相似，273 330例患者中11 885例发生二次骨折（4.4%）；在初次发生腕部、肱骨、股骨骨折的患者中，二次发生髋部骨折的比率分别为43%、52%、65%。二次骨折的发生部位分布以髋部骨折最多见，约58%的二次骨折为髋部骨折；在161 072例初次髋部骨折患者中，一年内发生再次髋部骨折者5 739例（3.6%）。

　　导致发生二次骨折的因素很多，主要是更加严重的骨质疏松和更加衰弱而容易跌倒。文献报道的危险因素包括：年龄、性别、种族、BMI、骨密度、骨质量、地域、饮食、生活方式、激素状态和家族病史。上述因素可分为不可改变危险因素和可改变危险因素，不可改变危险因素包括：年龄、性别、种族、家族病史；可改变危险因素包括：BMI、骨密度、骨质量、地域、饮食、生活方式和激素状态。在预防二次骨折发生中，重点从可改变危险因素进行干预。

　　骨密度检测是目前评估骨骼质量的最好方法，能反映70%的骨强度，被用于预测骨质疏松性骨折的风险。Kanis等（2017）以欧美白人妇女为研究对象，计算出骨密度每下降1个标准差相当于丢失了10% ～ 12%的骨量，意味着被检测区域的骨折风险增加1.5 ～ 3.0倍。Saxena等（2000）调查发现，以骨密度为变量时，T值由0进展至−2.5时，髋部骨折的风险增加了40%。

　　初次脆性骨折发生后，系统规范的抗骨质疏松治疗能够显著降低二次骨折的发生风险。韩国的Lee YK等（2013）报道，对韩国59 782例50岁以上的初次髋部骨折患者的研究中，其中4 017例在初次骨折后一年内能够依从（定义为药物持有率≥80%）接受双膦酸盐治疗（6.7%），依从性治疗患者的二次髋部骨折率显著低于非依从者。双膦酸盐依从性治疗可以使二次髋部骨折风险由10.9%下降至4.2%。Brozek等（2015）对奥地利31 668名髋部骨折患者进行研究，仅有27.69%的患者能正规服用抗骨质疏松药（主要是双膦酸盐）。对减少再骨折，充分治疗骨质疏松是非常重要的，骨科医生必须正确规范诊断和治疗骨质疏松。

　　对于发生初次骨折，尤其是发生髋部及椎体骨折的患者，应积极进行骨密度、骨代谢指标检查，确定骨质疏松的程度。对65岁及以上的老人，无论男性、女性均应在骨折后进行二次骨折的评估，开展正确规范的抗骨质疏松治疗；更要加强相关健康教育，进行跌倒风险因素评估，有针对性地开展防跌倒训练、身体协调性康复等。只有同时兼顾了正规的抗骨质疏松治疗，并采取预防跌倒的措施，才能减少二次骨折的发生。

三、二次骨折后的骨质疏松治疗

　　预防是最好的治疗。年龄≥65岁的老年人，如果在轻微暴力下发生了髋部或椎体骨折，即能诊断为骨质疏松症（排除骨代谢性疾病，无须骨密度测定）。

　　髋部骨折对老年人的活动能力有巨大打击。①在骨折后活过1年的患者中，大约有一半不能恢复到其骨折前的功能状态，即身体状况没有恢复到骨折前的水平。②仅有1/3 ～ 1/2的髋部骨折患者，能重新达到以前的行走能力。③在以前无须辅助工具且活过1年的髋部骨折患者中，约40%需要辅助工具才能行走。④约13%完全丧失行走能力。

　　髋部和腰椎的初次骨折，也是预测发生再次骨折最强有力的因素之一。在随后的

1～2年内，患者发生二次骨折的风险显著升高，而不论其骨密度是高或正常。对这类患者，目前的现实是，许多人没有得到应有的或最佳的抗骨质疏松治疗。究其原因，一方面是担心药物的副作用（如双磷酸盐），还有就是现有的众多治疗指南之间有相互矛盾之处，使医生和患者无所适从。

2020年1月，美国骨与矿盐研究学会（ASBMR）在其官方杂志（*JBMR*）以专家共识的形式，发表了一个预防二次骨折的工作组报告，共有13条，其中第1～7条为基本建议，第8～13条为补充建议，每一条均有详细的解析和文献支持。

该建议是针对年龄≥65岁、发生髋部或椎体骨折的患者。所有为这些患者提供卫生保健的专业人士，均应学习参考。这里的卫生保健专业人士包括（但不限于）骨科医生、内分泌科医生、家庭医生、全科医生、社区保健人员、骨折联盟服务人员、老年科医生、物理治疗师、康复治疗师、职业治疗师、急诊医生、营养科医生、药剂师、医师助理、卫生保健护士等，所有与老年人医疗服务相关的专业人士。该建议最重要的一条，是开展多学科协作，以确保每个患者都能在骨质疏松和再次骨折风险方面，得到适当的评估和治疗。

【推荐1】 在骨折的治疗和护理过程中，应向患者、家人、护理人员，传达3个简要信息。

（1）骨折意味着患者可能伴有骨质疏松症，尤其是在接下来的1～2年内，全身再骨折的风险很高。

（2）骨折意味着患者的行动能力或独立性可能下降，如不得不使用助行器、拐杖或轮椅，或从家里搬到疗养院，或停止参加自己喜欢的活动，他们将面临更高的过早死亡风险。

（3）最重要的是，患者可以采取一些措施来降低风险，包括与其他任何慢性疾病一样，定期与卫生保健人员进行沟通。

【推荐2】 应确保患者的卫生保健人员，能知晓骨折的发生。如果无法确定，则应采取措施以确保进行了沟通。

【推荐3】 对骨折患者，应定期评估跌倒的风险。

（1）至少要记录患者在过去一年的跌倒史。

（2）尽量减少使用与跌倒风险增加有关的药物。

（3）评估患者跌倒风险增加的有关情况。

（4）强烈建议将患者转诊给物理/职业治疗师或理疗师，进行评估和干预，以改善行动、步态和平衡方面的障碍，并降低跌倒风险。

【推荐4】 应对患者提供抗骨松药物治疗，以降低再骨折的风险。

（1）不要因为进行骨密度测试而延迟药物治疗的开始。

（2）在开始使用双膦酸盐或地诺单抗治疗之前，应考虑患者的口腔健康。

（3）对髋部骨折已行手术治疗或因椎体骨折住院的患者：①口服药物治疗可以在住院期间就开始，并写入出院医嘱中；②术后前2周，静脉和皮下药物是可选的治疗方案。在这一较早的恢复期内，需要注意以下两种情况：一是低钙血症，原因可能是维生素D缺乏，或围手术期过度水化等。二是药物急性期反应，如唑来膦酸输注后的流感样症状，尤其在以往未使用过唑来膦酸或其他双膦酸盐的患者；③如果住院期间未能提供药物治疗，则应建立适当的机制以确保用药和及时随访。

【推荐5】　对患者每天应至少提供800 U维生素D。

【推荐6】　如果患者不能每天从食物中摄取1 200 mg的钙，则应开始每天予以额外补充。

【推荐7】　骨质疏松症是一种终生的慢性疾病。接受抗骨松治疗的患者，应定期跟踪并重新评估，其目的包括以下几点。

（1）强化有关骨质疏松症和相关骨折的关键信息。

（2）找出妨碍治疗依从性的原因。

（3）评估跌倒的风险。

（4）监测治疗的不良反应。

（5）评估治疗的有效性。

（6）决定是否需要改变治疗方法，包括是否更换或停止任何抗骨质疏松药。

【推荐8】　如怀疑患者为继发性骨质疏松症，应转诊给合适的亚专科医师进行进一步评估和治疗。

【推荐9】　对骨折患者，应劝导：

（1）不吸烟或使用烟草制品。

（2）限制饮酒，男性每天最多2个标化单位，女性每天最多1个标化单位。

计算公式：以升计的体积 × 酒精度数（mL/100 mL）× 0.789＝标化酒精单位的数量，乙醇的比重是0.789。

举例：喝一瓶375 mL，酒精度5%的啤酒，计算：0.375（升）× 5 × 0.789＝1.5个标化酒精单位。

（3）定期锻炼（每周至少三次），包括负重、肌肉强化、平衡和姿势锻炼。应根据需要和能力予以调整，最好在物理治疗师或其他专业人员监督下进行。

【推荐10】　对患者提供抗骨质疏松药治疗时，应讨论治疗的益处和风险，其中包括：

（1）不用药物治疗时，发生骨质疏松症骨折的风险。

（2）使用双膦酸盐和地诺单抗药物，发生非典型股骨骨折（AFFs）和颌骨坏死（ONJ）的风险，以及如何识别潜在的警示信号。

【推荐11】　骨折患者的一线药物治疗选择包括：

（1）口服阿伦膦酸盐和利塞膦酸盐，总体耐受性良好，医务人员熟悉且价格低廉。

（2）如果口服双膦酸盐困难，则静脉注射唑来膦酸和皮下注射地诺单抗。

（3）对高风险骨折的患者（尤其椎体骨折），可以使用促合成代谢药物，当然咨询或转诊给专科医生更好。

【推荐12】　目前尚不清楚骨折患者的最佳药物治疗周期是多少。

（1）关于停止和重新开始抗骨松药物的总体建议，适用于每个患者的个体化治疗。

（2）大多数已发表的指南，建议在使用双膦酸盐3～5年后，重新评估其必要性。这是基于药物在骨骼中的半衰期很长，并且有证据表明，随着治疗时间的延长，某些罕见不良事件的风险可能会增加。

（3）应避免在未开始使用另一种抗吸收药物的情况下停止地诺单抗，因为可能会导致骨量的迅速丢失和增加骨折风险。同样，停止合成代谢药物的患者也应该提前接受抗吸收治疗。

【推荐13】　骨折患者在抗骨松药物治疗期间，无明显原因出现骨折或骨量丢失，或有合并症或其他因素使治疗更复杂（如甲状旁腺功能亢进、慢性肾病），应考虑转诊给内分泌学家或骨质疏松症专家。

四、对侧髋部二次骨折

老年人髋部骨折术后，对侧再次发生髋部骨折的概率是同龄人群的二倍，而且以再发转子间骨折更为常见，因为转子间骨折的人群往往表现为年龄更大、骨质疏松更重、身体条件更差（图11-161，图11-162）。Schroder等（1993）报告髋部骨折术后对侧再发骨折的概率为4.4%～16.0%。Scagliong等（2013）研究发现二次髋部骨折患者中女性占83%，男性仅占17%，两次骨折的平均间隔时间为22个月，55.7%的对侧髋部骨折二次骨折发生在初次骨折后1年内，髋部二次骨折患者中只有21.1%能恢复行走能力，这部分患者身体状况尚好且没有发生并发症，然而68.4%的患者需要拄拐，10.5%的患者需卧床。Mitani等（2010）发现，85.7%的髋部再骨折发生于初次骨折后的3年内，并且与神经系统疾病和呼吸系统疾病有关。国内李涛等（2012）报道，初次股骨颈骨折后对侧髋部骨折发生率为2.3%，初次转子间骨折后对侧髋部骨折发生率为6.6%，即股骨颈骨折再发对侧髋部骨折率低于股骨转子间骨折，这是因为股骨颈骨折患者具有年龄相对较小，骨质疏松程度相对较轻，骨密度相对较高等的特点。Gaumetou等（2011）发现，再发对侧髋部的二次骨折中，类型相同的概率为80.8%（初发骨折类型为股骨颈骨折的患者，对侧髋部再发股骨颈骨折的比例为63.4%；而初发骨折类型为股骨转子间骨折的患者对侧再发同类骨折的比例则上升到89%）；二次骨折平均间隔时间为5.6年。可见不同地区、不同人群的二次对侧髋部骨折的发生率及好发时间存在差异，也可能是不同文献的纳入标准有所差异而导致。

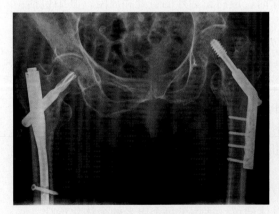 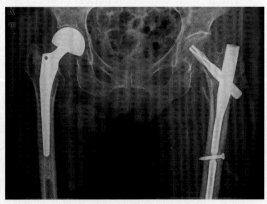

图11-161　一侧股骨转子间骨折DHS内固定术后，对 图11-162　一侧股骨颈骨折人工股骨头置换术后，对
　　　　　 侧再次转子间骨折 　　　　　　　 侧再次发生股骨转子间骨折

预测对侧髋部二次骨折的危险因素，主要是骨质疏松程度进一步加重和老年人的衰弱进一步发展而容易跌倒。患者合并神经系统疾病和呼吸系统疾病，如帕金森病、老年痴呆、脑梗死及慢性阻塞性肺病等，影响患者的行走及平衡功能，更容易摔倒，也更容易发生髋部二次骨折。另外，对侧髋部二次骨折也与初次髋部骨折手术方式有关。Souder等（2012）研究发现初次骨折后行经皮空心钉内固定治疗术后二次髋部骨折的发生率约是行

关节置换术的2倍。与内固定手术相比，双极人工股骨头置换术能减少髋部骨折患者的二次骨折率和死亡率，双极人工股骨头置换术后可以促进患者尽早进行户外活动，早期锻炼肌力恢复快，同时户外活动获得更多的维生素D有关。Ryg等（2009）指出，无论是何种术后并发症，真正造成老年髋部骨折患者术后对侧髋部再发骨折的原因大部分是因为并发症影响了术后康复性训练的进行，使此类患者的行走或视物功能能力下降，继而发生跌倒等意外导致对侧髋部再次骨折。

　　Klotzbuecher等（2000）报道，初次老年髋部骨折患者术后一年内的死亡率为15.9%，而对侧髋部再骨折患者死亡率升高至24.1%。Sobolev等（2015）指出髋部再骨折具有更高的病死率，相比初次骨折的患者，经历二次髋部骨折者面临死亡的风险比前者高50%。老年人在髋部初发骨折之后，生活质量和生存率都已经大打折扣，而对侧髋部再骨折更是对老年患者生命安全的又一重大危险因素。在初次髋部骨折后，杜绝危险情况的发生才是预防老年髋部骨折对侧再骨折的重中之重。

五、同侧股骨二次骨折

　　1. 股骨内植物周围骨折 Chan等（2018）代表新加坡骨科研究学会，总结了60例股骨内植物周围骨折，提出非假体内植物周围骨折的分类（图11-163），包含3个内容：①原内植物类型，髓内、髓外；②骨折发生部位，在内植物的尖端或内植物以远（股骨髁部）；③原有骨折的愈合状态，已愈合、尚未愈合、不愈合。作者同时提出了手术翻修的内固定方案（图11-164）。而对两个平面

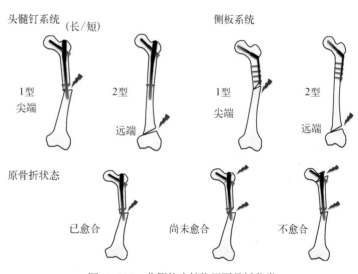

图11-163　非假体内植物周围骨折分类

的骨折（指一处未愈合，一处新骨折），常需要将髋关节假体置换和内固定结合起来。

　　髋部骨折手术方式的不同，可能影响其二次骨折的发生率。德国Müller等（2016）回顾性总结了2006～2015年的1 314例股骨转子间骨折的内固定资料，705例为近侧头髓钉（PFNs），597例为DHS，12例仅为螺钉。在相同的随访时间内，共发生18例（1.4%）内植物周围骨折，其中头髓钉系统15例（15/705=2.1%，包括5例长钉），侧板系统3例（3/597=0.5%），头髓钉发生内植物周围骨折的概率是侧板系统的3.7倍。作者共收集到26例内植物周围骨折（包括其他医院的8例），其中髁上骨折4例，近侧骨折2例，余均为中段骨干的螺旋骨折。患者的平均年龄84.8岁，女性23例，左侧19例。二次骨折发生在初次手术后平均23.6个月（1～81月）。这类骨折大多数是螺旋形的，多数用锁定钢板治疗，2例进行了翻修（2/26=7.7%）。二次骨折后一年的死亡率为23.1%。

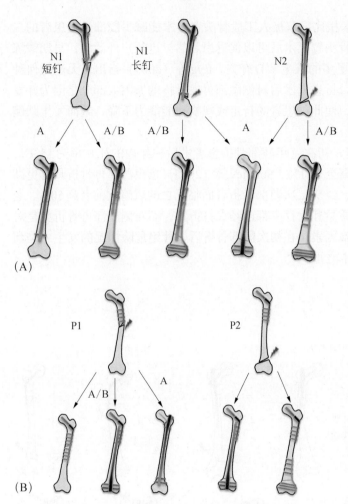

N1 短钉

N1 长钉

N2

A A/B

A/B A

A/B

(A)

P1

P2

A/B A

(B)

图11-164 两种手术翻修的内固定方案

A. 原髓内钉固定的翻修方案；B. 原侧板内固定的翻修方案

髓内钉的长短似乎对二次骨折的发生率也有影响，但尚缺乏明确的证据（图11-165，图11-166）。Norris等（2012）系统综述了89篇文献的13 568例髓内钉治疗的转子间骨折患者，发现长钉的二次骨折（1.1%）似乎较短钉（1.7%）为低，但尚未达到有统计学意义的程度（P=0.28）。奥地利Lang等（2017）总结了3 549例短型头髓钉治疗的转子间骨折患者，平均随访（26±9.7）个月，结果发现同侧股骨干二次骨折的发生率为1.2%。

Daner等（2017）对长、短头髓钉固定后发生二次骨折进行了生物力学实验研究。因为二次骨折都是在初次骨折愈合之后发生的，类似健康的完整骨骼，所以作者采用10具平均年龄64.4岁的股骨标本。左侧用短钉固定（长170 mm），远侧用一枚交锁螺钉双皮质固定；右侧用长钉固定（插到股骨髁部，长360～400 mm），远侧用2枚交

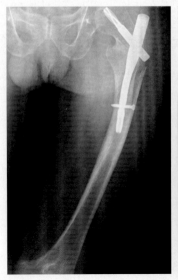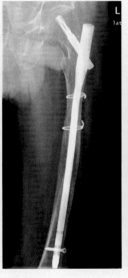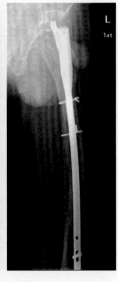

图11-165 男，78岁。短型头髓钉术后8个月再次跌倒，发生经交锁螺钉的股骨干内植物周围二次骨折，局部捆扎后，用长钉翻修

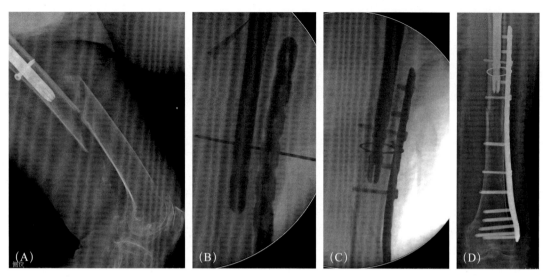

图11-166　女，82岁

A. 股骨转子间骨折术后2年发生内植物远侧骨折；B. 术中将髓内钉的远侧交锁螺钉去除，将锁定钛板的钉孔与髓内钉的交锁孔先贯穿起来；C. 再调整钛板位置，实现"孔连孔螺钉"（hole-in-hole）的置入；D. 有助于增强内固定强度

锁螺钉双皮质固定。头髓钉的颈干角均为130°，髓内钉直接为11 mm，股骨头内拉力螺钉长度为90～100 mm。标本固定后，在轴向压力的基础上，施加内旋扭力。结果发现，两组标本发生的骨折基本类似，均是经过交锁螺钉的螺旋形骨折。造成二次骨折所需的能量消耗，短钉组（平均53 N·m）显著高于长钉组（40 N·m）（$P=0.03$）；短钉组所能耐受的扭转角度（平均30°）也显著高于长钉组（平均24°）（$P=0.03$）；短钉组发生二次骨折所需的扭力（平均160 N）也高于长钉组（平均145 N），但该指标没有显著的统计学差别（$P=0.082$）。作者认为，使用长钉能减少和预防二次骨折的观点，没有生物力学依据；如无特殊情况，不应推荐使用长钉治疗股骨转子间骨折。当然，短钉、长钉之争，还需要大量临床对比研究才能得出确切结论。

　　2. 股骨近端假体周围骨折　　人工髋关节置换术后假体周围骨折在临床工作中越来越多见。在评估髋关节假体周围骨折患者时，医生首先要了解假体放置的时间、型号、原始诊断及相关病史。同时还要了解术后并发症，尤其对感染要着重评估，隐匿性感染可能是导致髋关节假体周围骨折的原因。另外，对患者的功能需求、伤前状况、职业、活动状态以及行走是否需要进行辅助等情况也需要进行评估。

　　评估髋关节假体与骨折的关系，髋关节假体的稳定性，髋关节假体周围的骨质、骨缺损（包括皮质骨厚度和有无假体穿出等）和骨溶解情况，以及髋关节假体和肢体的力线。判断髋关节假体是否松动最好与骨折之前的影像学资料对比。典型的髋关节假体松动表现包括髋关节假体位置改变（下沉和前倾角变化）、髋关节假体周围有透亮线、远端形成基座以及骨水泥层断裂（针对骨水泥型髋关节假体）。即使上述表现都不存在，仍有髋关节假体松动的可能。

　　股骨假体周围骨折分型最常用的是温哥华分型，该分型方法主要基于骨折的位置、假体的稳定性和骨量（图11-167）。该分型将股骨分为3个解剖部分，即股骨转子区域、股骨干（包含假体尖端或稍远区域）和假体远端。温哥华A型骨折，如果没有移位，通常可

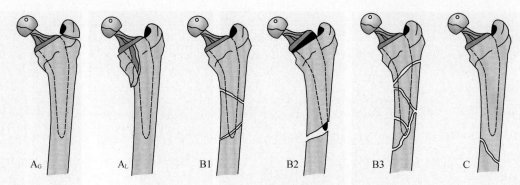

图11-167 股骨假体周围骨折的温哥华分型

A型骨折：转子骨折，分为大转子骨折（A$_G$型）和小转子骨折（A$_L$型）。B型骨折：累及假体的骨折，包括3个亚型，B1型骨折，假体稳定；B2型骨折，假体松动但骨量充足；B3型骨折，假体松动伴骨缺损。C型骨折：假体远端骨折

以通过非手术方法配合保护下负重治疗；移位较大的骨折可采用线缆和钩板固定。温哥华B1型骨折属于假体稳定的骨折，首选内固定。可采用外侧锁定加压钢板（LCP）固定，越来越多的学者倾向于钢板长度的选择以能够保护股骨全长为宜，可获得良好的稳定性，从而允许患者早期活动。对于温哥华B2型骨折，因为假体松动，传统治疗观念认为应采用长柄假体翻修，同时根据术中判断可辅以LCP固定，也有学者仅用LCP固定，随着骨折的愈合，假体最终能够获得较好的稳定。因此，对于温哥华B2型骨折的治疗方法目前尚存争议。由于温哥华B3型骨折的内固定术治疗失败率较高，采用关节翻修术治疗已成为共识。

温哥华分型方法能够指导术者较为恰当地制定治疗方案。其不足之处在于未涉及术者及患者因素，同时骨缺损的概念过于宽泛。Paprosky分型方法（表11-41）是基于股骨缺损的位置（干骺端或骨干）、近端股骨的支撑情况（松质骨缺损程度）和可用于骨干固定的峡部残留骨量等指标分型的，该分型方法在临床工作中常用。

表11-41 Paprosky股骨缺损分型

分型	定 义	股骨近端干骺端	股骨干	股骨近端重塑	重建方法
I	股骨近端干骺端少量骨缺损	尚完整	完整	无	非骨水泥固定：近端压配或多孔涂层假体翻修
II	股骨近端干骺端中到重度骨缺损	缺失	完整	轻微	多孔涂层假体翻修
ⅢA	股骨近端干骺端严重骨缺损，骨干部分缺失	缺失	峡部≥4 cm	明显	直径<19 mm，多孔涂层假体翻修；直径≥19 mm，组配式锥形假体翻修
ⅢB	股骨近端干骺端严重骨缺损，骨干部分缺失	缺失	峡部<4 cm	明显	组配式锥形假体翻修
IV	股骨干骺端和骨干完全缺失	缺失	缺失	轻微	异体骨移植，骨水泥型假体翻修；非骨水泥型假体翻修及打压植骨

六、股骨内植物间（假体间）骨折

在美国每年进行髋关节置换手术30万例，膝关节置换手术70万例。估计带人工髋关

节生活的有250万人，带人工膝关节生活的有470万人。因此股骨的假体周围骨折，甚至两个假体间的股骨骨折（inter-prosthetic femoral fractures）的发生率，也随着基数的增大而逐渐增加。

股骨远近端骨折内固定后的内植物间骨折（inter-implant femur fractures），与假体间骨折有类似之处，但也有明显的不同，即不需要考虑假体的稳定性，但需考虑原骨折是否愈合。至今仍没有关于假体间和内植物间骨折的标准治疗方案。Brooks等（1970）很早就提出，不论髓内髓外，要跨过2倍皮质直径才能稳定皮质缺损，这是骨折和翻修的生物力学固定原则之一。对于假体（内植物）间骨折，总的固定原则是：创建一个架构，允许张应力沿中轴线平衡分配，以获得适当的轴向和旋转稳定性。通过与原有内植物重叠，来增加工作长度、避免应力集中。

Pires等（2014）提出了股骨假体间骨折的分类方法（表11-42，图11-168），并提供了针对性的治疗措施。

表11-42 Pires股骨假体间骨折的分类

分型	亚型	描述
Ⅰ型：靠近髋关节假体的骨折	A	髋、膝假体均稳定
	B	髋关节假体不稳定，膝关节假体稳定
	C	髋关节假体稳定，膝关节假体不稳定
	D	髋、膝假体均不稳定
Ⅱ型：靠近膝关节假体的骨折	A	髋、膝假体均稳定
	B	髋关节假体不稳定，膝关节假体稳定
	C	髋关节假体稳定，膝关节假体不稳定
	D	髋、膝假体均不稳定
Ⅲ型：两假体间延伸的骨折	A	两假体稳定，其间的骨骼有活力
	B	两假体稳定，其间的骨骼没有活力，假体间没有足够的间隙（骨水泥或假体柄的间距<5 cm）
	C	假体不稳定（任何一侧或两侧），其间骨骼有活力
	D	假体不稳定（任何一侧或两侧），其间的骨骼没有活力，假体间没有足够的间隙（骨水泥或假体柄的间距<5 cm）

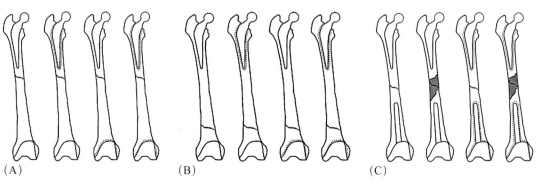

图11-168 Pires股骨假体间骨折分类示意图

A. Ⅰ型；B. Ⅱ型；C. Ⅲ型

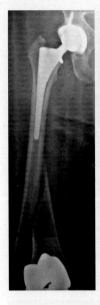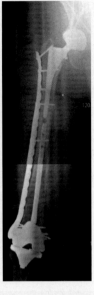

Liporace等（2017）提出，由于残存的有效骨量太少，医生必须想尽办法，用足所有可用的条件，进行可靠的骨折固定或假体置换（图11-169）。手术内固定的原则是：桥接骨折端，避免应力集中，相互重叠固定。具体措施可结合使用下列两种或多种方法：①多轴锁定加压钢板桥接；②钛缆捆扎；③长柄假体翻修；④倒打髓内钉；⑤植骨；⑥全股骨假体置换。

（杜守超　陈文韬　张世民）

图11-169　髋膝假体间骨折，采用远段倒打髓内钉及全长股骨锁定板固定（Liporace，2017）

参考文献

1. Chan L W M, Gardner A W, Wong M K, et al., 2018. Non-prosthetic peri-implant fractures: classification, management and outcomes. Arch Orthop Trauma Surg, 138(6): 791-802.

2. Conley R B, Adib G, Adler R A, et al., 2020. Secondary fracture prevention: consensus clinical recommendations from a multi stakeholder coalition. J Bone Miner Res, 35(1): 36-52.

3. Daner W E III, Owen J R, Wayne J S, et al., 2017. Biomechanical evaluation of the risk of secondary fracture around short versus long cephalomedullary nails. Eur J Orthop Surg Traumatol, 27(8): 1103-1108.

4. Kösters C, den Toom D, Metzlaff S, et al., 2022. Peri- and interprosthetic femoral fractures-current concepts and new developments for internal fixation. J Clin Med, 11(5): 1371.

5. Lang N W, Joestl J, Payr S, et al., 2017. Secondary femur shaft fracture following treatment with cephalomedullary nail: a retrospective single-center experience. Arch Orthop Trauma Surg, 137(9): 1271-1278.

6. Liporace F A, Yoon R S, Collinge C A, 2017. Interprosthetic and peri-implant fractures: principles of operative fixation and future directions. J Orthop Trauma, 31(5): 287-292.

7. Liporace F A, Yoon R S, 2019. Periprosthetic fractures of the hip and knee: surgical techniques and tip. Switzerland AG: Springer Nature .

8. Mondanelli N, Troiano E, Facchini A, et al, 2022. Treatment algorithm of periprosthetic femoral fracturens. Geriatr Orthop Surg Rehabil, 13: 21514593221097608.

9. Müller F, Galler M, Zellner M, et al, . 2016. Peri-implant femoral fractures: The risk is more than three times higher within PFN compared with DHS. Injury, 47(10): 2189-2194.

10. Norris R, Bhattacharjee D, Parker M J, 2012. Occurrence of secondary fracture around intramedullary nails used for trochanteric hip fractures: a systematic review of 13, 568 patients. Injury, 43(6): 706-711.

11. Pires R E, de Toledo Lourenço P R, Labronici P J, et al., 2014. Interprosthetic femoral fractures: Proposed new classification system and treatment algorithm. Injury, 45(suppl 5): S2-S6.

12. Pogliacomi F, Pellegrini A, Tacci F, et al., 2017. Risks of subsequent contralateral fractures of the trochanteric region in elderly. Acta Biomed, 87 (3) : 275-281.

13. Scolaro J A, Ran Schwarzkopf R, 2017. Management of interprosthetic femur fractures. Am Acad Orthop Surg, 25(4): e63-e69.

第二十二节　长型头髓钉治疗股骨转子间骨折

采用头髓钉治疗股骨转子间骨折，在临床获得了越来越广泛的应用。头髓钉按其长度可分为三类：①短型钉（short nail），髓内钉长度不超过股骨的前弓顶点；②长型钉（long nail），髓内钉长度超过前弓顶点；③全长钉（full-length nail），髓内钉长度一直到达股骨髁上。

股骨转子间骨折多数采用短型头髓钉治疗（长度在24 cm以内），但部分学者喜欢采用长型头髓钉（图11-170），可能的原因包括：①短型钉均为直形，可能与股骨前弓不匹配，容易出现钉尖撞击和刺激症状，但目前的新式短型髓内钉也带有前弓设计；②长型钉能够保护股骨，避免老年人同侧股骨二次骨折的发生。

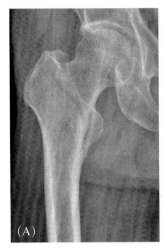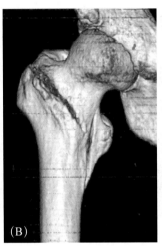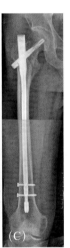

图11-170　男，65岁，A2.1型骨折，采用长型头髓钉治疗
A. 术前；B. 3D-CT；C. 术后

近年来不少学者对比研究了短型与长型头髓钉的优缺点，发现长型钉的优势并不明显（表11-43）。

表11-43　短型与长型头髓钉的优缺点比较

优缺点对比	短　　型	长　　型
1	价格便宜	价格高
2	近侧交锁，框架导向下，一次成功	远侧交锁，徒手操作，常有不准
3	手术时间短	手术时间长
4	透视次数少，射线暴露量少	透视次数多，射线暴露量多
5	失血少；需要输血的比例小	失血多；需要输血的比例大
6	二次骨折，发生在股骨干	二次骨折，发生在股骨髁 保护股骨？

一、长型与短型头髓钉的临床对比研究

针对长型钉与短型钉在股骨转子间骨折治疗中的争论，目前已有不少临床研究，主要对比手术时间、出血量、射线暴露、二次骨折发生率等。也有许多临床综述和Meta分析的文章发表，总体来说，两者之间在并发症上，尤其术后二次骨折方面，没有明显的统计学差别。

Norris等（2012）系统综述了89篇文献的13 568例髓内钉治疗的转子间骨折患者，发现长型钉的二次骨折（1.1%）似乎较短型钉（1.7%）为低，但尚未达到有统计学意义的程度（$P=0.28$）。奥地利Lang等（2017）总结了3 549例短型头髓钉治疗的转子间骨折患者，平均随访（26 ± 9.7）个月，结果发现同侧股骨干二次骨折的发生率为1.2%。Kleweno等（2013）的多中心大样本研究了559例老年转子间骨折患者，结果显示，长髓内钉组内固定失败的发生率为5.0%，短髓内钉组为5.9%，差异无统计学意义；Okcu等（2013）的研究发现，长、短型髓内钉的愈合率、再手术率、活动能力及髋关节功能评分等差异均无统计学意义。Hou等（2003）对比分析了283例头髓钉手术（100例短型钉，183例长型钉），同样发现长型钉并无优势。加拿大Larose等（2022）收集了当地健康数据库的资料，共有655个短型钉和315个长型钉，短型钉组平均年龄（81岁）较长型钉组（76岁）为大（$P<0.001$），总的内植物周围骨折发生率为2.1%，其中长型钉1.3%，短型钉2.4%（$P=0.34$）。作者发现，两组的输血率没有差别（短钉38%，长钉40%，$P=0.5$），但在手术时间上有显著差别（短型钉81分钟，长型钉112分钟，$P<0.001$）。

Dunn等（2016）总结了长、短型头髓钉手术在美国的手术花费。短型钉单价1 800美元，长型钉单价2 400美元，两者相差600美元。长型钉手术需要使用扩髓杆（收费130美元），多用一个交锁螺钉（收费230美元），手术时间平均增加20分钟（1 147美元），台上医生费用（骨科医生与麻醉医生分别为207美元/小时和122美元/小时，共329美元），计算下来，长型钉手术较短型钉手术多花费2 208美元，超过了短型钉自身的价格1 800美元。

二、长型与短型头髓钉的生物力学对比研究

Daner等（2017）对长、短型头髓钉固定后发生二次骨折进行了生物力学实验研究。因为二次骨折都是在初次骨折愈合之后发生的，类似健康的完整骨骼，所以作者采用10具平均年龄64.4岁的股骨标本。左侧用短型钉固定（长170 mm），远侧用一枚交锁螺钉双皮质固定；右侧用长型钉固定（插到股骨髁部，长360～400 mm），远侧用二枚交锁螺钉双皮质固定。头髓钉的颈干角均为130°，髓内钉直径为11 mm，股骨头内拉力螺钉长度90～100 mm。标本固定后，在轴向压力的基础上，施加内旋扭力。结果发现，两组标本发生的骨折基本类似，均是经过交锁螺钉的螺旋形骨折。造成二次骨折所需的能量消耗，短型钉组（平均53 N·m）显著高于长型钉组（平均40 N·m）（$P=0.03$）；短型钉组所能耐受的扭转角度（平均30°）也显著高于长型钉组（平均24°）（$P=0.03$）；短型钉组发生二次骨折所需的扭力（平均160 N）也高于长型钉组（平均145 N），但该指标没有显著的统计学差别（$P=0.082$）。作者认为，使用长型钉能减少和预防二次骨折的观点，没有生物力学依据，如无特殊情况，不推荐使用长型钉治疗股骨转子间骨折。当然，短型钉、长型钉之争还需要大量临床对比研究才能得出确切结论。

三、近侧交锁的长型头髓钉

为了既充分利用长型髓内钉的跨度大、工作距离长的力学优势，也充分利用短型髓内钉打入交锁螺钉简单方便的操作优势，美国Wright等（2011）报道，按照短型钉体外导向器，在长型髓内钉的近侧增加一个交锁螺钉孔，称为加长的短型钉（extended-short nail，ES nail）。临床手术在插入长型钉后，用短型体外导向器安装近侧交锁螺钉，同样达到了简单方便的目的，而且也似乎达到了保护股骨全长的作用（图11-171）。作者医院从2006～2008年，采用该髓内钉共治疗150例股骨转子间骨折，其中男36例，女114例，平均年龄84岁，骨折分型包括A1型67例，A2型60例，A3型23例。平均手术时间（从切皮到缝合完成）为27.4分钟（18～41）。平均手术失血（196±43）mL，5例患者术前需要输血，92例患者需要术后输血（61.3%）。104例获得1年随访，效果良好。

Marmor等（2015）采用18个人造股骨，分成3组，每组6个，分别制作简单骨折模型（A1型）和粉碎骨折模型（A2型），通过轴向、折弯、扭转等加压方式，对比了标准短型钉（20 cm）、长型钉（39 cm）、新式加长的短型钉的生物力学性能。结果发现，髓内钉的长度和打入交锁螺钉的部位，并不

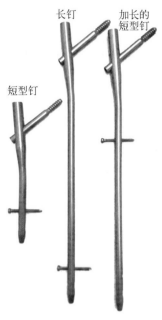

图1-171　短钉、长钉与加长的短钉（长钉近侧增加交锁螺钉孔）（Wright，2011）

影响内固定结构的整体生物力学性能，即三者并无明显差别。作者同时发现，如果发生内植物周围骨折，通常都是发生在交锁螺钉的周围，也不论该交锁螺钉打入的部位如何。

四、结论

目前的临床资料和生物力学研究，并不支持常规使用长型头髓钉治疗顺向的股骨转子间骨折（A1和A2型）。对A3型骨折（可以看成是高位转子下骨折），尽管有文献报道同样可以采用短型钉治疗，但以采用长型钉为主流。使用长型钉的适应证包括：①转子下骨折以及延伸到转子下的骨折；②股骨髓腔宽大者；③伴有外侧壁骨折（相对于A3型骨折）；④后内侧小转子骨块向下劈裂较长。

采用长型钉，必须是插到股骨髁上的全长钉，避免将远侧的交锁螺钉打在股骨干上。

（孙贵新　张世民）

参考文献

1. Boone C, Carlberg K N, Koueiter D M, et al., 2014. Short versus long intramedullary nails for treatment of intertrochanteric femur fractures (OTA 31-A1 and A2). J Orthop Trauma, 28(5): e96-e100.
2. Daner W E III, Owen J R, Wayne J S, et al., 2017. Biomechanical evaluation of the risk of secondary fracture around short versus long cephalomedullary nails. Eur J Orthop Surg Traumatol, 27(8): 1103-1108.
3. Dunn J, Kusnezov N, Bader J, et al., 2016. Long versus short cephalomedullary nail for trochanteric femur fractures

(OTA 31-A1, A2 and A3): a systematic review. J Orthop Traumatol, 17(4): 361-367.

4. Frisch N B, Nahm N J, Khalil J G, et al., 2017. Short versus long cephalomedullary nails for pertrochanteric hip fracture. Orthopedics, 40(2): 83-88.

5. Horwitz D S, Tawari A, Suk M, 2016. Nail length in the management of intertrochanteric fracture of the femur. J Am Acad Orthop Surg, 24(6): e50-58.

6. Hou Z, Bowen T R, Irgit K S, et al., 2013. Treatment of pertrochanteric fractures (OTA 31-A1 and A2): long versus short cephalomedullary nailing. J Orthop Trauma, 27(6): 318-324.

7. Kanakaris N K, Tosounidis T H, Giannoudis P V, 2015. Nailing intertrochanteric hip fractures: short versus long, locked versus nonlocked. J Orthop Trauma, 29(1): S10-S16.

8. Krigbaum H, Takemoto S, Kim H T, et al., 2016. Costs and complications of short versus long cephalomedullary nailing of ota 31-a2 proximal femur fractures in U. S. Veterans. J Orthop Trauma, 30(3): 125-129.

9. Larose G, Tufescu T, Graham C, 2022. Periprosthetic fracture rate after short and long hip nails: Analysis of a regional health database. Injury, 53(6): 2195-2198.

10. Li Z, Liu Y, Liang Y, et al., 2015. Short versus long intramedullary nails for the treatment of intertrochanteric hip fractures in patients older than 65 years. Int J Clin Exp Med, 8(4): 6299-6230.

11. Lindvall E, Ghaffar S, Martirosian A, et al., 2016. Short versus long intramedullary nails in the treatment of pertrochanteric hip fractures: incidence of ipsilateral fractures and costs associated with each implant. J Orthop Trauma, 30(3): 119-124.

12. Marmor M, Elliott I S, Marshall S T, et al., 2015. Biomechanical comparison of long, short, and extended-short nail construct for femoral intertrochanteric fractures. Injury, 46(6): 963-969.

13. Vaughn J, Cohen E, Vopat B G, et al., 2015. Complications of short versus long cephalomedullary nail for intertrochanteric femur fractures, minimum 1 year follow-up. Eur J Orthop Surg Traumatol, 25(4): 665-670.

14. Viberg B, Eriksen L, Højsager K D, et al., 2021. Should pertrochanteric and subtrochanteric fractures be treated with a short or long intramedullary nail? A multicenter cohort study. J Bone Joint Surg Am, 103(24): 2291-2298.

15. Wright R C, Yacoubian S V, Salzman G A, et al., 2011. The extended-short nail system, a novel concept in the management of proximal femur fractures. Am J Orthop, 40(12): 630-635.

16. Zhang Y, Zhang S, Wang S, et al., 2017. Long and short intramedullary nails for fixation of intertrochanteric femur fractures (OTA 31-A1, A2 and A3): a systematic review and meta-analysis. Orthop Traumatol Surg Res, 103(5): 685-690.

第二十三节 股骨头内单钉固定与双钉固定的比较

1. 股骨头内单钉型髓内钉与双钉型髓内钉
2. 生物力学比较
3. 术中操作比较
4. 临床效果比较

　　对于不稳定型股骨转子间骨折的内固定方式，越来越多的证据表明，髓内钉系统由于其中心稳定性、经皮微创插入、更小的手术创伤以及更低的并发症，已经为更多的临床医生所偏爱，逐渐成为转子间骨折治疗的主流。目前临床较常用的髓内钉种类主要有PFNA、TFNA、Gamma-3和InterTAN等。根据头颈内植物设计方式的差异，可以分为单钉型头髓钉（PFNA的传统螺旋刀片，TFNA的一体化螺旋刀片、Gamma-3的拉力螺钉）和双钉型头髓钉（InterTAN的双咬合螺钉）。这两类头髓钉，哪一类在临床应用中更具优势，目前尚无定论。近年来文献报道主要从生物力学稳定性、术中操作因素、术后功能恢复，以及内固定相关并发症率等方面进行比较。

一、股骨头内单钉型髓内钉与双钉型髓内钉

1. 单钉型髓内钉　　单钉型髓内钉主要为PFNA系列（粗大的螺旋刀片）、TFNA系列（一体化螺旋刀片）和Gamma钉系列（粗大的拉力螺钉），每种系列均有不同的改进类型。

PFNA-Ⅱ，主钉的近段直径16.5 mm，长度105 mm，外翻角5°；远段直径9～10 mm；总体长度短钉在170～240 mm，长钉在280～420 mm，带前弓弧度，半径为150 cm。近端的头颈内植物为螺旋刀片，直径10.5 mm，通过敲入的方式，挤压股骨头内松质骨产生把持力；螺旋刀片锁定之后，本身具有抗旋转稳定性；头钉与主钉之间通过动力性的滑动产生加压作用，获得二次稳定。

TFNA，采用一体化螺旋刀片设计，敲击时螺旋刀片会旋转进入，打入到位后其尾部斜面与股骨近端的外侧皮质平行，减轻对软组织的刺激。该一体化螺旋刀片在股骨头内有抗旋转的性能，但其杆部是圆形，在髓内钉斜孔中没有防旋功能。因此一体化螺旋刀片需配合内锁螺钉使用，该内锁螺钉在出厂时已提前预置在髓内钉主杆中，该内锁螺钉的半锁紧状态仅起防旋作用，完全锁紧则同期起到防旋和对抗滑动的作用。

Gamma-3，主钉近段直径15.5 mm，长度105 mm，外翻角4°；远段直径9～10 mm，短钉总体长度180 mm；头颈骨块的拉力螺钉直径10.5 mm，通过拧入的方式，与股骨头内松质骨产生把持力，术中可以即刻收紧拉力螺钉而产生骨块间的加压作用，通过在髓内钉中防旋螺钉的半锁定或完全锁定，头颈螺钉与主钉之间可以在术后产生动态滑动加压（半锁定），也可完全锁紧而不再滑动。

2. 双钉型髓内钉　　早期的双钉型髓内钉，股骨头内为两枚独立的拉力螺钉，包括Trigen/TAN的两个相同直径（6.4 mm）螺钉（重建钉）和PFN的两个不同直径螺钉（下方11 mm，上方6.5 mm）。股骨头内的两枚独立螺钉，有其独特的并发症"Z"字效应，往往是上方的螺钉前进切出，下方的螺钉滑动后退。目前临床已很少用在转子间骨折的治疗上。

目前临床常用的双钉咬合型头髓钉为InterTAN，股骨头内的两枚螺钉相互咬合在一起，上方的一枚拉力螺钉直径11 mm，下方的一枚加压螺钉直径7 mm，结合后螺钉直径15.5 mm，通过拉力螺钉与加压螺钉的联合作用，产生强大的线性加压力和抗旋转稳定性。另外，InterTAN的近段主钉断面呈梯形，断面面积更大，强度更高。InterTAN被誉为最强髓内钉，是转子间骨折的终极内固定方法。但该型内植物对头颈骨量的破坏较多。

二、生物力学比较

Nüchtern等（2014）的一项研究比较了单钉系统的Gamma-3与双钉系统的InterTAN在生物力学方面的差异。对12对尸体股骨标本，建立31A2.3型转子间骨折模型，分别用Gamma-3和InterTAN固定。每组模型根据拉力螺钉在股骨头内位置的不同，又分为正中、中央偏后、前上方三个亚组，测量其尖顶距。通过施加循环载荷测量两种不同固定方式的强度、稳定性、极限载荷。结果显示，在头颈内植物位置良好的情况下，单钉系统或双钉系统均具有较好的力学强度；当头颈内植物的位置不佳时，双钉系统的InterTAN比单钉的Gamma-3可以承受更高的载荷，因而可靠性更强。该研究同时指出，尖顶距是不依赖于内

固定方式的独立评价因素，无论是单钉还是双钉，当尖顶距较小时（＜25 mm），均可获得较高的固定强度和稳定性；随着尖顶距的增加，力学稳定性随之下降。在三个置钉位置的亚组比较中，在正侧位的正中位置置钉，可以获得最好的力学强度和稳定性。

三、术中操作比较

单钉固定与双钉固定的术中操作的要点几乎完全相同，在股骨头导针定位、外侧壁开口之后，打入头颈内植物的方式略有差异。PFNA的螺旋刀片直接敲入股骨头，步骤更少，可能更为快捷省时；Gamma-3的拉力螺钉是拧入股骨头，需防止股骨头过度旋转（尤其对左侧骨折），尚需经髓内钉尾部再装入防旋螺钉；InterTAN的双螺钉均是拧入股骨头，对股骨头骨质和外侧壁结构破坏较大。但不少文献报告，三者的手术时间、术中出血量并无明显差异。需要注意的是，InterTAN拉力螺钉与加压螺钉间产生的线性加压力，对骨折复位不良的病例作用极为有限；如果在置钉前骨折复位不佳或没有建立理想的主钉通道，过度的加压往往会造成拉力螺钉松脱而影响内固定强度，甚至内固定失效（图11-172）。

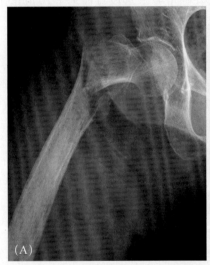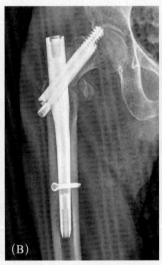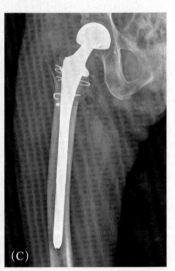

图11-172　女，86岁

A.股骨转子间骨折（A2.3型）；B.InterTAN术后1月，拉力螺钉切出；C.人工关节翻修术后

四、临床效果比较

Wu等（2014）的一项前瞻性临床对照研究，纳入了87例InterTAN与174例Gamma-3治疗的老年转子间骨折。对比两组在内植物位置变化、术后并发症、内固定失败率等方面的差异，结果发现，术后1年两组患者的髋关节功能方面，评分无显著差异；并发症方面，InterTAN的头颈螺钉切出率及髓内钉远端股骨干骨折发生率更低；手术中操作方面，InterTAN需要更长的手术复位时间及更多的术中透视次数。

Berger-Groch等（2016）进行了一项长达5年的单中心前瞻性临床随机对照研究，共104例患者，平均年龄（81.2±9.2）岁，最终33例获得5年随访，63例死亡，8例失访。

通过对比双钉InterTAN与单钉Gamma-3在住院时间、SF-36问卷评分、Harris髋关节评分及术后影像学表现等方面的差异，发现在住院时间及术后早期髋关节功能恢复方面InterTAN要显著优于Gamma-3；但术后5年，两组患者的内固定相关并发症及髋关节功能并无显著性差异。由于该组病例平均年龄较大（81.2岁），终点随访时有超过半数的病例因死亡（63/104）或其他原因失访（8/104），因此存在较大偏倚。

Yu等（2016）报道的一组168例老年不稳定转子间骨折患者，平均随访时间20个月（8例死亡，8例依从性差，7例失访），在得到完整随访的147例中，72例采用PFNA固定，75例采用InterTAN固定。结果发现，术后股骨干骨折、头颈旋转再移位、头颈内翻塌陷、髋关节和大腿疼痛、螺钉切出股骨头、股骨颈短缩等并发症发生率，InterTAN显著低于PFNA。而在术中复位情况、内固定位置、总体并发症发生率、股骨头坏死、骨折延迟愈合、不愈合、畸形愈合及Harris髋关节评分方面，两者并无显著性差异。该研究还指出，对于合并外侧壁破裂的转子间骨折，PFNA可能是一种更好的选择。InterTAN是双钉结合，直径粗，对外侧壁的破坏面积更大。

Ma等（2017）纳入了9项RCT或前瞻性队列研究进行Meta分析，共计1 119例患者，比较双钉固定的InterTAN与单钉固定的Gamma-3和PFNA在老年转了间骨折的临床疗效。结果显示，术后Harris髋关节评分、术中失血量、总体并发症发生率、骨折愈合时间、住院时间、复位时间和透视时间等方面，双钉固定与单钉固定均无显著性差异，但InterTAN头钉切出率和股骨干骨折发生率更低。

Nherera等（2018）对2项RCT和4项临床对照研究进行Meta分析，比较InterTAN和PFNA的临床疗效。该研究总共纳入970例老年转子间骨折患者，平均年龄77岁，486例InterTAN，484例PFNA。结果发现，两组的骨折不愈合率及Harris髋关节评分无显著差异；在骨折复位率、内固定相关并发症及术后局部疼痛方面，InterTAN显著优于PFNA；在术中出血量和透视时间方面PFNA则显著优于InterTAN。

印度Gavaskar等（2018）从髓内钉治疗的290例不稳定型股骨转子间骨折数据库中（191例PFNA-Ⅱ，99例InterTAN），配对筛选了每组各50例（配对指标包括年龄平均78岁、性别、体重指数、手术医生为同一人、骨折类型为A2/A3型、骨质疏松程度、术前活动能力、ASA分级等），结果两组在骨折复位质量、尖顶距、颈干角改变等指标上均无统计学差别，但InterTAN组的拉力螺钉滑动后退（平均1.9 mm）和股骨颈短缩（>5 mm者6例），显著较PFNA-Ⅱ组的螺旋刀片为低（滑动后退平均6.9 mm，>5 mm短缩15例）。PFNA-Ⅱ组的再次手术翻修率（6例）较InterTAN组（1例）显著为高。

Quartley等（2022）对InterTAN与其他髓内钉的治疗效果进行了系统综述和Meta分析，共纳入23篇文献3 427例患者（7个RCT，1个前瞻性和15个回顾性对比研究），其中涉及不稳定型骨折的有17篇2 640例患者（4个RCT，13个回顾性对比研究）。总体而言，InterTan的治疗效果显著优于其他髓内钉，均有极显著的统计学差别。①翻修再手术方面的比较：在不稳定型骨折中，InterTAN的再手术率较其他髓内钉减少64%，单独与PFNA相比，再手术率减少了70%。InterTAN的再手术率为3.7%，其他髓内钉为9.3%，而PFNA/PFNA-Ⅱ为12.0%；在所有的31A型骨折中，InterTAN的再手术率较其他髓内钉减少53%，较PFNA/PFNA-Ⅱ减少65%。②在并发症方面的比较：在不稳定型骨折的内植物失败上（包括切出、内翻、骨干骨折、内植物断裂等），InterTAN的失败风险较其他髓内钉减少60%，单独与PFNA相比，失败风险减少了76%。与内植物相关的失败率在InterTAN为5.8%，在其他髓内钉为19.0%，在PFNA/PFNA－Ⅱ为26.0%。在所有的31A型骨折中，InterTAN的失败风险较其他髓内钉减少63%，单独与PFNA/PFNA－Ⅱ相比，失败风险减少了71%。③在骨折不愈合、感染率和股骨短缩方面，InterTAN与其他髓内钉及PFNA/PFNA－Ⅱ相比，没有统计学差别。④在功能恢复和骨折愈合方面的比较：在不稳定型骨折的术后髋股部疼痛发生率上，InterTAN较其他髓内钉减少了50%，单独与PFNA相比，发生率减少了59%。InterTAN的平均髋股部疼痛发生率为6.1%，其他髓内钉为11.4%，PFNA/PFNA－Ⅱ为15.1%。在所有的31A型骨折中，InterTAN的髋股部疼痛发生率较其他髓内钉减少28%，较PFNA/PFNA－Ⅱ减少29%。其他指标如住院时间（平均10天）、骨折愈合时间（平均16周）、Harris髋关节评分等，差异均无统计学意义。

根据目前的生物力学及临床研究数据，可以看出双钉固定的InterTAN在提高生物力学强度、改善术中骨折复位、降低内固定相关并发症方面有一定优势，但在总体并发症发生率、髋关节功能恢复等影响患者总体预后的因素上，并无显著性差异。

因此，单钉系统的PFNA、TFNA和Gamma-3，双钉咬合系统的InterTAN，它们在临床上均属优秀的股骨转子间骨折内固定器械，治疗结果的差异可能更多是由骨折的复位质量和医生的手术技术造成的。

（沈燕国　林　涧　倪　明　张世民）

参考文献

1. Berger-Groch J, Rupprecht M, Schoepper S, et al., 2016. Five-year outcome analysis of intertrochanteric femur fractures: a prospective randomized trial comparing a 2－screw and a single-screw cephalomedullary nail. J Orthop Trauma, 30(9): 483－488.

2. Gavaskar A S, Tummala N C, Srinivasan P, et al., 2018. Helical blade or the integrated lag screws: a matched pair analysis of 100 patients with unstable trochanteric fractures. J Orthop Trauma, 32(6): 274－277.

3. Nherera L, Trueman P, Horner A, et al., 2018. Comparison of a twin interlocking derotation and compression screw cephalomedullary nail (InterTAN) with a single screwderotation cephalomedullary nail (proximal femoral nail antirotation): a systematic review and meta-analysis for intertrochanteric fractures. J Orthop Surg Res, 13(1): 46.

4. Nherera L M, Trueman P, Horner A, et al., 2018. Comparing the costs and outcomes of an integrated twin compression screw (ITCS) nail with standard of care using a single lag screw or a single helical blade cephalomedullary nail in patients with intertrochanteric hip fractures. J Orthop Surg Res, 13(1): 217.

5. Nüchtern J V, Ruecker A H, Sellenschloh K, et al., 2014. Malpositioning of the lag screws by 1－ or 2－screw nailing systems for pertrochanteric femoral fractures: a biomechanical comparison of gamma 3 and intertan. J Orthop Trauma, 28(5): 276－282.

6. Quartley M, Chloros G, Papakostidis K, et al., 2022. Stabilisation of AO OTA 31－A unstable proximal femoral fractures: Does the choice of intramedullary nail affect the incidence of post-operative complications? A systematic literature review and meta-analysis. Injury, 53(3): 827－840.

7. Smeets S J M, Kuijt G, van Eerten P V, 2017. Z-effect after intramedullary nailing systems for trochanteric femur fractures. Chin J Traumatol, 20(6): 333－338.

8. Yu W, Zhang X, Zhu X, et al., 2016. A retrospective analysis of the InterTan nail and proximal femoral nail antirotation-Asia in the treatment of unstable intertrochanteric femur fractures in the elderly. J Orthop Surg Res, 11: 10.

第二十四节　非金属髓内钉

骨科内植物材料经历了漫长的发展历史，目前可归为三大类：①不锈钢材料，主要是医用316 L；②钛及钛合金材料；③非金属材料，包括塑料、皮克材料等。

金属内植物在临床上获得了广泛的应用，具有良好的效果，目前仍是内植物材料的主力军。金属髓内钉由于在"骨-内植物"间存在巨大的弹性模量差异，髓内钉承担了大多数的体重负荷。这导致髓内钉周围的骨质由于应力遮挡而出现骨质稀疏。金属内植物的缺点包括：疲劳断裂、应力遮挡、磨损（关节）、影像干扰（遮挡、伪影等）、弹性模量与骨骼差别太大，这在老年骨质疏松的骨骼更为显著。

随着老龄化社会的加速发展，探索与老年人骨质疏松性骨骼相适应的低弹性模量的内植物材料，有着重大的价值和广泛的应用前景。

一、CFR/PEEK髓内钉

碳纤维是研究最多的一种非金属内植物材料。碳纤维在结构上是由碳原子按照六边形相互结合排列在一起而构成。多层碳纤维结合成$5 \sim 10\ \mu m$的碳纤维束。通过改变碳纤维束的排列，就可以改变其轴向张力，从而为人工操控碳纤维的强度提供了可能。皮克材料（poly-ether-ether-ketone，PEEK）化学名称为聚醚醚酮，是工程塑料的一种。将碳纤维通过PEEK组合在一起成为一种复合材料，称为碳纤维增强的皮克材料（carbon fibre-reinforced poly-ether-ether-ketone，CFR/PEEK），其中的碳纤维起着承担负荷的作用，PEEK承担着将碳纤维结合在一起的作用。改变碳纤维与PEEK的比例，就可调节其刚度和强度，从而适合其需要植入的生物力学环境。

CFR/PEEK内植物具有三大优点：①弹性模量与骨骼接近，能分担应力，促进愈合，抑制由于应力遮挡造成的骨萎缩；②强度大，硬度高，且可根据需要在制造中通过碳纤维比例来进行调节，使其弹性模量更适合不同疏松程度的骨骼；③透光，对射线无遮挡，一是能更清晰地判断复位质量，新骨形成，骨折愈合；二是无伪影干扰，无散射，在肌骨系统肿瘤，方便进行CT、MRI检查，术后放疗。因此，CFR/PEEK内植物被认为是很有潜力的、具有优良强度、生物相容性、革命性的骨科内植物材料。

CFR/PEEK内植物在骨科的其他领域，也有应用，包括：①CFR/PEEK接骨板，如用于老年人严重骨质疏松的股骨远端接骨板，肱骨近端接骨板，桡骨远端接骨板等，均有临床报告；②CFR/PEEK髓内钉，包括肱骨、胫骨、股骨均有少量报道；③CFR/PEEK内植物在骨转移瘤中也有良好的应用，不影响术后放射治疗是其特别的优点。

二、CFR/PEEK股骨近端髓内钉

CFR/PEEK股骨近端髓内钉，近10余年来在世界范围内均有介绍，其研究以日本、美

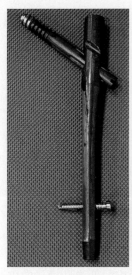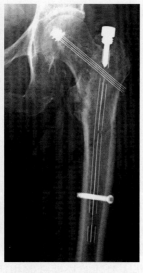

图11-173 CFR/PEEK股骨近端髓内钉（Takashima et al., 2021）

国、意大利等较多。日本大阪大学在这方面开展了较多工作，探讨了该类非金属髓内钉的临床可行性（图11-173）。

CFR/PEEK股骨近端髓内钉的设计特点：①髓内钉的近段1/3呈锥形，能方便地插入股骨髓腔。经过100例CT测量，该直径能插入最狭窄的股骨髓腔且其疲劳强度与同平面的金属髓内钉相当。②髓内钉主杆的长轴上，有4条不连贯的金属标记线，方便术中透视观察。③拉力螺钉的尖端，螺纹部分为钛合金材料，方便拧入。④沿拉力螺钉轴向有4条金属标记线，方便观察。⑤远侧交锁螺钉、近端的尾帽，两个部件均为金属材料。

日本大阪大学的Takashima等总结了2018年3月至11月，采用CFR/PEEK股骨近端髓内钉治疗的20例患者，均为新鲜股骨转子间骨折，3男，17女，平均85岁（72～95岁），均为严重老年骨质疏松骨折。手术技术，与金属髓内钉相同，骨折复位质量全部达到好和可接受的标准，术中没有遇到任何负性事件或技术困难。所有患者术后随访均>4个月。结果19例完全愈合，有1例判断为术后不愈合。该例术后18个月的影像学摄片，可以看到桥接骨痂，拉力螺钉也没有后退，髓内钉没有断裂，患者也没有症状。但作者仍认为该例患者在术后6个月为骨折不愈合，因为骨折两端的骨皮质没有坚强确切地接触融合。

三、CFR/PEEK髓内钉的优缺点

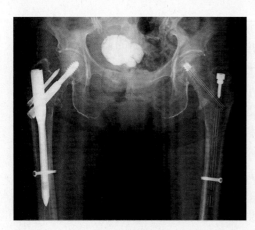

图11-174 女，82岁，两侧股骨转子间骨折，分别采用金属和非金属髓内钉治疗。术后，非金属侧的影像观察更清晰，有利于更准确的判断骨折复位质量和愈合进程（Takashima et al., 2020）

CFR/PEEK髓内钉有下列优点：①透光，无遮挡，能更清晰地判断复位质量、骨痂形成、骨折愈合（图11-174）。②增加了金属标记线，方便术中透视观察和术后的影像学评估。③CT扫描无影像干扰，更方便后续的图像处理，能更清晰准确地判断内植物与骨骼界面的改变（骨松质、骨皮质）。④可安全地进行MRI检查。⑤提供良好的生物学环境和并非坚硬的内固定，减少应力遮挡，减少再次骨折和应力遮挡下的骨吸收丢失。⑥材料的弹性模量强度，可在制造中调节，可用于探讨哪种强度最适合于固定骨质疏松的股骨转子间骨折。

缺点：①进入临床应用时间尚短，没有经过大量病例的长期观察，其治疗效果和并发症尚

难得出确切的结论；②价格昂贵；③如果要取出（如发生二次骨折），操作困难。

总之，随着老龄化社会的快速发展和老年髋部骨折的增多，与骨质疏松性骨骼相适应的低弹性模量的非金属内植物，有着广泛的应用前景和医学乃至社会价值。

（张世民 周凯华）

参考文献

1. Mitchell P, Lee A K, Collinge C A, et al., 2018. Early comparative outcomes of carbon fiber-reinforced polymer plate in the fixation of distal femur fractures. J Orthop Trauma, 32(8): 386−390.

2. Piccioli A, Piana R, Lisanti M, et al., 2017. Italian Orthopaedic Society (SIOT) Bone Metastasis Study Group. Carbon-fiber reinforced intramedullary nailing in musculoskeletal tumor surgery: a national multicentric experience of the Italian Orthopaedic Society (SIOT) Bone Metastasis Study Group. Injury, 48 Suppl 3: S55−S59.

3. Sacchetti F, Andreani L, Palazzuolo M, et al., 2020. Carbon/PEEK nails: a case-control study of 22 cases. Eur J Orthop Surg Traumatol, 30(4): 643−651.

4. Takashima K, Nakahara I, Hamada H, et al., 2021. A carbon fiber-reinforced polyetheretherketone intramedullary nail improves fracture site visibility on postoperative radiographic images. Injury, 52(8): 2225−2232.

5. Takashima K, Nakahara I, Ucmura K, ct al., 2020. Clinical outcomes of proximal femoral fractures treated with a novel carbon fiber-reinforced polyetheretherketone intramedullary nail. Injury, 51(3): 678−682.

6. Zimel M N, Hwang S, Riedel E R, et al., 2015. Carbon fiber intramedullary nails reduce artifact in postoperative advanced imaging. Skeletal Radiol, 44(9): 1317−1325.

7. Ziran B H, O'Pry E K, Harris R M, 2020. Carbon fiber-reinforced PEEK versus titanium tibial intramedullary nailing: a preliminary analysis and results. J Orthop Trauma, 34(8): 429−433.

第二十五节 股骨转子间骨折的实验研究方法

1. 股骨转子间骨折的生物力学实验　　　3. 总结
2. 数字仿真有限元分析

实验研究是指根据研究的目的，利用科学仪器、设备，人为地控制或模拟自然现象，排除干扰因素，突出研究因素，在人为的有利条件下，去研究特定的自然规律。

与临床实践中的自然观察相比，实验研究有四个突出的特点：①简化和纯化研究因素；②强化对实验对象的作用，使其处于某种理想的极限状态；③可以重复进行，花费较经济，结果较可靠；④符合统计学分析的要求。因此，实验研究是骨科基础理论走向临床的必由之路，也是临床发现寻求基础理论支持的有效途径。

一、股骨转子间骨折的生物力学实验

生物力学是应用力学原理对生物体中的力学问题定量研究的生物物理学分支，其基础是能量守恒、动量定律、质量守恒三定律并加上描述物体性质的本构方程。现代生物力学起源于20世纪60年代末，1967年召开了第一次国际生物力学学术讨论会，1973年正式成立了国际生物力学学会（International Society of Biomechanics，ISB），这标志着生物力学学科的正式建立。

20世纪70年代以来，对骨骼的力学性质已有许多理论与实验研究，目前医学生物力学研究的方法主要有仿真模拟和力学测试两种。仿真模拟（如有限元分析）可将材料的属性及不同的载荷组合下求解，解决了实验样本不同的问题，其缺点是模型简化，不同实验者构建模型时采用的参数不同，使得有限元分析的结论也存在较大差异。力学测试包括体内实验（活体）和体外实验（尸体或人工骨）。体内实验为有创，实际应用受到极大限制；体外实验则采用尸体标本，多受外界环境影响，尸体标本的生物特性也可能发生改变，而且失去了骨上的肌肉和软组织，与真实情况有一定差异。

1. 内固定材料和实验设备　　1980年，Kaufer提出了股骨转子间骨折稳定性影响的五大因素：骨的质量、骨折类型、骨折复位程度、内固定物的选择和内固定物的安放位置，其中后3个因素是临床医师可以控制并追求完美的。目前用于治疗股骨转子间骨折的内固定材料较多，大致分为两种固定方式：①髓外固定系统，包括滑动加压型和锁定型，如动力髋螺钉（DHS）、95°角钢板、经皮加压钢板（PCCP），股骨近端锁定加压钢板（PF-LCP）、外固定支架等；②髓内固定系统，以Gamma-3和PFNA为代表。

生物力学实验所需要仪器包括加载仪、夹具、人工股骨或尸体股骨、位移运动捕捉系统等。有些实验还需要检测股骨变形情况，可以使用应变压敏片贴附股骨表面进行测量。

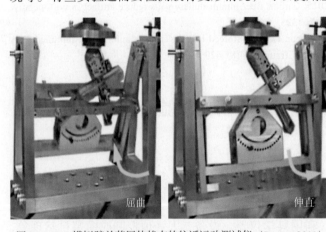

图11-175　模拟髋关节屈伸状态的往返运动测试仪（Born，2011）

2. 不同内固定材料的生物力学实验　　生物力学实验可以分为体内实验和体外实验，体内实验主要为涉及内固定材料的临床研究和动力学实验。体外实验主要是力学加载实验（图11-175），可分为静态加载实验、往返重复加载实验和破坏性实验。

DHS内固定是治疗股骨转子间骨折（AO/OTA-32A1）的经典治疗方法。针对临床上出现的带螺旋刀片的DHS，Windolf等（2009）比较了带拉力螺钉的DHS和带螺旋刀片的DHS的力学效能，通过尸体试验，重复加载并测量股骨头的位移，结果发现：拉力螺钉组标本均发生了位移，而螺旋刀片只有一半标本发生了位移；螺旋刀片组生存率更高，但其穿透率更高，螺旋刀片组整体把持力更好，可减少螺钉切出，但也有更高的股骨颈短缩风险。

PFNA内固定目前临床应用广泛，但其并发症并不少见，如其切出率为3%～10%。Konstantinidis等（2013）比较PFNA、InterTAN和Targon三种内固定的股骨头内切出现象，研究发现在股骨颈内偏尾端放置能降低内翻畸形，减少切出。Born等（2011）通过摆动式测试仪来研究拉力螺钉和螺旋刀片在股骨头内的位移情况，发现拉力螺钉主要向上移位，而螺旋刀片则主要发生轴向移位。Strauss等（2008）经生物力学研究比较螺旋刀片与拉力螺钉治疗转子间骨折的差异，发现螺旋刀片治疗的稳定性明显优于拉力螺钉。螺旋刀片的唯一缺陷是不能像拉力螺钉那样对骨折块进行加压，因此需强调术中骨折的良好复位。

Gamma-3内固定：Nüchtern等（2014）通过生物力学实验比较Gamma钉和InterTan钉，发现Gamma钉的失效载荷是（5 370±1 924）N，InterTAN的失效载荷是（7 650±2 043）N，带双螺钉系统的强度更高。

外固定架针对骨折严重、软组织条件差的股骨骨折，也可见少量使用外固定支架的报道。尽管有钉道松动、感染和内固定失效等可能，但比起DHS内固定，对于不能耐受椎管内麻醉和开放手术的老年患者，外固定支架不失为一种选择。Yousry等（2015）对23个高龄股骨转子间骨折患者行外固定支架治疗，无钉道松动断裂、感染、穿出股骨头等并发症，且手术时间、出血量和住院时间均缩短。

内侧壁支撑研究：Marmor等（2013）通过生物力学实验证实，对于AO/OTA-31A2型不稳定股骨转子间骨折，随着内侧皮质缺失越多，内固定如髓外钢板和髓内钉将承担越来越多的负荷，如后内侧皮质缺失三分之一，髓外钢板将承受近三分之二的负荷，而髓内钉则承受全部的负荷。因此内侧皮质越粉碎，骨折的力学稳定性越差。Nie等（2017）比较了内侧壁和外侧壁的生物力学强度，通过尸体骨，在350 N、700 N和1 800 N的轴向压力作用下，内侧壁完整的股骨转子间骨折PFNA固定后系统的失效载荷和轴向刚度大于外侧壁完整的系统，其轴向应变也小于外侧壁系统。因此术中要尽可能维持内侧皮质的完整。

内植物位置的研究：Kane等（2014）在尸体标本上对拉力螺钉放置在正中和偏下位置的稳定性进行了生物力学比较，正中置钉组的尖顶距为（21.0±3.0）mm，偏下置钉组为（31.0±3.0）mm；研究发现在受同等荷载的情况下，正中置钉组的骨折端移位显著高于偏下置钉组。这说明螺钉偏下放置的生物力学稳定性高于正中置钉，该结论和尖顶距<25 mm且螺钉正中放置的传统观点不一致，生物力学试验可对临床结论进行证伪。

3. 笔者的实验研究　张世民等（2014）提出增加股骨转子间骨折术后稳定性的"内侧皮质正性支撑"理论，即在股骨转子间骨折的手术治疗中，将股骨头颈骨块置放于股骨干的内上方；在人体负重时，头颈骨块的内侧皮质向下外方滑动，被股骨干内侧皮质阻挡，达到二次稳定；此时影像学表现为股骨头颈骨块"上盖下"股骨干骨块，是为"内侧皮质正性支撑"。同理，在侧位片上亦存在前侧皮质正性支撑。但是针对内侧皮质支撑和前侧皮质支撑的不同组合，其力学稳定性孰强孰弱，尚未见此方面的研究。笔者通过生物力学试验比较不同的前侧皮质和内侧皮质对位组合的情况下，采用FITN予以固定后，进行力学加载实验，通过股骨头颈骨块的相对位移、不同载荷生存时间和极限屈服载荷等数据，验证前内侧皮质不同对位等级组合的力学稳定性。

（1）材料和方法：按照头颈骨块与股骨干的内侧皮质和前侧皮质对位（各3种）的两两组合，随机分为9组（图11-176）。如内侧皮质正性支撑+前侧皮质正性支撑组合为正-正组，同理，一共得到正-正、正-中、正-负、中-正、中-中、中-负、负-正、负-中和负-负9组，每组3个，共27个测试标本。各组间差异主要是：①在正位片上，以内侧皮质中性支撑（解剖支撑）为基准，头颈骨块往内下移动一个皮质厚度（约3 mm）为正性支撑，头颈块往外上方向移动一个皮质厚度则认为是负性支撑；②在侧位片上，以前侧皮质解剖对位即为中性支撑，往前方平移一个皮质单位认为是正性皮质支撑，往后方平移一个皮质单位认为是负性皮质支撑。骨折复位后置入头髓钉固定，头颈骨折块与股骨干骨块的间隙约1 mm。选择单足站立位受力模型，即在冠状位上股骨体内收13°；在矢状位上，股骨体垂直，并且保持5°～10°的内旋。用牙托粉行股骨包埋，对股骨头与股骨的

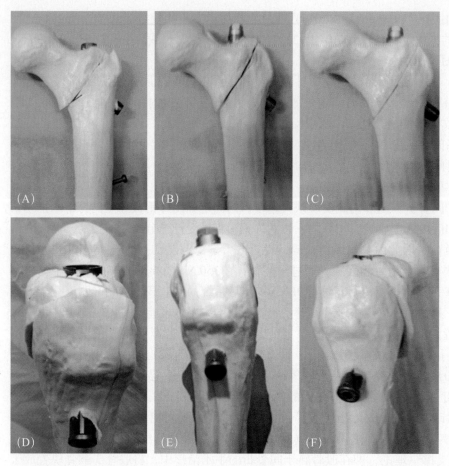

图11-176 实验
分组

A.内侧皮质正性支撑；B.内侧皮质中性支撑；C.内侧皮质负性支撑；D.前侧皮质正性支撑；E.前侧皮质中性支撑；F.前侧皮质负性支撑

张力侧与压力侧的测点进行相应的处理，用股骨头颈和股骨干上固定克氏针，其上绑缚标记点进行测距。

试验采用万能水压材料测试机（The Shore Western Model 107-160 WhisperPak，Shore Western Manufacturing Inc，USA）进行载荷加载，实验位移采用NDI Optotrak三维运动捕捉系统（Optotrak Certus® motion capture system，Canada）进行位移数据采集。连接导线与转换箱，转换箱与三维运动捕捉系统，调制所有仪器。为消除标本松弛、蠕变等时间效应影响，以200 N加载标本5次以后，开始对各标本行分步加载。①静态加载：加载速率为10 mm/min，加载至峰值载荷1 050 N（相当于70 kg体重的1.5倍），于350 N、700 N和1 050 N时稳定30 s后记录数据。②疲劳测试：以加载速率为10 mm/min，加载至1 050 N进行往返加载，一共25 000次，待动态捕捉仪上的数值变化稳定后，记载载荷、位移数据。③极限加载破坏试验：先加载到2 100 N，停留180 s，观察有无内固定失效，根据力学测试机连接的计算机实时监控所描绘的载荷-位移曲线判断，一旦出现曲线非线性改变并急剧转移则为屈服现象，并以此转折点为屈服点，记录最大载荷值。

（2）实验结果：在静态加载下，9组标本在不同轴向载荷下股骨头颈骨折块的垂直位移见表11-44，各组间比较差异有显著统计学意义（$P<0.01$），其中正-正组的垂直位移最小。在疲劳测试后，9组标本的股骨头颈骨折块的最终的垂直位移见表11-44，其中正-正组的垂直位移比静态加载时增大，但在9组中最小，各组间比较差异均有统计学意义

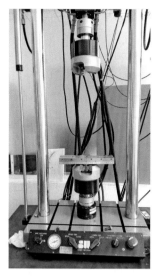

图11-177 万能水压材料测试机
(The Shore Western Model 107-160 WhisperPak, Shore Western Manufacturing Inc, USA)

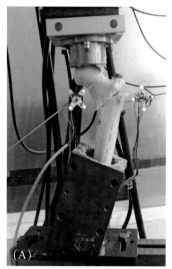
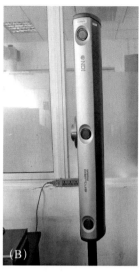

图11-178 位移数据采集

A. 股骨远端已固定的标本加载图，其中股骨头颈处和股骨干已经安装标记点，并连接导线与三维运动捕捉系统；B. NDI Optotrak 三维运动捕捉系统 (Optotrak Certus® motion capture system, Canada)

表11-44 9组标本在不同类型载荷加载下的股骨头颈骨折块的垂直位移和屈服载荷

组别	静态加载下的垂直位移（mm）			疲劳测试下的垂直位移（mm）	屈服载荷（N）
	350 N	700 N	1 050 N		
正－正组	0.33±0.15	1.30±0.61	2.77±0.32	5.33±0.58	4 967±153
正－中组	0.60±0.01	2.37±0.12	4.71±0.17	7.83±0.29	4 467±58
正－负组	0.70±0.01	2.73±0.15	5.20±0.10	7.73±0.15	3 717±76
中－正组	1.50±0.10	2.77±0.06	5.27±0.29	8.17±0.29	2 767±58
中－中组	1.73±0.12	3.00±0.01	5.87±0.15	8.33±1.15	2 533±58
中－负组	2.00±0.01	3.00±0.01	5.67±0.32	8.83±0.29	2 267±58
负－正组	2.70±0.10	3.77±0.15	6.60±0.17	9.33±0.58	1 833±58
负－中组	2.70±0.10	4.20±0.35	7.13±0.41	9.67±1.15	1 667±58
负－负组	3.27±0.25	5.57±0.51	8.27±0.64	12.0±1.0	1 333±58
F	224.76	48.40	68.63	18.71	837.43
P	<0.01	<0.01	<0.01	<0.01	<0.01

（$P<0.01$）。9组标本的屈服载荷见表11-44，正－正组的平均屈服载荷最大，各组间比较差异有显著统计学意义（$P<0.01$）。在静态加载中（350 N、700 N和1 050 N），没有发生钢板、螺钉的松动或断裂。在极限加载后，总共有股骨头－颈界面松动2例，转子间区域界面松动15例，远端锁定钉处劈裂骨折2例，股骨远端与固定的夹具界面松动断裂8例。

（3）讨论：对内侧皮质正性支撑技术临床应用已经有报道，但是针对内侧皮质支撑还是前侧皮质支撑不同组合的力学稳定性，尚未见相关报道。本实验从生物力学实验角度，比较不同组合的前内侧皮质支撑复位对股骨转子间骨折髓内钉术后稳定性的影响。从股骨头颈骨折块相对股骨干的垂直位移上看，无论是静态加载还是疲劳试验，按照内侧皮质对位分为3类，正性支撑组（正－正组、正－中组和正－负组）的平均垂直位移最小，中性支撑组（中－正组、中－中组和中－负组）次之，负性支撑组（负－正组、负－中组和负－负组）最大，组间差异具有统计学意义（$P<0.01$）；而按前侧皮质分类的正性支撑组（正－正组、中－正组和负－正组）与前侧皮质中性支撑组、前侧皮质负性支撑组比较无明显大小关系。摒除正性支撑和负性支撑的干扰，单纯考察正－中组和中－正组的位移，静态加载下两者在1 050 N载荷下的垂直位移为（4.71±0.17）mm和（5.27±0.29）mm，$P=0.12$；疲劳试验下的垂直位移（7.83±0.29）mm和（8.17±0.29），$P=0.58$，可见单纯内侧皮质正性支撑和单纯前侧皮质正性支撑的垂直位移无明显统计学意义（$P>0.05$）。

从屈服载荷来看，内侧皮质/前侧皮质正性支撑组（正－正组）的屈服载荷最大，为（4 967±153）N，而内侧皮质/前侧皮质负性支撑组（负－负组）的屈服载荷最小，为（1 333±58）N，各组间差异具有明显统计学意义（$P<0.01$）。同时单纯内侧皮质正性支撑（正－中组）和单纯前侧皮质正性支撑（中－正组）的屈服载荷有明显统计学意义（$P<0.01$）。在走路时，髋关节最大受力约为2.5倍体重，坐下和起立时最大受力为3倍体重，而当跑步时，关节最大受力为5～6倍体重。为此，我们选取了坐立时负重（2 100 N，相当于70 kg体重的3倍）时的各组存活率，结果显示内侧皮质负性支撑组（负－正组、负－中组和负－负组）的失败率为100%，负－正组支撑的时间稍长，为22 s，而内侧皮质正性支撑组（正－正组、正－中组和正－负组）和中性支撑组（中－正组、中－中组和中－负组）承受载荷均超过2 100 N。

从极限加载破坏实验来看，股骨头－颈界面松动2例，转子间区域界面松动15例，远端锁定钉处劈裂骨折2例，股骨远端与固定的夹具界面松动断裂8例。最多见的股骨转子间区域破坏集中在内侧皮质和股骨外侧壁，其原因是股骨近端颈干角的存在，使股骨头颈的负荷呈偏心方向，股骨头颈骨块产生弯曲内移趋势，所承受力的作用方向并不与股骨颈长轴一致，而是偏于股骨内侧，强大的内翻力导致内侧皮质断裂和股骨外侧壁破裂。

本实验通过生物力学实验，比较了不同组合的前、内侧皮质复位的力学稳定性，发现内侧皮质支撑效能对骨折稳定性起主要作用，前侧皮质起次要作用。内侧皮质正性对位的支撑力大于前侧皮质正性对位的支撑力，术中要尽量避免内侧皮质负性对位。

二、数字仿真有限元分析

有限元分析方法的基本原理是将一个由无限个质点组成并且有无限个自由度的连续体分解，转为近似为有限个单元所组成的集合体，这样就使对复杂研究对象的研究成为可能。20世纪50年代，有限元分析方法首次用于处理固体力学问题。1943年，Courant用现代有限元分析方法中的线性三角单元求解弹性扭转问题，1956年，Turner等分析飞机机翼的结构，在1960年才正式提出"有限元"这一名词。随着医学的不断发展，有限元分析方法作为一种新的研究方法，逐渐被应用到医学领域。1972年，Brekelmans等首次将有限元分析方法应用于骨骼肌肉力学的研究。有限元分析方法的优势主要为：一是可以任意改变参数，模拟组织结构的变化；二是采集信息丰富，可提供实验方法所不能得到的参数，如椎骨和椎间盘的应力分布、股骨的位移、应变，可为运动医学、骨科手术学及功能评定等提供可靠的理论指导。

目前流行的有限元分析软件主要有Nastran、Adina、Ansys、Abaqus、Marc、Magsoft、Cosmos等软件。有限元分析通过CT或MRI扫描，从活体组织或实验模型中提取相应的数据，由于Micro-CT等超微扫描技术的发展，层面很薄。建模时应根据具体情况，有实体建模和绘制建模两种方式选择建模方法。尤其是三维模型，将有限元模型的几何特征、边界条件和材料属性的定义与有限元网格的生成分开进行，减少了模型生成处理的困难。当然，也可以用专门的网格划分软件如Hypermesh进行网格划分，亦可以用有限元软件自带的网格划分功能进行划分。

1. 有限元分析流程　　有限元分析的流程，主要是对研究对象的几何特征进行获取并分析，建立力学模型，求解后通过实验进行验证，最后得到有临床应用价值的结论（图11-179）。

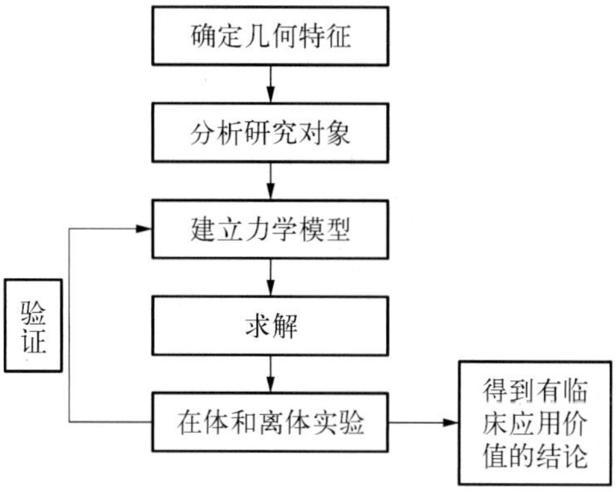

2. 有限元分析股骨前侧皮质残留长度的研究　　应用有限元分析方法来进行股骨力学研究已有很多，本书用一个实例说明有限元分析的具体步骤，该实验主要通过不同内固定植入物和股骨外侧壁厚度对骨折稳定性影响的力学比较。

图11-179　有限元分析流程图

（1）材料和方法：本模型原始数据取自一成年男性志愿者的CT断层图像，男性，45岁，身高172 cm，体重65 kg，无既往髋部疾病或外伤史。采用GE公司Light Speed 16排螺旋CT扫描，扫描条件为：120 kV，250 mA，层厚1.25 mm，螺距1.25 mm，利用Mimics 18.0软件和Geomagic Studio 10软件处理。如图11-180所示，内固定材料用Solidworks软件绘制，有DHS内固定、PFNA内固定和PF-LCP（proximal femoral locking compression plate）股骨近端固定钢板。

将股骨模型以Iges文件格式输入Abaqus 6.13软件中，利用Abaqus的面切割功能，建立不同厚度外侧壁的转子间骨折有限模型。外侧壁的解剖位置依据参考文献设定，以外侧肌嵴与小转子下缘连线中点为起点作一根与股骨长轴平行的直线，再沿该顶点作一根与股骨颈长轴平行的直线，本模型中两个直线的夹角为125°。经第二根直线建立与冠状面垂直的平面，并沿股骨头方向向内建立4个参考面，每个参考面的距离为10 mm，由此对应外

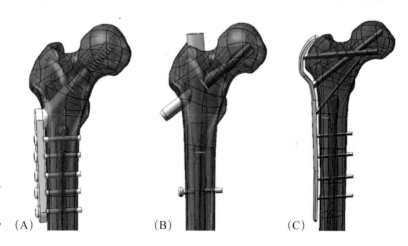

图11-180　股骨转子间骨折
不同内固定材料的数值模型
A. DHS；B. PFNA；C. PF-LCP　　(A)　　　　　　　　(B)　　　　　　　　(C)

侧壁厚度为10～40 mm四种情况（图11-181）。

因Abaqus自带的网格划分模块难以对股骨进行精确网格划分（图11-182A），我们采用有限元前处理软件Hypermesh对股骨骨折固定模型进行网格划分（图11-182B）。将骨折模型从Abaqus中导出，输入Hypermesh，利用Tramesh的网格划分功能，设定网格大小分布为1.0 mm、1.5 mm和2.0 mm，完成网格划分，并以inp格式保存。

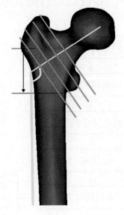

图11-181 外侧壁厚度
（残留前壁长度）示意图

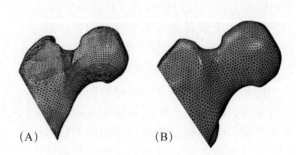

(A) (B)

图11-182 股骨近端网格划分效果的差异

A. Abaqus 自动划分；B. Hypermesh 划分

对模型进行材料属性赋值，导入Abaqus中进行收敛测试，测试发现当单元尺寸为1.5 mm时，其计算结果与1.0 mm和2.0 mm的计算偏倚小于2%。因此，模型最终采用尺寸为1.5 mm的单元进行分析。不同固定模型的单元和节点数如表11-45所示。

表11-45 不同固定模型的单元和节点数

外侧壁厚度	单元			节点		
	DHS	PF-LCP	PFNA	DHS	PF-LCP	PFNA
10 mm	470 649	437 820	438 215	104 211	98 075	96 504
20 mm	467 139	438 667	442 203	103 581	98 317	97 416
30 mm	455 010	436 907	441 970	101 087	97 904	97 338
40 mm	434 208	435 315	440 242	96 891	97 510	96 866

本次分析模拟行走状态下的单侧股骨的受力情况，固定股骨远端骨面的6个自由度，从股骨头向下施加1 865 N（3倍体重）的载荷。载荷的方向在冠状面上与股骨干长轴成13°的外倾角，矢状面上后倾8°。为分析不同厚度外侧壁和内固定材料对骨折术后稳定的影响，我们对模型的轴向刚度、应力分布、骨折间位移和支撑距离进行了分析，其中轴向刚度为载荷除以垂直位移来表示，骨折间位移以加载前后的骨折端距离变化来评价，支撑距离是指外侧壁骨块和股骨头颈骨折块沿股骨颈轴线方向移位的距离之差。

（2）有限元结果：DHS固定时的模型应力和位移情况详见表11-46、图11-183和图11-184。由计算结果可知，DHS固定时，最大应力集中于钢板套筒与主钉接触的下方；随着外侧壁厚度的增大，模型的垂直位移和支撑位移均逐渐减小，这表明外侧壁厚度越大，模型的稳定性越好。

表11-46　DHS固定时模型的应力及位移情况

外侧壁厚度	最大应力（MPa）					位移（mm）		
	螺钉	钢板	股骨头	转子区	股骨干	垂直位移	支撑位移	骨折端位移
10 mm	404.90	544.92	29.32	24.59	51.54	8.40	0.53	0.77
20 mm	409.68	558.65	22.07	21.40	49.29	7.17	0.36	0.68
30 mm	280.77	503.85	26.66	20.16	45.90	6.02	0.20	0.62
40 mm	308.58	510.13	29.99	19.99	16.04	5.17	0.10	0.62

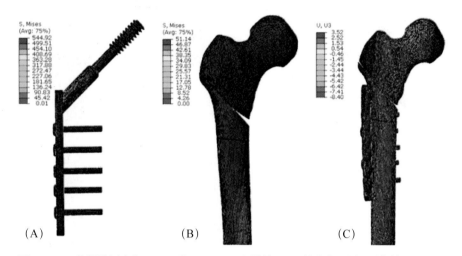

(A)　　　　　　　　　(B)　　　　　　　　　(C)

图11-183　外侧壁厚度为10 mm时DHS（A）和股骨（B）的应力云图以及位移云图（C）

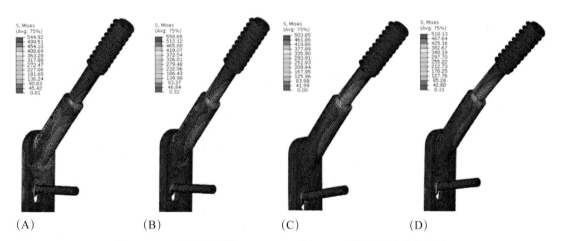

(A)　　　　　　　　(B)　　　　　　　　(C)　　　　　　　　(D)

图11-184　外侧壁厚度为10～40 mm时，DHS近端的应力分布情况

A. 外侧壁厚度10 mm；B. 外侧壁厚度20 mm；C. 外侧壁厚度30 mm；D. 外侧壁厚度40 mm

　　PFNA固定时的模型应力和位移情况详见表11-47、图1-185和图11-186。由应力云图可知，PFNA固定时，最大应力集中主钉钉孔与螺旋刀片接触的下半部分；与DHS固定类似，PFNA固定时随着外侧壁厚度的增大，模型的垂直位移和支撑位移也逐渐减小，这表明外侧壁厚度越大，模型的稳定性越好。但当外侧壁厚度为40 mm时，模型的垂直位移超过厚度为30 mm的情况，原因可能在于骨折线靠近股骨颈，头颈向下的旋转超过了向外下方的滑动，导致向下的位移增大。

表11-47　PFNA固定时模型的应力及位移情况

外侧壁厚度	最大应力（MPa）					位移（mm）		
	螺旋刀片	主钉	股骨头	转子区	股骨干	垂直位移	支撑位移	骨折端位移
10 mm	100.26	261.96	10.46	13.62	86.38	6.05	0.22	0.32
20 mm	121.76	351.17	16.73	12.05	78.84	5.79	0.17	0.25
30 mm	177.71	472.10	15.32	13.54	80.02	4.60	0.13	0.16
40 mm	156.19	397.62	12.82	16.12	79.35	4.85	0.08	0.15

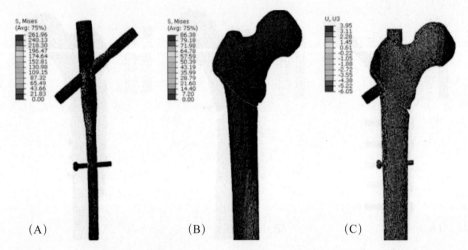

图11-185　外侧壁厚度为10 mm时PFNA（A）和股骨（B）的应力云图以及位移云图（C）

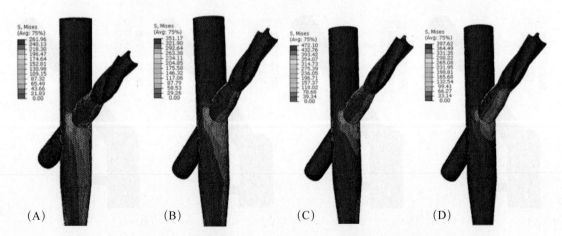

图11-186　外侧壁厚度为10～40 mm时，PFNA近端的应力分布情况
A. 外侧壁厚度10 mm；B. 外侧壁厚度20 mm；C. 外侧壁厚度30 mm；D. 外侧壁厚度40 mm

　　PF-LCP固定时的应力和位移情况详见表11-48、图1-187和图11-188。从应力云图看，当外侧壁厚度为10 mm和20 mm时，最大应力集中于最下螺钉（距螺钉）与骨折端接触的位置；随着外侧壁厚度的减小，最大应力逐渐上移，外侧壁厚度为30 mm和40 mm时，最大应力集中于中间螺钉与钢板接触的位置。股骨的最大应力集中于骨折端与螺钉接触的位置。骨折模型的位移也与外侧壁厚度相关，随着外侧壁厚度的增加，模型向下的垂直位移逐渐降低，当外侧壁厚度由10 mm增加到40 mm时，模型的最大位移仅为前者的48.6%。

表 11-48 PF-LCP 固定时模型的应力及位移情况

外侧壁厚度	最大应力（MPa）					位移（mm）		
	螺钉	钢板	股骨头	转子区	股骨干	垂直位移	支撑位移	骨折端位移
10 mm	511.34	351.07	77.78	86.22	166.69	8.32	0.28	0.62
20 mm	349.48	398.53	38.59	49.99	189.37	7.20	0.78	0.44
30 mm	244.88	356.12	36.67	41.37	184.40	5.71	0.59	0.30
40 mm	208.76	323.90	33.39	22.61	178.07	5.16	0.35	0.22

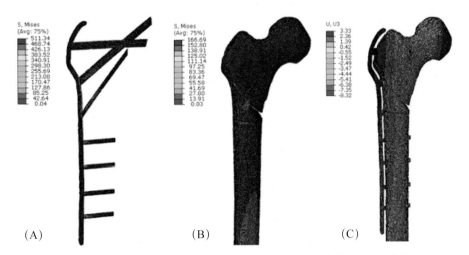

图 11-187 外侧壁厚度为 10 mm 时 PF-LCP（A）和股骨（B）的应力云图以及位移云图（C）

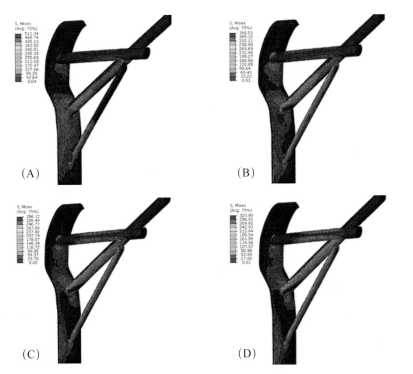

图 11-188 外侧壁厚度为 10～40 mm 时，PF-LCP 近端的应力分布情况

A. 外侧壁厚度 10 mm；B. 外侧壁厚度 20 mm；C. 外侧壁厚度 30 mm；D. 外侧壁厚度 40 mm

（3）讨论：本研究构建出了不同外侧壁厚度的股骨转子间骨折有限元模型，通过对模拟不同固定材料，并施加载荷后分析模型的稳定性及内植物和骨骼的应力分布发现，外侧壁的厚度是影响其"支撑效应"的主要指标，随着外侧壁厚度的增加，对股骨头颈骨块和固定材料的支撑效应越明显。

比较三种内固定材料，可发现PFNA其稳定性优于髓外固定，同时骨骼和髓内固定的最大应力小于髓外固定，减少了应力集中现象，更有利于持久固定和骨折愈合。PF-LCP固定时模型的整体稳定性超过DHS，但由于PF-LCP的最大应力主要集中于螺钉与钢板连接的部位，容易导致金属疲劳和断裂，并且PF-LCP在设计上存在不足：①近端螺钉非平行设计，不能进行滑动加压；②钢板放置于股骨外侧，力臂过长；③近端三枚螺钉起主要承重作用，螺钉与钢板接触处存在高应力集中，疲劳风险大。对于稳定性股骨转子间骨折，DHS仍是一种值得推荐的治疗选择。

Crist等（2009年）通过生物力学研究证明，PF-LCP与股骨距支撑螺钉联合应用治疗股骨转子下骨折轴向稳定优于95°角钢板，并可以经皮固定，是一种较理想的固定材料。但随后的临床研究发现，PF-LCP治疗股骨转子间不稳定骨折时的失败率较高，主要表现为近端螺钉与钢板连接处断裂，尤其是后内侧皮质缺损的转子间骨折。Röderer等（2011）通过标本实验对PFNA与DHS治疗股骨颈骨折的生物力学稳定性进行比较，发现两者的稳定性类似，PFNA无特别明显的力学优势。但Huang等（2013）对90例经PFNA、PF-LCP和DHS治疗的不稳定转子间骨折患者进行随访，发现与另外两种固定材料相比，PFNA固定后髋关节功能恢复更好，且并发症的发生率显著降低。

模型验证：在PFNA固定时，模型在1 866 N载荷下的垂直位移为4.60 ～ 6.05 mm，其刚度为384.54 ～ 405.86 N/mm。PF-LCP和DHS的刚度分别为224.28 ～ 361.62 N/mm和222.14 ～ 360.93 N/mm。在Ma等（2015）对转子间不稳定骨折的标本试验中，PFNA和PF-LCP固定模型的垂直刚度分布为459.72 N/mm和362.73 N/mm，整体上与仿真结果一致。在Knobe等（2015）对PCCP和InterTAN治疗AO/OTA-31A2.2骨折的生物力学实验中，PCCP和InterTAN固定模型的垂直刚度分布为（249 ± 124）N/mm和（273 ± 153）N/mm，这与结果也较为一致。

不足之处：尽管本实验建立的有限元模型比较精细，但由于骨组织的各向异性、不均匀性、非线性使其自身的本构关系难以确定，并且模型的网格划分、接触设计、荷载和边界条件的施加在一定程度上是简化的，不能和真实条件完全一致。同时，目前尚没有关于外侧壁对治疗稳定影响的标本实验，仅通过与其他类似实验的对比验证。

（4）小结：股骨近端外侧壁对转子间骨折治疗有重要影响，主要通过"支撑效应"影响模型的稳定和固定材料以及骨骼内部的应力分布，随着外侧壁厚度的增加，对股骨头颈骨块和固定材料的支撑效应越明显。髓内固定如PFNA其稳定性优于髓外固定，同时骨骼和髓内固定的最大应力小于髓外固定，减少了应力集中现象，更有利于持久固定和骨折愈合。

三、总结

股骨转子间骨折力学实验目前开展广泛，大多数生物力学实验可对临床问题进行分析解决，其得到的结果结论有一定的可信度，尤其是设计和分组良好的实验，其结果可信度极高。但要注意，生物力学实验需要经过临床验证，尤其是尸体试验，受限于标本保存和仪器精度，其结论不能直接应用于临床。同时，有限元分析作为临床试验的有益补充，能利用计算机模拟计算各种极端情况，具有采集指标丰富，能克服样本量不足的缺点。但一般情况下，有限元结果必须经过实验和文献验证，保证误差在容许范围内，其结果才能被临床接纳并采用。

（李　双　倪　明）

参考文献

1. 李双，张世民，张立智，等，2019. 不同组合前内侧皮质支撑复位对股骨转子间骨折髓内钉术后稳定性影响的生物力学研究. 中华创伤骨科杂志，21（1）：57-64.

2. Born C T, Karich B, Bauer C, et al., 2011. Hip screw migration testing : first results for hip screw and helical blades utilizing a new oscillating test method. J Orthop Res, 29(5): 760-766.

3. Cronskar M, Rasmussen J, Tinnsten M, 2015. Combined finite element and multibody musculoskeletal investigation of a fractured clavicle with reconstruction plate. Comput Methods Biomech Biomed Engin, 18(7): 740-748.

4. Erdemir A, Guess T M, Halloran J, et al., 2012. Considerations for reporting finite element analysis studies in biomechanics. J Biomech, 45(4): 625-633.

5. Huang Y, Zhang C, Luo Y, 2013. A comparative biomechanical study of proximal femoral nail (InterTAN) and proximal femoral nail antirotation for intertrochanteric fractures. Int Orthop, 37(12): 2465-2473.

6. Knobe M, Gradl G, Buecking B, et al., 2015. Locked minimally invasive plating versus fourth generation nailing in the treatment of AO/OTA 31A2. 2 fractures: A biomechanical comparison of PCCP(®) and Intertan nail(®). Injury, 46(8): 1475-1482.

7. Konstantinidis L, Papaioannou C, Hirschmuller A, et al., 2013. Intramedullary nailing of trochanteric fractures: central or caudal positioning of the load carrier? A biomechanical comparative study on cadaver bones. Injury, 44(6): 784-790.

8. Li S, Chang SM, Jin YM, et al., 2016. A mathematical simulation of the tip-apex distance and the calcar-referenced tip-apex distance for intertrochanteric fractures reduced with lag screws. Injury, 47(6): 1302-1308.

9. Li S, Sun G X, Chang S M, et al., 2017. Simulated postoperative weight-bearing after fixation of a severe osteoporotic intertrochanteric fracture. Int J Clin Exp Med, 10(5): 8544-8554.

10. Marmor M, Liddle K, Pekmezci M, et al., 2013. The effect of fracture pattern stability on implant loading in OTA type 31-A2 proximal femur fractures. J Orthop Trauma, 27(12): 683-689.

11. Nie B, Chen X, Li J, et al., 2017. The medial femoral wall can play a more important role in unstable intertrochanteric fractures compared with lateral femoral wall: a biomechanical study. J Orthop Surg Res, 12(1): 197.

12. Nuchtern J V, Ruecker A H, Sellenschloh K, et al., 2014. Malpositioning of the lag screws by 1- or 2-screw nailing systems for pertrochanteric femoral fractures: a biomechanical comparison of gamma 3 and intertan. J Orthop Trauma, 28(5): 276-282.

13. Strauss E, Frank J, Lee J, et al., 2006. Helical blade versus sliding hip screw for treatment of unstable intertrochanteric hip fractures: A biomechanical evaluation. Injury, 37(10): 984-989.

14. Windolf M, Braunstein V, Dutoit C, et al., 2009. Is a helical shaped implant a superior alternative to the Dynamic Hip Screw for unstable femoral neck fractures? A biomechanical investigation. Clin Biomech (Bristol, Avon), 24(1): 59-64.

第二十六节 老年髋部骨折的规范化资料收集

1. 详细规范的收集资料是开展高质量临床研究的前提
2. 资料收集的内容
3. 资料收集的规范与方法

老年髋部骨折是目前骨科医生面临的最严重公共卫生问题之一，我国的老年髋部骨折每年发生在百万例以上，数量巨大，病例资源丰富，在不少医院已经成为创伤骨科的主要工作内容之一。老年髋部骨折的治疗目标，可分为以下几个方面：①尽快恢复至骨折前的功能状态；②提高患者及其家庭的满意度；③降低并发症率、再入院率和死亡率；④为卫生保健系统提供最有效的服务；⑤防止再次骨折的发生。

一、详细规范的收集资料是开展高质量临床研究的前提

如何利用好我国巨大的病例资源，开展高质量的临床研究，为老年髋部骨折的治疗和预防，提供可靠的决策证据和具有说服力的结论，是摆在临床医生面前的迫切课题。老年髋部骨折的临床研究，可以概略的分为四个方面：治疗方法、预后效果、诊断技术、卫生经济。

提高临床研究的证据等级（表11-49，图11-189），需要从提高临床研究的各个环节着手。但现实工作中最迫切、最困难的，是临床原始资料的规范化收集。初始资料收集不全、不准确，后续的分析利用，无论采用何种统计方法处理，得出的结论均要大打折扣。

在临床研究设计方面，虽然前瞻性的大样本多中心RCT最有说服力，证据等级最高，但临床开展非常困难，需要大量的人力财力支持，混杂因素也不容易控制，这在需要进行外科手术的骨科，开展更为困难。

表11-49 临床研究的类型与证据等级

证据等级	研究类型	结果可靠性
Ⅰa级	收集所有质量可靠的RCT后，做出系统评价或Meta分析；大样本多中心RCT	可靠性最高
Ⅰb级	单个大样本的RCT	可靠性较高，建议使用
Ⅱ级	设有对照组但未使用随机方法分组的前瞻性队列研究	可靠性一般，可以采用
Ⅲa级	病例对照研究，前瞻性或回顾性	可靠性一般，可以采用
Ⅲb级	无对照组的描述性研究，病例报告/系列，前瞻性或回顾性	可靠性较差，可做参考
Ⅳ级	专家意见/编辑评论	可靠性差，仅供参考
Ⅴ级	动物实验/体外实验/细胞实验	可靠性最差，非体内研究，仅供参考

与药物的随机化试验相比，外科手术的随机化试验存在着特殊的困难：①手术治疗方式是不可逆的，而药物试验中对治疗不满意的志愿者有预先确定的退出机制。此外，参与药物试验的受试者有权随时退出研究，而不会受到任何影响。但由于手术无法逆转，参与手术试验的受试者退出免责条款变得毫无意义，这可能会增加而不是减少外科医生面临的伦理问题。②手术会带来直接的风险。外科医生对其患者负有法律责任，在患者、律师和

外科医生本人看来，手术治疗过程中出现的并发症和死亡通常都归咎于手术医生。任何失败更有可能被视为手术医生的责任，而不是所要对比的手术方法的问题。③外科手术需要技术培训，并且较内科药物管理涉及更多的临床经验。外科医生对所要对比的两种手术方法的技术水平通常并不一致，进而导致偏倚，而这种偏倚是不能通过盲法来进行控制的。这种系统性的偏倚通常有利于

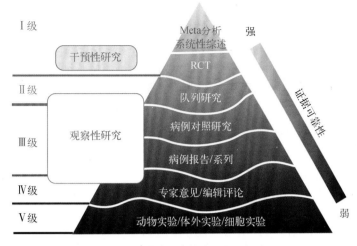

图11-189 临床研究的类型与证据等级

操作较简单和较广泛使用的方法。④外科医生通常对某种手术方法更熟悉、有个人偏好，或者可能主观上认为一种手术优于另一种手术。⑤手术切口疤痕的存在，使得通过盲法评估结果变得几乎不可能。

因此，外科手术随机试验不能在未经改变的情况下，简单地照搬药物临床试验作为模板。采用兼顾医生特长或偏爱的随机化研究方法，即只对患者进行随机化分组，而不是术者和手术方式。符合纳入标准的患者被随机分配到不同的治疗组，每个治疗组均根据他们的偏好或经验来进行手术。尽管该方法可以解决RCT研究的大部分问题，但在实践中并不简单，因为有些过程比其他方法更复杂、成本更高，并且该方法的使用可能会受到多种因素的限制。

前瞻性的队列研究和病例对照研究甚至病例系列报告，在临床工作中容易开展，虽然证据等级不高，但在目前的国际知名骨科杂志中发文量占比也在50%以上。这些临床研究特别强调资料收集要规范、详细、全面。

二、资料收集的内容

制定患者资料登记表格，采集患者骨折前、围手术期和出院后随访信息。患者的放射影像学资料存储于医院的PACS系统中，可以随时调用。

（1）术前资料包括：年龄，性别，体重指数（BMI，肥胖、正常、消瘦），配偶（有无）、整体健康状况（ASA分级，美国麻醉医师分级），内科疾病情况（统计11项内科合并症，包括糖尿病、充血性心衰、心律不齐、缺血性心脏病、高血压、既往脑血管意外、肾脏疾病、癌症、帕金森病、慢性阻塞性肺病、需要继续抗凝治疗的疾病，记录为：A组0～2个合并症，B组3个及以上合并症），Sernbo评分、内科疾病用药情况、营养状况（以血红蛋白90 g/L，白蛋白35 g/L为分界标准），智力情况（简表问答判断是否老年痴呆，如表11-50所示），基本

表11-50 快速判断老年人智力情况的四问题法

1. 您现在在哪？
2. 今年是哪一年？
3. 您多大年纪了？
4. 您的生日是哪天？
• 任何一个回答错误，即为老年痴呆
• 如有疑问，再增加一个问题，让患者倒数月份，连续三个正确者为正常

日常生活活动（BADL），行走活动能力（Parker-Palmer法），烟酒嗜好，跌倒资料（时间、地点、情境、内科疾病发作？），居住状况（与家人同住、独居、养老院），等等。

（2）围手术期资料包括：骨折类型（AO/OTA分类），骨质疏松程度（Singh指数），麻醉方式、入院至手术的时间间隔（术前等待时间、24小时内、48小时内、48小时后）、手术方法（内固定、关节置换）、手术时间长短、骨折复位质量、尖顶距（TAD）、围手术期失血（手术前后的血球压积变化，以Gross公式计算，包括显性失血和隐性失血），是否输血及输血量、术后并发症（包括肺部感染、泌尿系感染、心衰、心梗、肾衰、应激性溃疡、脑血管意外、脑梗、谵妄、深静脉血栓、应激性溃疡、压疮等。记录为：有、无），医疗花费、住院时间等。

（3）术后随访康复包括：骨折和器械的影像学测量（颈干角、股骨颈长度、拉力螺钉后退距离、钉尾突出高度、钉尖与皮质刺激等）、内固定失败（切出、骨折不愈合、断裂等）、翻修手术、患者下地负重时间、步态、生活自理能力、行走功能、髋股部疼痛不适、二次骨折、死亡率、再入院率等。

需特别注意，我国65岁及以上老年人的智力障碍（老年痴呆）发病率约为13%，有报道在老年髋部骨折患者更是超过35%。因为这类患者不能配合康复，许多临床报告在介绍纳入标准时，均剔除了这类患者。

三、资料收集的规范与方法

为了比较老年髋部骨折各种治疗方法、治疗模式的优缺点，需要确立应该测量哪些参数指标，如何测量这些指标。只有确立了统一的临床结局参数（outcome parameters）和测量方法（assessment tools），这些临床研究的结果才有相互比较的基础，得出的优劣等级才有说服力和可信性。

2011年8月，一批著名的国际老年髋部骨折治疗专家，召开了一个2天的面对面的讨论会，最后筛选了12个指标，包括：死亡率、住院时间、术前等待时间、并发症、再入院率、活动能力、生活质量、疼痛、日常生活能力、用药情况、居住地点、花费。专家认为，患者满意度虽然很重要，但主观性太强，而跌倒次数这一指标，很难用适当的工具来准确测定，因此目前不建议使用这两个指标。专家们也一并给出了各个指标的测量工具方法和测量时间点（表11-51）。测量时间节点分别为：入院时、出院时、入院后30天（因为月份的天数不等）、入院后90天、入院后1年。

（1）死亡率：是最重要的测量指标。发生老年髋部骨折的患者，死亡率较没有骨折的同年龄配对者为高。需注意，以前采用的住院死亡率（in-hospital mortality），很难在不同的医院和国家间进行比较，因为住院时间的长短不一。为了准确地评判患者死亡率，建议采用入院后"30天死亡率（30-day mortality）"作为短期指标，采用入院后"一年死亡率"作为长期的测量指标。

（2）住院时间：绝大多数的卫生保健系统要求患者在急诊医院的住院时间大幅度降低。住院时间在不同的卫生保健系统间（如国家之间）没有可比性，因为公众的期望、文化和价值观等均不同。住院时间的长短与医疗花费有直接关系，政府卫生保健体系和医疗保险系统（付费方）极其关注，也能反映一个医院的出院流程是否通畅。住院时间的计算

表 11-51　评定功能效果的参数、测量工具及测量时间点

功能效果参数	测量工具	测量时间节点				
		入院时	出院时	入院后30天	入院后90天	入院后1年
死亡率	计算死亡率			√		√
住院时间	以午夜12点为分界		√			
术前等待时间	自入院至送达手术室（小时）		√			
并发症： 　内科并发症 　外科并发症		 √ √		 √ √		 √
再入院率： 　内科原因 　外科原因	计算因并发症导致的再入院率			 √ √	 √	 √
活动能力	Parker活动能力评分 TUG站起行走时间	√			√ √	√ √
生活质量	EQ-5D	√			√	√
疼痛	语言评分系统	√			√	
日常生活能力	Barthel指数	√	√		√	
用药情况 　不良用药 　抗骨质疏松药	 有并发症的药物副反应 服药记录单	 √	 √ √	 √	 √	 √
居住地点	生活地点	√			√	√
花费			√			
患者满意度	目前缺乏合适的测量工具					
跌倒次数	目前缺乏合适的测量工具					

节点是午夜12点。然而，在我国，住院时间的长短，不仅仅是由患者的医疗是否结束来决定的，患方有各种理由延误或拒绝出院，如回家没人照顾、找不到康复医院、找不到养老院、住院的性价比最高，等等。

（3）术前等待时间：缩短术前等待时间是降低老年髋部骨折患者的并发症和死亡率的主要措施。有证据表明，48小时内完成手术能降低严重并发症的发生率，甚至24小时内完成手术能进一步降低轻微并发症的发生率。缩短等待时间，需要多学科共同协作。建议采用从患者急诊入院至送达手术室的时间间隔，不采用从骨折至手术的时间间隔，因为骨折的发生时间通常难以准确描述，这在智力障碍或独居的老年人更为困难。

（4）并发症：报告并发症是考核医疗质量和医疗安全的重要指标。针对老年髋部骨折患者，国际专家们认为有必要对各种并发症进行一个明确的定义。但将并发症按严重程度再分为严重并发症和轻微并发症，则太过复杂，也容易主观。内科并发症（表11-52）评估的时间点是患者出院时，即为住院并发症，以及入院30天后并发症。外科手术并发症（表11-53）的评估时间节点是出院时、入院30天、入院后1年后。

（5）再入院率：患者的再入院率广泛用于评价医疗质量和花费-效益状况。再入院给患者增加了额外的负担。国外有报道老年髋部骨折在出院后30天的再入院率为18.3%，一年的再入院率为32%。再入院率应该计算患者在任何一家医院的住院情况，而不仅仅是第一次住院的医院，这需要从患者的基层医生（如家庭医生、社区全科医生）、医院资料信息系统或保险报销系统中获取。内科疾病的再入院率，统计到第一次入院后30天和90天。外科疾病的再入院率，统计到第一次入院后的30天、90天、1年。

表 11-52 内科并发症的定义

内科并发症	定 义 描 述
心脏并发症	任何影响患者诊断或治疗的心脏问题
脑部并发症	任何影响患者诊断或治疗的脑部问题
血栓-栓塞性并发症	任何影响患者诊断或治疗的血栓-栓塞性问题
肺部并发症	任何影响患者诊断或治疗的肺部问题
肾脏并发症	血清肌酐浓度增加超过3倍，或血清肌酐≥4 mg/dL且急性升高>0.5 mg/dL，或尿量<0.3 mL/(Kg·h)×24小时，或无尿>12小时
泌尿道感染	任何影响患者治疗或处理的泌尿系感染
谵妄	符合CAM评分，或住院期间的任何时间的临床诊断
压疮	任何新的压疮（1～4期）
消化道并发症	任何影响患者治疗或处理的消化道问题
药物不良反应	药物在正常剂量和正常使用下出现的需要临床干预的不良反应
继发骨折	与第一次骨折无关的新发的需要治疗的骨折

表 11-53 外科并发症的定义

外科并发症	定 义 描 述
手术部位感染	需要额外手术或再次入院的任何类型的手术部位感染
手术并发症	需要外科手术处理或再次入院的任何类型的手术并发症，包括假体周围骨折

(6) 活动能力：老年人的运动功能状态与其生活质量和护理花费有直接关系。采用Parker活动能力评分（Parker mobility score，也称新活动能力评分），首先在患者入院时，询问其骨折前的活动能力，以后在出院随访中继续评估，包括90天和1年。该评分法是询问患者或其家属的主观评估。更准确的方法是采用"TUG试验（站起行走计时法）"，该方法简单（仅需一把椅子和计时器），推荐在入院后90天和入院后1年的随访中使用。

(7) 生活质量：生活质量评估能更全面的判断骨质疏松骨折对老年人的影响。推荐采用EQ-5D（欧洲五维健康指数量表）进行老年人的生活质量评定，轻度或中度智力障碍者也有较好的信度，但在严重智力障碍的老年人，非常困难。EQ-5D的描述性部分重复性较好，但视觉模拟部分则较困难。建议在患者入院时即进行测得，确定骨折前的生活质量，再在入院后90天和1年测量，用于评价骨折及其治疗方法对生活质量的影响。

(8) 疼痛：EQ-5D中含有疼痛的评估内容，但视觉模拟法对智力障碍者很难评估。除了全身的疼痛症状外，应该更关注骨折部位是否有疼痛。对智力障碍者，建议采用口语等级评定法，应该在术后第2天评定，或对保守治疗者在入院后第2天、入院后90天、入院后1年的时间点进行评定。

(9) 日常生活能力：日常生活活动能力在老年人是非常重要的指标，其功能下降将导致患者失去独立生活能力、住院时间延长、需住护理院、甚至死亡。追求恢复到骨折前的健康和功能状态，是老年髋部骨折治疗的主要目标之一。因此，连续评估患者的日常生活活动能力，对监测其功能是改善了还是恶化了非常有用。

有三种评分量表最常使用，即Katz评分、Bathel指数、FIM（独立功能测定）。Bathel指数可能更适用于老年人。在入院时评定一次，用于评估骨折前的日常生活活动能力。出院时再评定一次。随访中应在入院后90天和入院后1年各评定一次。

(10) 用药情况：包括不合理用药和抗骨质疏松治疗药物。药物相关问题和药物毒性效应对老年人有严重的医疗影响，而且造成卫生保健系统的高额花费。美国的统计发现，在能够活动的老年人，35%经历过药物不良反应，其中29%需要医疗服务。在2000年，美国统计因用药问题导致的死亡为10万6千人，导致的花费为850亿美元。建议记录患者的药物不良反应，用来评估不合理用药。

骨质疏松治疗：骨质疏松的病理生理学已经基本研究清楚了，骨质疏松可治可防。但仍有许多老年人在发生髋部骨折之后，仍没有得到足够的治疗。抗骨质疏松治疗能够降低骨折的风险，但抗骨质疏松治疗的患者临床依从性较差。建议在患者入院时就对其进行是否抗骨质疏松治疗的调查，出院时和随访中也应调查。

(11) 居住地点：鉴于降低住院时间的要求，许多老年人出院后需住在老年护理院。采用骨折前后的生活状态（living status）比较，对反映治疗模式的优劣有一定的帮助（表11-54）。建议骨折后在90天和1年随访中询问评估。随着高龄老人的增多，澳大利亚Wu等（2022）提出，对骨折入院前居住在自己家里的患者，采用术后30天和90天的"回家生活天数"（days alive and at home），作为评估指标。在作者研究的825例患者中，30天内回家生活的中位数是2天，374例（共797人，47%）在术后30天尚不能回家；90天内的回家生活中位数是54天，274例（共788，35%）在术后90天不能回家。

表11-54　患者骨折前后的生活状态评估

生活状态	定　义
自己家里	患者骨折后返回、居住在自己家里，即使需要一些新的帮助
养老院	患者骨折后居住在养老院，需要药物的帮助，但很少需要日常生活活动的辅助
高级护理院	患者骨折后居住在具有良好护理设施的高级护理院，需要药物、日常生活辅助和医疗照顾

(12) 花费：新的治疗方法，必须从经济学角度考察其花费和临床价值。花费-效益分析（cost-effect analysis）是一种能帮助医疗决策的卫生经济学工具。老年髋部骨折的花费包含急诊住院、后续照顾（康复、对个人及家庭成员日常生活的影响）。髋部骨折是卫生保健系统的巨大负担，美国每年在髋部骨折的花费约108亿美元，欧洲约360亿欧元。建议通过急诊住院费用进行不同医疗模式的比较，但对出院后的花费，计算口径差别很大，没有可比性。

(13) 患者满意度：测量和分析患者满意度对提高医疗复位质量非常重要。就某个个体而言，改进满意度能显著提高患者的依从性。虽然有许多满意度调查表，但没有针对外科手术而设计的调查表，现有的方法也没有在外科临床中进行信度检验。鉴于目前没有合适的经过检验的调查表，专家组不建议在老年髋部骨折患者中进行满意度调查。

(14) 跌倒次数：跌倒在老年人中很常见。统计发现，34%的社区生活老年人每年至少跌倒一次，老年护理院的跌倒发生率高达43%。意外损害是老年人的第五位致死原因，这其中的2/3是跌倒。在60岁以上的老年人中，约6%的跌倒将造成骨折。统计跌倒次数通常采用询问患者的方法，并不准确，一是可能有遗忘，二是在智力障碍的老年人中难以使用。针对某个老年人个体，可采用跌倒日记的方法来估计跌倒的风险。明显跌倒而造成骨折者，应记录在并发症里（再次骨折）。

（张世民　芮云峰）

参考文献

1. Bryant D M, Sanders D W, Coles C P, et al., 2009. Selection of outcome measures for patients with hip fracture. J Orthop Trauma, 23: 434-441.
2. Hoang-Kim A, Schemitsch E, Bhandari M, et al., 2011. Outcome assessment in hip fracture: Evaluation of the practicality of commonly-used outcomes in hip fracture studies. Arch Orthop Trauma Surg, 131(12): 1687-1695.
3. Liem IS, Kammerlander C, Suhm N, et al., 2013. Identifying a standard set of outcome parameters for the evaluation of orthogeriatric co-management for hip fractures. Injury, 44(11): 1403-1412.
4. Marmor M, Guenthner G, Rezaei A, et al., 2021. Reporting on quality of reduction and fixation of intertrochanteric fractures-A systematic review. Injury, 52(3): 324-329.
5. Parker M J, Palmer C R, 1993. A new mobility score for predicting mortality after hip fracture. J Bone Joint Surg Br, 75: 797-798.
6. Wu A, Fahey M T, Cui D, et al., 2022. An evaluation of the outcome metric 'days alive and at home' in older patients after hip fracture surgery. Anaesthesia, 77(8): 901-909.

第二十七节　老年髋部骨折的文献综述与Meta分析

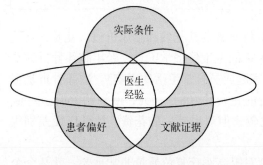

图11-190　在当前的循证医学实践中，做出良好的临床医疗决策需考虑四个方面的内容

在现今循证医学（evidence-based medicine，EBM）或循证骨科学（evidence-based orthopedics，EBO）的大数据时代，临床医疗决策（clinical decision-making）往往涉及医生的个人经验、患者的感受与社会价值观，以及所能获取的最佳医学证据（图11-190）。随着医学科技突飞猛进的发展，各种临床研究层出不穷，既有"经典的"方法，又有"创新的"技术，产生的医学文献也浩如烟海。在临床医生的终身实践与学习中，会不断地接触到有关某个感兴趣专题（如老年髋部骨折）的大量文献。从严格的科学逻辑上看，这些原始的临床研究均可能存在各式各样、或多或少的缺陷，结论也可能各不相同，致使临床医生常感困惑，无所适从。

大量的原始研究文献，需要一种系统的方法来进行数据合成和统计分析。为了促进知识的传播和利用，叙述性综述、系统性综述和Meta分析等文献处理方法，就成为总结某个特定专题相关证据必不可少的工具。可以说，综合现有的数据以"做出最佳循证决策"的最有效方法，是进行系统评价和Meta分析。

一、医学综述的类型

对原始医学文献进行归纳整理、分析综合、提炼升华，可以形成更为简明扼要的二次文献，即文献综述，方便读者快速了解这一专题的最新进展（表11-55）。

表11-55　描述性综述与系统性综述的对比

特　点	叙述性综述	系统性综述
研究问题	比较宽泛的主题	聚焦于一个具体的、定义明确的问题，探究较大主题下的一个具体方面
文献检索	检索不彻底，不能保证检索到所有的文献，选择性偏倚较大	基于严格的检索策略，试图检索到所有已发表的文献，选择性偏倚较小
研究的选择	不需要解释文献的纳入/排除标准	根据明确的纳入/排除标准，严格筛选、评价原始文献
纳入文献的质量评估	文献质量通常不做评估	利用已知的量表、工具或指南，系统评价所有纳入研究的文献质量及其异质性
解释和结论	部分基于所收集的文献，部分基于作者自己的直觉/观点/经验，结论通常比较主观	仅基于所收集的文献数据资料，可重复性高，结论通常比较客观
统计学数据整合	无，仅定性描述	有，定量分析
最适合领域	新生的领域，文献量尚较少。介绍新知识、新技术和新进展，起到推广普及作用	成熟的领域，已有大量文献。介绍对比性研究的结果，回答孰优孰劣问题
关注重点	该专业领域的专家观点和重点文章	高等级证据文献，特别是随机化临床试验
撰写者	多为该领域的学术专家、研究生等，可以撰写得很快	需经特别学习与培训，必须经过既定的程序

有两种综述类型：①叙述性综述（narrative review），撰写者通常是该专题的专家或研究生，根据自身的经验和兴趣，收集最新的文献（一般要求5年甚至3年内），归纳出最新的观点和技术方法，通过分析提炼出自己的建议。叙述性综述对读者快速了解新颖领域的研究进展非常有帮助，能方便快捷地站在该研究领域的最前沿。②系统性综述（systemic review）也叫系统性评价，是针对已有的大量文献，遵循标准的方法学策略（如PICO原则）和流程，通过检索和筛选文献，提取数据进行分析，目的是回答两种方法孰优孰劣的比较问题。Cochrane 图书馆提出开展系统综述的四要素原则（图11-191）：纳入研究的人群（如≥65岁的股骨转子间骨折）（popultation）、干预方法（如头髓钉）（intervention）、对照方法（如髓外钢板）（control）、结局指标（如死亡率、并发症率、翻修再手术率、骨折不愈合率等）（outcome）。后来扩展为PICOT，增加了时间要素，即文献收集的时间区间。

二、进行Meta分析的理由

在临床医学研究中，如针对某个临床问题进行两种药物（或器械）的疗效对比，多篇研究都得出了如下三种结论：A药优于B药，A药等效于B药，A药非劣效于B药。这里可以看出A药是有效的，但是否确切优于B药，证据尚不充分。

开展Meta分析，有助于回答这类问题，包括以下三种情况：①A药与B药的临床结

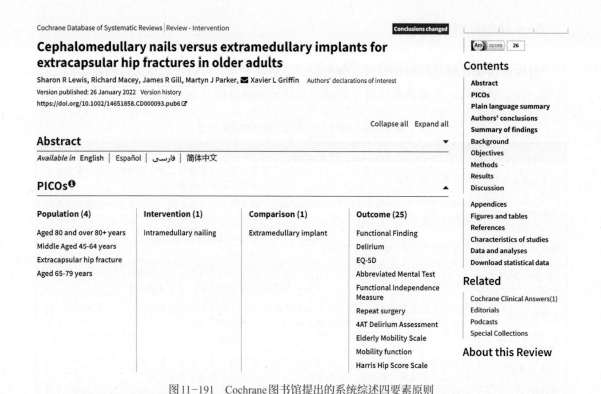

Cochrane Database of Systematic Reviews | Review - Intervention

Conclusions changed

Cephalomedullary nails versus extramedullary implants for extracapsular hip fractures in older adults

Sharon R Lewis, Richard Macey, James R Gill, Martyn J Parker, ✉ Xavier L Griffin   Authors' declarations of interest
Version published: 26 January 2022   Version history
https://doi.org/10.1002/14651858.CD000093.pub6

Am score 26

Collapse all   Expand all

Contents

Abstract ▼

Available in English | Español | فارسی | 简体中文

PICOs ❶ ▲

Population (4)	Intervention (1)	Comparison (1)	Outcome (25)
Aged 80 and over 80+ years	Intramedullary nailing	Extramedullary implant	Functional Finding
Middle Aged 45-64 years			Delirium
Extracapsular hip fracture			EQ-5D
Aged 65-79 years			Abbreviated Mental Test
			Functional Independence Measure
			Repeat surgery
			4AT Delirium Assessment
			Elderly Mobility Scale
			Mobility function
			Harris Hip Score Scale

图11-191　Cochrane图书馆提出的系统综述四要素原则

果，在文献中有矛盾，有的有统计学意义，有的无统计学意义，此时为解决矛盾的结果，可以借助Meta分析来回答；②文献中的临床结果是一致的，但仍需要进一步准确地估计其效应量（effect size），以及研究一致性的稳健性，也可以通过Meta分析来回答；③对现有临床问题已进行过Meta分析，但随着新研究、新文献的出现，需要对原有的Meta分析进行更新，重新加入数据后再次进行Meta分析，以得出更加确切的结论。

　　在老年髋部骨折的诊疗中，有大量的临床问题需要通过对比研究予以回答，如入院后早期手术（如24/36/48小时内）是否有益（死亡率低，并发症少，功能恢复好）？局部神经阻滞麻醉（如髂筋膜阻滞）是否有益？PFNA与InterTAN、Gamma-3、TFNA哪个最优？如何排序？术后早期下地（24/36/48小时内）是否有益？术前牵引是否有益？等等问题，均需要Meta分析的方法，综合大数据资料才能回答。

三、Meta分析的基本知识与类型

　　早在20世纪80年代，David Sackett就提出，系统地收集、筛选、分析某个专题的相关文献，经过"严格评价"（critical appraisal），为临床治疗、诊断、预后及其他卫生健康问题提供"现有的最佳证据"。20世纪90年代，Gordon Guyatt提出了"循证医学"（evidence based medicine）的概念，突出"遵循最佳证据"治疗疾病的理念。而统计学上的Meta分析方法（meta analysis），在1976年Gene Glass就已经提出。

　　Meta分析是在开展系统评价的基础上，进一步运用定量统计的方法，汇总多个原始文献结果，是系统性评价的统计学延伸。Meta分析有十多种类型，常用者如下。

（1）常规Meta分析：这种Meta分析以合并随机对照试验、非随机对照试验、队列研究、病例对照研究等文献报告的数据并进行分析。这类Meta分析的方法最成熟，容易开展，发文量也最多。

（2）个体患者数据Meta分析（individual patient data meta analysis）：个体患者数据Meta分析被称为系统综述的金标准。它不是利用已经发表的文献中的数据进行Meta分析，而是从原始研究的作者处，获取每个病例的原始数据，再对这些数据进行新的综合和Meta分析。这种方法并非一般研究者可以开展，适合于具有一定知名度的学科带头人领衔完成。

（3）单组率及累积性Meta分析（cumulative/sequential meta analysis）：单组率Meta分析是，是一种只有一组人群的总人数和事件发生人数的计数资料，通过校正相关因素，得到汇总率及其95%CI。累积性Meta分析是将各个纳入的研究文献，按照一定的次序（如发表时间、样本量、研究质量评分等），序贯地添加到一起，进行多次的Meta分析。每有一个新的研究纳入，就进行一次Meta分析，这样可以反映研究结果的动态变化趋势，评估单个研究对综合结果的影响。

（4）网状Meta分析（network meta analysis）：若有一系列髓内钉可以治疗股骨转子间骨折，但在某几种髓内钉之间，没有或很少有互相比较的文献，在这种情况下就需要间接比较。网状Meta分析主要是通过间接比较，对处于同一个证据体系的所有干预措施同时进行综合评价并排序（图11-192）。

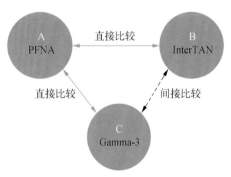

图11-192　网状Meta分析示意图

通过A与B、A与C的直接比较，推论B与C的间接关系，即可将ABC三种方法的优劣由高到低进行排队

（5）贝叶斯Meta分析（Bayesian meta analysis）：采用贝叶斯原理对多个同类研究结果进行合并汇总的统计分析体系，此方法是随着计算方法的发展，具备处理复杂模型及解决传统方法无法解决问题的能力，可以采用Stata、WinBUGS软件或R软件对常见数据、复杂数据进行贝叶斯Meta分析，可分为以下类别：两分类数据的贝叶斯Meta分析、连续型数据的贝叶斯Meta分析、有序分类数据的贝叶斯Meta分析、单个率的贝叶斯Meta分析、贝叶斯网络Meta分析。

四、系统评价的开展

开展系统评价和Meta分析，国际上有固定的程序标准和指南。通常有以下6个步骤：①提出恰当明确的研究问题，推荐采用PICO规则。②建立文献纳入标准，包括文献类型（RCT、队列研究、病例组等）、发表年份、发表语言等。③构建检索策略，使用恰当的检索主题词，在3个或以上的数据库中检索，确保相关的文献均能收集到。咨询专业的图书馆员对检索策略的制定和实施非常有帮助。④文献的筛选、选择和数据提取，一般由两位人员独立地对检索出的文献标题和摘要进行阅读审查，根据所确定的纳入标准来判断是否纳入研究（图11-193）。数据提取多采用标准化的电子数据表格（如在Excel中构建

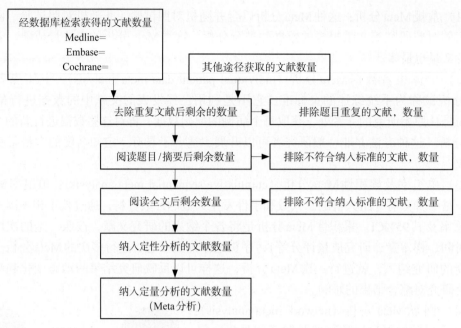

图11-193 文献处理流程图，包括检索、筛选、排除、最终纳入Meta分析

数据表格），系统地组织和提取数据，如发表年份、作者、样本量、研究设计类型、结果等。⑤文献质量评估，即对文献的研究设计、实施和方法进行考察，以评估其产生系统误差和偏倚的程度。影响研究质量的偏倚主要产生在四个阶段：选择、实施、测量和失访。有许多质量评估量表可以使用，如CONSORT声明、GRADE方法、Cochrane-ROB工具、MINORS问卷、Newcastle-Ottawa Scale Score等。⑥数据分析和结果解释，采用描述性表格对每一个文献的特征进行全面总结，包含作者、发表年份、研究方法、偏倚、质量评估、治疗组和对照组的患者总数、结果信息等。这种表格往往能提供足够的信息，以确定是否可以从统计学上合并数据进行Meta分析，即形成更高水平的证据。在解释系统评价的结果时，应在总结和分析纳入文献的基础上，进行仔细的推断结论，并指出其优势和局限性。

比如股骨转子下骨折的内固定手术以髓内钉为金标准，但是否对骨折进行捆扎，临床上仍存在很大的争议。Hoskins等（2022）对此进行了系统回顾，其收集的文献指标（列表）包括：文献作者、发表年份、研究设计类型（回顾性）、文献等级、平均年龄、病例数（捆扎例数、不捆扎例数）、骨折分类、损伤能量（高能损伤比例）、髓内钉的类型、长度与直径、捆扎类型（钛缆或钢丝）、捆扎数量（几道钢丝）、施行切开复位但不捆扎的比例、再次手术的例数（包括全部原因）、骨折愈合并发症及失败（股骨头切出、骨折不愈合、断钉）在捆扎组和不捆扎组的例数、骨折愈合时间等。最后纳入了18篇文献（全部为回顾性），378个病例使用了捆扎，911个病例没有捆扎，经随机效应模型分析，作者得出结论，在股骨转子下骨折的髓内钉手术中，捆扎与不捆扎在并发症风险（再次手术、骨折不愈合、固定失败、内植物断裂）和骨折愈合时间上，均没有统计学差异。捆扎的优点是能显著提高骨折的复位质量，且多用在高能量损伤中。作者也指出，由于发生不良事件的例数较少，在某些类型的骨折中采用捆扎的方法，仍有较好的临床价值。

五、Meta 分析的开展

进行Meta分析，程序与系统评价基本相同，仅是在最后增加统计学分析。有许多软件可以进行Meta分析的统计学处理（如Review Manager、Revman、Stata、R、CMA等）。

Meta分析的内容包括：①文献的异质性分析及多个独立研究的统计量一致性检验；②合并效应值计算及其检验。

异质性检验是Meta分析的重要环节。异质性通过 I^2 统计学评价，25%为低，50%为中，75%为高。当 I^2 检验的 $P \le 50\%$ 时，说明多个文献资料的异质性低，各独立研究结果的一致性较好，文献具有同质性，可以采用固定效应模型的方法计算；否则采用随机效应模型的方法，以避免高估研究结果。

计算统计效应值（表11-56），如用于分类变量资料的率的比较（RR、OR），用于连续变量资料的均数比较（SMD、RD）等，形成统计学森林图（图11-194～图11-196）。森林图直观地将每篇纳入的文献显示为一个正方形，正方形的大小代表其样本量，其线条的中间是效应值大小，线条的两端代表置信区间的上限和下限。图的右侧部分（>0）表示有利于对照组（比较组），左侧部分（<0）则有利于治疗组（干预组）。底部的大菱形代表了所有独立研究的汇集效应。由于图表的左侧倾向于干预的方法，研究人员希望看到<0的菱形或集合效应，以表明采取的干预方法更有效。

对合并效应值进行假设检验，以检验多个同类文献研究的合并效应值是否具有统计学意义。常用方法如下：① z（或 u）检验：若 $P \le 0.05$，多个研究的合并统计量具有统计学

表11-56 Meta分析中常用的几个效应尺度指标

	指 标	解 释
分类变量，计数资料	比值比，比数比，优势比（odds ratio，OR）	是测量疾病与暴露联系强度的一个重要指标。是某组中某事件的比值与另一组内该事件的比值之比。OR=1表示比较的两组间没有差异。当研究结局为不利事件时，OR<1表示暴露可能会降低结局风险。
	相对危险度（relative risk，risk ratio，RR）	为两组的事件率之比，是反映暴露（干预）与事件关联度的最有用的指标。RR=1表示比较的两组间没有差异。当研究结局为不利事件时，RR<1表示干预可降低结局风险。需要注意的是，只有队列研究和随机对照试验结果可以直接获得相对危险度。
	危险差（risk difference，RD），也称归因危险度（attributable risk，AR）、绝对风险差（absolute risk difference，ARD）、绝对风险降低率（absolute risk reduction，ARR）	是指干预（暴露）组和对照组结局事件发生概率的绝对差值。反映了暴露（干预）组中净由暴露（干预）因素所致的发病水平（从暴露组角度考虑）。RD=0表示比较的两组间没有差异。当研究结局为不利事件时，RD<0表示干预可降低结局风险。通常只有队列研究和随机对照试验结果可以计算RD。
连续变量，计量资料	标准化均数差（standardized mean difference，SMD）	为两组估计均数值除以平均标准差而得。由于消除了量纲的影响，因而结果可以被合并。
	加权均数差（weighted mean difference，WMD）	用于Meta分析中所有研究具有相同连续性结局变量（如体重）和测量单位时。计算WMD时，需要知道每个原始研究的均数、标准差和样本量。每个原始研究均数差的权重（例如每个研究对Meta分析合并统计量的影响大小）由其效应估计的精确性决定。

意义；②置信区间法：当试验效应指标为RR、OR时，其95%可信区间若不包含1，等价于P<0.05，即差异有统计学意义。③当试验效应指标为SMD、RD时，其95%可信区间若不包含0，等价于P<0.05，即差异有统计学意义。

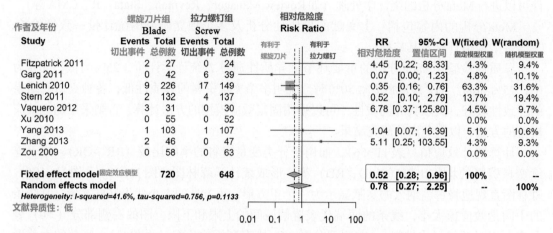

图11-194　计数资料的Meta分析森林图（Li et al., 2015）

螺旋刀片与拉力螺钉的股骨头切出事件比较，文献异质性低，采用固定效应模型计算，相对危险度为0.52，95%CI为0.28～0.96，差异具有统计学意义（P=0.036），说明螺旋刀片的切出发生率低于拉力螺钉

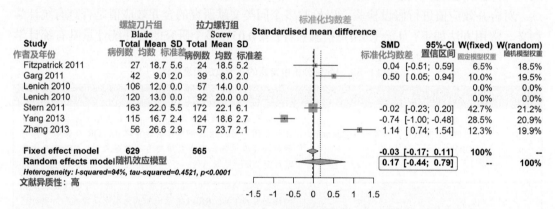

图11-195　计量资料的Meta分析森林图（Li et al., 2015）

螺旋刀片与拉力螺钉的尖顶距（TAD）比较，文献异质性高，采用随机效应模型计算，标准化均数差为0.17，95%CI为-0.44～0.79，差异无统计学意义（P=0.58），说明螺旋刀片与拉力螺钉的尖顶距相似

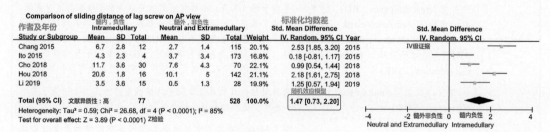

图11-196　计量资料的Meta分析森林图（Lim, 2021）

比较正位图像上不同皮质对位（负性 vs.非负性）的拉力螺钉滑动距离，纳入的文献均为IV级证据，异质性高，采用随机效应模型计算，标准化均数差为1.47，95%CI为0.73～2.20，经z检验，差异有极显著的统计学意义（P<0.000 1），说明正位的非负性皮质支撑能显著减少拉力螺钉的滑动后退

六、Meta分析的效用及局限性

Meta分析具有如下功能：①实现定量综合；②对同一主题，提供系统的可重复的综合方法；③通过对同一主题多个小样本研究结果的综合，提高统计效能；④解决研究结果的不一致性问题，改善效应估计值；⑤回答各项原始研究未能回答的问题；⑥探究现有文献发表偏倚的程度；⑦提出新的课题，为进一步研究指明方向。

理论上，Meta分析属于证据等级最高的研究设计，但在实际上却并非如此。在骨科领域，Meta分析的最大局限，就是纳入的原始研究的质量不高。任何种类的Meta分析，最高也仅能达到被其纳入的原始研究的质量水平（any meta-analytic study is only as good as the trials it is composed of）。Meta分析的结论是否有意义，取决于纳入的原始文献的质量。仅纳入高质量随机对照试验（RCT）的Meta分析，被视为循证医学的最高级别证据。然而，在骨科领域，由于外科手术随机化研究文献很少，许多骨科的Meta分析文章，并没有得出明确的孰优孰劣的结论。

当原始研究质量不高时，Meta分析可能并无意义，合并数据还会遭受"垃圾进、垃圾出"的质疑。原始文献的质量是系统综述的保证，对存在严重偏倚风险的原始文献进行Meta分析，可能产生严重误导，产生"错误"的结果。对于原始质量欠佳、证据等级不高的文献，应充分认识其局限性，辩证对待，并有针对性地开展高质量的临床研究，完善和丰富证据资源。

在文献查找、选择、数据提取和统计分析的过程中，如果处理不当，还会引入新的偏倚，导致合并后的结果歪曲了真实的情况，如存在发表偏倚（publication bias）：即具有统计学显著性意义的研究结果，较无显著性意义和无效的结果被杂志发表的可能性更大。其他尚包括语言偏倚、地域偏倚等。Meta分析需至少包括10项文献时才进行发表偏倚检验。2022年Papakostidis和Giannoudis在*Injury*发表编辑评论，总结了开展Meta分析的陷阱。

七、老年髋部骨折的Meta分析

由于系统综述和Meta分析的证据等级高，其结论常常被作为临床指南和专家共识的参考依据。临床医生在撰写科研论文时，也更愿意引用这类文献作为背景知识介绍，如2004年Bhandari等总结发现，在骨科领域，系统综述文章的平均引用率，超过描述性综述2倍以上（13.8 vs. 6，$P=0.008$）。Manta等（2018）发现，骨科领域发表的Meta分析类文献，在2005至2014的10年间增加了10倍。

笔者在2022年5月用"hip fracture"在Pubmed上检索，从2001至2022年共有36 000篇文献（增加China，有3 000余篇）。再用"hip fracture meta analysis"检索，同期有近1 200余篇文献（增加China，有近400篇）。这些Meta分析的内容，涉及髋部骨折的方方面面，其中2019年、2020年和2021年分别达146、161和188篇，我国学者在老年髋部骨折方面发表的Meta分析文献，占比在30%左右。

在Cochrane library图书馆（https://www.cochranelibrary.com）中检索关键词"hip fracture"，共有38篇Meta分析文献（Cochrane Database of Systematic Reviews）。

加拿大McMaster大学骨科及临床流行病学与生物统计研究室的Mohit Bhandari等，发表了150多篇系统综述和Meta分析的高质量文献，其中包含不少创伤骨科的内容，为国际骨科界的指南和共识制订提供了有力的参考。英国彼得伯勒和斯坦福德医院骨科的Martyn J Parker等，在Cochrane网站建立老年髋部骨折数据库，收集资料，序贯加入，并定期汇总分析，发表了50多篇高质量的系统综述和Meta分析文献，对老年髋部骨折的指南制订起到了关键作用，其最近更新发布于2022年。

（张世民　亓一鸣　艾自胜）

参考文献

1. Bhandari M, Montori V M, Devereaux P J, et al., 2004. Doubling the impact: publication of systematic review articles in orthopaedic journals. J Bone Joint Surg Am, 86(5): 1012-1016.
2. Guay J, Parker M J, Gajendragadkar P R, et al., 2016. Anaesthesia for hip fracture surgery in adults. Cochrane Database Syst Rev, 2(2): CD000521.
3. Hoskins W, McDonald L, Spelman T, et al., 2022. Subtrochanteric femur fractures treated with femoral nail: the effect of cerclage wire augmentation on complications, fracture union, and reduction: a systematic review and meta-analysis of comparative studies. J Orthop Trauma, 36(4): e142-e151.
4. Lefaivre K A, Slobogean G P, 2013. Understanding systematic reviews and meta-analyses in orthopaedics. J Am Acad Orthop Surg, 21(4): 245-255.
5. Lewis S R, Macey R, Lewis J, et al., 2022. Surgical interventions for treating extracapsular hip fractures in older adults: a network meta-analysis. Cochrane Database Syst Rev, 2(2): CD013405.
6. Li S, Chang S M, Niu W X, et al., 2015. Comparison of tip apex distance and cut-out complications between helical blades and lag screws in intertrochanteric fractures among the elderly: a meta-analysis. J Orthop Sci, 20(6): 1062-1069.
7. Lim E J, Sakong S, Son W S, et al., 2021. Comparison of sliding distance of lag screw and nonunion rate according to anteromedial cortical support in intertrochanteric fracture fixation: A systematic review and meta-analysis. Injury, 52(10): 2787-2794.
8. Manta A, Opingari E, Saleh A H, et al., 2018. A systematic review of meta-analyses in orthopaedic surgery between 2000 and 2016. Bone Joint J, 100-B(10): 1270-1274.
9. Musahl V, Karlsson J, Hirschmann M T, et al., 2020. 骨科临床研究方法手册. 付维力, 李箭, 周宗科, 译. 北京: 科学出版社.
10. Papakostidis C, Giannoudis P V, 2022. Systematic reviews and meta-analyses: What are the common pitfalls? Injury, 53(4): 1301-1304.
11. Queally J M, Harris E, Handoll H H, et al., 2014. Intramedullary nails for extracapsular hip fractures in adults. Cochrane Database Syst Rev, 12(9): CD004961.

第二十八节　股骨转子间骨折十年文献（2012～2021）的可视化计量学研究

1. 资料与方法
2. 结果
3. 讨论

股骨转子间骨折约占髋部骨折的50%，对老年人危害极大。随着我国迈入老龄化社会，股骨转子间骨折的发病率逐渐升高，成为严重的社会公共卫生问题。随着治疗理念和内固定器械不断改良和进步，越来越多的骨科医生采用手术的方法治疗股骨转子间骨折，取得了较好的效果。

　　文献计量学研究能够以正式发表的期刊数据为载体，分析热点趋势，可为临床工作提供方向性指导。本文通过VOSviewer软件对Web of Science数据库近十年刊录的股骨转子间骨折文献进行可视化计量学分析。

一、资料与方法

　　检索数据库web of science-SCI数据库核心合集，检索关键词为"intertrochanteric fracture"，语言限定为英文，检索时间跨度为2012年1月1日至2021年12月31日，检索结果导出为全记录及引用的参考文献的txt文件。

　　纳入标准为原著研究。排除标准：会议摘要、综述、通信、会议论文、社论材料、研究笔记、勘误。提取分析指标为文献的发表期刊、国家/地区、文章作者、研究机构、发表年限、被引用及关键词等。

　　数据经Microsoft Excel 2013、Web Of Science（WOS）及www.bibliometric.com进行统计分析。文献可视化分析采用VOSViewer软件（版本号：1.6.17，莱顿大学，荷兰）。VOSViewer软件的引用分析以作者、研究报道、机构和国家的引用次数为主要指标进行综合分析。

　　VOSViewer软件用"关键词共现分析"（keywords co-occurrence analysis）来反映研究的热点和追踪发展脉络，即以文献中的同一关键词出现的频率为主要指标，其出现频率越高，排位越高，获得的数值就越大，在可视化知识图谱中的圆周面积越大。用"整体关联强度"（total link strength，TLS）的加权计算，来表示某一个研究指标与其他指标之间的关联程度，其数值越大，赋予的权重就越大，说明该指标（可以是作者、机构、杂志或国家）的影响力越大。

二、结果

　　共检索出2012～2021年间文献1 250篇。VOSViewer软件按照发表年份、国别分布、热点作者、热门杂志、热点专题及高引文献等，可以自动生成大小不同的圆点图，并赋予不同的颜色，最后以清晰醒目的可视化形式展示出来。

　　1.发文量与合作　　10年间股骨转子间骨折的研究文献呈平稳上升趋势（图11-197），2015年以后，来自中国文献数量大幅上升，超越美国（图11-198），不同国家地区之间存在着广泛的文献交流合作关系（图11-199）。

　　2.热门作者　　在股骨转子间骨折领域的发表文献数量方面，韩国和中国作者做出了突出贡献。来自河北医科大学第三医院的张英泽（18篇）、侯志勇（15篇），同济大学附属杨浦医院的张世民（13篇），解放军总医院的唐佩福（12篇），西安红会医院的张堃（12篇）发表了大量研究论文。

　　来自韩国的Ha YC（21篇）、Lee YK（19篇）、Koo KH（19篇）发表了最多的文献，占据总文献数量前三位。韩国的Ha YC（201）、中国的张世民（201）和韩国的Lee YK（187）占据总体引用量的前三位。中国的张世民（TLS=216，平均引用量=15.5）、德国

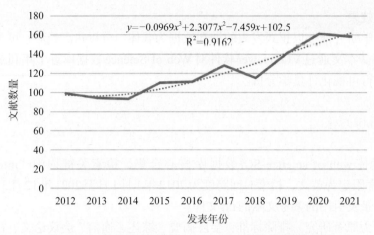

图11-197　股骨转子间骨折2012～2021年发表文献趋势图

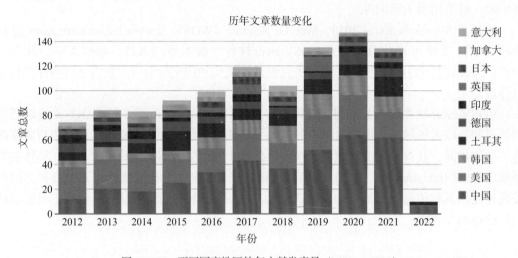

图11-198　不同国家地区的年文献发表量（2012～2021）

Matthias Knobe（TLS=137，平均引用量=12.6）和韩国John-koen Oh（TLS=133，平均引用量11.0）占据TLS和平均引用量的前三位（表11-57，图11-200，图11-201）。

本书主编Chang SM（张世民）在2012～2021的十年间共发表文章13篇，涉及股骨转子间骨折的"尖顶距、股距尖顶距""大转子入钉点""骨折线地图""头髓钉与股骨前弓""前内侧皮质支撑复位""新式头髓钉研制与试用"等。

2012～2021年10年间单篇高引论著，国内两位学者张世民和唐佩福教授入围前20（表11-58）。

3. 热门期刊　*Injury*是AO学会的官方刊物，专注于创伤骨折的研究，发表的股骨转子间骨折文献数量最多，总体引用量和TLS值最大（表11-59，图11-202）

4. 研究热点　采用系统自带的"扩展关键词共现分析"，提示股骨转子间骨折的研究热点包括8个类别，分别是：危险因素（risk factors）、固定方法（fixation）、外科手术（surgery）、内固定方式（internal fixation）、预测因素（predictors）、关节置换（replacement）、内植物选择（implants）、骨质疏松（osteoporosis）。不同类别以不同颜色

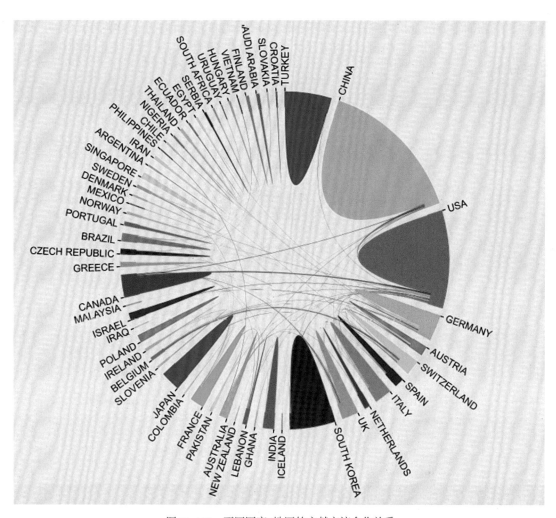

图 11-199　不同国家/地区的文献交流合作关系

表 11-57　股骨转子间骨折 10 年间的前 10 位高发论文作者及其被引用

序号	作者	附属机构	发表文献数量	总体引用数量	TLS	平均引用量（引用/篇）
1	Ha YC	韩国首尔中央大学	21	201	81	9.6
2	Lee YK	韩国首尔国立大学	19	187	85	9.8
3	Koo KH	韩国首尔国立大学	19	186	88	9.8
4	Zhang YZ（张英泽）	河北医科大学第三医院	18	51	62	2.8
5	Hou ZY（侯志勇）	河北医科大学第三医院	15	83	59	5.5
6	Knobe M	德国亚琛工业大学	14	177	137	12.6
7	Chang SM（张世民）	同济大学附属杨浦医院	13	201	216	15.5
8	Oh JK	韩国首尔朝鲜大学	12	128	133	11.0
9	Tang PF（唐佩福）	解放军总医院	12	122	77	10.2
10	Zhang K（张堃）	西安红会医院	12	55	55	4.6

标注。以内固定方法（拉力螺钉、螺旋刀片、Gamma钉、骨折复位、分类等）、治疗效果（死亡率、谵妄、输血等）和危险因素（失败、切出、外侧壁等）为三大主要簇集区（图11-203）。

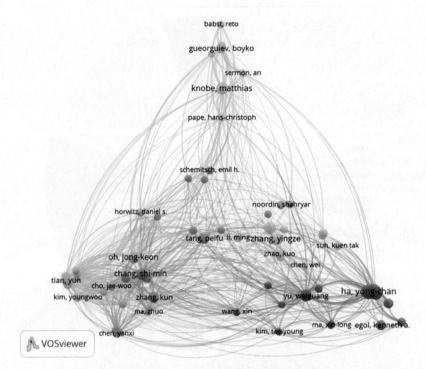

图11-200　VOSviewer的作者引用分析网络图谱

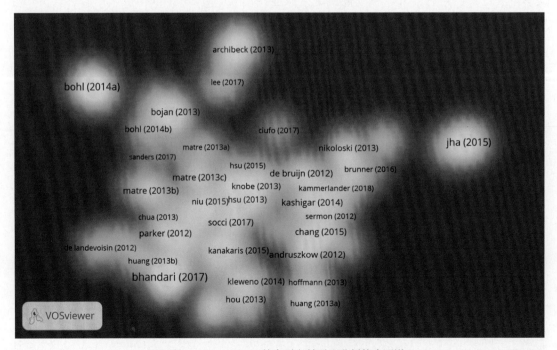

图11-201　VOSviewer的高引文献引用分析热点图谱

表11-58　股骨转子间骨折10年间的前20位高引论著

序号	文献题目	作　者	期　刊	年份	总体引用量	年均引用量	所属机构
1	Management of Acute Hip Fracture	Bhandari M，Swiontkowski M	NEW ENGLAND JOURNAL OF MEDICINE	2017	170	34.0	加拿大麦克马斯特大学，美国明尼苏达大学
2	Reduced cortical bone compositional heterogeneity with bisphosphonate treatment in postmenopausal women with intertrochanteric and subtrochanteric fractures	Donnelly E 等	JOURNAL OF BONE AND MINERAL RESEARCH	2012	144	14.4	美国特种外科医院
3	Nationwide Inpatient Sample and National Surgical Quality Improvement Program Give Different Results in Hip Fracture Studies	Bohl DD 等	CLINICAL ORTHOPAEDICS AND RELATED RESEARCH	2014	134	16.7	美国耶鲁大学
4	Critical factors in cut-out complication after gamma nail treatment of proximal femoral fractures	Bojan AJ 等	BMC MUSCULOSKELETAL DISORDERS	2013	92	10.2	瑞典哥德堡大学
5	TRIGEN INTERTAN Intramedullary Nail Versus Sliding Hip Screw A Prospective，Randomized Multicenter Study on Pain，Function，and Complications in 684 Patients with an Intertrochanteric or Subtrochanteric Fracture and One Year of Follow-up	Matre K 等	JOURNAL OF BONE AND JOINT SURGERY-AM	2013	88	9.8	挪威海于克兰大学（卑尔根）
6	Reliability of Predictors for Screw Cutout in Intertrochanteric Hip Fractures	De Bruijn K，等	JOURNAL OF BONE AND JOINT SURGERY-AM	2012	87	8.7	荷兰鹿特丹大学
7	Implant options for the treatment of intertrochanteric fractures of the hip：rationale，evidence，and recommendations	Socci AR，等	BONE & JOINT JOURNAL	2017	85	17.0	美国耶鲁大学
8	Sliding hip screw versus IM nail in reverse oblique trochanteric and subtrochanteric fractures. A study of 2716 patients in the Norwegian Hip Fracture Register	Matre K，等	INJURY	2013	79	8.8	挪威海于克兰大学（卑尔根）
9	Tip apex distance，hip screw placement，and neck shaft angle as potential risk factors for cut-out failure of hip screws after surgical treatment of intertrochanteric fractures	Andruszkow H，等	INTERNATIONAL ORTHOPAEDICS	2012	77	7.7	德国汉诺威大学
10	Predictors of failure for cephalomedullary nailing of proximal femoral fractures	Kashigar A，等	BONE & JOINT JOURNAL	2014	75	9.4	加拿大多伦多大学
11	Fracture reduction with positive medial cortical support：a key element in stability reconstruction for the unstable pertrochanteric hip fractures	Chang SM（张世民），等	ARCHIVES OF ORTHOPAEDIC AND TRAUMA SURGERY	2015	74	10.6	中国同济大学

（续表）

序号	文献题目	作 者	期 刊	年份	总体引用量	年均引用量	所属机构
12	Femoral Head Lag Screw Position for Cephalomedullary Nails：A Biomechanical Analysis	Kuzyk PRT，等	*JOURNAL OF ORTHOPAEDIC TRAUMA*	2012	72	7.2	加拿大多伦多大学
13	Sliding hip screw versus the Targon PF nail in the treatment of trochanteric fractures of the hip：a randomised trial of 600 fractures	Parker MJ，等	*JOURNAL OF BONE AND JOINT SURGERY-BR*	2012	66	6.6	英国彼得伯勒和斯坦福德医院
14	Symptomatic atypical femoral fractures are related to underlying hip geometry	Taor mina DP，等	*BONE*	2014	61	7.6	美国纽约大学
15	Total Hip Arthroplasty After Failed Internal Fixation of Proximal Femoral Fractures	Archibeck MJ，等	*JOURNAL OF ARTHROPLASTY*	2013	61	6.8	美国新墨西哥州关节置换中心
16	Proximal femoral nail antirotation versus hemiarthroplasty：A study for the treatment of intertrochanteric fractures	Tang PF（唐佩福），等	*INJURY*	2012	60	6.0	中国解放军总医院
17	Extramedullary Compared with Intramedullary Implants for Intertrochanteric Hip Fractures Thirty-Day Outcomes of 4432 Procedures from the ACS NSQIP Database	Bohl DD，等	*JOURNAL OF BONE AND JOINT SURGERY-AM*	2014	58	7.3	美国耶鲁大学
18	Unstable Intertrochanteric Femur Fractures：Is There a Consensus on Definition and Treatment in Germany?	Knobe M，等	*CLINICAL ORTHOPAEDICS AND RELATED RESEARCH*	2013	58	6.4	德国亚琛工业大学
19	Lateral femoral wall thickness. A reliable predictor of post-operative lateral wall fracture in intertrochanteric fractures	Hsu CE（许承恩），等	*BONE & JOINT JOURNAL*	2013	58	6.4	中国台湾台中荣民总医院
20	Intramedullary Versus Extramedullary Fixation for Unstable Intertrochanteric Fractures A Prospective Randomized Controlled Trial	Reindl R，等	*JOURNAL OF BONE AND JOINT SURGERY-AM*	2015	57	8.1	加拿大麦吉尔大学（蒙特利尔）

表 11-59 股骨转子间骨折10年间发文量前10的热门期刊

序号	期 刊	发文数量	总体引用量	TLS
1	*Injury*	159	1 394	51 459
2	*Journal of Orthopaedic Trauma*	88	1 291	33 030
3	*Archives of Orthopaedic and Trauma Surgery*	50	476	17 147
4	*Journal of Orthopaedic Surgery and Research*	36	316	11 860
5	*International Orthopaedics*	35	487	11 860
6	*BMC Musculoskeletal Disorders*	33	362	10 198
7	*Orthopaedics&Traumatology Surgery&Research*	22	254	10 088
8	*Bone&Joint Journal*	17	411	8 884
9	*Journal of Bone and Joint Surgery-Am*	17	625	8 643
10	*Indian Journal of Orthopaedics*	30	171	8 311

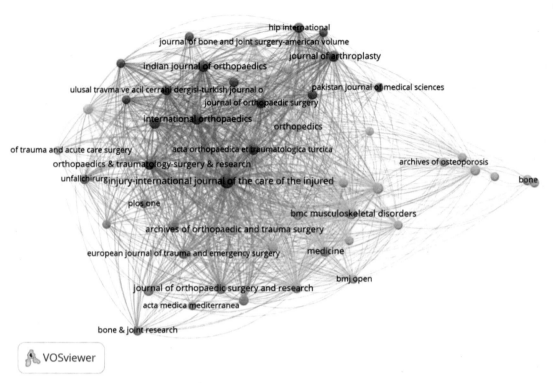

图11-202　VOSViewer的书目耦合分析网络图谱

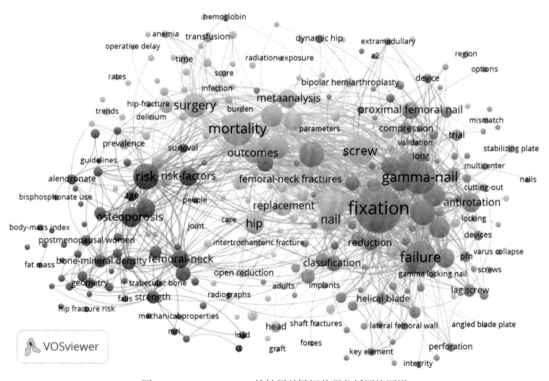

图11-203　VOSViewer的扩展关键词共现分析网络图谱

三、讨论

进入21世纪以来，随着世界人口的老龄化发展，股骨转子间骨折已经成为国际骨科界的研究和工作热点。近十年来有关股骨转子间骨折的文献报道，也同样呈上升趋势。经过检索，共有1 250篇WOS收录的英文文献。分析这类文献量大、涉及面广的热点课题，文献计量学的方法比传统的文献综述方法，具有无可比拟的优势。利用计算机算法和软件快速对文献的关键词、作者、机构和国家等数据进行分析，绘制可视化的科学知识图谱，为研究者提供指导和帮助。

伴随着我国的快速老龄化和庞大的人口基数，我国学者在该领域也开展了许多卓有成效的工作，发表了多篇高质量研究报道，介绍了中国经验，逐渐拥有了国际话语权。通过可视化的文献计量学分析可以发现，国内学者张英泽、侯志勇、张世民、唐佩福、张堃等的研究，获得了国内外学者的认可，其团队具有较高的科学研究水平，其他研究人员可关注他们的中英文研究结果，获取有关股骨转子间骨折的最新和最前沿研究动态。

通过对扩展关键词共现分析可以发现，股骨转子间骨折的研究热点3大簇集区：①内固定方法（拉力螺钉、螺旋刀片、Gamma钉、骨折复位、分类等）；②治疗效果（死亡率、谵妄、输血等）；③危险因素（失败、切出、外侧壁等），研究者可从热点中寻找方向，开展新的探索。

以*Injury*、*JOT*和*AOTS*为代表的创伤骨科SCI学科杂志，发表了大量的股骨转子间骨折文献，也提示作者，关于股骨转子间骨折的研究报道更容易在此类期刊发表。

（陈文韬）

参考文献

1. Chang S M, Zhang Y Q, Ma Z, et al., 2015. Fracture reduction with positive medial cortical support: a key element in stability reconstruction for the unstable pertrochanteric hip fractures. Arch Orthop Trauma Surg, 135(6): 811−818.

2. Hou Z Y, Bowen T R, Irgit K S, et al., 2013. Treatment of pertrochanteric fractures (OTA 31−A1 and A2): long versus short cephalomedullary nailing. J Orthop Trauma, 27(6): 318−324.

3. Knobe M, Gradl G, Ladenburger A, et al., 2013. Unstable intertrochanteric femur fractures: is there a consensus on definition and treatment in Germany?. Clin Orthop Relat Res, 471(9): 2831−2840.

4. Lei J, Zhang B, Cong Y, et al., 2017. Tranexamic acid reduces hidden blood loss in the treatment of intertrochanteric fractures with PFNA: a single-center randomized controlled trial. J Orthop Surg Res, 12(1): 124.

5. Li Z, Liu Y, Liang Y, Zhao C, et al., 2015. Short versus long intramedullary nails for the treatment of intertrochanteric hip fractures in patients older than 65 years. Int J Clin Exp Med, 8(4): 6299−6302.

6. Peng G, Guan Z, Hou Y, et al., 2021. Depicting developing trend and core knowledge of hip fracture research: a bibliometric and visualised analysis. J Orthop Surg Res, 16(1): 174.

7. Tang P, Hu F, Shen J, et al., 2012. Proximal femoral nail antirotation versus hemiarthroplasty: a study for the treatment of intertrochanteric fractures. Injury, 43(6): 876−881.

8. Wu H, Li Y, Tong L, et al., 2021. Worldwide research tendency and hotspots on hip fracture: a 20−year bibliometric analysis. Arch Osteoporos, 16(1): 73.

9. Zhang Z, Qiu Y, Zhang Y, et al., 2021. Global trends in intertrochanteric hip fracture research from 2001 to 2020: a bibliometric and visualized study. Front Surg, 8: 756614.

英汉名词对照表

英文缩写	英文全称	中文翻译
学会协会组织类		
AAOS	American Academy of Orthopaedic Surgeons	美国骨科医师协会
AAPM	American Association of Physicists in Medicine	美国医学物理学家协会
ACC	American College of Cardiology	美国心脏病学会
ACCP	American College of Chest Physicians	美国胸科医师学会
AHA	American Heart Association	美国心脏协会
ASA	American Society of Anesthesiologists	美国麻醉医师协会
AO/ASIF	Arbeitsgemeinschaft für Osteosynthesefragen（德文）/ Association for the Study of Internal Fixation（英文）	骨折内固定研究学会（瑞士）
ASBMR	American Society for Bone and Mineral Reasearch	美国骨与矿物研究协会
BGS	British Geriatrics Society	英国老年协会
BOA	British Orthopaedic Association	英国骨科协会
BOAST	British Orthopaedic Association's Standards for Trauma	英国骨科协会创伤标准委员会
FDA	Food and Drug Administration	美国食品药品监督管理局
FFN	Fragile Fracture Network	脆性骨折网络联盟
GBD	Global Burden of Diseases, Injuries and Risk Factors Study	全球疾病负担、伤害和危险因素研究
ICD	international classification of diseases	国际疾病分类
ICM	International Consensus Meeting	国际共识会议
ICRP	International Commission on Radiological Protection	国际放射防护委员会
IOF	International Osteoporosis Foundation	国际骨质疏松基金会
ISB	International Society of Biomechanics	国际生物力学学会
NHDS	National Hospital Discharge Survey	美国国家医院出院调查
NHFD	National Hip Fracture Database	美国国家髋部骨折数据库
NICE	National Institute of clinical excellence	英国国立临床规范研究所
NIH	National Institutes of Health	美国国立卫生研究院
NPUAP	National Pressure Ulcer Advisory Panel	美国国家压疮咨询委员会
NSQIP	National Surgical Quality Improvement Program	美国国家外科手术质量改进计划
NYHA	New York Heart Association	美国纽约心脏病学会
OTA	Orthopaedic Trauma Association	美国创伤骨科学会
UNFPA	United Nations Population Fund	联合国人口基金会
WHO	World Health Organization	世界卫生组织
测量统计术语类		
95% UI	95% uncertainty interval	95%不确定区间
ADL	activity of daily life	日常生活活动
AUC	area under curve	曲线下面积

（续表）

英文缩写	英文全称	中文翻译
BMI	body mass index	身体质量指数
BMP-2	bone morphogenetic protein-2	骨形态发生蛋白2
BW	body weight	体重
CAOS	computer assisted orthopedic surgery	计算机辅助骨科手术
CFR/PEEK	Carbon fibre-reinforced polyetheretherketone	碳纤维增强的皮克材料
CPM	continuous passive motion	持续被动运动
CV	coefficient of variation	变异系数
EALA	effective abductor lever arm	髋外展肌有效力臂
EBM	evidence-based medicine	循证医学
EBO	evidence-based orthopedics	循证骨科学
ECT	emission computed tomography	同位素计算机断层扫描
E-PASS	estimation of physiologic ability and surgical stress	生理能力和手术应激评分
ERAS	enhanced recovery after surgery	加速康复外科
FEA	finite element analysis	有限元分析
FI	frailty index	衰弱指数
FNAL	femoral neck axis length	股骨颈轴线长度
FRAX	fracture risk assessment tool	骨折风险预测工具
FRS	functional recovery scale	功能恢复量表
FTS	fast track surgery	快通道外科
FWB	full weight bearing	完全负重
HAM	hip abductor muscle	髋外展肌
HRQoL	health related quality of life	健康相关生活质量
INR	international normalized ratio	国际标准化比值（胰岛素）
JRF	joint reaction force	髋关节反应力
MCC	multiple chronic conditions	慢性共病
MDT	multi-disciplinary treatment	多学科协作诊疗
METs	metabolic equivalents	代谢能量消耗当量
MMTS	mini mental test score	简明智力测量量表
NRS	numeric rating scale	数字等级评价量表
O-POSSUM	orthopaedic physiologic and operative severity score for the enumeration of mortality and morbidity	骨科死亡和并发症的生理学与手术严重度评分
OSTA	osteoporosis self-assessment tool for Asians	亚洲人骨质疏松自我筛查工具
PCA	patient controlled analgesia	自控式镇痛泵
PEEK	poly-ether-ether-ketone	皮克材料；聚醚醚酮
PICO	participants, interventions, comparisons, outcomes	对象，干预，对照，预后
PMMA	polymethylmethacrylate	聚甲基丙烯酸甲酯；骨水泥
POD1	postoperative day one	术后第一天
PONV	postoperative nausea and vomiting	术后恶心呕吐
RCT	randomized controlled trial	随机对照试验
rh PTH1-34	recombinant human parathyroid hormone 1-34	重组人甲状旁腺素氨基端1-34活性片段
ROM	range of motion	关节活动范围

(续表)

英文缩写	英文全称	中文翻译
SMD	standardized mean difference	标准化均数差
SSA	standardized swallowing assessment	标准吞咽功能评估
TUG	timed up and go test	计时起立行走试验
TXA	tranexamic acid	氨甲环酸
WBAT	weight-bearing-as-tolerated	耐受下站立负重
WMD	weighted mean difference	加权均数差
YLDs	years lived with disability	失能生活年数
内固定器械类		
3A-Nail	3A Hip Nail system	亚洲解剖型前倾髋部髓内钉
APFN	Asian Proximal Femoral Nail	亚洲型股骨近端髓内钉
CBP	condylar buttress plate	股骨髁支撑钢板
CMN	cephamedulary nail	头髓钉
DCS	dynamic condylar screw	动力髁螺钉
DHB	dynamic hip blade	螺旋刀片型动力髋螺钉
DHS	dynamic hip screw	动力髋螺钉
DLBP	dynamic locking blade plate	动力锁定刃片钢板
Fitn	femoral intertrochanteric nail	股骨转子间髓内钉
GN	Gamma nail	γ钉，伽马钉
IMHS	intramedullary hip screw	髋部髓内加压螺钉
InterTAN	intertrochanteric antegrade nailing system	联合加压交锁髓内钉系统
LCP	locking compression plate	锁定加压钢板
LISS	Less Invasive Stabilization System	微创固定系统
MetaTan	TriGen META Nail System	锁定型交锁髓内钉系统
PCCP	percutaneous compression plate	经皮加压钢板
PEEK	poly-ether-ether-ketone	皮克材料；聚醚醚酮
PERI-LOC PFP	Peri-Loc Proximal Femoral Plate	股骨近端解剖锁定加压钢板
PF-LCP	proximal femoral locking compression plate	股骨近端锁定加压钢板
PFLP	proximal femoral locking plate	股骨近端锁定钢板
PFN	proximal femoral nail	股骨近端髓内钉
PFNA	proximal femoral nail antirotation	股骨近端防旋髓内钉
PFP	proximal femoral plate	股骨近端钢板
PMMA	polymethylmethacrylate	聚甲基丙烯酸甲酯；骨水泥
SHS	sliding hip screw	滑动髋螺钉
TAN	trochanteric antegrade nail	大转子入点顺向髓内钉（TAN钉）
TFN	trochanteric fixation nail	转子固定钉
TFNA	Trochanteric Fixation Nail-Advanced	转子间加强型髓内钉
TSP	trochanter stabilizing plate	大转子稳定板
ZNN	zimmer natural nail	股骨近端短型解剖型髓内钉

后　记

老年股骨转子间骨折在当今我国的创伤骨科领域中，是发展最快、创新最多，也是存在问题最多、可提升空间最大的热点项目之一。作者在《老年髋部转子间骨折》第一版（2019）之后4年，吸收最新的研究成果，再次修订补充出版第二版，有以下感想，总结出来与同道分享。

第一，在患者方面。老年髋部骨折数量越来越多，患者年龄越来越大。在不少医院的创伤骨科，髋部骨折的患者占比已经达到所有骨折总数的三分之一左右。而且，患者的平均年龄均在80岁以上，90岁甚至百岁老人也不少见。

第二，在医疗模式方面。越来越多的骨科医生认识到，在老年髋部骨折患者实施早期手术（加快流程）、多学科协作和加速康复的重要性，但这些工作的开展并不容易，需要医疗模式的转变。

第三，骨折复位方面。股骨转子间骨折近30年来的三大理论进展是：尖顶距、外侧壁和皮质支撑。尖顶距（Baumgaertner，1995）解决了术中内植物的安放位置问题，导致拉力螺钉（螺旋刀片）从股骨头的切出并发症发生率显著下降；外侧壁（Gotfried，2004）解决了术前内植物的选择问题，导致临床上头髓钉的使用比率大幅度上升，在我国已基本取代了髓外侧板系统；皮质支撑（张世民，2014中文，2015英文）解决了术中的骨折复位问题，现今的骨科医生均已认识到，前内侧皮质负性对位效果较差，术中应追求获得非负性的皮质支撑。至于正性与中性皮质支撑孰优孰更优，目前尚难以得出确切的结论，但已有不少资料证明正性优于中性，尤其内侧皮质平滑的中性对位，术后转变为负性而丧失支撑的比例并不低。

第四，内固定器材方面。进入21世纪以来，用于股骨转子间骨折的内固定器械发展很快，尤其在头髓钉方面，如U-blade Gamma、PFNA、TFNA、InterTAN、MetaTan等，日新月异、层出不穷。每种内植物均有其特点和最佳适应证，必须加强对外科医生的继续教育和培训，加强理论学习，注重技术细节，如两个螺钉的使用（内锁螺钉、远侧交锁螺钉），精益求精，才能更进一步，取得更好的效果。

第五，隐性失血问题。在关注患者"骨折失血"的同时，必须重视髓内钉手术的"隐性失血"问题。目前全球、全社会均感"血源"紧张，用血困难。早期手术、使用氨甲环酸（静脉使用、局部伤口使用）是减少隐性失血的有效方法，值得临床推广应用。

第六，早期下地问题。老年髋部骨折的术后康复进程，也要遵循"中国特色"，循序渐进，逐步提高，不能一味照搬国外的"今天手术，明天下地"。将"术后影像学稳定性评分"与患者智力、体力、家属意愿相结合的模式，安全与效益并重，适合当前的国情，医患两方面都容易接受，临床容易开展。

第七，二次骨折问题。初次髋部骨折治疗之后，发生股骨内植物周围骨折（假体、髓内钉）的患者逐渐增多。这类患者年龄更大、身体更差、骨量更低，重新内固定或假体置换也更为复杂和困难。

第八，原始创新与转化。张英泽院士提出临床科研的"创新，创新，再创新"，"转化，转化，再转化"，是每个有志有为的中国骨科医生都应该认真思考的问题。我国医生治疗了大量的股骨转子间骨折患者，拥有世界上最丰富的病例资源和最大数量的头髓钉手术，只要进行严谨规范的总结分析与系统的提炼升华，应该能够创造出、设计出更适合国人解剖特点的自主品牌内固定器械产品。我们根据自己的临床资料总结与数据计算，研究了短型直钉与国人股骨前弓的不匹配现象，提出了自主的器械改进方案并与厂家合作，转化制造生产出贝思钉（FITN），临床应用获得了优良的效果，极大地提高了髓内钉与股骨的匹配性。

第九，加强交流与合作。我国地大物博，不同地区对老年髋部骨折的治疗，在城乡之间、东西部之间仍有较大的差距。我们在中国康复医学会修复重建外科专业委员会下成立的"老年髋部骨折研究小组"，通过"髋款而行"学术公众号这个微信平台，汇聚了成百上千的对老年髋部骨折感兴趣的医务工作者，不定期的翻译、发布最新医学文献信息，举行病例讨论，大家互相学习、互相促进，共同进步、共同提高，为的就是提高技术本领，更好地为患者服务。

第十，建立具有中国特色的老年髋部骨折治疗之路。基于我国的人口数据，世界卫生组织估计，我国的老年髋部骨折数量即将进入快速增长期，至2050年将达到每年400余万例。因此，探索建立具有中国特色的老年髋部骨折治疗之路，是摆在我们骨科医生面前的迫切课题。然而，目前我国的老年髋部骨折治疗指南和共识，大多是照抄照搬欧美国家的内容，缺乏自己的临床证据资料。在"环境－社会－心理－生物"医学模式下，老年髋部骨折的治疗模式也应该且必定存在着巨大的不同。我们需要开展高等级的临床研究，把科研写在祖国的大地上，切实体现中国特色，为中国人民服务，最终建立出具有我国特色的老年髋部骨折治疗之路。希望本书的探索与出版，能为此贡献一臂之力。让我们共同努力。

最后，特别感谢本书第一版与第二版的各位合作编者，在辛劳的临床工作之余，撰写部分章节和提供典型病例资料照片，他们是：袁锋教授、周家钤教授、王欣教授、樊健教授、余斌教授、李海丰教授、郑龙坡教授、蔡新宇教授、孙贵新教授、艾自胜教授、杨庆诚教授、黄轶刚教授、王秀会教授、黄伟杰教授、沈燕国教授、肖海军教授等。特别感谢"老年髋部骨折"研究小组的专家委员和"髋款而行"学术公众号的医务同道。感谢我的各年级博士、硕士研究生和留学生，他们做出了杰出的研究工作，为本书增光添彩很多。在此一并致谢！

张世民
2022年6月